UNIVERSUM DER KUNST

BEGRÜNDET VON ANDRÉ MALRAUX
HERAUSGEGEBEN VON PAUL-MARIE DUVAL,
HUBERT LANDAIS UND ALBERT BEURET

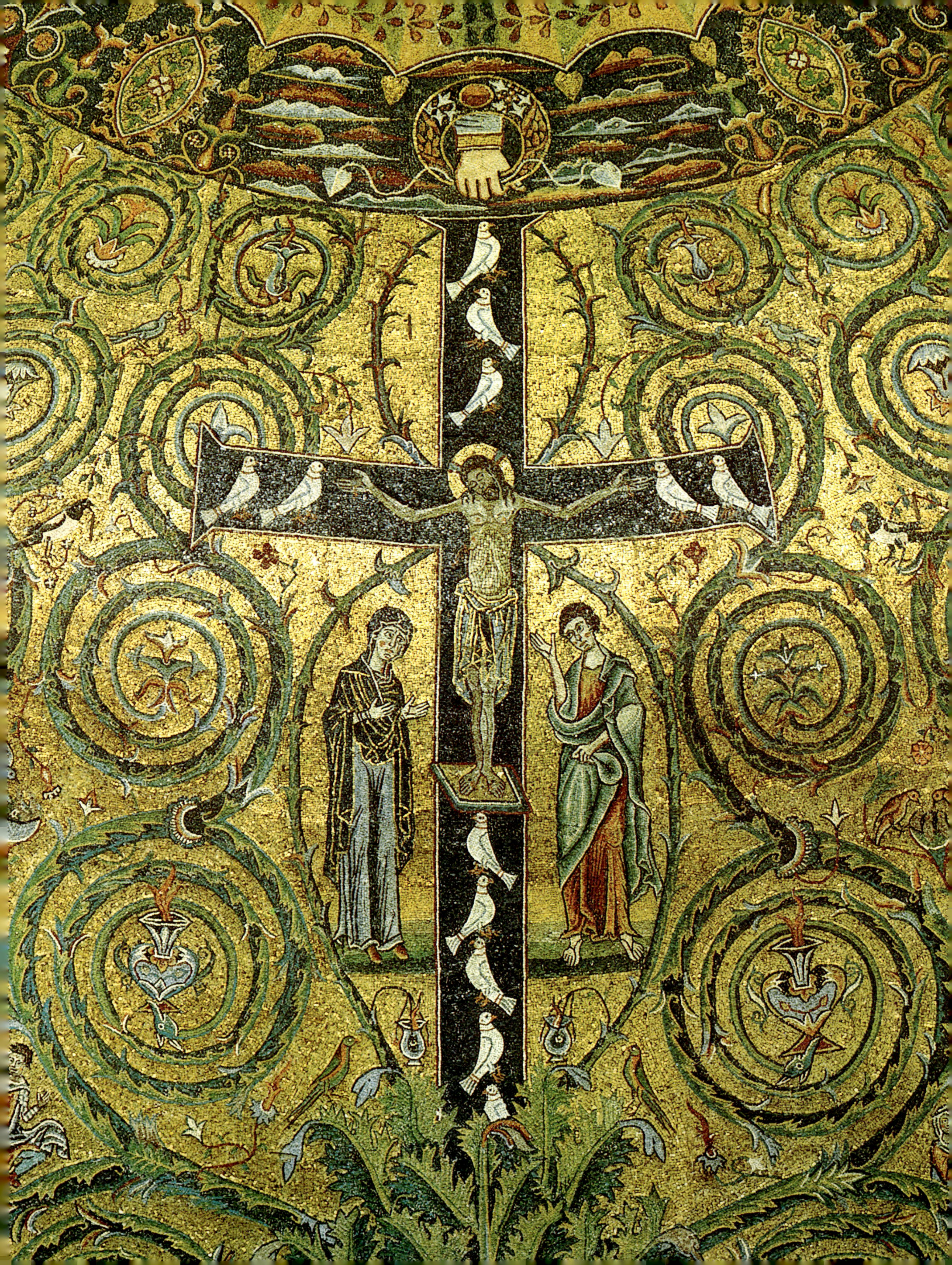

XAVIER BARRAL I ALTET · FRANÇOIS AVRIL
DANIELLE GABORIT-CHOPIN

ROMANISCHE KUNST

ERSTER BAND

MITTEL- UND SÜDEUROPA

1060–1220

VERLAG C.H.BECK MÜNCHEN

DER DEUTSCHEN AUSGABE LIEGT DIE UNTER DEM TITEL ‹LE MONDE ROMAN,
1060–1220. LE TEMPS DES CROISADES› IM VERLAG GALLIMARD, PARIS,
ERSCHIENENE FRANZÖSISCHE AUSGABE ZUGRUNDE.
DIE TEXTE VON HUBERT LANDAIS UND FRANÇOIS AVRIL WURDEN VON
SIBYLLE EDZARD, DIE TEXTE VON XAVIER BARRAL I ALTET VON NINA BROTZE
UND DIE TEXTE VON DANIELLE GABORIT-CHOPIN VON RUTH TIRLER
AUS DEM FRANZÖSISCHEN ÜBERTRAGEN.

MIT 466 ABBILDUNGEN, DAVON 87 FARBIG

CIP-Kurztitelaufnahme der Deutschen Bibliothek
Barral i Altet, Xavier:
Romanische Kunst: 1060 – 1220 / Xavier Barral i
Altet; François Avril; Danielle Gaborit-Chopin.
[Die Texte wurden von Sibylle Edzard . . . übertr.]
– München: Beck
(Universum der Kunst)
Einheitssacht.: Le monde roman ‹dt.›
NE; Avril, François:; Gaborit-Chopin,
Danielle:
Mittel- und Südeuropa. – 1983.
ISBN 3 406 03029 7

ISBN 3 406 03029 7

BILDDRUCK: DRAEGER FRÈRES, PARIS
TEXTDRUCK: C. H. BECK'SCHE BUCHDRUCKEREI, NÖRDLINGEN

INHALT

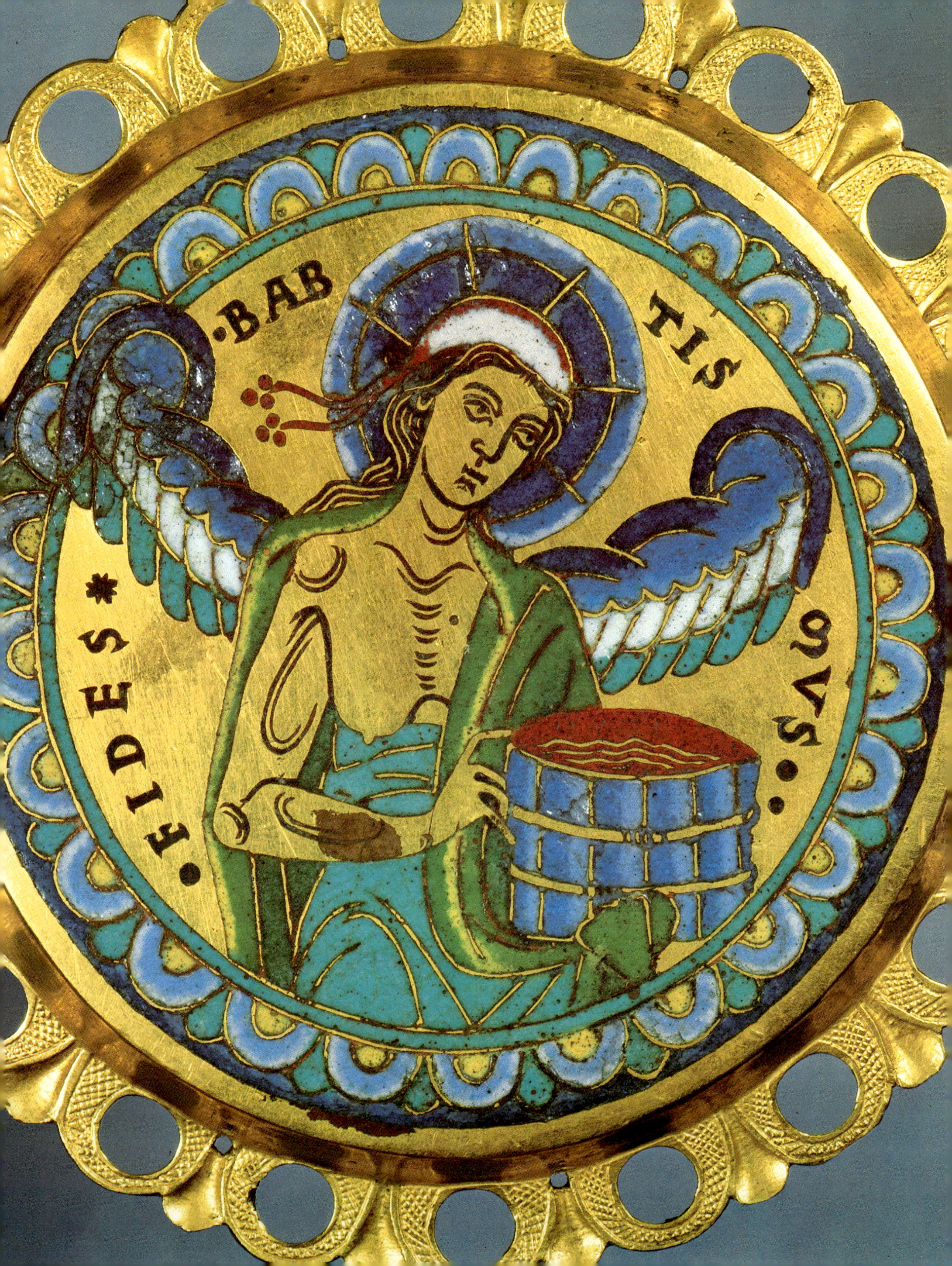
• FIDES *
• BAB TIS MVS •

VORWORT

Von Hubert Landais

Der Begriff ‹Romanische Kunst›, der 1818 von dem aus der Normandie stammenden Kunsthistoriker M. de Gerville zum ersten Mal gebraucht wurde, ist heute verbindlich; denn Henri Focillon schrieb seinerzeit, «daß er damit angemessen die im selben Zeitraum vonstatten gegangene Entwicklung der romanischen Sprachen samt der jeweils zugehörigen Literatur vor Augen führt». Faßt man den Begriff so, dann haben die im Band ‹Die Zeit der Ottonen und Salier› behandelten Jahrzehnte um das Jahr 1000, in denen bodenständige, nicht aus der klassischen Antike überkommene Formelemente mit alten karolingischen Vorbildern zusammenwuchsen, die romanische Kunst hervorgebracht. Die willkürlichen Unterscheidungen, die man oft um der Klarheit der Darstellung willen trifft, dürfen doch nie vergessen lassen, daß die kontinuierliche Entwicklung niemals abgerissen ist, die vom 10. bis zum Ende des 12. Jahrhunderts ein Kennzeichen der Romanik war.

Die Schwierigkeiten beginnen für den Kunsthistoriker, sobald er alle Einflüsse umreißen, die Entwicklungen genau verfolgen, wenn möglich ihre Ursprünge näher bestimmen und außerdem die verschiedenen Facetten einer gewiß in sich geschlossenen Kunst beleuchten will, deren Ausdrucksmöglichkeiten bei genauerem Hinsehen doch unglaublich verschieden waren. Dadurch, daß es so viele Kunstzentren gab, wird die Gesamtschau doch schwieriger; dazu kommen die Besonderheiten der einzelnen Kunstgattungen Architektur, Skulptur, Malerei und Kunstgewerbe, bei denen die Entwicklung nicht immer parallel verlaufen ist.

Die Mannigfaltigkeit darf uns aber nicht ernstlich überraschen, sie ist nur ein glanzvoller Ausdruck des Denkens, dessen gewundenen Wegen wir mitunter nur mit Mühe folgen können und das nur in sich selbst schlüssig ist – sie ist eben Ausdruck der Welt des Glaubens. Vor langer Zeit hat Scotus Eriugena die wesentliche Funktion dieses Denkens sehr richtig formuliert: die Offenbarung zu verstehen und in das Mysterium Gottes einzudringen; keiner, der im 11. und 12. Jahrhundert viel gegolten hat, vom heiligen Anselm bis zum heiligen Bernhard, von Abaelard bis Richard de Saint-Victor, würde uns etwas anderes gesagt haben. Die Mittel, die uns in der Erkenntnis des nach dem Bilde Gottes geschaffenen Menschen und in der Erkenntnis von Gott selbst weiterbringen, uns eindringen lassen in die Welt des Heiligen, sind immer die Sieben Freien Künste gewesen, das *trivium* (Grammatik, Rhetorik, Dialektik) und das *quadrivium* (Arithmetik, Geometrie, Astronomie, Musik), diese sieben Künste, die so sinnvoll durch das *sacrum septenarium* (die sieben Gaben des Heiligen Geistes) ergänzt wurden, ohne das alle Anstrengung vergeblich wäre.

Die kultivierte Welt bestand indes nicht nur aus Klerikern; Laien, hauptsächlich die Elite des Adels, fanden zunehmend ihren Platz darin, und auch die Ritterschaft, deren Gesetze sich nicht nur im Sinne einer Lebenskunst herausbildeten, sondern auch im Sinne eines Sich-Einfügens in eine ideale Gesellschaft, als Vorwegnahme einer zukünftigen Welt.

Man wollte nicht mehr so sehr das Neue Rom erschaffen, das den Zeitgenossen Karls des

I – Frontispiz – Rom, San Clemente – Apsis. Ausschnitt der Mittelpartie: Kreuzigung. 1115–1125 – *Mosaik*

II – Moselgegend – Medaillon vom Retabel des heiligen Remaklus: Personifikation der Fides. Mitte 12. Jh. – *Grubenschmelz; Durchmesser 0,145 m* – Frankfurt, Museum für Kunsthandwerk. *Vgl. Abb. 278*

Großen teuer gewesen war, man sehnte sich nach dem Himmlischen Jerusalem; all die Schöpfungen, die wir heute lediglich als Kunst betrachten, sollten es damals wirklich beschwören und festhalten.

Die mittelalterliche Gesellschaft, in deren Rahmen diese Werke geschaffen wurden, befand sich im 11. und 12. Jahrhundert in voller Verwandlung; Xavier Barral i Altet erinnert in seiner Einführung sehr richtig an bestimmte Veränderungen in dieser Gesellschaft: die Bevölkerungszunahme und das labile Gleichgewicht zwischen Stadt und Land – das waren Komponenten, auf die jüngste Untersuchungen ein klärendes Licht geworfen haben. Das Aufkommen der ‹mechanischen Künste›, die sich besonders in der zweiten Hälfte des 12. Jahrhunderts rasch entwickelten, hat erheblich zur Umformung des Alltagslebens beigetragen und in der bildenden Kunst neuen kühnen Projekten den Weg geebnet.

Das also war der Boden, auf dem die romanische Kunst sich entwickeln, behaupten und wandeln konnte, aber es müssen auch noch andere Elemente in Betracht gezogen werden, die den eigentlichen Lebensfaden ihrer Entwicklung bildeten.

Vor allem sind die Beständigkeit lokaler Überlieferung und der Widerstand gegen neue Formen nicht überall in der gleichen Weise sichtbar geworden, selbst nicht in Gegenden, in denen sehr viele Kunstwerke entstanden und wo neue Errungenschaften mit lokaler Überlieferung eine gute Verbindung eingegangen sind. Zum Beispiel behielten die nördlichen Länder die Tradition hölzerner Stabkirchen bei, indes Steinkirchen auf fremde Einflüsse zurückgingen. In Dänemark wurden zunehmend Ziegel oder Stein anstelle von Holz verwendet. In Irland veränderte der Einfluß der Zisterzienser das Bild der Denkmäler und die Architekturformen, aber nur um die Mitte des 12. Jahrhunderts. Wie G. Zarnecki bemerkt hat, ist dagegen in England die romanische Kunst durch die normannische Eroberung 1066 eingeführt worden, fast ohne daß lokale Überlieferung dabei weiter berücksichtigt worden wäre. In Mitteleuropa vollzog sich die Ausbreitung neuer Formen mit Verzögerung; sie hielten sich dafür aber über die romanische Zeit hinaus bis ins 16. Jahrhundert.

Die große Ausdehnung der Mönchsorden, die ein wichtiges Ferment für die Gesellschaft darstellten, macht die Beurteilung des Ganzen noch schwieriger. Wenn Cluny auch nicht gerade einen bestimmten Architekturtyp verbindlich nahelegte, so kann man doch den Einfluß der Mutterabtei auf die Tochtergründungen nicht leugnen und ebensowenig die Tatsache, daß diese durch einen unaufhörlichen Dialog zur Ausbreitung ihrer Formengesinnung beitrugen, die, wenn auch mit allerlei Angleichungen und Improvisationen, zwischen Dänemark und Spanien recht oft am Ausgangspunkt der Erneuerung gestanden hat. Den Umfang des Einflusses von Cîteaux im 12. Jahrhundert kann man sich nicht groß genug vorstellen, denn wenn der Orden außer Cîteaux 1199 nur zwölf Abteien umfaßte, so waren es doch im Jahr 1134 schon einmal dreiundsiebzig gewesen, dreihundertdreiundvierzig dann im Jahr 1153, dem Todesjahr des heiligen Bernhard, und im 13. Jahrhundert stieg die Zahl sogar auf fünfhundertzweiundsiebzig an; da der Orden recht ‹dirigistisch› war, sorgte er für die Übermittlung von Vorbildern und architektonischen Grundkonzeptionen, die schließlich bis an die Grenzen des christlichen Abendlandes reichten.

Was man sich schwer vorstellen kann, sind die Auswirkungen, die Reisen aller Art gehabt haben und die häufiger unternommen wurden, als man bisher angenommen hat; auch die Bedeutung der gewaltigen Massenbewegungen wie der Kreuzzüge und Pilgerfahrten läßt sich schwer abschätzen; man veranschlagt sie hoch auf architektonischem Gebiet, aber auch im religiösen, wirtschaftlichen und künstlerischen Bereich haben solche Unternehmungen viele Folgen gehabt.

Will man die Bedeutung des Klosters Stavelot in der Mitte des 12. Jahrhunderts verstehen, muß man die Lage dieses Pilgerorts im mittleren Maas-Tal berücksichtigen und auch die Rolle des Abtes Wibald bedenken, dieses Ratgebers dreier Kaiser, der nicht nur die Geschicke von Stavelot gelenkt hatte, sondern auch von Corvey (in Westfalen) und von Monte Cassino und der schließlich auf dem Balkan, nach einer Mission in Konstantinopel, gestorben war.

Viele ähnliche Beispiele ließen sich anführen, die uns lehren, daß die zivilisierte Welt damals nicht in festen Punkten unbeweglich verharrte, sondern daß man sie geradezu als international bezeichnen müßte, wenn dieses Wort angebracht wäre in einer Zeit, in der die Nationen eben gerade noch nicht ihrer selbst bewußt geworden waren.

Erwähnen muß man auch den Austausch von leicht zu transportierenden Reliquien, Handschriften und kostbaren Metallarbeiten, die dann verehrt, nachgeahmt und kopiert wurden. François Avril nennt ein schönes Beispiel für solche unvorhersehbaren Einflüsse, wenn er von einer Handschrift des Klosters Weingarten in Schwaben berichtet, ihre aus dem angelsächsischen Bereich herrührenden Motive seien nur dadurch zu erklären, daß sich seit dem vorhergegangenen Jahrhundert in der Klosterbibliothek einige Evangeliare befanden, die dem Kloster von der Gräfin Judith von Flandern geschenkt worden waren; wie viele unerklärte Ähnlichkeiten hatten wohl einen vergleichbaren Ursprung?

Wenn wir von dem vielfachen Austausch, dem wunderbaren Wissensdurst und der nie erlahmenden Schöpferkraft berichten wollen, empfiehlt sich eine Auswahl, mit der man die wesentlichen künstlerischen Strömungen deutlich machen kann. Zwei Bände des ‹Universum der Kunst› werden sich mit der romanischen Kunst beschäftigen. Es wäre reizvoll gewesen, die mediterrane Welt zu bevorzugen und in einem Band nur die Kunst Italiens, Südfrankreichs, des unteren Loire-Tals und Spaniens darzustellen. Doch die vorliegende Lösung entspricht mehr der historischen Wahrheit, vor allem dadurch, daß sie Italien nicht vom Heiligen Römischen Reich trennt, und dem muß man korrekterweise die Gebiete zuordnen, die im Osten der vom Rhône-, Saône- und Maas-Tal gebildeten Achse liegen. Aus verständlichen Gründen brachte es die germanische Lehnsfolge mit sich, daß die ottonischen Überlieferungen mit größerer Beharrlichkeit beibehalten wurden und daß die ‹Byzantinismen›, um den treffenden Ausdruck aufzugreifen, die wesentlichen erneuernden Elemente blieben.

Ein zweiter Band wird die Königreiche im Norden und im Westen zum Gegenstand haben, Frankreich, England und Spanien, deren besondere Originalität und deren stets unterhaltene Verbindungen so viel zur Entstehung und Ausbreitung der romanischen Kunst beigetragen haben und wo sehr bald, wie André Malraux so schön gesagt hat, «die Unschuld von Autun zum gotischen Erstaunen wurde».

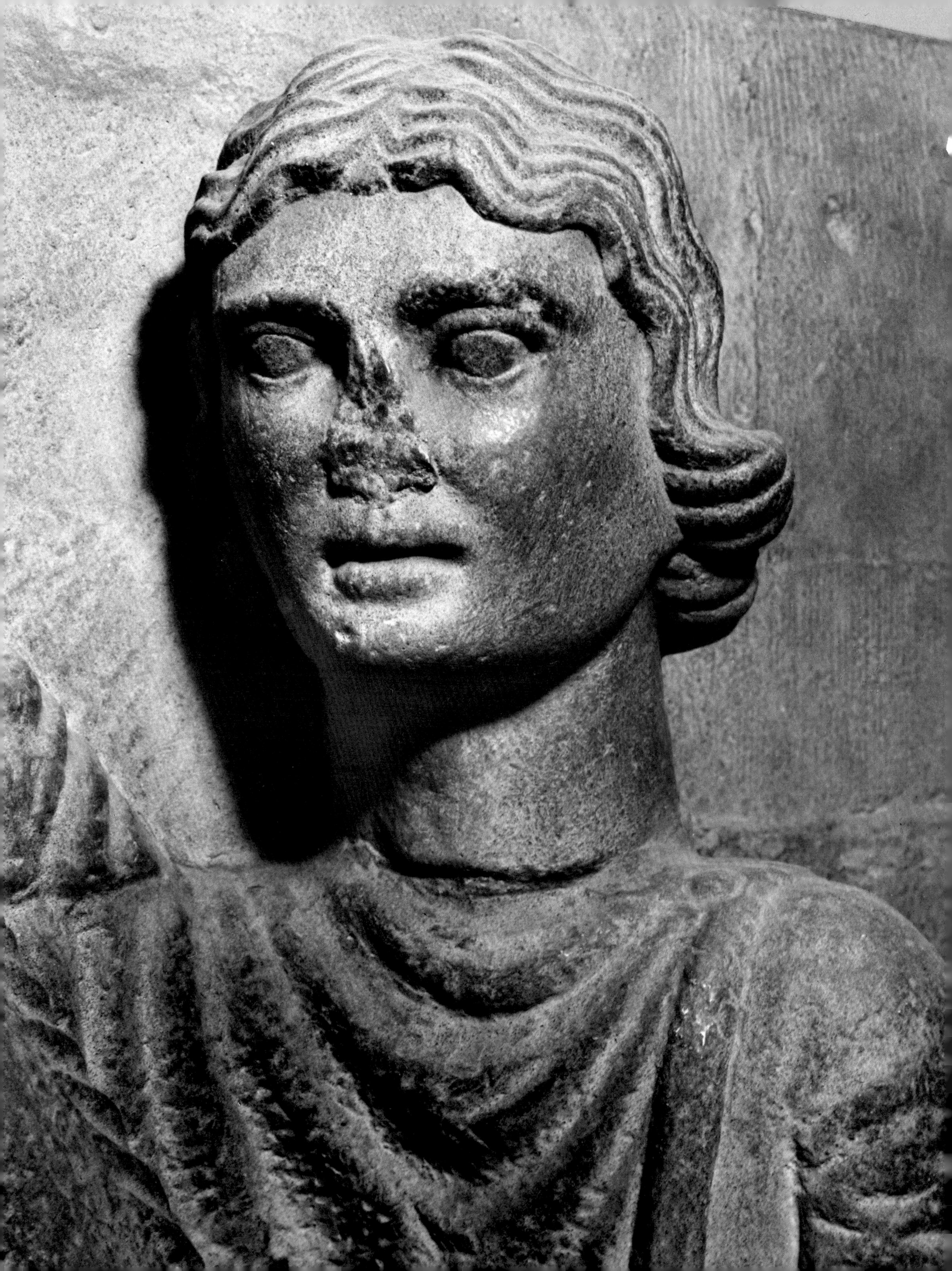

I

ARCHITEKTUR, SKULPTUR UND MOSAIK

Von Xavier Barral i Altet

Dem Andenken an Louis Grodecki

EINFÜHRUNG

Nach Ansicht der Historiker und Kunsthistoriker hebt das Mittelalter mit dem 11. Jahrhundert an. Die Bevölkerung nahm zwischen dem 11. und 13. Jahrhundert derart zu, daß sie sich verdoppelte. Gleichzeitig wurden neue Gebiete urbar gemacht und damit die landwirtschaftlichen Erträge gesteigert, was zu großem Wohlstand und auch zu ausgewogenerer Ernährung führte. Bevölkerungszuwachs und Vergrößerung der Anbauflächen stehen unmittelbar in Zusammenhang mit dem Entstehen einer neuen Gesellschaftsstruktur, mit dem Feudalismus, durch den sich die Lebensbedingungen und Produktionsmethoden veränderten. Die Stadt gewann an Bedeutung, und der Handel in großem Stil setzte ein. Heute versucht man, diese Erscheinungen in Beziehung zueinander zu bringen, das Anwachsen der Städte mit der Erweiterung des Ackerbaus zu erklären und den lokalen Wechselbeziehungen mehr Gewicht beizumessen. Mit dem Aufschwung der Städte und mit der Entwicklung immer speziellerer Herstellungspraktiken entstanden neue Sozialstrukturen, die ein Gegengewicht zum König und zu den Lehnsherren bildeten.

Dank den veränderten wirtschaftlichen und gesellschaftlichen Verhältnissen setzte sich eine neue Art religiösen Lebens durch. Die von den Klöstern ausgehende starke Reformbewegung führte schließlich zur Trennung von Kirche und weltlicher Macht. Sakralisierung des Rittertums, Gottesfriede und Aufruf zum Kreuzzug waren die entscheidenden Elemente einer neuen Unabhängigkeit, die erst durch den Investiturstreit zwischen dem Papst und dem Kaiser des Heiligen Römischen Reiches Deutscher Nation erreicht wurde.

Die Fortschritte auf technischem Gebiet brachten den Menschen manche Erleichterungen: Wasser- und Windmühlen sowie der Pflug mit asymmetrischer Schar und Streichbrett, der mit Rädern versehen und von stärkeren Gespannen gezogen wurde, bedeuteten eine spürbare Weiterentwicklung. Durch die zunehmende Verwendung von Eisen wurden die landwirtschaftlichen Geräte allgemein verbessert.

Städte, Paläste und Klöster waren die Horte, in denen sich das geistige Leben entfaltete. Die Klosterschulen wurden erst später durch Domschulen ersetzt. Die Wissenschaften erhielten durch die Auseinandersetzung mit der islamischen Welt unschätzbare neue Impulse, und die mittelalterliche lateinische Literatur brachte ihre großartigsten Werke im 12. und 13. Jahrhundert hervor. Die romanische Kunst ist die anschauliche Verkörperung dieser hohen Blüte.

Am Ende des 11. Jahrhunderts war der romanische, in allen Teilen gewölbte Kirchenbau voll ausgeprägt. Die bedeutendsten Schöpfungen der Romanik sind die monumentalen Figurenportale und der szenisch-plastische Schmuck der Kreuzgänge. Von nun an war die Groß-

1 – Zürich, Kathedrale, Nordturm – Kopf eines Reiters. Ende 12. Jh. – Zürich, Schweizerisches Landesmuseum

plastik untrennbar mit der Architektur verbunden. Um 1100 zeichnete sich ein neuer Stil ab, der aus den vielfältigen Beziehungen der Künstler untereinander erwuchs. Die plastische Ausstattung des Chorraums erfolgte um 1100 unter neuen Gesichtspunkten; davon zeugen verschiedene Kunstdenkmäler: etwa der Bischofsthron des Doms in Bari (1098), die Reliefs und Gewändefiguren des Doms in Modena (1106), die Kanzel in Sant'Ambrogio in Mailand (1100–1110) und die Figurenkapitelle des Chors von Cluny III. Die neuen Strömungen lassen erkennen, daß die Künstler, die vielleicht auch mit Metall oder Elfenbein umzugehen wußten, sich wieder zunehmend auf das Erbe der Antike besannen. Die enge Bindung der Skulptur an die Architektur, die sich in dieser Zeit bekundete, sollte die Kunst des Hochmittelalters entscheidend mitbestimmen.

Die Kapitel über Architektur, Skulptur und Mosaik in den beiden Bänden über die romanische Kunst lassen sich nicht trennen und sollten unbedingt als Einheit betrachtet werden. Wir haben uns dabei bemüht, die sakrale Kunst – die zwar weitaus besser als die übrige Monumentalkunst erhalten, aber nicht die einzige künstlerische Ausdrucksform des Mittelalters ist – nicht allzusehr in den Vordergrund zu rücken.

STÄDTE, DÖRFER UND KLÖSTER

Städte

Nach neuerer historischer Auffassung lassen sich die Städte und das Stadtwesen ohne Unterbrechung bis in die Spätantike zurückverfolgen. Im Mittelmeerraum, wo die antiken Stadtanlagen die entscheidende Rolle spielten, steckt die Mittelalterurbanistik noch in den Kinderschuhen. In Mitteleuropa dagegen hat man sich bereits in systematischen Grabungen mit der urbanen Entwicklung im Mittelalter beschäftigt. Tatsächlich haben die archäologischen Befunde, die vor allem die Grabungen nach den Verwüstungen durch den Zweiten Weltkrieg erbrachten, neue Anstöße für urbanistische Untersuchungen gegeben.

Vom 11. Jahrhundert an entwickelten sich die Städte in Italien stetig weiter, kam es im Rheingebiet zum Wiederaufleben von Stadtwesen, und auch in Mittel- und Osteuropa entfaltete sich städtisches Leben. Der Handel – vor allem zu Wasser – nahm regen Aufschwung und trug den Städten Reichtum ein. Sicher ist unsere Vorstellung vom Leben auf dem Lande nicht falsch, doch wohnten in romanischer Zeit mehr Menschen in der Stadt – worunter im weitesten Sinn Stadt und Umland zu verstehen sind.

Kleine und mittlere Städte waren die Regel. Die wenigen Großstädte lagen vor allem in Oberitalien. Die hier behandelte Epoche ist bestimmt von starken Wanderbewegungen, durch die ein Netz von Städten in ganz Europa entstand. Meist behielt man die auf die Spätantike zurückgehende Stadtmauer bei. Manchmal wurde im 13. Jahrhundert eine Umwallung angelegt – nicht nur aus militärischen Erwägungen, sondern gleichermaßen als Symbol der Macht der Städte und ihrer Vorrechte. San Gimignano in der Toskana oder auch Caserta Vecchia in Kampanien vermitteln noch heute eine Vorstellung von einer mittelalterlichen Stadt mittlerer Größe. Häufig wurde das rechteckige oder quadratische Schema der Spätantike beibehalten. Doch entstanden auch – etwa in Köln – konzentrische Anlagen. Die Kathedrale, der Bischofssitz oder die Klöster bildeten manchmal eigene Zentren innerhalb der Stadt – so etwa in Trier. Abb. 385
Im 13. Jahrhundert setzte sich die kreisförmige Anlage durch, sogar wenn der Stadtkern rechtwinklig konzipiert war. Wie auf dem antiken Forum spielte sich das öffentliche Leben noch immer um den Hauptplatz ab, um den sich Verwaltungs- und Sakralbauten gruppierten. Die Bevölkerung der Großstädte schloß sich nach Berufen oder ethnischen Gemeinsamkeiten in verschiedenen Vierteln zusammen.

Vom 11. Jahrhundert an entstanden vielerorts neue Städte, die sich meist linear oder konzentrisch von einem vorgegebenen Mittelpunkt aus entwickelten. In Mitteleuropa und besonders in Deutschland waren oft Wasserläufe bestimmend für die lineare Ansiedlungsweise, Abb. 387
doch daneben kamen der konzentrische Plan und auch unregelmäßige Formen vor. Um 1050 formierte sich Nürnberg zu Füßen der beiden das Land beherrschenden Burgen; in Magdeburg und Lübeck bestimmten Flüsse die Entwicklung der Orte. Andere Städte entstanden durch ‹Ummantelung›: sie legten sich um einen Hügel oder eine Burg; so entfaltete sich Aachen rund um den Palast, und das gleiche gilt für Münster, Osnabrück und Paderborn.

In Italien ist Venedig die einzige bedeutende mittelalterliche Neugründung. Alle anderen großen Städte bestanden bereits in der Antike. Die Städte mittlerer Größe, die vorwiegend im

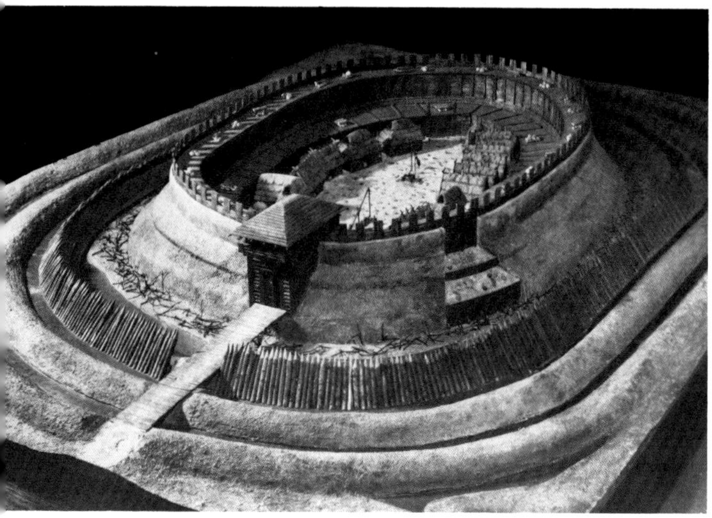

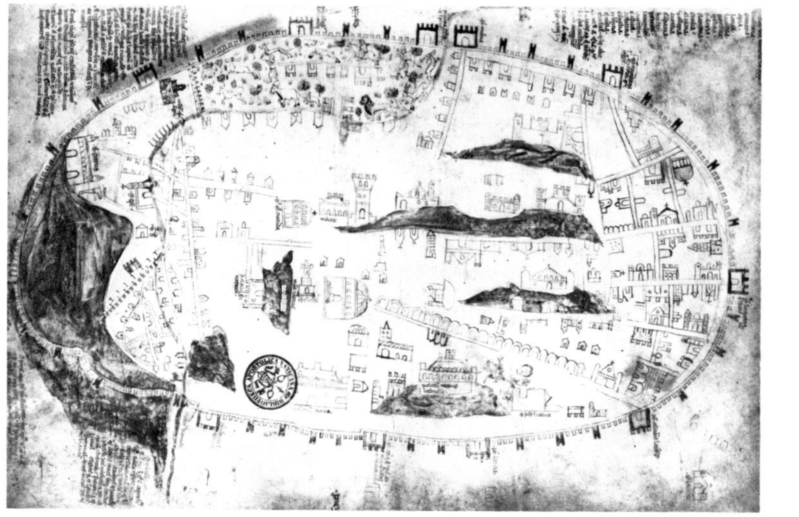

2 – Tum (bei Łęczika) – Modell des im 12. Jh. von einer Holzpalisade umschlossenen Orts
3 – Fra Paolino da Venezia: Stadtplan von Rom innerhalb der spätantiken Mauern, unter Innozenz III. im frühen 13. Jh. – Vatikan, Biblioteca Apostolica Vaticana

13. Jahrhundert entstanden, sind sehr unterschiedlich angelegt: auf einem Hügel oder in der Ebene, in diesem Fall nach drei Grundtypen: durch ‹Ummantelung› (Aversa bei Neapel), nach Abb. 384 der Linearstruktur (Castel San Pietro in der Emilia) oder mit einem Achsenkreuz (Massa Lombarda).

Abb. 386 Besonders interessant ist Rom wegen seiner gewaltigen Ausdehnung und seiner Bevölkerungsdichte einerseits und wegen seiner antiken Denkmäler und seiner langen Tradition andererseits. Die Macht des Papsttums und der Mönchsorden und das Ansehen Roms als *caput mundi* waren gleichermaßen dafür verantwortlich, daß manches umgestaltet und anderes wieder unangetastet übernommen wurde. Das 12. Jahrhundert war zweifellos eine Periode der Erneuerung, die sich aus Umformungen spätantiker Elemente und Beibehaltung frühmittelalterlicher Bestände ergab. In der Zeit des urbanen Aufstrebens war Rom noch immer ein Mythos für die abendländische Christenheit. Überall entstanden neue Kirchen und Glockentürme sowie neue Viertel jenseits des Tibers, zwischen Sankt Peter und Engelsburg. Der Kapitolinische Hügel wurde wieder zum bedeutenden Wohngebiet in beherrschender Lage über dem Forum. Die Topographie hatte sich nur wenig verändert, und die aurelianische Mauer bot noch immer Platz für die ganze Stadt.

Zwei Versionen eines Wirklichkeit und Phantasie verschmelzenden Originalplans führen uns Rom unter Innozenz III., also im ersten Viertel des 13. Jahrhunderts, vor Augen. Der nach Osten orientierte Plan zeigt innerhalb der ellipsenförmigen, turmbewehrten Mauer den Tiber, die Tiberinsel, die sieben Hügel auf dem linken und den Ianiculus-Hügel auf dem rechten Ufer. Bauwerke und Straßen sind eingezeichnet: so etwa Engelsburg, Pantheon und Kolosseum; eine gerade, arkadengesäumte Straße verbindet die Lateransbasilika mit dem Kolosseum. Manche Häuser lassen – ganz der Mode im Rom des 12. Jahrhunderts entsprechend – zur Straße hin Säulengänge mit Architraven und Kapitellen erkennen. Die sogenannte Casa di Crescenzio zwischen Tiber und Kapitol, die im frühen 12. Jahrhundert umgestaltet wurde, bekundet eindrucksvoll, wie wichtig antike Spolien für die Bauplastik im mittelalterlichen Rom waren.

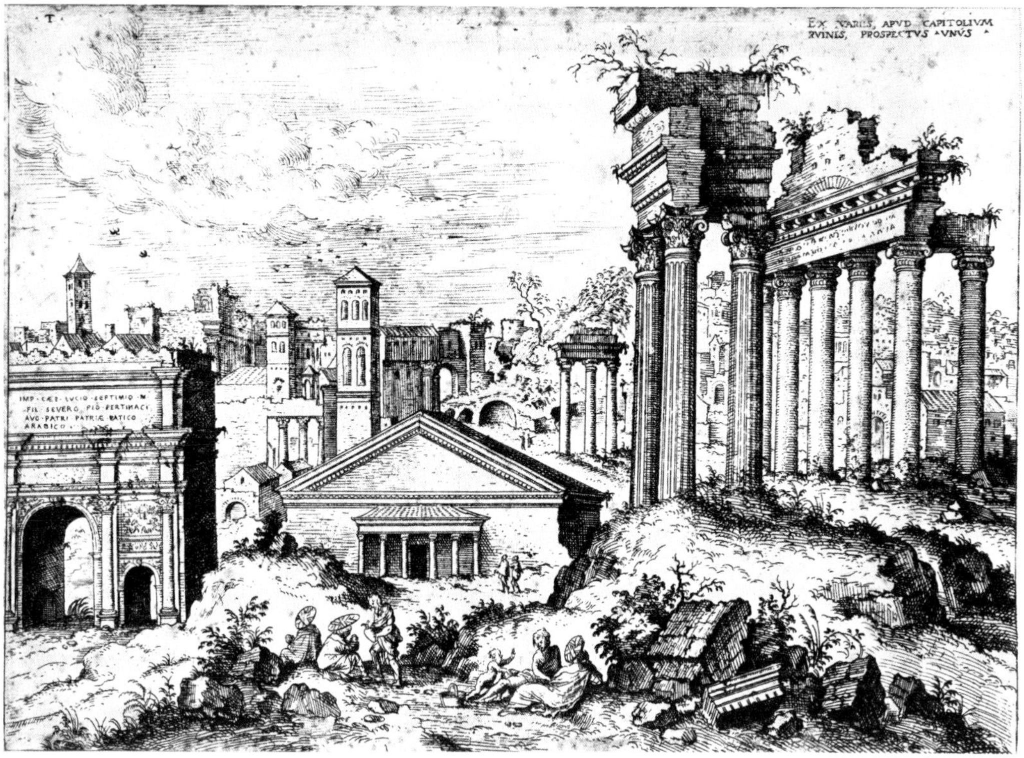

4 – Das mittelalterliche Forum Romanum auf einem Stich des 16. Jh. – Rom, Gabinetto Nazionale delle Stampe

Dörfer

Das ländliche Leben im 11. und 12. Jahrhundert spielte sich in Siedlungen ab, in denen der Burg eine wichtige Rolle zufiel. Auf Grund von Umschichtungen durch die geänderte Feudalordnung entstanden überall neue Dörfer, die sich um die Burgen, die religiösen Einrichtungen und die Pfarrkirchen formierten.

Die Bevölkerungszunahme und der technische Aufschwung waren ausschlaggebend für diese Entwicklung. Bis zum 14. Jahrhundert, als die Landflucht ständig zunahm, bildeten sich die Dörfer stets um kleine bäuerliche Anwesen herum. Um 1100 nahm das Dorf Gestalt an: es bestand nun aus einer Gruppe von Häusern rund um die Kirche als dem religiösen und bürgerlichen Mittelpunkt, wo sich die Einwohner versammelten, über Fragen des Gemeinwohls berieten, ihre Belange besprachen, ihre Toten begruben und gesellschaftliche Ereignisse feierten.

Dank den archäologischen Grabungsfunden von Rougiers (Département Var), einem zwischen dem 12. und 15. Jahrhundert bewohnten Dorf, bestätigt sich diese allgemeine Vorstellung von einer Dorfanlage. G. Démians d'Archimbaud und das archäologische Labor der Universität der Provence sind zu folgenden gesicherten Ergebnissen gekommen: das Dorf entstand auf bereits zuvor besiedeltem Gelände. Im frühen Mittelalter schob es sich dann allmählich auf eine Anhöhe vor. Gegen Ende des 12. Jahrhunderts wurden eine Burg erbaut und zum Schutz des Dorfes mit seiner bäuerlichen Bevölkerung eine Mauer errichtet. Die sehr einfache Anlage bestand aus einer einzigen Straße und engen Durchgängen zwischen den Häusern und entlang der Mauer; es gab weder einen Platz noch Gärten. Von Anfang an war das Dorf jedoch aus Stein gebaut. Die 6 bis 8 m hohen Häuser standen direkt auf dem gewachsenen Fels. Die meisten Feuerstellen lagen außerhalb der Häuser, was dafür spricht,

Abb. 395

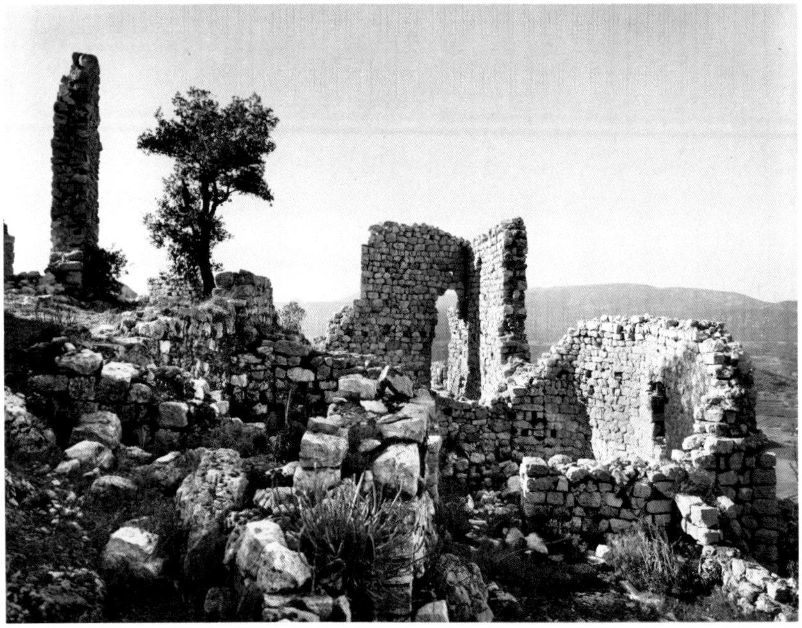

5 – Rougiers – Ruinen des Dorfkerns. 12.–15. Jh.

daß sich das Leben weitgehend im Freien abspielte. Eine Zisterne versorgte die Burg mit Wasser.

Brucato auf Sizilien, ein um 1340 verlassenes Dorf, war weitläufiger, von einer Mauer umschlossen und stand im Schutz einer Burg. Die klimatischen und soziologischen Verhältnisse in Mitteleuropa dagegen erforderten andere Lösungen. Das Haus hatte nur einen oder
Abb. 389 zwei Räume, und die Feuerstellen befanden sich in Nebengebäuden oder im Freien. Hohenroda (DDR) bestand bis zum 12. Jahrhundert vorwiegend aus Hütten, die um die Jahrhundertmitte von Häusern abgelöst wurden. Typisch für dieses Dorf sind die Einfriedungen mit etwa fünfzig Meter Seitenlänge, die an die Wohnhäuser grenzten und die landwirtschaftlichen Räume, Küchenbauten und Speicher umfaßten. Manche Anlagen können mit dem Typus von Mischbauten in Verbindung gebracht werden, in denen sowohl Menschen als auch Vieh untergebracht sind. Vom 12. bis zum 14. Jahrhundert trat dieser noch immer gebräuchliche
Abb. 390 Mischtypus allerdings allmählich gegenüber dem Gehöft zurück. Im Laufe des 12. Jahrhun-
Abb. 391 und 392 derts kam es zu Veränderungen der bäuerlichen Architektur und damit schließlich zur Herausbildung der auf dem Land üblichen Bauformen.

Abb. 296 Im gesamten Frühmittelalter wurde in Mittel- und Nordeuropa mit Holz gebaut. Aus den
Abb. 388 Pfostenlöchern läßt sich der Verlauf der Mauern erschließen. Die Wände waren aus horizontal oder vertikal verlegten Stämmen aufgeführt und hatten Füllungen aus Holz, Lehm und Palisa-
Abb. 393 denwerk. Im 12. und 13. Jahrhundert verdrängten in ganz Europa Steinbauten die Holzhäu-
Abb. 394 ser. Alle diese Bauten hatten Holzdecken.

J. Chapelot und R. Fossier haben jüngst die für das Dorf wesentlichen Voraussetzungen herausgearbeitet: eine bestimmte Bevölkerungsdichte, die Regelung der Landverteilung auf begrenztem Raum, Bauwerke für die Gemeinschaft wie Kirche und Burg, eine ständige Besiedlung in festen Wohnhäusern und eine Sozial- und Wirtschaftsstruktur, die sich vor allem auf Handwerker stützte.

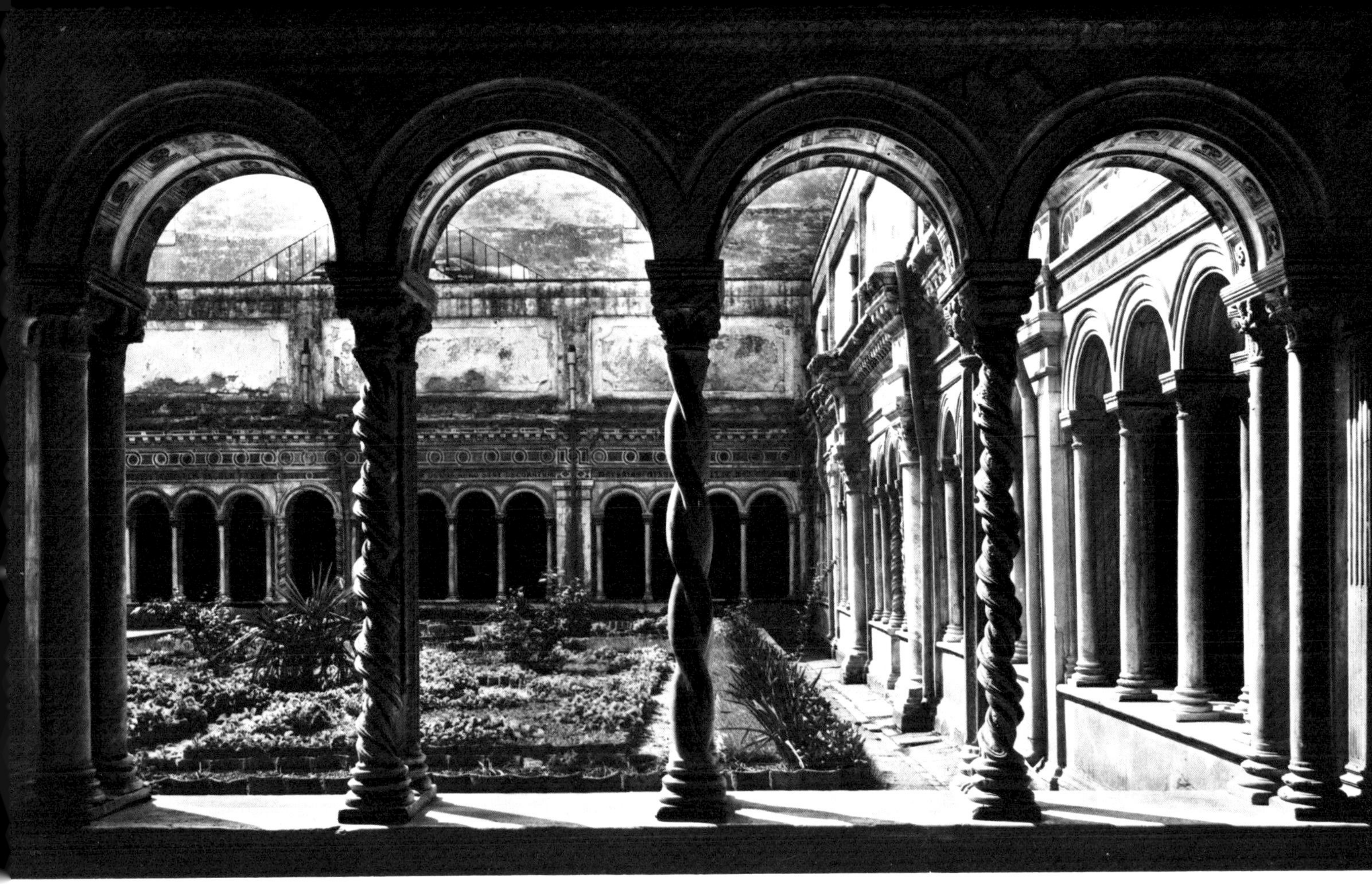

6 – Rom – San Paolo fuori le mura: Kreuzgang. 1205–1241

Klöster

Die Mönche haben durchaus die Aufgaben erfüllt, die ihnen in der mittelalterlichen Gesellschaft unserer Meinung nach zukamen: sie rodeten Land und machten öde Täler urbar, errichteten Kirchen, kopierten Handschriften und erfüllten die Kirchengewölbe mit ihren Gesängen. Das Klosterleben unterstand der gewaltigen Institution der Kirche und verlief nach einem Regelkanon, dem sich die zu einer Mönchsgemeinschaft zusammengeschlossenen Christen fügten. Die drei entscheidenden Faktoren waren dabei der Mensch, die Regel und das Kloster.

Der heilige Benedikt verlangte vom Mönch Abkehr von der Welt und gottgefälliges Leben. Das auf die Gemeinschaft ausgerichtete Mönchtum verdrängte allerdings das Eremitenwesen nicht gänzlich. Benedikt von Nursia hatte sich zunächst als Einsiedler nach Subiaco zurückgezogen, doch später gründete er das Kloster Monte Cassino. Nach der um 530 verfaßten Regel Abb. 435 wurde vor allem Wert gelegt auf Gehorsam gegenüber dem Abt, Gebet, Arbeit und Vertiefung in die Heilige Schrift. Gebet sollte Arbeit sein und umgekehrt. Im 11. und 12. Jahrhundert entwickelte sich Cluny zur Mutterabtei des Ordens, und, der Regel gemäß, rückte das Gebet noch mehr in den Vordergrund. Im frühen 12. Jahrhundert stellten sich die Zisterzienser dem Geist von Cluny entgegen und gründeten eigene Klöster – Fontevrault, Savigny, Cîteaux, Casamari –, die sich der Oberhoheit von Cluny nicht unterwarfen. Das 1098 gegründete Abb. 397 Kloster Cîteaux forderte – vor allem unter dem 1112 eingetretenen Bernhard von Clairvaux und seinen dreißig Mitstreitern – die Rückbesinnung auf den strengen benediktinischen Geist der Ursprünge und schrieb den Mönchen Schlichtheit, Strenge und Armut aufs Panier.

Die Kanonikerorden (Chorherren) traten im 11. Jahrhundert in Erscheinung und gewannen im 12. und 13. Jahrhundert noch an Bedeutung. Sie strebten eine Gemeinschaft nach dem Vorbild der Apostel an und wollten neue Wege zur Vollkommenheit beschreiten. Unter Papst Urban II. (1088–1099) entstand – aufbauend auf der Augustinerregel – eine neue Kanoniker-Satzung. Im 12. Jahrhundert gründete Norbert von Xanten in Prémontré einen eigenen Orden, dessen Mitglieder regulierte Chorherren in mönchischer Gemeinschaft waren; schon bald erlebten die Prämonstratenser regen Zulauf.

Auch die Kartäuser, deren Orden 1084 von Bruno von Köln gegründet wurde, verquickten Einsiedlerdasein und Mönchtum zu einer Einheit und verharrten in Beschaulichkeit und völligem Schweigen. 1128 legte der Generalprior die Regel fest. Eine Besonderheit dieses Ordens, der sich seit 1115 in ganz Europa verbreitete, ist die Zweiteilung in Religiosen- und Laienhaus.

In Palästina entwickelten sich in der ersten Hälfte des 12. Jahrhunderts die in drei Gruppen – Ritter, Priester und dienende Brüder – gegliederten Ritterorden, die sich die Krankenpflege und die Beherbergung der Pilger zur Aufgabe machten. Die Johanniter oder Hospitaliter – benannt nach dem Hospital des heiligen Johannes in Jerusalem – traten bereits 1020 in Erscheinung, schlossen sich jedoch erst 1125 zum Ritterorden zusammen. Der 1119 gegründete Templerorden legte 1128 unter Mitwirkung Bernhards von Clairvaux seine Regel fest und blieb immer eng mit den Zisterziensern verbunden. Die Bettelorden kamen erst im 13. Jahrhundert auf und brauchen deshalb im Rahmen dieses Bandes nicht berücksichtigt zu werden.

Das Kloster bildete den Kern des monastischen Lebens und war eine Insel der Kultur, zu deren Verbreitung es wesentlich beitrug. Die Konzeption fast aller mittelalterlichen Klöster basierte auf der benediktinischen Regel, deren wesentliche Komponenten allerdings bereits in früheren Klöstern zu finden waren. Die Benediktinerregel legte das Grundschema des Klosters fest, das sich in der Anordnung seiner Gebäude an der römischen Villa mit landwirtschaftlichem Betrieb orientierte. Die Mönche sollten dort alles vorfinden, was sie zum Leben brauchten. Die um die Mitte des 11. Jahrhunderts entstandene Anlage von Cluny II entsprach weitgehend dem karolingischen Plan von Sankt Gallen. An den auf der Südseite der Kirche liegenden Kreuzgang schlossen sich Küche, Vorratskammer, Refektorium und Kapitelsaal an. Die Novizen waren um einen weiteren Kreuzgang untergebracht. Das Hospital lag hinter der Kirche, die weiträumige Herberge nahe beim Eingang des Klosters. Der wichtigste Bau des
Abb. 396 ganzen Komplexes war natürlich die Klosterkirche. Bei den Zisterziensern war das Dormitorium – ein großer Gemeinschaftsraum – direkt mit der Kirche verbunden. Das Noviziat befand sich in einem Anbau, wo auch die ‹Konversen› (Laienbrüder) einen Flügel bewohnten; bei den Kartäusern hatten sie sogar eigene Räumlichkeiten. Allerdings steht keineswegs fest, ob es eine in Technik und Stil typische Klosterarchitektur überhaupt gegeben hat. Lokal und regional kamen bei verschiedenen Orden durchaus immer wieder die gleichen Bauformen vor.

Eine wichtige Rolle spielten die Klöster bei der Errichtung sozusagen monastischer ländlicher Siedlungen *(burgus),* die sich in der Nähe der Abteien entfalteten. Andererseits entstanden am Rande einer Stadt oft neue Sakralbauten. Schließlich gab es auch Abteien, in deren Umkreis nie städtisches Leben erwachte. Wir werden die Kunst der Klöster im allgemeinen Abschnitt über die Architektur und Skulptur behandeln.

PROFANARCHITEKTUR

Die Profanarchitektur gehört zu den am wenigsten erforschten Bereichen der romanischen Monumentalkunst. Für die Gotik gibt es inzwischen einige Untersuchungen – vor allem über das Festungswesen, doch für die Romanik fehlen Monographien und Überblicke, weil nur wenige Profanbauten erhalten sind. Diese für die reiche Oberschicht und daher schon in romanischer Zeit häufig aus Stein geschaffene Architektur war nicht von Dauer, sondern fiel eben ihrer Funktion als Prestigeobjekt zum Opfer: als sich Mode und Technik wandelten, wollte die herrschende Klasse – Fürsten wie gehobenes Bürgertum – ihre Macht dadurch demonstrieren, daß sie ihre Wohnsitze neu gestalten ließen. Davon zeugen noch heute die Paläste in Venedig und Rom.

Paläste

Die mittelalterliche Gedankenwelt verband den Palast mit der himmlischen Stadt, mit dem Sitz des Allmächtigen. Auf bildlichen Darstellungen hat der Palast fast immer eine durch Arkaden gegliederte, auf die spätantike Tradition zurückgehende, breite Fassade. Konkrete Beispiele dafür bieten etwa der Palazzo della Ragione in Pomposa, die Wartburg und der Abb. 398
Fondaco dei Turchi in Venedig. Aus dem Palast wurde nach und nach eine befestigte Burg, Abb. 399
doch gab es im Mittelalter auch die – befestigte oder unbefestigte – Fürstenresidenz, die auf das Palatium der Antike zurückgeht. Der Palast, in dem der Fürst mit seinem Gefolge lebte, setzte sich aus Wohn- und Wirtschaftstrakten mit Stallungen und Werkstätten zusammen; Zahl und Art der Wirtschaftsgebäude richteten sich danach, ob die Residenz ständiger oder nur zeitweiliger Aufenthaltsort war.

Die Fürstenresidenz war häufig administrativer oder politischer Mittelpunkt und hatte daher eine Versammlungshalle oder Aula, wie sie seit der Antike üblich war. Die meist zweigeschossige Kapelle steht in der Tradition der Aachener Pfalzkapelle und ist oft das einzige erhaltene Bauglied. Kapelle und Saalbau bilden die Kernstücke des gängigen Grundschemas, zu dem meist auch eigene Räumlichkeiten und Plätze für Spiel und Sport gehörten.

Der von der Antike abgeleitete Saalbau mit seinen Apsiden, Nischen und Loggien blieb für das gesamte frühe Mittelalter bestimmend; in Mitteleuropa wurde er anfangs aus Holz, doch bald schon meist aus Stein mit Holzdecke errichtet. Heinrich II. erweiterte nach einem Brand den Palas der karolingischen Kaiserpfalz in Paderborn (44 × 26 m). Auch die Saalbauten von Abb. 400
Goslar, Bamberg, Wimpfen und noch einige andere sind uns überliefert. Reste der alten Abb. 401
Heizungsanlage in Goslar etwa beweisen, daß der Palas in kälteren Regionen geheizt wurde. und 402
Die reiche Ausmalung der Säle besorgten Künstler, die auch im Dienst der Kirche standen. Zahlreiche Fensteröffnungen erfüllten das Innere mit Licht und gliederten die Fassaden.

Manche Residenzen besaßen einen Wehrturm, die *domus dominationis.* Schon im ausgehenden 11. Jahrhundert war der Wohnturm voll ausgeprägt und vereinigte in sich die verschiedenen Aufgaben des Palastes: er umschloß einen Saal, Wohnräume, die Kapelle und Vorratslager. Der wuchtige Bau hatte dicke Mauern mit nur wenigen Fensterschlitzen und einem hoch über dem Erdboden liegenden Zugang. Die eindrucksvollsten Beispiele dieses Typus finden sich in West- und Mitteleuropa. In Werla war der Wohnbereich bereits im 10. Jahrhundert in

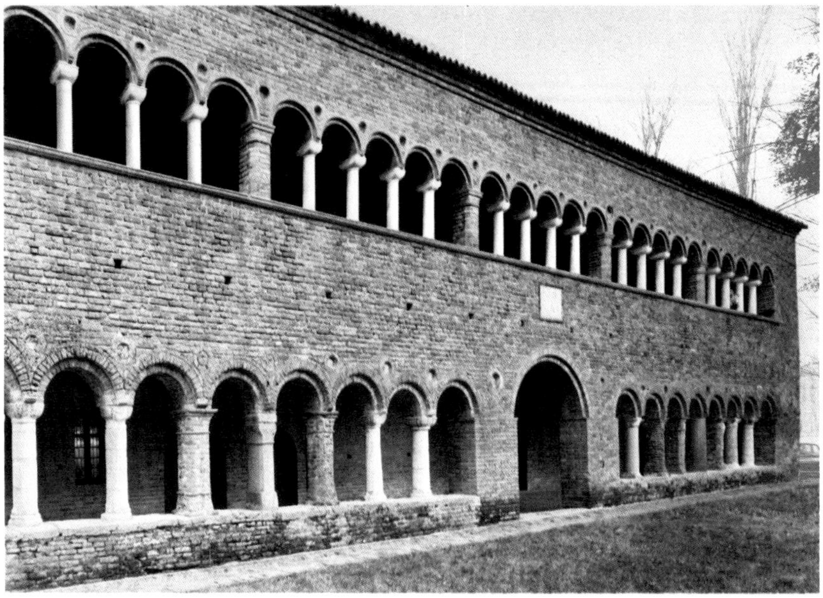

7 – Pomposa – Palazzo della Ragione: Restaurierte Fassade mit zweigeschossiger Arkadengliederung. 11. Jh.

einem Rechteckturm untergebracht, im Maasgebiet hatten viele Kirchen des 11. Jahrhunderts einen freistehenden Wohnturm. Daneben kamen weiterhin die traditionellen Palastanlagen vor, doch allmählich traten die befestigten Residenzen in den Vordergrund. In der staufischen Kaiserpfalz in Wimpfen schlossen sich alle Trakte an die Ringmauern an. In Italien war der Palast nach römischem Vorbild noch oft um einen Säulenhof angelegt. Die Reste des Kastells La Favara aus dem 12. Jahrhundert bei Palermo auf Sizilien lassen ebenfalls einen säulengeschmückten Innenhof erkennen. Stadtresidenzen mußten im allgemeinen weniger für die Verteidigung gerüstet sein, so daß Wohntürme dort eine geringere Rolle spielten. So vollzog sich allmählich der Übergang vom Palast zur Burg.

Stadtresidenzen

Beim Stadthaus löste Stein erst ganz allmählich die alte Holz- und Stampflehm-Bauweise ab. Zwar sind vereinzelt romanische Häuser aus Stein – Wohnungen der Reichsten in der Stadt oder der Gefolgschaft des Fürsten – erhalten, aber nur sehr wenige Baukomplexe, und die einzigen bekannten Bauten stehen recht verstreut: in Rosheim im Elsaß, in Winkel, Trier,
Abb. 403 bis 407 Koblenz, Boppard und Münstereifel, am Niederrhein, in Gent, Tournai, Prag, Rom, Ascoli Piceno und andernorts. Die deutsche Forschung ist auf diesem Gebiet führend: so konnten anhand unterschiedlichster Quellen etwa in Köln einige Häuserzeilen rekonstruiert werden, obwohl vom alten Baubestand kaum noch etwas vorhanden war.

Abb. 405 bis 407 Das zweigeschossige Bürgerhaus in Münstereifel hat einen hölzernen Dachstuhl und ist unterkellert. Das sehr schlichte Erdgeschoß hat keine Gänge, sondern nur zwei oder drei ineinander übergehende Räume; der eigentliche Wohnbereich war das Obergeschoß. Die
Abb. 403 und 404 plastische Außengliederung ist eher sparsam, manche Häuser haben Giebelfassaden. Die romanischen Häuser in Prag zeigen dieselben Merkmale.

Die venezianischen Adelshäuser folgten einem allgemeinen Schema, das die besonderen Gegebenheiten der Lagunenstadt berücksichtigte: die Häuser reihten sich eng aneinander, und die Fassaden waren dem Kanal als der verbindenden Wasserstraße zugewandt. Sie enthalten einen Erdgeschoßraum, in den das Wasser eindringen konnte und der als Eingangshalle diente.

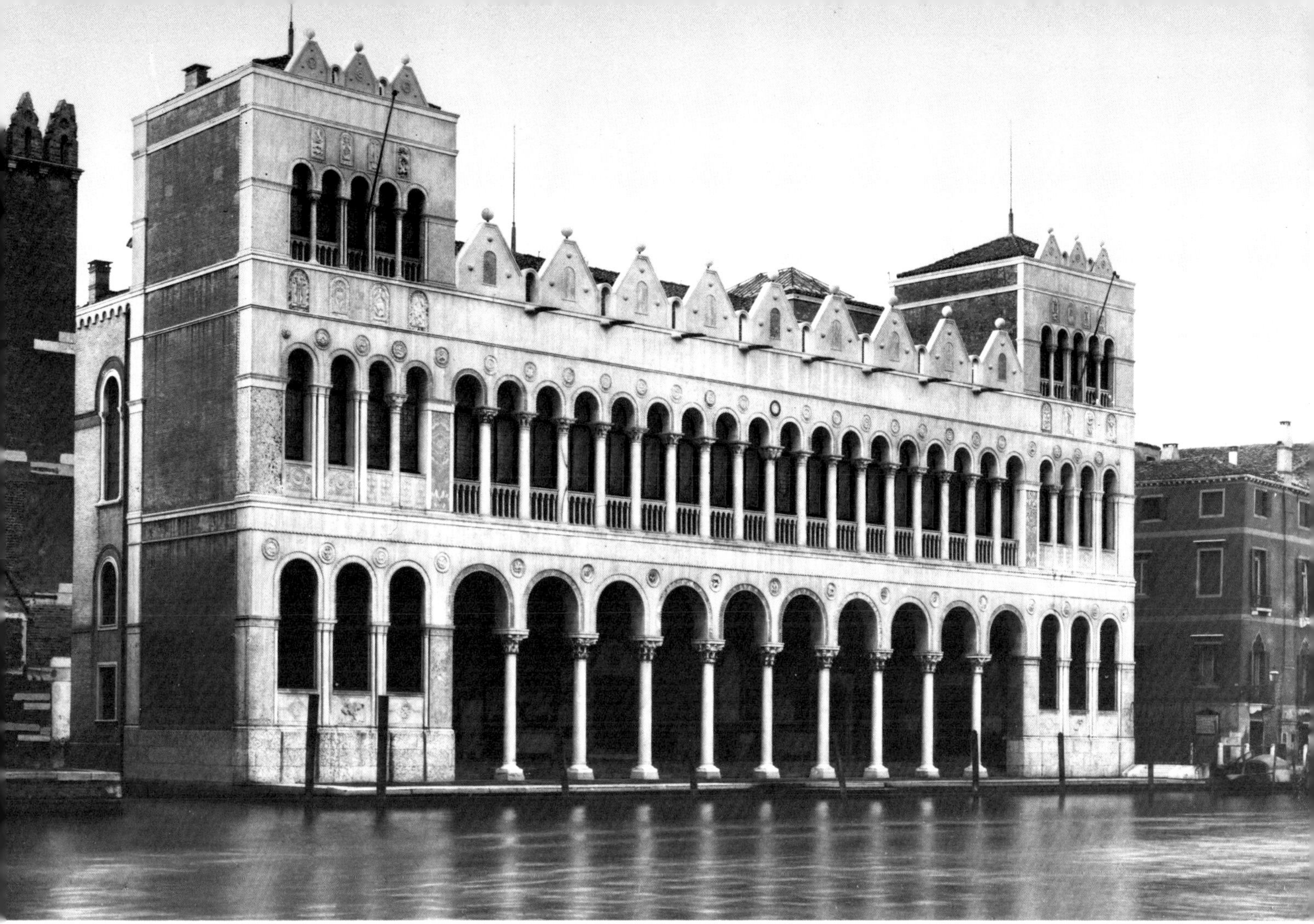

8 – Venedig – Fondaco dei Turchi: Mehrfach restaurierte Schaufront zum Kanal. 13. Jh.

In Rom sind in manchen Straßen noch die Säulenstellungen im Untergeschoß romanischer Häuser zu erkennen, die Sixtus IV. (1471–1484) aus hygienischen Gründen zumauern ließ. Bei Santa Cecilia in Trastevere stehen noch einige malerische Häuser mit Portikus, Außentreppen und Zwillingsfenstern im Obergeschoß. Das Viertel um Via und Piazza San Pellegrino in Viterbo ist eines der einheitlichsten und vollständigsten Häuserensembles des 13. Jahrhunderts.

Burgen

Der allmähliche Übergang vom Palast zur Burg war im 13. Jahrhundert weitgehend abgeschlossen. Nach J. Gardelles verlief die Entwicklung schrittweise: anfangs wurde eine Ringmauer errichtet – aus Holz oder Erde, später aus Stein; als Zuflucht entstand der Bergfried oder Donjon – oft auf einem Wall. In einem zweiten Zeitabschnitt wurde die Ringmauer zur Verringerung der Besatzung enger gezogen; die Vorteile des Geländes, die natürlichen Schutz boten, wurden stärker genutzt. Die Wohnbauten beanspruchten weniger Grundfläche, gewannen dagegen an Höhe. Aus dem Palast war die Burg geworden. Die technischen Fortschritte führten schließlich an der Wende zur Gotik zu neuen Lösungen, die den fortifikatorischen Aufgaben wie dem Bedürfnis nach mehr Wohnlichkeit gleichermaßen gerecht wurden.

Die Einführung des Bergfrieds ist ein wichtiger Markstein in der Geschichte der mittelalterlichen Burg. Seine Entwicklung vollzog sich zwischen dem 11. und 13. Jahrhundert, gleichsam parallel zur Konsolidierung des neuen Feudalwesens. Charakteristisch für diesen Burgtypus ist der gewaltige, höher liegende Turm innerhalb oder an der Ringmauer, die einen Vorhof umschließt. Die frühesten Vorläufer sind die sogenannten ‹Motten›, künstlich aufgeschüttete, kegelförmige Hügel mit einem Turm aus Holz oder Stein und einem Graben, die bereits im 10. Jahrhundert aufkamen. Dieses Verteidigungs- und Wohnsystem setzte sich um die Mitte des 11. Jahrhunderts allgemein durch und blieb auch im 12. Jahrhundert noch üblich. Der Hügel wurde nicht mehr nur durch Erdaufschüttung gewonnen, sondern auch durch Abarbeitung von höherem Gelände; er bildete den Sockel für den Bergfried oder Donjon, um den sich eine Ringmauer schloß. Im 12. Jahrhundert wurde zunehmend Quadermauerwerk verwendet, und der Bergfried erhielt oft eine rechteckige Form.

Bis zur Mitte des 12. Jahrhunderts war die Errichtung von Burgen ein Vorrecht der Fürsten, doch bald erlangten die Feudalherren weitgehende Unabhängigkeit. So wurde die Burg im 12. Jahrhundert zum Lebensnerv für eine ganze Gesellschaftsschicht und zum Angelpunkt für eigene Treuebeziehungen. Die neuen Lehen unterstanden der Verwaltung durch die Burgen, denen sie ihre Einrichtung verdankten. Burgen dienten zwar immer noch in erster Linie Wehrzwecken, doch war dies nicht mehr ihre einzige Aufgabe.

Burgen in Deutschland

Die deutschen Paläste waren seit dem 10. Jahrhundert befestigt; daher errichteten die salischen Könige und Kaiser ihre Neugründungen an leicht zu verteidigenden Stätten. Unter den Staufern wurden diese befestigten Paläste teilweise umgebaut und Wehr- und Wohnbereich meist getrennt. Eine Ausnahme bildete die von Friedrich Barbarossa 1174 neu erbaute Kaiserpfalz in Kaiserswerth am Rhein, das heute zu Düsseldorf gehört: die einzelnen Gebäude sind so aneinandergereiht, daß sie eine geschlossene Front bilden.

Wimpfen – zwischen 1172 und 1182 unter Friedrich Barbarossa errichtet –, die größte Kaiserpfalz der Staufer, mit ihrem herrlichen Blick auf den Neckar und den durch Arkaden aufgelockerten Außenmauern vermittelt selbst als Ruine ein anschauliches Bild. Noch reizvoller ist die Ruine der Zollburg Ehrenfels oberhalb von Rüdesheim aus dem frühen 13. Jahrhundert: eine Mauer mit doppeltem Wehrgang zwischen zwei Rundtürmen schützte die Bergseite, der Palas blickte auf den Rhein. Unten am Fluß konnte die Durchfahrt von befestigten Zollhäusern aus zur Verteidigung oder auch zum Einziehen des Wegegeldes mit einem Kettensystem zwischen den Ufern gesperrt werden.

Abb. 295

Die um die Mitte des 12. Jahrhunderts errichtete Burg Münzenberg dagegen stand in enger Beziehung zu dem angrenzenden Städtchen, denn beide waren von einer gemeinsamen Mauer umschlossen. Die beiden hohen Rundtürme, die die ganze Anlage beherrschen, flankierten Wirtschaftsgebäude und Palas, dessen Schaufront auf das weite Land zu Füßen der Burg gerichtet war. Dieses System mit Rundtürmen bot der Burg den besten Flankenschutz und verhalf ihr zu einem klar gegliederten Grundriß.

Unter den Staufern wurden die Burgen wohnlicher und prunkvoller ausgestattet; Gewölbe überspannten die Säle, und eine immer reichere Bauornamentik überzog Portale und andere Bauglieder. Die Burgkapellen waren traditionsgemäß meist zweigeschossig.

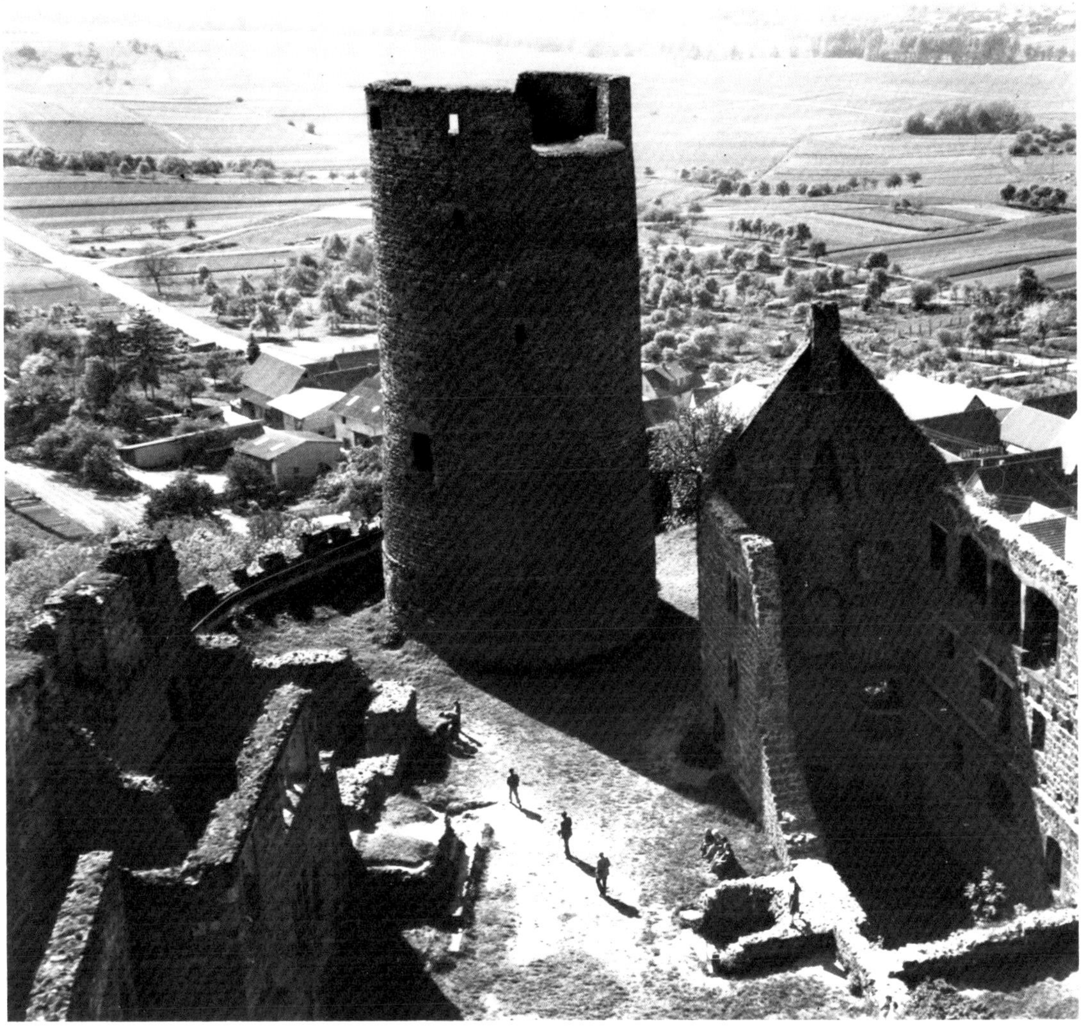

9 – Münzenberg – Burg: Blick auf Bergfried, Mauer und Wohnbauten. 12. Jh.

10 – Wimpfen – Kaiserpfalz: Arkadenreihe mit Blick auf das Neckartal. 1172–1182

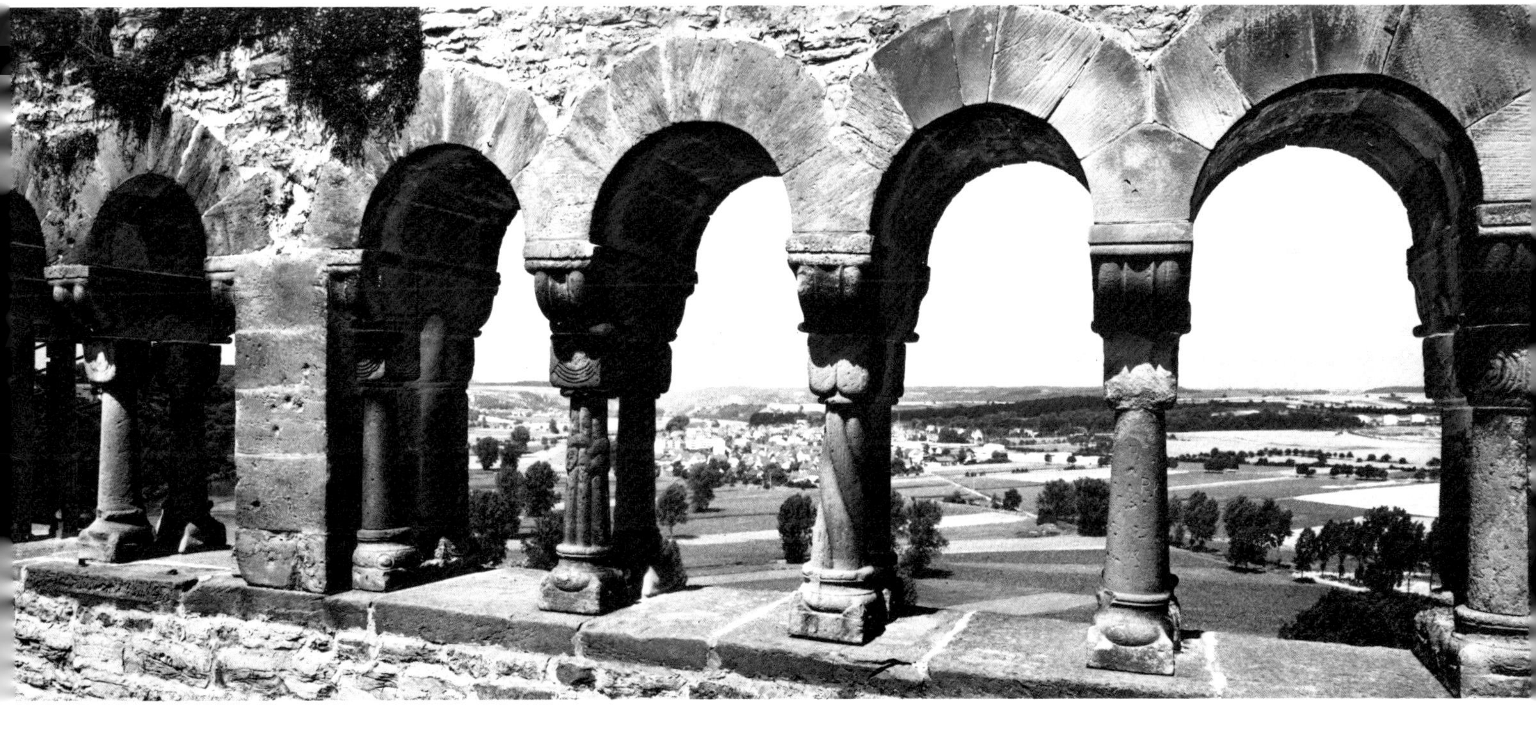

Schlösser und Burgen in Süditalien

Die Wehr- und Palastarchitektur in Süditalien gliedert sich in zwei deutlich voneinander abgesetzte Phasen: die Bauten der Normannenkönige auf Sizilien und die Stauferkastelle in Apulien.

Die Residenzen der Normannen auf Sizilien sind stark durch die arabische Palastarchitektur bestimmt. Der aus einem arabischen Kastell erwachsene Normannenpalast von Palermo wurde im Laufe der Jahrhunderte mehrfach um- und ausgebaut. Der Festungsblock mit seinen vier Türmen umschloß einen Innenhof und zahlreiche Säle, Gänge, Nebenräume und Loggien. Erhalten sind davon allerdings nur einige Gemächer von König Roger II., die sogenannte Torre Pisana mit ihren Blendarkaden und die Cappella Palatina. Südlich vor der Stadt legten die Normannenkönige einen riesigen Park mit Lustschlössern an; von ihnen sind nur die Zisa und die Cuba noch vorhanden, deren wuchtig-strenger Außenkubus vom Raffinement und Luxus der Innenausstattung nichts ahnen ließ. Die Favara bei Palermo ist an der antiken Tradition des säulengeschmückten Hofes orientiert. Das vor einiger Zeit genauer untersuchte
Abb. 410 Kastell von Caronia dagegen besteht aus einem rechteckigen Gebäudekomplex und einer mächtigen, annähernd rechteckigen, mit quadratischen Ecktürmen versehenen Ringmauer, die an der Nordostseite auch die Burgkapelle in ihrem Mauerverband umschließt.

An der sizilischen Ostküste ließ Friedrich II. in Augusta, Catania und Syrakus Kastelle errichten; in Apulien gründete oder erneuerte er zwischen 1220 und 1250 eine Reihe von Burgen, die sich in zwei Gruppen gliedern lassen: einmal die nach seiner Rückkehr vom fünften Kreuzzug im Jahre 1230 in kurzer Zeit an der Adria zwischen Termoli und Brindisi errichteten Küstenburgen und zum anderen die im Landesinnern verstreut gelegenen Kastelle. Alle diese Bauten Friedrichs II. sind stilistisch eng verwandt und wurden ohne strenges Schema den jeweiligen Gegebenheiten des Geländes angepaßt. Sie bekunden ein sicheres Gespür für das Nützlich-Zweckhafte wie für das Künstlerisch-Ausgewogene und wirken deshalb so einheitlich.

Die Bauten in Trani und Bari – 1233 begonnen – sind anschauliche Beispiele für die Küstenkastelle. Zum 1249 vollendeten Baubestand von Trani gehören der Donjon mit drei Ecktürmen und die Schildmauer der Seeseite. Von den Burgen im Lande läßt nur die in Gioia del
Abb. 364 Colle deutsche Einflüsse erkennen. Das Palastkastell von Lucera, das neue Befestigungsfor-
Abb. 409 men zeigte, wurde 1233 über einem bereits bestehenden Wehrbau und innerhalb einer älteren Mauer als quadratische Anlage mit Ecktürmen und Donjon errichtet. Die auffallend enge Verwandtschaft des plastischen Dekors der Kämpfer mit dem in der Kathedrale von Bari und Ruvo beweist, daß bei den Wehrbauten – zumindest für die Plastik – dieselben Künstler tätig waren wie bei der Sakralarchitektur.

Die Burgen Friedrichs II. in Apulien sind Ausdruck der Idee des Kaisertums, die hier in der Monumentalarchitektur Ausdruck fand. Schon die Lage der Burgen ist von Bedeutung: in Bari oder Trani etwa beherrscht das Kastell die Stadt, die Lust- und Jagdschlösser erheben sich in der Weite der Landschaft, wie das gewaltige Oktogon von Castel del Monte. Die Idee des Kaisertums bekundet sich durch Anleihen bei der in Nordfrankreich bereits entwickelten Gotik und durch eine Rückbesinnung auf das antike Erbe. Der Übergang von der Romanik zur Gotik vollzog sich auf diesem Umweg auch in Süditalien. Schließlich ist noch festzuhalten, daß einige Stilelemente der apulischen Kastelle die Sakralarchitektur direkt beeinflußten.

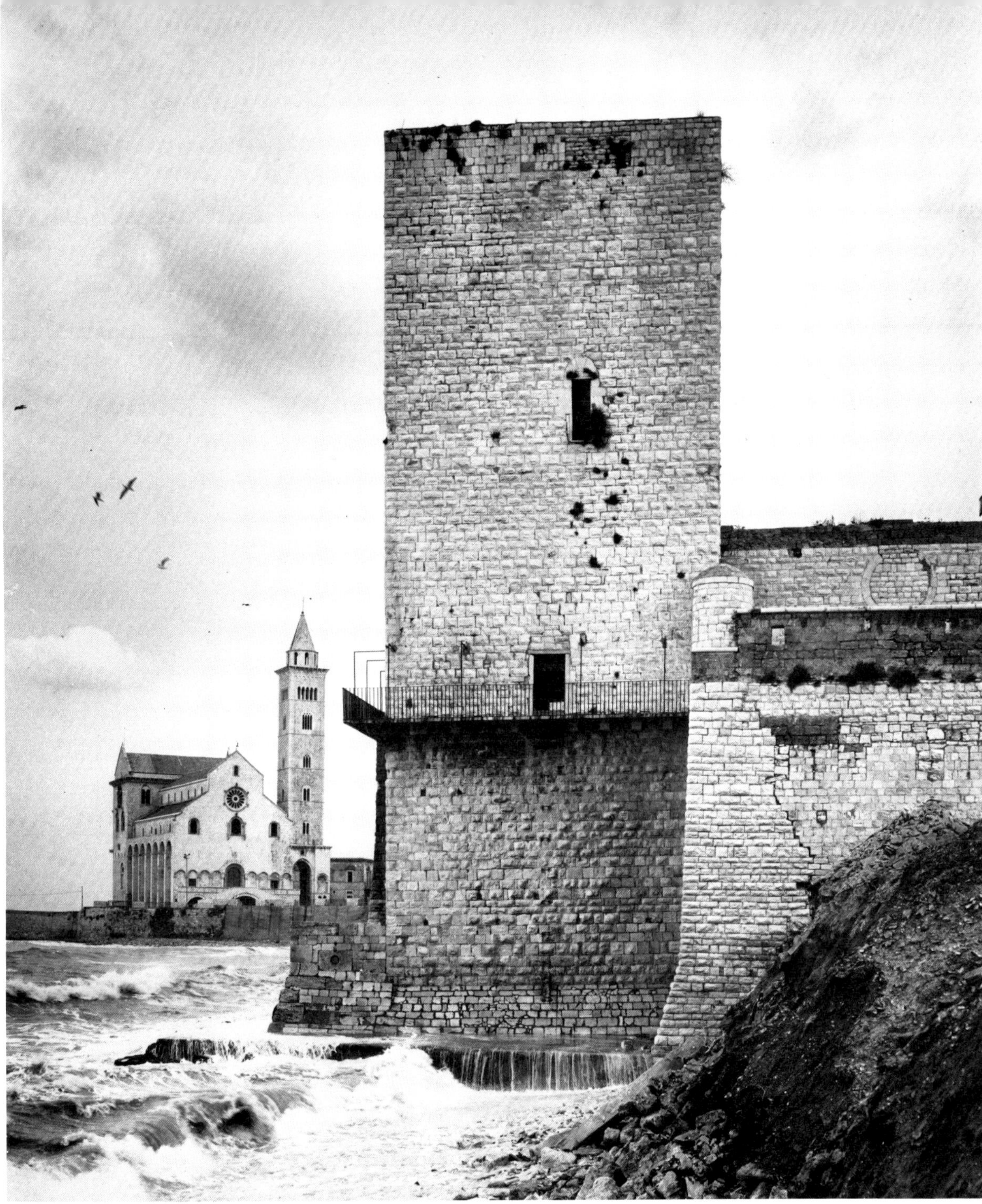

11 – Trani – Kastell: Zum Meer vorgeschobene Befestigung mit Turm (1233–1249); im Hintergrund die Kathedrale

Wehrbauten im Heiligen Land

Zum Schutz ihrer Territorien bauten die fränkischen Fürsten eine strategische Organisation mit einer ganzen Kette von Festungen auf, die Paul Deschamps in den dreißiger Jahren untersucht hat. Dieses Verteidigungssystem, das aus älteren byzantinischen sowie neu errichteten Befestigungen erwuchs, bestand aus Stadtmauern, Küsten- und Hafenkastellen mit

Sperrfestungen, Verbindungsposten, befestigten Höhlen, Wachtürmen, Burgen im flachen Hinterland und derlei mehr.

Allmählich fehlte es allerdings an Truppen für die Besatzung, und die großen Befestigungen gingen an die Ritterorden über: Krak des Chevaliers bei Homs am Orontes und Marqab (Margat), das die Küstenstraße sicherte, wurden an die Johanniter abgetreten, Safed fiel an die Templer. Diese Entwicklung dauerte bis zum Ende des 13. Jahrhunderts, dem Zeitpunkt, da alle Festungen von Askalon bis Akko den Muselmanen in die Hände fielen.

Um 1108 eroberten die Franken von den Byzantinern Sahyun (Saone), das wegen seiner beherrschenden Lage für die Verteidigung von Antiochia entscheidend war, und errichteten über dem älteren Kern eine wohl um 1120 vollendete Befestigung, die sie bis 1188 halten konnten. Den Zugang sicherten ein tiefer Graben und eine mit Halbrundtürmen bewehrte Schildmauer. Der Mauerring, der den ganzen Bergrücken umzieht, ist an der Südfront mit massigen Rechtecktürmen verstärkt. Neben dem quadratischen, 51 m hohen Donjon wurde ein großes Magazin mit einer fünfschiffigen Halle angelegt, die als Stallung und Vorratslager diente.

Die Anlage von Sahyun geht – wie einige andere Kreuzritterburgen auch – auf ein byzantinisches Prinzip zurück: der Donjon und zwei der Rechtecktürme sind weder miteinander noch mit der Abschnittsmauer dazwischen verbunden; auch die Halbrundtürme scheinen aus der byzantinischen Festungstechnik übernommen worden zu sein.

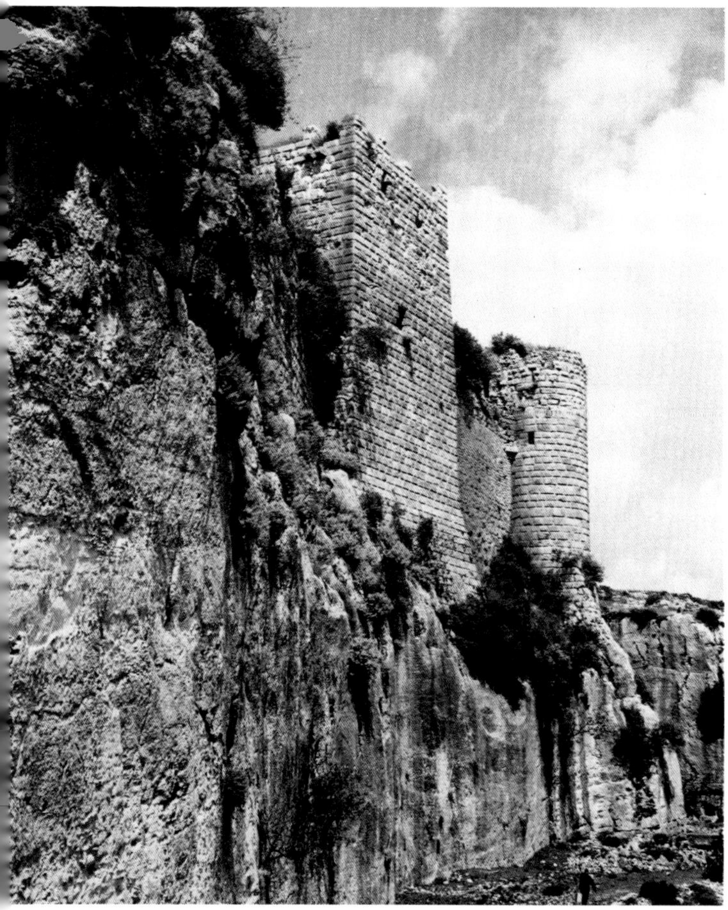

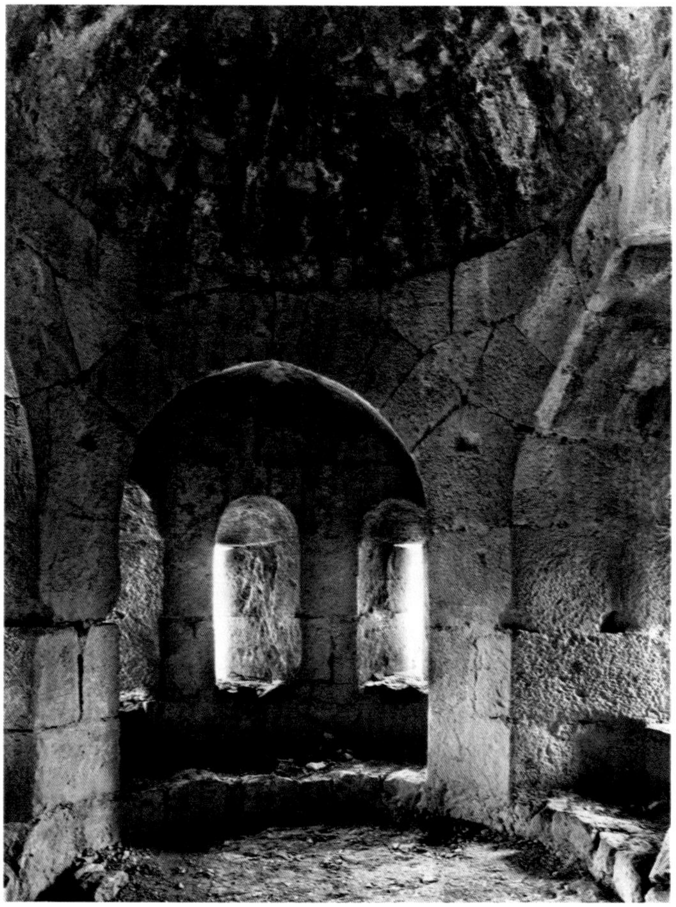

12 und 13 – Saone – Burg: Turm und Mauer am großen Graben der Südseite – Innenansicht eines Turms. 12. Jh.

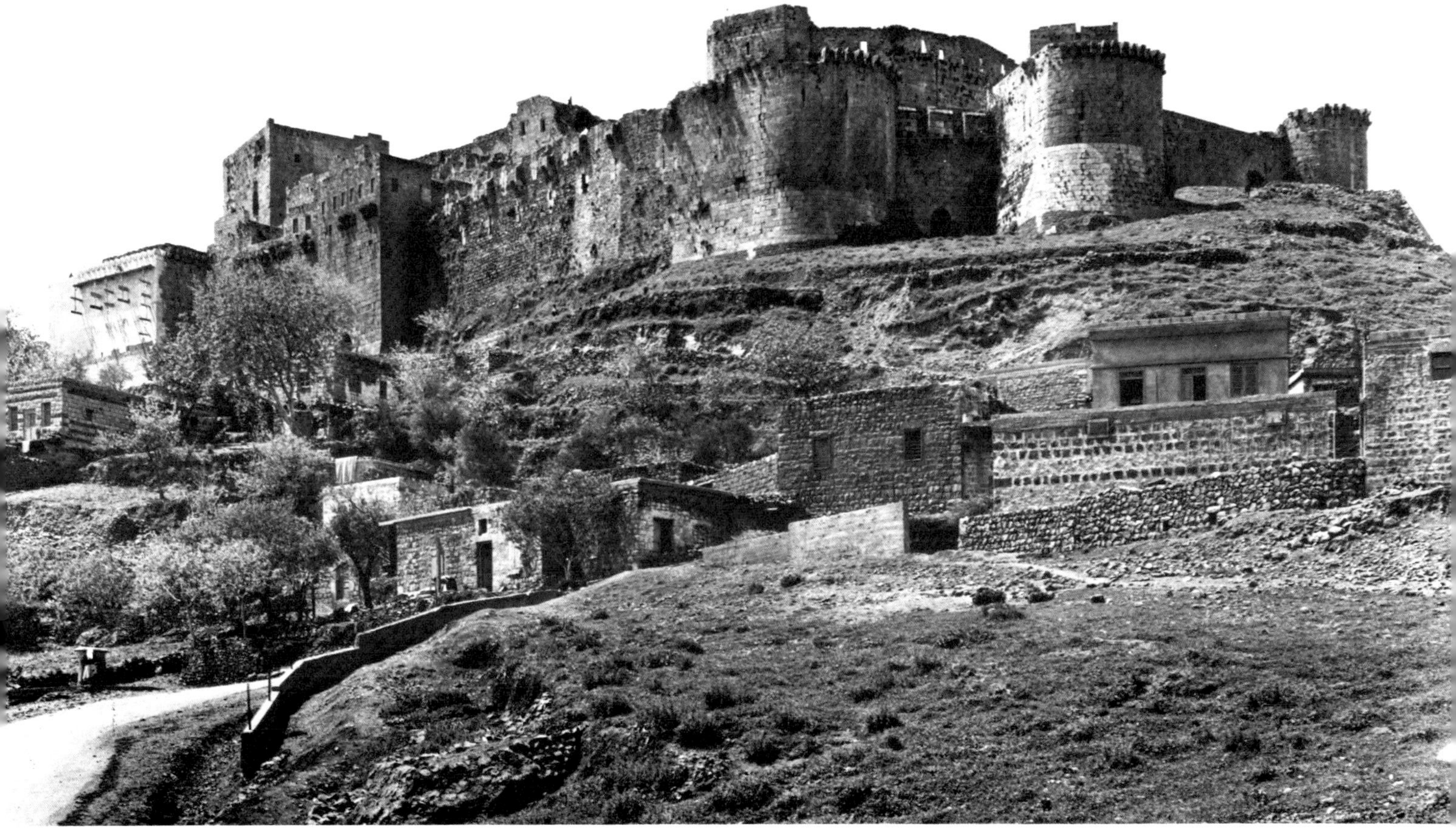

14 – Krak des Chevaliers – Blick auf Befestigungsanlagen und Burg; links das Haupttor. 12.–13. Jh.

In einer Betrachtung über die Wehrarchitektur der Kreuzfahrerstaaten darf Krak des Chevaliers, der wohl bedeutendste und zweifellos eindrucksvollste Festungsbau im Heiligen Land, keinesfalls fehlen. Dieser überaus wichtige Grenzposten war zwischen 1110 und 1271 in fränkischer Hand und wurde mehrfach umgebaut, erweitert und instand gesetzt. Die erste, mit Rechtecktürmen besetzte Mauer aus Bossenquadern wurde später mit einer zweiten Mauer gesichert, die durch drei Gräben von der ersten abgesetzt war. Die beiden parallel verlaufenden, konzentrischen Befestigungsringe, die im Grundriß annähernd ein Oval bilden, umschließen einen Haupthof, um den mehrere Trakte angeordnet sind. Am Ende des 12. Jahrhunderts und im frühen 13. Jahrhundert bauten die Johanniter die Burganlage nach und nach aus. Die Säle der ersten Anlage erhielten Tonnengewölbe mit rechteckigen Öffnungen für die Beleuchtung, und in den Türmen wurden die Obergeschosse verschönert und wohnlicher hergerichtet. Nach dem Erdbeben von 1169/1170 wurde die dreijochige Kapelle, deren Apsis in den inneren Mauerring einschneidet, neugestaltet.

Abb. 411

Im weiteren Verlauf wurde die erste Mauer im Süden und Westen durch eine steile Böschung mit drei Halbrundtürmen verstärkt und der äußere Mauerring angelegt. Besucher des frühen 13. Jahrhunderts bestätigen, daß die mächtige Befestigung, die mit 2000 Mann besetzt war, weithin hohes Ansehen genoß.

Seit der Entdeckung einer Kapelle mit Baptisterium außerhalb der Burgmauer im Jahre 1935 ist erwiesen, daß es im Schutz der Festung landwirtschaftliche Betriebe gab, die das Land in der Umgebung bestellten. Auch die Chronisten erwähnen immer wieder rund um die Burgen gelegene Äcker und Felder, mit deren Erträgen die Besatzung versorgt wurde. Im Umkreis der Burg Safed waren über 10000 Menschen beschäftigt, mehr als 260 Wasserleitungen wurden in Gang gehalten. In der Burg gab es Stallungen, Scheunen und Vorratslager sowie Keltern, Backöfen und Mühlen. Die äußerst wichtige Wasserversorgung wurde durch zum Teil kühne Konstruktionen gesichert. Die Wohnräume schließlich konnten überaus luxuriös ausgestattet sein, wie Wilbrand von Oldenburg in seiner Beschreibung des Saalbaus der Burg von Beirut aus dem Jahre 1212 bekundet: «Die Halle öffnet sich auf der einen Seite zum Meer hin, auf der anderen auf die Gärten, die die Stadt umgeben. Ihr Boden aus Mosaik erscheint wie Wasser, gekräuselt von einer sanften Brise, und es nimmt einen wunder, daß die Füße keinen Abdruck hinterlassen in dem Sand, über den man zu schreiten vermeint. Das Gewölbe ist nach dem Abbild des Himmels ausgemalt ... Mitten in der Halle steht ein Becken aus buntem Marmor, und daraus entsendet ein Drache einen Strahl klaren Wassers, das die Halle mit köstlicher Frische erfüllt, und durch die großen Fenster strömt die Luft herein.»

SAKRALE ARCHITEKTUR UND PLASTIK

1. Mittel- und Nordeuropa

Tradition und Neubeginn in der deutschen Architektur

Die vorromanische, das heißt die ottonische Architektur hatte im deutschsprachigen Raum eine so entscheidende Bedeutung erlangt, daß die Baukunst der ersten Hälfte des 12. Jahrhunderts ihr weitgehend verhaftet blieb. Besonders ausgeprägt lebte das ottonische Erbe in Westfalen und Niedersachsen fort. Der Gewölbebau setzte sich in den einzelnen Landschaften nicht zur gleichen Zeit durch: so war er am Rhein längst geläufig, als er bei dem zwischen 1173 und 1195 errichteten Dom von Braunschweig auch in Niedersachsen eingeführt wurde. Die romanische Kirche von Freckenhorst in Westfalen (1116–1129) ist noch nicht gewölbt; vor die dreischiffige Basilika ist ein wuchtiges Westwerk mit zwei seitlichen Türmen gelegt, das deutlich an eine ältere Tradition anknüpft. Die seit ottonischer Zeit übliche ausgeschiedene Vierung – im ersten Drittel des 11. Jahrhunderts etwa in Sankt Michael zu Hildesheim – und der Stützenwechsel bei den Arkaden sollten für Deutschland mindestens ein Jahrhundert lang bestimmend bleiben. Beispiele dafür sind Sankt Servatius in Quedlinburg (geweiht 1129) und Sankt Godehard in Hildesheim (1133–1172). Bei der Liebfrauenkirche in Halberstadt (um 1150) wurde der Stützenwechsel nur noch angedeutet, dagegen verwendete man die für die Gegend typische, westwerkähnliche Doppelturmfassade.

Etwa zwischen 1080 und 1106 ließ Heinrich IV. den Chor des Speyerer Doms erneuern, die Querhausarme umgestalten und mit Kapellen versehen. Der Wandaufbau scheint innen und außen auf antikisierende Formen zurückzugehen und war bahnbrechend für das gesamte Rheingebiet: Flachnischen und Blendbögen über Wandvorlagen verleihen der Wand plastische Struktur, und die oberste Zone der Mauer löst sich auf in die Säulenstellung der Zwerggalerie. In denselben Zeitraum gehört die um 1093 von Pfalzgraf Heinrich II. begonnene, allerdings erst im 13. Jahrhundert vollendete Benediktinerabtei Maria Laach. Da sich die Baumeister weitgehend an den ursprünglichen Plan hielten, wirkt sie durchaus einheitlich. Statt der zunächst gebauten Holzdecke erhielt das Langhaus um die Mitte des 12. Jahrhunderts ein Kreuzgratgewölbe. Ein Vergleich der beiden Baublöcke läßt die Entwicklung klar erkennen: gegenüber dem älteren Ostchor zeichnen sich am gewaltigen Westchor mit dem Vierungsturm und den von Rundtürmen flankierten Querhausarmen deutlich die ‹modernen› Strömungen ab.

Die Doppelchoranlage erlebte unter den Staufern im Neubau des Wormser Doms (1171–1230) unter Bischof Konrad II. ihren Höhepunkt. Der innen halbrund, außen gerade abgeschlossene Ostchor hat ein Querhaus mit Vierungsturm und zwei Seitentürme. Die Blendarkaden unter den Mittelschiffsfenstern und die Außengliederung der Chöre durch Blendnischen und Zwerggalerie wirft die Frage nach möglichen Beziehungen zu Südfrankreich, der Normandie und Burgund auf. Der ebenfalls doppelchörige Bamberger Dom mit westlichem Querhaus, der am Anfang des 13. Jahrhunderts errichtet wurde, zeigt ein Festhalten an der Grunddisposition des unter Heinrich II. gegründeten Vorgängerbaus, wodurch eine gewisse Disharmonie im Inneren entstand: Wandgliederung und Fenster stehen nicht

Abb. 415 und 298

Abb. 320

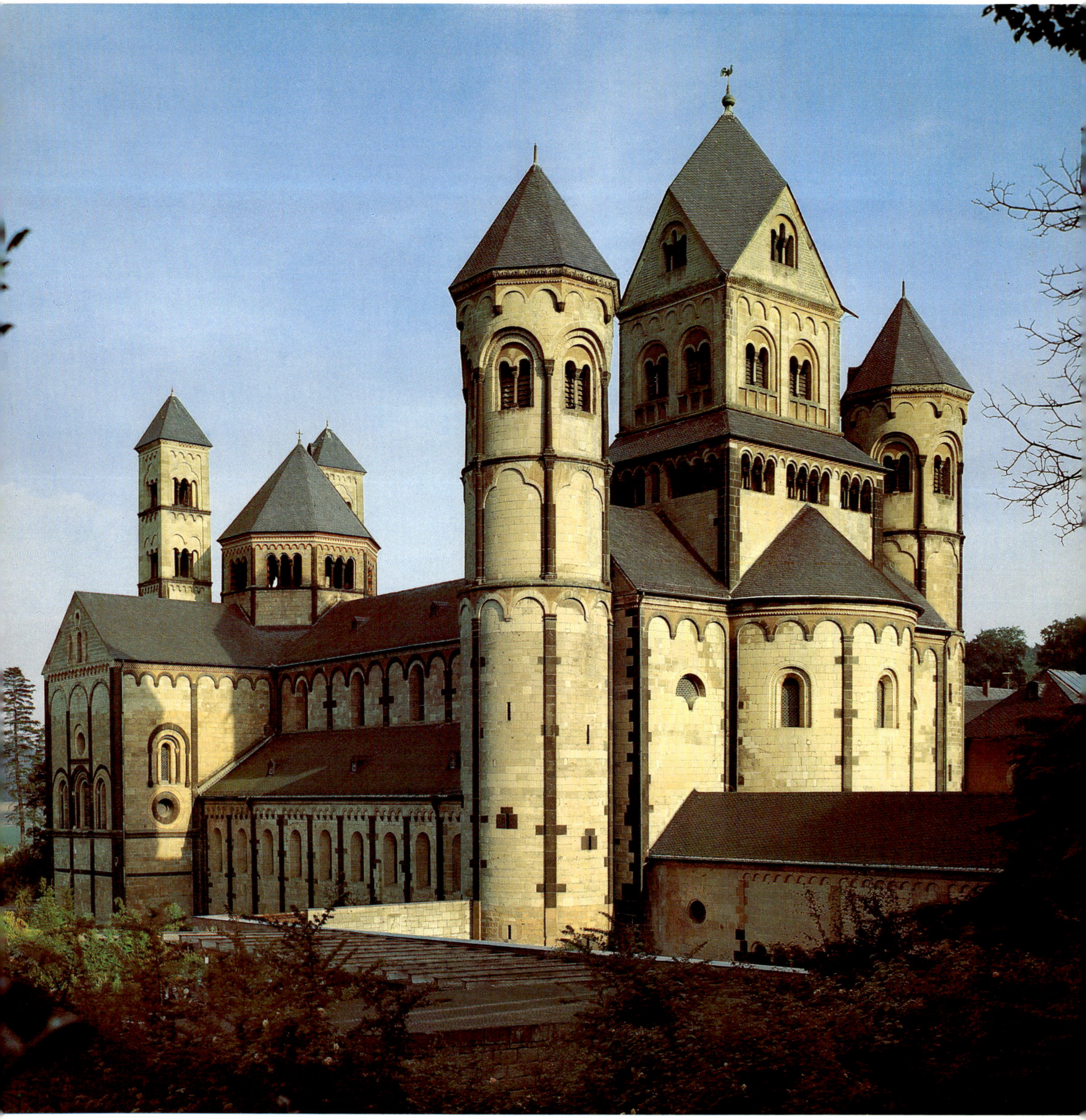

15 – Maria Laach – Benediktinerabtei: Ansicht der doppelchörigen Basilika von Nordwesten. 12.–13. Jh.

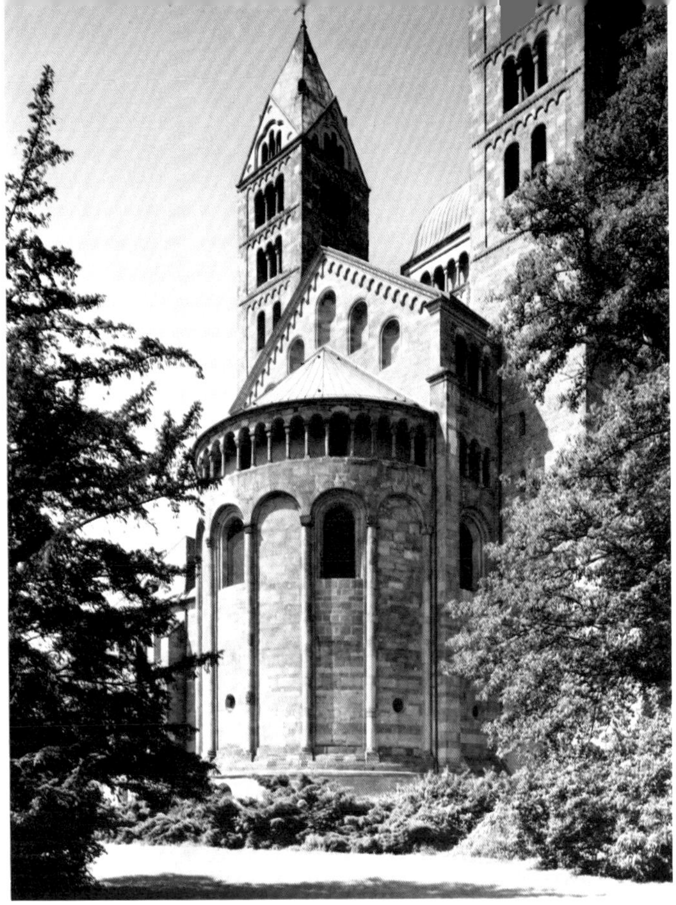

16 – Speyer – Dom: Der unter Heinrich IV. erneuerte Ostchor. Um 1080–1106

ganz im Einklang mit den Gewölben. Die stark erhöhte Apsis des dem heiligen Georg geweihten Ostchors ist im Untergeschoß halbrund, im Fenstergeschoß polygonal und weist außen die für diese Spätzeit typischen reichen Schmuckelemente auf.

Abgesehen von diesen oberrheinischen Stilelementen war der Einfluß oberitalienischer Bauplastik auf die Architektur Mitteleuropas von entscheidender Bedeutung. Das ist angesichts der mannigfaltigen Beziehungen zwischen Oberitalien und vor allem dem süddeutschen Raum nicht verwunderlich. Auf das Portal von Sankt Jakob in Regensburg werden wir später eingehen. Sankt Michael zu Altenstadt in Oberbayern aus dem späten 12. Jahrhundert ist außen mit einem Rundbogenfries geschmückt, und das Stufenportal in italienischer Manier hat kannelierte Säulen; wuchtige Pfeiler unterteilen das mit Kreuzgratgewölben überspannte Innere. Auch die Hauptapsis der Abteikirche von Königslutter in Niedersachsen mit ihren Blendarkaden, Wandvorlagen und Figurenelementen wurde von Italien beeinflußt. Die beiden Löwen des Nordportals und die Ornamentformen des Kreuzgangs aus der Mitte oder dem dritten Viertel des 12. Jahrhunderts belegen ebenfalls die von Italien übernommene Vorliebe für antikisierende Motive.

Köln und das Rhein-Maas-Gebiet

Die große Ausstellung ‹Rhein und Maas, Kunst und Kultur 800–1400› im Jahr 1972 in Köln hat die engen wirtschaftlichen und politischen Verbindungen zwischen Rhein- und Maasgebiet im 11. und 12. Jahrhundert aufgezeigt, Verbindungen, die zwischen Köln, Trier und Lüttich aus dem Investiturstreit erwachsen waren. Daneben bestanden kulturelle – kirchliche Abb. 302

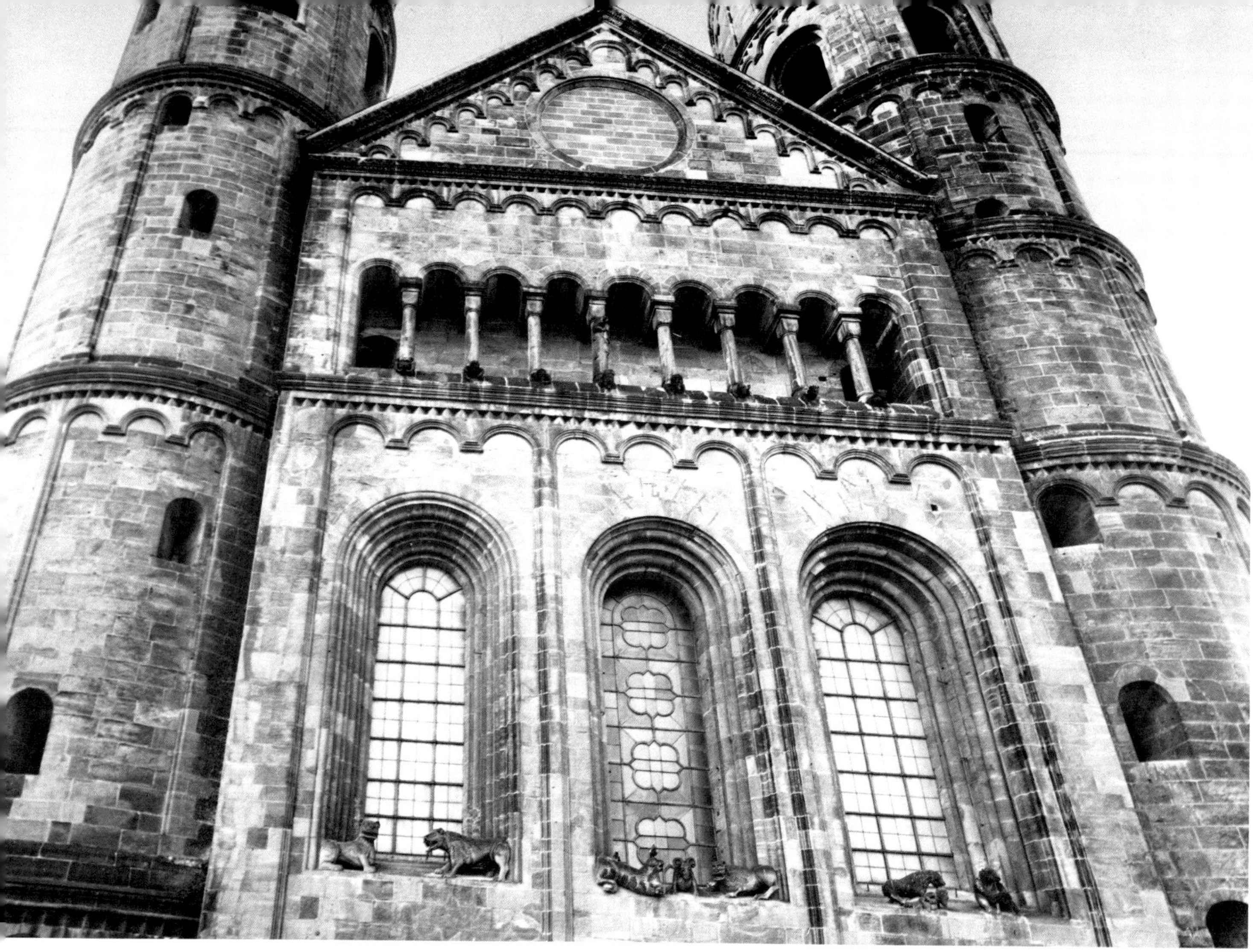

17 – Worms – Dom Sankt Peter: Teilansicht des gerade abgeschlossenen Ostchors. 12. Jh.

wie künstlerische – Beziehungen, wie Rupert von Deutz bezeugt, der seine Bildung in Lüttich erworben hatte und im Rheinland zum Abt berufen wurde.

In Köln erlebte die Architektur in der zweiten Hälfte des 12. Jahrhunderts mit Sankt Aposteln, Groß Sankt Martin und dem Chor von Sankt Gereon eine großartige Blüte. Der 1172 Abb. 416 geweihte Neubau von Groß Sankt Martin – eine frühere Anlage war 1150 einem Brand zum Opfer gefallen – hat einen Dreikonchenchor, der Vorbild wurde für Sankt Aposteln und selbst auf die etwa hundert Jahre frühere Architektur von Sankt Maria im Kapitol zurückgreift. Die Außengliederung von Groß Sankt Martin – zweigeschossige Blendarkaden und darüber, abgesetzt durch einen Plattenfries, eine Zwerggalerie – sollte für rheinische Bauten vorbildlich Abb. 294 werden. Nach einem Brand 1192 erhielt auch Sankt Aposteln als Ostabschluß einen ähnlichen Trikonchos, allerdings mit einem oktogonalen Vierungsturm. Im Langhaus wurde zwischen die Scheidbögen und die Obergadenfenster eine Blendnischenzone eingeschoben. Die Apsiden sind innen in zwei Geschosse unterteilt; hier lockert ein schmaler Laufgang in der Fensterzone die kompakte Wand auf. Ähnliche Bestrebungen, die Wandfläche in die Baumasse zu integrieren, finden wir auch im normannischen Bereich.

Eine ähnliche Lösung bietet das Dekagon von Sankt Gereon in Köln im frühen 13. Jahrhundert: eingebunden in hohe Spitzbogenarkaden, folgen auf die Nischenreihe im Untergeschoß

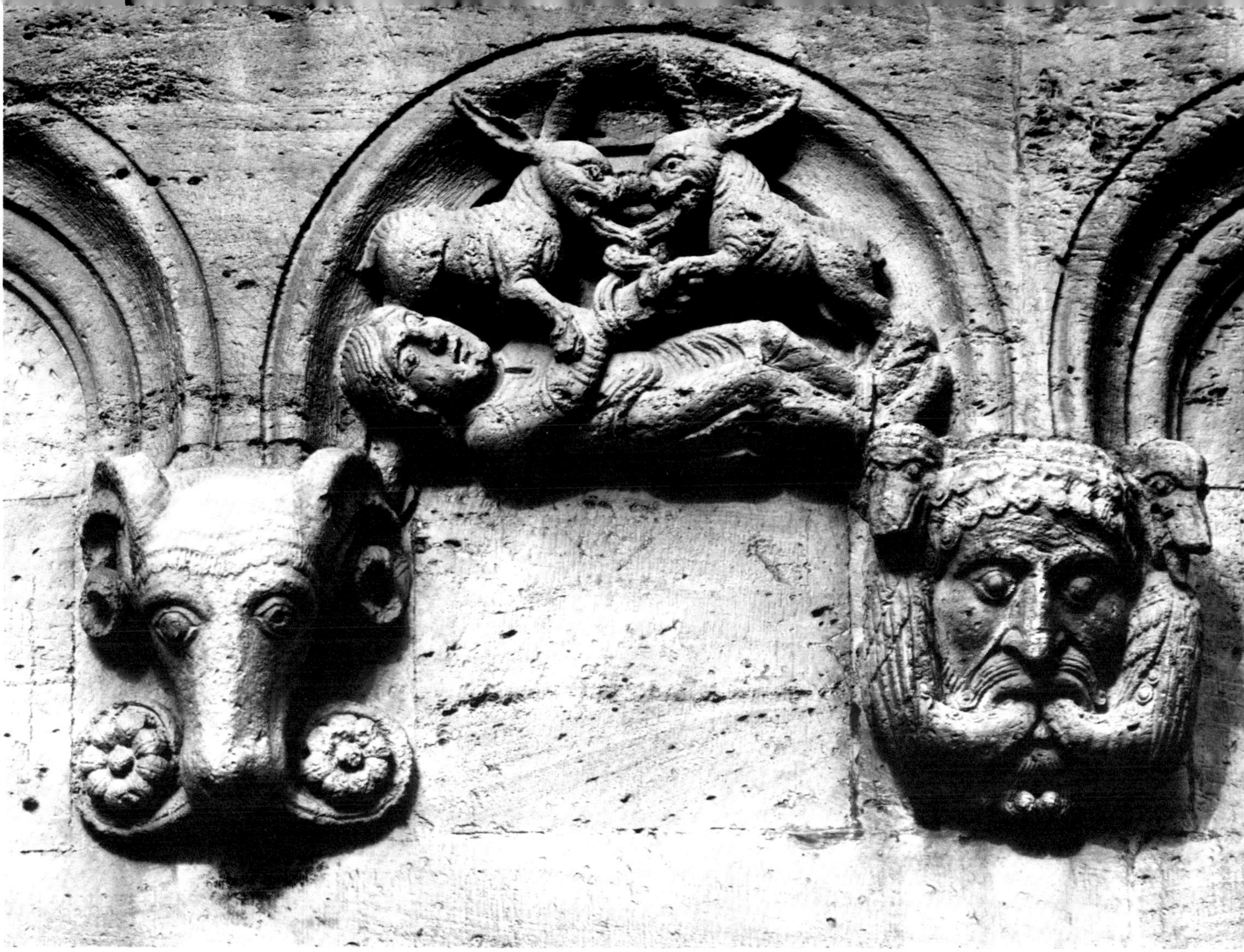

18 – Königslutter, Abteikirche Sankt Peter und Paul – Ausschnitt des Bogenfrieses an der Hauptapsis. 12. Jh.

eine Empore und in der Zone darüber ein Fächerfenster, diese dreigeschossige Wandgliederung wird überspannt von einer Gewölbekuppel mit einer weiteren Fensterzone. In diesem Zentralbau ist der Übergang zur Gotik bereits vollzogen, eine regionale Entwicklung abgeschlossen, die in der unter den letzten Staufern errichteten, 1151 geweihten Doppelkapelle Sankt Klemens in Schwarzrheindorf bei Bonn einen ersten Höhepunkt erlebte. Die um 1170 erweiterte Kapelle war ursprünglich ein kreuzförmiger Zentralbau mit Ostapsis und durch Nischen und Wandvorlagen belebten Innenräumen. Die Wandnischen sind wohl ein Rückgriff auf rheinische Bauformen des 10. und 11. Jahrhunderts. Bahnbrechend jedoch war die straffe Außengliederung: über der kompakten Sockelmauer leitet die ringsumlaufende Bogengalerie – vorgeformt am Speyerer Dom unter Heinrich IV. – mit ihrem Pultdach in den gegliederten Mittelbau über, der in einem mächtigen Turm gipfelt. Eine Steigerung erfuhr dieses System am Bonner Münster, dessen innerer Wandaufbau als Neuerung im Langhaus ein Blendtriforium hat. Eine ähnliche zweischichtige Behandlung der Obergadenwand, das Aushöhlen der Mauer durch Blendnischen und Laufgänge, kommt in der Normandie schon im 11. Jahrhundert vor. Eine Mittlerrolle hat vielleicht das Maasland gespielt, wofür die Kathedrale von Tournai sprechen würde: das vor 1171 vollendete Langhaus zeigt außen eine mehrgeschossige Blendarkadenordnung mit einem Laufgang vor den Obergadenfenstern.

Abb. 412 und 413

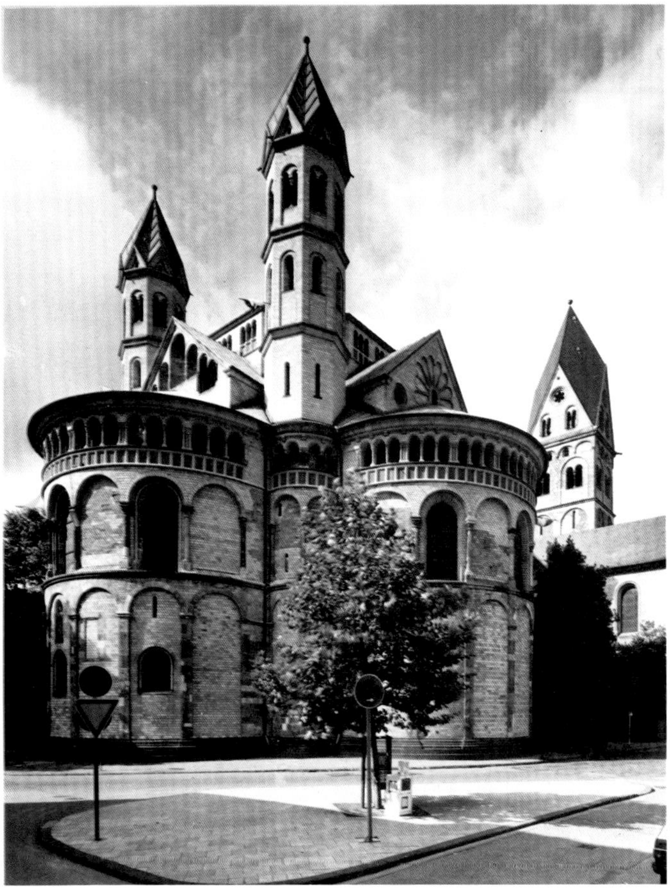

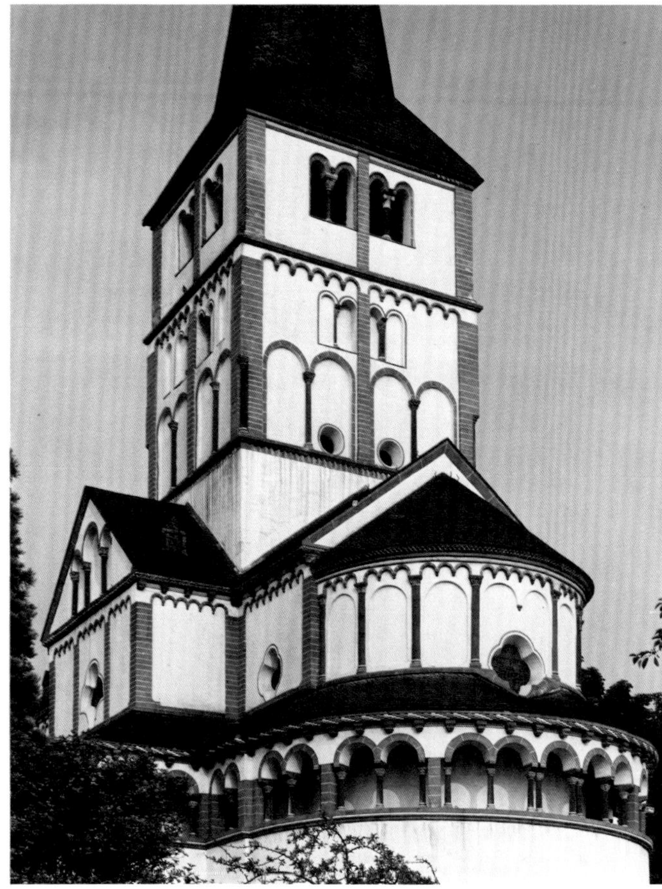

19 – Köln – Sankt Aposteln: Ostchor. Ende 12. Jh.
20 – Schwarzrheindorf – Doppelkapelle Sankt Klemens: Außenansicht von Südosten. 12. Jh.

Die Architektur im Rhein-Maas-Gebiet, das – über Maas und Mosel, Rhein und Rhône – enge Beziehungen zur Normandie, aber auch zu Südostfrankreich und zur Lombardei unterhielt, entwickelte sich von der Mitte des 11. Jahrhunderts bis zum Ende der Stauferzeit weitgehend einheitlich. Mit der Dreikonchenanlage von Groß Sankt Martin in Köln brach eine neue Ära an, die schließlich in die Gotik überleitete. Charakteristisch sind die von Türmen flankierte Apsis, die Monumentalfassade – etwa der Servatius-Kirche in Maastricht –, der dreigeschossige Wandaufbau der Mittelschiffwände und eine Fülle von Schmuckformen.

Die Verbreitung des Zisterzienserordens

Die Mönche von Morimond gründeten 1123 das erste Zisterzienserkloster in Deutschland, Kamp-Lintfort am Niederrhein, dem bereits 1127 Ebrach in Franken und 1133 Altenberg bei Köln folgten. Himmerod im Rheinland (1134) und Eberbach in Hessen (1135) waren direkte Tochtergründungen von Clairvaux. Damit setzte – auf Kosten von Cîteaux – die gewaltige Ausbreitung des Zisterzienserordens in Deutschland und ganz Europa ein.

Sehr gut erhalten ist Eberbach in der Diözese Mainz mit seiner Umfassungsmauer und den eingangs beschriebenen Klostertrakten. Die 1186 geweihte Kirche entspricht dem sogenannten bernhardinischen Schema von Clairvaux I und Pontigny I, dürfte allerdings eher Fontenay (1139–1147) zum Vorbild haben, denn der Neubau des Chors von Clairvaux war schon weit fortgeschritten (1174 geweiht). An das rechteckige Chorjoch schließen sich auf beiden Seiten drei Kapellen an, und ein dreigeteiltes vorspringendes Querschiff leitet in das dreischiffige Langhaus über. Schwere schmucklose Rechteckpfeiler, die wie Wandglieder wirken, tragen die Rundbogenarkaden und eine sehr hohe Hochwand mit schlichten Fenstern. Die Kreuzgratgewölbe der Doppeljoche des Mittelschiffs sind durch Gurtbögen voneinander abgesetzt. Die für die Zisterzienser typische Beschränkung auf das Notwendigste verleiht dem Raum Klarheit und herbe Geschlossenheit.

Bei einer zweiten Gruppe von Kirchen – so in Heisterbach, Marienstatt und Altenberg – wurde die gewünschte Vergrößerung des Chors durch die Übernahme der in Clairvaux II und in Pontigny II eingeführten halbrunden Apsis mit Umgang und Kapellenkranz erreicht. Die

21 – Eberbach – Abtei: Mittelschiff nach Westen. 12. Jh.

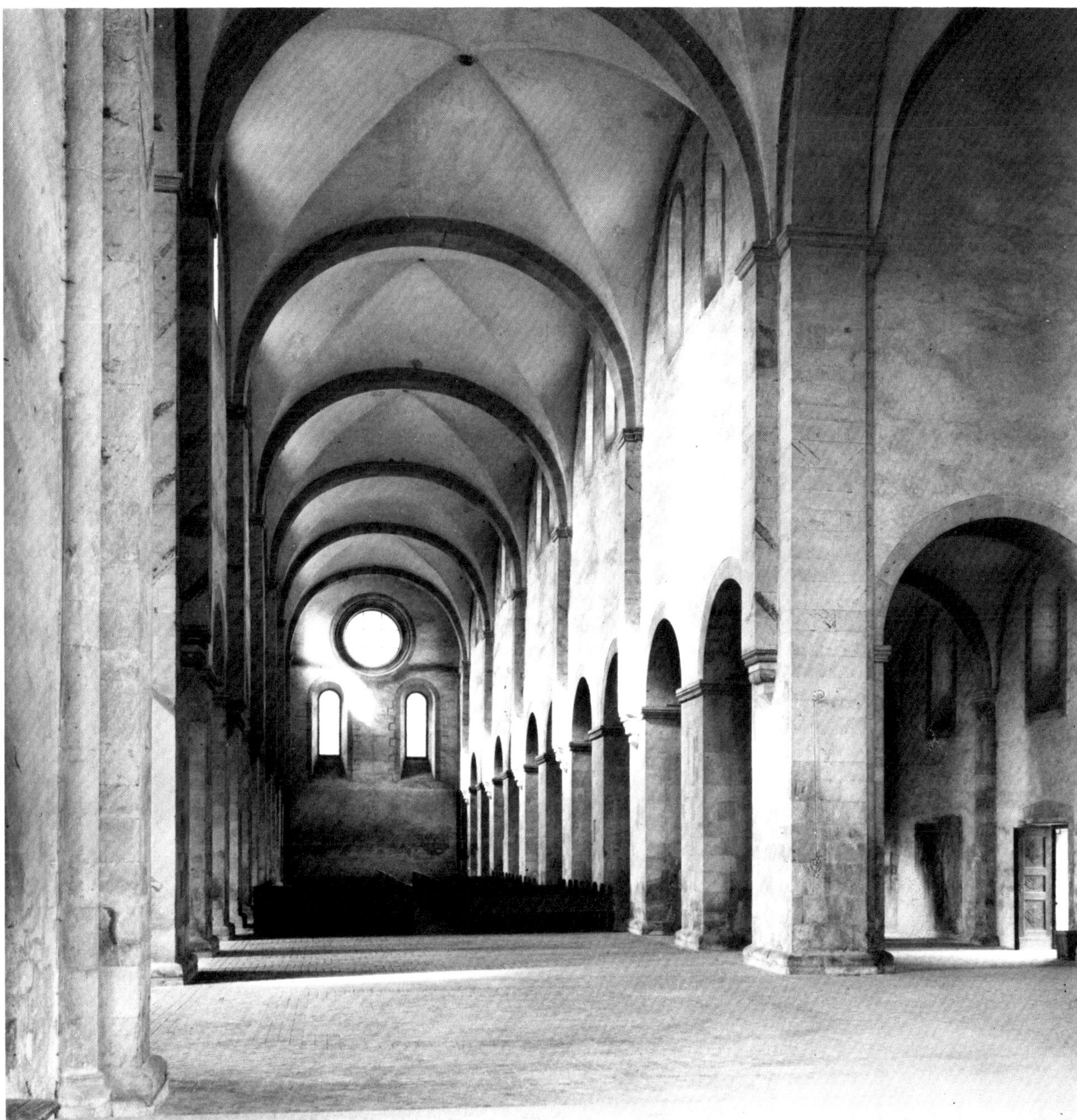

1189 von der Zisterzienserabtei Himmerod gegründete Abtei Heisterbach erhielt zwischen 1202 und 1237 einen Chor dieses neuen Typus. Der um den Umgang gelegte Kapellenkranz ist hier – abweichend von Clairvaux und Pontigny – in die starke Außenmauer eingetieft und bildet damit einen Kontrast zu der dünngliedrigen, zweigeschossigen Arkadenstellung im Innern. Das Querschiff springt vor; jedem Joch im Mittelschiff entspricht ein Joch in den Seitenschiffen, nicht mehr zwei wie in Eberbach. Die aus Zeichnungen bekannten, stark gebusten Kreuzgratgewölbe schwangen aus in die Rippenkalotten des Chors, deren Vorbild unklar bleibt. Die Abteikirche von Heisterbach, in der vielfältige, durch die Zisterzienserbewegung im frühen 13. Jahrhundert verbreitete Strömungen aufgegriffen wurden, hielt an der Wende zur Gotik doch ganz bewußt am spätromanischen Formengut der Kölner und anderer rheinischer Tradition fest.

An dieser Stelle erhebt sich wieder die vielfach diskutierte Frage, ob es eine eigene Zisterzienserbaukunst gibt. Die Antwort lautet nein. Die romanischen Zisterzienserkirchen in Deutschland bringen in erster Linie lokale Besonderheiten und regionale Überlieferung zum Ausdruck, abgesehen von ihrer zisterziensisch geprägten Grundeinstellung: Baukörper und Einzelformen sind bestimmt von monumentaler Schlichtheit. Die traditionsbewußte, noch lange Zeit wirkende romanische Zisterzienserarchitektur hat die Baumeister des 13. Jahrhunderts in Deutschland nur wenig beeinflußt.

Möglichkeiten und Grenzen der Monumentalplastik

Im deutschsprachigen Raum war die Bauplastik bis zum Beginn der Gotik trotz des Auflebens einiger lombardischer Ornamentformen weitgehend geprägt vom Erbe der eigenen Vergangenheit; sie brachte nichts hervor, was den Neuschöpfungen in Südfrankreich, Nordspanien und Oberitalien vergleichbar wäre. Die Bedeutung und die hohe Qualität der Arbeiten aus Metall, Elfenbein oder Holz in karolingischer und ottonischer Zeit wirkten einer Verbindung von Plastik und Architektur in Deutschland eher entgegen. Figurenportale und figürliche Kapitellzyklen blieben die Ausnahme, die Tradition der Goldschmiede dagegen erwachte bei Kirchenausstattungen zu neuem Leben und manifestierte sich besonders bei Marien- und Kreuzigungsdarstellungen.

Typisch für die Steinplastik des Rhein-Maas-Gebiets um die Mitte des 12. Jahrhunderts, die gelegentlich als Goldschmiedekunst aus Stein bezeichnet wird, ist die sogenannte ‹*Vierge de Dom Rupert*› in Lüttich. Die auffallend urtümliche Ikonographie des Reliefs – es zeigt die stillende Maria – soll uns hier nicht von seiner herausragenden stilistischen Bedeutung ablenken. Das Gewand fällt in weichem Schwung, und Oberflächenbehandlung wie Bildaufbau erinnern an Metallarbeiten. Etwa gleichzeitig entstand in Köln die Siegburger Madonna mit Kind (heute im Schnütgen-Museum, Köln), die mit dem Westportal der Kathedrale von Chartres in Zusammenhang gebracht wurde. Die im gesamten 12. Jahrhundert tätigen Kölner Goldschmiede-Ateliers boten den Bildhauern Vorbilder und Werkstattgepflogenheiten, die den Kunsthistoriker manchmal irreführen, weil einige rheinisch-maasländische Werke fast byzantinisch anmuten.

Die Stein- oder Stuckskulpturen der Innenräume wirken zum Teil wie Vergrößerungen von Goldschmiedearbeiten, so zum Beispiel die Chorschranken von Sankt Michael in Hildesheim vom Ende des 12. Jahrhunderts oder die Reliefs des Heiligen Grabes in der Stiftskirche zu Gernrode aus der Zeit um 1100, von denen Hermann Beenken sagt: «Es ist etwa die Wand eines Elfenbeinkästchens in Stein und im großen Format nachgebildet worden» (‹Romanische Skulptur in Deutschland›, Leipzig 1924). Das Rahmenwerk läßt deutlich oberitalienisch-

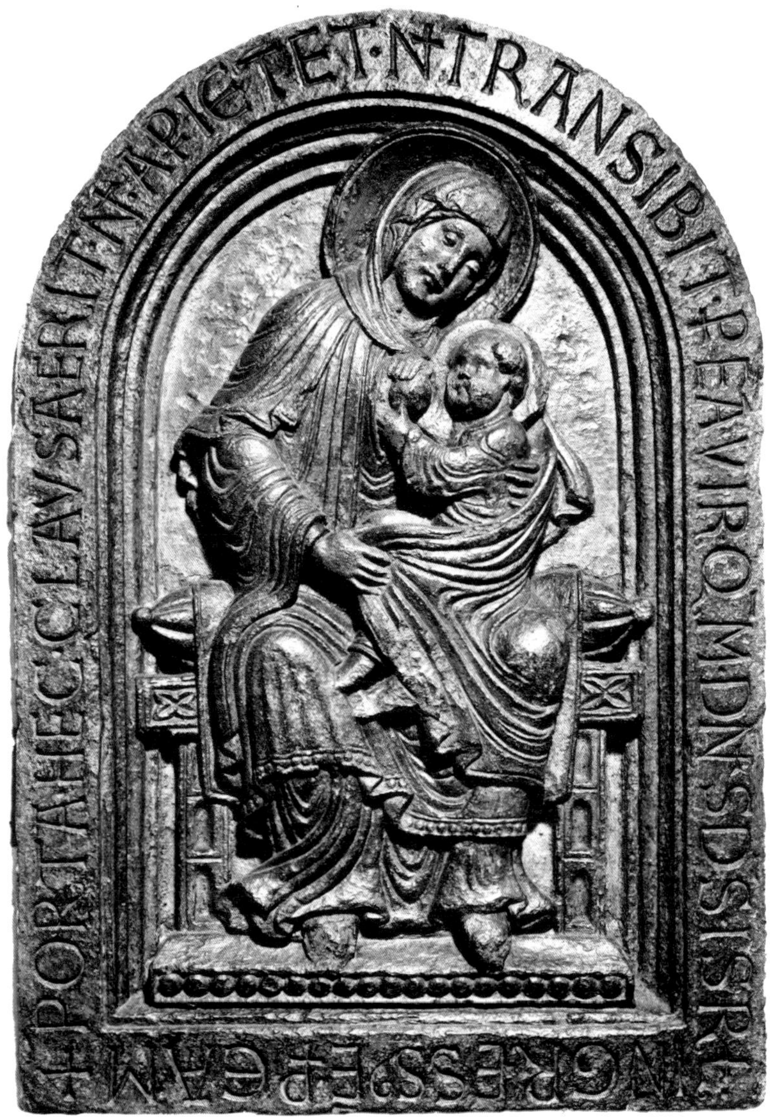

22 – Lüttich, Abtei Saint-Laurent – ‹Vierge de Dom Rupert›. 1149–1158 – *Sandstein; Höhe 0,92 m* – Lüttich, Musée Curtius

lombardische Einflüsse erkennen, die Figuren dagegen stehen der ottonischen Plastik des 11. Jahrhunderts nahe.

Stuck wurde bereits im frühen Mittelalter besonders von italienischen und alpenländischen Bildhauern für Statuen, Reliefs, Schmuckelemente und Kapitelle verwendet und ist in Deutschland vom 9. bis zum 14. Jahrhundert nachweisbar. Die drei um 1130 entstandenen Quedlinburger Äbtissinnen-Grabplatten mit ihren überlangen Gestalten knüpfen an die Tradition von Gernrode an. Diese Form der Grabskulptur erfreute sich in Deutschland großer Beliebtheit und bot den Bildhauern, denen die Monumentalkunst sonst weitgehend verschlossen blieb, die Möglichkeit, mit solchen Liegefiguren echte Statuen zu schaffen.

Die Denkmäler sind so unterschiedlich und liegen geographisch auch so verstreut, daß sich kaum eine zusammenhängende Linie abzeichnet. Eine Vorstellung von den Hauptrichtungen vermitteln einige ausgewählte Beispiele wie das Lesepult in Freudenstadt, das Relief an den Externsteinen und das Portal von Sankt Jakob in Regensburg. Das aus Holz geschnitzte, vollplastische Lesepult in Freudenstadt, das aus dem Kloster Alpirsbach stammt, ist aus den vier Evangelisten in hieratisch-frontaler Haltung gebildet, die nicht selbst Stütze sind, sondern mit erhobenen Armen die Buchunterlage tragen. Die Datierung ins dritte Viertel des 12. Jahrhunderts legt einen Vergleich mit den Säulenfiguren der französischen Frühgotik nahe, der jedoch diesem der Goldschmiedekunst verpflichteten Kultgerät in keiner Weise gerecht wird. Die neue Menschlichkeit der Gotik ist diesen entrückt-unbewegten, frontal gegebenen Figuren fremd, sie wurzeln noch ganz in der sakralen Hoheit des ottonischen Erbes.

Sehr archaisch wirkt das Relief mit der Kreuzabnahme an einem der Externsteine im Teutoburger Wald, die im Mittelalter zum Wallfahrtsort wurden. Eine Inschrift mit der Jahresangabe 1115 könnte sich auf das Relief der Kreuzabnahme beziehen; angesichts der gewaltigen

25 – Köln, Sankt Maria im Kapitol – Grabmal der Gründerin, Königin Plektrudis (Ausschnitt) →
Ende 12. Jh. – *Kalkstein*

23 und 24 – Gernrode, Stiftskirche – Das Heilige Grab: Ausschnitte der Reliefs der Westwand.
Um 1100 – *Stuck und Stein*

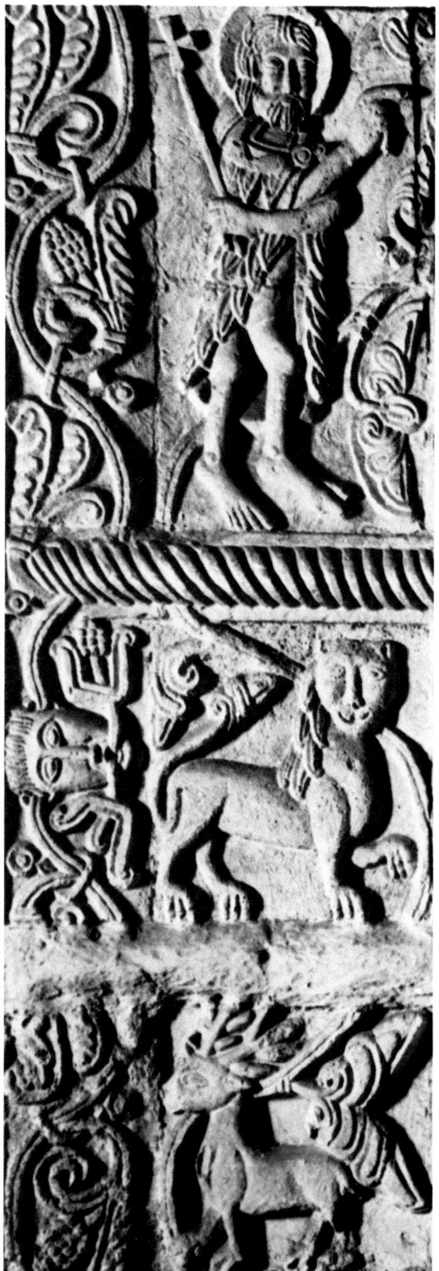

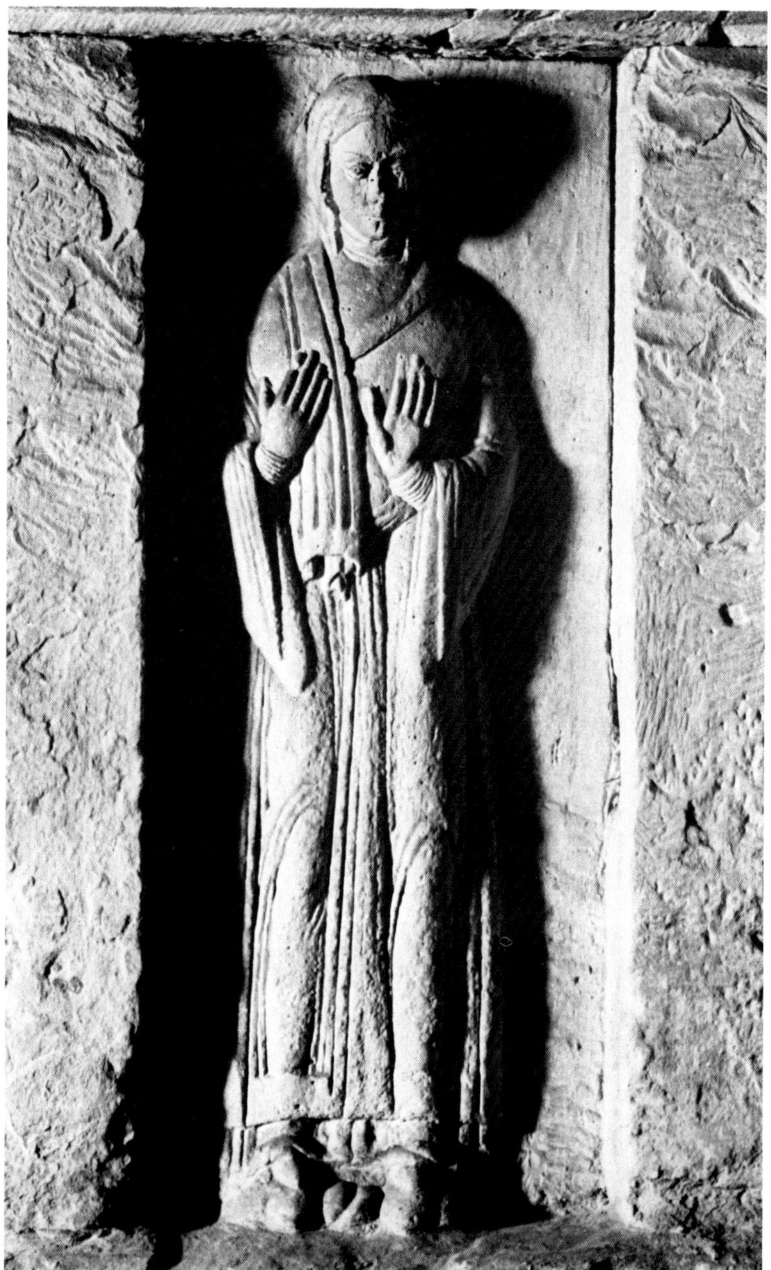

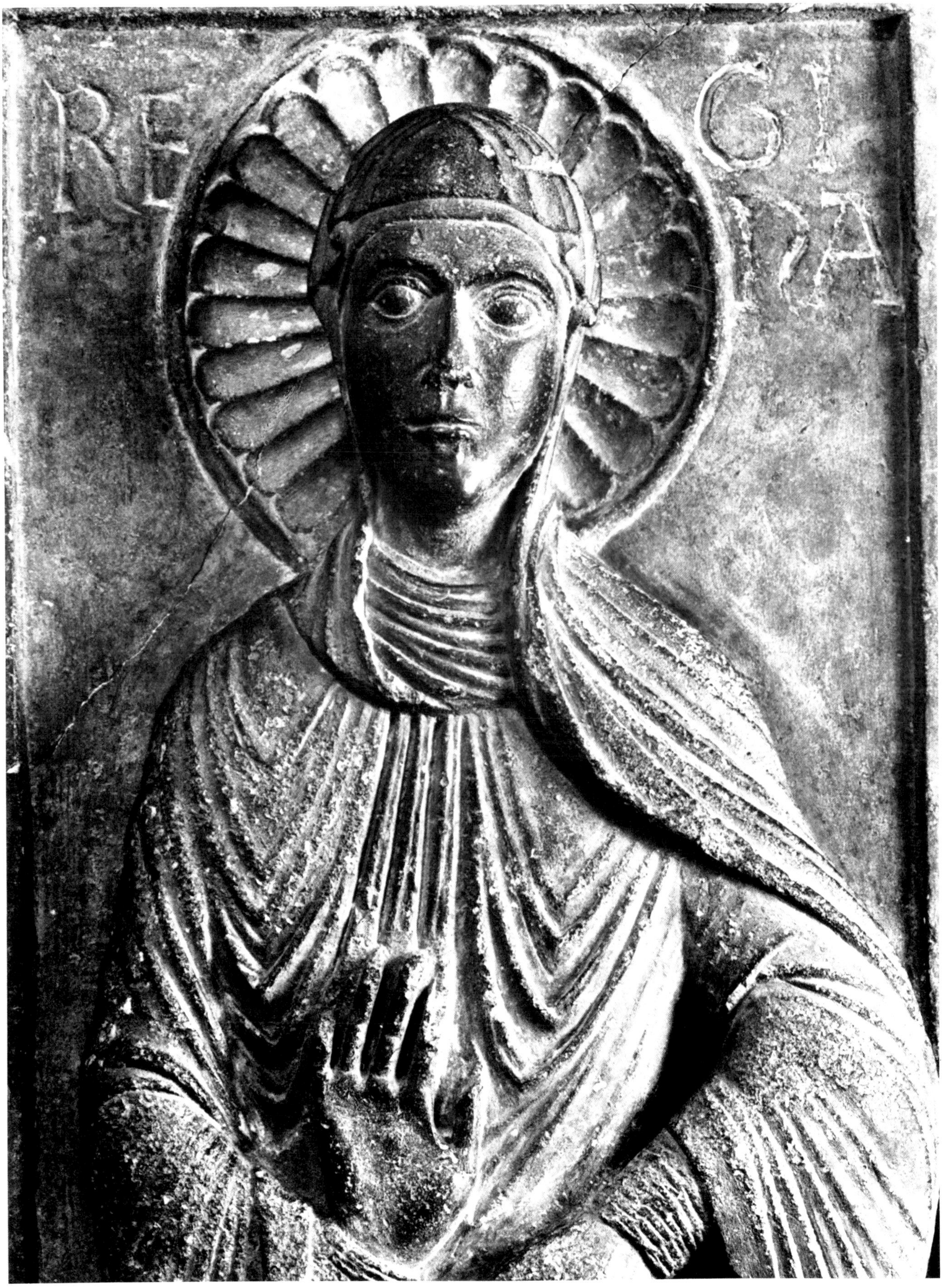
RE
GI

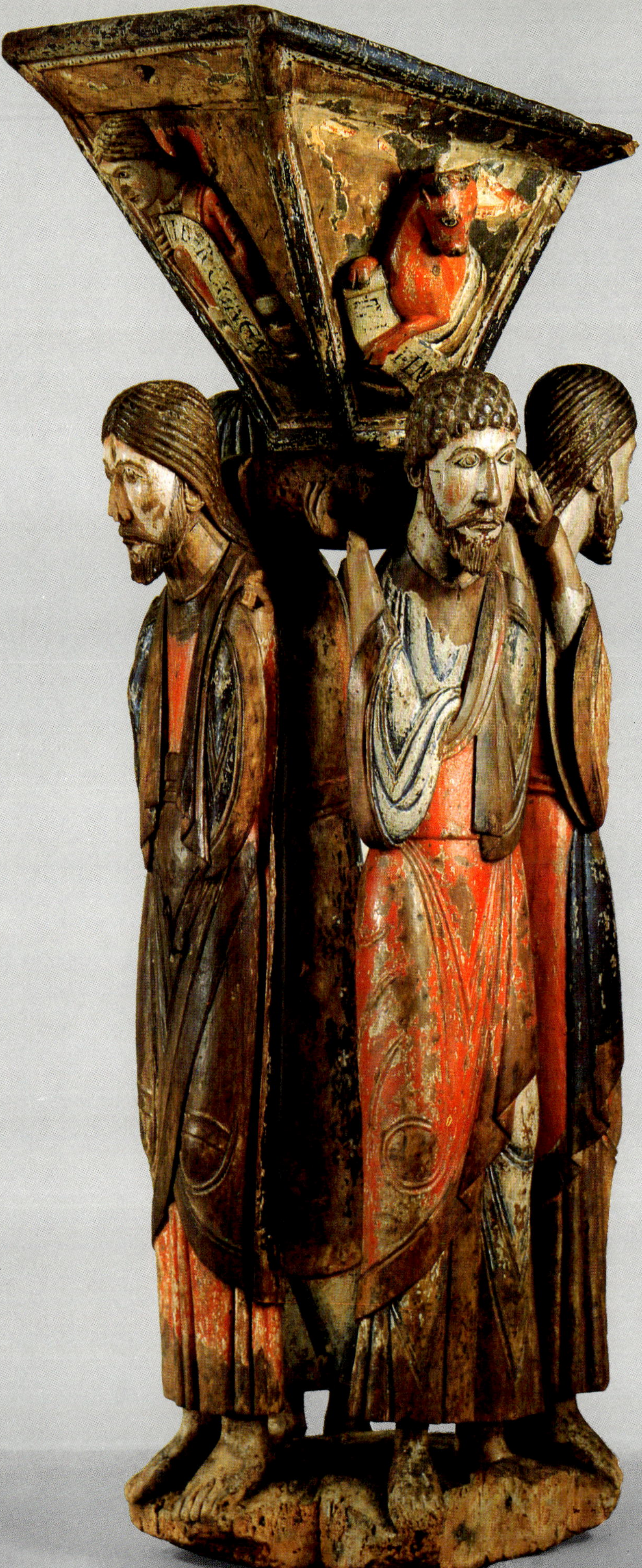

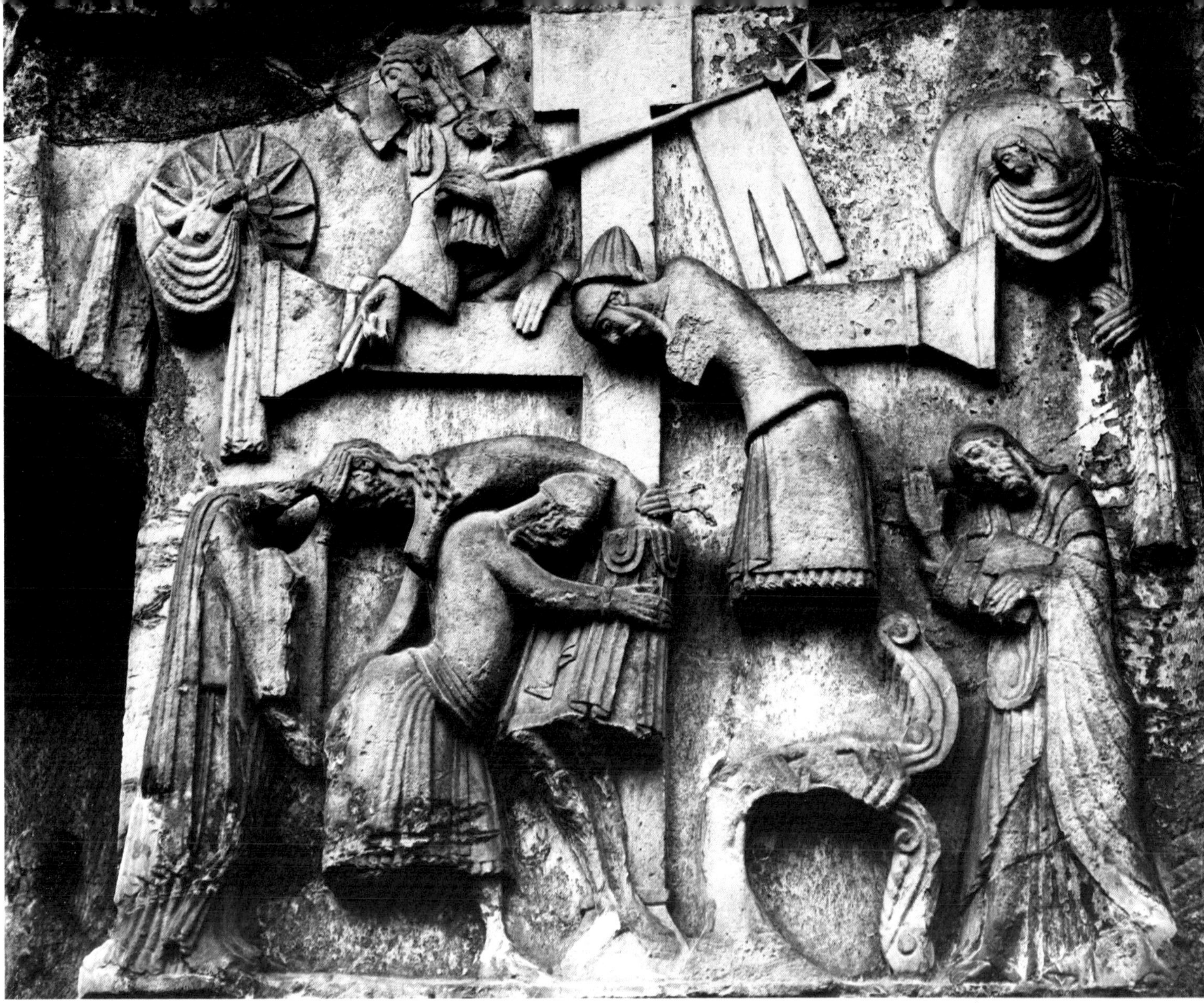

27 – Externsteine – Kreuzabnahme. Um 1115 – *Sandstein, Gesamthöhe mit Sockelrelief 5,50 m*

Ausmaße des Reliefs (5,50 m Höhe) erscheint diese Angabe allerdings als zu früh angesetzt. Der untere Bildstreifen zeigt Adam und Eva von der Schlange umstrickt. In der Kreuzabnahme darüber nimmt Gottvater über dem Kreuzbalken, zu dessen Seiten Sonne und Mond schweben, Anteil an dem irdischen Ereignis. Die ikonographische Aussage des Heilsgedankens ist offenkundig. Das Thema war in der Spätantike und im Frühmittelalter geläufig. Die Komposition ist gekennzeichnet durch einen strengen, ausgewogenen Aufbau, der Überschneidungen vermeidet, durch ungelenke Körperhaltungen, sparsame und doch ausdrucksstarke Gesten und eine überaus schlichte Faltengebung. Trotz der archaischen Züge, die vielleicht auf ältere Elfenbeintafeln, auf byzantinische oder französische Vorlagen zurückgehen, hat das Relief monumentale Kraft.

Das Nordportal der ‹Schottenkirche› Sankt Jakob in Regensburg dagegen belegt den schon im Kapitel über die Architektur erwähnten italienischen Einfluß, der sich in Bayern wie auch in Österreich gegen Ende des 12. Jahrhunderts durchsetzte. Er wurde als *‹corrente comasca›*

26 – Kloster Alpirsbach – Von den vier Evangelisten getragenes Lesepult. Drittes Viertel 12. Jh. – *Lindenholz; Höhe 1,20 m* – Freudenstadt, Stadtkirche

bezeichnet, denn seine Frühformen finden sich im Gebiet um den Comer See, von wo aus sie sich in Deutschland verbreiteten. Das Regensburger Stufenportal, dessen Säulen mit flachem Blattwerk bedeckt sind, zeigt im Tympanon Büsten des segnenden Christus zwischen Johannes und Jakobus. Die Fassadenwand ist auf beiden Seiten mit vielfältigen Figuren in ziemlich hohem Relief im lokalen Stil geschmückt, deren Deutung umstritten ist. Die Gliederung dieser Portalwand der Spätromanik mit ihren skulpierten Säulen und ihren Reliefs weist allerdings nicht allein auf Oberitalien, sondern läßt daneben auch Strömungen aus der Provence und dem Poitou erkennen. Ähnlich archaisierende Formen – die hier ihren Ursprung deutlich verraten – finden sich auch in anderen Gegenden.

Von Lothringen bis zur Schweiz: Beziehungen zu Burgund

Abb. 414 Die großartige Architektur am Oberrhein zwischen Basel und Mainz fand auch in den benachbarten Regionen ihren Niederschlag. 1152 vereinte Friedrich Barbarossa unter seiner Krone das Heilige Römische Reich Deutscher Nation einerseits und das Herzogtum Elsaß andererseits. Im Durchgangsland Elsaß trafen Baugedanken von Nord und Süd, von Ost und West aufeinander. Sie nahmen um die Mitte des 12. Jahrhunderts in einer Gruppe von Kirchen – Saint-Jean in Zabern, Schlettstadt und Rosheim – Gestalt an, im weiteren Umkreis auch in Lothringen – Saint-Dié –, und ihre Ausstrahlung reichte vielfältig bis ins Rheinland und nach Burgund hinüber. Es sind kreuzgewölbte Pfeilerbasiliken aus polychromem Quadermauerwerk mit Stützenwechsel und schlichtem zweigeschossigem Wandaufbau. Von herausragender Bedeutung sind Murbach und Maursmünster (Marmoutier).

Von der Kirche in Murbach stehen nur noch der dreiteilige Rechteckchor und das ausladende Querhaus mit zwei mächtigen quadratischen Türmen. Der Außenbau mit der Höhenstaffelung der Baumassen und der reichen Wandgliederung gehört zu den Meisterleistungen romanischer Baukunst. Der schmale, hohe Innenraum hat archaische Rippengewölbe, wie sie um die Mitte des 12. Jahrhunderts vom Rhein bis zur Lombardei aufkamen. Das gewaltige West-
Abb. 331 werk von Maursmünster mit dem zweigeschossigen Unterbau und der wuchtigen, doch reich gegliederten Dreiturmgruppe erinnert an die Westfassade des Doms zu Speyer. Die dreischiffige Basilika Sankt Fides in Schlettstadt (um 1160) hat einen dreiteiligen Chor, ein vorspringendes Querhaus mit mächtigem Vierungsturm und eine Doppelturmfassade mit Vorhalle. Eine Besonderheit zeigt die Wandgliederung mit Stützenwechsel, denn nicht nur die Hauptpfeiler unter den Gurtbögen haben eine Vorlage, sondern auch die Zwischenstützen, die keinen Gewölbeschub abfangen. Das Rippengewölbe, die Disposition der Glockentürme und manche Ornamentformen scheinen auf Burgundisches zurückzugehen.

Die wahrscheinlich durch die Klöster hergestellten Beziehungen zwischen Elsaß-Lothringen und Burgund einerseits und dem Oberrhein andererseits kommen auch in den korinthischen Kapitellen zum Ausdruck. So stehen die stilisierten Voluten und Blattformen des südlichen Seitenschiffs in Schlettstadt dem Dekor des Umgangs im Basler Münster nahe. Die Kirchen in Saint-Dié und Schlettstadt, die beide um 1160 entstanden, haben die gleiche Innengliederung.

Abb. 417 Das romanische Münster von Basel – eines der größten und letzten romanischen Denkmäler dieser Regionen – ersetzte einen 1185 abgebrannten Vorgängerbau und wurde bereits 1205 benutzt. Die dreischiffige Emporenbasilika hat ein vorspringendes Querschiff und einen polygonalen Chor mit Umgang. Der dreigeschossige, heute nicht mehr in der ursprünglichen Form erhaltene Chor mit seinen vielfältigen Schmuckformen war ein gleichsam über dem Chorumgang und der Krypta schwebendes Raumgebilde. Die relativ geringe Höhe des Mit-

28 – Murbach – Abteikirche: Chor mit Querhaus. Mitte 12. Jh. – *Sandstein*

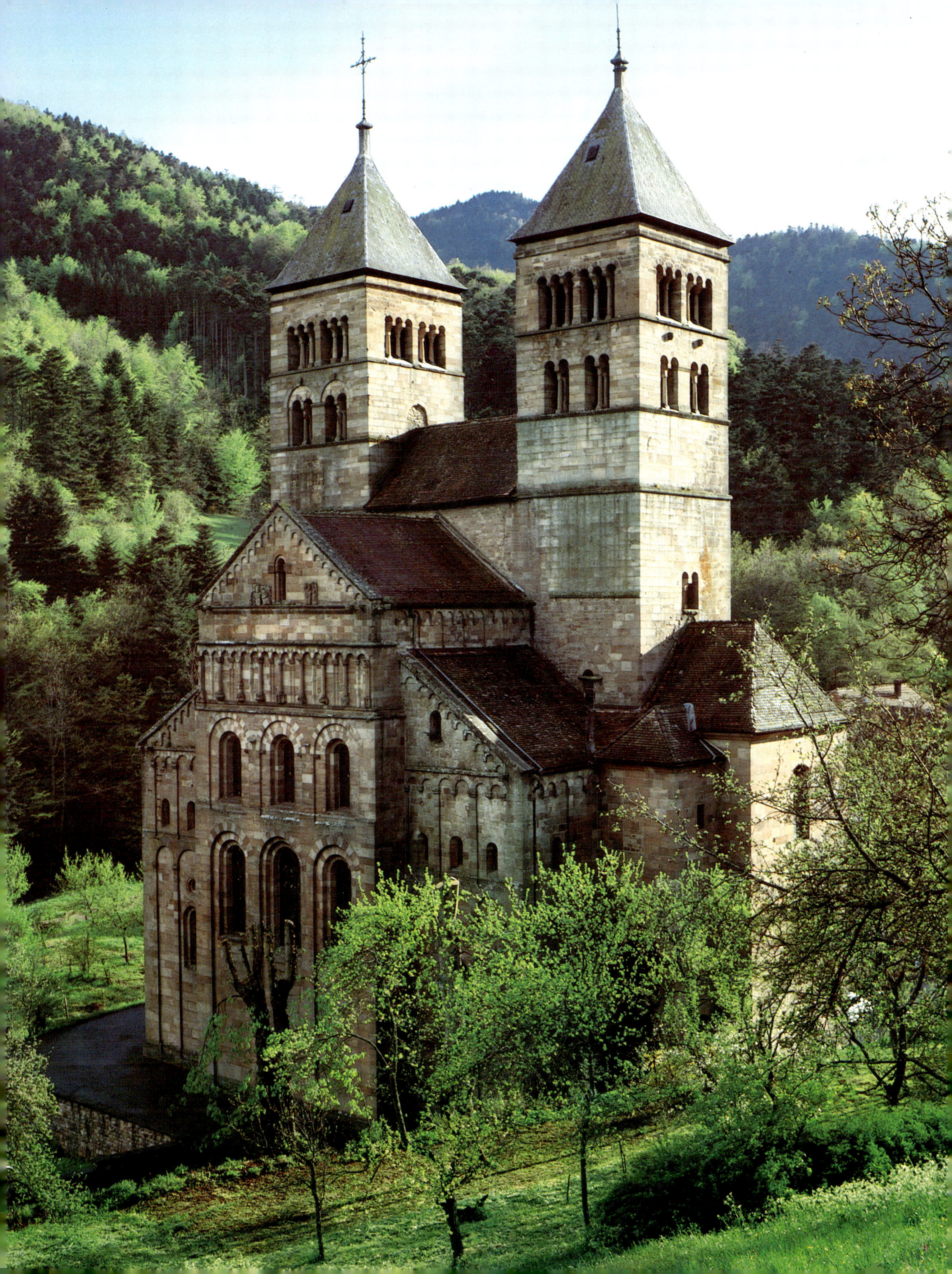

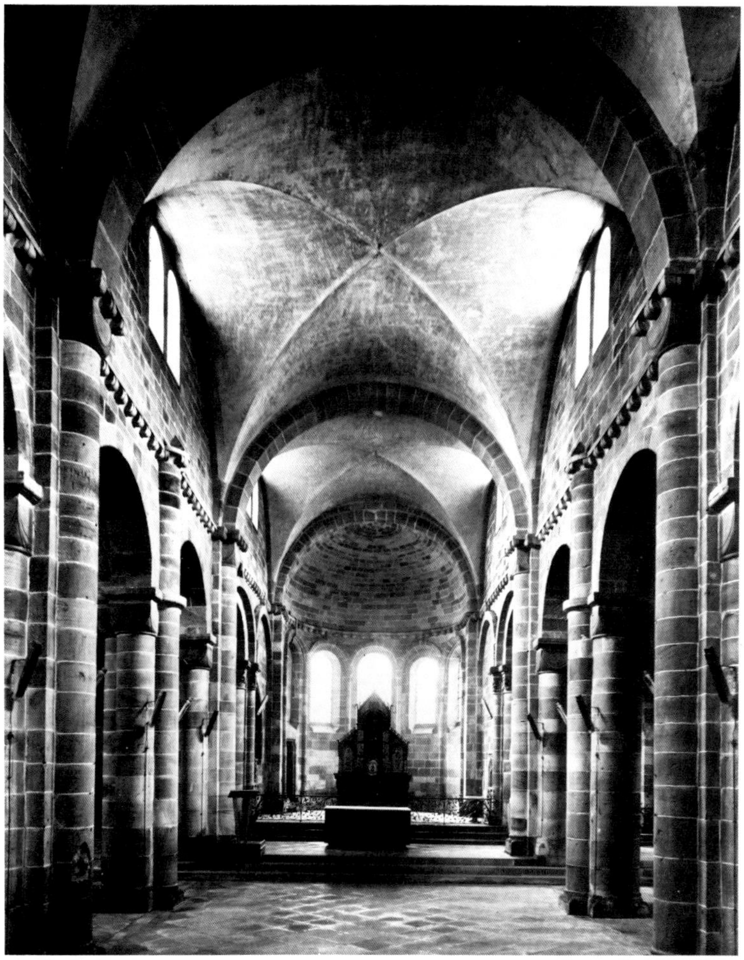

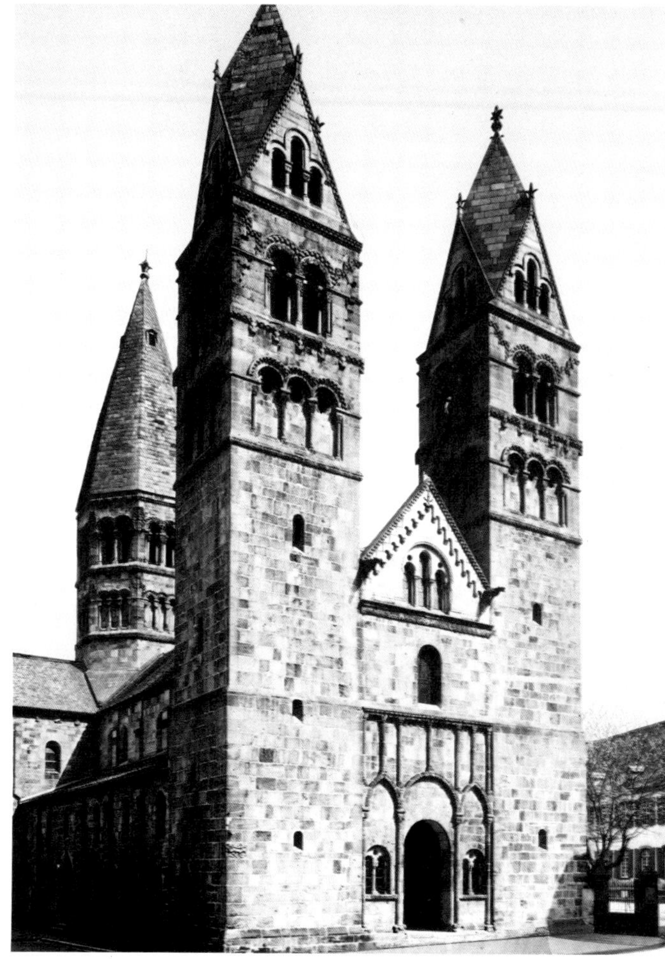

29 – Saint-Dié – Notre-Dame: Mittelschiff. Um 1160 – *Sandstein*
30 – Schlettstadt – Sankt Fides: Ansicht der Doppelturmfassade von Nordwesten. Um 1160

telschiffs unterstreicht noch seine Breite (13 m). Die Wandgliederung mit den Spitzbogen im Untergeschoß geht wiederum auf Burgundisches zurück, und auch der Umgang dürfte – trotz seiner eigenwilligen Anlage – aus Frankreich stammen. Nach der Niederlage des Kaisers im Kampf mit dem Papsttum wurden diese oberrheinischen Gebiete geradezu von burgundischen, das heißt cluniazensischen Stilelementen überflutet. Die Plastik war dabei wie ein Sammelbecken, in dem mannigfaltige Strömungen zusammenflossen. Lothringen unterhielt enge Beziehungen zur alemannischen Schweiz, doch auch aus dem Bereich zwischen Metz und Verdun, aus den früheren Provinzen Burgund einerseits und Nivernais und Île-de-France andererseits kamen entscheidende Anregungen, die vor allem die lothringische Monumentalplastik beeinflußten. Das Portal von Vomécourt-sur-Madon, die Madonna von Mont-devant-Sassey, die plastische Ausstattung der Kathedrale von Verdun, die Portale von Laître-sous-Amance und Pompierre wie die Kapitelle von Saint-Dié belegen sowohl den Rückgriff auf archaische Formen in der lothringischen Skulptur wie auch das Hinzutreten fremder Einflüsse.

Ähnliches gilt für das Elsaß, wo allerdings zwei neue Aspekte hinzukommen. Das lokale
Abb. 332 vorromanische Erbe wird lebendig in den Reliefs der Fassade von Maursmünster: Tiere und Figuren in flachem, versenktem Relief sind eher ungeschickt und ohne Tiefe wiedergegeben. Im Zuge der zweiten, italienisch-lombardischen Richtung dagegen entstanden im Elsaß groß-

31 – Basel – Münster: Wandgliederung des Mittelschiffs. Ende 12. Jh.

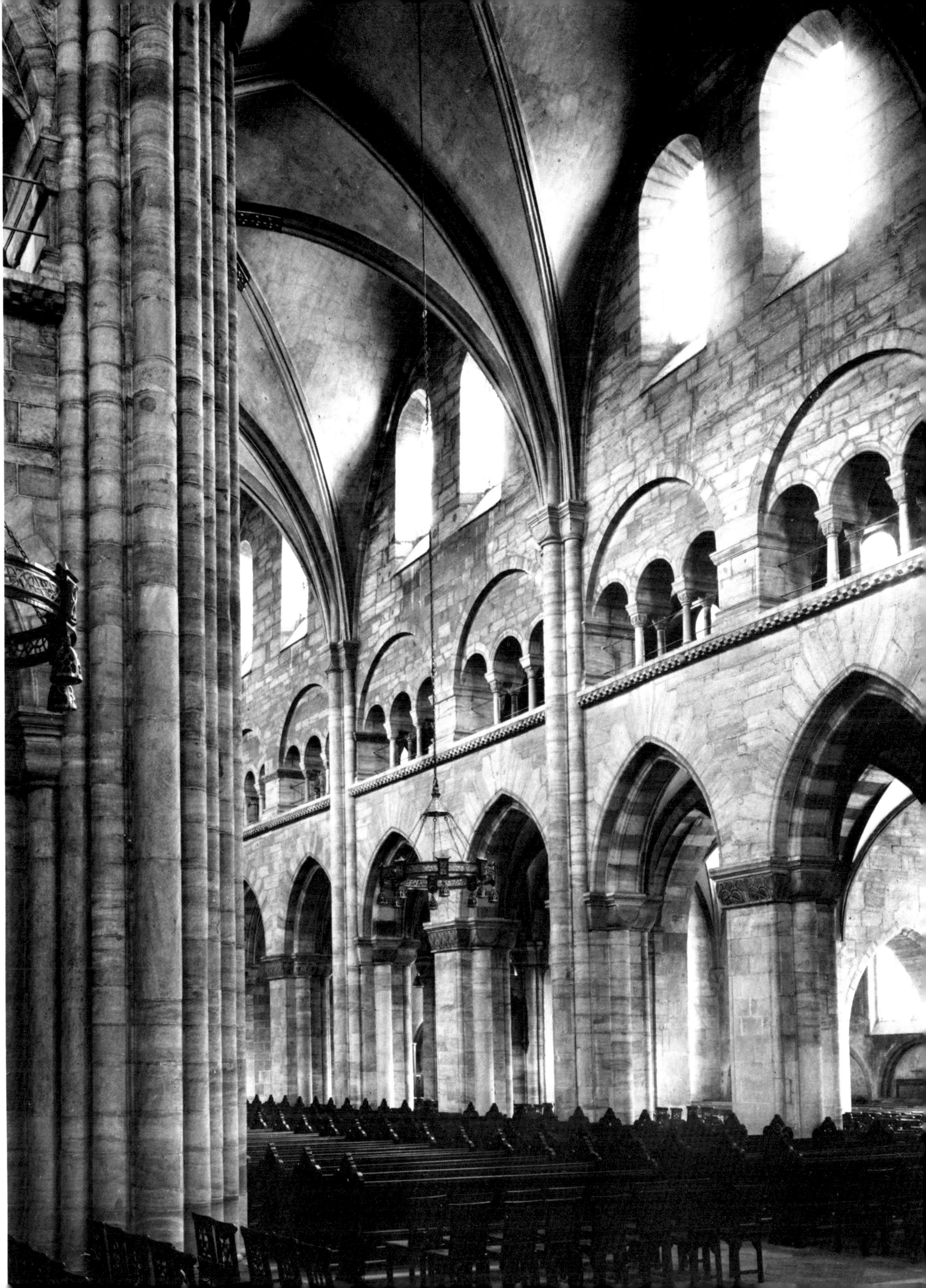

artige Werke, wie das bedeutendste Beispiel, die von R. Jullian untersuchten Portalreliefs von Andlau, bezeugen. Im Tympanon thront Christus, der Petrus den Schlüssel und Paulus das Buch überreicht. Auf dem Türsturz darunter ist die Geschichte von Adam und Eva dargestellt, und zu beiden Seiten des Eingangs stehen – übereinander gestaffelt – zum Teil mit Namen bezeichnete Stifterpaare, wie auf den italienischen Bronzetüren. Unter dem Gesims des Westbaus entfaltet sich an West- und Nordfassade ein Fries mit Jagdszenen und Tieren. Diese Figuren werden oft mit den Kapitellen des Kreuzgangs von Eschau verglichen und wie diese um 1130 bis 1140 datiert, doch schreibt man sie heute trotz ihrer Verwandtschaft mit der Bauplastik von Modena oder Nonantola kaum noch uneingeschränkt Bildhauern aus Italien zu. Das Vorbild ist zweifellos italienisch, aber die Ausführung lag in den Händen einheimischer Werkstätten, die das transalpine Formengut begierig aufgriffen.

Ähnliche Fragen wirft das viel spätere Nordportal (um 1180) des Großmünsters von Zürich auf, das die in Italien häufige Form eines Triumphbogens hat. Archivolten, Gewände und Kapitelle sowie die Rahmenfläche sind reich geschmückt mit vegetabilischen Motiven und Figuren, deren Gewandfalten leicht überarbeitet scheinen. Die verblüffende Verwandtschaft der Figuren mit den Reliefs der Kathedrale von Vich in Katalonien hat zu der Vermutung geführt, daß vielleicht katalanische Bildhauer in Zürich mitgewirkt hätten; möglich wären

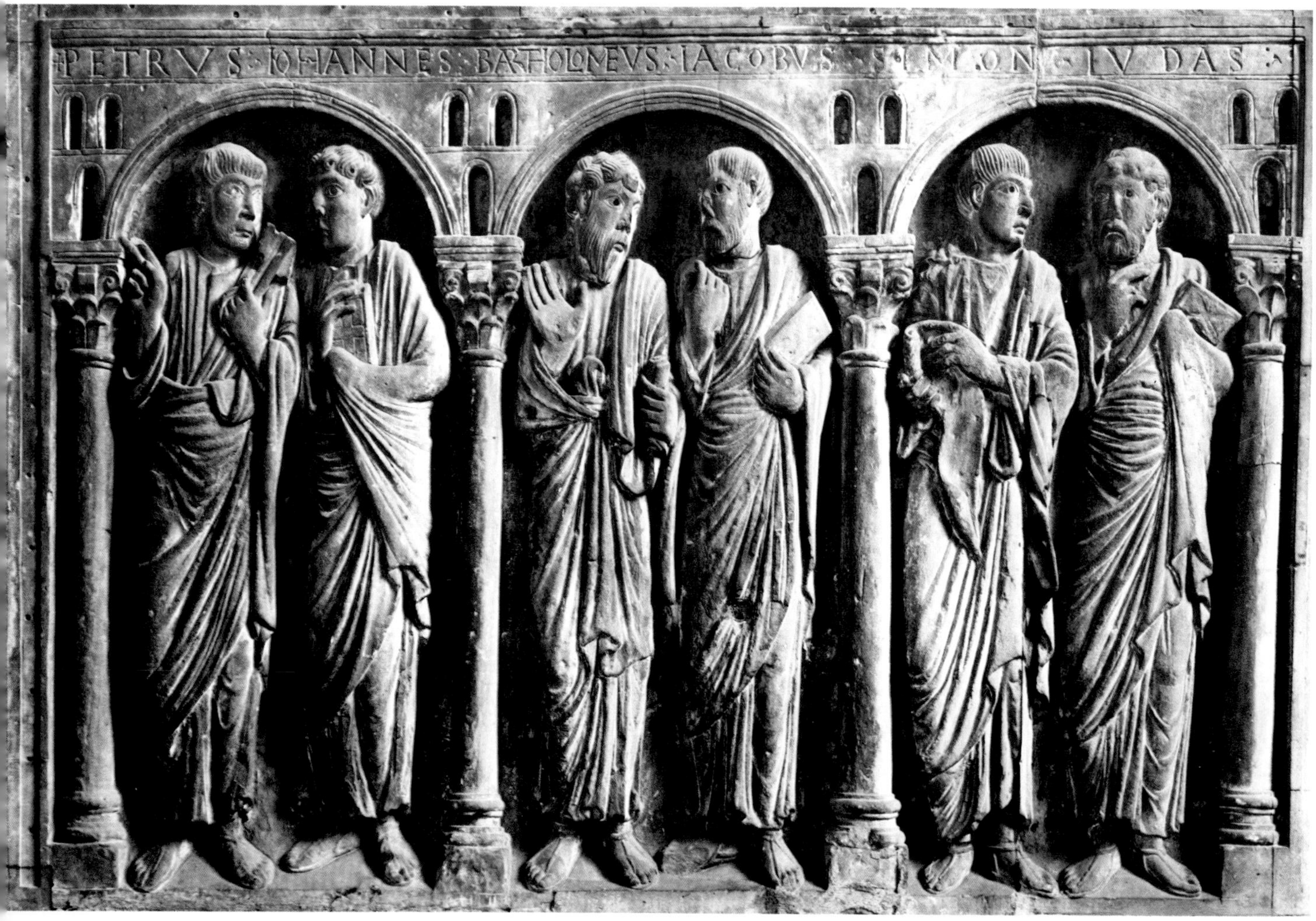

32 – Basel, Münster, südliches Seitenschiff – Apostelrelief. Ende 12. Jh. – *Sandstein*

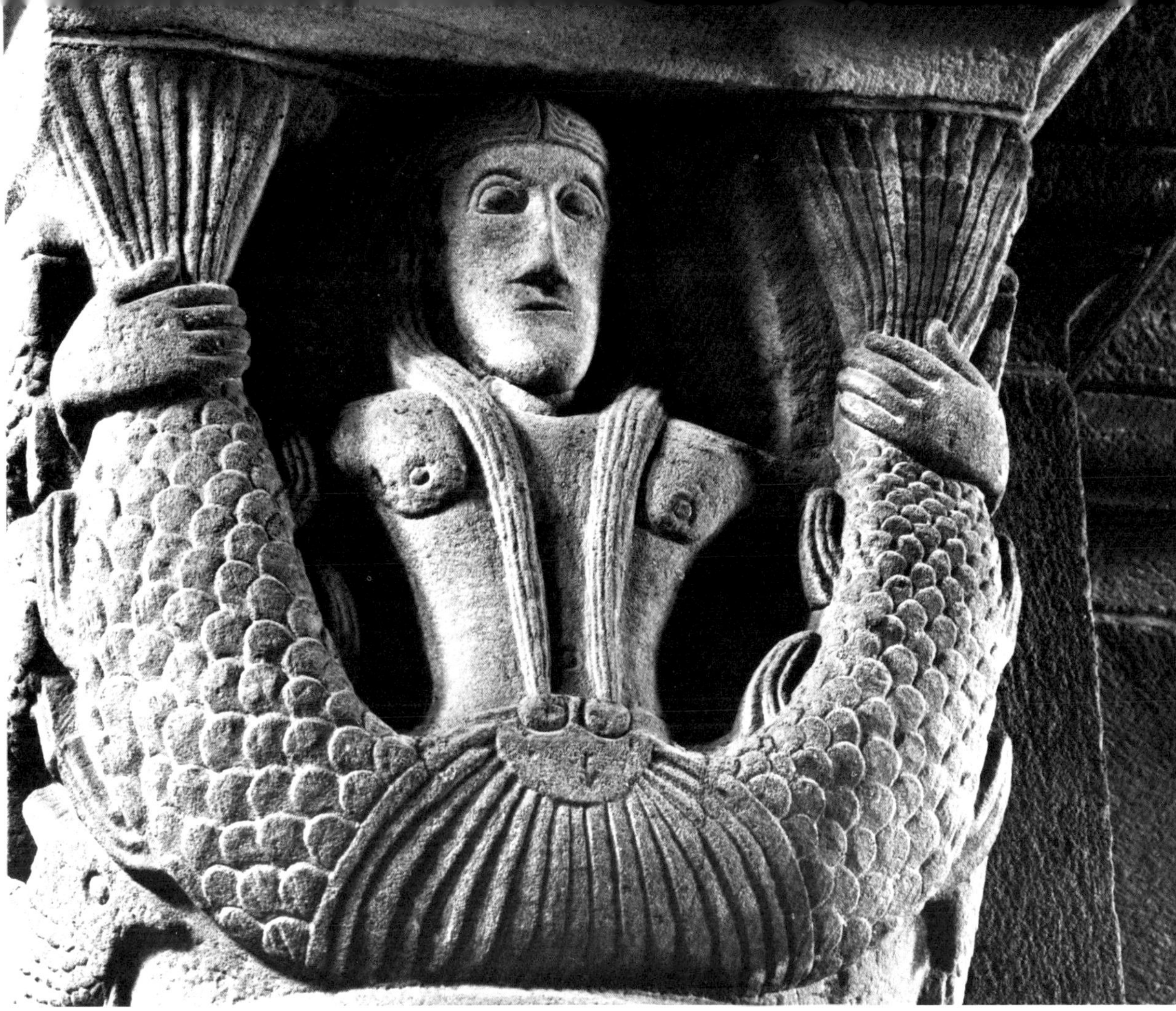

33 – Saint-Dié – Kathedrale, Mittelschiff – Kapitell: Fischschwanz-Sirene. 12. Jh. – *Sandstein*

solche Beziehungen zu Katalonien immerhin. Die Grundstruktur des Portals und das reiche Rankenwerk der Gewände weisen allerdings nach Oberitalien.

Die heutige Südschweiz folgte auf dem Gebiet der Plastik anderen Gesetzen. Es verwundert nicht, daß die stark lokal geprägten Arbeiten in Graubünden gleichermaßen oberitalienische wie provenzalische Züge in sich vereinen. Die Säulenfiguren der Kathedrale von Chur, die heute am Eingang zur Krypta stehen, erinnern an die Fassade von Saint-Trophime in Arles. Die Stuckfiguren von Castro bei Prugiasco im Tessin sind rein italienisch. Die Kapitelle der Kathedrale von Genf dagegen sind vom nahen Rhônetal her beeinflußt. Diese noch spätromanische, doch schon rippengewölbte Kirche ist für die Baugeschichte wichtig, weil sie Aufschluß über den Übergang zur Gotik gibt. Sie besitzt an den Bündelpfeilern des Langhauses eine der herrlichsten Folgen romanischer Kapitelle, teils mit vegetabilischem Dekor und Masken, teils mit meist biblischen Darstellungen. Diese fein gegliederten Korbkapitelle von großer Schlichtheit zeigen einen unverkennbaren, etwas herben Stil. Die erste Gruppe – an den vier westlichen Jochen – ist vor allem mit den Kapitellen von Lyon und Vienne verwandt. Solche Komponenten der Schweizer Romanik wurden natürlich auch im Grenzgebiet des Nachbarlandes Österreich wirksam.

Abb. 377

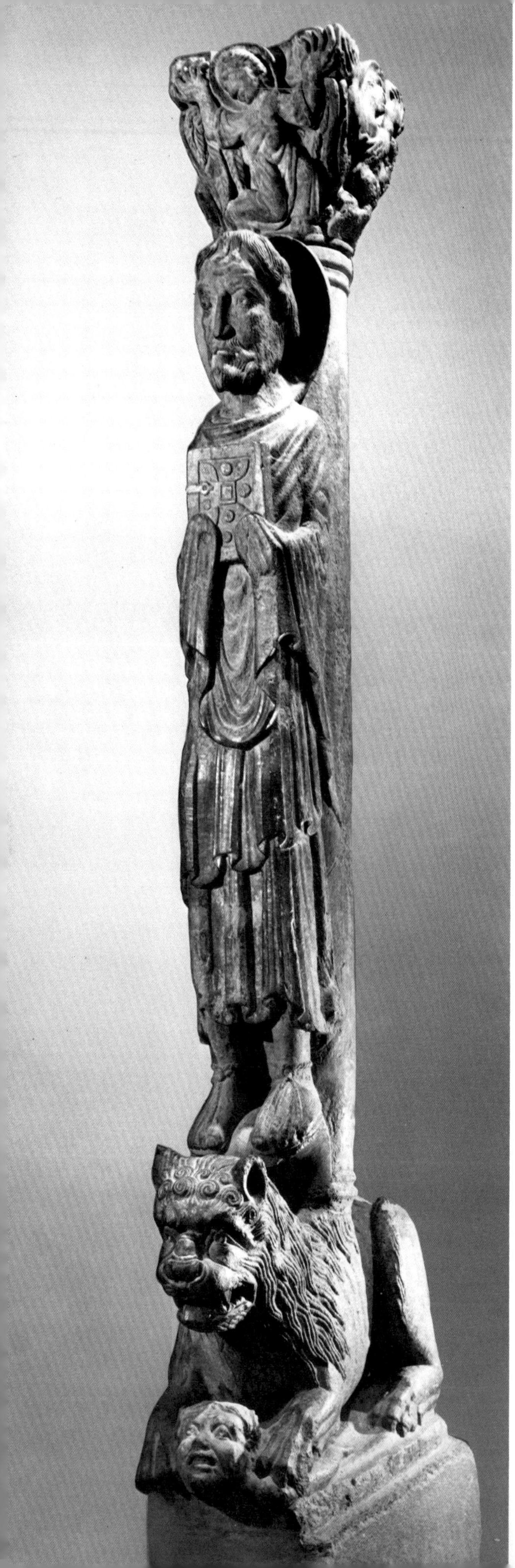

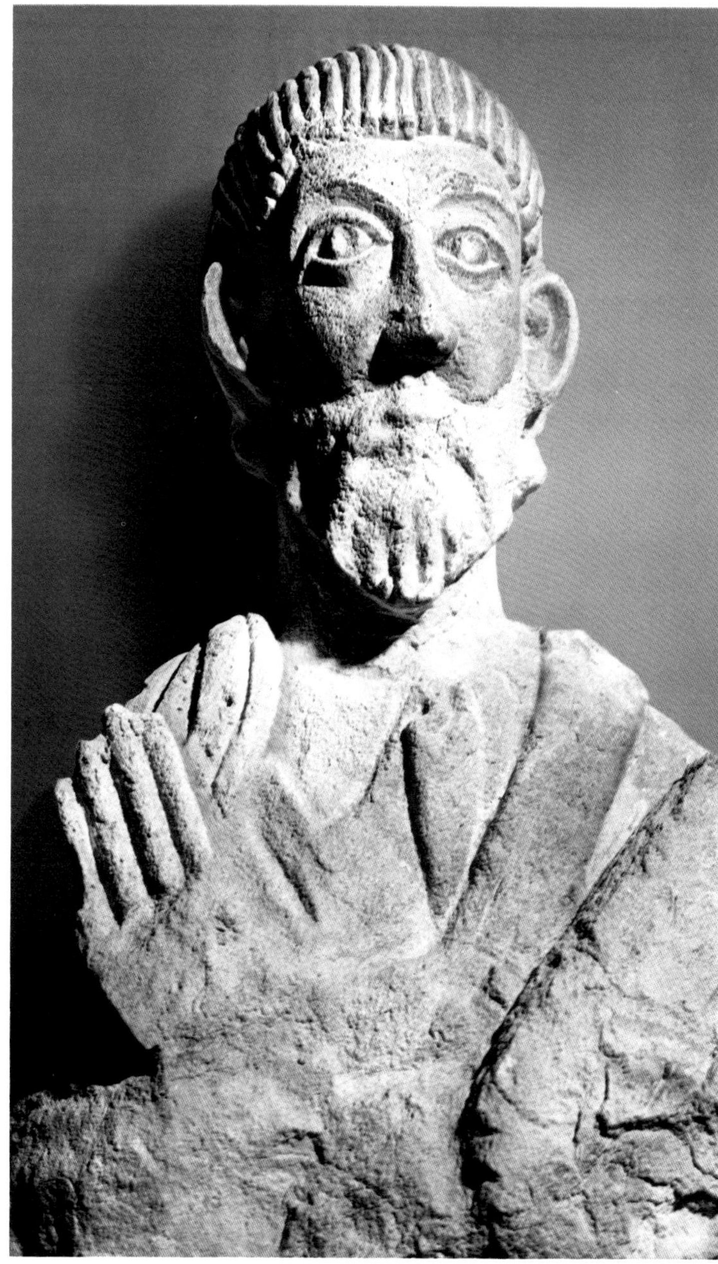

35 – Castro, Kirche – Fragment einer Apostelfigur. 12. Jh. – *Stuck*

34 – Chur, Kathedrale, Eingang zur Krypta – Säulenstatue. 12. Jh.

Der Osten und Südosten Mitteleuropas

Der gewaltige geographische Bereich im Spannungsfeld der Kräfte zwischen Byzanz und dem Westreich darf in einem Werk über die Romanik nicht gänzlich fehlen.

Österreich – kulturell und politisch mit Bayern verbunden – weist Architekturformen auf, die seiner geographischen Lage zwischen Alpen und Donau entsprechen.

Die 1135 gegründete und 1187 geweihte Kirche des Zisterzienserklosters Heiligenkreuz im Wienerwald hat ein sehr schlichtes romanisches Langhaus mit Querschiff und ursprünglich vielleicht rechteckigem Chor. Das steil hochgezogene Mittelschiff mit völlig schmucklosen Arkaden trägt stark gebuste Kreuzgewölbe mit wuchtigen Bandrippen, die wohl aus der Zeit der Weihe stammen. Diese westlich des Rheins geläufige Gewölbeform kommt im Osten seltener vor, so etwa im Langhaus der Franziskanerkirche in Salzburg und in den sechsteiligen Gewölben von Sankt Martinsberg (Pannonhalma) in Ungarn.

Höchst interessant ist die Außengliederung der Apsis von Schöngrabern mit einem Blendarkadenfries und Figurenreliefs in einem sehr herben, fast naiven Stil. Sie entstanden wahrscheinlich im frühen 13. Jahrhundert und lassen sich mit dem Schottenportal in Regensburg und dem Reliefschmuck der Mariä-Schutz-Kirche in Wladimir-Susdal an der Nerl vergleichen. Es ist nicht ausgeschlossen, daß Bildhauer aus dem Westen an diesen Reliefs mitgewirkt haben, denn es gibt Verwandtes in Westfrankreich. Aus Quellenberichten geht hervor, daß «westliche Meister» und deutsche Meister in Susdal gearbeitet haben, während Richard Hamann «normannische» Meister bis nach Ungarn nachweisen zu können glaubte.

In Ungarn machten sich unter Andreas II. (1205–1235) neben den lombardischen und französischen Einflüssen dann auch deutsche Formmotive geltend. Die dreischiffige Abteikirche von Lébény (1208 geweiht) ist nur noch in ihrem äußeren Bestand romanisch, denn das Innere wurde im 18. und 19. Jahrhundert völlig umgebaut. Die Westfassade ist – wie in Ják und Zsámbék – von zwei Türmen flankiert, die von der sächsischen Baukunst angeregt zu sein scheinen: ihre schlichte Formensprache erschöpft sich in wenigen Gesimsen und einfachen Fenstern. Der aus drei Apsiden gebildete Chor ohne Querhaus ist süddeutschen Vorbildern nachempfunden. Zu Beginn des 13. Jahrhunderts war Lébény das einzige bedeutende Bauzentrum im mittelalterlichen Ungarn und beeinflußte den Osten und Südosten des Landes.

Abb. 418
Abb. 327

Eine einheitliche Gruppe der mittelalterlichen ungarischen Architektur sind die Rundkirchen. Von den achtzig kürzlich aufgenommenen Rundkirchen haben etwa sechzig die für Mitteleuropa typische Form; einige sind eher dem byzantinischen Bereich zuzuordnen, und in Westungarn kommen Grabkapellen vor. Die Hauptgruppe dieser meist kleinen Bauten hat einen kreisförmigen Grundriß mit angefügter halbrunder Apsis. Derartige Dorfkirchen oder Palastkapellen kommen auch in der Tschechoslowakei, in Österreich und Rumänien vor.

Im Gegensatz zur Kunst anderer Länder sind die romanischen Skulpturen in Ungarn weit verstreut, und ein historischer Überblick muß sich auf die Betrachtung einzelner Kunstdenkmäler beschränken. Eine hervorragende Stellung nehmen das Ciborium und der Lettner der Kathedrale von Pécs (Fünfkirchen) ein. Aus den erhaltenen Fragmenten konnten unter anderem Szenen aus dem Leben Christi und aus dem Alten Testament rekonstruiert werden. Stilistisch sind sie den Skulpturen in Modena oder in der Provence verwandt. Sie wurden um die Mitte des 12. Jahrhunderts begonnen und dürften, wie die Reliefs von Somogyvár und Ercsi, um die Jahrhundertwende vollendet gewesen sein.

In Rumänien trafen im Grenzland Moldau besonders in der Architektur Byzantinisches und Westlich-Romanisches aufeinander. Direkte Kontakte zu Byzanz gab es vor allem nach der Wiedereingliederung der Dobrudscha in das militärische und administrative System von By-

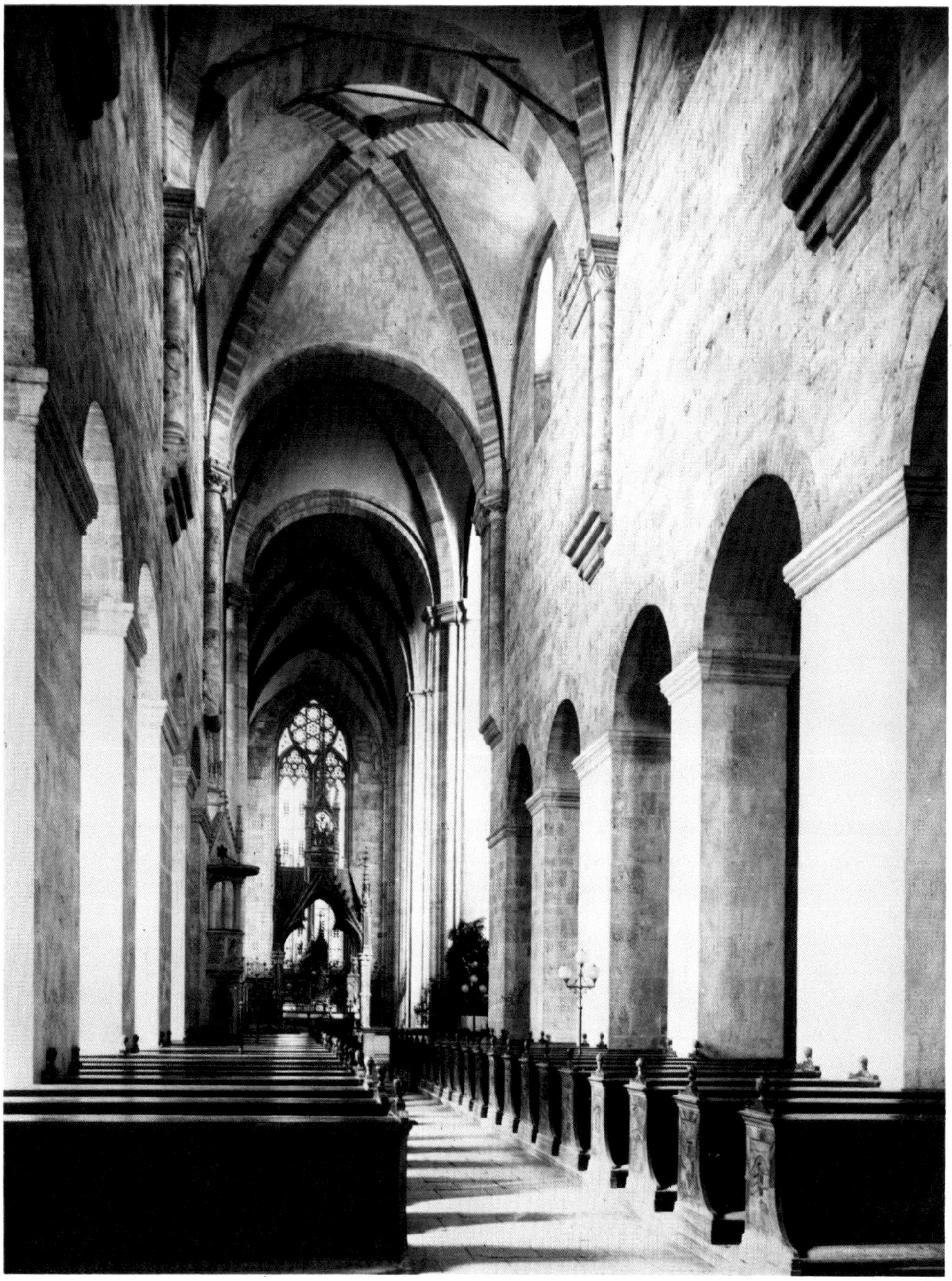

36 – Heiligenkreuz – Stiftskirche: Blick in das Mittelschiff zum Chor hin. 12. Jh.

zanz. Typisch byzantinisch ist die Verwendung von Ziegel-Quader-Mauerwerk, das heißt der Wechsel von Ziegel- mit Quaderlagen. Byzantinisches Formengut setzte sich im allgemeinen bei Gewölbekonstruktionen durch; vor allem in der Landschaft Moldau wurde das Kreuzgratgewölbe bevorzugt. Die Kirche von Densus in Transsylvanien (Siebenbürgen) ist ein reiner Zentralbau: in den quadratischen Naos, an den sich auf einer Seite eine innen halbrunde, außen polygonal ummantelte Apsis schließt, sind vier Pfeiler eingestellt, über denen sich ein Turm erhebt. Dieses Beispiel zeigt, wie verbreitet die auf spätantike Überlieferung zurückgehenden Zentralbauten in diesem Bereich waren. Die ungarische Besetzung von Transsylvanien trug seit der Mitte des 12. Jahrhunderts zur Übernahme westlichen Formengutes bei.

37 – Schöngrabern – Kirche Mariä Geburt: Außenansicht der Apsis mit Blendarkaden und Reliefschmuck. Frühes 13. Jh.

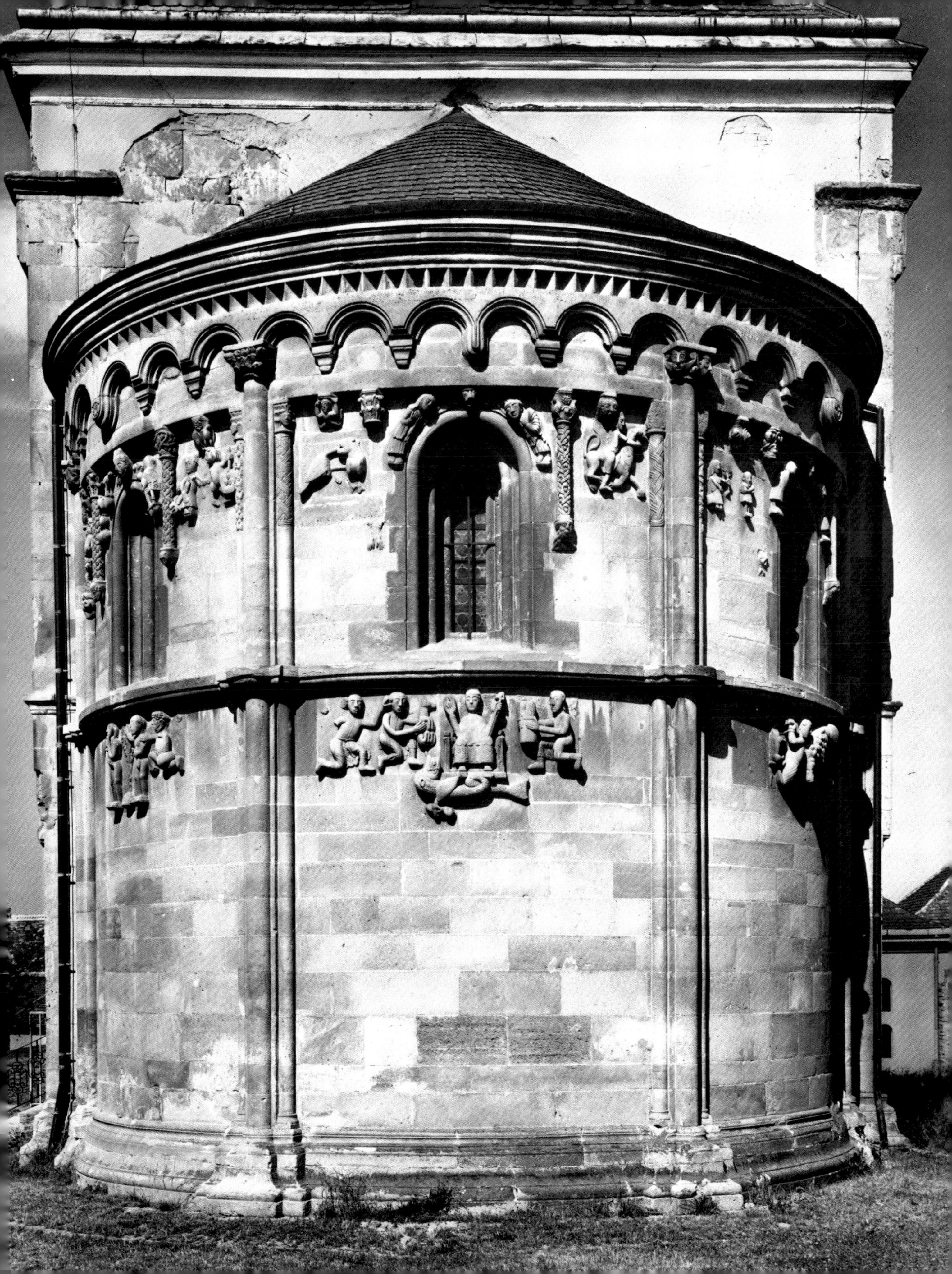

Im östlichen Mitteleuropa umfaßt die heutige Tschechoslowakei Böhmen, Mähren, einen Teil Schlesiens und die Slowakei. Spätromanische Bauten gibt es in großer Zahl, vor allem in Böhmen und Mähren; sie sind meist flach gedeckt, Gewölbe bilden die Ausnahme. Wie in den anderen westslawischen Gebieten sind kleine, meist kreuzförmige Zentralbauten – drei allein in Prag – in der Slowakei und in Böhmen am weitesten verbreitet. Die spätromanische Architektur der Tschechoslowakei entwickelte keine eigenständige Formensprache, sondern orientierte sich im Nordwesten an Sachsen, im Westen an Franken und im Süden an Bayern und Ungarn. Die Georgskirche in Prag ist eine flachgedeckte Emporenbasilika ohne Querhaus und mit Rechteckpfeilern. Die um 1156 gegründete Abtei Stična in der Slowakei folgt dem zisterziensischen Vorbild. Die gewölbte Klosterkirche von Trebič (Trebitsch) in Mähren mit ihrem Westchor schließlich zeugt davon, daß es in Ungarn, Böhmen und Polen romanische Doppelchoranlagen gegeben hat.

In Polen entfaltete sich die romanische Baukunst vor allem in der zweiten Hälfte des

38 – Krakau – Sankt Andreas: Doppelturmfassade. Frühes 12. Jh. – *Kalk- und Sandstein*
39 – Strzelno, Dreifaltigkeitskirche, Mittelschiff – Säule mit figürlichem Dekor. 12. Jh.

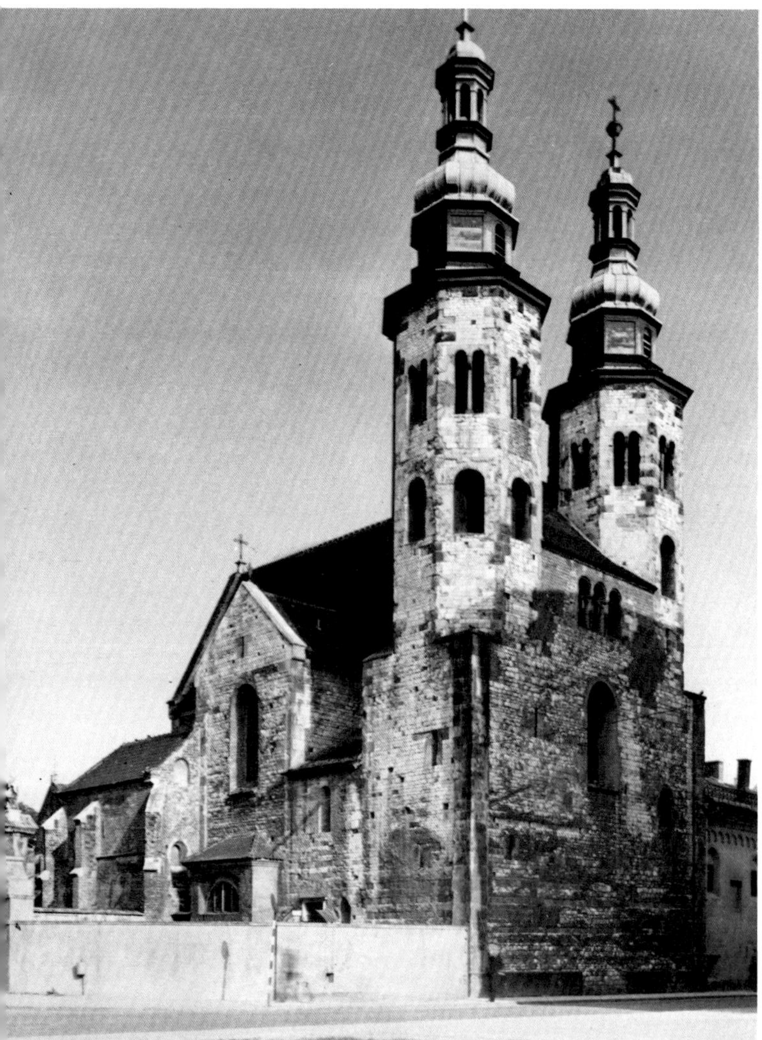

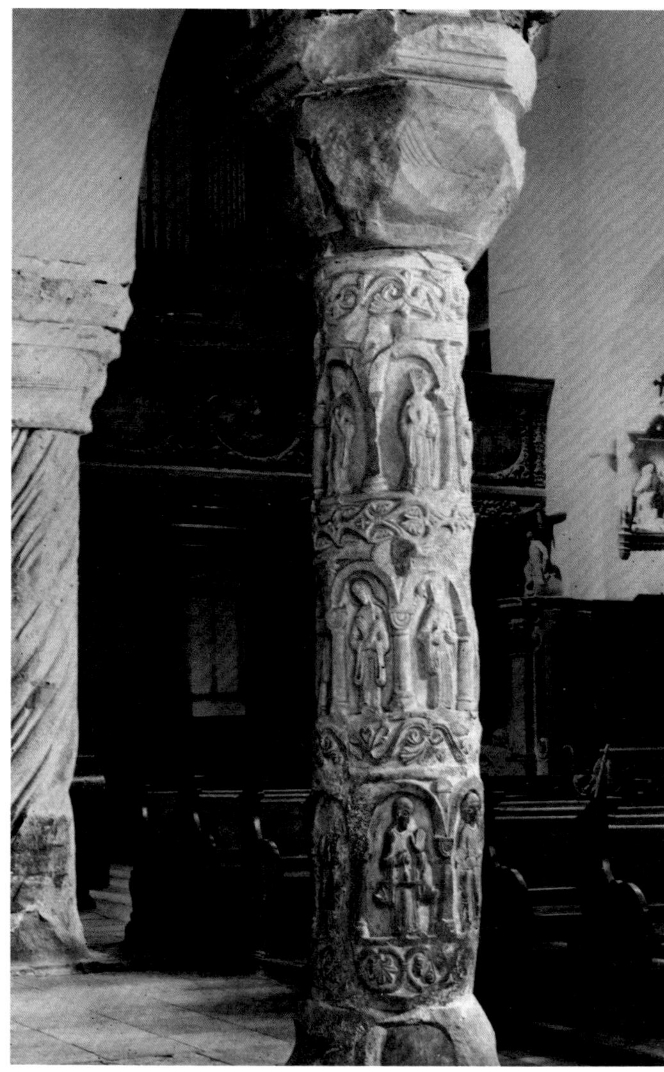

12. Jahrhunderts, als ein Großteil des Landes dem Erzbistum Gnesen (Gniezno) unterstand. Bei neueren Untersuchungen hat sich erwiesen, daß es zwischen Gnesen und Posen (Poznan) sowie in Krakau, wo Grundmauern der ersten Kathedrale freigelegt wurden, frühromanische Bauten gab. Eine ganze Gruppe romanischer Kirchen des 12. Jahrhunderts erstand an der mittleren Weichsel nördlich von Krakau. In Krakau selbst kamen auf dem Wawel – der bereits Residenz der Landesfürsten war, ehe er Sitz der polnischen Könige wurde – mehrere romanische Kirchen zutage. Unterhalb des Burghügels von Krakau liegt der einzige in seiner ursprünglichen Anlage kaum veränderte romanische Bau, die zu Anfang des 12. Jahrhunderts aus einheimischem Kalk- und Sandstein errichtete Andreas-Kirche mit Doppelturmfassade, Querhaus und Emporen. In Plock (Plozk) und in Tum (1161) wurde der trikonchale Chor deutscher Prägung übernommen.

In Polen gibt es keine Bauplastik von gleich hoher Qualität wie die Bronzetüren der Kathedrale von Gnesen. An der Dreifaltigkeitskirche der Prämonstratenserinnen in Strzelno hat sich der interessanteste Skulpturenschmuck des Landes erhalten. Zwei der vier Säulen, auf denen die Arkaden des Mittelschiffs ruhen, sind mit Figuren, vor allem Tugenden und Lastern geschmückt, die jeweils unter kleinen Arkaden stehen. Auch das Tympanon im Nordportal und weitere plastisch ausgearbeitete Bauglieder sind noch vorhanden. Die Prokopiuskirche in Strzelno hatte bis 1945 ein Tympanon mit Stiftergruppe, das ins ausgehende 12. Jahrhundert datiert wird.

Im Osten und Südosten Mitteleuropas sind die romanischen Denkmäler dünn gesät und uneinheitlich. Die Romanik erlebte ihre Blüte in der zweiten Hälfte des 12. Jahrhunderts, romanisches Formengut wurde jedoch bis ins 16. Jahrhundert weitertradiert. Im Zuge der Christianisierung brachten die fremden Missionare auch künstlerische Anregungen mit, die eine wesentliche Rolle spielten. Die italienische Architektur beeinflußte die Baumeister in Ungarn und Böhmen und natürlich erst recht die in Dalmatien und Kroatien; die ungarische Architektur wiederum wirkte auf die polnische ein. Auch die deutsche Baukunst strahlte nach Ungarn und Böhmen aus, und die Zisterzienser trugen zur Verbreitung burgundischen Formengutes bei. Die skandinavische Architektur schließlich erhielt Anstöße aus Deutschland und England; in diesem Band wollen wir vor allem auf die deutschen Einflüsse eingehen.

Süd- und Ostskandinavien

Zwar wurde Skandinavien erst sehr spät christianisiert, aber ausgedehnte Handelsverbindungen und Eroberungszüge über das Meer sorgten dafür, daß der Norden keineswegs vom übrigen Europa abgeschnitten war. Seit dem 10. Jahrhundert bildete das Königtum wie auf deutschem Boden das Zentrum der Macht. Dänemark empfing die meisten Einflüsse aus dem Westen, besonders unter Knut dem Großen (1018–1035), der über England, Dänemark und Norwegen in Personalunion regierte. Die Nachfolger Waldemars I. des Großen (1157–1182) versuchten ihren Machtbereich bis ins Baltikum zu erweitern und wurden tatkräftig unterstützt von den Erzbischöfen von Lund. In Schweden vollzogen sich die ersten einschneidenden Veränderungen um die Mitte des 12. Jahrhunderts, denn die heidnischen Kulte waren zwar offiziell längst abgeschafft, aber die innere Einstellung der Bevölkerung hatte sich kaum geändert. Erst mit den Eroberungszügen der Wikinger nach Europa setzte sich in Skandinavien das Christentum allmählich durch, das die Formensprache verschiedener europäischer Kunstkreise auch im Norden verbreitete. Das bis zur Personalunion mit Schweden 1319 selbständige Norwegen werden wir im zweiten Band über die romanische Kunst behandeln.

Die ältesten Kirchen wurden aus Holz gebaut, die frühesten Steinbauten stammen erst vom

Ende des 11. Jahrhunderts. Ein Jahrhundert später übernahm Skandinavien Anregungen aus der lombardischen Architektur, zum Beispiel das Ziegelmauerwerk. Das Vordringen der Zisterzienser und in geringerem Maße der Cluniazenser im 12. Jahrhundert trug ganz allgemein zur Belebung der Baukunst bei. Diese fremden Einflüsse riefen allerdings – in der Gesellschaft wie in der Architektur – bodenständige Reaktionen hervor. Noch am Ende des Mittelalters wurden Holzkirchen errichtet, und Untiere beherrschten noch sehr lange den Skulpturenschmuck.

Abb. 419 Der Dom von Lund ist eines der wichtigsten, wenn nicht sogar das bedeutendste romanische Bauwerk Skandinaviens. Zwei Weihedaten legen die zeitliche Einordnung fest: die Krypta wurde 1123 geweiht, der Hauptchor 1145. Die Oberkirche, deren gesamte Ostpartie in der Krypta bereits vorgebildet ist, ist eine dreischiffige Pfeilerbasilika mit stark ausladendem Querhaus und tiefer, von zwei rechteckigen Nebenchören flankierter Hauptapsis. Die zweigeschossige Wandgliederung wurde bei verschiedenen Restaurierungen teilweise erneuert: die Doppelturmfassade im 19. und die Hauptapsis mit ihren beiden Blendnischenzonen, dem Rundbogenfries und der Zwerggalerie im 18. Jahrhundert.

Abb. 420 Die Krypta von Lund, die später die Baumeister der Vorhalle von Dalby inspirierte, wurde immer von der Krypta von Speyer II abgeleitet. Doch für die Gesamtanlage muß genauer differenziert werden. Der Stützenwechsel und die Gewölbeform im Langhaus sowie die Außengliederung der Apsis stehen den niederrheinischen Bauten nahe. Der plastische Schmuck weist auf den Mittelrhein – Speyer oder Mainz – und darüber hinaus auf die Lombardei. Das Nordportal mit seinen reich geschmückten Archivolten und dem Tierdekor kann durchaus das Werk eines lombardischen Meisters sein, die Samson-Figuren in der Krypta dagegen dürften eine einheimische Arbeit sein.

Rheinische, lombardische und norddeutsche Vorbilder, lokale Überlieferung und auch englische Anklänge bilden die Komponenten der Architektur in Dänemark und Südschweden. Auch künstlerische Beziehungen zu England sind festzustellen. Der Dom von Viborg und die

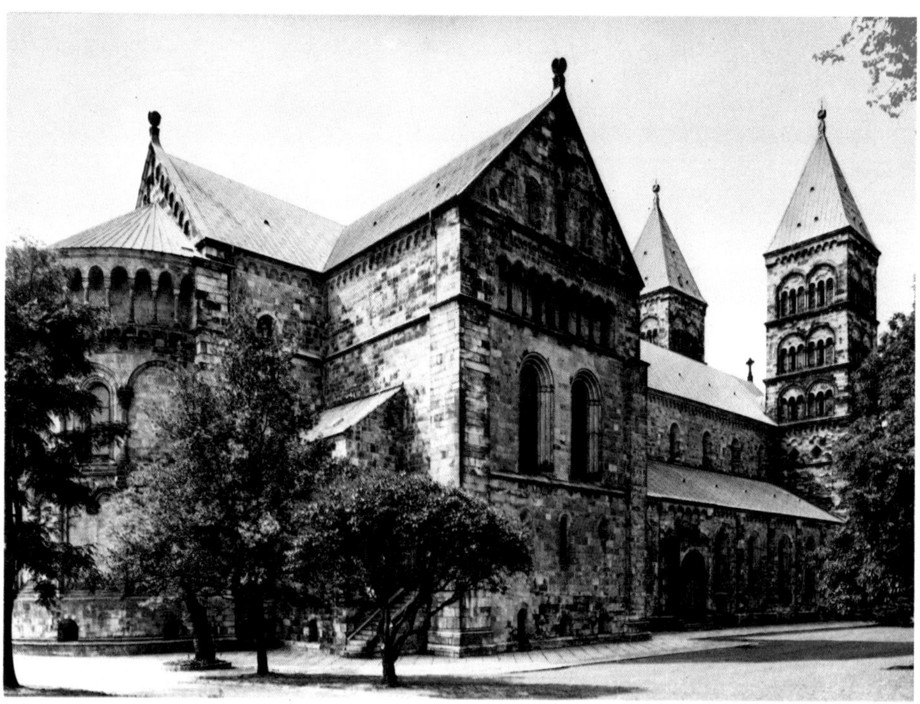

40 und 41 – Lund – Dom: Gesamtansicht – Stufenportal des nördlichen Seitenschiffs. 1123–1145

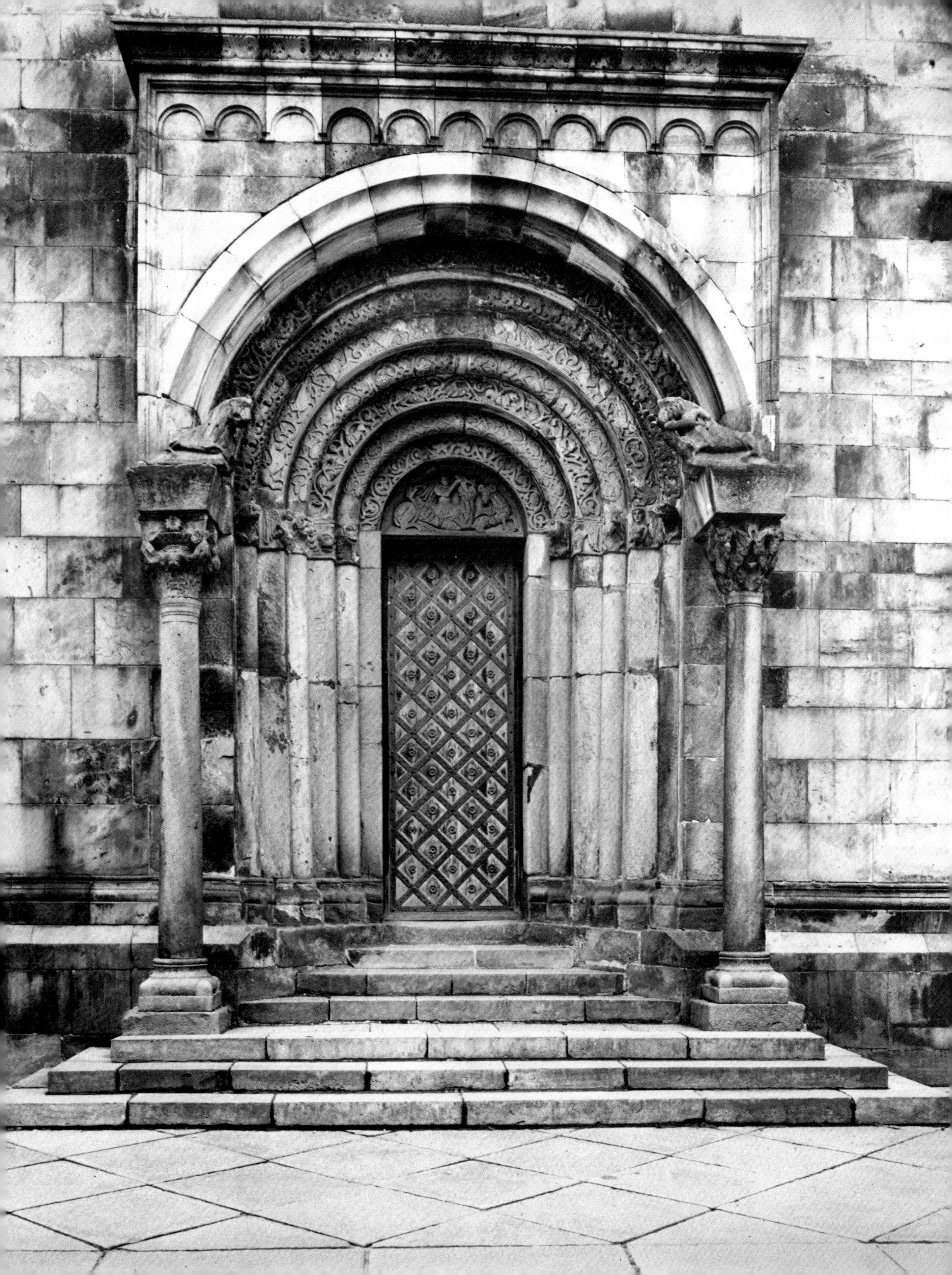

Benediktinerkirche von Ringsted in Dänemark, die ursprünglich flach gedeckt waren, sind mit den Domen von Lund und von Norddeutschland verwandt.

Die in Dänemark und Schonen, an der Küste und an der Grenze zwischen Dänemark und Schweden weitverbreiteten Rundkirchen gehen auf lokale Tradition zurück und dienten zugleich als Festung und Zufluchtsstätte. Beispiele für solche Rundkirchen mit Mittelpfeiler sind Abb. 328 auf der Insel Bornholm die Nikolaus-Kirche von Nylars und die um 1150/1160 begonnene Lorenz-Kirche von Østerlars, deren Chor zur Apsis ausgebildet ist. Den ausgeprägten Wehrcharakter bekundet die Verbreiterung des Mittelpfeilers als Auflager für die Obergeschosse mit Wachtturm und Wehrgang mit Zinnen.

Der Beginn der Klosterarchitektur in Skandinavien war auch der Anfang des Backsteinbaus. In Dänemark nahmen König Waldemar der Große, Bischof Absalon und sein Bruder Esbern Snare lombardische Werkleute in ihre Dienste und finanzierten seit den sechziger Jahren des 12. Jahrhunderts Backsteinbauten, deren Material den in Oberitalien üblichen Ziegeln eng Abb. 421 und 422 verwandt ist. Esbern Snare ließ in Kalundborg auf der Insel Seeland in einem Fjord die Burg und ihre einzigartige Kirche mit kreuzförmigem Grundriß und fünf gewaltigen Türmen er-

42 – Viborg – Dom: Krypta. 12. Jh.

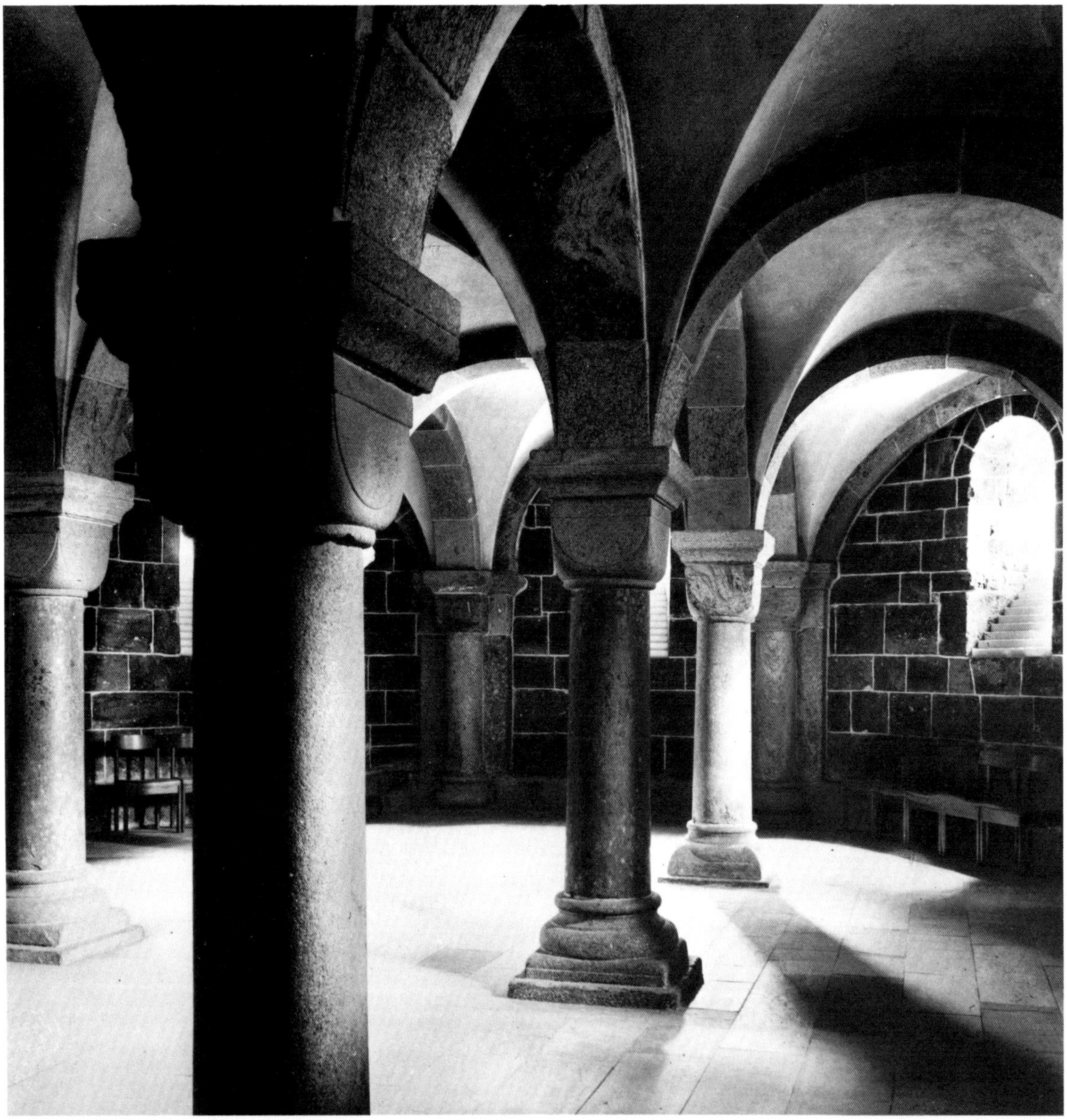

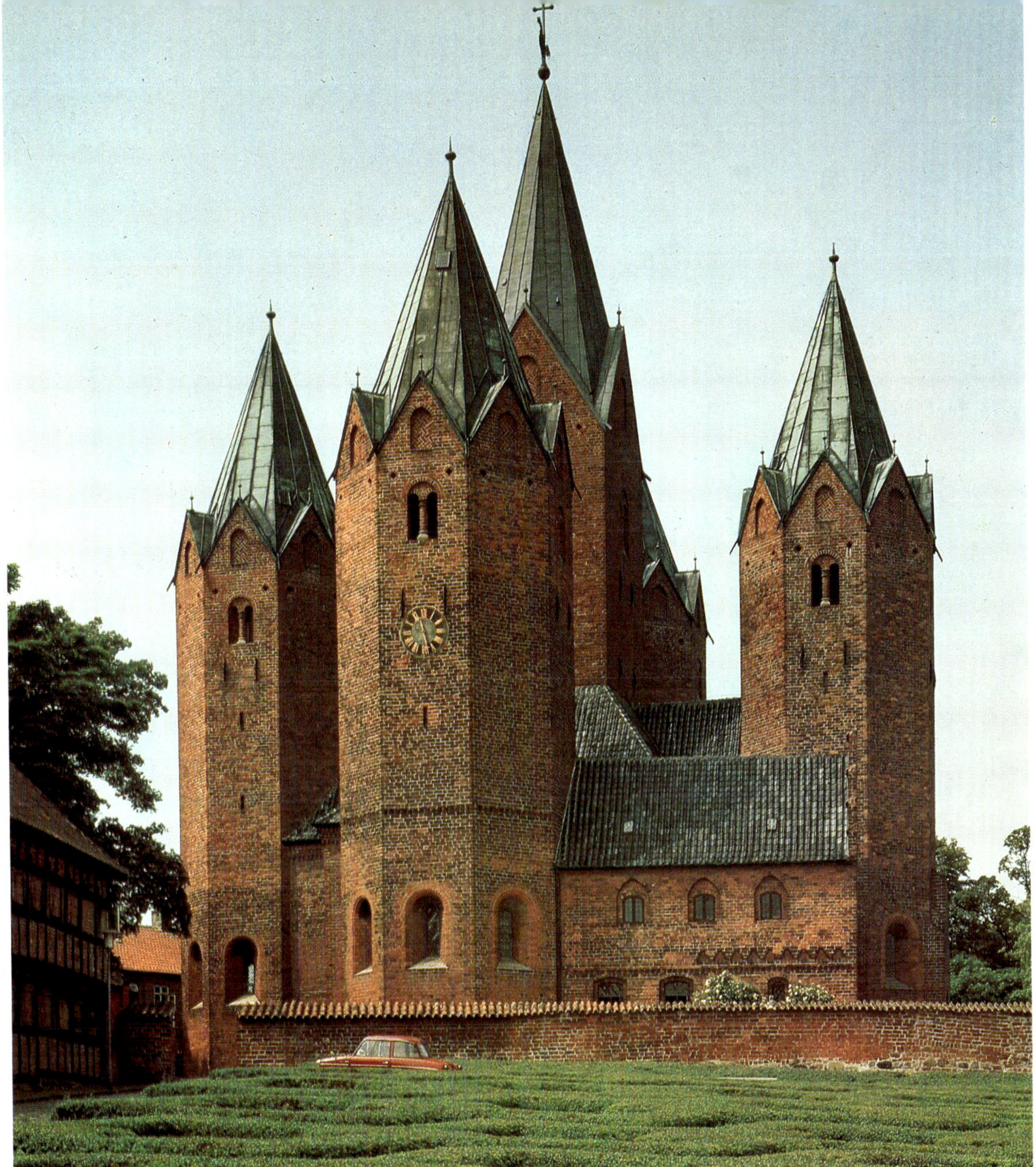

43 – Kalundborg – Wehrkirche For Frue Kirk: Ansicht von Osten. Nach 1160 – *Backstein*

richten. Der quadratische Mittelturm ruht auf vier Säulen, die vier oktogonalen Außentürme werden innen nur von den Tonnen der Kreuzarme getragen. Diese kühne Konstruktion war Wehrbau und Palastkapelle zugleich.

Die romanischen Skulpturen in Skandinavien lassen sich in drei Gruppen einteilen: Bauplastik, liturgisches Gerät und Freiplastik. Zur ersten Gruppe gehören neben den schon erwähnten Portalen am Dom von Lund die Portale der Granitkirchen von Jütland und die Figurentympana, etwa das Petersportal des romanischen Doms von Schleswig, das seinerzeit zu Dänemark gehörte. Das Westportal der Kirche von Vejlby trägt zu beiden Seiten des Eingangs Reliefs mit Darstellungen der Kindheit Christi und des Sündenfalls; alle drei Portale der Kirche von Ørsted haben Skulpturenschmuck. Der Einfluß der Holzkirchen macht sich an einer Reihe von Portalen in der Umgebung von Randers bemerkbar.

Das liturgische Inventar – Altäre und vor allem Taufbecken – wurde mit figürlichem oder dekorativem plastischen Schmuck ausgestattet. Die sehr zahlreichen Taufbecken bieten – formal und stilistisch in beachtlicher Vielfalt vertreten – eine überaus reiche Ikonographie aus dem Themenbereich des Taufsakraments. Allein in Jütland wurden über tausend Exemplare erfaßt. In Gotland ist der Taufstein von Barlingbo aus einem einzigen grauen Sandsteinblock herausgearbeitet. Erzengel Gabriel, die Verkündigung, Maria und Josef, sowie Christus am Kreuz sind zwischen den gewaltigen Symbolen der Evangelisten, die namentlich genannt sind, dargestellt. Die Ikonographie verbindet den Gedanken der Erlösung durch die Taufe mit den Verkündern der Wege zum Heil. In Tingstad sind auf der Taufschale Szenen aus der Kindheit Christi in eher schematischer Manier dargestellt, dazu auf dem Sockel vier Sitzfiguren: Maria

Abb. 333

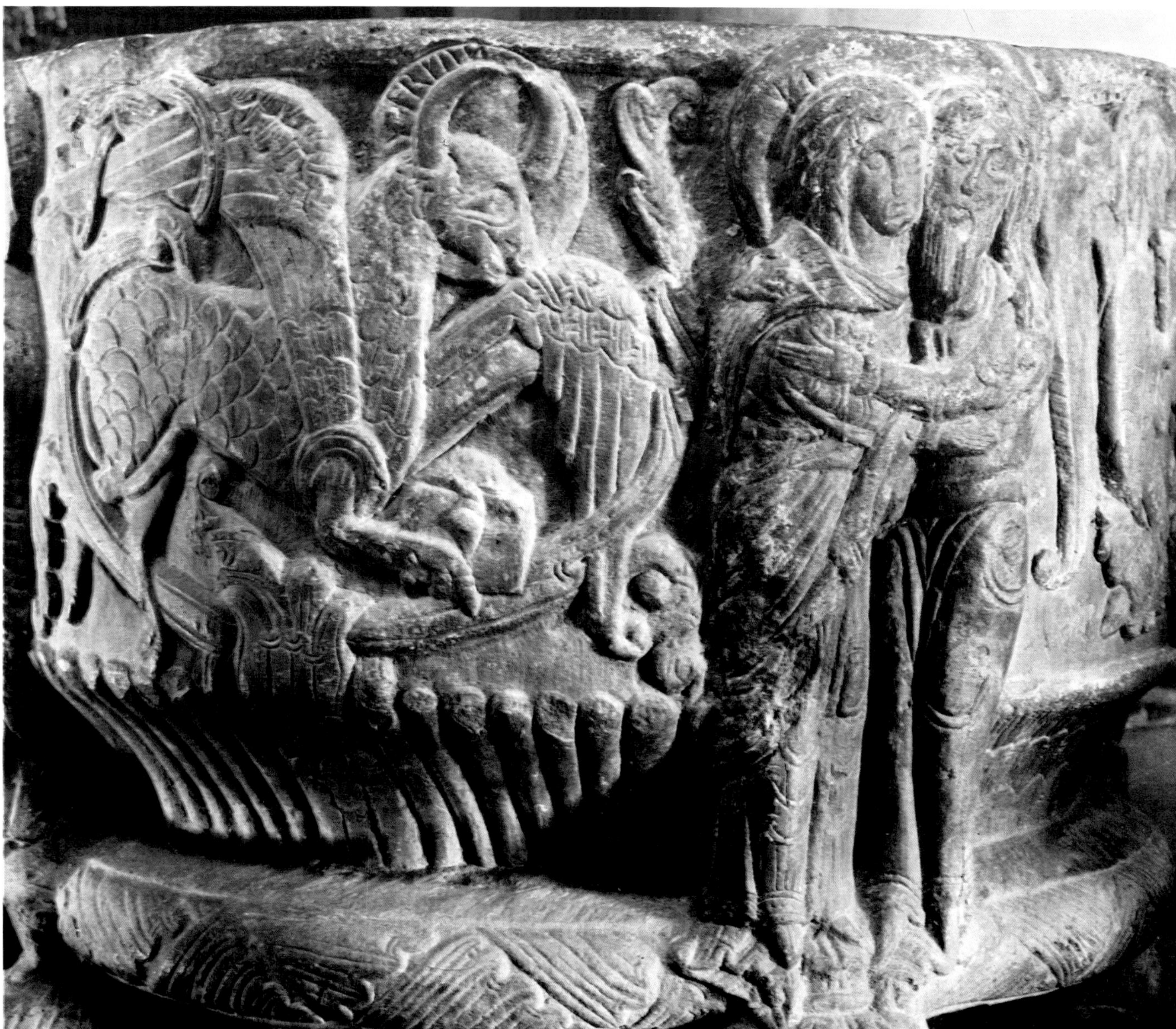

44 – Barlingbo, Kirche – Taufbecken: Maria und Josef, flankiert von den Evangelisten-Symbolen. 12. Jh. – *Sandstein*

45 – Mosjö – Marienstatue. 12. Jh. – *Lindenholz mit Resten der farbigen Fassung* – →
Stockholm, Historisches Museum

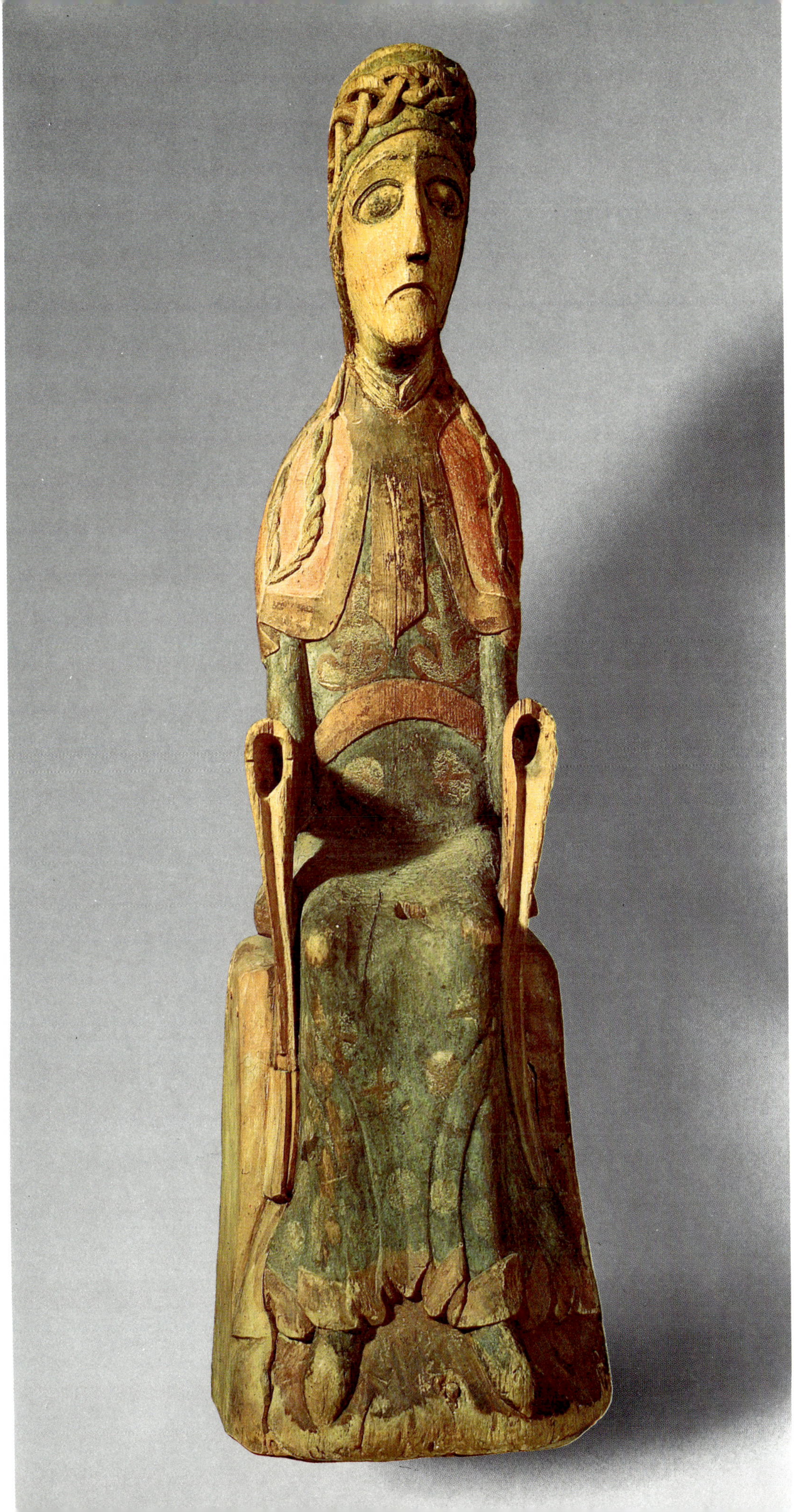

mit dem Kind, Petrus, Abraham und ein Bischof. Stilelemente aus Mitteleuropa – Rheinisches und Oberitalienisches – und lokale Bildtradition im Wechsel bestimmen das Bild.

Auf dem Gebiet der Holzplastik ist in Skandinavien Beachtliches hervorgebracht worden. Drei Komponenten haben dazu beigetragen: die importierten Arbeiten, die aus fremden Kunstlandschaften stammenden Künstler und die Anregungen, die die einheimischen Künstler an Ort und Stelle oder auf ihren Reisen empfingen. Die Werke skandinavischer Künstler sind selbstverständlich die zahlreichsten und vielfältigsten. Der Kruzifixus und Marienstatuen waren die beliebtesten Themen der Bildhauer. Die Madonna aus Mosjö, die sich heute im Historischen Museum von Stockholm befindet und noch Spuren der alten farbigen Fassung aufweist, ist ein schönes Beispiel für das Verschmelzen fremder, südlicher Stilelemente mit der einheimischen Tradition. Die überschlanke Figur und die weiche Linienführung legen den Vergleich mit einigen Elfenbeinarbeiten nahe, doch im Ausdruck entspricht diese Maria einer Lokalgottheit.

In diesem Überblick über die Romanik in Skandinavien wollen wir abschließend einen Blick auf Finnland werfen, das weitgehend unberührt blieb von den großen Strömungen, die Dänemark und Schweden erfaßten. Im Laufe der Missionierungswelle entstanden im Süden des Landes und auf den Åland-Inseln die ersten Holzkirchen. Auf dem finnischen Festland war im 12. Jahrhundert der übliche Kirchentypus ein Rechteckbau mit ebenfalls rechteckigem, aber schmalerem Chor. Die Wände wurden entsprechend der dort seit alten Zeiten traditionellen Technik aus horizontal verlegten Stämmen aufgeführt. Seit der Mitte des 13. Jahrhunderts wurde in der Provinz Uusimaa mit Stein gebaut, und aus dieser Zeit stammen auch die ersten Steinkirchen auf den Åland-Inseln. Allmählich verdrängte der Stein das Holz, zunächst in Form von Annexbauten und Sakristeien, dann bei der Erneuerung einzelner Kirchenteile und seit dem Ende des 13. Jahrhunderts schließlich bei Gewölbebauten, die von vornherein eine Gesamtkonstruktion aus Stein voraussetzten.

2. Das Mittelmeer-Gebiet

Die oberitalienische Architektur

Die Lombardei und die Emilia sind die beiden Hauptzentren der romanischen Architektur in Oberitalien. Die im Osten anschließende Region um Venedig, zu der sich eigene Fragen stellen, werden wir später behandeln. Bereits mehrfach wurde auf die Beziehungen hingewiesen, die im 12. Jahrhundert zwischen Oberitalien und den Gebieten nördlich der Alpen, ganz besonders dem gesamten Rhein-Gebiet, bestanden. Die Lombardei unterhielt – über die Po-Ebene wie über die Alpen – seit langem Kontakte mit verschiedenen Gebieten. Die Verbindungen mit dem Rheinland und mit Frankreich basierten auf dem spätantiken Erbe und beruhten vor allem auf dem Ansehen der Architektur des sogenannten *«premier art roman*
Abb. 342 *méridional»*, der Frühromanik südwestlich der Alpen. Sant'Abbondio in Como veranschaulicht einige dieser verschiedenen Einflußbereiche. Das fünfschiffige Schema, das sich an der Fassadengliederung abzeichnet, knüpft an spätantike Bauten an; das Kleinquaderwerk sowie die äußeren Blendarkaden und die beiden quadratischen Glockentürme wurden von frühromanischen Vorbildern angeregt. Das Weihedatum – 1095 – liefert die Erklärung für den üppigen skulpturalen Baudekor – etwa bei den Fensterrahmungen. Die Wechselbeziehungen zu den Rheinlanden werden noch offensichtlicher in der Dreikonchenanlage San Fedele in

Como mit ihren äußeren Bogengängen, die in Italien weite Verbreitung finden sollten und im allgemeinen später als in den Rheinlanden entstanden.

Das frühchristliche Erbe kommt noch stärker zur Geltung im monumentalen Atrium von
Sant'Ambrogio in Mailand. Dieser im ausgehenden 11. und im ersten Viertel des 12. Jahrhun- Abb. 424
derts aus Ziegeln errichtete Neubau ist auch wegen der breiten Emporen von Bedeutung. Sie
finden sich im Dom zu Modena und in vielen anderen Bauten wieder, so zum Beispiel in San Abb. 423
Michele zu Pavia aus der ersten Hälfte des 12. Jahrhunderts, einem vorwiegend in Stein ausgeführten Bau mit Bandrippengewölben, die sich in Oberitalien großer Beliebtheit erfreuen sollten. Das bezeugt die um 1200 angebaute Vorhalle des Doms von Casale Monferrato in Piemont: gewaltige Bandrippen überspannen die breite Halle und bilden neun tiefe Kompartimente von kühner Höhe und noch ungewohnten Proportionen.

Der Dom von Modena in der Emilia ist ein sehr umstrittener Bau, der deutlich Beziehungen Abb. 425
zur Lombardei erkennen läßt. Der Architekt, Lanfranco, der zumindest an der 1106 geweih- und 426
ten Krypta tätig war, kannte zweifellos den Neubau von Sant'Ambrogio und wahrscheinlich auch die anderen Kirchen in Mailand. Der im Inneren ganz in Ziegelmauerwerk ausgeführte Dom von Modena ist eine dreischiffige Basilika mit drei halbrunden Apsiden, einem nicht über die Mauerflucht vorspringenden Querschiff mit Stützenwechsel und Scheinemporen und
war zunächst wahrscheinlich flachgedeckt. Fast zur gleichen Zeit wurde mit dem Neubau des Abb. 347
Doms von Parma begonnen, dessen eigenwillige Ostpartie auffällt: über einer hohen, dem und 350
Speyerer Muster folgenden Krypta gliedert sich der erhöhte Chor in das Chorquadrat mit der Abb. 427
halbrunden Hauptapsis und das ausladende Querhaus, das außer den beiden Ostapsiden auch im Norden und Süden Apsiden hat. Dem Außenbau verleiht die Staffelung von kubischen
Blöcken und Halbzylindern monumentale Kraft. San Savino (1107 geweiht) und der Dom von Abb. 428
Piacenza beschließen die Liste emilischer Denkmäler, die der lombardischen Architektur und 429
nahestehen.

A. O. Quintavalle hat in seinen verschiedenen Werken die Verbindungen dieser Bauten mit Burgund und dem Languedoc herausgearbeitet. Die breiten Rundpfeiler aus Ziegelmauerwerk im Dom von Piacenza, die Vielzahl der Apsiden und die Proportionen des Baus sowie sein Skulpturenschmuck belegen, daß es über die Lombardei Beziehungen zwischen der Emilia und Burgund gab. Sogar normannische und rheinische Anklänge hat man neuerdings in der komplizierten Formensprache des Doms von Parma aus dem frühen 12. Jahrhundert entdekken wollen.

Die alte Tradition der frühchristlichen Basiliken mit ihren Holzdecken lebte in Verona und
wahrscheinlich auch in Modena wieder auf. San Zeno in Verona ist eine dreischiffige Basilika Abb. 338
mit Krypta, die sich mit weiten Arkaden zum Langhaus öffnet und den erhöhten Chor trägt. Die Staffelung der niedrigeren und schmaleren Seitenschiffe zum Mittelschiff bestimmt auch die charakteristische dreiteilige Fassadenform. Die Fassaden sind meist durch skulpierte Reliefs und Friese gegliedert, und manche haben auch ein monumentales Rundfenster. Die Fassaden von San Michele in Pavia und des Doms von Parma sind der gesamten Breite des Baus vorgelegt und bilden eine Art Giebelwand, hinter der die Höhenstaffelung des Langhauses völlig verschwindet. Eine abgetreppte Bogengalerie parallel zum Giebelgesims bekrönt die Einzelelemente – die horizontalen Bogengänge und Fenstergruppen sowie die vertikalen Akzente der Portale und Wandvorlagen – und schließt die ganze Fassade zu einer Einheit zusammen.

Viele lombardische Fassaden sind durch Portalvorbauten plastisch belebt. Dieser Baldachin, der in Parma auf zwei von Löwen getragenen Säulen ruht, erfüllt zwei Aufgaben: er ist symbolischer Wächter vor dem Eingang und spendet außerdem Kühle und Schatten. Ein

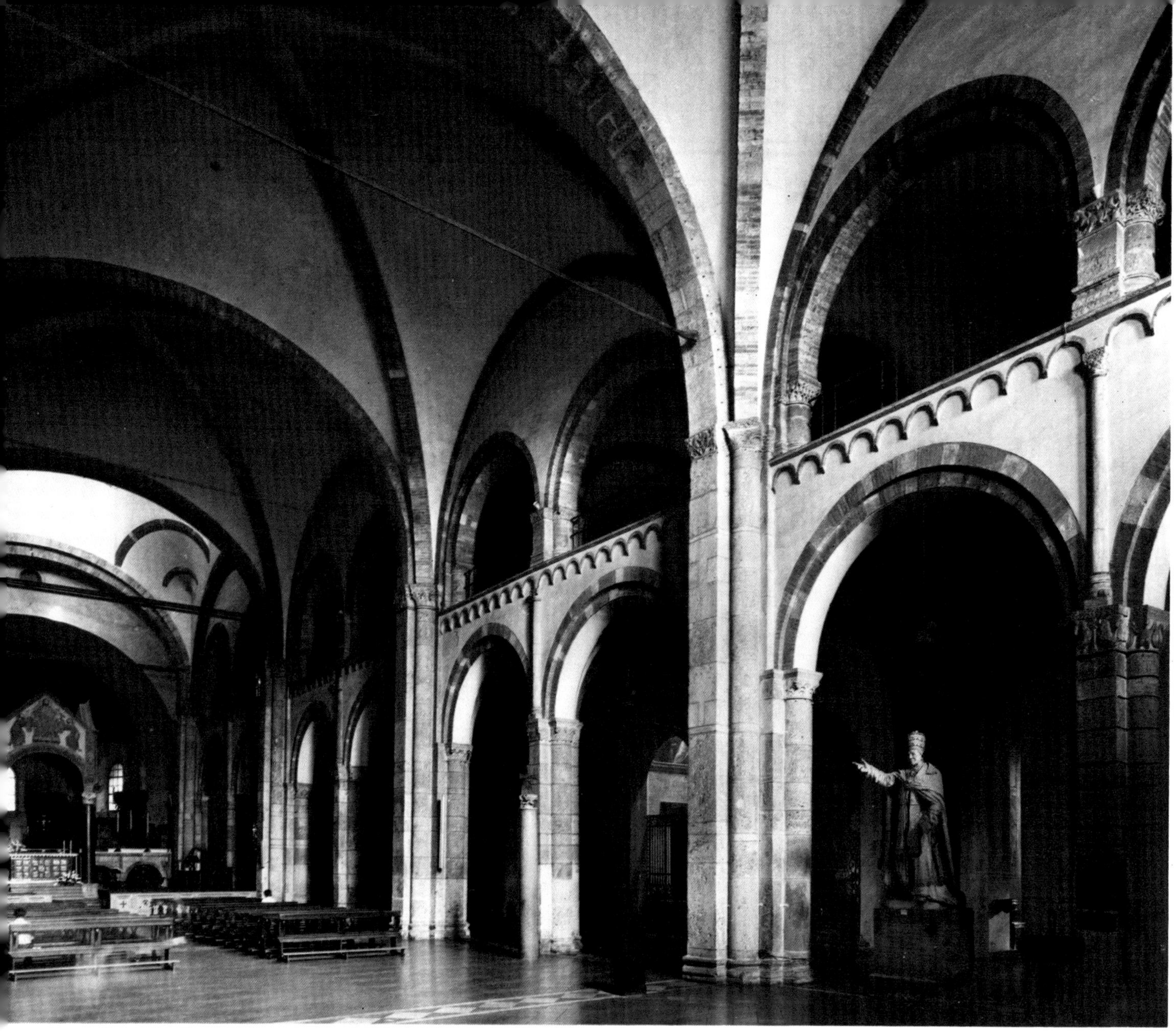

46 – Mailand – Sant'Ambrogio: Wandgliederung des Mittelschiffs. Ende 11. – erstes Viertel 12. Jh.

schönes Beispiel des Spätstils ist die abgestufte Dreiergruppe der Portalvorbauten an der Fassade des Doms von Piacenza.

Der Einbindung der Kirchen in den städtischen Bereich dient oft ein Campanile, und zu den Domen gehört vielfach ein monumentales Baptisterium. Der freistehende Glockenturm mit quadratischem Grundriß hat sich in frühromanischer Zeit in Italien entwickelt. Das Baptisterium, das in der Spätantike bei keinem Baukomplex einer Bischofskirche fehlte, besteht in
Abb. 349 Parma aus einem sechsgeschossigen Oktogon, das eher wie ein Turm als ein Rundbau wirkt. Manche sehr viel bescheideneren Rundkirchen wie der Alte Dom von Brescia oder die Rotunde San Lorenzo in Mantua zeugen von der oberitalienischen Vorliebe für zweigeschossige Bauten mit vorspringender Apsis und kreisförmigem Umgang, aus dem die Kuppel emporwächst.

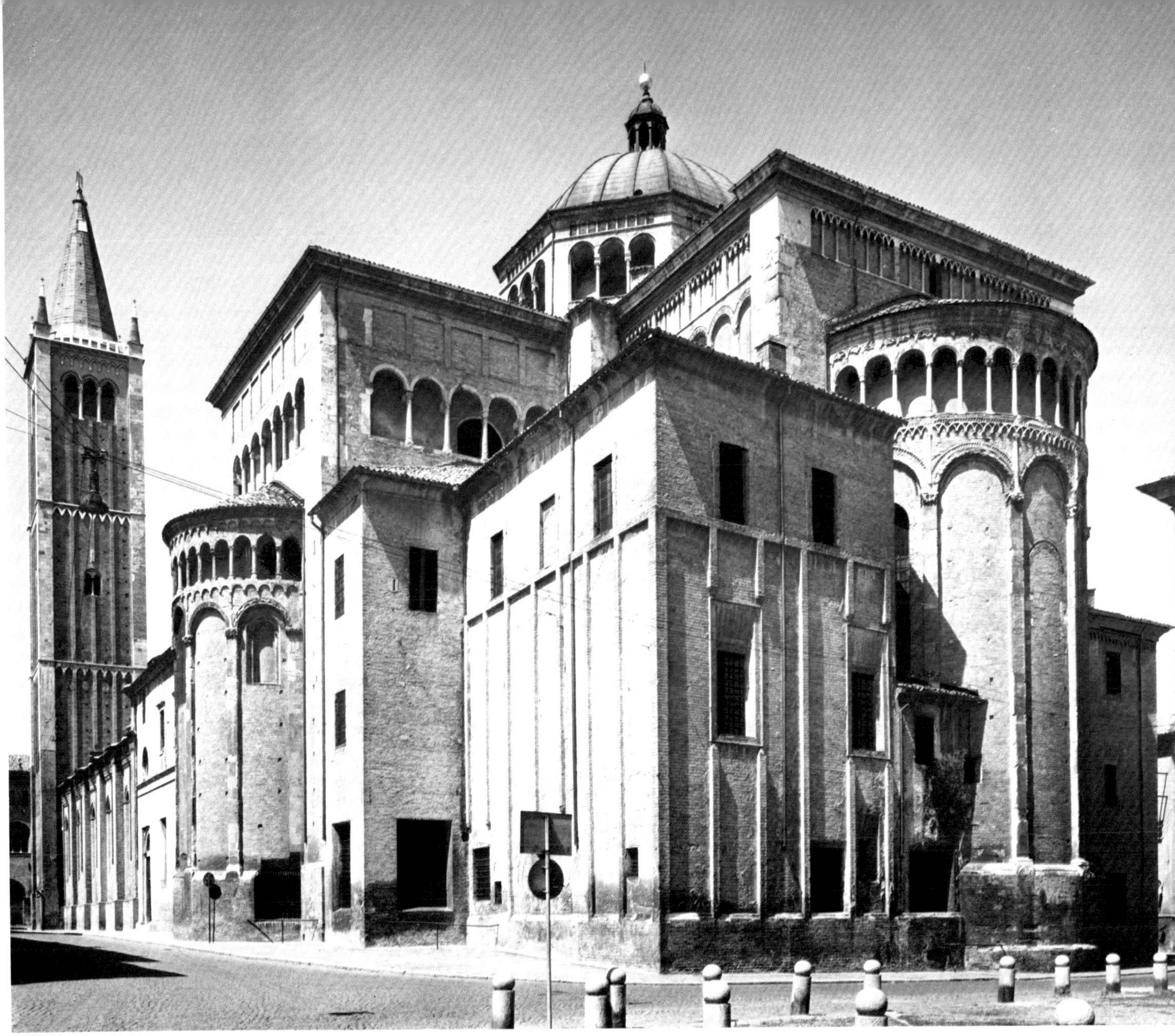

47 – Parma – Dom: Chor und Querhaus. 12. Jh.

Die Plastik in Oberitalien

Oberitalien spielt wie das südfranzösische Languedoc bei der Renaissance der Monumentalplastik um 1100 eine wesentliche Rolle. Lange Zeit haben sich die Wissenschaftler in Kontroversen über die zeitliche Abfolge der Werke und ihre Abhängigkeit voneinander verstrickt. Solche Streitigkeiten sind heute dort überwunden, wo das römische Substrat einen gemeinsamen Nenner bildet und wo die Verkehrs- und Pilgerstraßen für die schnelle und wirkungsvolle Verbreitung des Formengutes sorgten. Ein wahrscheinlich emilischer Bildhauer, Wiligelmus, ist inschriftlich an der kurz nach 1099 begonnenen Westfassade des Doms von Modena genannt. Zumindest zwischen 1110 und 1115 war er dort tätig, schuf auch Ambo, Pontile (Chorschranke) und Altar, deren Fragmente später in die Fassade eingesetzt wurden, arbeitete am Westportal und skulpierte einige Kapitelle. Wiligelmus und seine Werkstatt wirkten um

Abb. 345 und 346

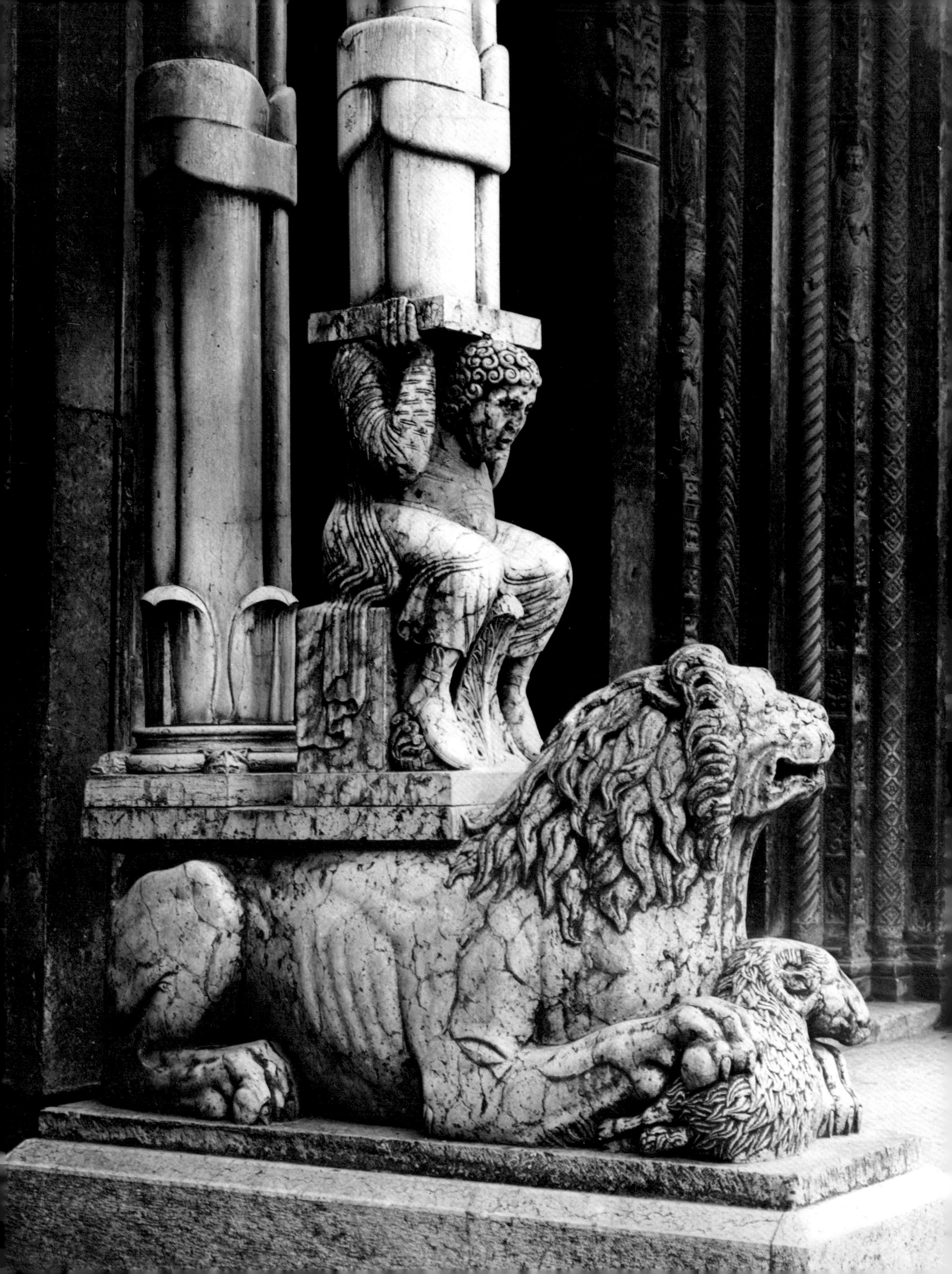

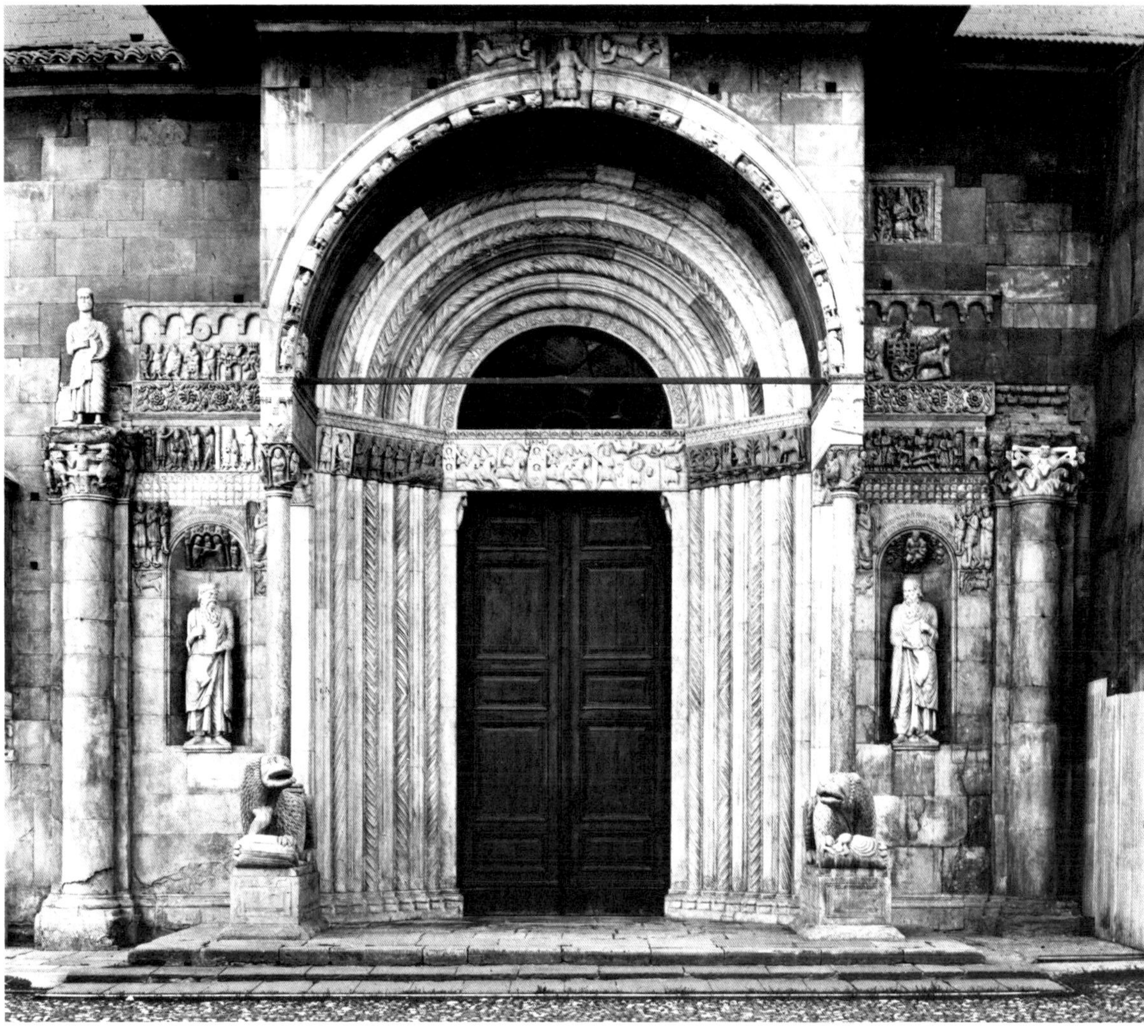

49 – Fidenza, Kathedrale – Hauptportal: Von Löwen getragener Baldachin und in den Wandnischen daneben die Propheten David und Ezechiel. Ende 12. Jh.

1117 auch in Nonantola und vielleicht in Cremona, wo zweifellos sein Einfluß zu erkennen ist. Nach den zwanziger Jahren verlieren sich seine Spuren.

Charakteristisch für Wiligelmus ist die ausgeprägte Rückwendung zur Antike bei den figürlichen Skulpturen und das Fehlen der typisch lombardischen Ornamentformen. Wegweisend war die Einführung vertikaler Reihen von Prophetenfiguren unter Arkaden an den Türpfosten des Domportals in Modena. Die feierlich-getragene, manchmal auch lebhafte Haltung und die schlichte Gestik der Figuren verleihen dem Werk des Wiligelmus besondere Eindringlichkeit.

Die Schöpferkraft der großen Meister hat zu allen Zeiten eine maßgebende Rolle gespielt. So wurde der Bildhauer, der die Porta della Peschiera am Dom von Modena gestaltete, unmittelbar durch Werke des Wiligelmus inspiriert; auch die vier zwischen 1107 und 1117 geschaffenen Prophetenstatuen am Dom von Cremona stehen deutlich in der Nachfolge des Wiligelmus: die Formen sind wuchtiger geworden, fügen sich stärker in die Architektur ein, Oberfläche und Faltengebung haben sich verfestigt. Schließlich gehört noch das erst nach 1121 entstandene Portal von San Silvestro in Nonantola in diese Reihe.

Parallel dazu entwickelte sich in der nördlichen Lombardei eine andere Richtung der Bauplastik, die nach dem Gebiet um den Comer See als *corrente comasca* bezeichnet wird. Ty-

48 – Ferrara, Kathedrale – Teilansicht des Hauptportals: Von einem Löwen getragener Atlant des Baldachin-Vorbaus. Ende 12. Jh.

pisch dafür ist die Fülle ornamentaler Elemente, darunter auch das berühmte Bandgeflecht. Bereits zu Beginn des 12. Jahrhunderts verbreitete sich diese Strömung über nahezu ganz Europa, wie wir bereits an den Beispielen Speyer, Mainz, Quedlinburg und Lund gesehen haben.

Im zweiten Viertel des 12. Jahrhunderts scheint diese ornamentale comaskische Richtung sich besonders in Pavia entfaltet zu haben: an der Fassade von San Michele reihen sich mehrere Friese ohne jegliche architektonische Rahmung übereinander; dabei treten die ornamentalen Flachbänder allerdings zurück hinter figurativen Hochreliefs. Verwandtes findet sich auch in Piacenza und vor allem in Piemont, zum Beispiel in der Sagra di San Michele.

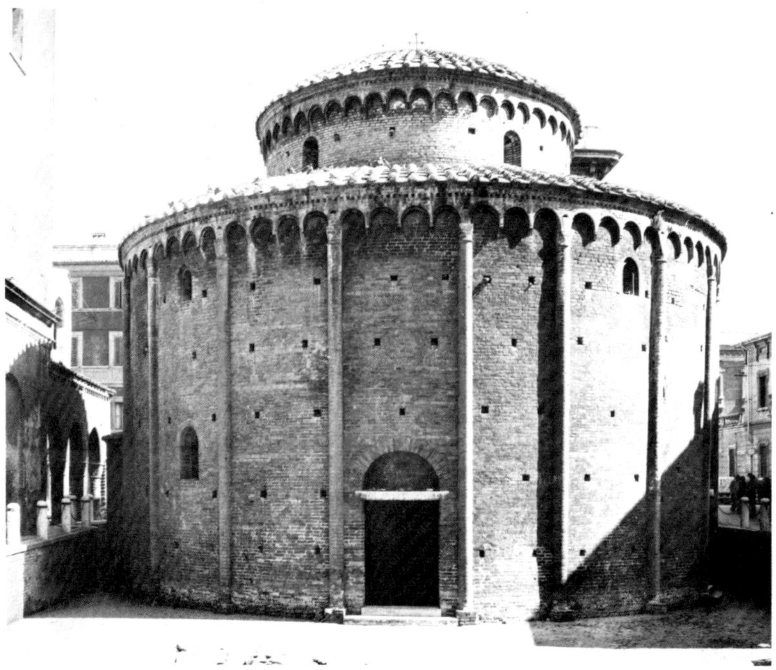

50 – Mantua – Rotunde San Lorenzo: Gesamtansicht. Ende 11. Jh.

Zur selben Zeit trat in der Emilia ein wieder namentlich bekannter Künstler die Nachfolge des Wiligelmus an: Niccolò hat die 1135 beziehungsweise 1137 datierten Portale der Dome von Modena und von Ferrara signiert. Seine Werke sind weniger kraftvoll und ausdrucksstark, in der Linienführung glatter und feiner als die des älteren Meisters, doch die Einbindung des Skulpturenschmucks in die Architektur steht ganz in dessen Tradition. Niccolò schöpfte weniger aus dem antiken Erbe als aus den Hauptströmungen der Romanik, und seine Kunst erinnert in manchen Zügen an Aquitanisches. Die große Lebendigkeit, die Figuren wie Gewänder erfüllt, zeichnet Niccolò gegenüber seinen Vorgängern aus.

In Ferrara und später in Verona hat Niccolò um 1135 elegante Gewändefiguren geschaffen, die sich auf bisher nie dagewesene Weise zwischen die Säulen des Stufenportals fügen. Ein Vergleich mit den nordfranzösischen Säulenfiguren ist allerdings verfehlt, denn die Propheten am Dom von Ferrara sitzen an den Kanten der Gewändepfosten – wie die des Gilabertus im Kapitelsaal der Kathedrale von Toulouse –, nicht vor der Säule. Es sind also in die Architektur integrierte Reliefs, nicht wie in der Frühgotik von der Säule abgelöste Statuen.

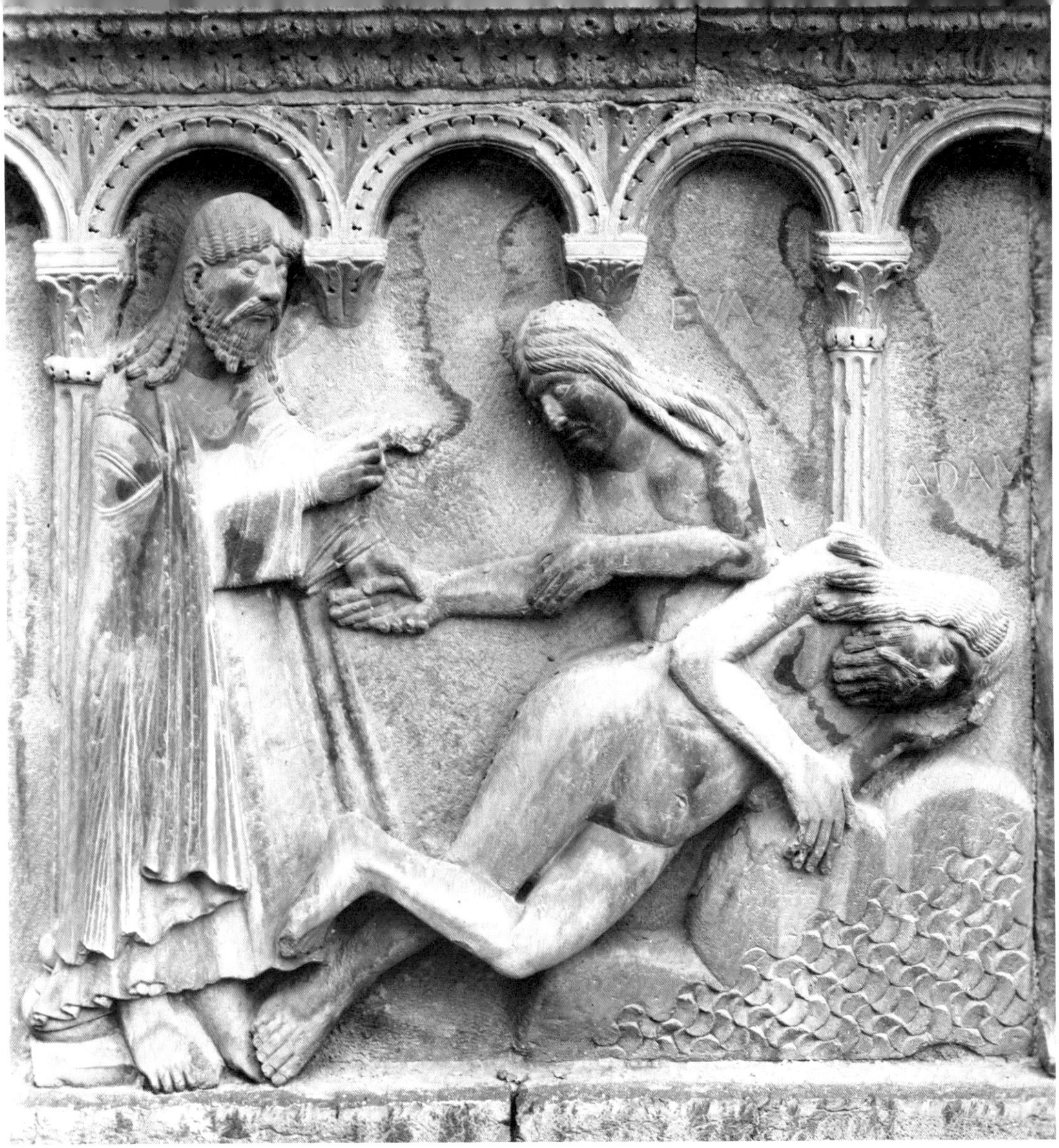

51 – Modena, Dom – Teilansicht des Frieses an der Fassade: Erschaffung der Eva. Frühes 12. Jh.

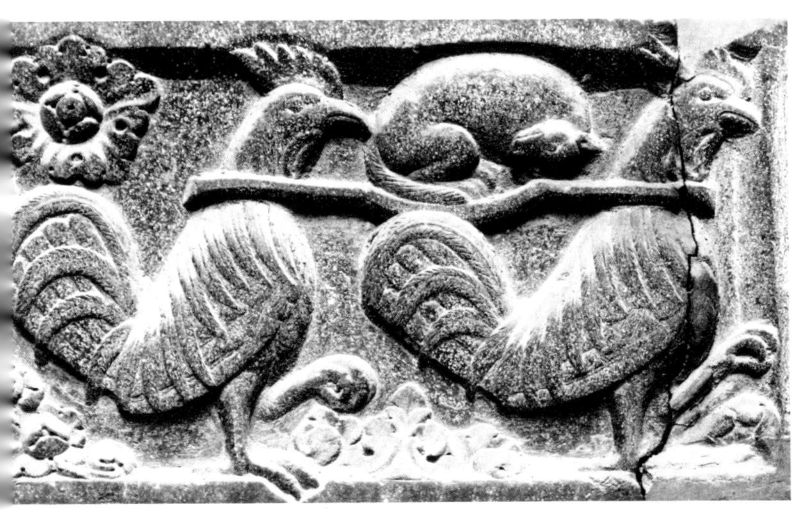

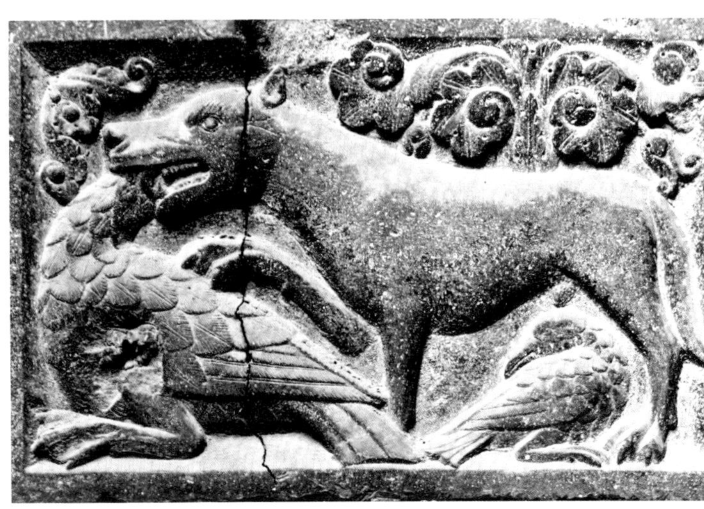

52 und 53 – Modena, Dom – Teilansichten der Porta della Pescheria: Tierfabeln. Frühes 12. Jh.

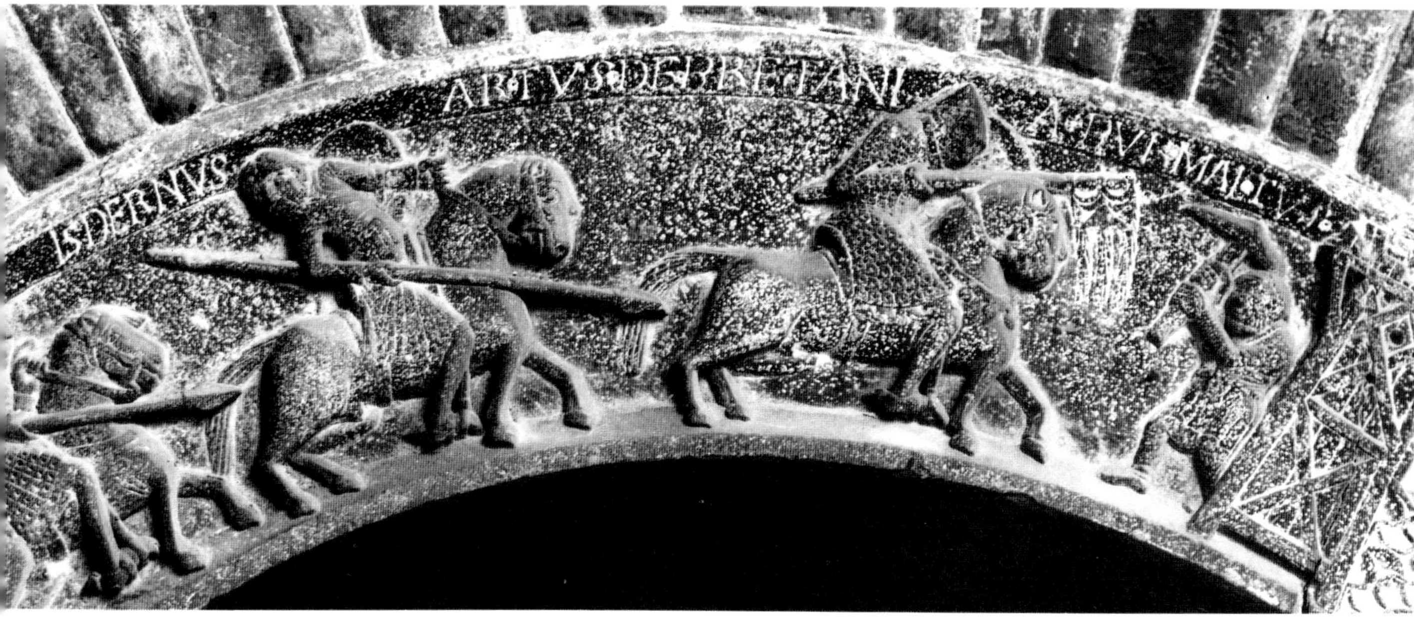

54 – Modena, Dom – Teilansicht der Porta della Pescheria: Szenen aus der Artus-Sage. Frühes 12. Jh.

Obwohl Niccolò keine direkten Nachfolger hatte, pflegt man eine Reihe von Skulpturen
Abb. 348 seinem Umkreis zuzuordnen. In Verona und in Cremona gibt es Statuen, die von der Kontinuität der Bildhauerschulen im ganzen 12. Jahrhundert zeugen. Die stilistische Originalität und Unabhängigkeit von Ensembles wie etwa dem um 1133 zu datierenden Kreuzgang von Sant'Orso in Aosta zeigen, daß es durchaus bedeutende örtliche Werkstätten gab. In Verona zum Beispiel führte der Kontakt zwischen Bildhauern und anderen Künstlern wie etwa Bronzearbeitern zu einer feineren Oberflächenbehandlung des Steins und zu einem sozusagen ‹kalligraphischen› Stil.

Das dritte Viertel des 12. Jahrhunderts war in Oberitalien von einem Ringen um einen neuen Stil geprägt. Die ‹stilisierenden› Werkstätten hatten ihren Schwerpunkt vor allem im Bereich um Lodi und Piacenza. Die beiden großen Gewändefiguren aus dem letzten Viertel des 12. Jahrhunderts am Portal des Doms von Lodi – Adam und Eva – sind typisch für diesen Stil: Haltung und Proportionen sind stark verzerrt und alles andere als antikisch; dabei kommt ein expressiver Naturalismus zum Durchbruch und beherrscht die Linienführung. Bei diesem Ringen um Form und Körperhaftigkeit gaben die provenzalischen Lösungen wichtige Impulse. Im Pontile (Chorschranke) des Doms von Modena kündigen sich erste Ansätze der Gotik an. Obwohl er nicht genau datiert werden kann, lassen sich Beziehungen der Bildhauer zur Kunst der Provence und erste Andeutungen des Stils von Benedetto Antelami in der friesartigen Anordnung der Figuren und in der kleinteilig-dichten Faltenbildung erkennen.

Sein Werk leitet in Oberitalien von der Romanik zur Gotik über. In Parma leitete Antelami die Arbeiten am Baptisterium, und im Dom hat er Teile der Ausstattung, den Bischofsthron und vor allem die signierte und auf 1178 datierte Kreuzabnahme, geschaffen, die ursprünglich wohl zum Pontile gehörte. Die Beziehungen zur Provence, ganz besonders zur Fassade von Saint-Trophime in Arles, treten klar zutage: das Aneinanderreihen der Figuren, die Ebenmäßigkeit der Gewandfalten, die Auffassung der Kurvenlinien, die Rahmung der Reliefs durch breite Ornamentbänder stehen der romanischen Provence sehr nahe, wenn auch nicht auszuschließen ist, daß Antelami mit der französischen Gotik in Berührung kam. Im Rahmen dieser Charakterisierung des Stils eines der größten Bildhauer der ausgehenden Romanik ist noch seine tiefe Verwurzelung in der lokalen, emilischen Tradition zu erwähnen, die im Anknüpfen

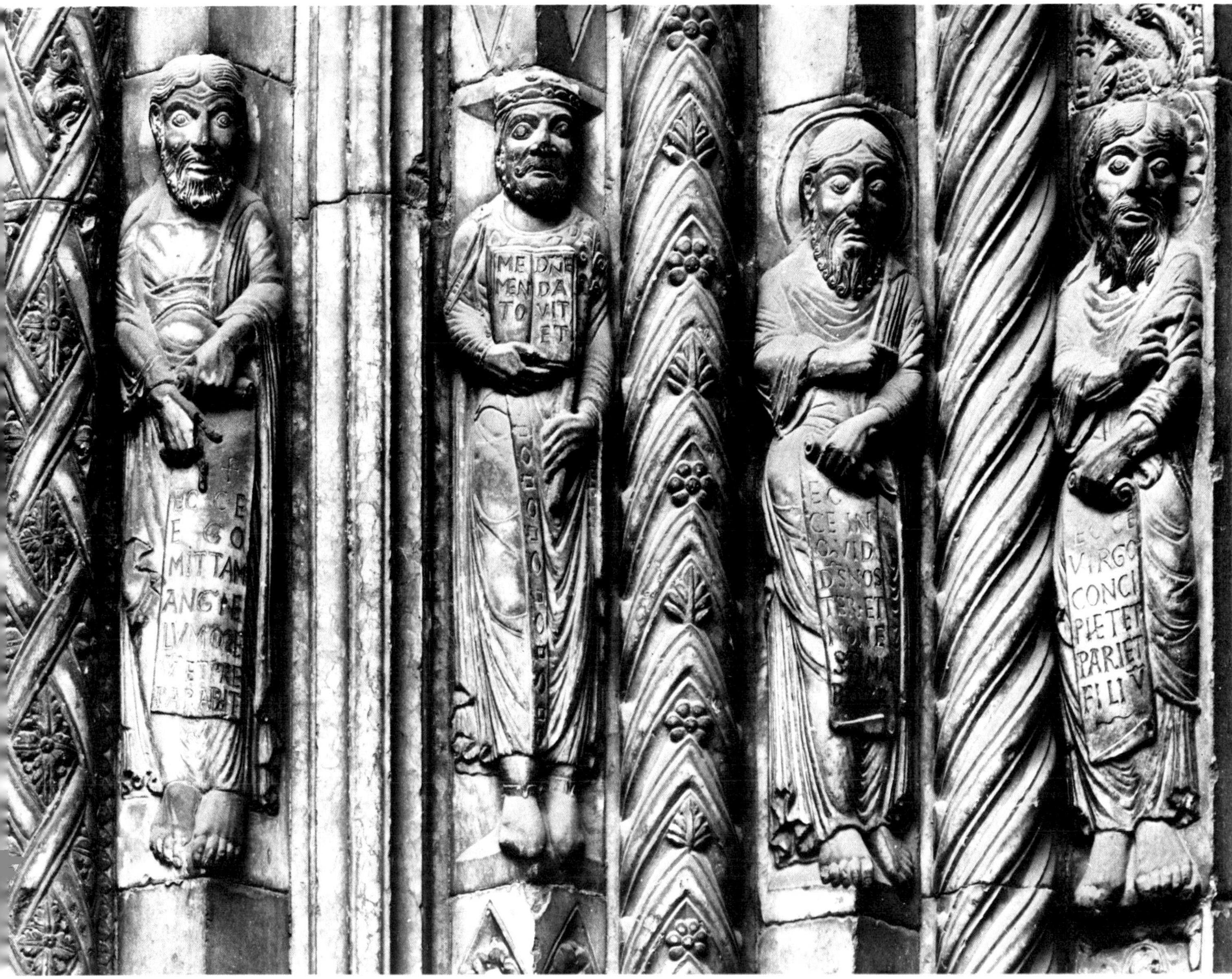

55 – Verona, Kathedrale – Linkes Portalgewände. Ausschnitt: Prophetenfiguren. Um 1135

an antike Gewohnheiten und in der Fülle vegetabilischer Formen zum Ausdruck kommt. Die beachtliche Nachwirkung Benedetto Antelamis auf die italienische Frühgotik sei hier nur angedeutet mit dem Hinweis auf den Monatszyklus vom Dom zu Ferrara.

Der konservative Alpenraum

Die Alpenregion, aus der wir die Schweiz bereits erwähnt haben, erlebte eine Spätphase der Romanik, die der frühromanischen Kunst des Südens sehr stark verhaftet blieb. Mauerwerk aus mittelgroßen, mit dem Meißel bearbeiteten Quadern verdrängte das Kleinquaderwerk, und die äußeren Blendarkaden am Chor wurden abgelöst von zartgliedrigen eingebundenen Säulen. Die Grunddisposition ist überaus einfach; die Kirchen bestehen meist aus einem einschiffigen tonnengewölbten Langhaus (Moustiers-Sainte-Marie, Notre-Dame du Bourg in Abb. 375

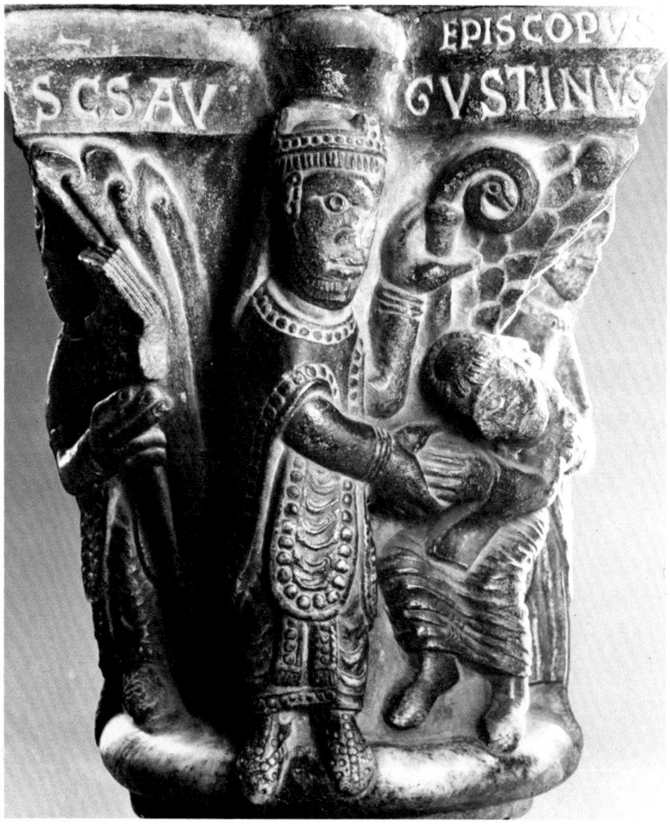

56 – Aosta, Sant'Orso, Kreuzgang – Kapitell: Augustinus steht Ursus beim Beginn seines Klosterlebens bei. Um 1133

Digne) mit halbrunder Apsis. Die architektonischen Einzelformen wie die Gestaltung von Chor und Portalvorbauten mit ihrem Dekor stehen fast ausnahmslos in der lombardischen Tradition; typisch dafür ist die Fassade von Embrun mit den von Löwen getragenen Säulen und dem polychromen Mauerwerk. Auch die freistehenden Glockentürme entsprechen lombardischem Brauch. Die Außengliederung hält am Konzept der Frühromanik fest.

Einige wenige Kirchen haben Bandrippengewölbe, wie sie auch in Oberitalien vorkommen. Diese ursprünglich für einschiffige Kirchen verwendeten Gewölbe sind halbrund oder auch gestelzt, bleiben aber trotzdem rein romanisch (Notre-Dame in Sisteron, Notre-Dame in Embrun).

Venedig zwischen Orient und Okzident

Venedig und Venetien sind für den Kunsthistoriker besonders interessant, denn sie waren einerseits als Seemacht durch Handel und Verkehr dem Orient zugewandt und standen andererseits über die Po-Ebene und ganz Oberitalien mit dem Abendland in enger Verbindung. Abb. 430 Die Markus-Kirche in Venedig – im Kern trotz späterer Erweiterungen und Veränderungen ein Bau vom Ende des 11. Jahrhunderts – ist eine kreuzförmige Anlage, die im Grundriß wie eine dreischiffige Basilika mit ebenfalls dreischiffigem Querhaus und dreiteiligem Chor wirkt, an das sich drei Apsiden schließen. Im Aufriß allerdings ist die basilikale Anordnung nur im Untergeschoß spürbar, im Obergeschoß sind die ‹Seitenschiffe› zu mächtigen Quertonnen umgestaltet, die den Schub der Kuppeln abfangen. Der Narthex – die westliche Vorhalle –, der im 11. Jahrhundert seitlich von je einer Apsis begrenzt war, öffnet sich mit fünf Monu-

57 und 58 – Lodi, Dom – Portal: Adam und Eva. Letztes Viertel 12. Jh.

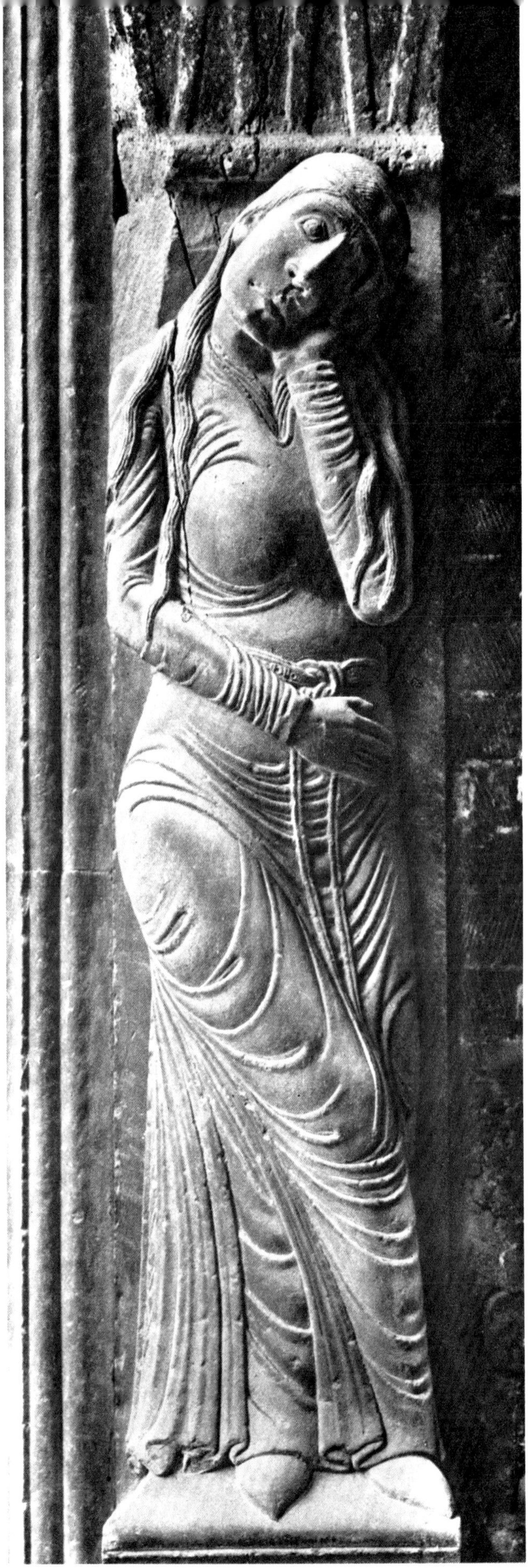
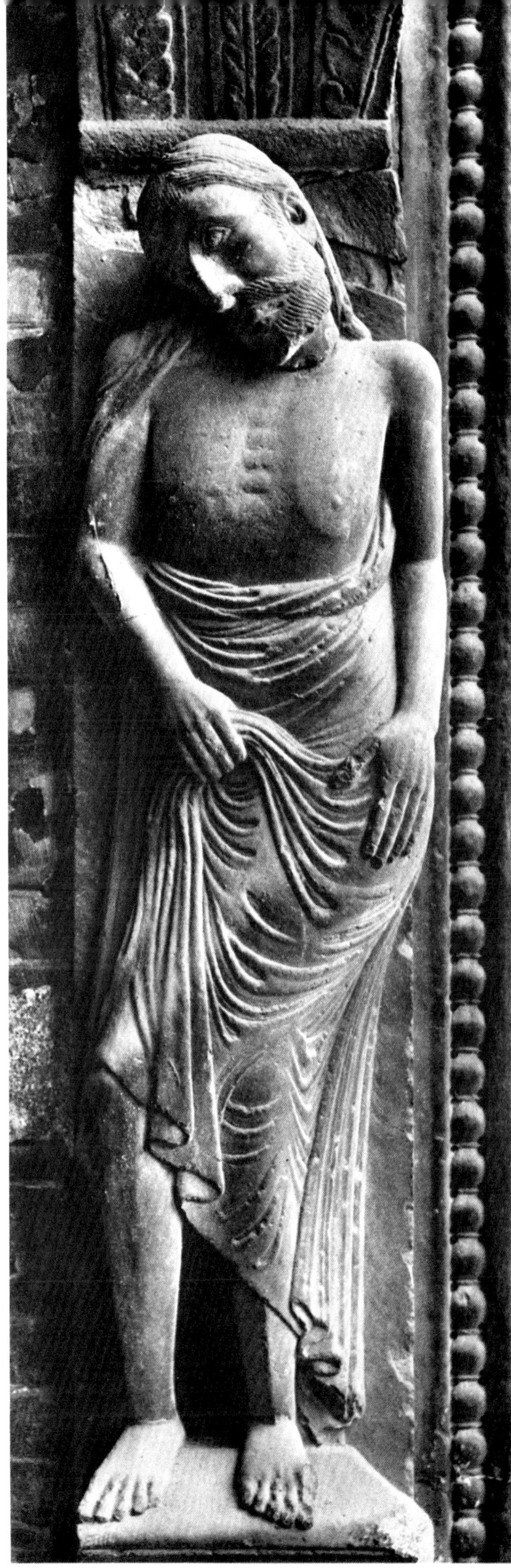

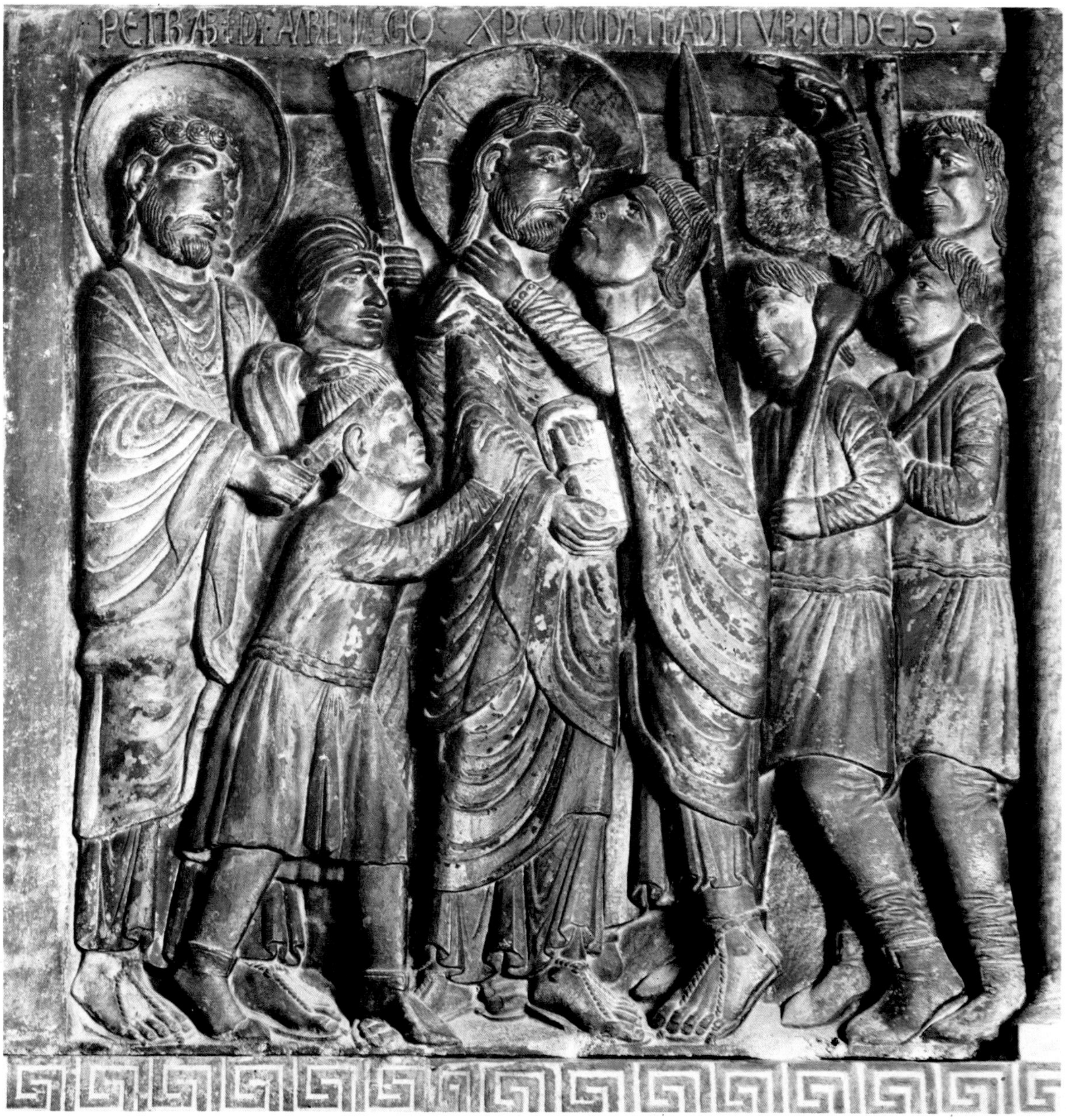

59 – Modena, Dom – Pontile. Ausschnitt: Der Judaskuß. Ende 12. Jh.

mentalportalen auf den Markusplatz. Die Raumkonzeption von San Marco mit den fünf gewaltigen Kuppeln ist byzantinisch, doch die Art der Ziegelbauweise und viele Einzelformen – etwa die inneren Wandnischen der Apsiden – entsprechen oberitalienischen romanischen Bautraditionen.

Schon in der ersten Hälfte des 11. Jahrhunderts gab es in der Lagune und ihrem Umkreis eine eigene Bautradition. Das bezeugen die dreischiffigen, in drei Apsiden endenden Basiliken San Nicolò di Lido, San Giovanni Decollato und Sant'Eufemia auf der Insel Giudecca in Venedig selbst und die weiter nordöstlich gelegene Patriarchatsbasilika in Aquileia. Diese lokale Überlieferung und an Byzantinisches anknüpfende Kirchen wie San Marco begünstigten die Entwicklung einer für den Lagunenbereich charakteristischen Ziegelbauweise im 12. Jahrhundert. Die kurz vor 1100 errichtete, weitgehend zerstörte Kathedrale von Jesolo

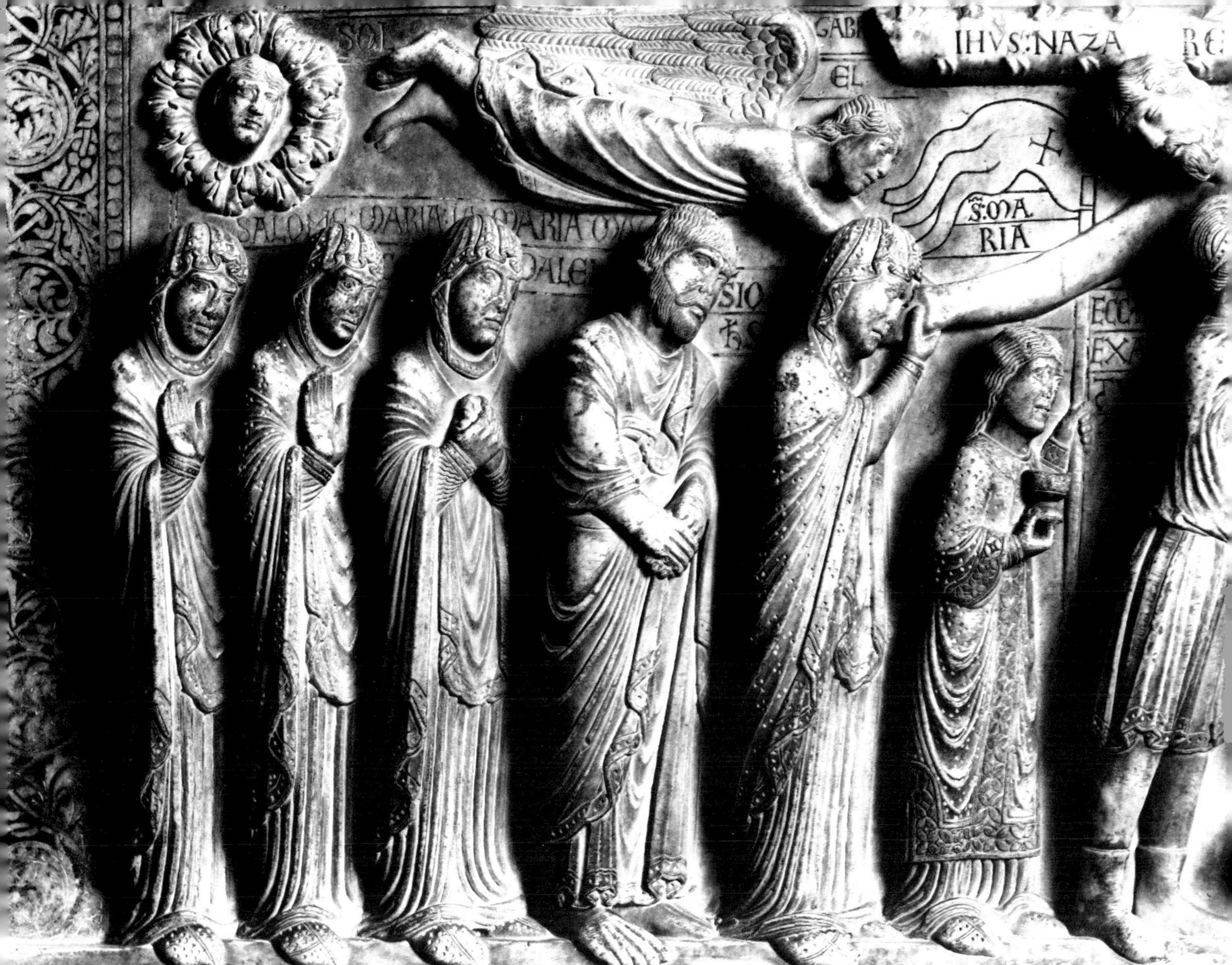

60 und 61 – Parma, Dom – Pontile: Kreuzabnahme (Ausschnitt und Gesamtansicht). Um 1178

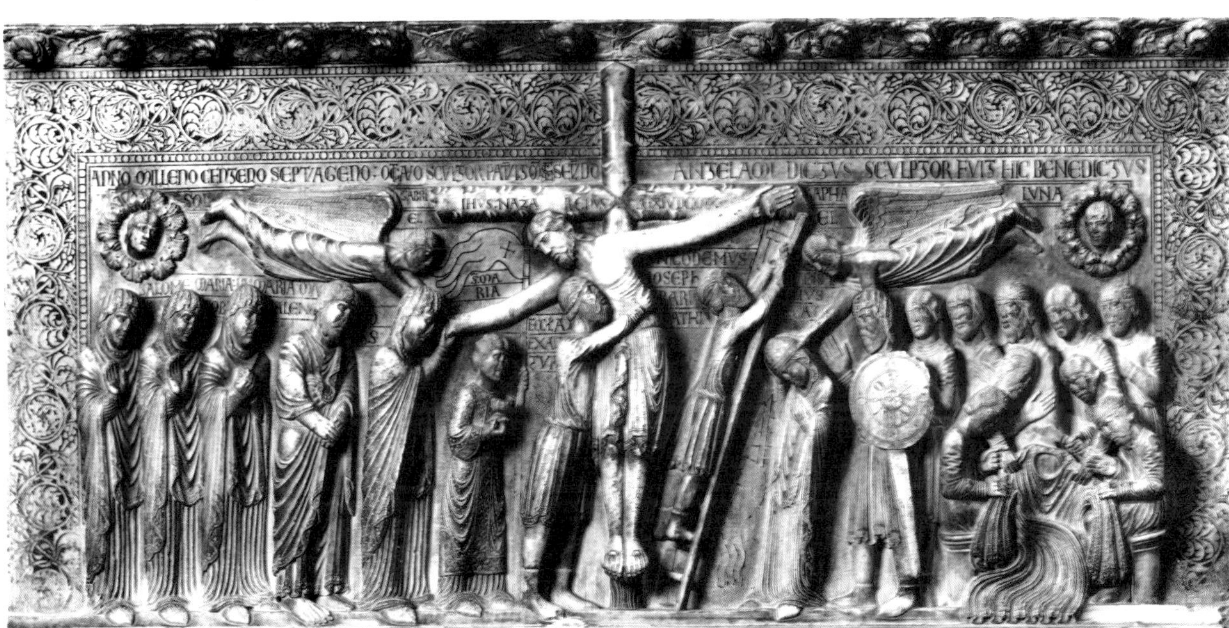

war ein dreischiffiger Bau mit doppeltem Stützenwechsel, vorspringendem Querhaus und einem Chor mit drei langgestreckten, durch Rechteckpfeiler gegeneinander abgegrenzten Apsiden. Die Kathedrale von Torcello aus dem frühen 11. Jahrhundert läßt bereits einige Besonderheiten erkennen, die dann auf Padua (Santa Sofia) und Bologna (San Giovanni in Monte) ausstrahlten.

Ihren Höhepunkt erlebte diese Architektur im 12. Jahrhundert, als zahlreiche Anregungen aus dem Westen aufgegriffen wurden. Der trotz völliger Restaurierung im 19. Jahrhundert am besten erhaltene Bau ist die Basilika Santi Maria e Donato in Murano, die spätestens 1125 anläßlich der Überführung der Reliquien des heiligen Donatus begonnen wurde und 1140 – dem inschriftlich genannten Datum auf dem Fußboden – weitgehend vollendet war. An das kurze dreischiffige Langhaus schließen sich ein im Grundriß nicht vorspringendes Querschiff und ein erhöhter Chor mit breiter halbrunder Hauptapsis und zwei nur im Inneren halbrund, außen gerade abschließenden Seitenapsiden. Ursprünglich war der Bau sicher flach gedeckt. Die Außengliederung durch Wandnischen und Galerien wie auch die reiche Ziegelornamentik, die sehr charakteristisch ist, war am romanischen Bau von San Zaccaria in Venedig

Abb. 431 und 432

62 – Embrun – Kathedrale Notre-Dame: Portalbaldachin, dessen Säulen auf Atlanten und Löwen ruhen. Ende 12. Jh.

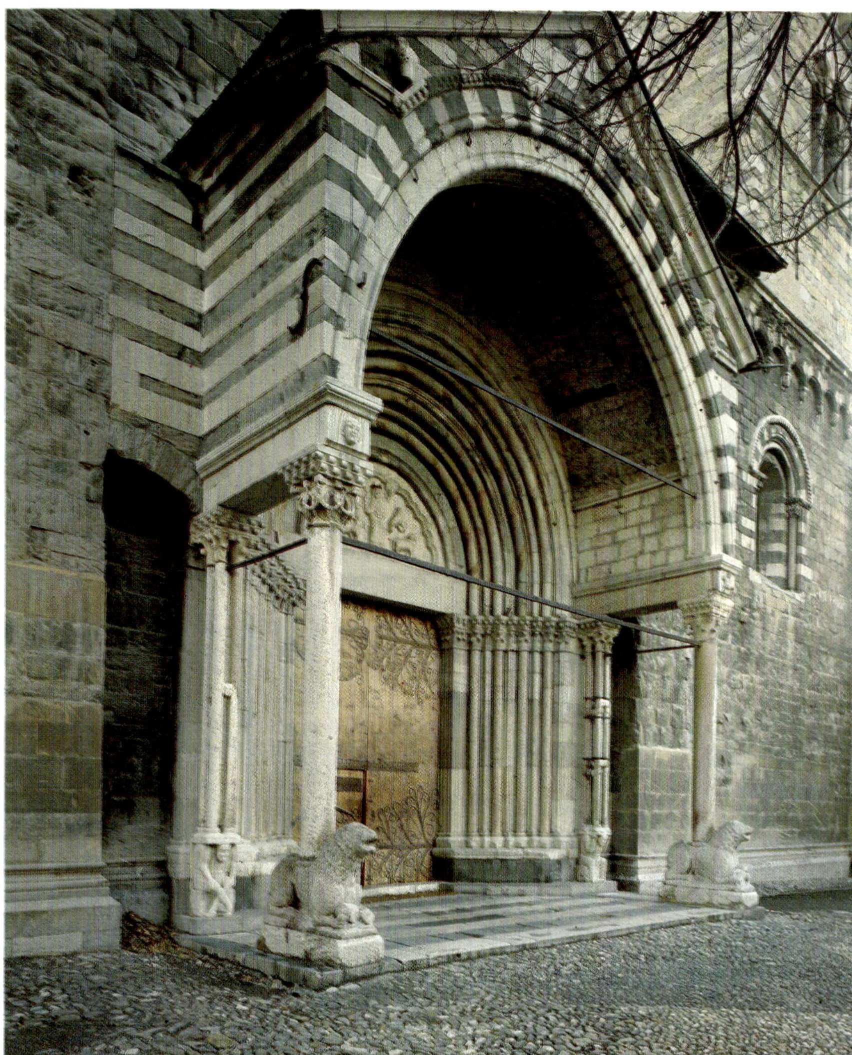

vielleicht sehr ähnlich. Stil, Technik und Dekor des Baus knüpfen an die oberitalienische Tradition – von Venedig bis zur Lombardei – an.

Auch die Monumentalplastik und die Marmorböden scheinen im Spannungsfeld zwischen Orient und Okzident gestanden zu haben, wenn auch das Abendland meist überwog. Bei den Marmorarbeiten sind Rückgriffe und Neuschöpfungen – vor allem beim Kircheninventar – entweder von der lokalen Überlieferung oder vom Osten geprägt. Die gesamte Bauplastik der venezianischen Häuser dagegen – besonders die *patere*, ornamentale und figurale Zierscheiben – entstammen dem westlichen Kulturkreis.

Um 1200 und danach erwuchs aus den schöpferischen Kräften des 12. Jahrhunderts eine Bildhauerschule, die bisher noch zu wenig Beachtung fand. Sie stellte den byzantinisierenden Nachbildungen ein Konzept entgegen, das aus der Kenntnis der großen europäischen Leistungen zu Beginn der Gotik gespeist war. Einen Höhepunkt bildet das Hauptportal der Westfassade von San Marco von der Mitte des 13. Jahrhunderts. Es ist eine der letzten romanischen Schöpfungen, um etliches später entstanden als die lombardisch-emilischen Skulpturen, und wird von manchen Gelehrten – nicht zu Unrecht – schon der Gotik zugerechnet. Das ikonographische Programm ist in sich geschlossen und umfaßt Episoden aus dem menschlichen Leben, Allegorien, Propheten und im Scheitel Christus; die Lebensalter, Monatsbilder, Darstellungen der Stände und der Tugenden überziehen die Archivolten des Portals. Die Stilelemente stammen aus sehr vielfältigen Quellen: Lombardisches klingt an in der Verflechtung des Rahmenwerks, Byzantinisches in der Gewandbehandlung, Antikisches in der Wiedergabe nackter Partien und gotische Erzählfreude bei den Szenen aus dem Alltagsleben. Die Behandlung der Gesichter, gelegentlich auch der Faltenwurf und manche Einzelmotive dagegen stehen in der Nachfolge von Antelami. Die Handschriften der verschiedenen Künstler am Hauptportal und an den übrigen Portalen von San Marco konnten inzwischen entschlüsselt werden. In dieser Vielfalt, die den Reichtum der venezianischen Kultur im 13. Jahrhundert ausmacht, hat man zu Recht das typisch Venezianische im Werk dieser Bildhauer gesehen.

Mittelitalien, Korsika und Sardinien

Einen knappen Überblick über den sehr eigenwilligen Formenapparat der toskanischen Architektur vermittelt die Bautengruppe von Dom, Baptisterium und Campanile in Pisa, die Zeugnis ablegt von der beherrschenden Macht des Stadtstaates schon in der romanischen Epoche. Der Dom von Pisa ist einer der größten und bedeutendsten romanischen Bauten Italiens, von dem wir allerdings immer noch zu wenig wissen und dessen Chronologie nach wie vor umstritten ist. Einigkeit besteht über den Baubeginn 1063/1064, ferner gibt es zwei feste Weihedaten, 1118 und 1121; nach Meinung einiger Spezialisten wurde der Dom nach einer Planerweiterung zwischen 1121 und 1180 mit der heutigen Fassade vollendet, nach anderer Ansicht dagegen stammt die Fassade erst aus der Mitte des 13. Jahrhunderts. Die fünfschiffige Emporenbasilika mit weit ausladendem dreischiffigen Querschiff und langgestrecktem Chor hat eine Ovalkuppel über der Vierung.

Abb. 433 und 434

Auffallend ist die für die Toskana typische Wandgliederung in horizontal betonte Geschosse, die eine überaus dekorative Wirkung hervorruft: der ganze Bau ist rundum mit Pilastern geschmückt, die im Erdgeschoß Blendarkaden tragen, in den beiden oberen Geschossen einen geraden Abschluß haben; nur die Ostapsis mit Blendnischen auf Halbsäulen und die beiden übereinandergelegten Säulenumgänge – wie auch die Westfassade – durchbrechen diese Anordnung. Ein weiteres charakteristisches Merkmal ist die üppige Marmorverkleidung: verschiedenfarbige Marmorplatten – vor allem aus Carrara – verleihen der Wand Leben und

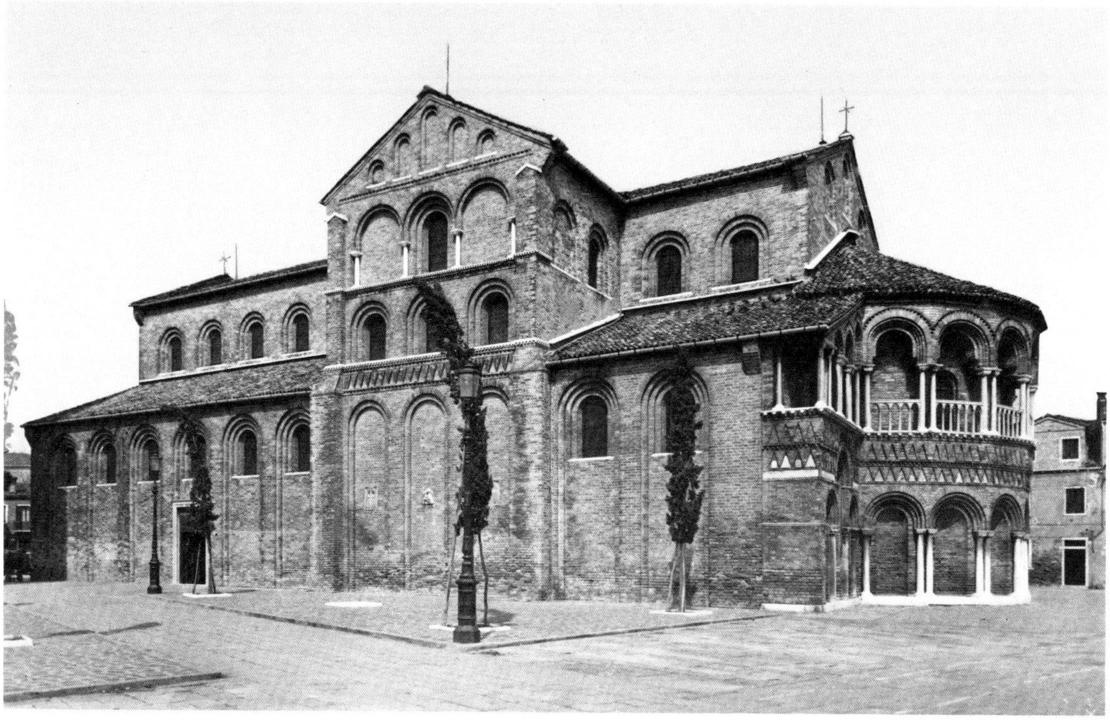

63 – Murano – Santi Maria e Donato: Ansicht von Süden. Um 1125–1140

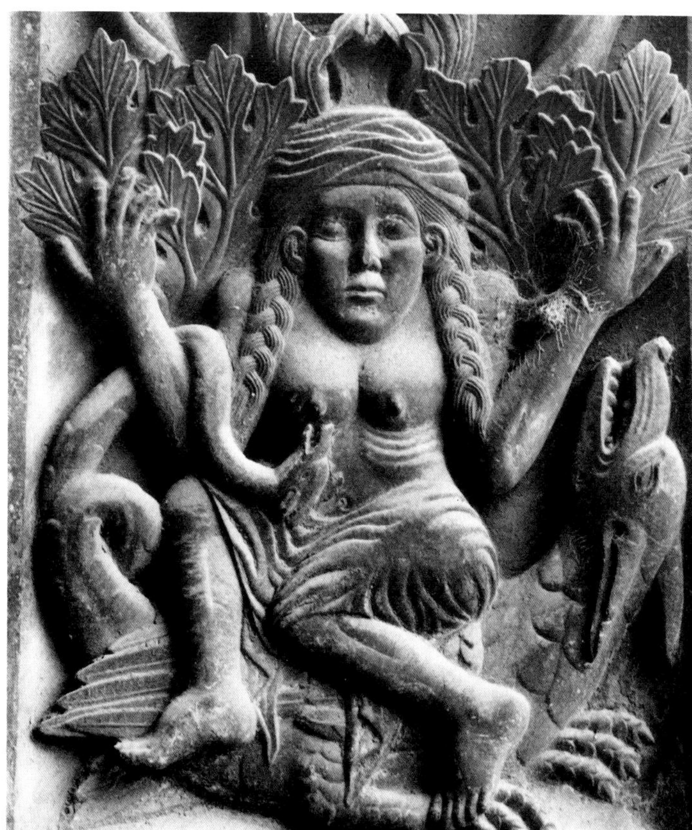

64 – Venedig, San Marco – Teilansicht des Hauptportals: Frau auf einem Drachen (die Unzucht?). Erste Hälfte 13. Jh.

65 – Venedig – San Marco, Innenansicht: Chor und Vierung mit ihren Mosaiken. Ende 11.–12. Jh.

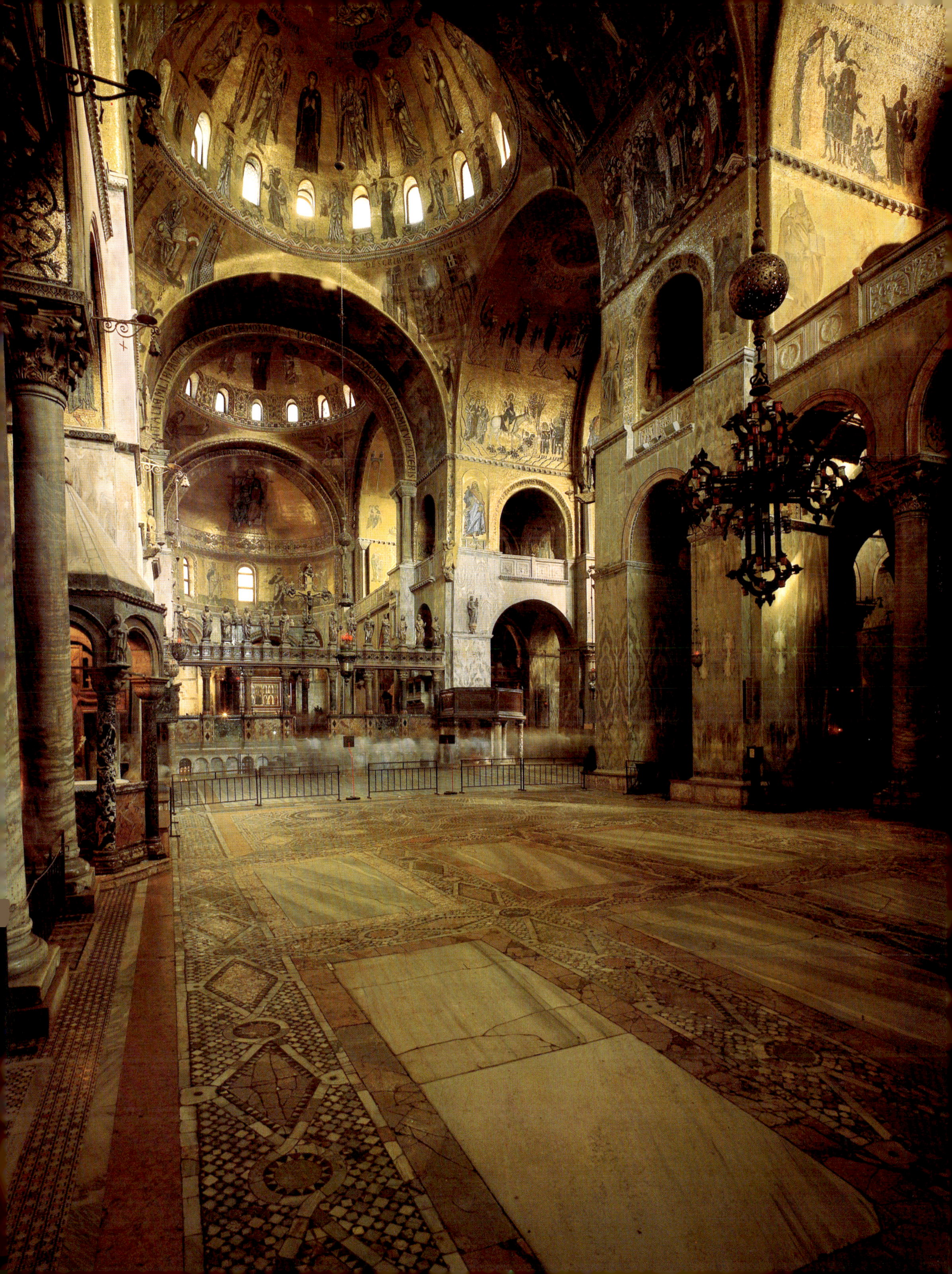

Leuchtkraft. Das 1153 begonnene Baptisterium von Pisa erfuhr zwischen 1250 und 1265 eine neue Außengestaltung durch Nicola Pisano.

Der sogenannte pisanische Stil entfaltete sich auch in Lucca. San Michele in Foro – der Triumphbogen trägt die Jahreszahl 1143 – zeigt im Außenbau eine überaus reiche Wandgliederung, vor allem an der Fassade mit den ornamentalen Inkrustationen im Giebel. Auch San Giovanni Fuorcivitas und San Bartolomeo in Pantano in Pistoia bekunden, wie erlesen-raffiniert die Wand gestaltet und plastisch-dekorativ gegliedert wurde. Dieser reiche, geradezu übersteigerte Stil fand in verschiedenen Orten der Toskana Nachahmung, wie die Pieve di Santa Maria in Arezzo bezeugt.

Korsika, dessen Verwaltung der Papst 1091 dem Bischof von Pisa unterstellte, verdankte der Stadtrepublik nicht nur auf künstlerischem Gebiet einen neuen Aufschwung. Die Apsis der
Abb. 436 1119 geweihten Kathedrale von La Canonica, dem alten Mariana, mit ihrer Polychromie – die hier, wo es keinen Marmor gibt, durch einheimisches Material erzielt wurde – läßt den pisanischen Einfluß deutlich erkennen. Die sehr schlichte Innengliederung der dreischiffigen Pfeilerbasilika hält dagegen an der lokalen Überlieferung fest. Eine zweite Gruppe von Bauten aus einheimischem Stein mit reicher Polychromie ist später entstanden und scheint am reiferen Stil der fortgeschrittenen Bauphasen des Domkomplexes in Pisa anzuknüpfen. Ein schönes Beispiel für diese einschiffigen Kirchen mit halbrunder Apsis ist die Dreifaltigkeitskirche in Aregno aus schwarzem und weißem Granit; der Skulpturenschmuck, der sich an diesen Bauten entfaltet, geht auf lokale Traditionen zurück und ist sehr schwer einzuordnen. In Sardinien erfuhr die toskanische Architektur eine ähnliche Verbreitung. Die Insel ist übersät mit Kirchen in pisanischem Stil, die wie in Korsika Balkendecken tragen. Genannt seien nur die dreischiffige Basilika San Gavino in Porto Torres, die Santissima Trinità di Saccargia bei Codrongianus und die Kathedrale Santa Maria in Cagliari.

Das mittelitalienische Umbrien hat zwar keine eigenständigen Bautypen hervorgebracht, aber auch dort entstanden bedeutende romanische Denkmäler wie etwa die Dome in Narni

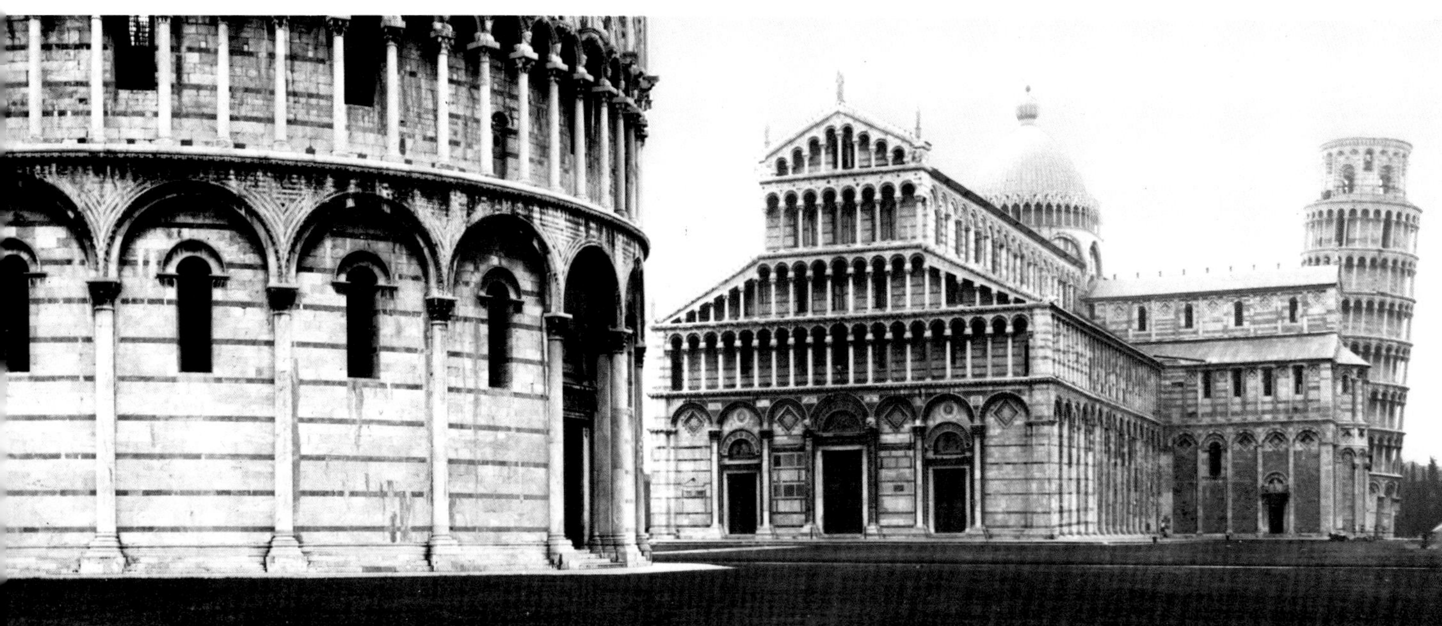

66 – Pisa – Dombezirk: Baptisterium, Dom und Schiefer Turm von Südwesten. 12.–13. Jh.

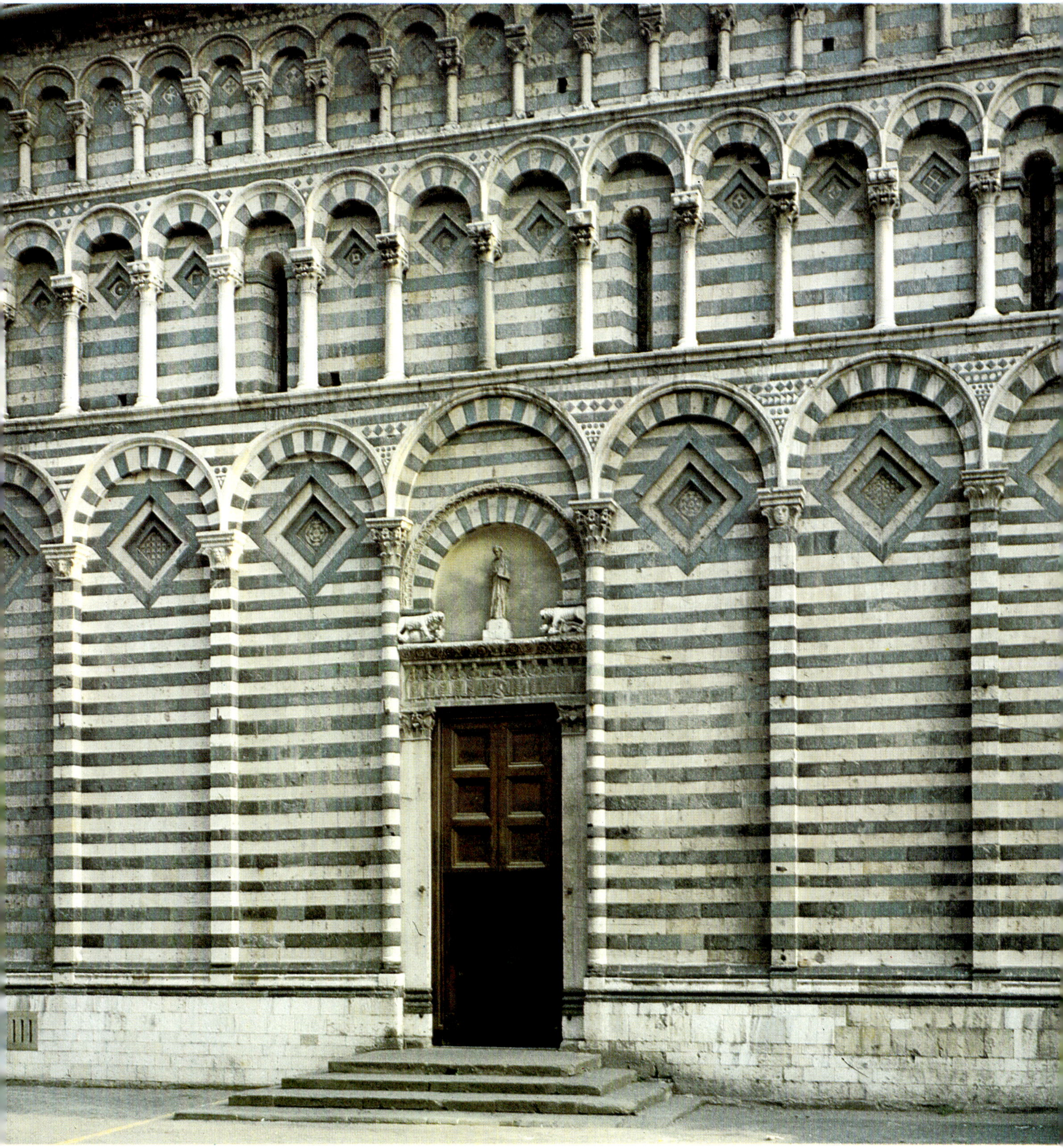

67 – Pistoia – San Giovanni fuor Civitas: Seitenfassade (Ausschnitt). 12. Jh.

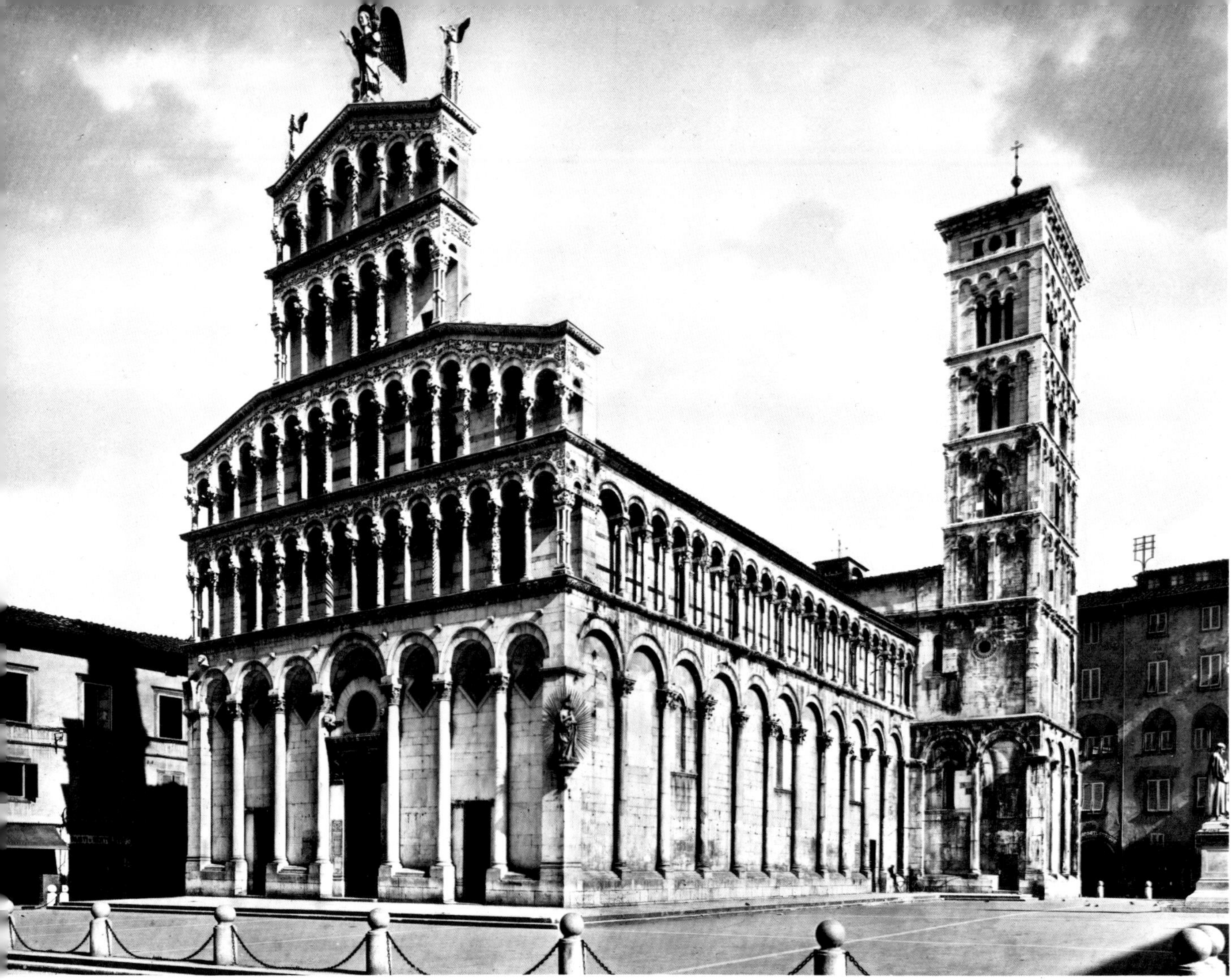

68 – Lucca – San Michele in Foro: Gesamtansicht der arkadengegliederten Fassade, des Langhauses und des Turms. Um 1143

und Todi sowie der Dom und einige andere Kirchen in Spoleto. Lokale Besonderheiten zeichnen sich in der Außengestaltung ab, vor allem in der Entwicklung der Fensterrosen. In Lugnano in Teverina, bei Santa Maria Maggiore in Tuscania und am Dom von Spoleto dient dieses Fenster nicht so sehr als Lichtquelle für das Langhaus, sondern bildet ein wichtiges Schmuckelement der Fassade, das im Rahmen des skulpturalen Dekors Akzente setzt. Das Rundfenster ist oft von den Evangelistensymbolen umgeben und steht zweifellos in Zusammenhang mit der mittelalterlichen Symbolik des Kreises als Abbild des Kosmos. Am Dom von Spoleto bildet die von den Evangelistensymbolen umgebene und von Atlanten getragene Fensterrose den Mittelpunkt der Fassade, die streng geometrisch-flächenhaft gegliedert und mit weiteren ornamentalen Rundfenstern geschmückt ist.

Die im Gebiet von Pisa geschulten Künstler, die an mehreren Orten wirkten, vertraten einen antikisierenden Stil mit lombardischen Anklängen und haben eine Reihe von Werken hinterlassen. Ein Meister Roberto gestaltete 1151 das Taufbecken von San Frediano in Lucca, und für den Dom zu Pisa schuf Guglielmo zwischen 1150 und 1162 die Kanzel, die später als Geschenk in die Kathedrale von Cagliari gelangte. In San Giovanni in Sugana bei Florenz wurde ein mit Szenen aus der Kindheit Christi geschmückter Marmorfuß, der heute als

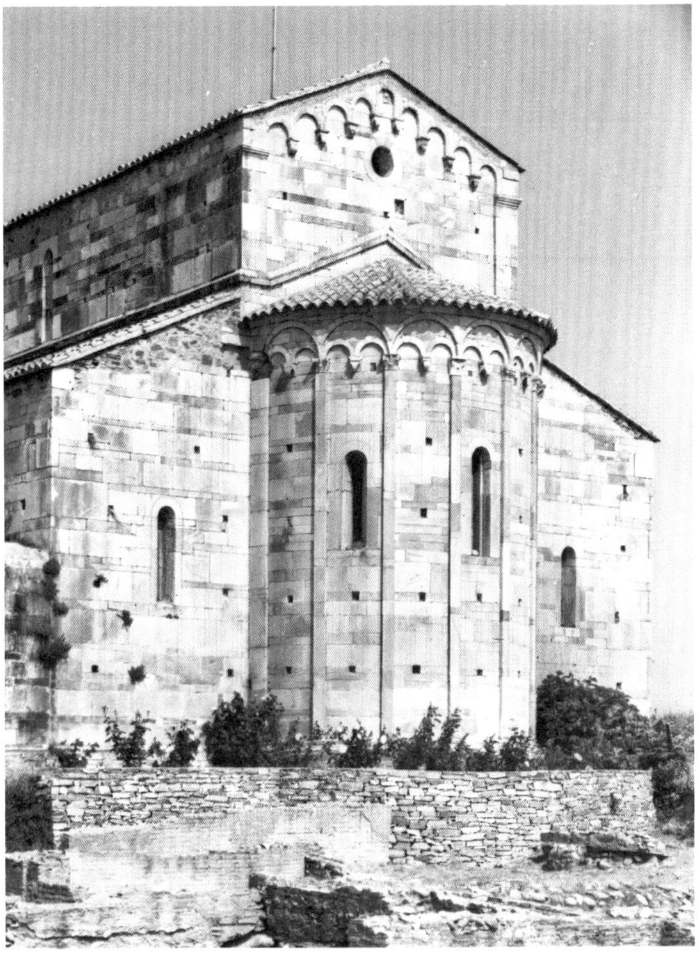

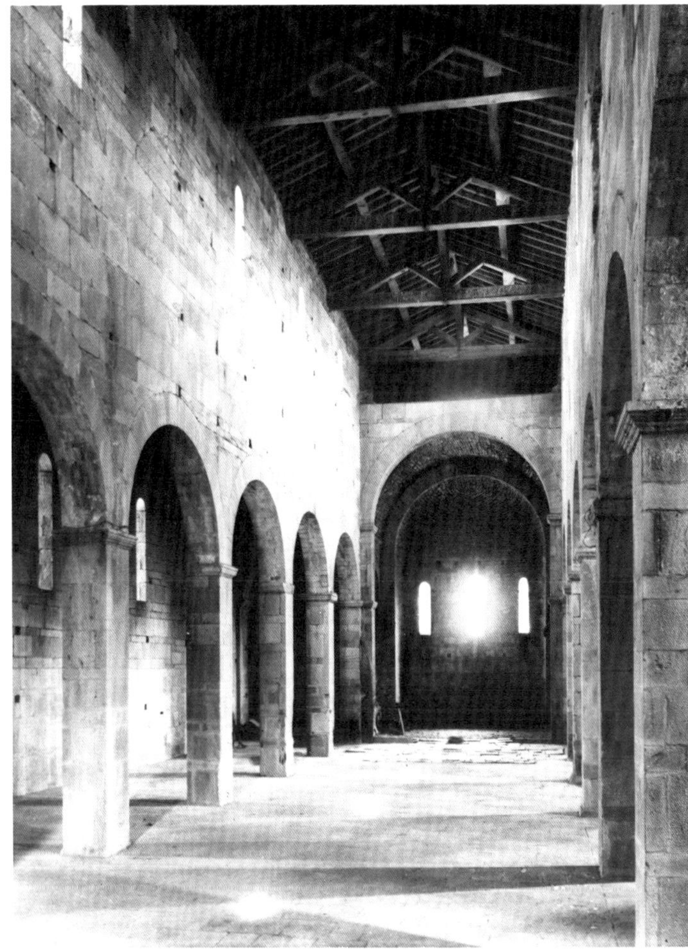

69 und 70 – La Canonica (Mariana) – Kathedrale: Außenansicht des Chors – Mittelschiff der Pfeilerbasilika. Frühes 12. Jh.

Weihwasserbecken dient, dem Meister von Cabestany zugeschrieben, der im letzten Viertel des 12. Jahrhunderts von der Toskana bis Katalonien tätig war. Er prägte die Kunst des comaskischen Bildhauers Biduino aus Bidogno bei Lugano, der die herrlichen Portalarchitrave der Pieve di San Casciano vor San Frediano bei Pisa skulpierte. Der mittlere zeigt die Auferweckung des Lazarus und den Einzug in Jerusalem, die seitlichen Tiere, Fabelwesen und Flechtwerk. Alle diese Skulpturen weisen schon voraus auf Nicola Pisano und auf die neue Blütezeit der Plastik, die mit der 1260 entstandenen Kanzel des Baptisteriums von Pisa anbrach.

Florenz entfaltete eine «edle und reiche» romanische Architektur, in der antikische Elemente aufgegriffen und die Wände mit Marmorverkleidungen überzogen wurden. Die dreischiffige Säulenbasilika San Miniato al Monte mit Hallenkrypta und erhöhtem Chor ist mit einem auf Schwibbögen ruhenden offenem Dachstuhl gedeckt. Die herrliche Fassade mit ihrer Arkaden- und Nischengliederung und den reichen geometrischen Schmuckmotiven wurde erst um 1200 vollendet. In denselben Umkreis gehört die Fassade der Klosterkirche Badia von Fiesole, doch die Meisterleistung ist das Baptisterium von Florenz, ein zweigeschossiges, durch Galerien gegliedertes Oktogon mit spitzbogigem Klostergewölbe; die Halbkreisapsis wurde 1202

Abb. 437

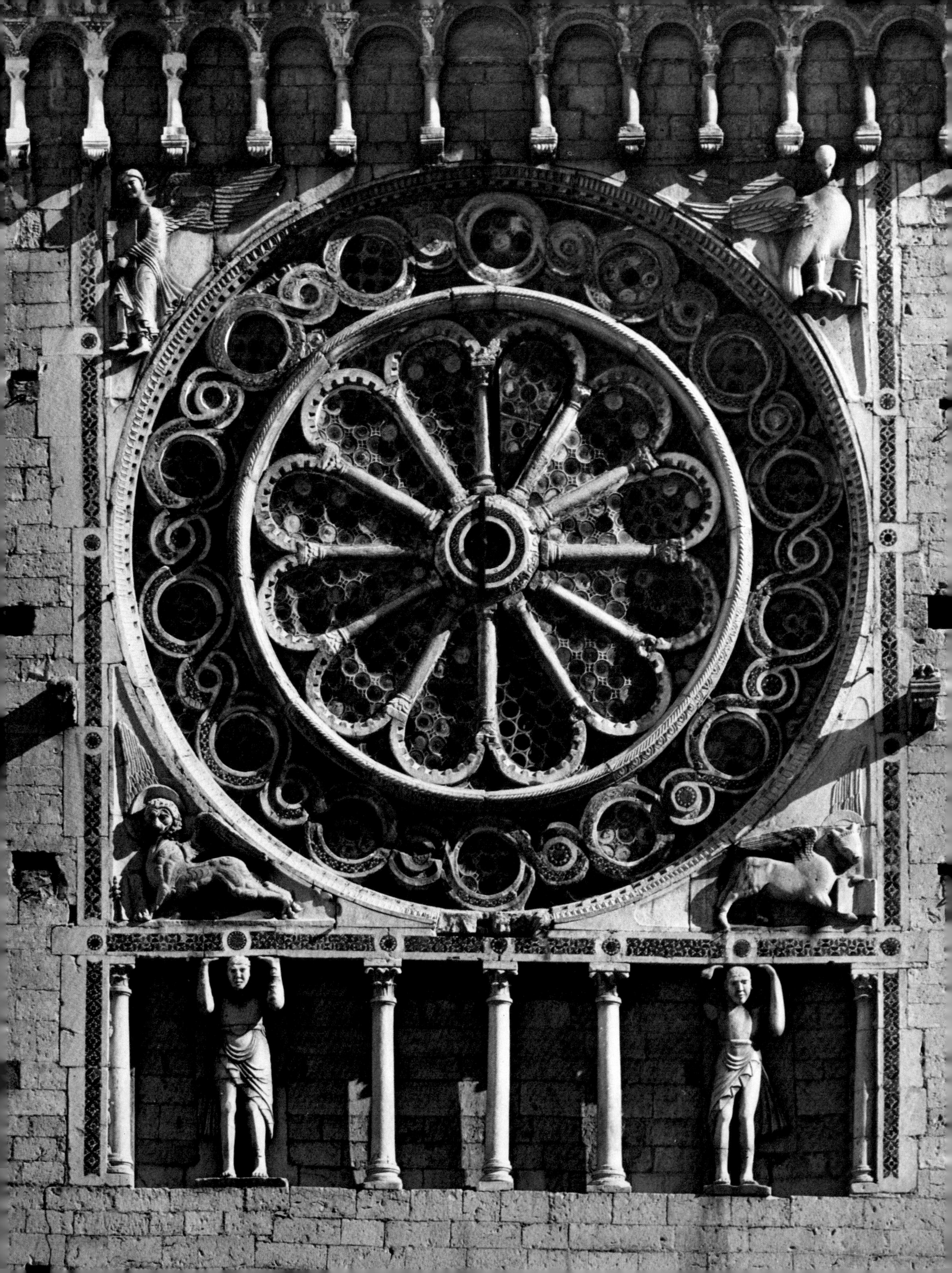

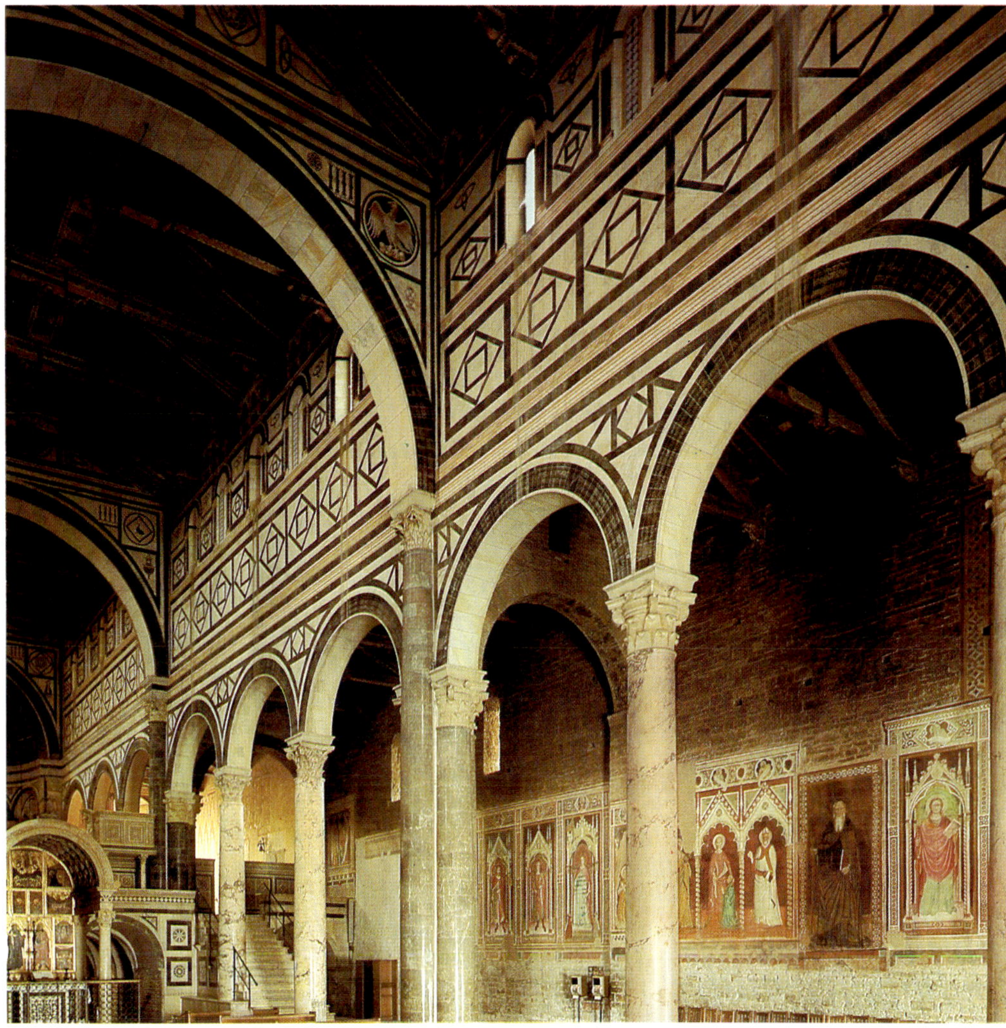

72 – Florenz – San Miniato al Monte: Innenansicht mit Scheid- und Schwibbögen. 12. Jh.

durch einen schmalen Rechteckchor ersetzt. Diese hochentwickelte preziöse Kunst, die typisch ist für Florenz, nimmt sich wie eine Art frühchristliche Fata Morgana in der toskanischen Frührenaissance aus. Die bei den Florentinern so beliebte Verschmelzung antikisierender und mittelalterlicher Formen und Gedanken hat die Frühwerke Brunelleschis entscheidend mitgeprägt.

Rom, Latium und Kampanien

Trotz der erdrückenden Last der Zeugen einer großen Vergangenheit entwickelte sich seit dem Amtsantritt des Papstes Paschalis II. (1099–1118) in Rom eine eigenständige mittelalterliche Kunst, die auf ganz Latium ausstrahlte. Einflüsse aus anderen Regionen, vor allem aus Oberitalien, lassen sich nicht leugnen, doch blieb Rom dem Grundschema der frühchristlichen Basilika treu. Den Kirchen Santi Quattro Coronati und San Clemente, die im 12. Jahrhundert wiederaufgebaut wurden, Abb. 438 ist vor der Fassade ein Atrium mit Propylon vorgelegt, das bei San Clemente aus vier ionischen Säulen gebildet ist. In Santa Maria in Cosmedin – unter Calixtus II. (1119–1124) restauriert – umfaßt der Blick auf die Fassade Narthex, Portikus und den für die mittelalterlichen römischen Bauten typischen Campanile mit quadratischem

71 – Spoleto, Dom – Von Atlanten getragene Fensterrose der Fassade. Ende 12. Jh.

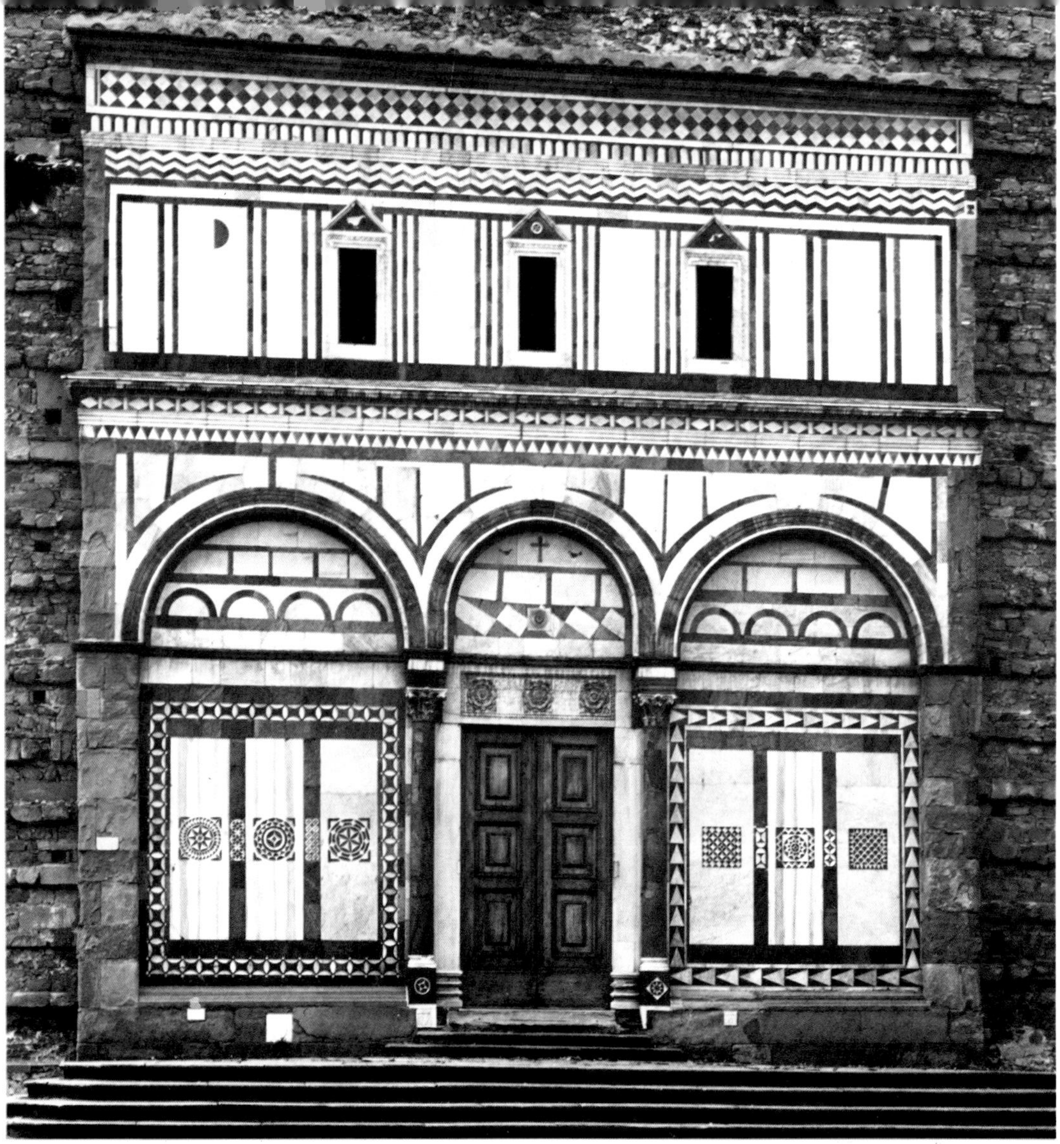

73 – Fiesole – Badia Fiesolana: Fassade mit Arkadengliederung und geometrischem Dekor. Um 1200

Grundriß. Bei Santa Maria in Trastevere ist der Außenbau mit Arkaden und Lisenen gegliedert, die nicht – wie vielfach behauptet – auf Vorbilder aus dem Norden, sondern auf spätantike Wandstrukturen zurückgehen.

Der Campanile, der sich neben einer ganzen Reihe römischer Kirchen erhebt, ist oft das einzige Bauglied, das noch aus dem Mittelalter stammt. Typisch für das 12. Jahrhundert sind die Glockentürme von San Crisogono und Santa Maria in Cosmedin. Der letztere hat sieben Geschosse, deren drei obere von Fenstern durchbrochen sind; er ähnelt dem Campanile von Santi Giovanni e Paolo; Varianten bieten die Türme von San Marco, San Giovanni a Porta Latina, San Giovanni in Laterano und San Giorgio in Velabro. Wie schon angedeutet, besaßen einige römische Kirchen auch kleine Portalvorbauten wie etwa San Clemente, Santa Maria in Cosmedin, die Abbazia delle tre Fontane und San Saba.

Atrium und Kreuzgang waren Oasen der Ruhe und Kühle in der übervölkerten Stadt. In den Kreuzgängen, die es in Rom wahrscheinlich bereits im Frühmittelalter und in der gesamten romanischen Zeit gab, vereinigten Baumeister und Marmorkünstler ihr Können zu eindrucksvollen Schöpfungen. Die besterhaltenen und auch interessantesten Kreuzgänge stammen aus dem 13. Jahrhundert: Santi Quattro Coronati, San Giovanni in Laterano und San

Paolo fuori le mura. Der zwischen 1215 und 1232 von Vassalletto Vater und Sohn errichtete Kreuzgang des Lateran enthält sehr unterschiedlich geformte Doppelsäulchen, die an den Durchgängen zum Hof von Tieren getragen werden. Über den Arkaden verläuft ein dekorativer Mosaikfries und ein mit Tierköpfen geschmücktes Traufgesims. Das kleinere, doch an Formen noch reichere Gegenstück, den 1205 begonnenen und 1241 vollendeten Kreuzgang von San Paolo fuori le mura, verdanken wir ebenfalls der Familie Vassalletto.

Die römischen Marmorkünstler, die vor allem den Familien der Cosmaten, der Mellini und der Vassalletti angehörten, wirkten vom 12. bis zum 14. Jahrhundert in Rom und in Latium als Architekten, Bildhauer und Mosaizisten. Sie errichteten Kreuzgänge und Glockentürme, skulpierten Kanzeln, Throne und Grabmale. Einer der ersten Marmorkünstler, Paolo, war unter Paschalis II. für Bischof Augustinus im Dom von Ferentino tätig. Eine der vollständigsten liturgischen Ausstattungen – die allerdings aus verschiedenen Phasen stammt – besitzt San Clemente in Rom.

Die Osterleuchter gehören zu den Hauptwerken der römischen Plastik. Der größte und reichste ist der um 1190 von Pietro Vassalletto und Niccolò di Angelo geschaffene Leuchter von San Paolo fuori le mura. Über der von Sphingen geschmückten Basis wächst der in

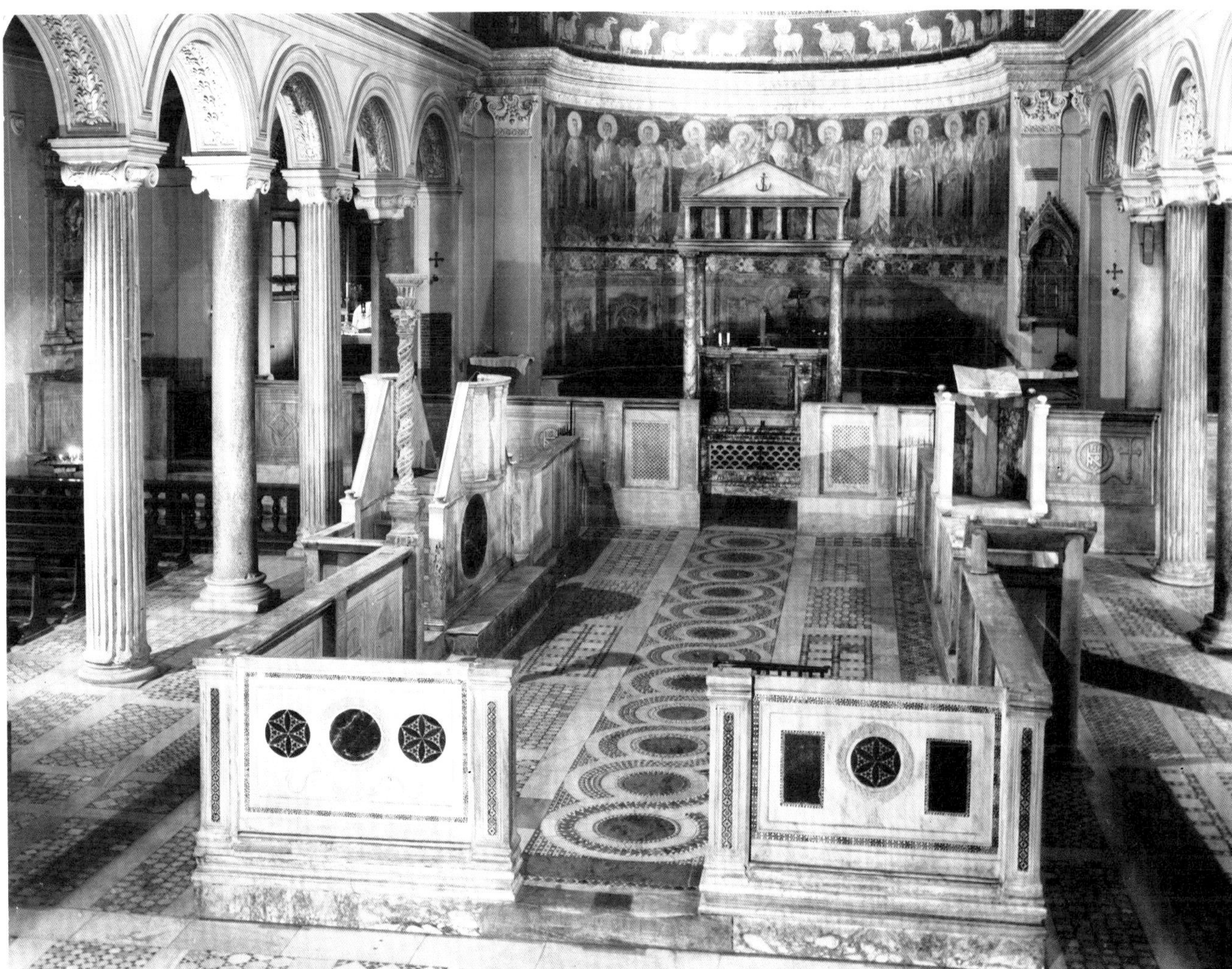

74 – Rom – San Clemente: Mittelschiff mit Chorschranken, Ambonen und Bodenmosaik des 12. Jh.

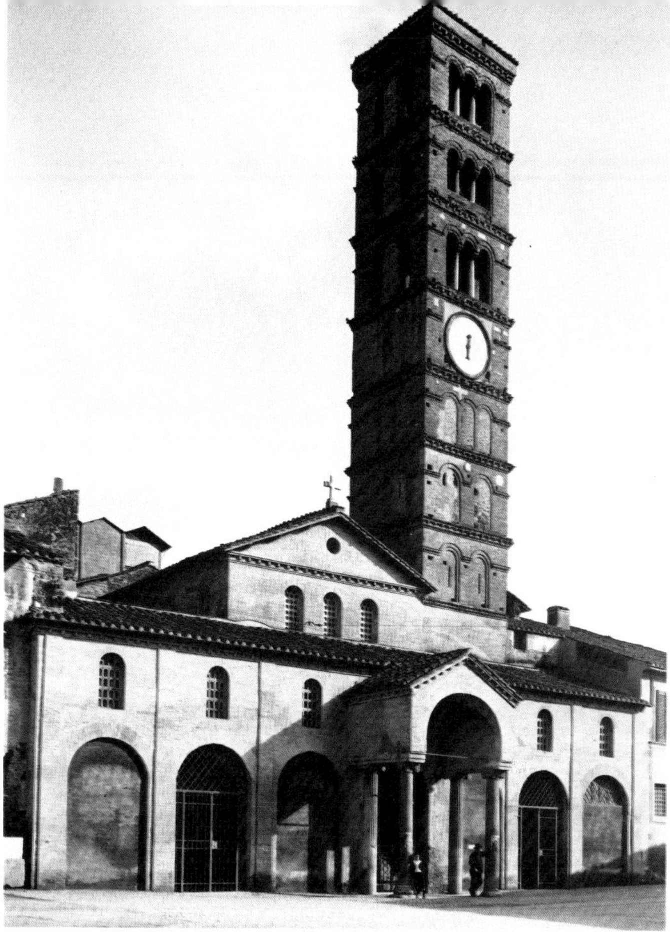

75 – Rom – Santa Maria in Cosmedin: Fassade mit Portalbaldachin und Campanile. 12. Jh.

mehrere Zonen gegliederte Säulenschaft empor, auf dem Passion, Auferstehung und Himmelfahrt dargestellt sind. Der ebenfalls in mehrere Zonen unterteilte Osterleuchter im Dom von Gaeta aus dem späten 13. Jahrhundert zeigt Szenen aus der Kindheit Jesu, der Passion und der Vita des Erasmus, des Schutzheiligen von Gaeta.

Die römischen Cosmaten lieferten auf Bestellung auch in Rom vorgefertigte Einzelteile nach auswärts, wo sie dann erst zusammengesetzt wurden, wie etwa beim Kreuzgang von Santa Scolastica in Subiaco zwischen Tivoli und Anagni in Latium. Damit der Aufbau leichter vonstatten ging, war jeder Stein entsprechend der Arkade, zu der er gehörte, numeriert. Für den ersten Bauabschnitt signierte Jacobus Romanus, für die Vollendung zeichneten sein Sohn Cosmas und dessen Söhne: «Cosmas und seine Söhne Lucas und Jacobus, drei römische Bürger und meisterliche Marmorkünstler, haben dieses Werk zur Zeit des Abtes Landi geschaffen.» Auch der Kreuzgang der Abtei Sasso Vivo bei Foligno in Umbrien wurde zwischen 1229 und 1233 in Fertigteilen aus Rom geliefert.

Die mittelalterliche Kunst Roms strahlte auch in das angrenzende Kampanien aus. Der Campanile von Gaeta im Grenzgebiet von Latium zeigt die Verwandtschaft der beiden Kulturkreise, des römischen und des südlichen. Der zwischen 1148 und 1174 von dem römischen Marmorkünstler Niccolò di Angelo geschaffene Glockenturm besteht aus einem rechteckigen Untergeschoß, das als Seiteneingang zur Kirche dient, und drei von Bogenfenstern durchbrochenen Obergeschossen. Eng verwandt mit römischen Glockentürmen ist auch der Campanile von Terracina von der Mitte des 13. Jahrhunderts.

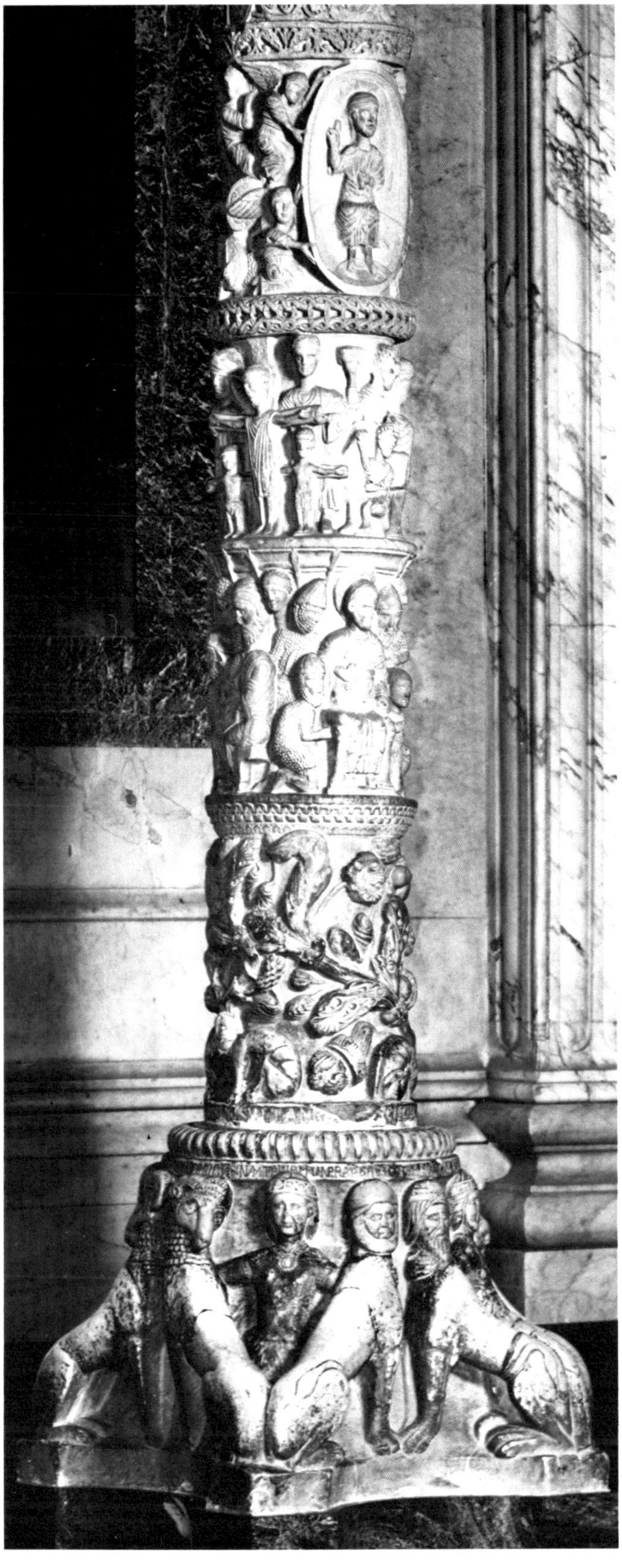

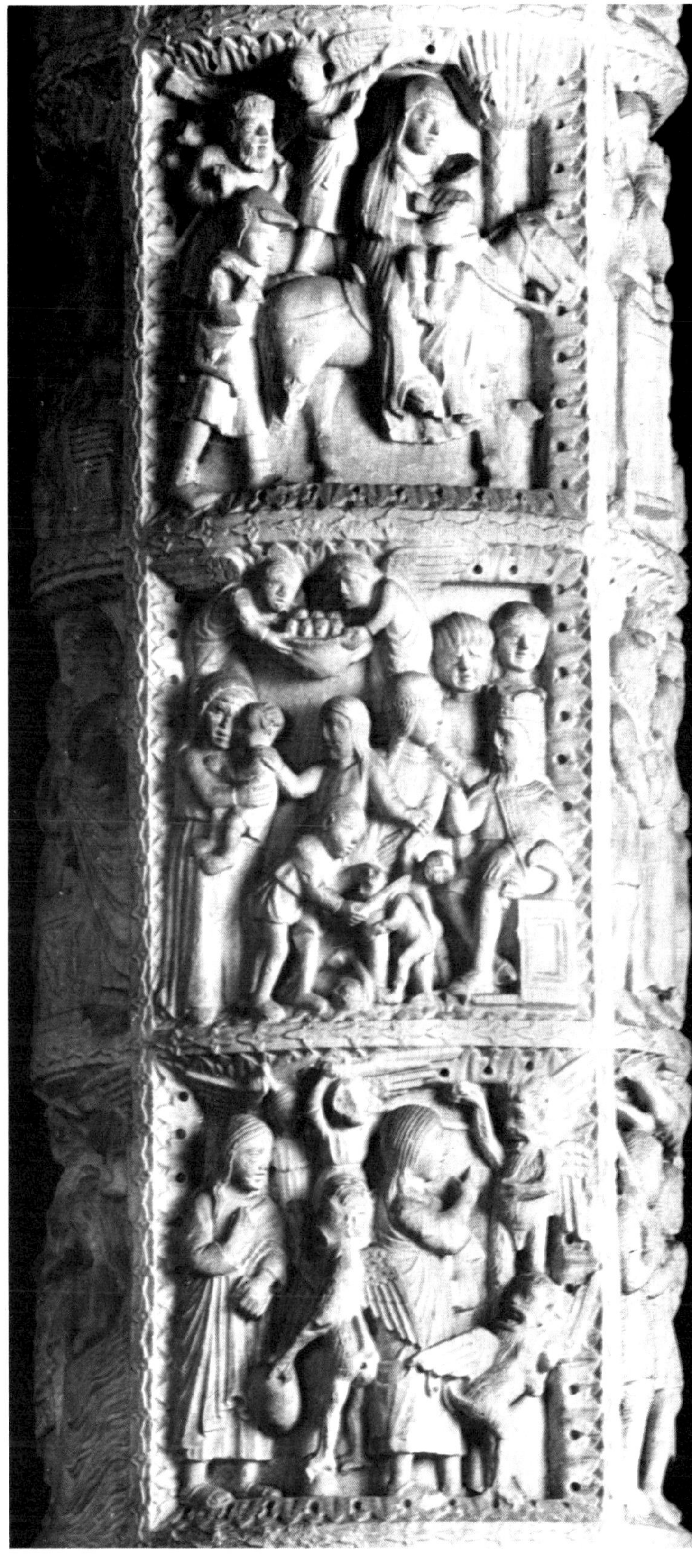

76 – Rom, San Paolo fuori le mura – Osterleuchter (untere Zonen). Ende 12. Jh.
77 – Gaeta, Dom – Osterleuchter. Ausschnitt: Szenen aus der Kindheit Christi. Spätes 12. Jh.

Abb. 439 bis 441 In Caserta Vecchia wie in Salerno oder Ravello durchdrangen sich in normannischer Zeit kampanische und südliche, vor allem sizilische Elemente. Der zwischen 1076 und 1085 entstandene Dom von Salerno mit seinem riesigen Atrium vereint in sich antike und normannisch-muselmanische Einflüsse. Ähnliches gilt für den zwischen 1103 und 1113 errichteten Dom von Sessa Aurunca und die verwandte Kathedrale von Caserta Vecchia, die etwa zwischen 1120 und 1153 entstand: die Außengliederung durch dekorative Blendbögen bringt normannisches Formengut zur Geltung, das Grundschema der dreischiffigen Basilika ohne Emporen greift auf antike Tradition zurück.

Plastik und Mosaik verbanden sich in der liturgischen Ausstattung zu hervorragenden Gesamtkompositionen. In Sessa Aurunca, Salerno, Ravello und anderenorts finden sich Kanzeln, Leuchter und Chorschranken, deren Ausarbeitung den Bildhauern ein besonderes Anliegen gewesen zu sein scheint. Rückgriffe auf die Antike sind offenkundig: so gehört etwa die Jonas-Geschichte zu den häufigsten Bildthemen. Die vor 1200 entstandene kampanische Plastik ist noch weitgehend unerforscht, die Skulpturen aus der Zeit Friedrichs II. dagegen wurden neuerdings näher untersucht. Die liturgische Ausstattung des Doms von Salerno etwa wurde um 1180 in Auftrag gegeben, als enge Wechselbeziehungen zu Sizilien bestanden. Der vegetabilische Dekor und die elegante Bewegung der drei Grazien am Osterleuchter sind antikisch. Nach 1200 war die Werkstatt von Monreale auf Sizilien bestimmend für die Arbeiten der Bildhauer von Sessa Aurunca; die apulische Kunst drang nach Amalfi und Benevent vor. Diese Entwicklung endete mit dem 1239 errichteten Triumphtor Friedrichs II. in Capua.

Apulien und Dalmatien

Das zuerst byzantinische, später normannische Apulien war Durchgangsland zwischen Ost und West, zwischen Adria und Mittelmeer. Die romanische Kunst Apuliens, die ihren Höhepunkt mit dem Bau der großen Kathedralen im 12. Jahrhundert erlebte, ist weder das Ergebnis normannischer Einflüsse noch der Anregungen aus dem Norden; sie ist auch nicht ausschließ-

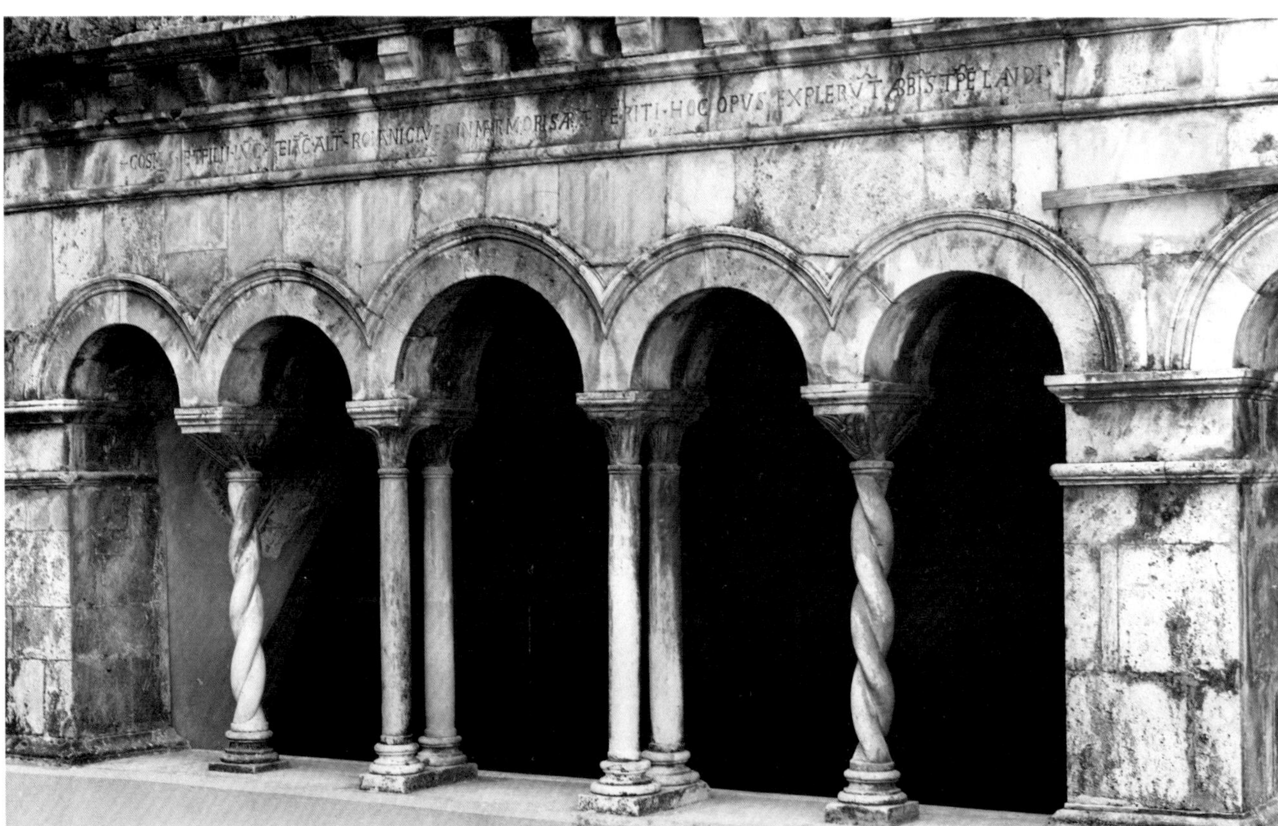

lich aus dem bodenständigen Erbe hervorgegangen, sondern vereint sin sich alle diese Elemente zugleich.

Die Basilica di San Nicola in Bari wurde 1087 als neue Ruhestätte für die Reliquien des heiligen Nikolaus begonnen, jedoch erst 1197 geweiht. Den Chor, unter dem sich wie in vielen Wallfahrtskirchen eine riesige Krypta erstreckt, bildet ein sehr breites Querschiff mit drei Apsiden, die nach außen hinter der geraden Ostwand verborgen sind. Dieses Chortransept geht auf frühchristliche und kampanische Traditionen zurück, denn eine ähnliche Lösung ist für Monte Cassino bezeugt und im Dom von Salerno noch zu finden. Das kurze dreischiffige Langhaus mit Stützenwechsel hatte ursprünglich einen offenen Dachstuhl. Die Emporen,

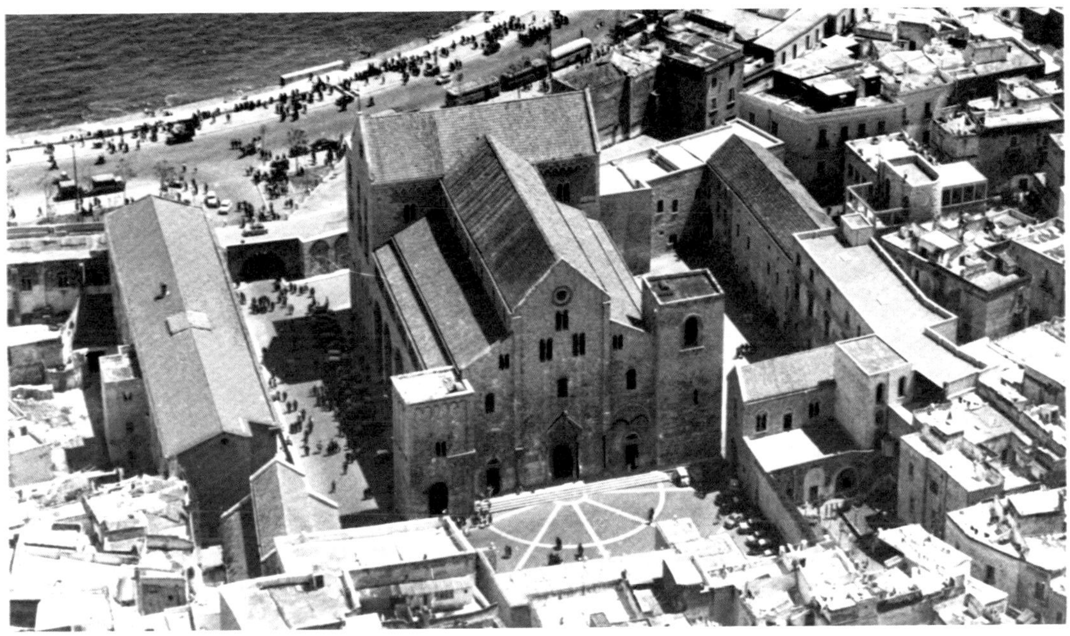

79 – Bari – San Nicola: Luftaufnahme. Ende 11.–12. Jh.

die in Italien seit frühchristlicher Zeit nicht mehr belegt sind, dürften Bauten nördlich der Alpen zum Vorbild haben. Die in ihrem Ursprung noch nicht eindeutig geklärte Architektur von San Nicola wirkte entscheidend auf eine Reihe apulischer Bauten ein.

Die Emporen und der offene Dachstuhl etwa wurden in San Gregorio in Bari übernommen; das breite und hohe Querhaus mit dem nach außen geraden Ostabschluß und Scheinemporen findet sich in den Kathedralen von Bari und in Bitonto wieder.

Obwohl die 1098 begonnene, in den Hauptteilen zwischen 1159 und 1186 errichtete Kathedrale von Trani, die den Vorgängerbau als Unterkirche inkorporiert, sich in der Grunddisposition an San Nicola orientiert und sowohl die Emporen als auch das breite Chortransept übernimmt, weicht sie doch auffällig ab: die steil hochgezogenen Apsiden treten außen in Erscheinung und die flankierenden Osttürme fehlen. San Benedetto in Brindisi hat wuchtige Kreuzgewölbe, und auch San Sepolcro in Barletta ist gewölbt. Daß es romanische Gewölbebauten in Apulien gab, veranschaulicht der Alte Dom von Molfetta, die großartigste Verschmelzung von basilikalem Schema nach dem Vorbild von San Nicola und einer Reihung von drei auf Pfeilern mit Vorlagen ruhenden Kuppeln.

Abb. 370
Abb. 448 und 449

78 – Subiaco, Santa Scolastica – Kreuzgang: Teil einer Kolonnade mit Inschrift. 1227–1243

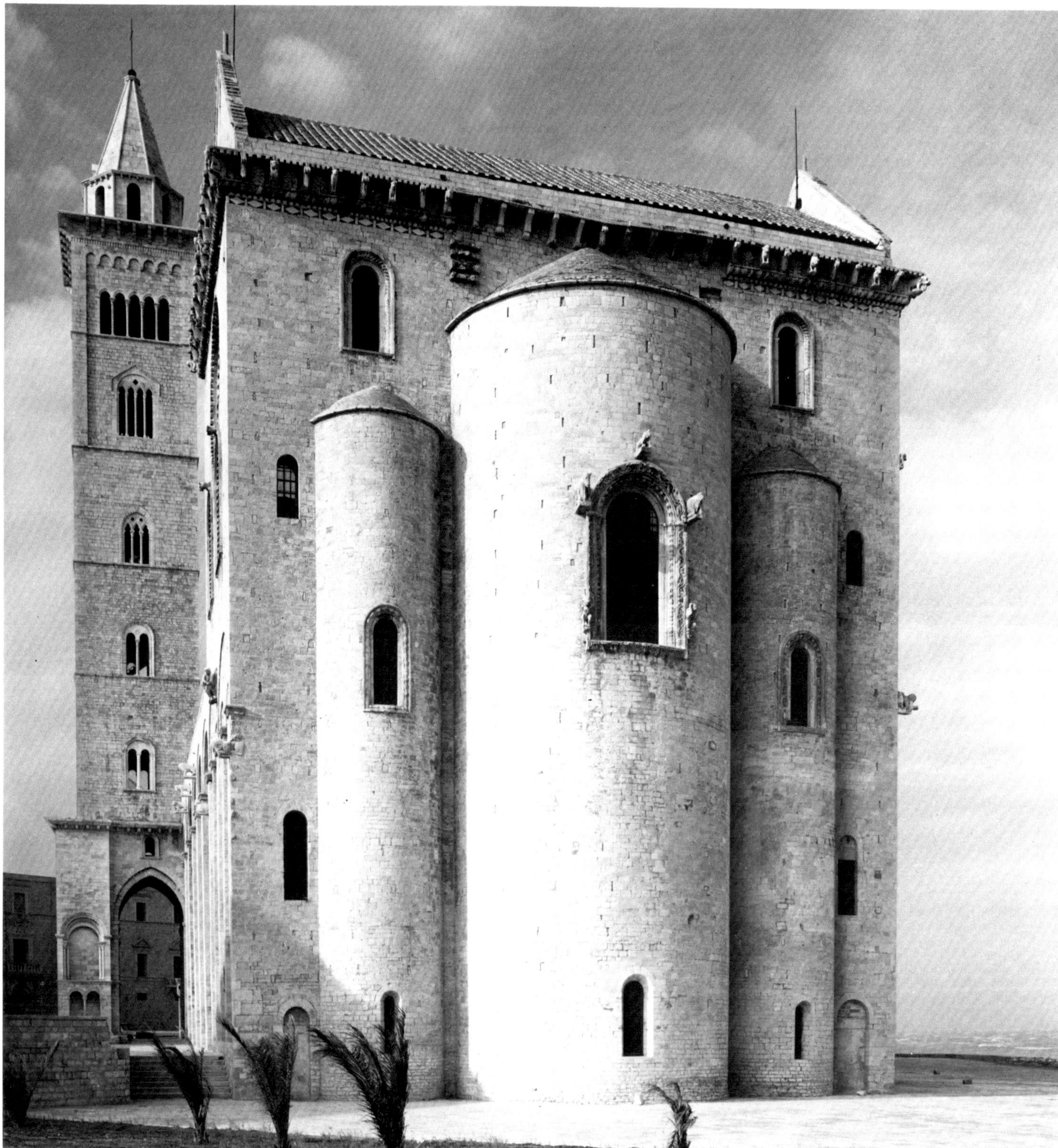

80 – Trani – Kathedrale: Blick auf Chor, Querschiff und Campanile. Spätes 11. – frühes 12. Jh.

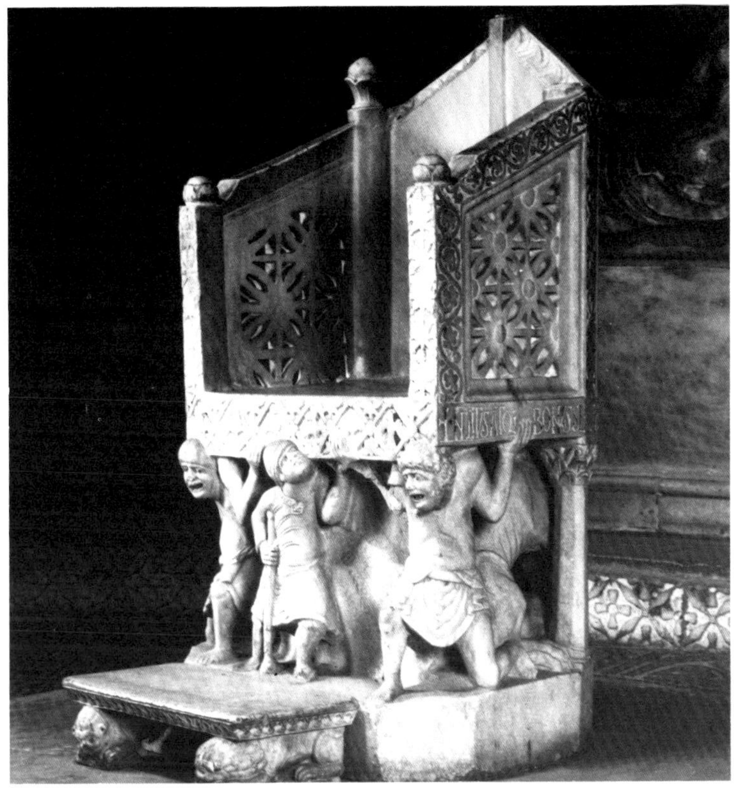

81 – Bari, San Nicola – Von Atlanten getragener Thron des Bischofs Elia. Um 1100 – *Marmor*

Die Monumentalplastik entfaltet in Apulien vor allem bei den Portalen und der liturgischen Ausstattung einen großen Formenreichtum. Der aus einem einzigen Marmorblock gearbeitete Thron des Bischofs Elia (gestorben 1105) in San Nicola in Bari nimmt eine Schlüsselstellung für die romanische Plastik in Italien ein. Drei Figuren in Atlantenhaltung tragen den reich geschmückten Sitz mit seiner giebelartigen Rückenlehne. In der Kühnheit des Aufbaus und der Lebendigkeit der Figuren unterscheidet sich das Werk von allem Vorangegangenen und zeugt von dem neuen Aufschwung, den die Plastik um 1100 erlebte. Vier weitere verwandte, zumindest fragmentarisch erhaltene Bischofsthrone kennen wir in Apulien: auf dem Monte Sant'Angelo (1035–1054), in der Kathedrale von Canosa (1078–1089), in Santa Maria in Siponto und in Tarent.

Vom frühen 12. Jahrhundert an erhielten die Fassaden und vor allem die Rahmen der Portale Skulpturenschmuck. Die Fassade der Kathedrale von Troia mit ihrer auf 1119 datierten Bronzetür erinnert im allgemeinen Aufbau an die Toskana, doch sind die einzelnen Skulpturen durchaus bodenständig. Das Portal der Kathedrale von Bitonto – das wie das wohl Abb. 363
gleichzeitig entstandene von San Nicola in Bari dem der Kathedrale von Trani nahesteht – zeigt auf dem Türsturz mehrere Szenen der Kindheit Christi und im Tympanon den Abstieg in die Vorhölle.

An Apulien schließen sich zum Landesinneren hin die Abruzzen an, deren Formensprache auch von Mittelitalien – Kampanien, Latium und der Toskana – mitgeprägt ist. Von den skulpierten Kirchenausstattungen aus Marmor, Stuck, Stein und Holz seien hier nur die Kanzeln von Santa Maria in Valle Porclaneta in Rosciolo (1150), Santa Maria del Lago in Moscufo (1159) und in Cugnoli (1166) genannt. Zumindest die beiden ersten stammen aus derselben Werkstatt, denn die Meister sind inschriftlich genannt: Roberto di Ruggero und Nico-

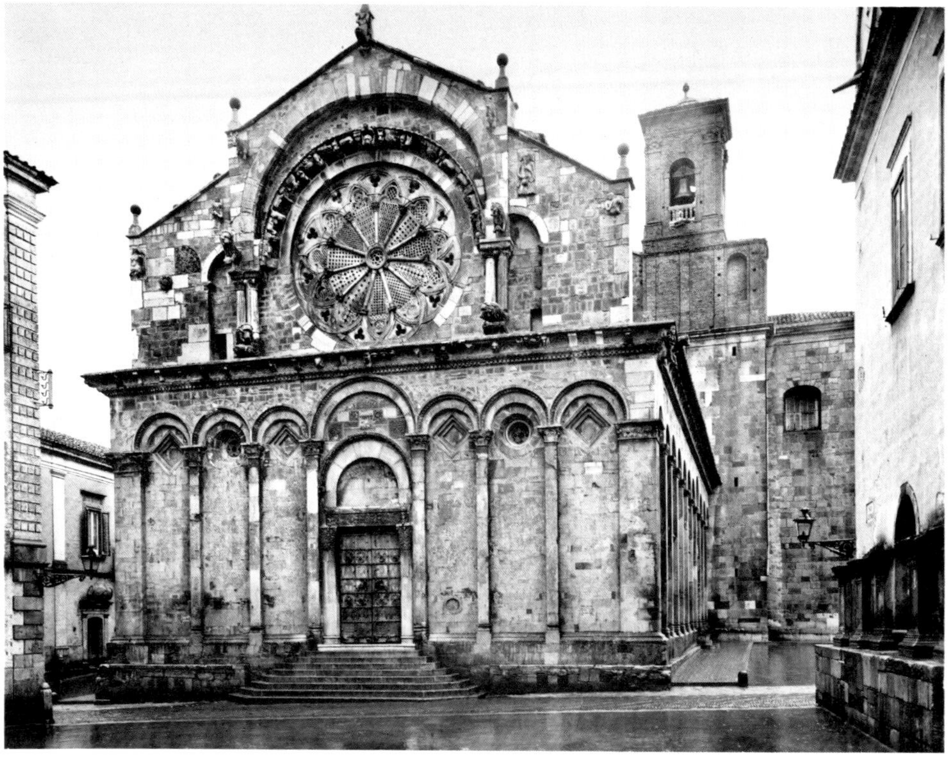

82 – Troia – Kathedrale: Fassade mit Blendarkaden und Fensterrose. 12. Jh.

demo da Guardiagrele beziehungsweise Nicodemo allein, dem auch die Kanzel von Cugnoli zugeschrieben wird. Die im lokalen Stil gearbeiteten Evangelistensymbole und Jonas-Szenen in Santa Maria del Lago scheinen der für Kanzeln üblichen Ikonographie zu folgen, denn auch in Santa Maria in Valle Porclaneta kommen Jonas-Szenen vor.

Das Portal von Sant'Andrea in Barletta, das laut Inschrift 1240 von dem in Trani ansässigen Simeon von Ragusa geschaffen wurde, zeugt von Wechselbeziehungen zwischen Dalmatien und Süditalien. Die Plastik der italienischen Adriaküste spiegelt sich jenseits des Meeres auf
Abb. 352 der dalmatinischen Seite wider. Das auf 1240 datierte Portal der Kathedrale von Trogir steht in enger Beziehung zu Venedig. Auf den Gewändepfosten sind die Monate durch die ihnen zugeordneten Arbeiten dargestellt, und rechts und links stehen – freiplastisch herausgearbeitet – Adam und Eva. Byzantinische Anklänge, die auf dem Umweg über Venedig hierher gelangten, mischten sich hier mit der Formensprache Antelamis. In den Domen von Zadar und von Split ist der Skulpturenschmuck deutlich geprägt vom italienischen Osten.

Sizilien

Als Robert Guiscards Bruder Roger 1072 in Palermo einzog, wurde Sizilien ein unabhängiges Normannenreich. Roger II. (1105–1154) vereinte die beiden Sizilien – Sizilien, Apulien und Capua. Er betrieb eine so rege Baupolitik, daß diese Periode als das Goldene Zeitalter Siziliens bezeichnet wird, und hinterließ seinem Sohn Wilhelm I. einen der mächtigsten und reichsten Staaten des Abendlandes. Da er orientalisch erzogen war, ließ sich Wilhelm I. vorwiegend Paläste nach islamischem Muster errichten. Unter seinem Sohn Wilhelm II., der die Herrschaft *de facto* 1171 antrat, erlebte Sizilien die glücklichste und fruchtbarste Periode seiner mittelalterlichen Geschichte, in der sich die spätromanisch-sizilische Kunst entfaltete; doch 1189 fiel das Normannenreich an Kaiser Heinrich VI.

83 – Moscufo, Santa Maria del Lago – Ambo mit den Evangelisten-Symbolen. 1159 – *Stuck*

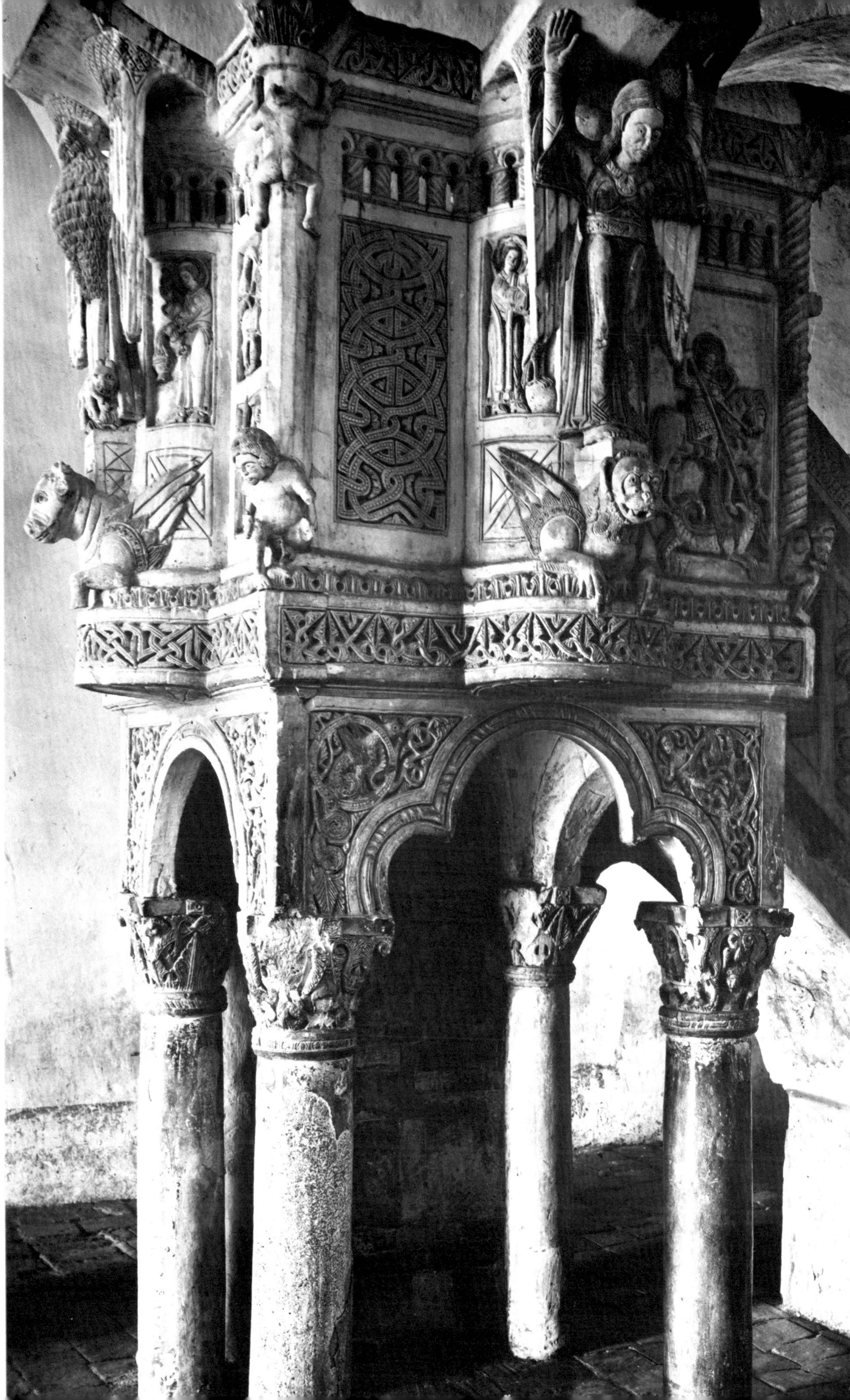

Die Normannenkönige waren geradezu besessen, die byzantinischen Kaiser zu übertrumpfen, und errichteten daher in großem Stil Sakral- und Profanbauten. Unter Roger II. entstand zwischen 1132 und 1140 in Palermo die Cappella Palatina, eine dreischiffige Basilika mit erhöhtem Chor und Vierungskuppel. Ebenfalls 1132 wurde mit dem Bau von San Giovanni degli Eremiti mit fünf Kuppeln über T-förmigem Grundriß begonnen. Der Emir-Admiral Rogers II., Georg von Antiochia, errichtete 1143 die – Martorana genannte – Kirche Santa Maria dell'Ammiraglio, die eindeutig byzantinische Vorbilder erkennen läßt, denn ursprüng-
Abb. 445 bis 447 lich war sie eine reine Kreuzkuppelkirche. San Cataldo schließlich – um die Mitte des 12. Jahrhunderts – ist innen in drei ‹Schiffe› mit drei Apsiden gegliedert und von drei hintereinander gereihten Kuppeln bekrönt. Verschiedene damals in Europa übliche Lösungen wurden also in den Bauten mit Kuppeln und Holzdecken aufgegriffen; die Außengestaltung dagegen ist oft blockhaft-kubisch.

Abb. 443 Der unter Roger II. 1131 begonnene Dom von Cefalù wurde erst mehr als hundert Jahre später vollendet. Die dreischiffige Säulenbasilika mit stark gestelzten Bögen hat einen erhöhten Chor, der aus einem vorspringenden Querhaus, rechteckigen Jochen und drei Apsiden besteht. Die kompakte Doppelturmfassade ist durch eine Vorhalle aufgelockert. Der in verschiedenen Bauphasen entstandene Typus bietet den Schlüssel für das Verständnis des Doms
Abb. 371 von Monreale bei Palermo. Dieser zwischen 1172 und 1174 von Wilhelm II. begonnene Dom
Abb. 442 ist das Hauptwerk der romanischen Architektur Siziliens im ausgehenden 12. Jahrhundert. Der interessanteste Teil ist das breite und tiefe Querschiff, an das sich ein dreiteiliges Presbyterium anschließt. Der Grundriß erinnert an mitteleuropäische Bauten, die architektonischen Dekorelemente sind teilweise der islamischen Welt entlehnt, und die Mosaiken sind byzantinisch. Typisch für die spätromanische Architektur auf Sizilien sind die reiche Gliederung, die Staffelung der Innenräume mit relativ niedrigem Langhaus und steil hochgezogenem Querhaus und das Bestreben nach Zentralisierung der Grundformen.

Die normannische Architektur Siziliens hat nur wenig gemein mit der apulischen. Die
Abb. 444 Beziehungen zu Kalabrien waren natürlich enger, wenn auch nur sporadisch (Santa Maria

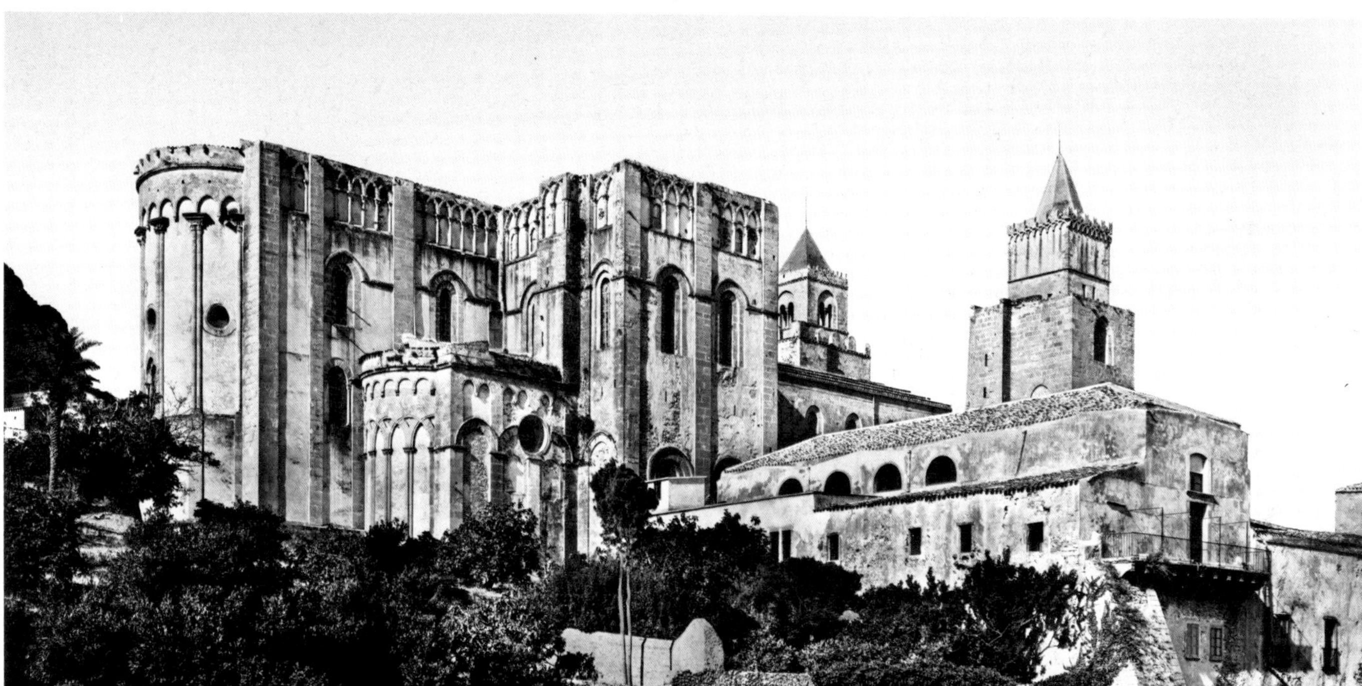

84 – Cefalù – Dom: Gesamtansicht von Nordosten. 1131–1240

85 – Palermo – San Cataldo: Blick in die Kuppeln des Mittelschiffs. Mitte 12. Jh. →

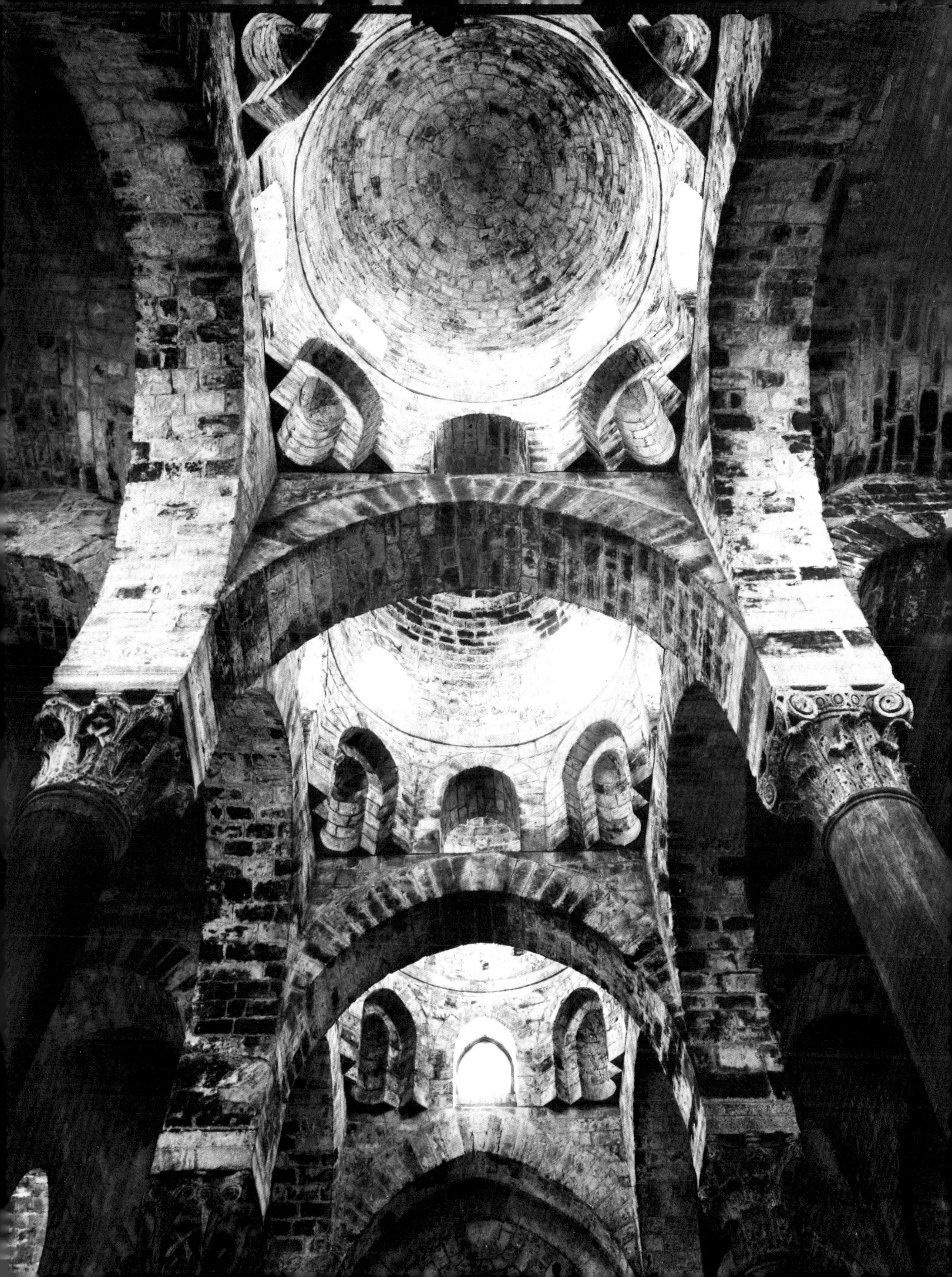

della Roccella bei Catanzaro). Nur zu Kampanien – Amalfi, Salerno und Caserta Vecchia – entwickelten sich ausgeprägte Verbindungen. Die Gemeinsamkeiten zwischen Kampanien und Sizilien reichen von den sich überschneidenden ‹Spitz›-Bögen und der Polychromie in der Baukunst bis hin zu Grundriß und Aufriß überkuppelter Zentralbauten.

Mitteleuropäische Einflüsse kommen in Sizilien besonders in der Architektur und der Bauplastik zur Geltung. Die Skulptur der Rheinlande und mehr noch Westfrankreichs und der Provence haben vor allem auf die spätromanische sizilische Kunst eingewirkt. Anklänge an das Poitou lassen einige Glockentürme erkennen, wie etwa der allerdings sehr späte Turm der Martorana, und auch die Plastik weist in diese Richtung. So hat Roberto Salvini aufgezeigt, daß das Portal von Santa Maria Alemanna in Messina aus der Spätphase der sizilischen Romanik von Werken des Poitou angeregt wurde.

Zur Verdeutlichung der äußeren Einflüsse auf die normannische Kultur Siziliens sei auf die römische Herkunft des Porphyrs der Königsgräber und die Atlanten am Sarkophag Rogers II. (gestorben 1154) verwiesen, die bereits auf Beziehungen zur provenzalischen Plastik deuten und am Beginn der romanischen sizilischen Plastik stehen. Der Osterleuchter in der Cappella Palatina setzt sich über der Basis mit vier reißenden Löwen aus mehreren, durch Akanthusblätter voneinander abgesetzten Registern mit Tier- und Figurendarstellungen zusammen, zu denen auch eine von Engeln gerahmte *Majestas Domini* gehört. Im Aufbau gleicht er den römischen Beispielen, doch stilistisch steht er den Skulpturen von Arles und Beaucaire, des Kreuzgangs von Monreale und kampanischen Arbeiten nahe. Auch manche der um 1160 entstandenen Kapitelle des Doms von Cefalù lassen sich mit solchen aus dem Rhône-Tal und speziell aus Vienne in Verbindung bringen.

Bei dem zwischen 1175 und 1185 unter Wilhelm II. errichteten Kreuzgang von Monreale sind die unterschiedlichsten Elemente zu einer der schönsten Schöpfungen der mittelalterlichen sizilischen Kunst verschmolzen. Um ein großes Quadrat reihen sich 228 zum Teil skulpierte oder mosaikgeschmückte Doppelsäulen, deren Kapitelle Ereignisse der Entstehungszeit und neutestamentliche Szenen wiedergeben. Die Handschrift der verschiedenen Meister, die in der kampanischen Tradition stehen, manchmal auch auf die Antike zurückgreifen, läßt sich leicht an den einzelnen Kapitellen ablesen. Der lebhafte, bildkräftige Stil, die schwingenden Linien der Modellierung und die Figurenbehandlung erinnern an die provenzalische Romanik.

Die von Mäzenen getragene und aufs engste mit dem Hof von Roger II. und Wilhelm II. verknüpfte Kunst des normannischen Sizilien ist geprägt von einer übersteigerten Fülle verschiedenster Stilelemente: Anregungen aus der Provence und dem Poitou, aus Rom und Kampanien durchdringen sich in der dem Kaiserhof von Byzanz nacheifernden Atmosphäre, mit der sich die Normannenherrscher umgaben und die vor allem die Mosaiken in Palermo und Monreale veranschaulichen.

Zisterzienserbauten in Italien

Wir haben bereits darauf hingewiesen, daß sich den verschiedenen religiösen Orden keine speziellen, verbindlichen Architekturformen zuordnen lassen – nicht, weil es keine Kontakte untereinander gab, sondern weil die Architektur in der Romanik vorwiegend regional geprägt war. In Oberitalien bestätigte Papst Urban II. 1095 dreiundsechzig Besitzungen von Cluny. Man hat mit dieser großen Verbreitung den Siegeszug des Rippengewölbes in Verbindung gebracht, doch den Beweis blieb man schuldig, denn diese Gewölbeform setzte sich damals in sehr vielen Gebieten allgemein durch.

86 und 87 – Monreale, Kreuzgang – Teilansicht der Arkaden mit Brunnen – Kapitell im Westteil. Ausschnitt: Wilhelm II. bringt Maria das Kirchenmodell dar. 1175–1185

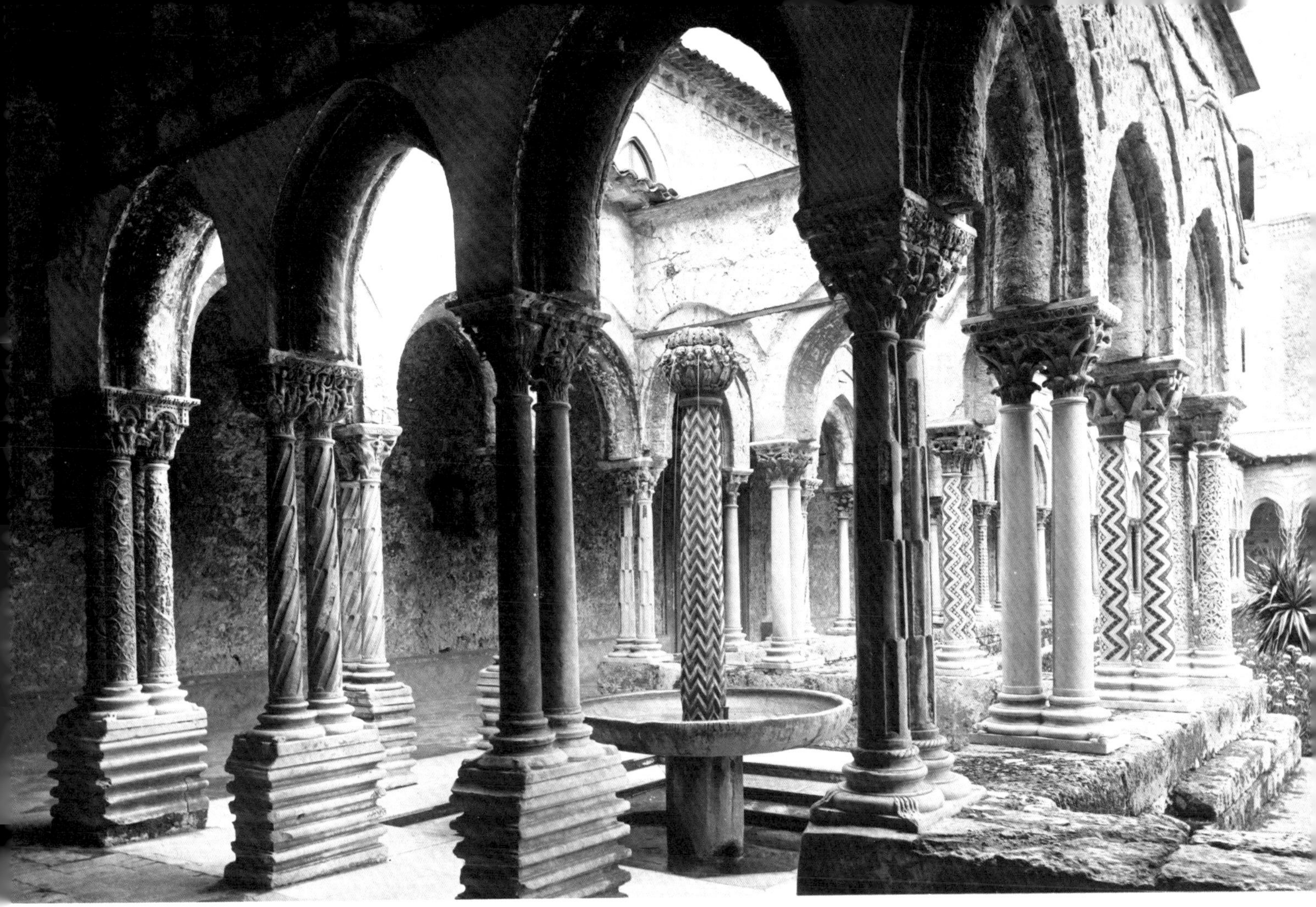

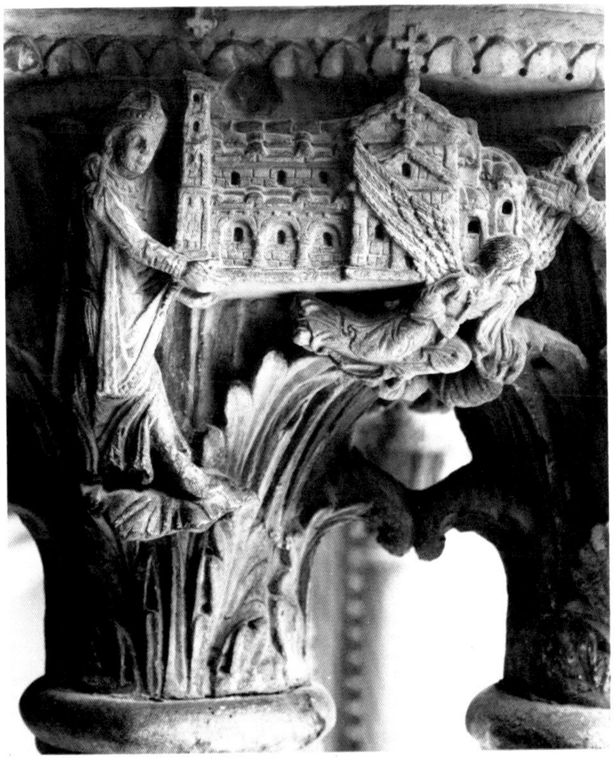

Bei den Zisterziensern ist die Fragestellung anderer Art, weil die seit der Gründung von Cîteaux 1098 sehr klaren Ordensregeln – wie schon erwähnt – den Bauplan bestimmten. In Italien stammen die erhaltenen Kirchen frühestens aus dem späten 12. oder dem beginnenden 13. Jahrhundert, so daß wir kaum eine Vorstellung von den ersten Zisterzienserklöstern haben. Auch hier muß jedes Baudenkmal im Rahmen seiner regionalen Kunstlandschaft betrachtet werden.

Abb. 450 Chiaravalle Milanese (gegründet 1135) und Chiaravalle della Colomba (gegründet um 1137) in Oberitalien gehören dem für das späte 12. und frühe 13. Jahrhundert charakteristischen dreischiffigen Typus mit breit ausladendem Querhaus und Rechteckchören mit verlängertem Hauptchor an. Dem regionalen Brauch entsprechend sind diese Zisterzienserkirchen Ziegelbauten mit Rippengewölben über dem Mittelschiff.

In Mittelitalien und in Latium zeigt die Zisterzienserarchitektur bereits frühgotische Elemente. Die bekanntesten und eindrucksvollsten Beispiele, Fossanova (geweiht 1208) und Casamari (geweiht 1217), entsprechen weitgehend dem Schema von Fontenay, das in Casamari ausgeprägter zutage tritt. Beide Bauten sind dreischiffige, durch Kreuzpfeiler mit Vorlagen unterteilte Kirchen mit breitem, vorspringendem Querschiff, an das sich vier Rechteckkapellen schließen. Obwohl diese Bauten bereits gotisch sind, wirken sie im Gesamteindruck noch romanisch.

Das mittlere Rhône-Tal

Die Kathedrale von Vienne veranschaulicht die Hauptprobleme, die die Architektur des Rhône-Tals zwischen Burgund und der Provence aufwirft. Nach den neuesten Untersuchungen von F. Salet waren im 12. Jahrhundert die Joche fünf bis elf des Langhauses im Mittelschiff nur bis zur Höhe des Triforium-Ansatzes fertiggestellt. Die freistehenden Pfeiler haben auf allen Seiten Vorlagen: zum Hauptschiff hin breite kannelierte Pilaster ohne Kapitell, nach Osten und zu den Seitenschiffen glatte Halbsäulen und nach Westen schließlich Halbsäulen mit sieben Kanneluren dorischer Ordnung. Dieser bedeutende Bau folgt dem burgundischen Typus, denn Vorbild war Cluny III. Wie in Cluny waren vielleicht ein Blendtriforium oder Laufgang und Obergadenfenster sowie eine Spitztonne vorgesehen. Die Seitenschiffe hatten lange Zeit nur einen offenen Dachstuhl.

Abb. 383 Für Saint-Martin-d'Ainay in Lyon wurde das Modell der burgundischen Hallenkirche mit oktogonaler Kuppel über der Vierung übernommen. Der Tambour ist von vier Fenstern durchbrochen und mit Arkaden über Doppelsäulchen geschmückt. Die Trompenkuppel wurde in der ersten Hälfte des 12. Jahrhunderts in den regionalen Bauschulen entwickelt, auf deren kühne Experimente auch die Kuppeln der Kathedrale von Le Puy zurückgehen.

Die Bedeutung der Achse Lyon-Vienne ist noch augenfälliger in der Plastik und muß im Zusammenhang mit den anderen Zentren des Rhône-Tals und des Languedoc gesehen werden. Die Paulus-Figur der Kathedrale von Vienne mit den schematischen Gewandfalten und dem an provenzalische Statuen erinnernden Gesicht dürfte frühestens um 1130 entstanden sein; allerdings bleibt ungeklärt, woher die archaische Starre rührt. Mit den um 1152 geschaffenen Kapitellen von Saint-André-le-Bas in Vienne vollzog sich ein deutlicher Wandel. Sie stehen in der Nachfolge der Kapitelle der Kathedrale von Vienne und weichen ab von den Arbeiten der Lyoner Werkstätten, auf die sie ihrerseits einwirkten und dort eine Vorliebe für antikisierende Formen hervorriefen.

Auch die Langhauskapitelle von Saint-Barnard in Romans-sur-Isère gehören in den Umkreis der Skulpturen der Kathedrale von Vienne. Sie sind auf 1130/1140 zu datieren und

88 – Vienne – Kathedrale Saint-Maurice: Nördliche Mittelschiffhochwand. 12. Jh.

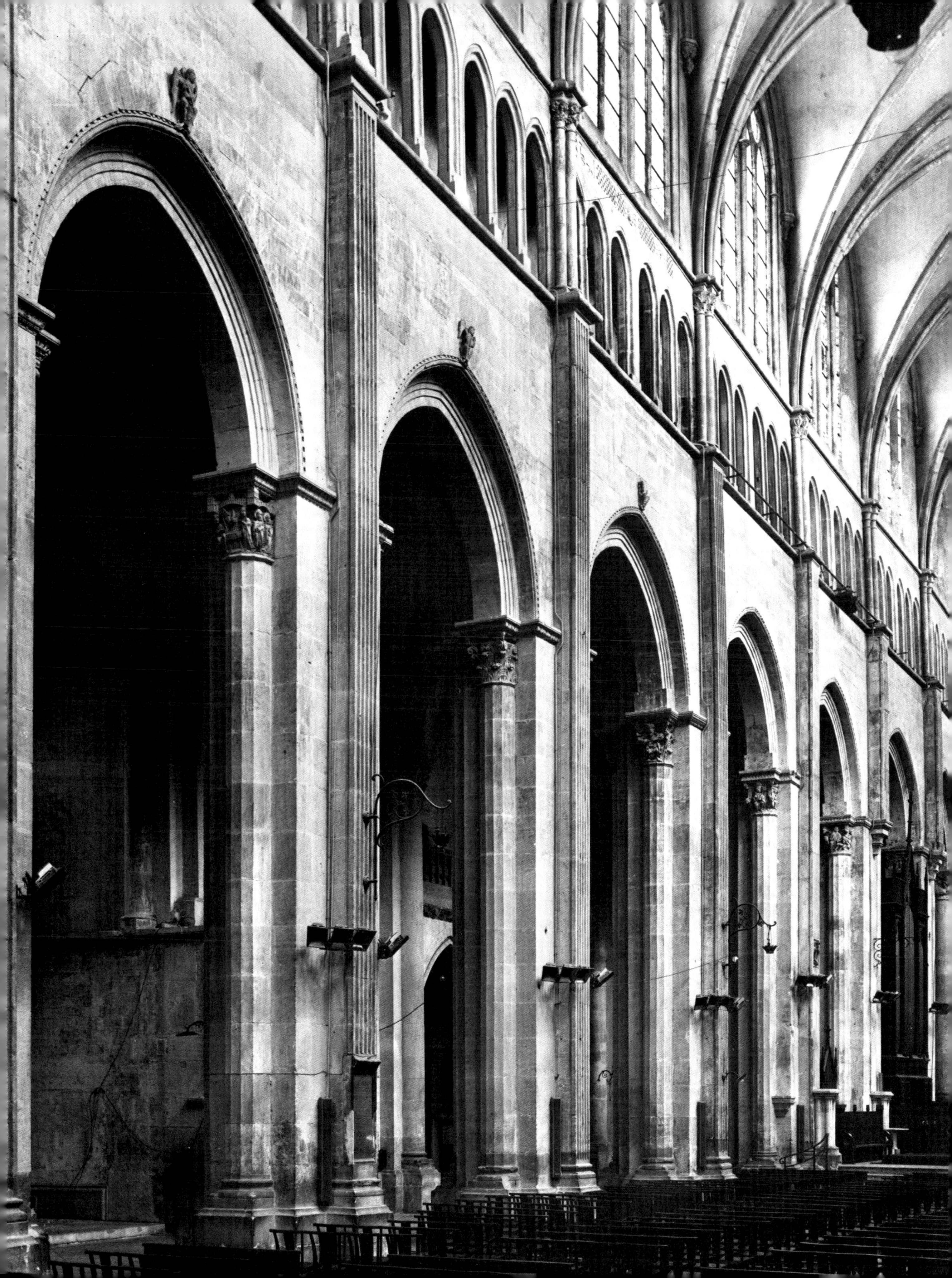

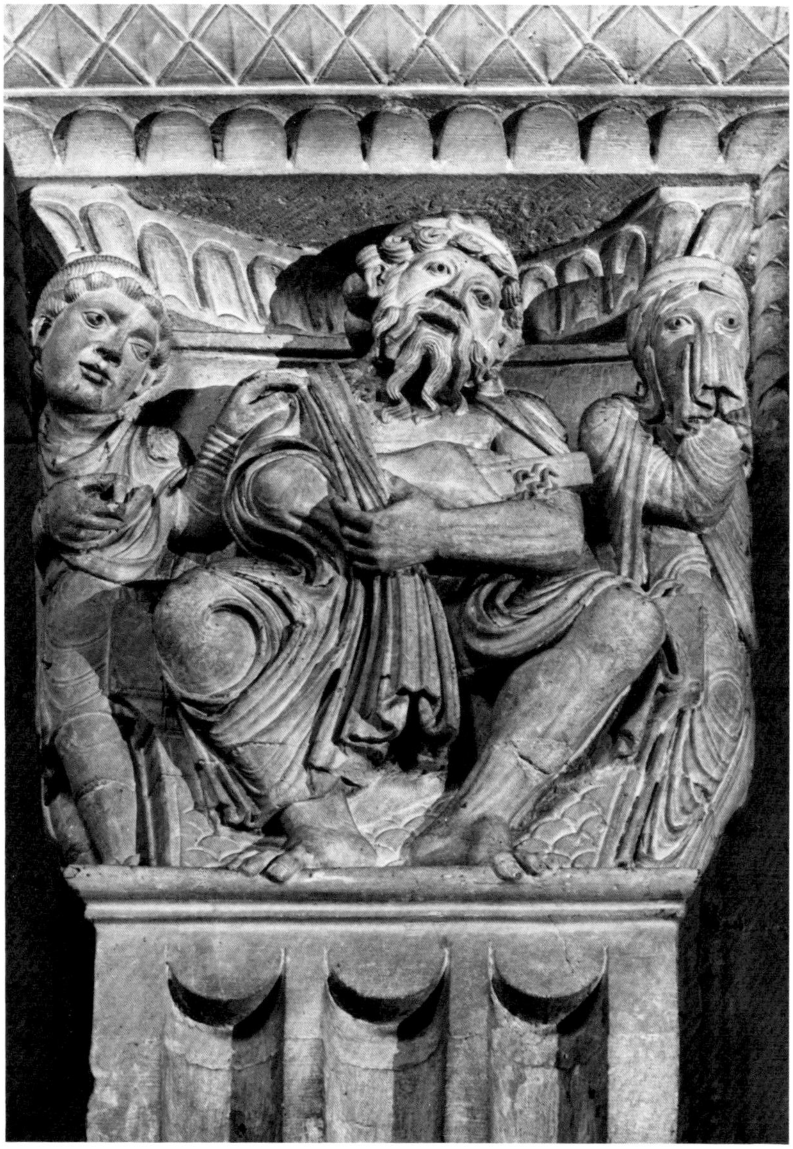

89 – Vienne, Saint-André-le-Bas, Mittelschiff – Kapitell: Hiob. Um 1152

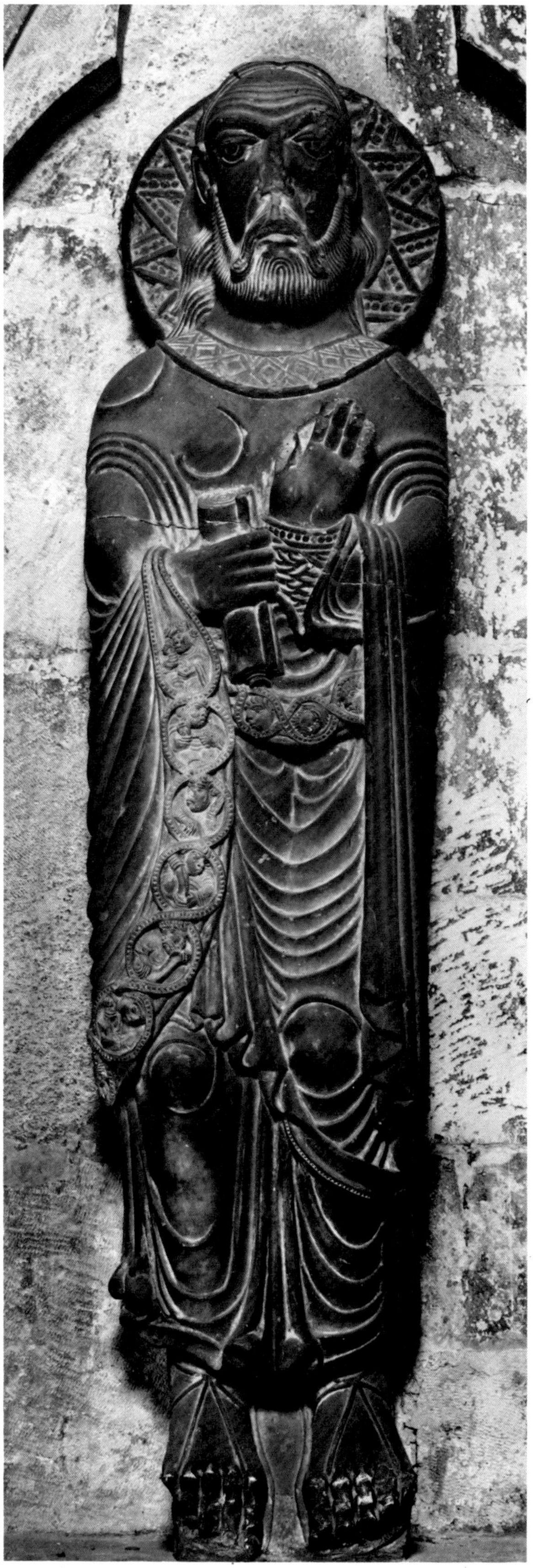

90 – Vienne, Kathedrale Saint-Maurice – Nordportal: Paulus. Um 1130

bekunden burgundische Einflüsse. Dagegen sind die Apostelfiguren vom Gewände des Westportals eng verwandt mit den Skulpturen des unteren Rhône-Tals, denn sie vereinen nahezu alle Charakteristika der antikisierenden provenzalischen Werkstätten in sich: Kanneluren – zum Teil gedreht – mit Schuppenmustern und Lorbeerblättern und ähnliches mehr. Die Säulenstatuen entstanden später als die Langhauskapitelle und dürften aus der Jahrhundertmitte stammen, werden allerdings von manchen erst um 1180 angesetzt. Als Verbindungsweg zwischen Burgund und der Provence spielte das mittlere Rhône-Tal im Mittelalter eine wesentliche Rolle, doch ist die romanische Kunst der beiden Metropolen Lyon und Vienne noch immer zu wenig erforscht.

Die Architektur des provenzalischen Südens

Der Plan der ehemaligen Abteikirche von Saint-Gilles-du-Gard zeugt von der Ausstrahlungskraft der burgundischen Kunst auf das Mittelmeergebiet und das Languedoc: über einer Krypta oder Unterkirche erhebt sich eine dreischiffige, von Kreuzpfeilern unterteilte Basilika mit vorspringendem Querhaus und Chor mit Umgang und Kapellenkranz. Mit dem Bau wurde 1096 begonnen und nach mindestens zwei Unterbrechungen zwischen 1132 und 1175 fortgefahren. Saint-Gilles, das einen bedeutenden Hafen besaß und als Station auf dem Pilgerweg nach Santiago de Compostela diente, war selbst eine vielbesuchte Wallfahrtsstätte.

Der Grundriß von Saint-Gilles ist für die Provence ungewöhnlich. Die Kathedrale Saint-Trophime in Arles hat ein für die romanische Epoche überlanges Langhaus, dessen Mittelschiff doppelt so breit ist wie die Seitenschiffe, ein breites vorspringendes Querschiff und drei halbrunde Apsiden. Sie dürfte 1152, als die Reliquien des heiligen Trophimus dorthin überführt wurden, zumindest im Rohbau fertig gewesen sein.

Die für die provenzalische Romanik typische Bauform ist jedoch die breite einschiffige Abb. 376
Saalkirche – der manchmal ein Turm vorgelegt ist – mit mächtigen Strebepfeilern an den Außenmauern und breiter halbrunder Apsis. Abgestufte Wandpfeiler setzen sich als Gurtbögen in die meist spitzbogenförmige Tonne fort. Dieser in der Provence weitverbreitete Bautypus hat in der Apsis oft eine Innengliederung durch Blendarkaden auf kapitellgeschmückten Säulen über einer Brüstungsmauer (Kathedrale von Avignon, Le Thor, Notre-Dame in Val- Abb. 380
des-Nymphes, Kathedrale von Vaison-la-Romaine, Graveson). Etliche Kirchen – wie Les-Saintes-Maries-de-la-Mer, Verquières, Graveson, Saint-Andiol und Eyragues – wurden im 13. Abb. 372
und 14. Jahrhundert befestigt.

Vorhallen kommen nur selten vor, doch die Portale sind oft reich ausgestaltet. Neben der klassischen Form – etwa in Carpentras, Saint-Gabriel oder Saint-Restitut – gibt es ganze Abb. 374
Portalwände mit skulpierten Tympana und Fassadenreliefs wie zum Beispiel in Saint-Gilles und Arles. Überall wird das antike Erbe lebendig, das der romanischen provenzalischen Kunst wesentliche Impulse gab. Die Baumeister vertieften sich in die römische Architektur, deren großartige Zeugnisse sie vielfältig vor Augen hatten, und verschmolzen antike Vollkommenheit und mittelalterliche Bauvorstellungen in der romanischen provenzalischen Architektur zu neuer Einheit.

Strittige Fragen zur Skulptur in Saint-Gilles, Arles und Avignon

«Die Fassade von Saint-Gilles-du-Gard ist das bedeutendste Werk der Plastik in Südostfrankreich und vielleicht das umstrittenste des Mittelalters», äußert W. S. Stoddard in der Einleitung zu seiner 1973 erschienenen Untersuchung der Fassade von Saint-Gilles. Seit Generationen beschäftigt die Frage nach der Chronologie und dem Ausstrahlungsbereich dieser Fassade alle Kunsthistoriker, die sich mit dem Mittelalter befassen. An die zwanzig Datierungen – von 1096 bis 1240 – wurden dabei vorgeschlagen.

Die architektonische Gesamtgestalt der Fassade, die an römische Triumphbogen erinnert, umfaßt drei durch Säulenstellungen und Skulpturenfelder verbundene Portale mit Tympanon, Archivolten, Türsturz und Gewänden. Dabei überlagern sich zwei antike Wandsysteme: die pilastergeschmückte Nischengliederung mit eingestellten Figuren und die von einem Architrav bekrönte Säulenkolonnade. Wie auch der Fries an der Kathedrale von Nîmes zeigt, trugen die antiken Sarkophage nicht unwesentlich zur Entstehung solcher Skulpturen bei, denn sie inspirierten die romanischen Bildhauer, in Hochrelief zu arbeiten, die anatomischen Proportionen zu wahren und antikische Gewandung zu bevorzugen.

Entgegen der früher vertretenen Meinung, die Portalwand sei in mehreren, zeitlich deutlich abgegrenzten Phasen entstanden, nimmt man heute an, daß die drei Portale und die Apostelfiguren auf eine Grundkonzeption zurückgehen, die allerdings im Laufe der Arbeiten verändert, um die antiken Säulen bereichert und im ikonographischen Programm erweitert wurde. Dabei liegt das Hauptgewicht auf dem Heilsgeschehen, das in Ereignissen des öffentlichen Lebens Jesu lebendig wird. Die Tympana zeigen in der Mitte die *Majestas Domini*, links die Anbetung der Könige und rechts die Kreuzigung.

Die Stilfrage ist aufs engste verknüpft mit den Zuweisungen an bestimmte Künstlerpersönlichkeiten. Zwei Apostelfiguren sind signiert *«Brunus me fecit»*. Aus den Untersuchungen W. S. Stoddards ergeben sich stilistisch fünf Hauptgruppen: die erste um die von Brunus signierten Apostel Matthäus und Bartholomäus vertritt einen antikisierenden, wuchtigen und strengen Stil. Einem zweiten Meister sind neben den Aposteln Thomas, Jakobus dem Jüngeren und Petrus die Flachreliefs des Hauptportals zuzuschreiben; er ist ‹romanischer›, und seine linear-bewegte Manier wurde mit westfranzösischen Skulpturen verglichen. Der ‹weiche› Meister, der dem antikisierenden Brunus nahesteht, modelliert weiche Falten und arbeitet

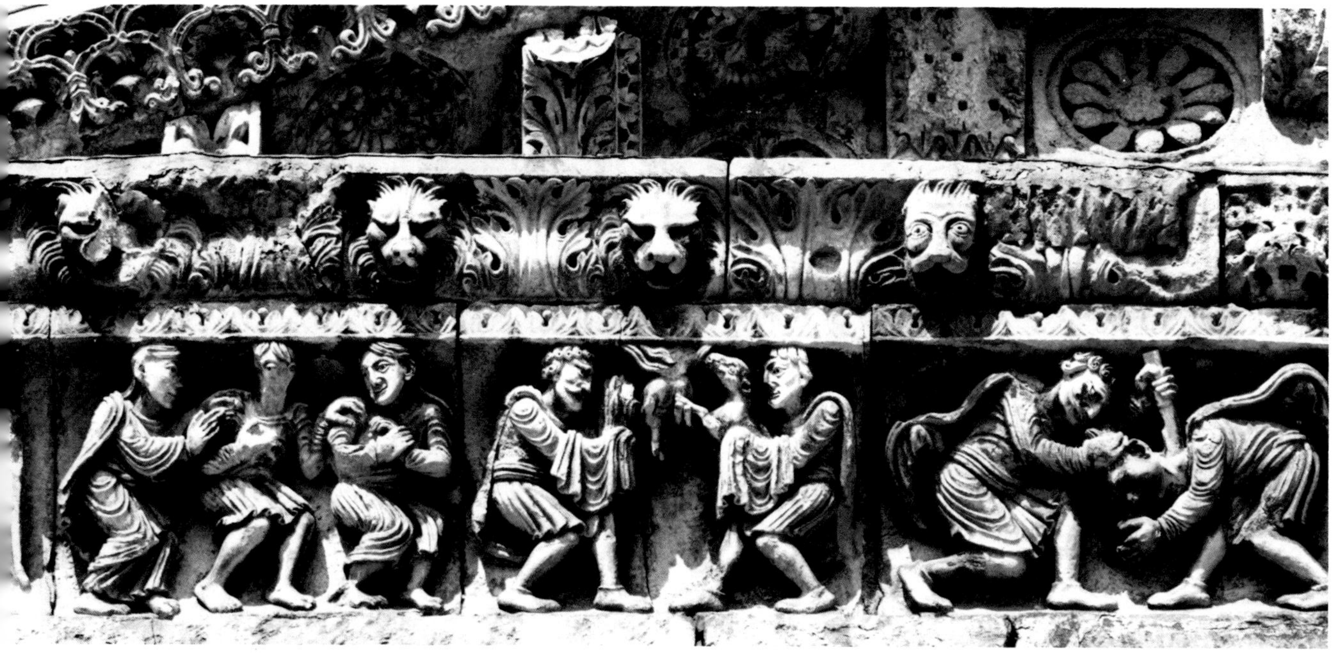

91 – Nîmes, Kathedrale – Fassadenfries. Ausschnitt: Vertreibung aus dem Paradies, Opfer von Kain und Abel, Kain erschlägt Abel. 12. Jh.

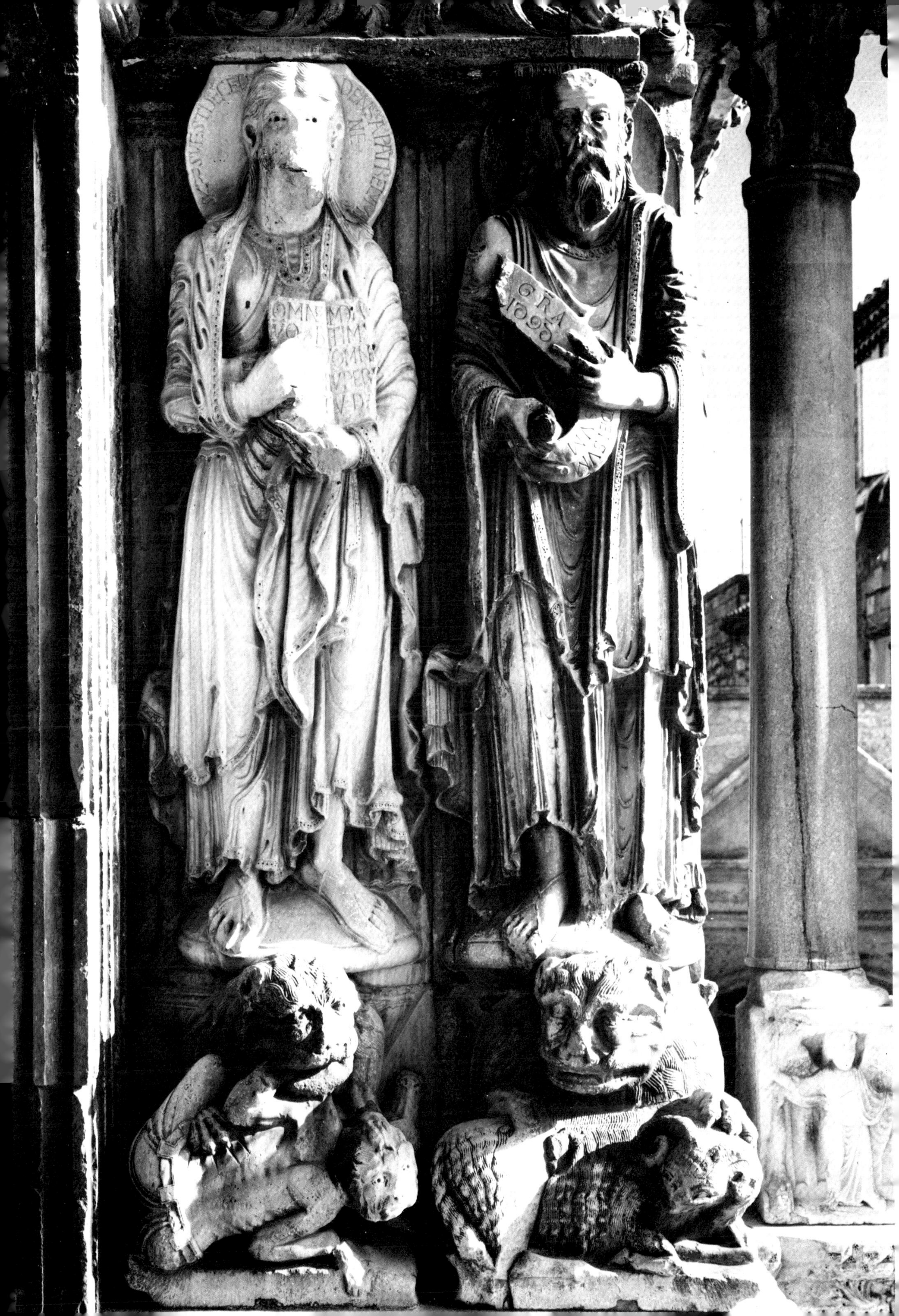

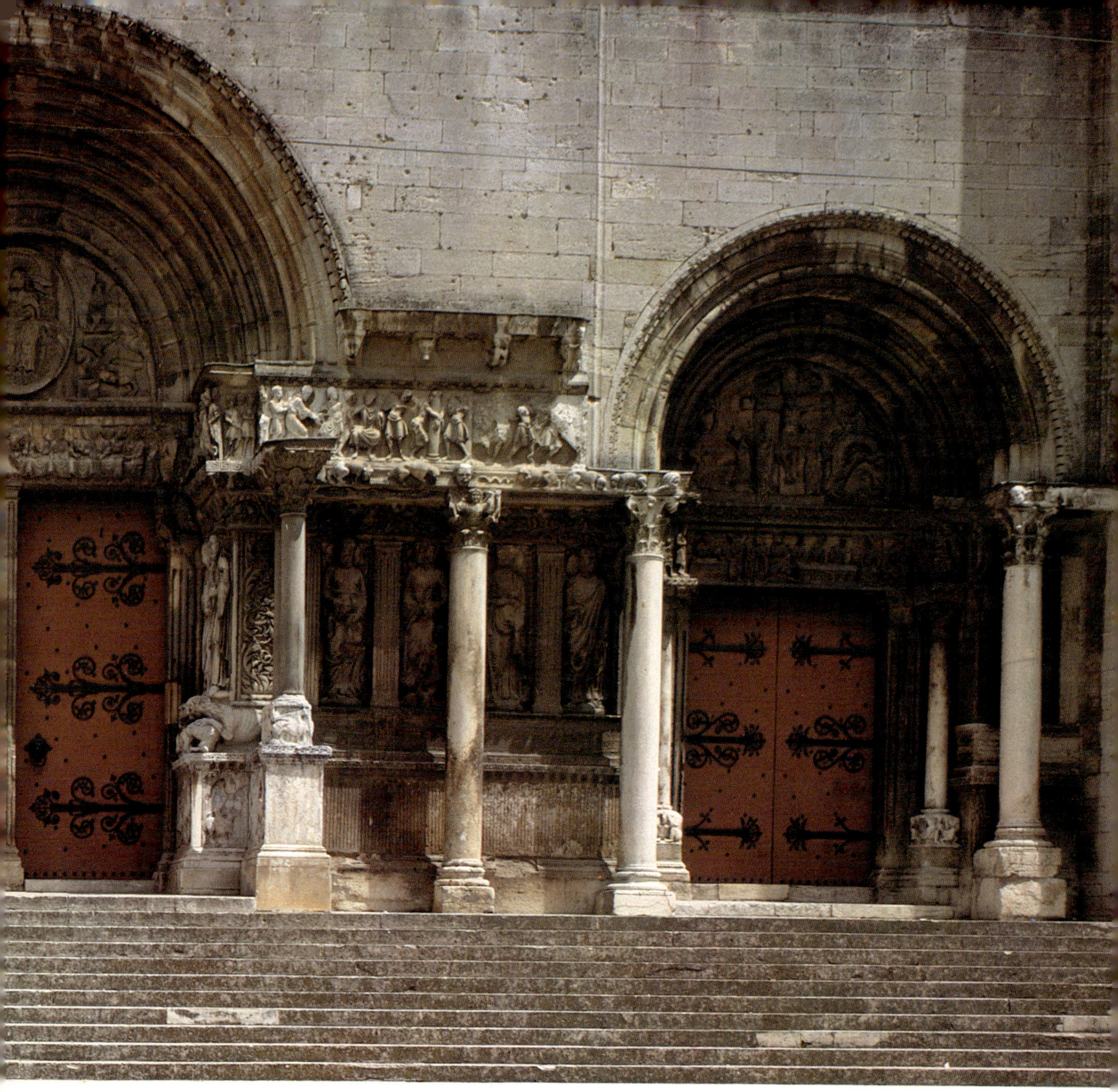

sich durch einen bewegten, sehr expressiven Stil aus; seine Herkunft ist umstritten: nach R. Hamann kommt er aus Burgund, nach W. S. Stoddard aus Saint-Gilles.

Eine Skulpturenwand wie die Fassade von Saint-Gilles hat die Besucher im 12. Jahrhundert zweifellos stark beeindruckt, und ihr Ruhm drang sicher bis zu weit entfernten Werkstätten vor. Die künstlerische Qualität beherrscht den grandiosen Gesamteindruck. Die heutige Forschung vertritt den Standpunkt, daß die Skulptur von Saint-Gilles nicht am Ende einer Entwicklung, sondern in der Hochblüte der Kunst des 12. Jahrhunderts steht und auf einen
Abb. 373 weiten Bereich ausstrahlte, vor allem auf die Provence und das Rhône-Tal – auf Arles, Beaucaire, Saint-Barnard in Romans, Valence, Saint-Guilhem-le-Désert und andere. Der Pontile

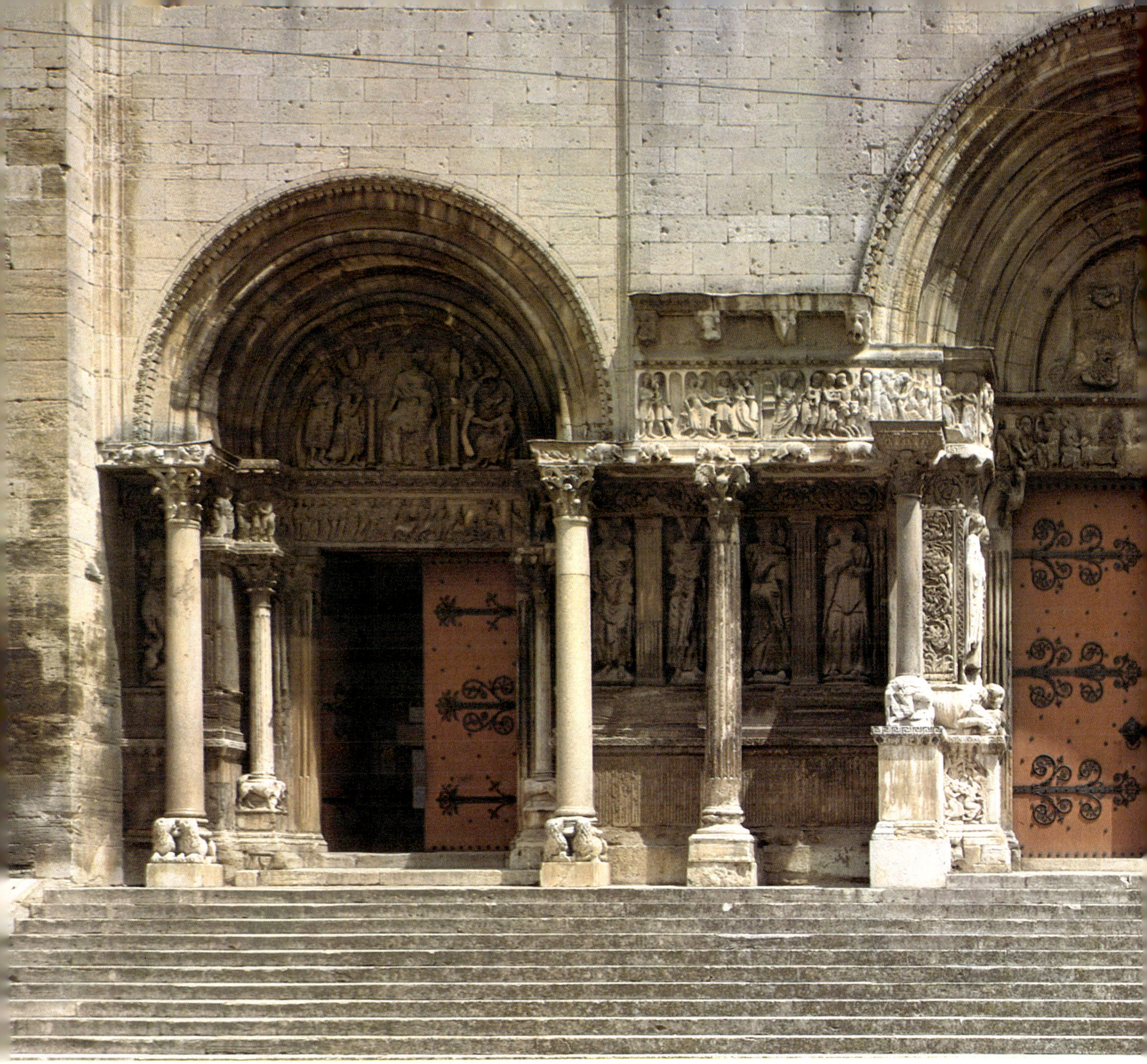

92 – Saint-Gilles-du-Gard – Saint-Gilles: Portalwand mit Pilaster- und Kolonnadengliederung sowie Figurenschmuck. Mitte 12. Jh.

damit besonders die Arm- und Beinpartien heraus; ihm werden die beiden ersten Nischenfiguren der südlichen Zwischenwand, das nördliche Tympanon und die großartige Ankündigung der Verleugnung Petri im linken Gewände des Mittelportals zugewiesen. Der ‹harte› Meister hat die beiden letzten Apostel rechts an der Fassade und vor allem das Kreuzigungs-Tympanon sowie die meisten Skulpturen des Südportals geschaffen. Er verband die Monumentalität des Brunus mit der fließenden Gewandbehandlung des ‹weichen› Meisters, doch sind seine Falten härter und plastischer, das Spiel von Licht und Schatten ausgeprägter; charakteristisch für seinen Stil ist auch das Spiralmotiv an manchen Gewandpartien. Der fünfte, sogenannte Michaels-Meister ist neben Brunus die stärkste Persönlichkeit; er zeichnet

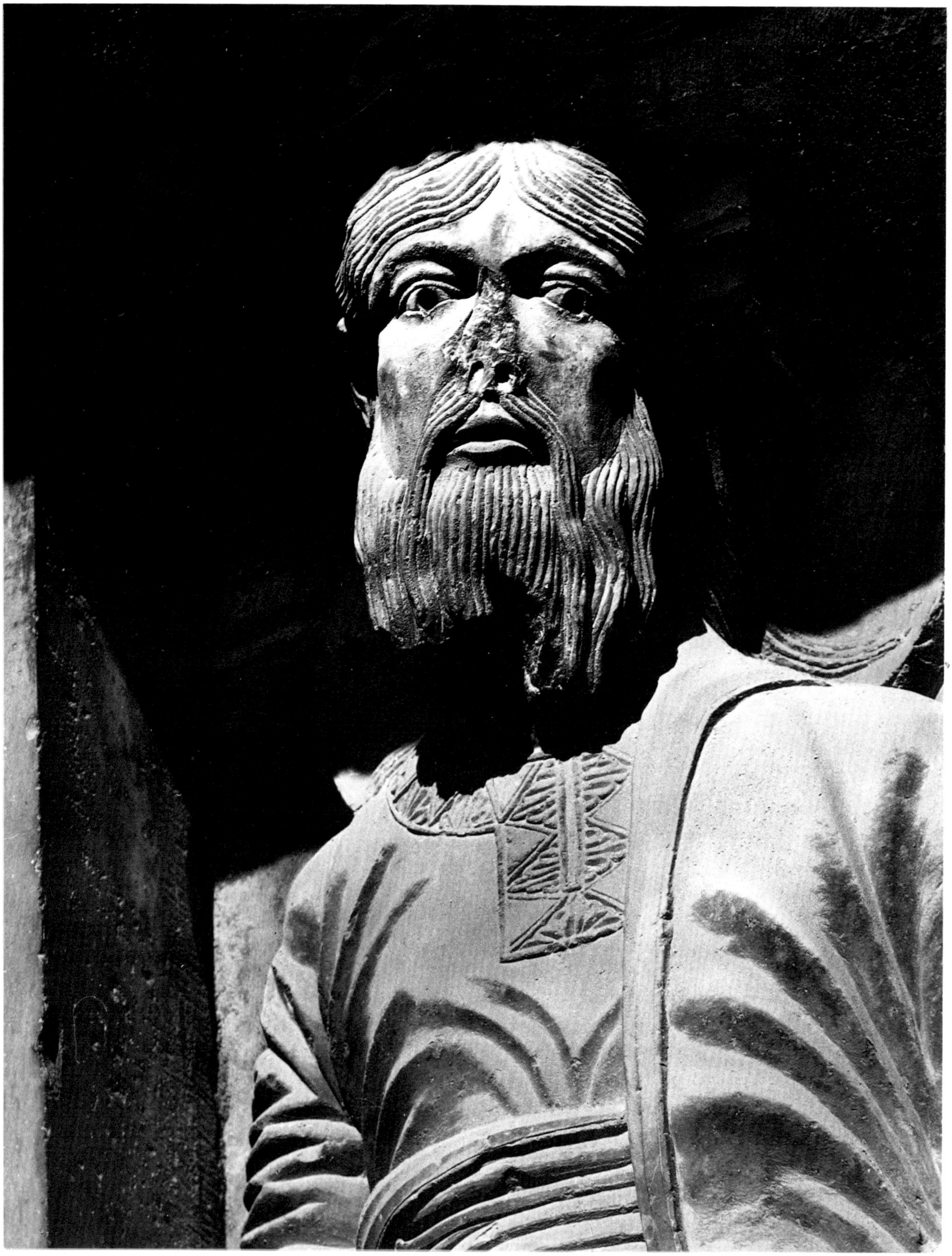

96

94 – Saint-Gilles-du Gard, Saint-Gilles – Fassade. Ausschnitt: Apostelfigur (Andreas?)
← 93 – Saint-Gilles-du-Gard, Saint-Gilles – Hauptportal. Ausschnitt: Jakobus und Paulus

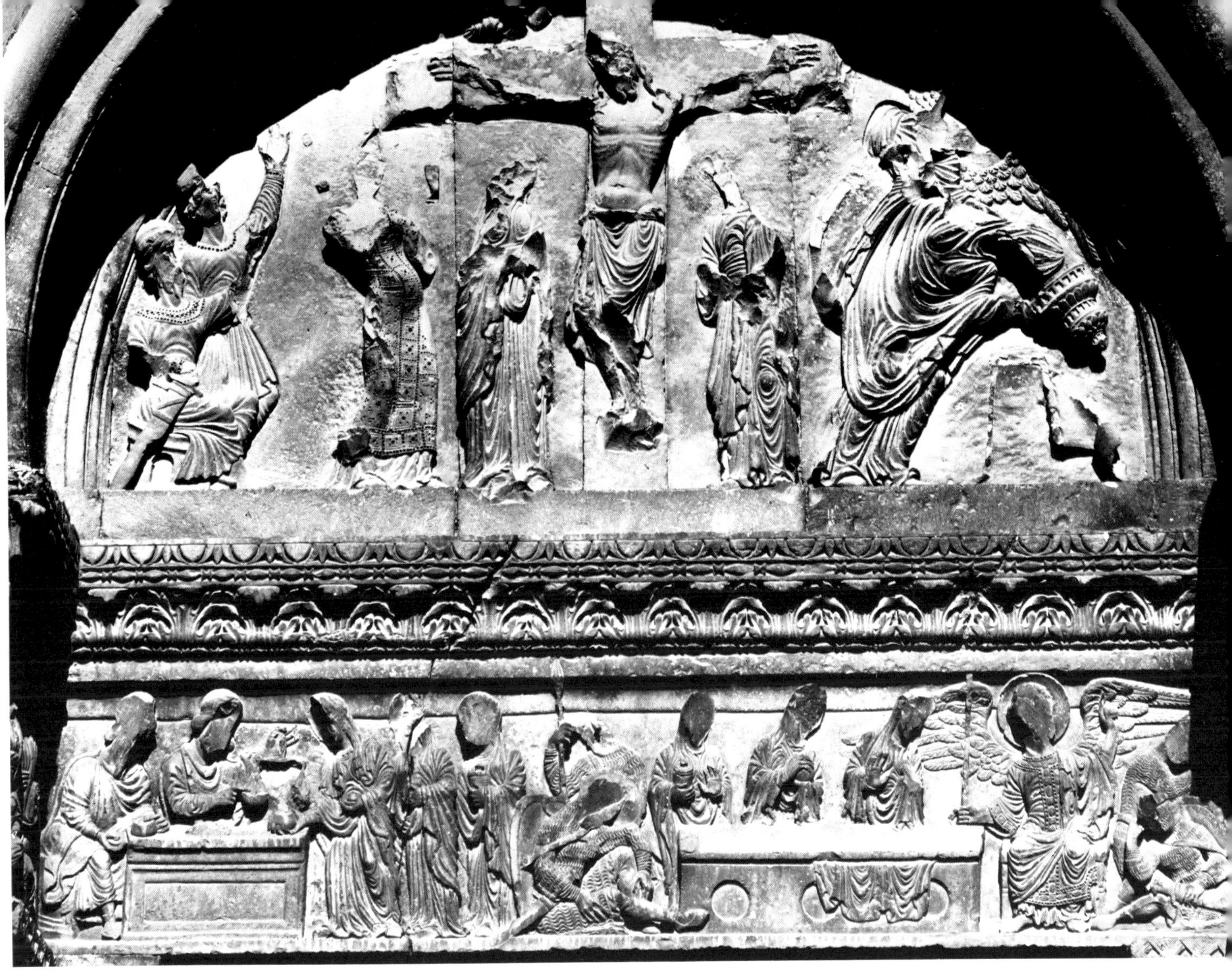

95 – Saint-Gilles-du-Gard, Saint-Gilles – Tympanon und Türsturz des Südportals: Kreuzigung – Die Frauen am Grabe

(Chorschranke) von Modena und Antelamis Kreuzabnahme in Parma wurden schon sehr lange mit Saint-Gilles in Zusammenhang gebracht. Heute steckt man das Ausstrahlungsgebiet wesentlich weiter ab und bezieht auch Sizilien, Spanien (Silos) und sogar die Rheinlande ein. Der chronologischen Einordnung kommt daher durchaus Bedeutung zu. Der archäologische und stilistische Befund spricht für eine Datierung der Fassade von Saint-Gilles um die Mitte des 12. Jahrhunderts, da sie vor den ihr verpflichteten Werken entstanden sein muß und die in diesem Zusammenhang zu nennenden oberitalienischen Skulpturen inzwischen besser erforscht und datiert sind.

Der Kreuzgang von Saint-Trophime in Arles – mit seinem überaus geschlossenen Programm an Szenen aus dem Alten und Neuen Testament auf Säulen und Kapitellen – besitzt eine romanische Galerie, die nach neuesten Untersuchungen aus historischen und stilistischen Gründen in die achtziger Jahre des 12. Jahrhunderts datiert wird. Wahrscheinlich wurde sie während der Bauzeit von Saint-Gilles begonnen, und möglicherweise wirkten einige Bildhauer von dort in Arles mit. Zu der antikisierenden Grundhaltung tritt in Arles eine neue Ausdruckskraft. Obwohl mehrere Künstler am Werke waren, wollen wir nur auf den Stil des

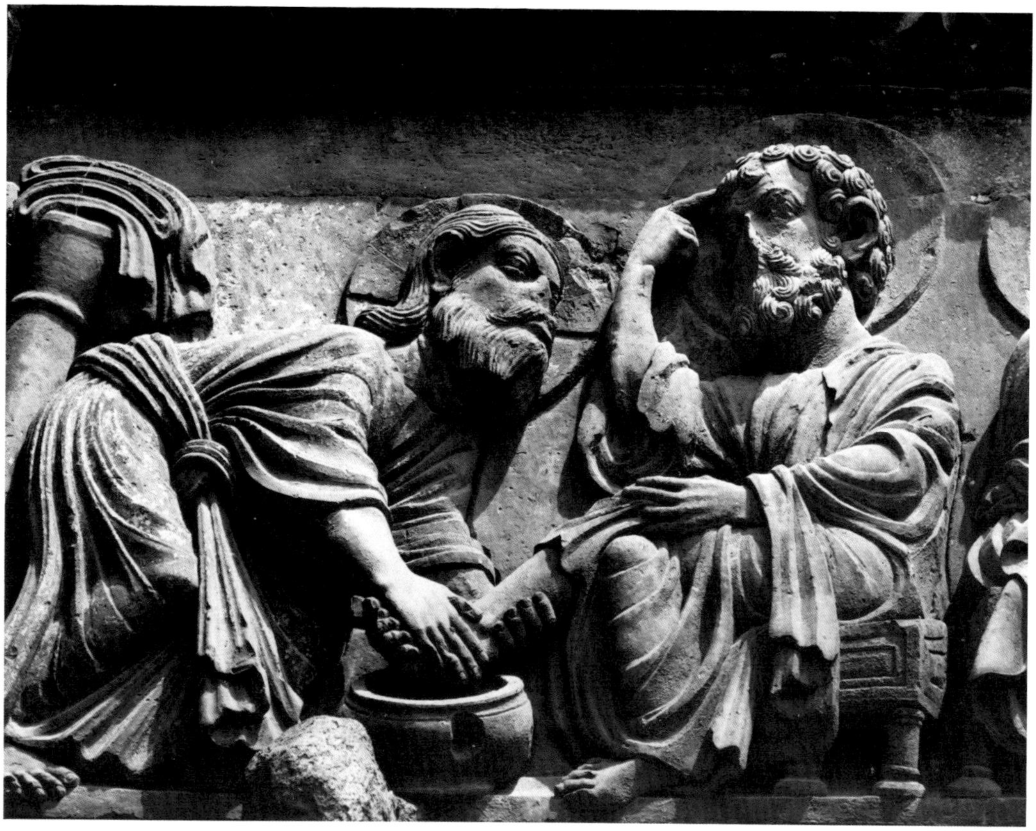

96 und 97 – Saint-Gilles-du Gard, Saint-Gilles – Hauptportal. Ausschnitte: Fußwaschung – Ankündigung der Verleugnung Petri. Mitte 12. Jh.

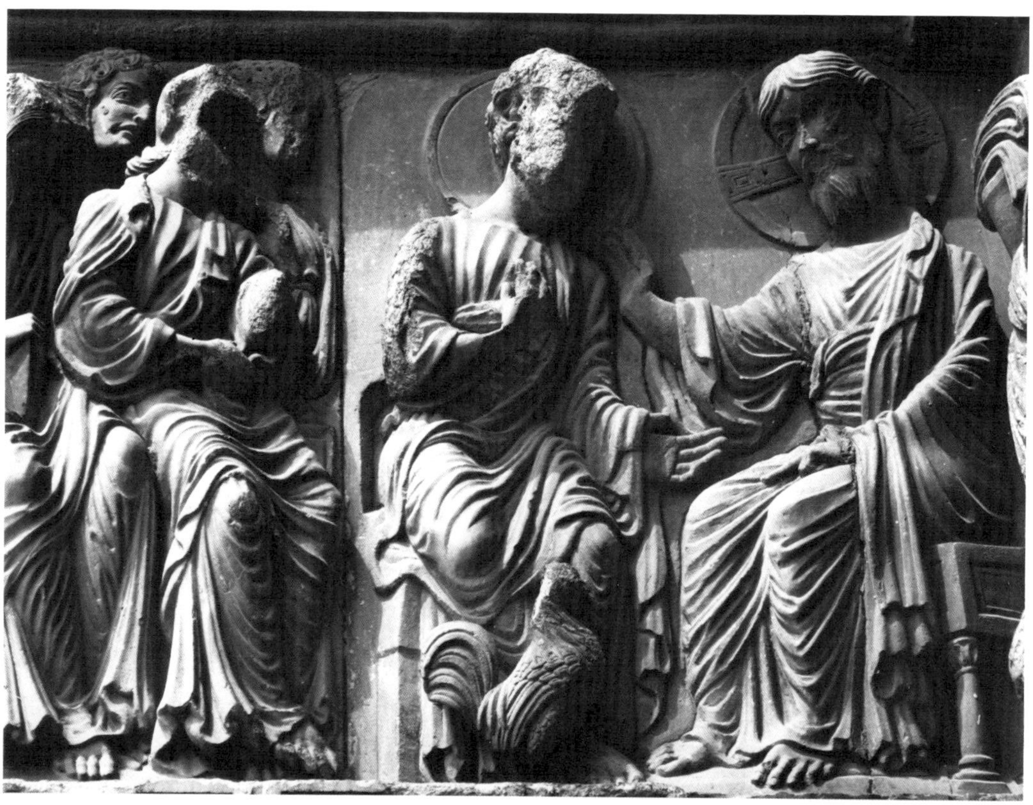

98 – Arles, Saint-Trophime – Tympanon und Türsturz des Westportals: Christus und die Evangelisten-Symbole – → Die zwölf Apostel. Um 1190

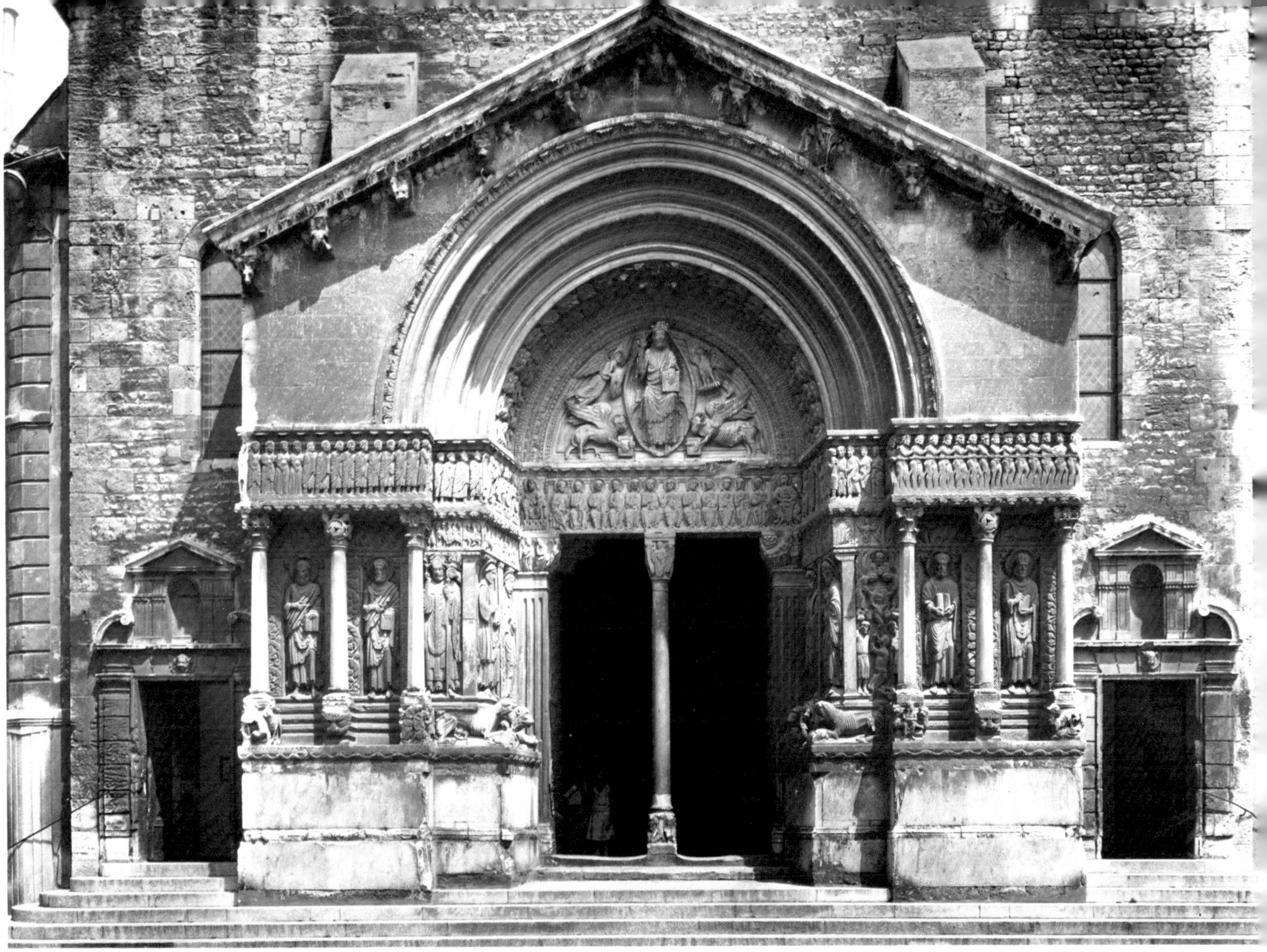

99 – Arles, Saint-Trophime – Westportal

Meisters des Nordostpfeilers im Kreuzgang mit der Paulus-Figur eingehen, die eine Schriftrolle hält. Die fein modellierten Falten sind tief eingeschnitten und fallen von den Unterarmen weit herab. Dieser meisterhafte Künstler hat Saint-Gilles gekannt, denn seine Figuren stehen dem Johannes und dem Paulus des Mittelportals von Saint-Gilles sehr nahe. Man wollte sogar alle drei Statuen demselben Meister zuweisen, doch die unterschiedliche Behandlung der Gesichter spricht dagegen.

Das Westportal von Saint-Trophime in Arles wurde der Fassade nachträglich vorgesetzt. Im ikonographischen Programm verbinden sich die apokalyptische Vision mit dem Jüngsten Gericht. Die architektonische Konzeption entspricht der von Saint-Gilles, obwohl sie sich auf ein Portal beschränkt: Architrav und Fries spielen eine wesentliche Rolle, und den Nischenfiguren ist eine Kolonnade vorgelegt. Trotz der Einheit des Ensembles, die für einen raschen Fortgang der Arbeiten spricht, deckt die Stilanalyse Unterschiede in der Qualität auf. Der von den Aposteln des Mittelportals in Saint-Gilles inspirierte Paulus ist in Ausführung und Technik wohl die großartigste Figur. Die tief eingeschnittenen, dichten Parallelfalten fallen wenig schmiegsam an den Beinen herab. Der Bildhauer, der auch an den Tympanonfiguren mitgewirkt haben dürfte, erzielte mit einer Häufung virtuos wiedergegebener Details eine sehr realistische Wirkung, vor allem bei den Gesichtern. Die sehr späte Datierung auf etwa 1190 erfolgte unter Berücksichtigung der von außen herangetragenen Anregungen.

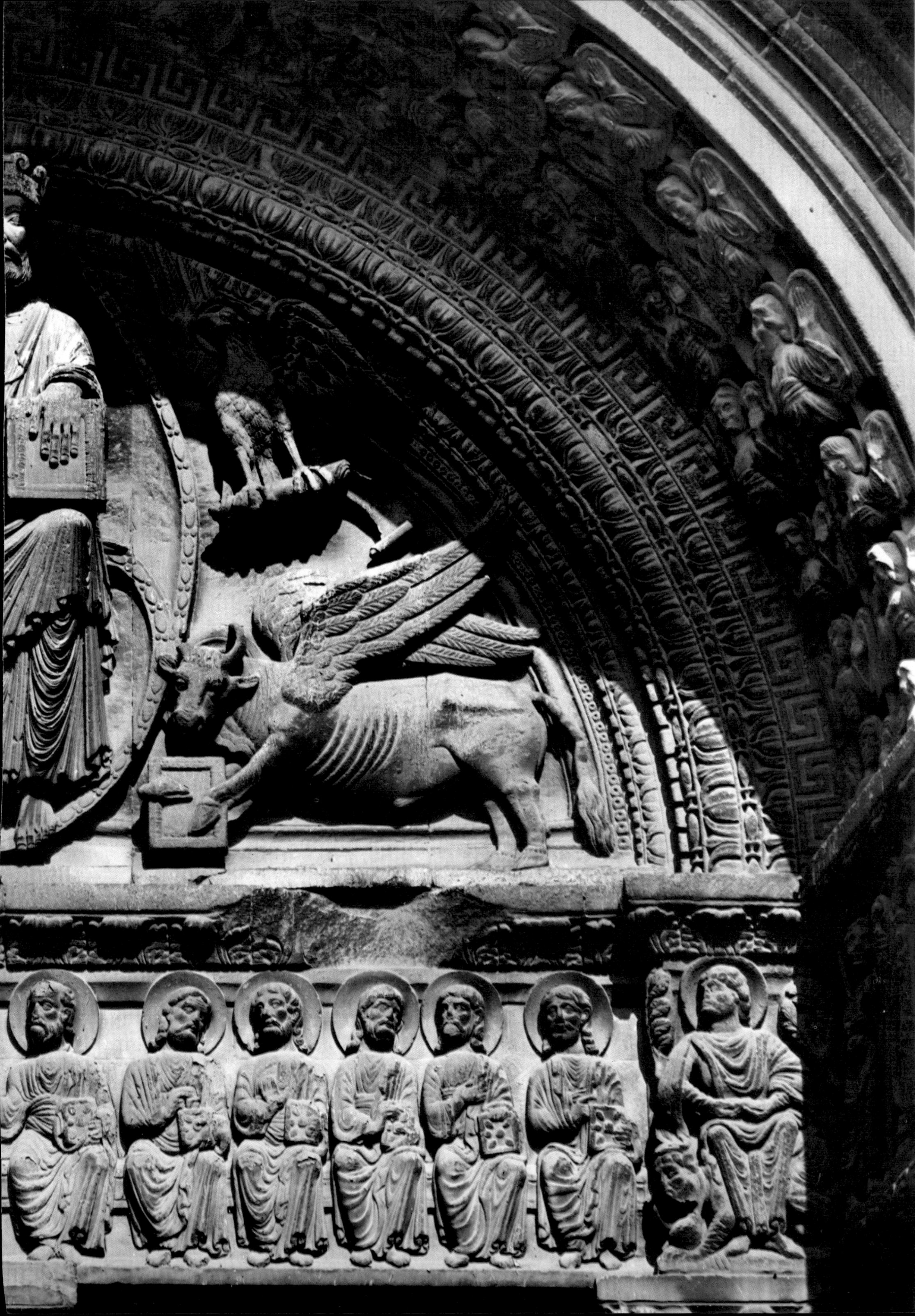

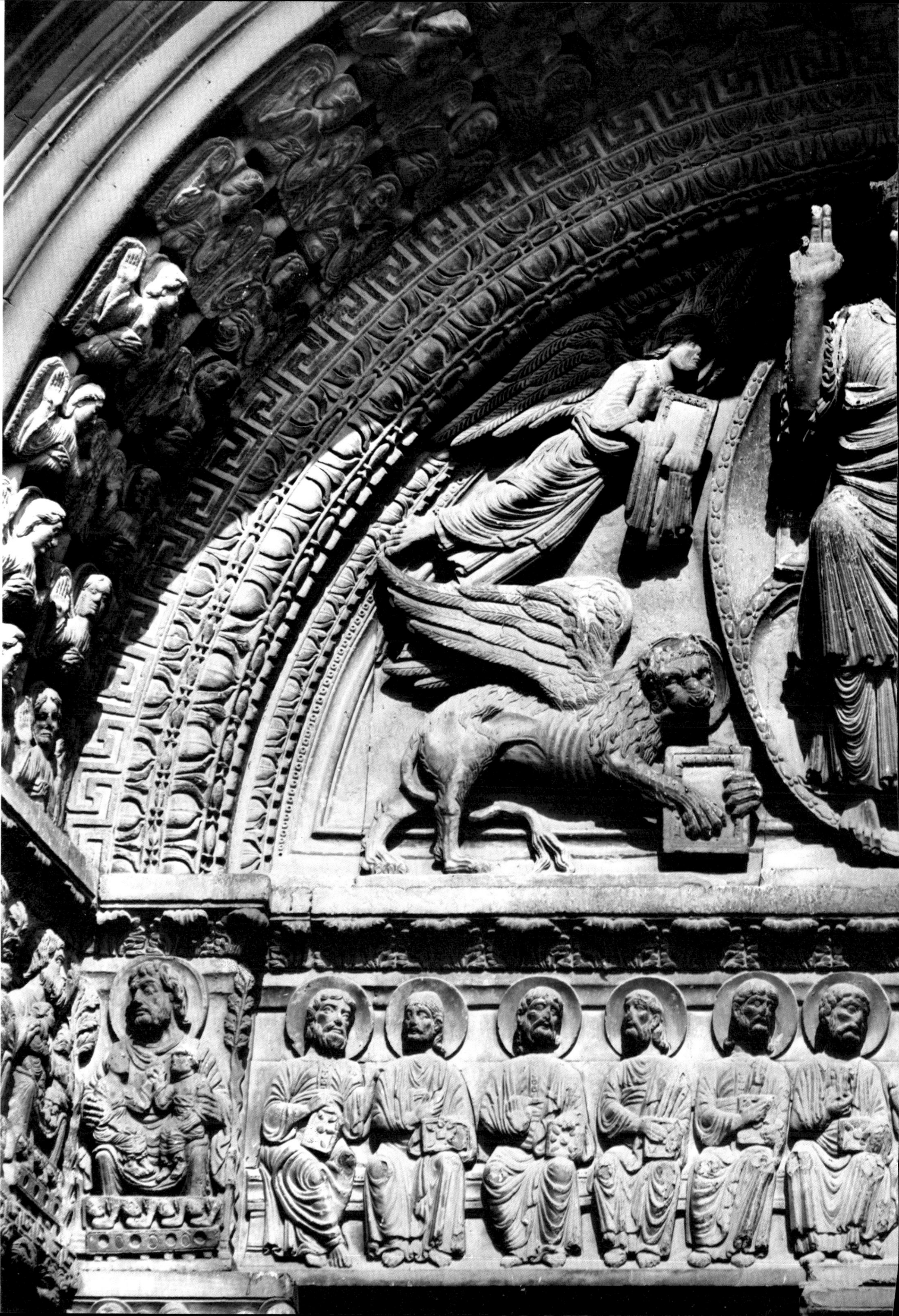

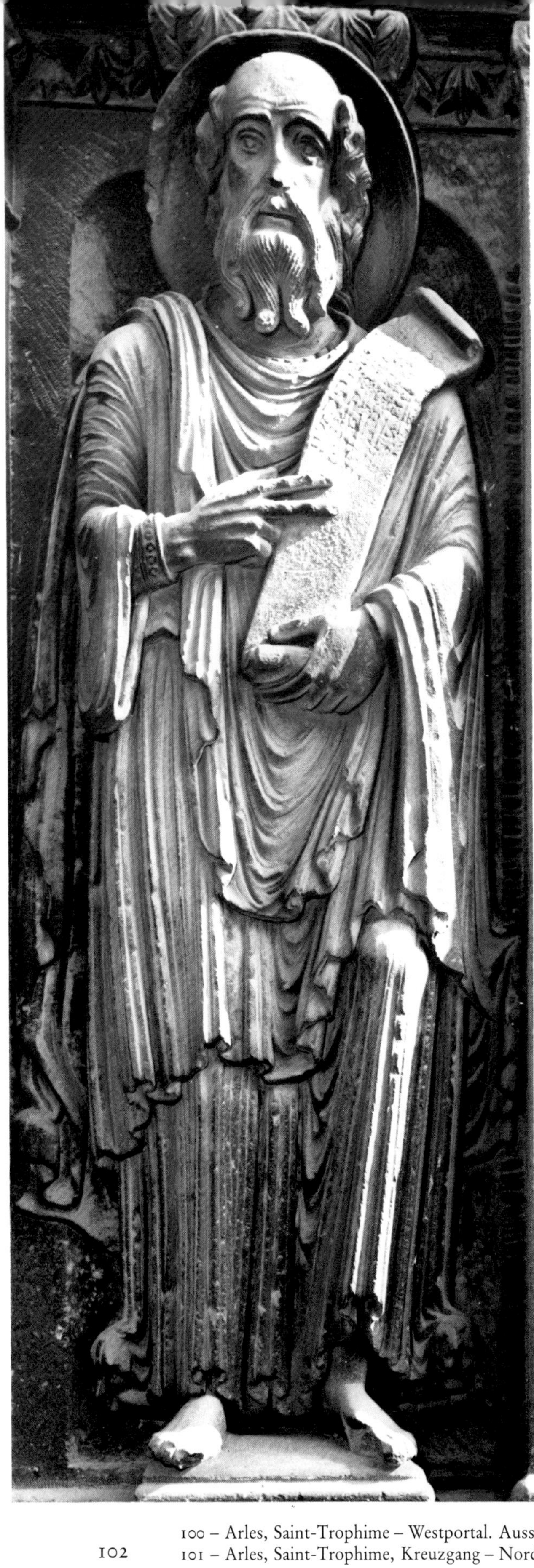

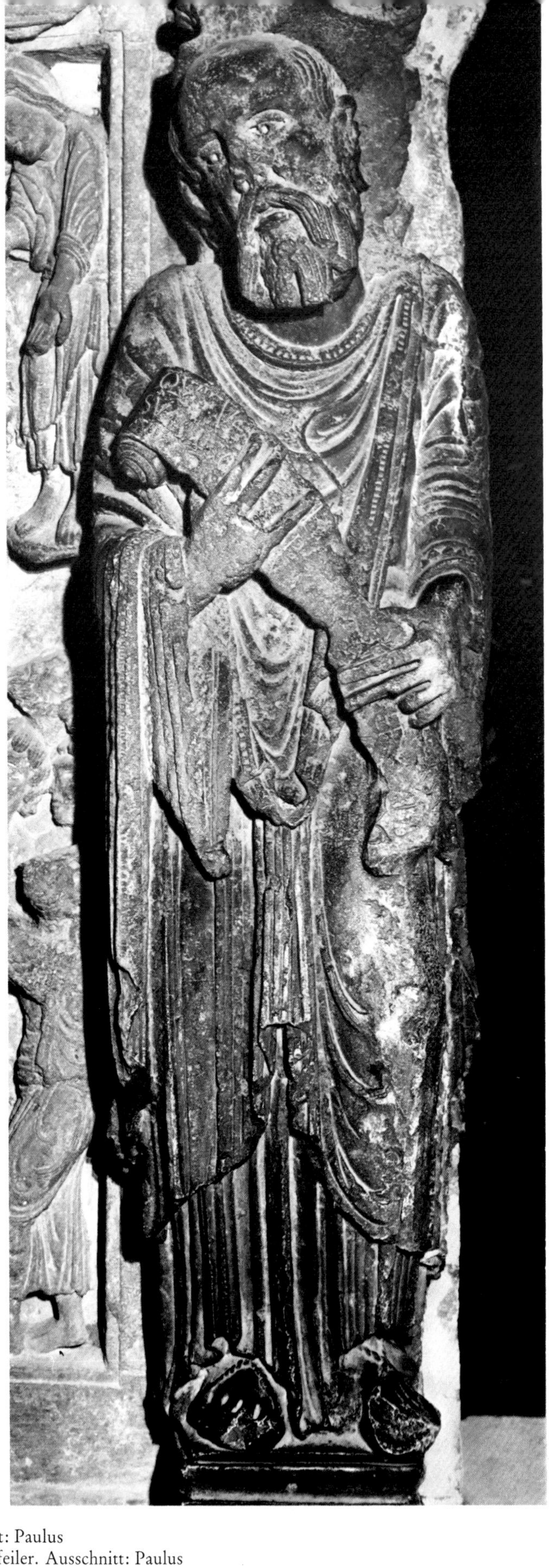

100 – Arles, Saint-Trophime – Westportal. Ausschnitt: Paulus

101 – Arles, Saint-Trophime, Kreuzgang – Nordostpfeiler. Ausschnitt: Paulus

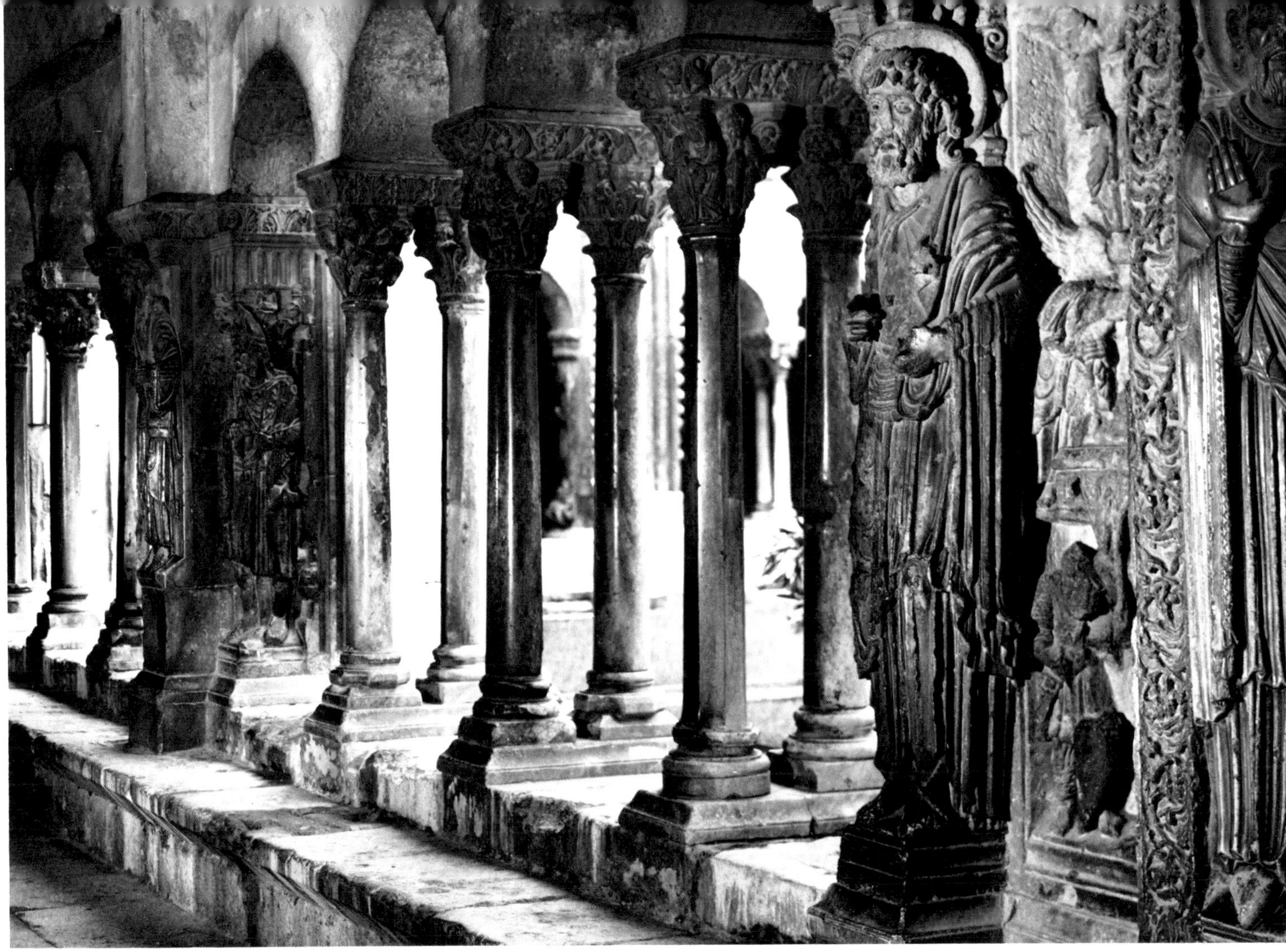

102 – Arles, Saint-Trophime – Kreuzgang: Nordgalerie. Um 1180

Die Plastik von Arles hat die gleiche Ausstrahlungskraft wie die von Saint-Gilles. Die Kapitelle des in mehreren Phasen zwischen 1170 und 1200 entstandenen Kreuzgangs von Notre-Dame-des-Doms, der Kathedrale von Avignon, sind stilistisch uneinheitlich und ohne engere Beziehung zur provenzalischen Kunst. Alles scheint auf Italien, speziell auf die Toskana zu weisen: die Fläche ist mit dem Bohrer aufgebrochen, die Formgebung herb und die Ornamentik wie ziseliert. In diese Gebiete wurden wahrscheinlich keine Kapitelle aus der Toskana importiert, sondern man griff verschiedene Stilelemente auf und wandelte sie ab. Diese im Grunde mediterrane Strömung findet sich im ausgehenden 12. Jahrhundert in Italien wie in Katalonien, in der Provence wie im Heiligen Land.

Das Heilige Land

Der erste Feldzug in den Orient – der erste Kreuzzug – endete mit der Einnahme Jerusalems 1099 und führte zur Gründung der vier abendländisch-christlichen Staaten im Heiligen Land, die sich zum Teil bis 1291 halten konnten. Das Gebiet zwischen dem Golf von Alexandrette (Iskenderun) und der ägyptischen Wüste wurde aufgeteilt in die Grafschaft Edessa, das Fürstentum Antiochia, die Grafschaft Tripolis und das Königreich Jerusalem. Mit den Pilgerfahrten, die eine Durchdringung der Staaten mit westlichem Kulturgut mit sich brachten, hielt die abendländische Kunst dort Einzug. 1125 schrieb Fulcherius von Chartres, Teilnehmer am ersten Kreuzzug im Gefolge Balduins, des Bruders Gottfrieds von Bouillon: «Gott hat das Abendland zum Morgenland verwandelt, der Mann aus Reims oder Chartres wurde zum Tyrer oder Antiochener. Hier besitzt mancher schon Häuser und Diener, mancher hat eine Einheimische zur Frau genommen, eine Syrerin oder gar eine getaufte Sarazenin. Täglich treffen Verwandte aus dem Abendland ein. Wer arm war, findet hier durch die Gnade Gottes Reichtum. Weshalb sollten wir ins Abendland zurückkehren, wenn sich uns ein solcher Orient auftat?»

Die Romanik, dann die Gotik des Westens faßten Fuß im Osten und führten dort technische und stilistische Prinzipien aus der Provence, aus Burgund und aus anderen Ländern ein. Zwar bestimmte die bestehende syrische und byzantinische Tradition die Entwicklung der mittelalterlichen Architektur im Heiligen Land entscheidend mit. Andererseits wurden christliche Bauten der Spätantike umgestaltet und erweitert: die neue Grabeskirche in Jerusalem wurde 1149 geweiht.

Eine rege Bautätigkeit kennzeichnet diese Zeit. Die Werkstätten waren meist vom Architekturstil des Languedoc und der Provence geprägt und in Bauweise wie Wahl der Proportionen sehr konservativ; sie bevorzugten zwei Grundtypen. Im Süden entspricht die auf 1140/1150
Abb. 456 datierte Anna-Kirche in Jerusalem der klassischen Basilika mit drei kreuzgewölbten Schiffen, drei Apsiden und Kuppel über der Vierung. Der Bau wirkt sehr kompakt und ausgewogen durch den harmonischen Zusammenklang der Räume mit der lichten Vierungskuppel und der
Abb. 382 Apsiskonche. Die Kirche von Abu Gosh folgt einem ähnlichen Schema. Die Marien-Kathedrale von Tortosa (Tartus) dagegen hat zwar ebenfalls drei Schiffe und einen dreiteiligen Chor, trägt im Mittelschiff aber eine Spitztonne über Gurtbögen, und die Apsis ist von zwei Rechteckkapellen flankiert, die an die Pastophorien (Sakristeiräume) der syrischen Kirchen erinnern.

Seit Paul Deschamps' Untersuchungen über die Plastik des Heiligen Landes haben neuere Forschungen eingesetzt und unsere Kenntnis erweitert, aber noch immer fehlt ein umfassender Katalog der Werke. Weite Teile der Bauten tragen Skulpturen, die gleichermaßen abendländische Einflüsse und lokale Entwicklungen widerspiegeln. Noch ungeklärt ist die Frage, welche Gesichtspunkte bei der Wahl der Bildhauer den Ausschlag gaben, und die Formenvielfalt der Plastik im Heiligen Land trägt keineswegs zu einer Lösung bei.

Die um 1149 (Weihedatum der Kirche) errichtete Fassade des Südquerarms der Grabeskirche in Jerusalem mit den beiden Portalen, denen im Obergeschoß Blendnischen mit Fenstern entsprechen, ist plastisch reich gegliedert. Die beiden Türstürze aus Marmor sind mit Szenen aus dem Leben Jesu (links) und mit Figuren in schönem Rankenwerk (rechts) geschmückt; erstere erinnern an provenzalische Kunst, letztere an Darstellungen aus Toulouse. Die stilistischen Abweichungen sind beachtlich und basieren im wesentlichen auf Elementen, die auf die Antike, auf die Kunst von Toulouse und auf das byzantinische Erbe zurückgehen.

Die in den letzten Jahren auf dem Tempelvorplatz und im Bereich der Grabeskirche zutage gekommenen Skulpturen lassen den Stil einer um 1170/1180 tätigen und als ‹Bauhütte des Tempelvorplatzes› bezeichneten Werkstatt erkennen. In romanischer Zeit entstanden auf dem Tempelvorplatz Großbauten, deren Innenausstattung und Bauplastik aus dieser Werkstatt hervorgegangen sind. Sie wirkte ebenfalls mit am Grabmal Balduins V. (1185–1186), an der Kirche des Johanniter-Ordens, der Anna-Kirche, der Marien-Kirche im Josaphat-Tal, in Akko und andernorts. Das vegetabilische Rahmenwerk um die Figuren erinnert an Werke aus Unter- und Oberitalien und auch aus der Provence. Die Ranken sind deutlicher klassisch gebildet als in Saint-Gilles oder Saint-Trophime in Arles. Die kleinen Köpfe von Akko lassen

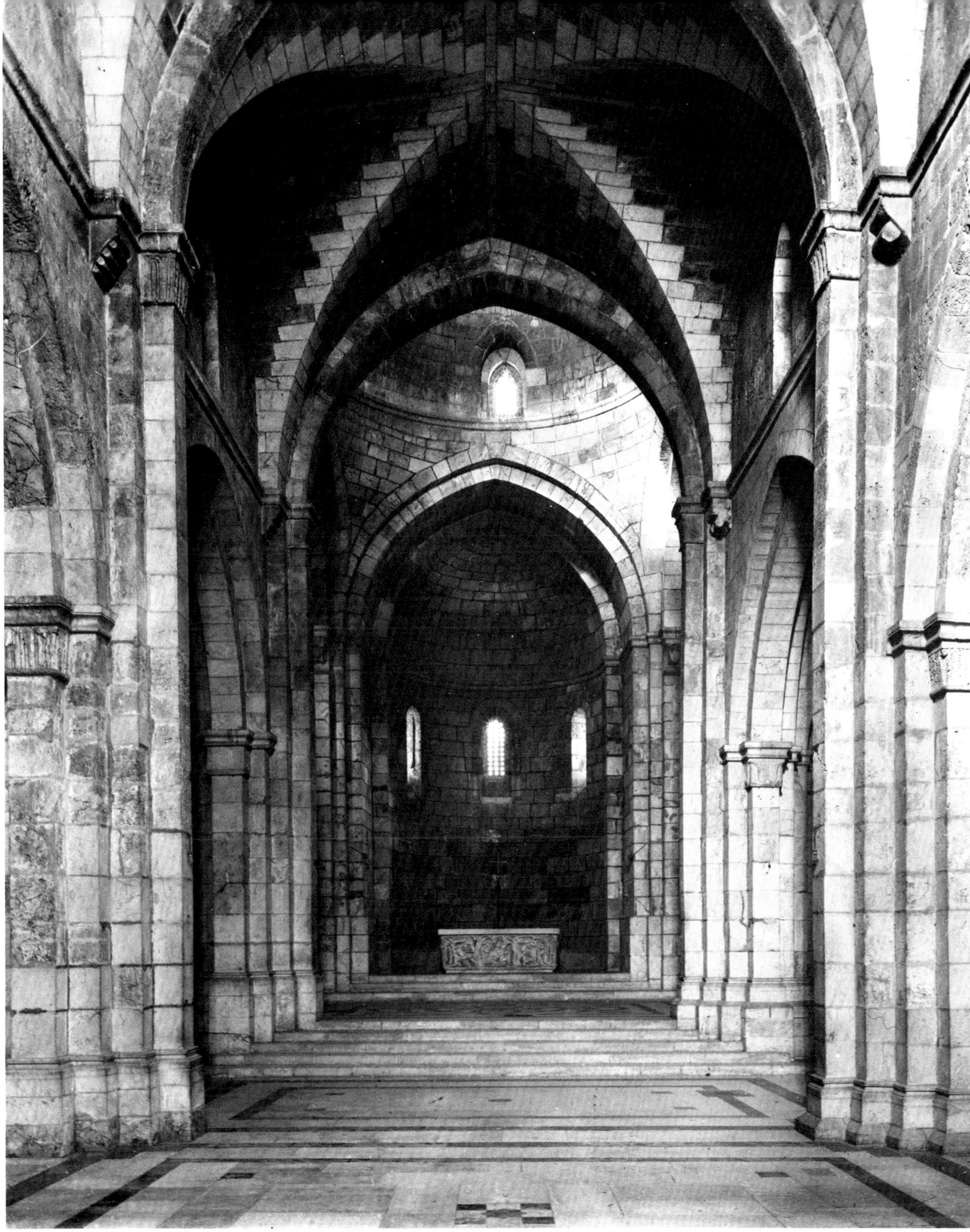

103 – Jerusalem – Anna-Kirche: Innenansicht mit Vierung und Apsis. Um 1140

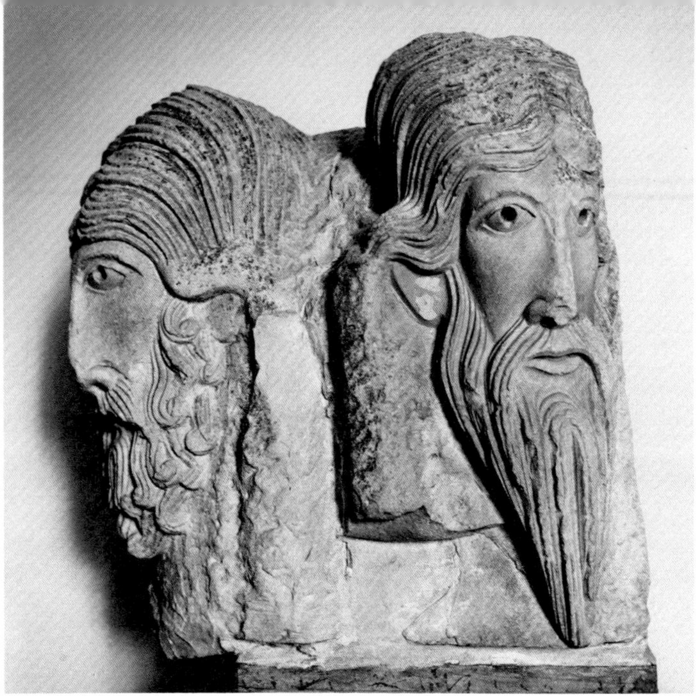

104 – Nazareth, Verkündigungskirche – Unvollendeter Block mit zwei großen Köpfen. Um 1180 – *Stein; Höhe 0,50 m* – Jerusalem, Museum des Griechisch-orthodoxen Patriarchats

105 – Jerusalem, Grabeskirche, Querhaus, Südfassade – Rankenwerk mit Figuren. Mitte 12. Jh. – *Marmor*

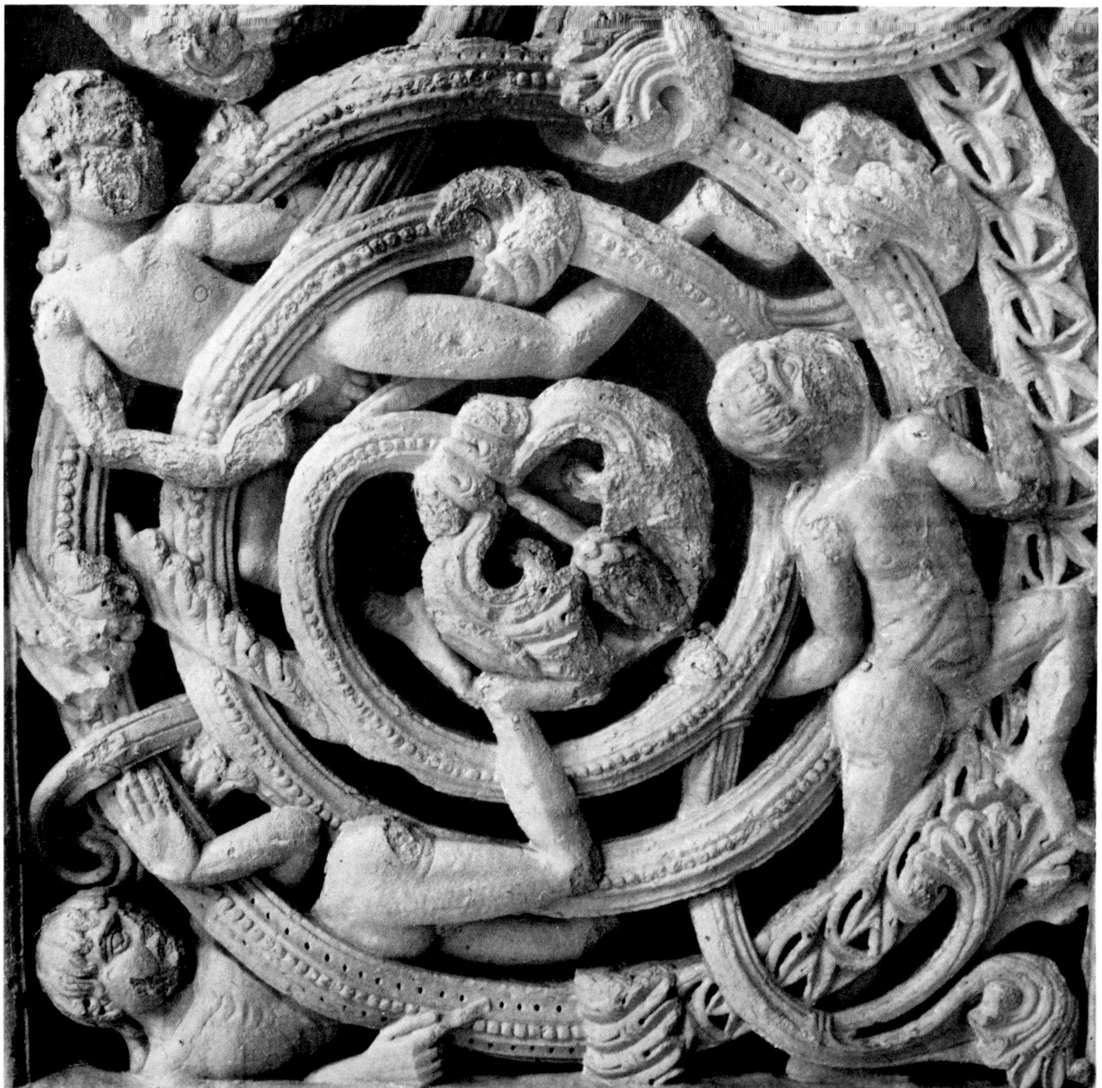

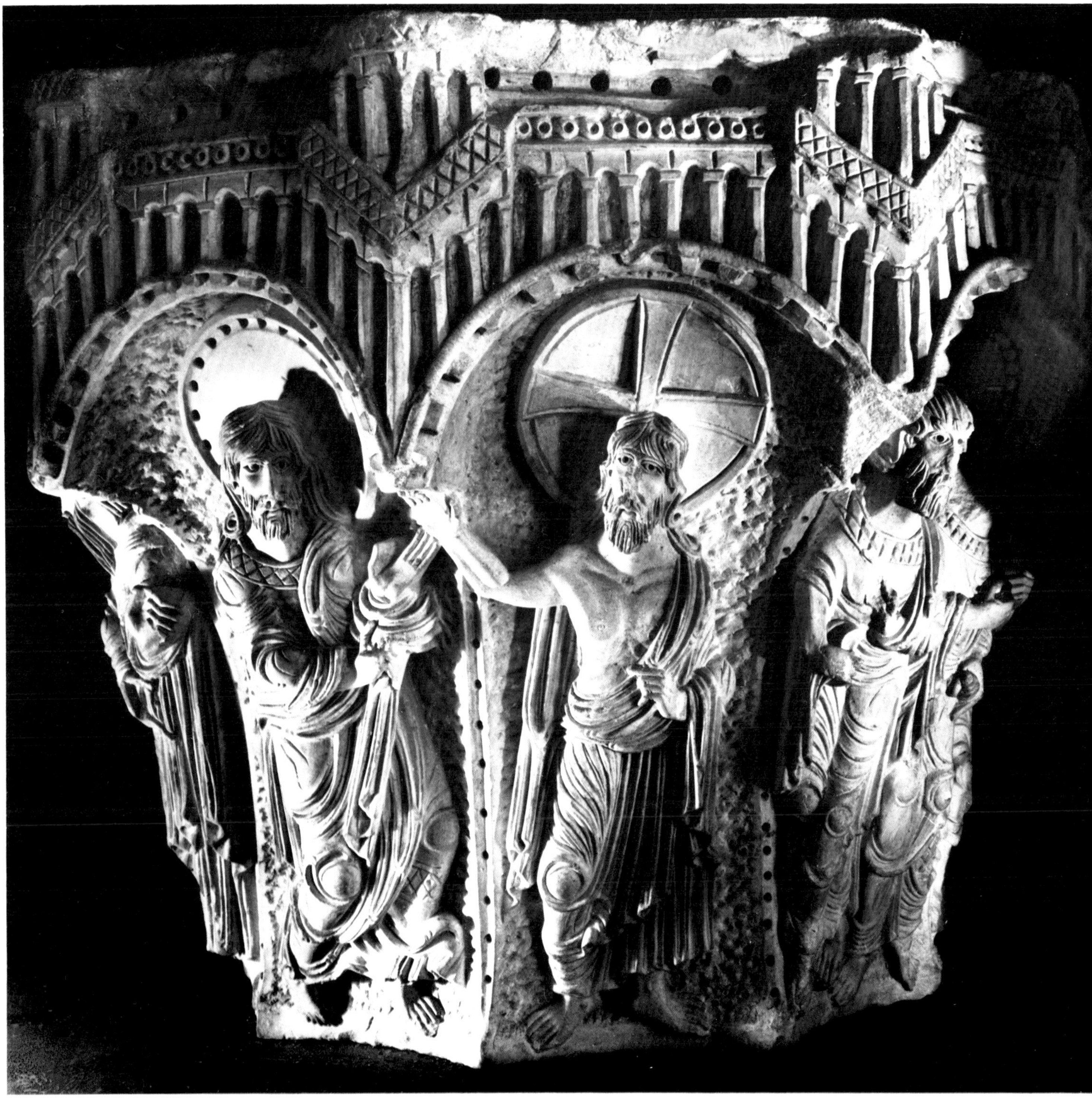

106 – Nazareth, Verkündigungskirche – Kapitell: Ungläubiger Thomas. Um 1180 – *Kalkstein* – Jerusalem, Museum des Griechisch-orthodoxen Patriarchats

sich mit denen des Reliefs der Fußwaschung in Saint-Gilles vergleichen. Die Behandlung der Körperpartien und der Ranken knüpft stilistisch an die Formgebung der Provence an, die Gestaltung der Köpfe wirkt eher burgundisch. Diese von Südfrankreich beeinflußte Werkstatt scheint wiederum auf Süditalien ausgestrahlt zu haben.

Zu den in der Verkündigungskirche von Nazareth aufgefundenen Skulpturen gehören fünf Kapitelle aus weißem Kalkstein, deren Ikonographie die Apostelmission zum Thema hat. Stilistisch stehen sie den burgundischen Kapitellen oder solchen aus dem Umkreis von Nevers nahe, und Paul Deschamps' Vergleich mit einem Kapitell aus Plaimpied im Berry ist durchaus einleuchtend. Die Datierung der Kapitelle von Nazareth auf etwa 1180 entspricht der heute für die sogenannte ‹Bauhütte des Tempelvorplatzes› angenommenen Zeitspanne. Auch für die Chronologie der provenzalischen Plastik sind diese Fragen interessant und scheinen eine sehr frühe wie auch eine sehr späte Datierung auszuschließen. Für die Ausgestaltung anspruchsvoller Bauten im Heiligen Land dürfte man Künstler von Rang berufen haben. Diese waren wohl der Fülle der Aufgaben bald nicht mehr gewachsen und dürften daher selbst neue Mitarbeiter aus der Provence, aus Burgund oder Italien herangezogen haben.

MOSAIKEN

1. Bodenmosaiken

Das romanische Mittelalter hat sich die antike Vorliebe für das Bodenmosaik bewahrt, zumal in mehreren Regionen die Technik ohne Unterbrechung tradiert wurde. Die Untersuchung der spätantiken Kunst hat ergeben, daß die Technik des Bodenmosaiks sich bis ins 5. und noch im 6. oder 7. Jahrhundert mit oft klassischer Ikonographie und neuem Stil weiterentwickelte. Einzelne Mosaikböden aus dem Frühmittelalter in Rom, Ravenna und Venedig wie überhaupt in Oberitalien bezeugen ein ungebrochenes Fortleben dieser Dekorform von der Antike bis ins Mittelalter.

In der Romanik gehörte das Bodenmosaik – neben dem Bodenteppich – zu den bei der reichen Oberschicht beliebtesten Luxusausstattungen, bis es durch die serienmäßige Herstellung von Bodenplatten aus Fayence an Prestige verlor. Nur einige bedeutende Kirchen besitzen noch ihren ursprünglichen Bodenschmuck, doch die Textquellen belegen, daß auch die Burgen und anspruchsvollen Wohnsitze, vor allem in den Städten, Mosaikböden besaßen.

Da das Bodenmosaik sehr kostspielig war, war es in den Sakralbauten im allgemeinen auf einen kleinen Bereich beschränkt: es schmückte die Fläche rund um den Altar und gelegentlich auch noch Chor und Querschiff. Nur in ganz wenigen Kirchen – in Otranto, Venedig und Rom etwa – bedeckt es die gesamte Bodenfläche.

Die Technik war im Mittelalter die gleiche wie in der Antike: Stein- oder Marmorwürfel *(tesserae)* wurden, zu vielfältigen Mustern geordnet, in ein Putzbett gedrückt. Die Farben beschränkten sich im Mittelalter allerdings oft auf Weiß, Schwarz und Rot, und die *tesserae* waren größer und wurden unregelmäßig gesetzt. Schließlich wurde auch das *opus sectile* aus etwas größeren Marmorplatten mit dem *opus tesselatum,* dem kleinteiligen Mosaik, kombiniert. Im allgemeinen schnitten die Mosaizisten ihre *tesserae* aus lokalem Marmor und machten dabei reichlich Gebrauch von antiken Spolien. So berichtet Leo von Ostia in seiner Chronik, daß für den Mosaikboden von Monte Cassino das Material aus Rom geliefert wurde. Noch im 19. Jahrhundert verarbeiteten die Restauratoren der Bodenmosaiken in der Lagune von Venedig Marmorsäulen aus römischen Villen der Umgebung zu *tesserae.* Die runden Porphyrplatten der mittelalterlichen Mosaikböden in Rom sind ebenfalls zersägte Säulenschäfte.

Die Ausstattung des Bodens erfolgte nach Abschluß der Bauarbeiten und der Wanddekoration und wurde von größeren Werkgruppen ausgeführt. Entsprechend dem bereits in der Antike üblichen Verfahren wurde zunächst das Putzbett gelegt und dann die Vorzeichnung (Sinopie) aufgetragen, die in Spuren etwa in Ganagobie (Department Basses-Alpes) zutage kam. Die Werkstattmitglieder arbeiteten gleichzeitig an mehreren Stellen des Bodens, und die Nahtstellen, das heißt die oft ungeschickten Übergänge zwischen den Partien der einzelnen Handwerker, lassen die ‹Tagewerke› erkennen. Den Boden in Die (Department Drôme) haben zum Beispiel mehrere Mosaizisten gemeinsam geschaffen, die ihre persönlichen Stileigenheiten keineswegs zu verleugnen suchten. Musterbücher bestimmten die Wahl der Themen und Figuren entscheidend mit.

Wer waren die Handwerker, deren anonyme Leistung nicht von einem bedeutenden Künstler stammt, sondern aus der Zusammenarbeit von Werkgruppen erwuchs? Wer war der Meister, der das Werk an prominenter Stelle signierte und neben dessen Namen manchmal der des Auftraggebers genannt wurde? Die Inschriften des Mosaikbodens in Otranto vermitteln einen Eindruck von der sozialen Stellung dieses ‹Künstlers›: *«Ex Ionath[e] donis per dexteram Pantaleonis hoc opus insigne est superans impendia digne»* («Als Gabe des Jonathas geschaffen von Pantaleon, ist dieses treffliche Werk seiner Kosten mehr als würdig») oder auch *«Humilis servus I[esu] Ch[risti] Ionathas Hydruntin[us] archiep[iscopus] iussit hoc op[us] fieri p[er] manus Pantaleonis p[res]b[yte]ri»* («Der demütige Diener Jesu Christi, Jonathas, Erzbischof von Otranto, hat dieses Werk durch die Hand des Presbyters Pantaleon ausführen lassen»).

Abb. 454 und 455 Die Inschrift in der Rundung der Mittelapsis in Ganagobie lautet: *«Me prior et fieri Bertranne iubes et haberi et Petrus urgebat Trutberti me: regebat»* («Prior Bertrand, du hast befohlen, daß ich entstehe; Petrus Trutbert hat mich vorangebracht und geleitet»). Ein Fragment des Mosaikbodens der Kathedrale in Reggio nell' Emilia – heute im Museo Civico – zeigt die Beischrift *«Petrus fecit»*. Die Formel *me fecit* neben der Künstlersignatur war bei den romanischen Bildhauern durchaus geläufig. Die Inschrift von Ganagobie jedoch scheint Petrus Trutbert eher eine leitende Rolle zuzuweisen, wie sie in der Architektur mehr der des Baumeisters als der des Steinmetzen entsprechen würde.

Diese Inschriften geben zudem Aufschluß über die Auftraggeber, die wahrscheinlich auch die Ikonographie festlegten. Prior Bertrand von Ganagobie und auch der Auftraggeber des Mosaiks von Otranto waren Geistliche. In Santa Maria del Pátire in Kalabrien ließ Abt Blasius, in San Giovanni Evangelista in Ravenna Abt Guglielmo das Bodenmosaik anlegen. Haben diese Kleriker die Mosaiken auch finanziert, oder waren sie nur für das ikonographische Programm und die Ausführung eines Auftrags verantwortlich? Manche Inschriften deuten eher auf die erste Annahme, einige mittelalterliche Fußböden in Rom jedoch wurden aus mehreren Quellen finanziert.

Wie die Errichtung eines bedeutenden Bauwerks hing auch die Entscheidung für einen Mosaikboden von der Finanzierung durch höchste Instanzen ab. Eine neuere Untersuchung hat gezeigt, daß die drei Inschriften des Mosaiks in Otranto eine bestimmte Vorstellung von der Gesellschaft im Feudalsystem widerspiegeln. Die längste Inschrift nennt Erzbischof Jonathas, Untertan Christi und König Wilhelms, als Auftraggeber an den Priester Pantaleon. In der Inschrift vor dem Hauptaltar tritt Jonathas fast ganz hinter König Wilhelm zurück: die zeitgenössische Gesellschaftsordnung und Gedankenwelt finden ihren Niederschlag also auch im Programm der romanischen Bodenmosaiken.

Die Ikonographie der Mosaikböden

Der Mosaikboden hat ein eigenes ikonographisches Bildprogramm, das am Eingang beginnt und im Chor seinen Höhepunkt findet. Es wurde im Zusammenhang mit der Ikonographie der Wände und Gewölbe konzipiert, gleichsam als deren Fortsetzung und Ergänzung. Das ikonographische Programm bestimmte auch die Verteilung der Themen im Raum – rund um den Altar, im Chor, bei den Durchgängen und Türen und so fort. Manche Themen – das Kreuz, eine Theophanie, Christus, Maria und neutestamentliche Szenen im allgemeinen – wurden nie auf dem Boden dargestellt, weil es als unehrerbietig galt, sie mit Füßen zu treten. Ereignisse aus dem Leben von Lokalheiligen dagegen kommen häufig dort vor.

Die meisten Darstellungen lassen sich in drei Hauptgruppen gliedern: alttestamentliche Szenen, enzyklopädisch-geographische und kosmogonische Visionen der Welt und Motive

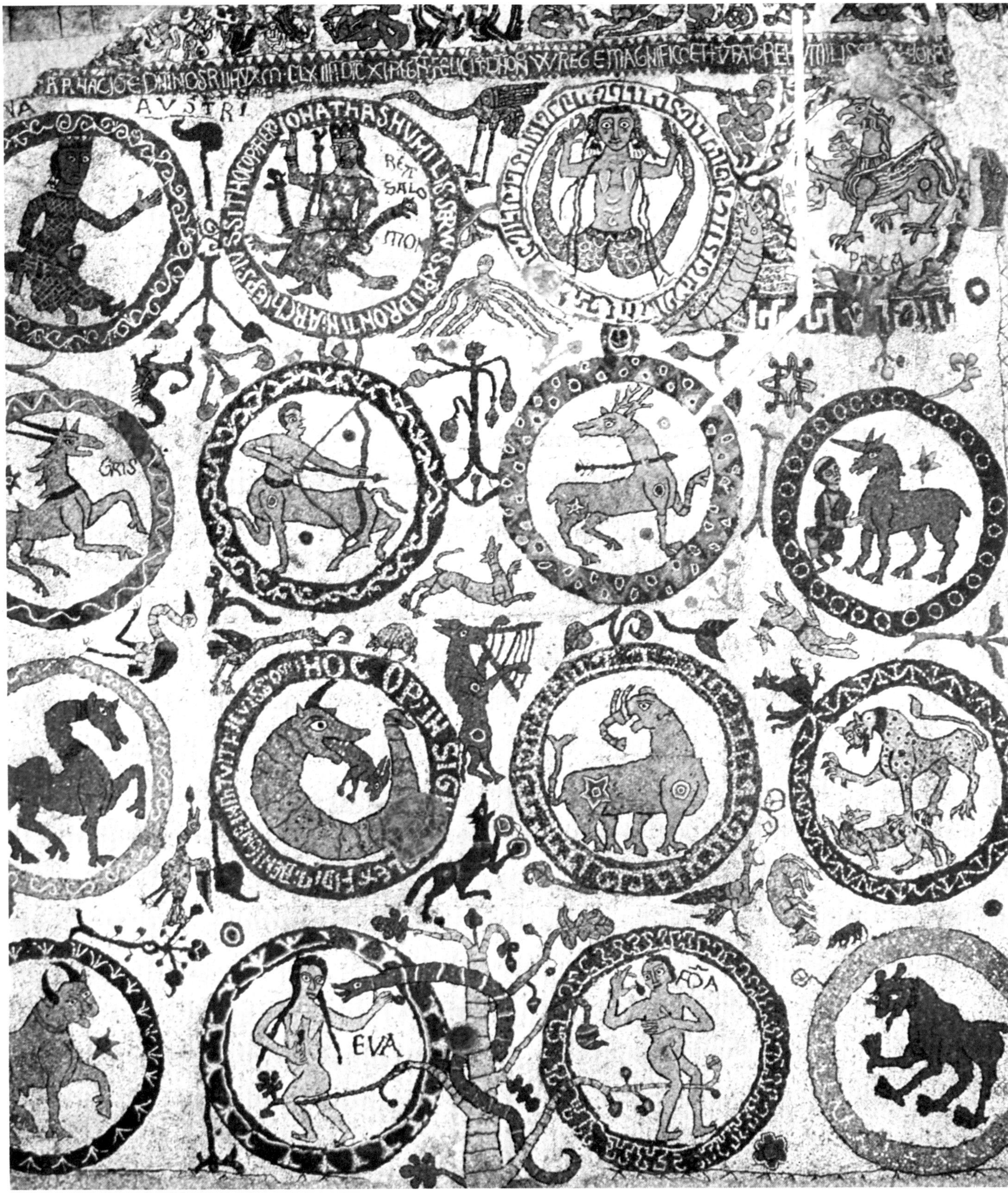

107 – Otranto, Kathedrale, Chor – Mosaikboden: Bestiarium, Adam und Eva, Salomon und die Königin von Saba. Um 1165

aus den Bestiarien. Die alttestamentarischen Ereignisse sind, der Typologie entsprechend, als Vorboten des Neuen Testaments gedeutet: Adam und Eva, Jonas, Samson, David und andere mehr. Zur zweiten Gruppe gehören Bilder der zwölf Monate und der zwölf Tierkreiszeichen, der vier Jahreszeiten, der vier Himmelsrichtungen, der Winde, der Planeten, des Jahresablaufs mit Sonne und Mond, der vier Elemente, der freien Künste und so weiter. Auch Mythologie und Antike sowie literarische Quellen, beliebte Volkslegenden und die Geschichte bieten ikonographische Anregungen: die Apotheose Alexanders, Kaiser Konstantin und König Artus, Begebenheiten der Kreuzzüge.

Darstellungen aus dem realen und phantastischen Tierreich überwiegen jedoch alle anderen Themen. Das Mittelalter brachte den sogenannten Bestiarien besonderes Interesse entgegen, Natur- und vor allem Tierbeschreibungen, die auf den antiken ‹*Physiologus*› zurückgehen. Für jedes Tier gibt es außer der Wiedergabe seines Namens und seiner Eigenschaften eine moralisch-allegorische Deutung, die aus seinem natürlichen Verhalten abgeleitet ist. Einzeln umschlossen von Rechteck- und Rundfeldern tummeln sich auf den mittelalterlichen Mosaikböden oft vielerlei Tiere aus Wirklichkeit und Fabelwelt.

Bodenteppiche und die Stilfrage

Obwohl nur sehr wenige mittelalterliche Bodenteppiche erhalten sind, vermitteln sie uns eine Vorstellung von ihrer Qualität, ihrer Verwendung und ihrem ikonographischen Repertoire. Vielfach wurde angenommen, diese Teppiche hätten die Mosaizisten inspiriert; tatsächlich dürften die Kunsthandwerker versucht haben, die Teppiche zu imitieren, die den Boden der Kirchen und Paläste schmückten. In Ganagobie zum Beispiel wirken die Felder, als sollten sie übereinandergreifen, und erinnern damit an die Verteilung der Teppiche in einer Moschee. Das Mosaik der Kathedrale von Aosta ahmt zwei übereinandergelegte Teppiche nach. In Sankt Servatius in Quedlinburg ist der Rest eines Knüpfteppichs erhalten, dessen Ikonographie der von Bodenmosaiken gleicht. In Santa Maria del Pátire in Kalabrien sind die Mosaiken wie Teppiche hinter den drei Eingangstüren in drei Bahnen ‹ausgerollt›, die den Blick der Eintretenden auf sich ziehen.

Die Anleihen sind überaus vielfältig, und das Mosaik schöpft aus fernen Quellen, die der Handel mit Stoffen in greifbare Nähe gerückt hat. Wegen seiner im wesentlichen lokalen Technik steht das Bodenmosaik auch stilistisch vor allem den anderen Künsten – insbesondere der Bauplastik und Buchmalerei – seines regionalen Umkreises nahe. Bei dieser bewußt konservativen Technik sind Rückgriffe auf die Antike natürlich beträchtlich. Das romanische Bodenmosaik erlebte trotz seiner Beziehung zu den anderen Künsten der Zeit eine eigene Entwicklung und entfaltete seine eigenen Stilmerkmale. Sie sind zwangsläufig geprägt durch die Technik, das Material und das Fehlen der Möglichkeit, mit einem Pinselstrich oder einem Meißelschlag besondere Nuancen herauszuarbeiten, so daß die Darstellungen der meisten Mosaikböden irgendwie ‹naiv› wirken.

Rom, Kampanien und Sizilien

In Rom gab es keinen Bruch zwischen Antike und Mittelalter, denn einige frühmittelalterliche geometrische Böden (Santa Maria Antiqua, San Crisogono, die Unterkirche von San Clemente
Abb. 452 und Quattro Santi Coronati) sorgten für Kontinuität. Die überaus zahlreichen Mosaikböden
und 453 des Mittelalters in Rom vertreten jedoch einen besonderen Typus und werden – nach einer Familie römischer Marmorkünstler – als Cosmatenarbeit bezeichnet. Charakteristisch sind

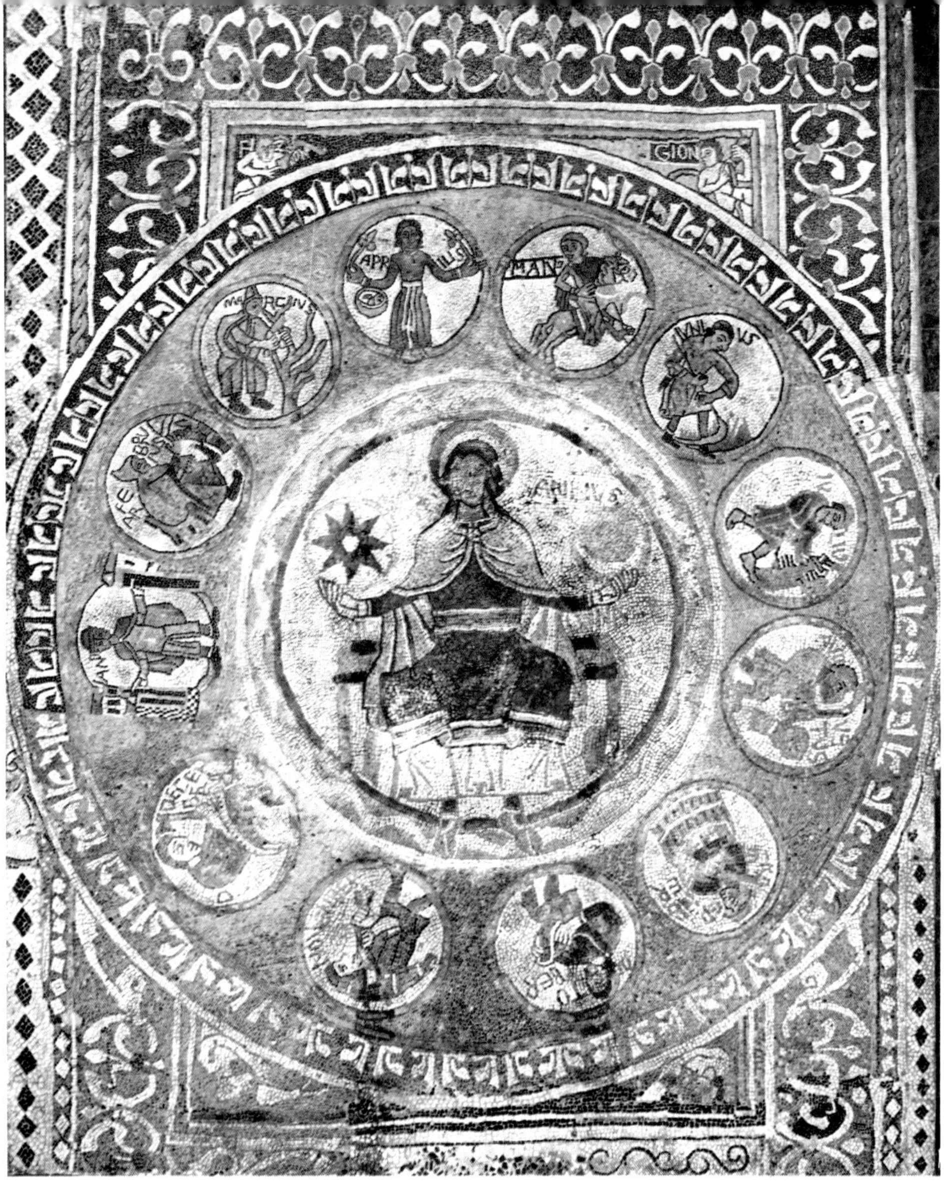

108 – Aosta, Kathedrale, Chor – Mosaikboden, der übereinandergelegte Teppiche nachahmt: Personfikation des Jahres mit Sonne und Mond, den zwölf Monaten und den Paradiesflüssen. 12. Jh.

ihre Farbenvielfalt und die fast rein geometrischen Muster mit den vielen großen Rundfeldern sowie ihre enge Verwandtschaft zum Dekor von Wandflächen, Kanzeln, Leuchtern und ähnlichem Kirchenmobiliar.

Früher glaubte man, diese Art Dekor mit den großen ineinandergeschlungenen Kreisen sei orientalischen Ursprungs, sie ist jedoch in Rom oder in seinem Umkreis entstanden. Die für das dekorative System typischen Merkmale des Bodens von Santa Maria Maggiore, von Chorschranken, Bodenmosaiken und Ambo in Santi Nereo ed Achilleo wie der liturgischen Einrichtung von San Cesareo, der Kirchenausstattungen des unteren Latium und so fort entfalteten sich als eigener Kunstzweig im Wirkungsbereich von Rom. Der berühmte, unter Abt Desiderius geschaffene Boden aus *opus sectile* und Inkrustationen (1066–1071) in Monte Cassino hat wahrscheinlich stilbildend gewirkt. Die in *opus sectile* ausgeführten Tiere, die den Boden belebten, sollten vor allem in Kampanien zum wesentlichen Bestandteil werden, wie die Kathedrale von Caserta Vecchia und San Menna in Sant'Agata dei Goti noch heute bezeugen.

Bei der Besprechung der Plastik haben wir bereits gesehen, wie die handwerkliche Tradition von einer Generation auf die nächste überging. Der römische Meister Paolo, der um 1116 im Dom von Ferentino tätig war, hat die mit Marmor und Porphyr geschmückten Chorschranken signiert. Die Signatur seiner vier Söhne Giovanni, Pietro, Angelo und Sassone findet sich auf dem Marmortabernakel von San Lorenzo fuori le mura in Rom. Die in einer Urkunde von Santa Prassede seit 1130 bezeugte Familie Vassalletto spielte ein Jahrhundert lang in Rom eine entscheidende Rolle: eine Inschrift im Kreuzgang von San Giovanni in Laterano, der vor 1240 vollendet war, nennt Vassalletto Vater und Sohn. Hinweise auf Cosmatenböden sind zwar spärlicher als auf die liturgische Ausstattung, aber was wir über die Marmorkünstler im allgemeinen wissen, ergibt eine Vorstellung von der Arbeitsweise dieser Ateliers im Umkreis von Rom: als spezialisierte Werkgruppen führten sie Hand in Hand Wand- und Bodenausstattungen aus.

In enger Beziehung zu Rom und besonders zu Kampanien stehen die sizilischen Mosaikböden. Dies trifft vor allem zu für die unter den Normannenkönigen in Palermo – Cappella Palatina, Martorana, San Cataldo und Dom – sowie in Monreale und anderenorts entstandenen Bauten. Ihr rein geometrischer Dekor wird beherrscht von großen runden Porphyrplatten, die wie der Porphyr für die Sarkophage der Normannenkönige aus Rom importiert wurden. In Sizilien herrschen statt der für Rom typischen, von Rundfeldern bestimmten Anordnung eckigere Formen vor. Die eingestreuten Tiermotive erinnern an solche aus Kampanien oder Kalabrien (Sant'Adriano in San Demetrio Corone). Überall jedoch waren einheimische Künstler am Werk, die Anregungen aus ferneren Bereichen aufgriffen, sie aber auf ihre eigene Weise wandelten.

Die italienische Adriaküste

An der italienischen Adria läßt sich im Süden und Norden an zwei Gruppen von Mosaiken die historische Entwicklung dieser Technik verfolgen, die im 11. Jahrhundert einsetzte und ihren Höhepunkt im 12. Jahrhundert erlebte. In Santa Maria auf der Tremiti-Insel San Nicola ist der Boden aus *opus tesselatum* mit Tieren und geometrischen Mustern geschmückt, die zwar das Festhalten an der Spätantike erkennen lassen und doch schon ein neues, im Frühmittelalter erwachsenes Stilempfinden verraten. Die Mosaikböden der 1026 neu geweihten Basilika in Pomposa und in der Hauptapsis der romanischen Basilika von Aquileia (1031 geweiht) zeigen das Fortleben der geometrischen Motive des Frühmittelalters und eine Fülle bereits romanischer Tierdarstellungen.

In Apulien sind in Otranto, Trani, Tarent, Bari und Termoli Mosaikfußböden erhalten. Das inschriftlich auf 1163 bis 1165 datierte Mosaik der Kathedrale von Otranto wurde von derselben Werkstatt gearbeitet, die auch in der Kathedrale von Trani tätig war. Es veranschaulicht Stil und Ikonographie der Mitte des 12. Jahrhunderts in dieser Landschaft. Im Mittelschiff sind allerhand Getier, alttestamentliche Ereignisse – dazwischen König Artus – und Monatsdarstellungen um den Kern der Komposition, einem mächtigen Baum, herum angeordnet. Im Chorraum sind Salomo und die Königin von Saba, Adam und Eva sowie Tiere und Fabelwesen in Medaillons gefaßt. Samson- und Jonas-Szenen schmücken die Apsis. Im linken Seitenschiff ist das Weltgericht mit den Auserwählten im Paradies und den Verdammten in der Hölle dargestellt. Dieses grandiose und überaus vielfältige Bildprogramm beschäftigt unsere Phantasie und gibt Anhaltspunkte für die Rekonstruktion anderer, inzwischen verlorener Mosaikböden des Mittelalters.

Der typische Bodenschmuck des 12. Jahrhunderts in der Lagune von Venedig besteht vorwiegend aus *opus sectile*, in dessen meist abendländische und lokale Muster einige Tierdarstellungen in *opus tesselatum* eingestreut sind. Das bedeutendste Beispiel ist der seit dem 17. Jahrhundert mehrfach restaurierte Boden von San Marco. Der Vergleich mit dem von San Zaccaria und vor allem mit dem von Santi Maria e Donato in Murano, wo der Boden inschriftlich auf 1140 datiert ist, steckt den zeitlichen Rahmen ab. Westliche Bildthemen wie das Begräbnis des Fuchses kontrastieren mit byzantinisch beeinflußten Wandmosaiken der Lagune.

Zwischen diesen beiden Gruppen steht der archäologisch noch nicht untersuchte Boden der romanischen Kathedrale von Pesaro, den wir aus einem Stich von 1866 kennen. Vielleicht zog er sich ursprünglich durch alle drei Kirchenschiffe hin, heute sind jedoch nur noch einige Teile durch Aufgrabungen des späteren Bodens zu sehen. Dargestellt sind alttestamentliche Szenen, Tiere sowie Episoden des ‹*Roman de Troie*›. In Ravenna hat sich die Tradition der Spätantike erhalten und im Mittelalter noch fortentwickelt. San Vitale und San Giovanni Evangelista wurden mit Mosaikböden ausgestattet. Während San Vitale mit *opus sectile* (Labyrinth) geschmückt wurde, entfaltete sich auf dem 1230 entstandenen Fußboden von San Giovanni Evangelista ein reiches Bildprogramm mit Themen aus dem Bestiarium und Episoden aus dem

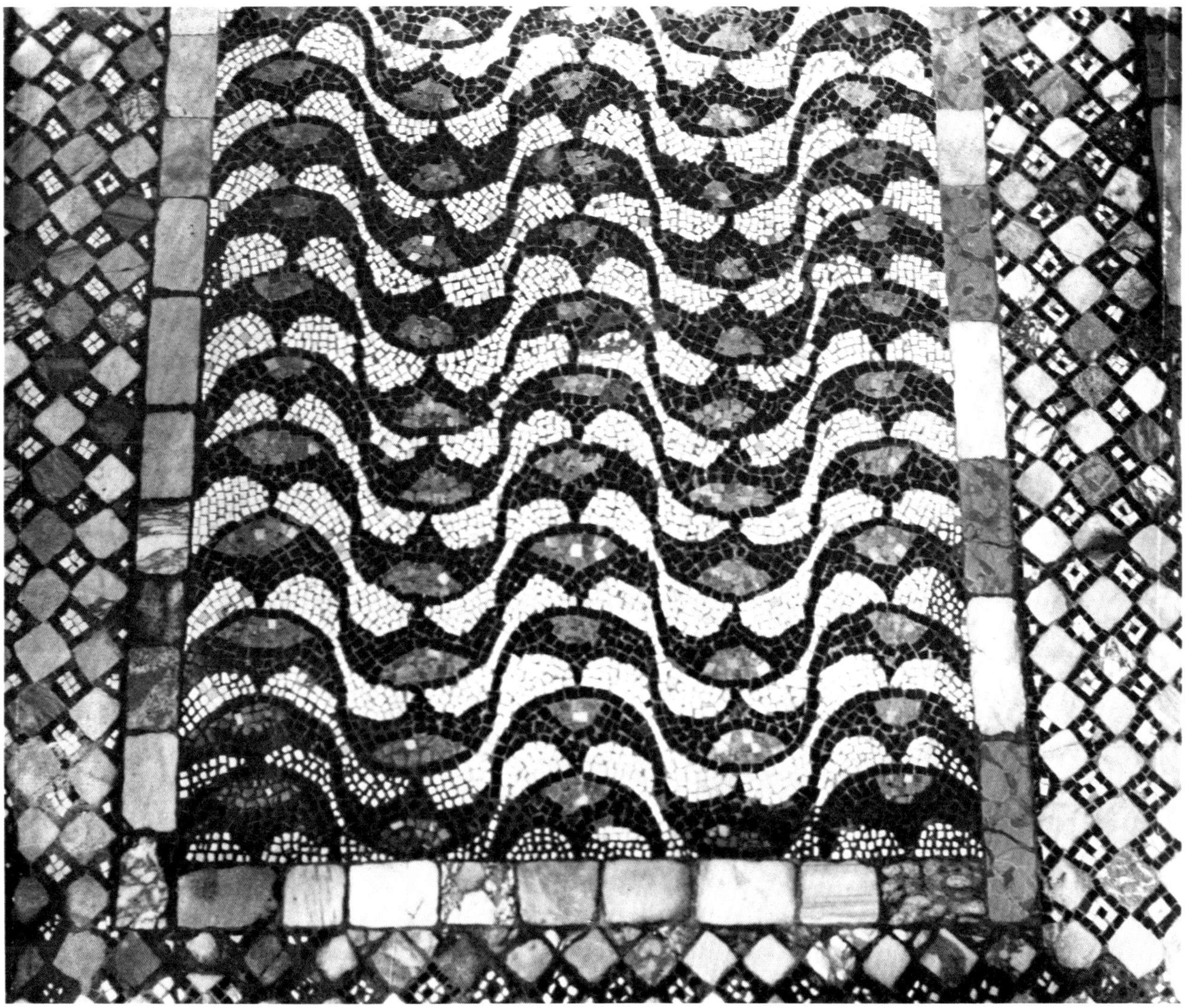

109 – Murano, Santi Maria e Donato – Geometrisches Bodenmosaik. 1140

vierten Kreuzzug wie auch aus dem ‹*Roman de Renart*›, die dem Repertoire anderer oberitalienischer Bodenmosaiken entsprechen.

Mittel- und Oberitalien

Die Mosaikfußböden des 12. Jahrhunderts in Mittel- und Oberitalien – die in Schwarz-Weiß gehaltenen von Florenz, Arezzo und Prato genauso wie der mehrfarbige in Bobbio – beeindrucken durch ihr reichhaltiges ikonographisches Programm wie durch ihre stilistische Verwandtschaft mit den schönsten Handschriften der entsprechenden Gegend. Die Mosaikböden der Landhäuser etwa in Reggio nell' Emilia oder in Pavia waren so zahlreich, daß der Anonymus von Pavia noch im 14. Jahrhundert die Böden dieser Stadt – vor allem den von San Michele – als besonderen Anziehungspunkt von Pavia hervorhebt.

Das Museo Civico von Pavia ist eine überaus reiche Schatzkammer auf diesem Gebiet. Aus Santa Maria del Popolo stammen die polychromen Szenen aus dem Leben des heiligen Eustachius, die ausführlichste erhaltene hagiographische Darstellung auf einem mittelalterlichen Boden. Noch *in situ* vor dem Altar in San Michele sind Reste des Bodens aus der Mitte des 12. Jahrhunderts erhalten: die Personifikation des Jahres umrahmt von Monatsbildern und ein geflügeltes Pferd.

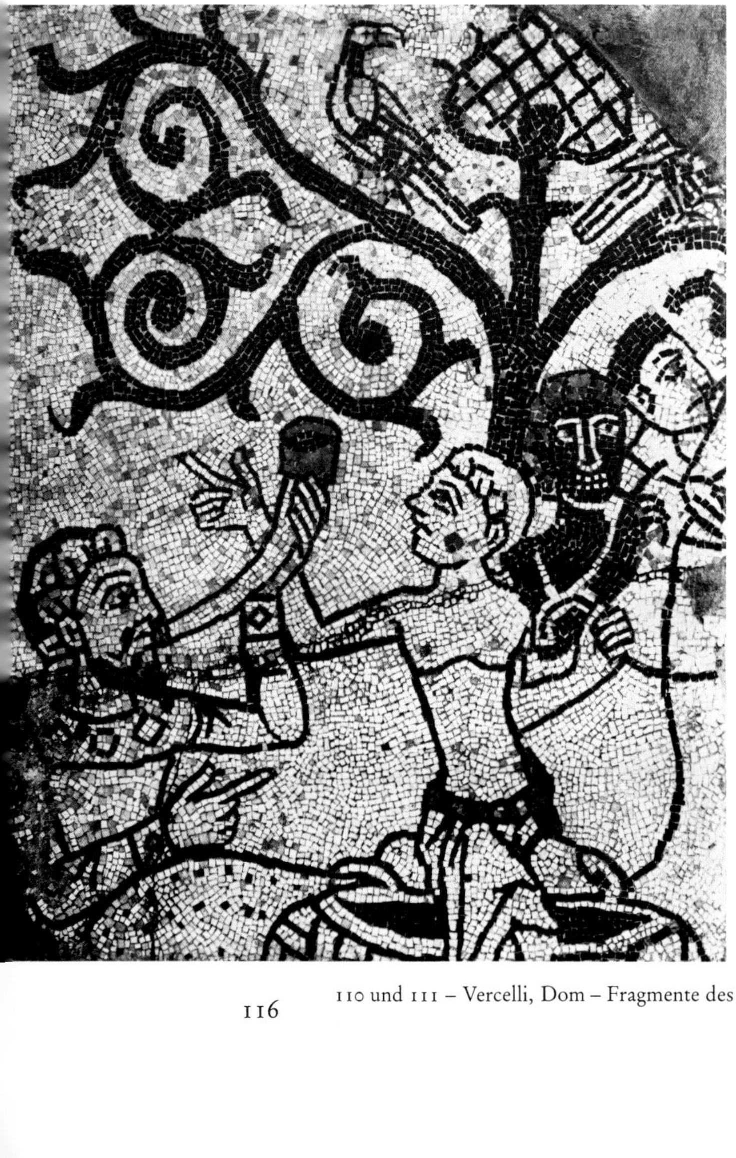

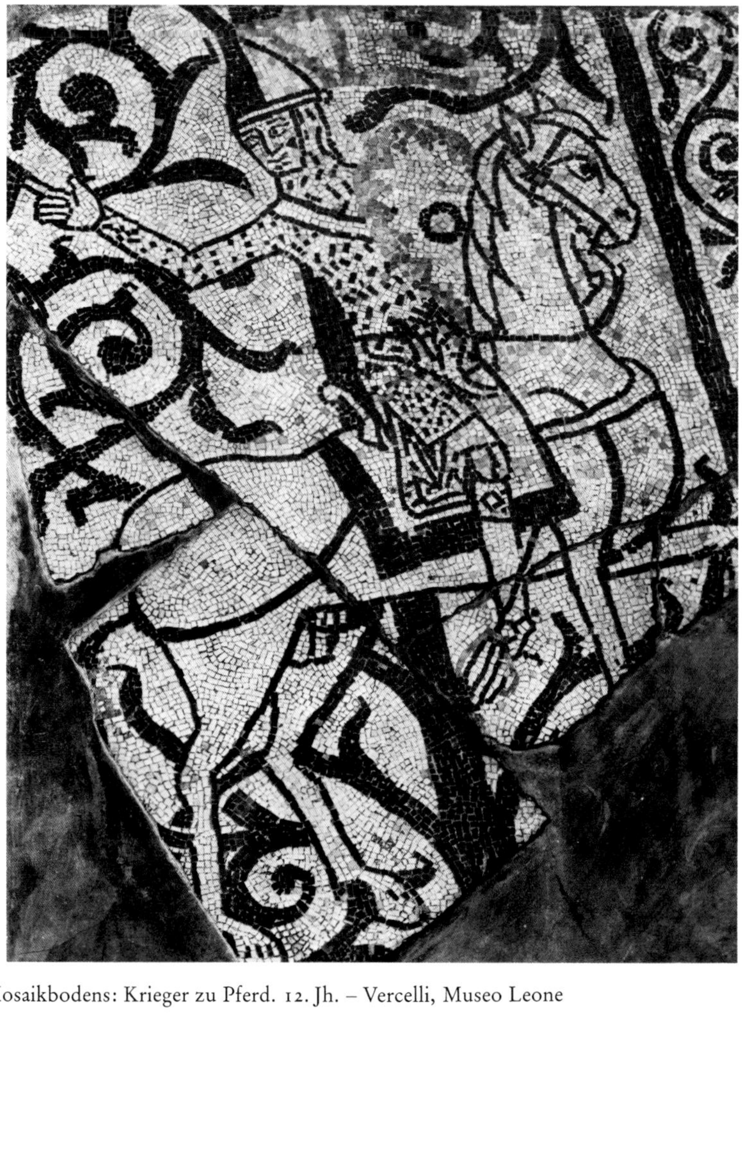

110 und 111 – Vercelli, Dom – Fragmente des Mosaikbodens: Krieger zu Pferd. 12. Jh. – Vercelli, Museo Leone

San Savino in Piacenza besitzt in der Krypta und im erhöhten Chor vor dem Altar Bodenmosaiken aus schwarzen und weißen *tesserae*. Das Thema des Chormosaiks, das Rad der Fortuna, findet sich auch auf dem Mosaik aus der ehemaligen Kirche San Salvatore in Turin: der Kreis, der in ein Quadrat eingefügt und von Darstellungen der Winde, des Meeres und der Inseln umgeben ist, bietet ein Beispiel mittelalterlicher Weltkarten; der Kreis enthält das Rad der Fortuna und Tiere, die an die verschiedenen Tierarten auf den geographischen Karten erinnern. Der vielleicht etwas früher entstandene Fußboden der Kathedrale von Aosta zeigt ein anderes kosmographisches Bild, das mit der Personifikation des Jahres, mit Sonne und Mond, den Monaten und den Paradiesflüssen auf Themen von Teppichmustern zurückzugreifen scheint.

Ein eher kalligraphischer, an den Nuancenreichtum illuminierter Handschriften erinnernder Stil kennzeichnet die Mosaiken aus Santa Maria Maggiore in Vercelli mit David und seinen Musikanten, Stadtansichten und Kriegern, die Kampfszenen, biblischen und mythologischen Darstellungen im Dom von Casale Monferrato und das inschriftlich auf 1151 datierte Mosaik Abb. 354
in der ehemaligen Abteikirche von San Benedetto Po bei Mantua. Es enthält unter Arkaden die vier Kardinaltugenden als Standfiguren mit feinem Faltenwurf.

Die Provence und das untere Rhône-Tal

Östlich der Rhône sind zwischen Lyon und Italien Bodenmosaiken in beträchtlicher Zahl erhalten. Die romanische Stephans-Kirche über dem alten Baptisterium in Valence war mit einem Mosaikboden geschmückt, auf dem in der Mitte Adam und Eva am Baum der Erkennt- Abb. 378
nis, daneben gegenständige Hirsche an den vier Paradiesflüssen und im Querhaus Tiergruppen zu sehen sind. Das Thema kommt auch im Dom von Novara und in der Kathedrale von Otranto vor. In Valence umschließt das Wasser das Paradies und grenzt es gegen die durch Tiere veranschaulichte sinnliche Welt ab; damit wird eine Tradition fortgesetzt, die bis in die Spätantike zurückreicht. Das frühestens im späten 11. oder frühen 12. Jahrhundert verlegte Mosaik ist auch für die Baugeschichte wichtig, denn es zeigt, daß die Piscina des alten Baptisteriums in romanischer Zeit nicht mehr benutzt wurde. Ein ähnliches Problem stellt sich in Saint-Étienne in Lyon.

In der Hauptapsis der ehemaligen Kathedrale von Saint-Paul-Trois-Châteaux ist noch die Abb. 451
für ein Bodenmosaik außergewöhnliche, aus verschiedenen Elementen zusammengesetzte Komposition zu erkennen, die eher der Apsiskonche zukommen würde: eine Ezechiel-Vision mit dem Propheten, der auf die Türme einer Stadt blickt, den vier Wesen, den feurigen Rädern und mit Bethlehem und Jerusalem, die – Anfang und Ende des Heilsgeschehens – den Altar umgeben. Das ebenfalls in die zweite Hälfte des 12. Jahrhunderts zu datierende Mosaik der ehemaligen Kapelle des Bischofspalastes von Die zeigt die für Bodenmosaiken übliche Ikonographie: die Winde, die Paradiesflüsse und Tiere sind um einen Kreis mit der schematischen Darstellung des Kosmos mit Sonne, Mond und Sternen angeordnet. Die Komposition entfaltet sich von innen nach außen, von der himmlischen Sphäre zur irdischen.

Der etwa siebzig Quadratmeter bedeckende Mosaikboden des Querhauses und der drei Apsiden der ehemaligen Prioratskirche von Ganagobie (Department Basses-Alpes) vereinigt alle diese ikonographischen Elemente in sich. Er wurde gegen Ende des 19. Jahrhunderts wiederentdeckt, in neuerer Zeit restauriert und bezeugt nachdrücklich, wie bedeutsam das Bodenmosaik in romanischer Zeit war. Die Inschrift und die teppichartige Anordnung haben wir eingangs schon erwähnt. Die Farben sind eher gedämpft, das ikonographische Programm umfaßt Tiere, Fabelwesen wie Greife und Kentauren sowie Ritter, von denen einer gegen einen Drachen kämpft. Zum Teil sehr ähnliche Elemente finden sich auf einem Mosaik in San Pietro in Ciel d'Oro in Pavia, das sich noch *in situ* befindet: so etwa der Ritter, Löwen und Fabeltiere. In beiden Fällen überwiegen Motive, die den Bestiarien entnommen wurden und die Vorliebe für das Phantastische veranschaulichen. Der Ritter und seine Tugend finden im Rahmen der höfischen Gesellschaft ihre Würdigung.

An dem Mosaikboden von Ganagobie haben mindestens fünf Künstler oder Werkgruppen mitgewirkt, die – wie auch die romanischen Bildhauer – alle eine ausgeprägte Neigung zum Ornamentalen gehabt zu haben scheinen. Durch die bereits erwähnte Inschrift mit dem Hinweis auf Prior Bertrand steht die Datierung auf die Jahre nach 1135 fest. Stilistisch gibt es wie für die meisten anderen mittelalterlichen Mosaikfußböden keine unmittelbaren Parallelen. Die Grundtendenz deutet auf Oberitalien und bestätigt damit die Beziehungen zwischen der Provence und Italien, die sich schon für die anderen Kunstzweige der Romanik erwiesen haben.

Deutschland

Bodenmosaiken waren auch im deutschsprachigen Raum und vor allem in den Rheinlanden verbreitet. Die stark restaurierten, großen Rechteckfelder in der Krypta von Sankt Gereon in Köln zeigen Episoden aus dem Alten Testament: fünf David- und sieben Samson-Darstellungen sowie die Tierkreiszeichen. Dem thronenden David vor dem Altar kommt hier besondere

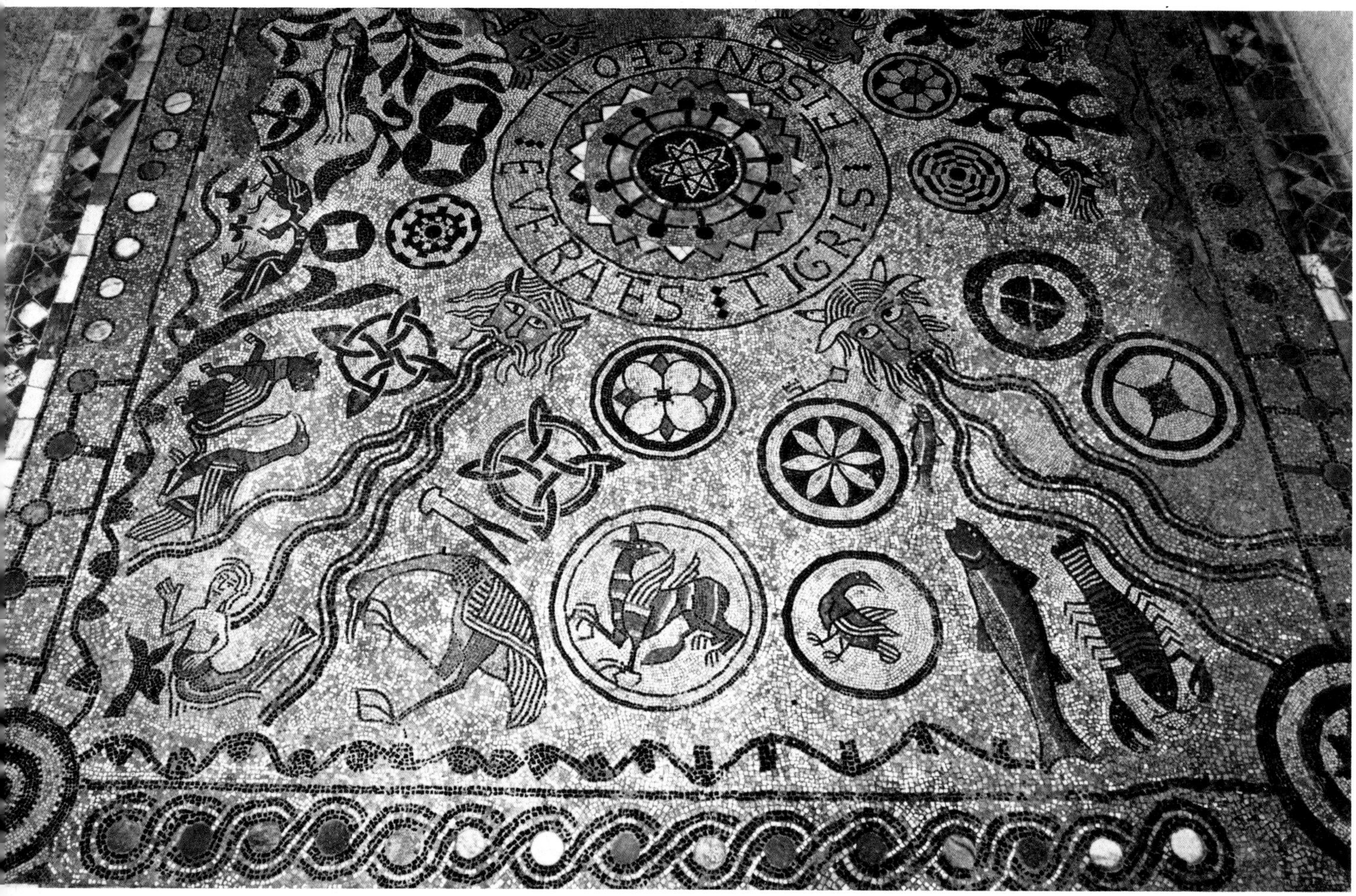

112 – Die, ehemalige Kapelle Saint-Nicolas – Mosaikboden: Die Paradiesflüsse. Zweite Hälfte 12. Jh.

113 – Ganagobie, Prioratskirche, Querhaus – Mosaikboden: Ritter durchbohrt einen Drachen. Nach 1135 →

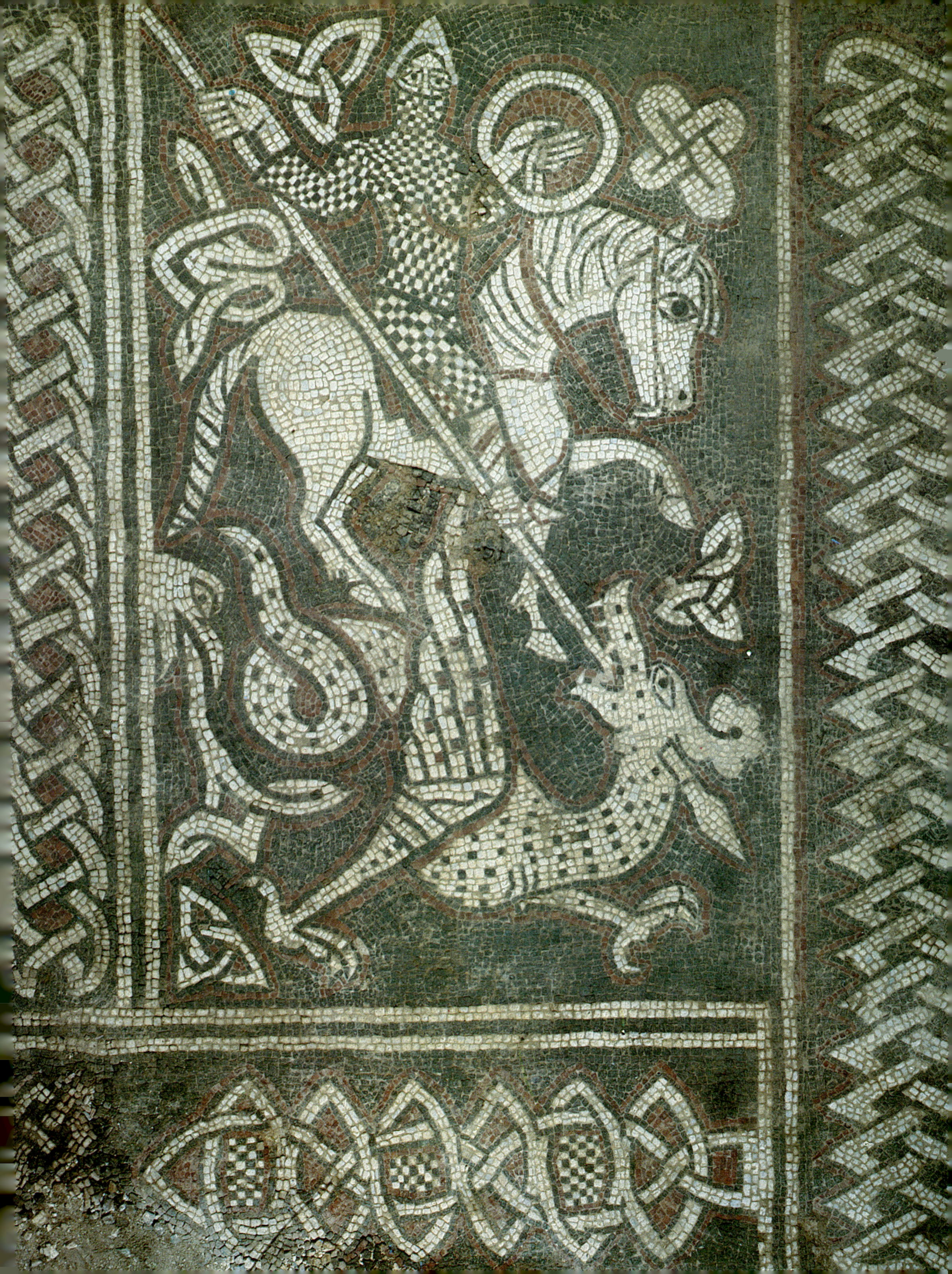

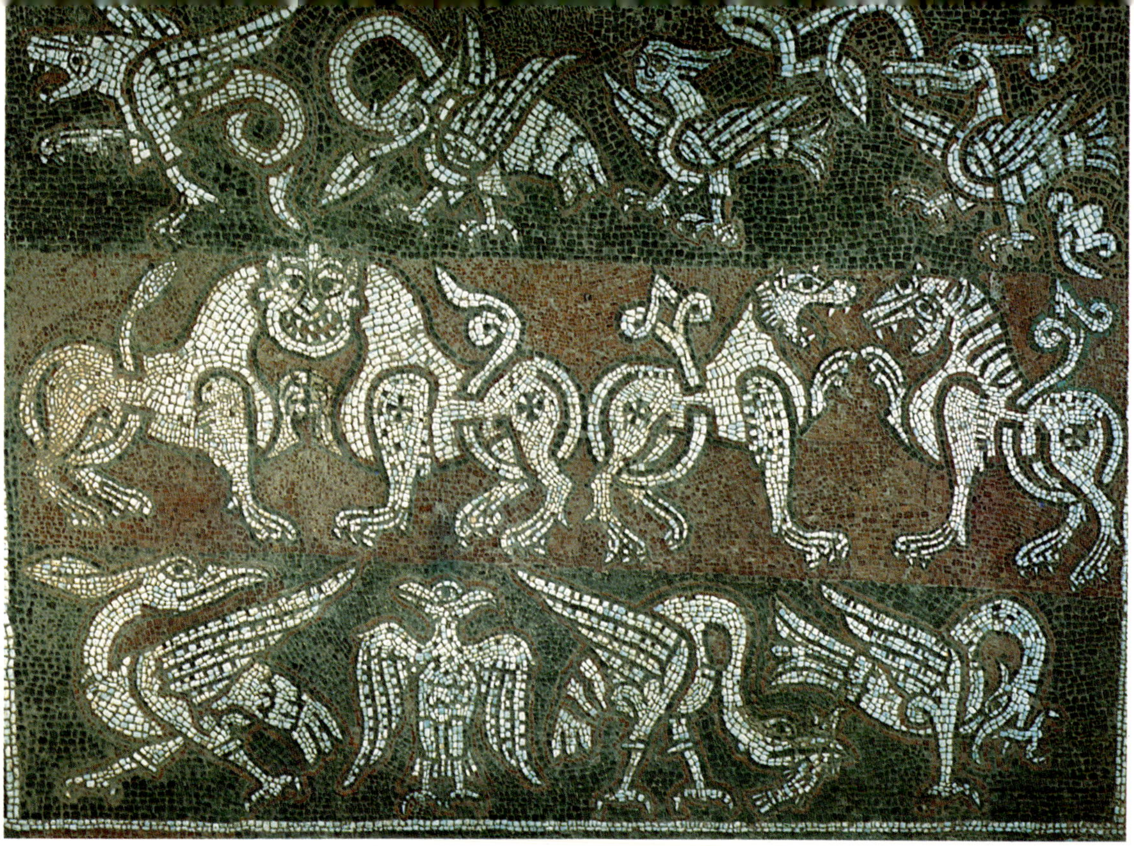

114 – Ganagobie, Prioratskirche, Querhaus – Mosaikboden: Fabelwesen. Nach 1135

Bedeutung zu, wie der Vergleich mit der *Majestas Domini* am Anfang der Evangeliare erkennen läßt. Dieser zwischen 1151 und 1156 entstandene Mosaikboden war jedoch nicht der einzige in Köln: erhalten sind Teile des schönen Bodens in Sankt Severin mit einem Labyrinth und dem Kampf zwischen Theseus und dem Minotaurus in *opus sectile* sowie Fragmente in *opus tessellatum* aus Groß Sankt Martin.

Dem mittelalterlichen Bodendekor in Deutschland ist eine neuere Publikation gewidmet, aus der hervorgeht, wie verbreitet solche Bodenbeläge aus *opus sectile* oder Plattenmosaik waren. Daneben gibt es aber auch Mosaiken aus *opus tessellatum:* im Xantener Dom Sankt Viktor findet sich ein Bildfeld mit Tieren, und vor kurzem wurde bei Grabungen in der ehemaligen Klosterkirche Schuttern ein figürliches Bodenmosaik zutage gebracht. Zum Schluß müssen noch die Mosaikgrabsteine erwähnt werden, die wieder auf frühchristliche Grabmosaiken zurückgehen, wie etwa der Grabstein des Abtes Gilbert (gestorben 1152) aus Maria Laach (heute im Bonner Landesmuseum) oder die Grabplatte des Dominikanergenerals Muñoz de Zamora in Santa Sabina in Rom.

Der Fußboden in Wiślica in Polen

Opus tessellatum und *opus sectile* sind nicht die einzigen für den Bodenschmuck mittelalterlicher Kirchen angewandten Techniken. Daneben gibt es Böden aus Kieselsteinen und solche mit Inkrustationen. Die Motive des eindrucksvollen Bodens in der Krypta der ehemaligen Stiftskirche von Wiślica in Polen zum Beispiel sind aus Gipseinlagen gebildet. Um zwei Kompartimente zieht sich als Rahmen eine Bordüre aus Tieren und vegetabilischem Dekor. Jedes Feld zeigt drei Figuren im Gebet, den Kopf und die Arme zum Altar hin erhoben. Die Gewänder unterstreichen noch die ätherische Bewegung der Figuren, und der Gesamteindruck beruht eher auf der Linienführung als auf der Inkrustation.

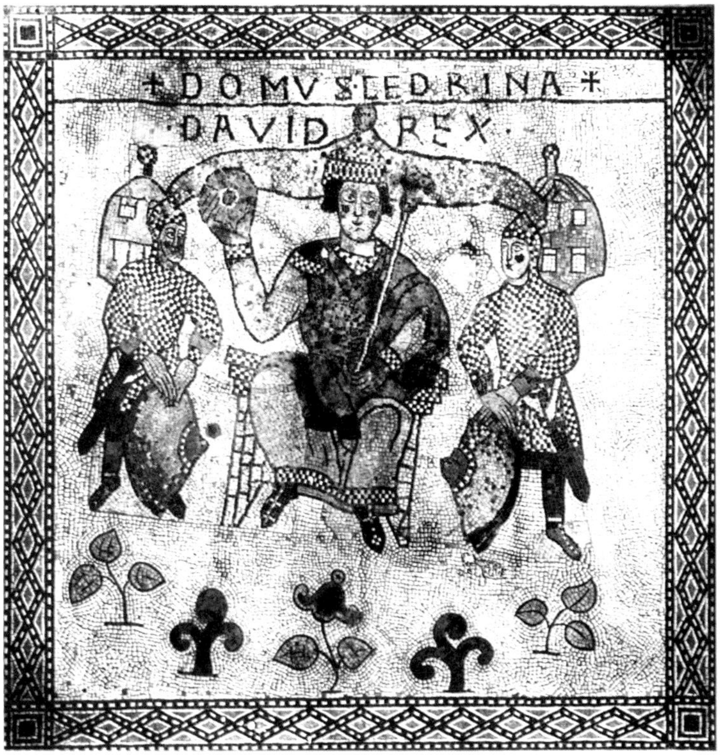

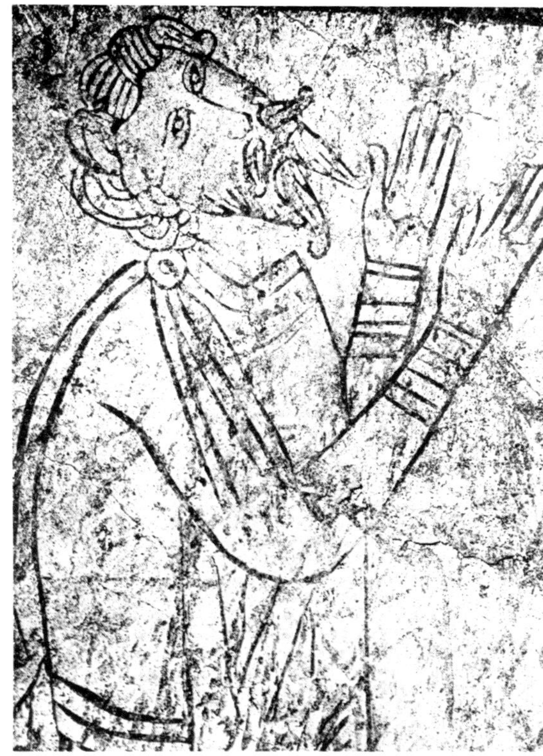

115 – Köln, Sankt Gereon, Krypta – Bodenmosaik: König David (restauriert). 1151–1156
116 – Wiślica, ehemalige Stiftskirche, Krypta – Bodeninkrustation: Stifter mit zum Gebet erhobenen Armen. Um 1170

Diese Technik ist weder unbekannt noch neu: in Deutschland kommt sie in Helmstedt, Hildesheim und Ilsenburg vor, und – mit Blei-Einlagen – findet sie sich in Saint-Nicaise in Reims. Die polnischen Ausgräber datieren den Boden von Wiślica auf 1170 bis 1180. Doch wer sind die Dargestellten? Die freigelegten Inschriftfragmente erbringen zwar keinen Hinweis, aber es dürften weltliche Stifter sein, die hier ins Bild gesetzt sein wollten – wie die Stifter, die im Gebet oder mit dem Kirchenmodell in der Hand in den italienischen Apsiskonchen wiedergegeben sind. Der Fußboden von Wiślica belegt, daß es einen hochentwickelten Kunstzweig für die Ausstattung der Kirchenböden gegeben hat, und läßt wie die schon angeführten Inschriften auf die Geldgeber schließen. Nur wenige Jahre später, im frühen 13. Jahrhundert, sollte sich ein Wandel vollziehen: die Inschrift, die sich um ein Fußbodenfeld im Baptisterium von Florenz zieht, kündet von der neuen Zeit, denn die Stadt Florenz finanzierte den Bodenschmuck selbst und bestimmte sein ikonographisches Programm. Darin zeichnet sich der Umbruch in der Gesellschaftsstruktur deutlich ab, der in Europa mit dem Übergang von der Romanik zur Gotik gleichgesetzt werden kann.

2. Wandmosaiken

Das Wandmosaik ist ein eigener Kunstzweig, der sich vom Bodenmosaik wie auch von der Wandmalerei unterscheidet. Das Material der *tesserae* (Glaspasten, mit Gold überzogene Würfelchen), die Setztechnik und die Ikonographie grenzen es ab gegen das Bodenmosaik, die plastische Wiedergabe gegen die Wandmalerei. Die Mosaizisten waren nicht darauf bedacht,

Wandgemälde nachzuahmen, sondern erzielten gerade durch das Zusammensetzen unzähliger Einzelteilchen schimmernden Glanz und funkelnde Leuchtkraft, die der Malerei verschlossen sind.

Die auf Wandmosaiken spezialisierten Künstler hielten sich an Werkstatttraditionen und bezeugen eine Kontinuität der Technik, die sich im Mittelalter im Osten viel stärker entfaltete als im Westen. Außerhalb Italiens sind nach der Hochblüte der Mosaikkunst im Ravenna während des 6. Jahrhunderts und abgesehen von den karolingischen Mosaiken der Pfalzkapelle in Aachen in Europa nur wenige Wandmosaiken erhalten. In Italien dagegen erfreute sich diese traditionelle Kunstgattung bis weit über das Mittelalter hinaus immer großer Beliebtheit. Sogar ein wenig aufmerksamer Reisender verbindet in seiner Vorstellung Rom, Palermo, Venedig oder Florenz mit der leuchtend-schimmernden Farbigkeit der eindrucksvollen Mosaikzyklen zwischen Byzanz und Abendland.

Rom und Monte Cassino

Die römischen Künstler haben sich eigentlich immer von den antiken – heidnischen wie christlichen – Baudenkmälern inspirieren lassen, die sie vor Augen hatten, doch zu bestimmten Zeiten drängte sich das Verlangen, die Vergangenheit zu neuem Leben zu erwecken, ganz besonders in den Vordergrund.

Abb. 361 Im späten 11. und im frühen 12. Jahrhundert zeichnete sich in Rom eine neue Rückbesinnung auf frühchristliche Vorbilder ab. Die großartigen Programme von Santa Costanza, Santa Pudenziana, Santa Maria Maggiore und Santi Cosma e Damiano geben deutliche Hinweise auf Auftraggeber und Mosaizisten. Die Technik hat in Rom eine ungebrochene Tradition, wie die frühmittelalterlichen Mosaiken von Santa Prassede, Santa Susanna und Santi Nereo ed Achilleo bezeugen, wenn auch aus der Zeit zwischen dem späten 9. Jahrhundert und der unvermit-
Abb. 360 telten Entfaltung des Wandmosaiks in den Apsiden von San Clemente und Santa Maria in Trastevere nichts erhalten ist.

Apsis und Triumphbogen der Oberkirche von San Clemente sind mit einem grandiosen Mosaik geschmückt, das zwischen 1115 und 1125 entstanden sein dürfte. Die Inschrift am Ansatz der Halbkuppel erläutert, daß die Ranken mit den eingestreuten Figuren die Kirche als Rebstock versinnbildlichen. Das Kreuz in der Mitte, auf dem zwölf Tauben die Apostel symbolisieren, geht auf eine frühchristliche Vorstellung zurück und verbindet das Motiv des Lebensbaums mit dem neuen Thema der Kreuzigung; die Hand Gottes mit dem Siegeskranz über Christus steigert die Komposition ins Triumphale. Die enge Beziehung der Ikonographie zu antiken Vorlagen veranschaulichen besonders die in das Rankenwerk des Goldgrundes eingefügten Figuren und Einzelmotive. Ein Gegengewicht zu diesem kleinteiligen Wuchern in der Konche bilden die Monumentalfiguren auf dem Triumphbogen mit ihrer ruhigen Würde, wie H. Toubert betont. Die Mosaizisten von San Clemente haben verschiedenartige, meist auf alte Quellen zurückgehende Motive nach einem in der Spätantike geläufigen Schema neu gestaltet und damit eine mittelalterliche Vision der Kirche ins Bild gesetzt.

Ein vergleichbares, unter Papst Innozenz II. (zwischen 1140 und 1143) geschaffenes Mosaik schmückt Triumphbogen und Apsiswölbung von Santa Maria in Trastevere. Manche Einzelelemente sind die gleichen wie in San Clemente; die sieben Leuchter etwa verweisen aber eindeutiger auf die Apokalypse.

Heiligendarstellungen und apokalyptische Motive kommen in den früheren römischen Apsiden bereits vielfach vor. Zum ersten Mal dagegen erscheint in Santa Maria in Trastevere Maria auf dem Thron neben Christus, der den Arm um die Mutter gelegt hat. Wie bei den

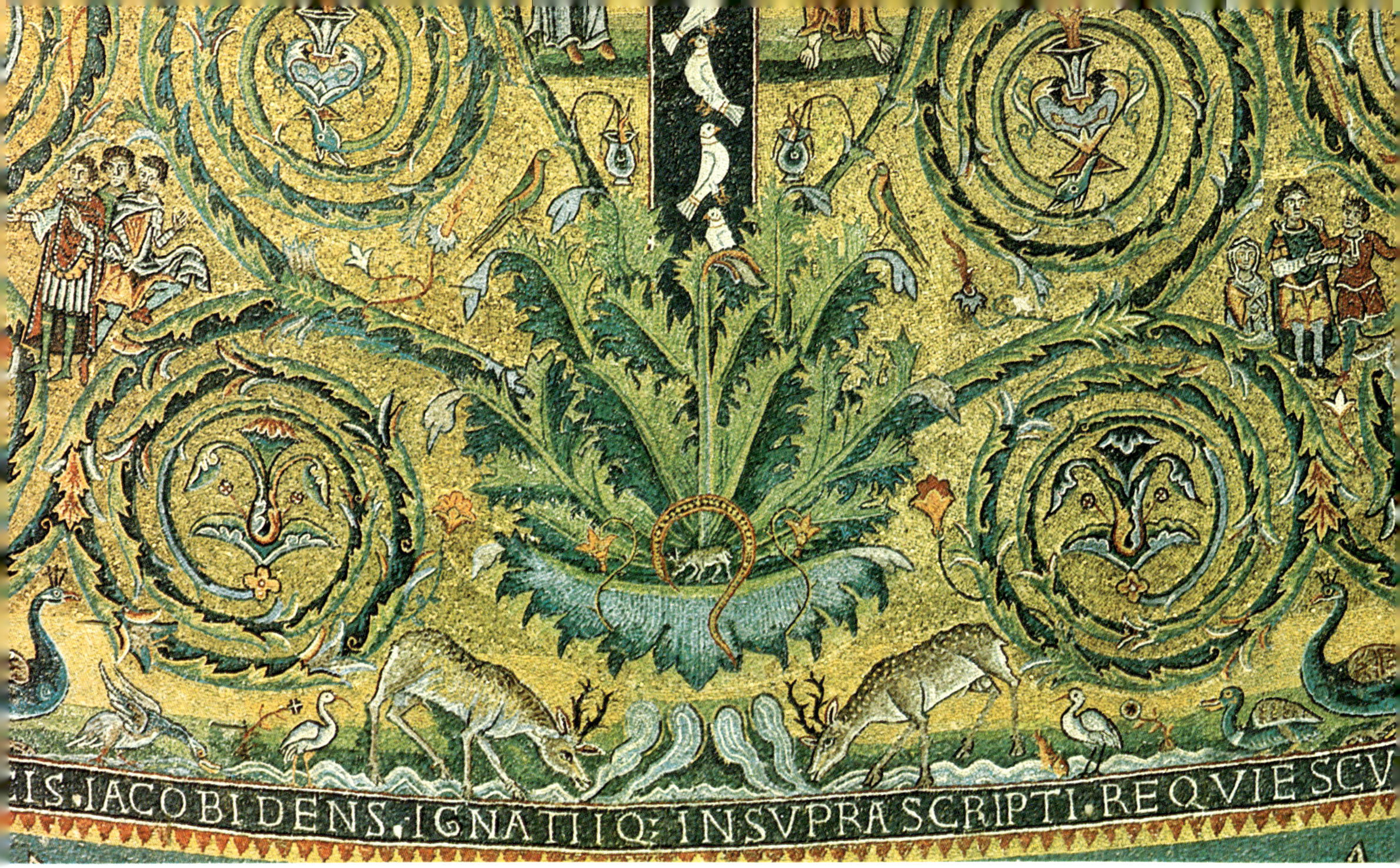

117 – Rom, San Clemente, Apsis – Gewölbemosaik. Ausschnitt: Rankenwerk, Hirsche an den Paradiesflüssen, Inschrift. 1115–1125

älteren Kompositionen – etwa in Santi Cosma e Damiano – ist Christus jedoch die zentrale Figur und steht genau in der Bildachse. E. Kitzinger hat nachgewiesen, daß die Mittelgruppe der Apsiskonche von Santa Maria in Trastevere auf das römische Fest der Himmelfahrt Mariä anspielt und daß die Künstler dieser Komposition ältere Ikonen als Vorlage benutzten, die sie meisterlich ins Monumentale umsetzten.

Beschäftigt man sich näher mit diesem plötzlichen Aufschwung hervorragender, auf Wandmosaiken spezialisierter Werkstätten im frühen 12. Jahrhundert in Rom, muß man sich Monte Cassino und den Fragmenten der ersten Mosaikausstattung des Doms von Salerno zuwenden. Abb. 365 Dort sind auf dem Triumphbogen Reste der Evangelistensymbole erhalten, deren Mittelpunkt vermutlich wie in San Clemente eine Christusbüste bildete. Datiert man diese Mosaiken in die Zeit von Erzbischof Alfanus I. (1058–1085), wofür sehr vieles spricht, so setzt man sie früher an als die in manchen Teilen verwandten Programme von San Clemente und Santa Maria in Trastevere in Rom. Die byzantinischen Anklänge in den Mosaiken von Salerno, die E. Kitzinger herausgearbeitet hat, dürften auf die enge Beziehung zu Monte Cassino zurückgehen, wo Abt Desiderius für die – verlorene – Mosaikausstattung der Basilika Künstler aus Byzanz heranzog. Die Ikonographie dagegen ist den römischen Werken der Spätantike entlehnt. Die Mosaiken von San Clemente und Santa Maria in Trastevere stehen wie die unter Desiderius und Alfanus geschaffenen Zyklen in Zusammenhang mit der ideologischen und künstlerischen Rückbesinnung auf das frühe Christentum, die mit der Kirchenreform einherging. Wenn der Verfasser der Chronik von Monte Cassino von dem neuen Triumph der *magistra latinitas* auf dem Gebiet des Mosaiks nach mehr als fünf dunklen Jahrhunderten spricht,

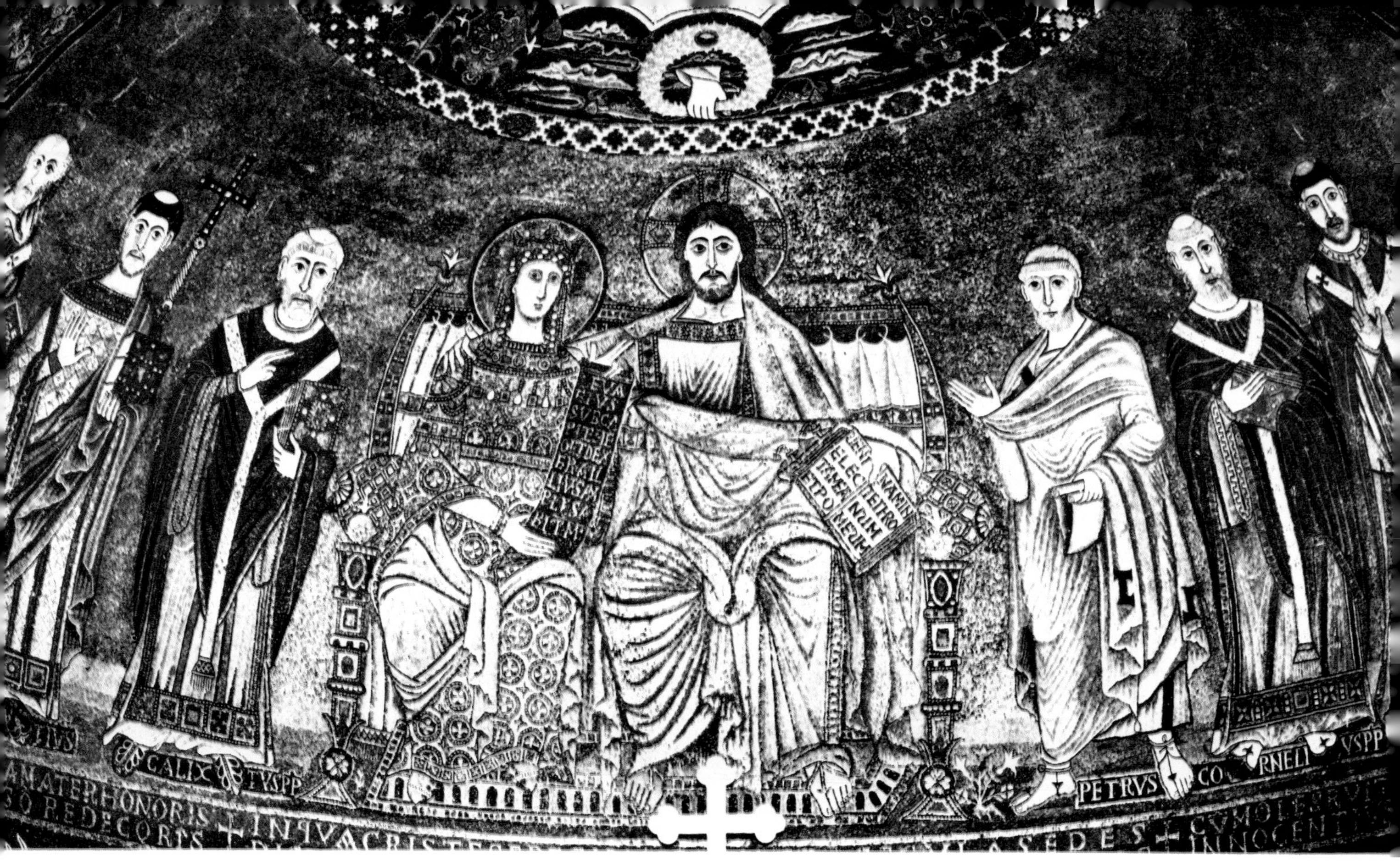

118 – Rom, Santa Maria in Trastevere, Apsis – Gewölbemosaik: Christus und Maria auf dem Thron, umgeben von Heiligen. 1140–1143

kannte er die frühmittelalterlichen Programme in Rom sehr wohl, doch sie stimmten aus seiner Sicht nur wenig mit den frühchristlichen Vorbildern vor dem 6. Jahrhundert überein, mit denen Künstler und Auftraggeber in Rom, Monte Cassino und Salerno das Mosaik an der Wende zum 12. Jahrhundert neu beleben wollten.

Das normannische Sizilien

Sizilien stand unter Roger II. (1105–1154), Wilhelm I. (1154–1166) und Wilhelm II. (1166–1189) der Kunst des Ostens und des Westens durchaus aufgeschlossen gegenüber. Der Hof indessen orientierte sich vorwiegend an Byzanz, dessen legendärem Glanz er mit kostbaren Wand- und Deckenmosaiken in den eigenen luxuriösen Bauten nacheiferte. Anspruchsvolle Mosaikzyklen, die weitgehend von byzantinischen Künstlern ausgeführt wurden, schmücken den Dom von Cefalù, die Cappella Palatina, die Martorana in Palermo und den Dom von Monreale. Sie fallen allerdings etwas aus dem Rahmen dieses Bandes und bilden ein Gegengewicht zu den westlichen Einflüssen, die Architektur, Plastik und Bodenmosaiken in Sizilien spürbar mitgeprägt haben.

Als Roger II. seine Herrschaft über Sizilien und Unteritalien gesichert hatte, führte er das Wandmosaik in Sizilien ein. Die Mosaiken in der Apsis von Cefalù, in der Martorana und im größten Teil der Ostpartie der Cappella Palatina wurden von Werkstätten geschaffen, die zwischen 1140 und 1150 aus Byzanz gekommen waren. In etwas provinzieller Manier wurden die Mosaiken von Cefalù und Palatina weitgehend unter Wilhelm I. vollendet. Der Mosaikzyklus von Monreale, der bedeutendsten Stiftung Wilhelms II., entstand in den achtziger Jahren.

119 – Palermo, Normannenpalast, Sala di re Ruggiero. – Mosaik der Ostwand: Gegenständige Hirsche und Bogenschützen. 1166–1189

Das Bildprogramm dieser Mosaiken entspricht im wesentlichen dem byzantinischer Kirchen: Altes und Neues Testament, Szenen aus dem Leben der Heiligen und große Einzelbilder. Die Kompositionen sind im Aufbau byzantinisch, wurden aber im Sinne der Normannenkönige abgewandelt. Von ihrem Herrschaftsanspruch zeugt das Bild der Krönung Rogers II. durch Christus in der Martorana: Roger ist gewandet wie der byzantinische Kaiser und empfängt die Krone unmittelbar aus der Hand Christi. Diese Szene veranschaulicht dieselbe Auffassung wie karolingische und ottonische Kaiserdarstellungen, auf denen der Herrscher ebenfalls durch die Anwesenheit Gottes erhöht wird. Abb. 369

In diesem Band über die abendländische Romanik wollen wir nicht auf die neue byzantinische Welle eingehen, die Sizilien mit der Ausstattung von Monreale erlebte. Die Durchdringung der Kulturen, Sprachen und Religionen im normannischen Sizilien kommt deutlicher zum Ausdruck im Dekor der Herrscherkastelle und -residenzen. Im Normannenpalast in Palermo ist der Mosaikschmuck in der Sala Normanna – oder Sala di re Ruggiero – teilweise erhalten; er entstand allerdings erst unter Wilhelm I. Die Wände zeigen Jagdszenen und gegenständige Tiere zwischen exotischen Bäumen mit südlichem Einschlag. Ein kompliziertes geometrisches Rankenmuster mit Tieren in Medaillons zieht sich an dem Gewölbe hin. Mosaikfragmente ähnlicher Art sind in der vor 1161 errichteten sogenannten Torre Pisana desselben Palastes erhalten.

Die von Wilhelm I. begonnene und von Wilhelm II. vollendete Zisa, ein Pavillon im ausgedehnten, von den Normannenkönigen südlich von Palermo angelegten Park, enthält noch ein genau datiertes Mosaik, das denen des Palastes in Palermo nahesteht. Die Kompositionen greifen Byzantinisches auf und sind dem Dekor der sizilischen Sakralbauten verwandt, die Figuren, Tiere und Pflanzen jedoch sind schematischer und streng symmetrisch wiedergegeben. Die Beziehungen zu spätantiken Vorlagen sind ausgeprägter, und islamische Anklänge lassen an die Stoffe denken, mit denen die Wände zudem geschmückt waren. Zeitgenössische Beschreibungen geben ein lebendiges Bild solcher königlicher Innenausstattungen mit ihrem islamisch beeinflußten Luxus, deren Anmut, Charme und Farbigkeit sich gegen die byzantinisch-strengen Wandmosaiken der Sakralbauten abheben. So schreibt Ibn Beschroun: «Es Abb. 368

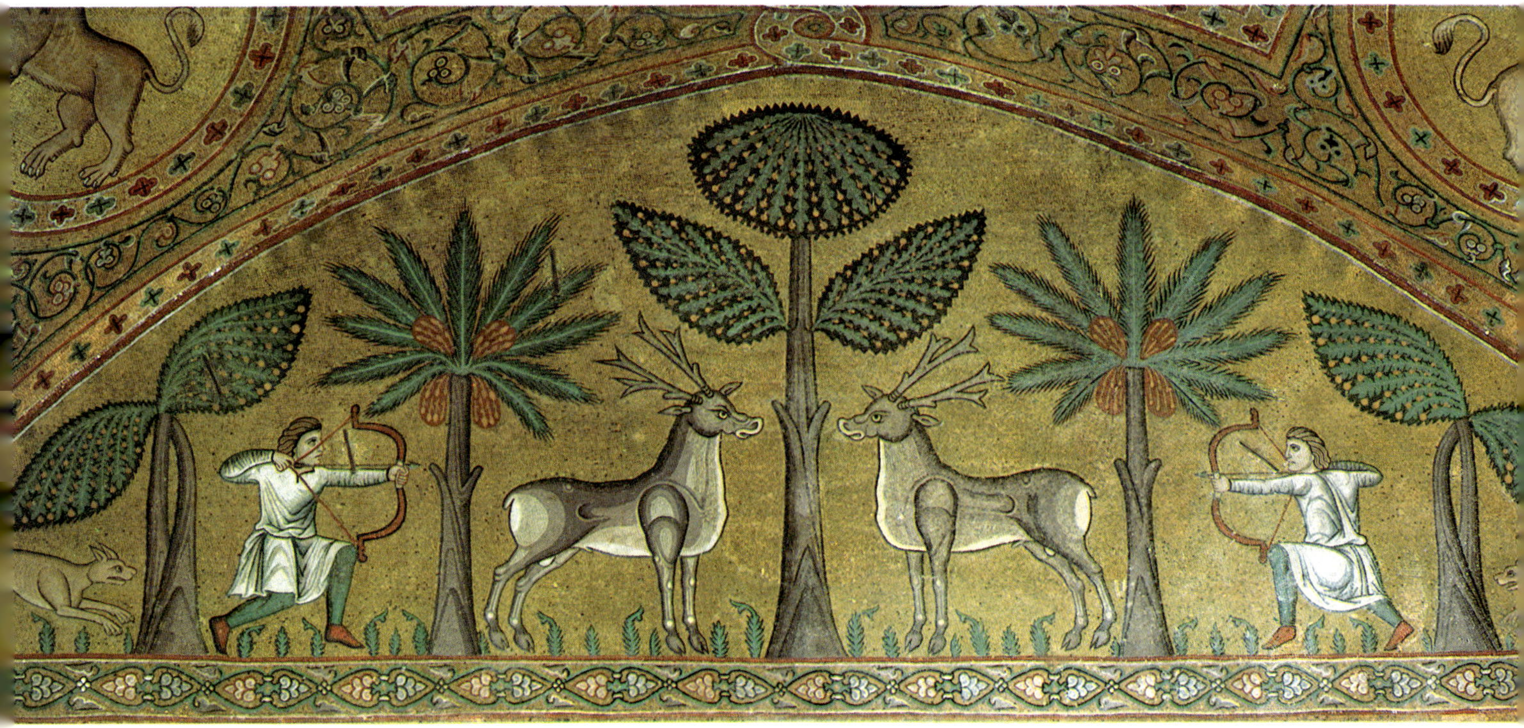

lebe die Mansuria im Glanz ihrer Schönheit, mit ihrem mächtigen und doch eleganten Kastell, mit ihren hohen Belvederes, ihren Löwen aus Marmor und ihren munter sprudelnden Wassern, die im Paradies entsprungen scheinen. In reichem Schmuck erstrahlen die üppigen Gärten, die der Zephyr mit dem Duft von Ambra erfüllt; die Bäume biegen sich unter der Last köstlicher Früchte, und die Vögel zwitschern ohne Unterlaß vom Morgen bis in die Nacht.»

Venedig und die Adria

Zwischen Ravenna und Triest entwickelte sich seit dem Ende des 11. Jahrhunderts eine Schule von Mosaikkünstlern mit engen Beziehungen nach Byzanz. Die Apsis der auf 1112 datierten, im 18. Jahrhundert zerstörten Basilica Ursiana in Ravenna war mit einem Mosaik geschmückt, von dem nur eine Marienfigur und fünf Köpfe erhalten sind. Dieses Mosaik ist das einzig sicher datierte der Region und steht stilistisch dem Wiederaufleben klassischen Formenguts in Griechenland und den Figuren der Hauptapsis von San Marco in Venedig nahe. Es bezeugt, daß es byzantinisch geschulte, aber schon seit einiger Zeit an der nördlichen Adria ansässige Mosaikwerkstätten gab: eine allgemein byzantinische Formensprache verband sich eng mit typischen Elementen, die sich in diesem Gebiet herausgebildet hatten.

Die Mosaiken in den Seitenapsiden der Kathedrale von Triest gehen auf dieselben Quellen zurück; in ihnen sind Byzantinisches und Abendländisches klug miteinander vereint. Die stilistischen Beziehungen zwischen den verschiedenen Zyklen an der nördlichen Adria einerseits und ihre Verbindungen zu Byzanz andererseits sind recht umstritten. Diese Fragen führen schließlich zur Lagune von Venedig, dem eigentlichen schöpferischen Zentrum dieser Region.

Bis zum Beginn der Arbeiten an San Marco standen die venezianischen Mosaikwerkstätten ganz in der Nachfolge der letzten ravennatischen Schöpfungen. Ihre eigentlich venezianische Prägung erhielten die Mosaiken von San Marco durch die begierige Aufnahme und Umsetzung byzantinischen Bildguts. Die Werkstätten der Lagune schufen auch die Ausstattung von Murano und Torcello. Die Anfänge der Mosaikkunst in San Marco sind streng byzantinisch. Im Laufe des 12. Jahrhunderts gewannen die lokalen Werkstätten größere Selbständigkeit und ließen daher zunehmend westliche Züge einfließen, doch Kompositionsweise und Ikonographie blieben immer byzantinisch. Gegen Ende des Jahrhunderts waren Stil und Technik wieder stärker an Byzanz orientiert. Die Genesis-Kuppel aus dem frühen 13. Jahrhundert in der Vorhalle von San Marco verrät Beziehungen zur gleichzeitigen Kunst des Westens und Anregungen aus älteren illuminierten Handschriften wie etwa der Cotton-Genesis. Im späten 13. Jahrhundert schließlich erreichten die venezianischen Werkstätten, die mit den großen gotischen Meistern Italiens in Verbindung standen, ihren Höhepunkt, bevor sie neue Wege beschritten.

E. Kitzinger hat Venedig und Sizilien als zwei Kolonialzentren der byzantinischen Kunst bezeichnet. Der Vergleich ist interessant, denn diese beiden Zentren haben – ausgehend von ähnlichen Voraussetzungen – durchaus Unterschiedliches hervorgebracht: Die Bautypen als Träger der Mosaiken sind nicht die gleichen und verlangen daher nach verschiedenen Lösungen. Auch der politische Machtanspruch und der historische Rahmen haben wenig miteinander gemein. Das beherrschende Moment in Sizilien war das Königtum, und das Bestreben, mit Byzanz zu rivalisieren, verhinderte das Entstehen lokaler Schulen, die sich in Venedig viel besser entfalten konnten. Im Vergleich zur Geschlossenheit der sizilischen Zyklen wirken die Mosaiken von San Marco eher wie eine Addition verschiedener Stil- und Werkstatttraditionen ohne einheitliches Konzept. Darin sieht Otto Demus einen Mangel, der den ‹Erfolg› des byzantinischen Wandmosaiks im Abendland ausmacht.

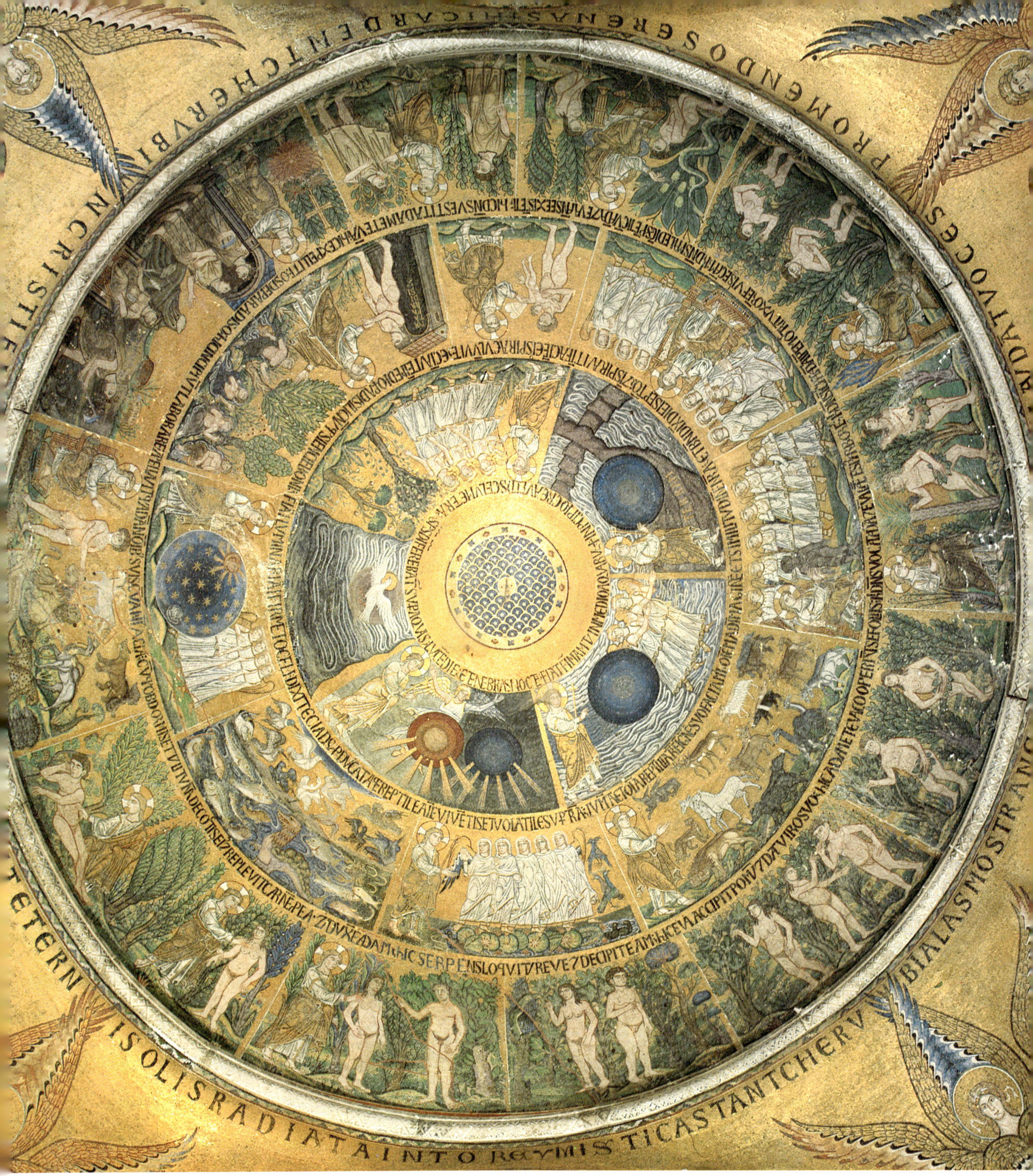

120 – Venedig, San Marco, Vorhalle – Mosaik: Genesis-Kuppel. Frühes 13. Jh.

Schlußwort

Die Betrachtung von Architektur, Skulptur und Mosaik zeigt, daß die in diesem Band behandelten Regionen noch bis ins 13. Jahrhundert eine Spätphase der Romanik erlebten. Natürlich gilt dies nicht für ganz Europa, denn in Nordfrankreich brach ab 1140 die Frühgotik an, die sich in einem tiefgreifenden Wandel in Stil, Ikonographie und Mentalität äußerte. In den übrigen Gebieten jedoch herrschte die romanische Kunst vor, deren lokale und regionale Prägung in engem Zusammenhang mit den sozialen Verhältnissen der Zeit und der Aufsplitterung der Lehen stand. Wechselbeziehungen zeichneten sich rasch und deutlich ab: oft tauchten zur gleichen Zeit in weit auseinanderliegenden Regionen ähnliche künstlerische Lösungen auf, die von einer sonst zeitlich durchaus uneinheitlichen Entwicklung zeugen.

Die Bezeichnung ‹Spätromanik› ist treffend für diese Kunst, die nicht nur neben der Gotik weiterbestand, sondern deren künstlerische Äußerungen bewußt abzulehnen schien. Die Spätromanik stand in voller Blüte und ließ sich durch das kraftvolle Aufstreben der Gotik keineswegs beeinträchtigen.

Die Bauplastik gewann an Bedeutung und nahm weiten Raum ein. Die Rückbesinnung auf antikes Formengut war wesentlich ausgeprägter als um 1100. Um die Mitte des 12. Jahrhunderts erlebte sie im mediterranen Languedoc und in der Provence ihren Höhepunkt: Saint-Gilles, Arles, dann in Italien Antelami. Dieser antikisierende Monumentalstil von hoher Qualität entfaltete sich im westlichen Mittelmeerraum von Sizilien bis nach Katalonien. Die Bereitschaft der Künstler, sich an verschiedenen Orten zu betätigen, und eine alle verbindende Grundhaltung erklären die stilistische Einheit in diesen Gebieten um 1200.

Das abrupte Abbrechen der künstlerischen Tätigkeit im Languedoc und in der Provence, das vielleicht mit politischen Faktoren wie dem Albingenser-Kreuzzug zusammenhing, und das Vordringen der Gotik aus dem Nordosten – der Schweiz und Mitteleuropa – setzten dieser Stileinheit ein Ende. Teilweise überlagerten sich Romanik und Gotik, wie manche Bauten in Deutschland – in Limburg, Andernach und Bamberg zum Beispiel – und im Maasland – etwa in Jodoigne – bezeugen. In Italien vollzog sich der Übergang zur Gotik sehr vielschichtig, wie das Hauptportal der Westfassade von San Marco in Venedig zeigt. Die Verbreitung der byzantinischen Formensprache, die sich um 1200 im Bereich der Malerei durchsetzte, scheint auf Baukunst und Plastik keinen Einfluß gehabt zu haben. Vor allem die Wehrarchitektur erlebte in dieser Zeit einen Aufschwung, was sich besonders an den Stauferkastellen Friedrichs II. in Apulien ablesen läßt.

Die romanische Kunst mit ihren überaus vielfältigen regionalen Ausdrucksformen zeigt dennoch eine große Einheit, die ihr aus der Kultur des europäischen Abendlandes im 12. Jahrhundert zuwächst. Der Archäologe und der Kunsthistoriker des Mittelalters beschäftigen sich oft mit sehr unterschiedlichen Bereichen. Unser Bemühen, verschiedene Aspekte der Romanik herauszuarbeiten, ist Teil einer Untersuchung der historischen Zusammenhänge in dieser Zeit. Wir sollten dabei nicht aus den Augen verlieren, daß die Kirche zwar die mittelalterliche Gesellschaft entscheidend mitbestimmte, aber nicht der wesentliche Faktor im Alltagsleben war: das Leben spielte sich – in der Stadt wie auf dem Land – im Haus ab. So bieten Repräsentations- und Wehrarchitektur wichtige Anhaltspunkte, aus denen wir eine bessere Vorstellung vom Leben einiger Teile der Gesellschaft gewinnen. Für die breite Masse sollten wir uns an die Betrachtung ihrer vergänglichen Häuser halten, die – genau wie die Tympana – über die Gesellschaft der romanischen Zeit Aufschluß geben.

121 – Venedig. San Marco, Westfassade – Teilansicht des Hauptportals: Der Monat August. Zweites Viertel 13. Jh.

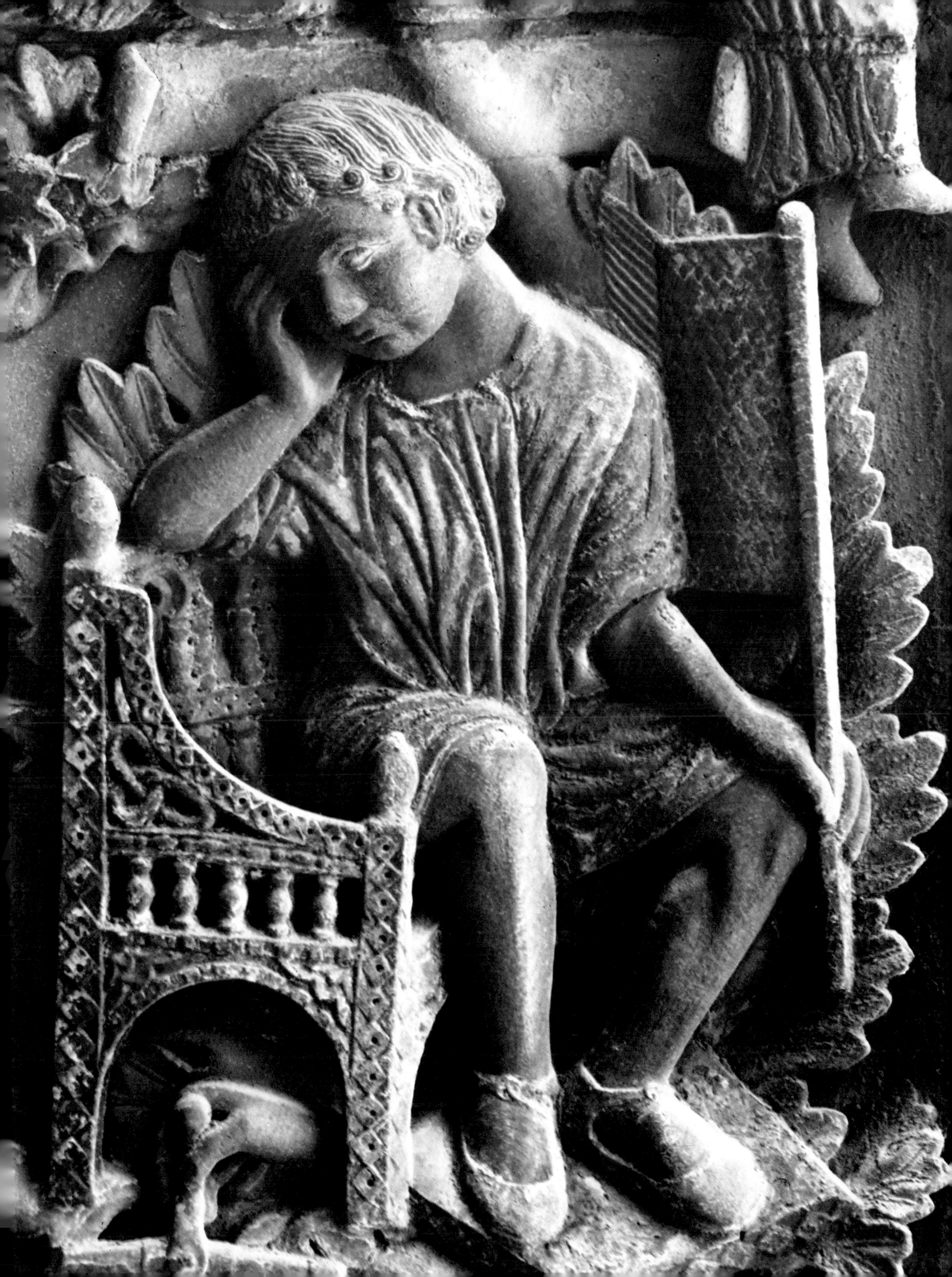

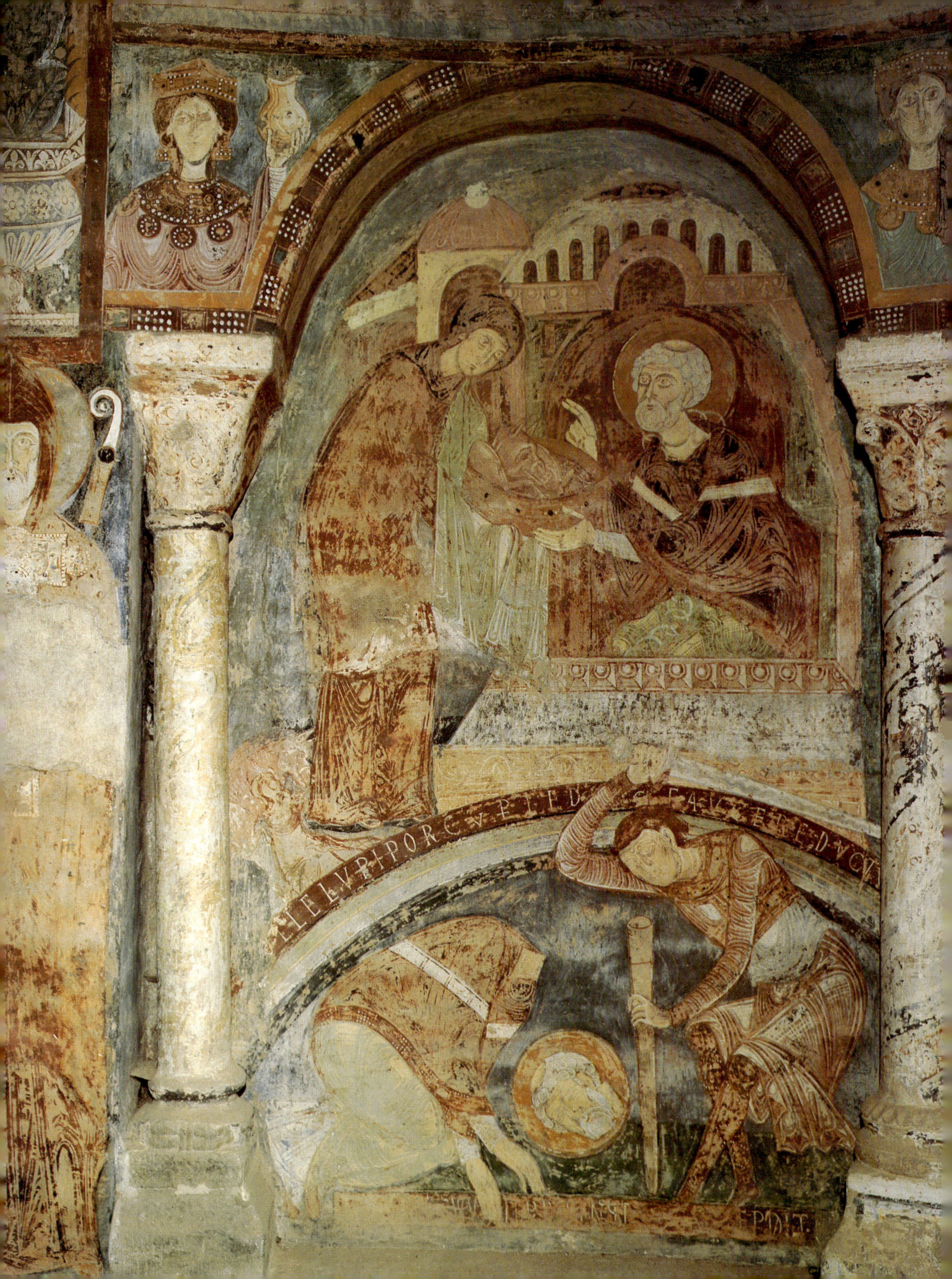

II

MALEREI

Von François Avril

EINFÜHRUNG

Es ist für den Kunsthistoriker nicht leicht, einen Überblick über die romanische Wandmalerei, die Buchmalerei der Zeit und die damals zu einer ersten Blüte kommende Glasmalerei zu geben; so überreich und verschiedenartig war das Schaffen dieser Zeit, daß es sich jeder Verallgemeinerung widersetzt. Wer sich dennoch an diese Aufgabe heranmacht, stößt sogleich auf zwei Schwierigkeiten: erstens die der zeitlichen Eingrenzung: wann beginnt und wann endet die fragliche Epoche? Und zweitens die des geographischen Rahmens: aus welchen Regionen stammen die Werke, die man unter dem Begriff ‹romanische Kunst› zusammenfaßt? Es fällt schwer, diese beiden Fragen, hinter denen sich das viel drängendere Problem einer eigentlichen Definition der romanischen Kunst abzeichnet, zu beantworten.

Bei der geographischen Abgrenzung der romanischen Malerei hält man sich in der Regel an diejenigen Gebiete Westeuropas, die die Oberhoheit der römischen Kirche anerkannten; doch braucht diese grundlegende Definition ein wichtiges Korrektiv: die Mosaiken in Sizilien und in der Gegend um Venedig sind regelrechte byzantinische Ableger und daher nicht als romanisch zu betrachten.

Die zeitlichen Grenzen der Romanik sind dagegen sehr viel verschwommener, sie schwanken von Land zu Land beträchtlich. In Deutschland setzte die romanische Malerei im allgemeinen nicht vor Beginn des 12. Jahrhunderts ein; in Frankreich dagegen datiert man den Anfang romanischer Malerei und Buchmalerei meist entweder in die erste Hälfte oder sogar an den Beginn des vorhergehenden Jahrhunderts. Umgekehrt setzt man die untere Grenze der französischen und englischen romanischen Malerei sehr viel früher an als in den germanischen Ländern sowie in Italien und Spanien.

Nach 1190 bis 1200 löste in Frankreich und auf der anderen Seite des Ärmelkanals ein zukunftsträchtiger neuer Stil, der schon gotisch war, den romanischen Stil ab; der byzantinische Strom, der in ganz Europa die romanische Malerei und Buchmalerei im letzten Viertel des 12. Jahrhunderts prägte, blieb dagegen im Heiligen Römischen Reich und in Italien bis weit in das 13. Jahrhundert hinein bestimmend, wobei sich in jedem Land eigene Formen herausbildeten.

Diesen Unterschieden, die sich aus der jeweiligen historischen, politischen und geopolitischen Lage der einzelnen Länder ergaben, entsprach eine wunderbare Vielfalt der Stile. Europa befand sich damals auf dem Höhepunkt des Feudalismus mit einer entsprechend großen Anzahl von Entscheidungszentren. Ganz besonders wohl in Frankreich, aber auch in den germanischen Ländern, wo die kaiserliche Macht einen gewissen Niedergang erfuhr, hat das die Herausbildung eines faszinierenden Mosaiks von Regionalstilen begünstigt, die dann erst

122 – Berzé-la-Ville, Château des Moines, Propsteikapelle – Apsis: Legende und Martyrium des heiligen Blasius. Anfang 12. Jahrhundert – *Fresko*

allmählich verschmolzen, eine Entwicklung, die in Frankreich durch das Auftreten von stark zentralisierten Monarchien früher einsetzte als anderswo.

Hinter den üppig blühenden lokalen Ausdrucksformen standen aber doch besondere Charakterzüge und gemeinsame Merkmale, die den Werken dieser Zeit eine gewisse Einheitlichkeit und entschiedene Originalität verliehen. Zu den Elementen, die das Erscheinungsbild der romanischen Malerei am stärksten mit prägten und die letztendlich ihre stilistische Homogenität bewirkten, gehört sicher das byzantinische Ferment. Die verfeinerte Kunst, die unter der Dynastie der Komnenen am Hof von Konstantinopel blühte, genoß damals höchstes Ansehen, und ihr Einfluß breitete sich folgerichtig während des 12. Jahrhunderts immer weiter aus; in aufeinanderfolgenden Wellen berührte sie die wichtigsten Kunstzentren des romanischen Europa, in mehreren Phasen drang diese Kunst ein, und immer fungierte Italien als Vermittler, da es durch seine geographische Lage ständige Kontakte zum östlichen Mittelmeerraum unterhielt.

In einer ersten Phase, beginnend mit dem letzten Drittel des 11. Jahrhunderts, dienten Monte Cassino, dann Rom im Süden und Venedig im Nordosten als Umschlagplätze für byzantinische Vorbilder. Die Rolle der Papststadt, deren geistige und politische Bedeutung sehr rasch zunahm, war dabei wohl besonders maßgebend; unterstützt wurde sie durch das gerade reformierte, mächtige Ordenswesen, auf das sich die Kirche in ganz Europa stützen konnte.

Eines der glanzvollsten und frühesten Zeugnisse für diese Ausbreitung des byzantinisch-romanischen Stils nach Norden liefert uns eine um 1100 entstandene Gruppe von gemalten und illuminierten Arbeiten aus Cluny. Aber Cluny ist nur das besonders typische Beispiel für eine allgemeinere Erscheinung, deren Auswirkungen sich in vielen anderen Kunstzentren bemerkbar machten, vor allem in England und in Deutschland, nur nicht so spektakulär und mehr verteilt.

Eine zweite Welle byzantinischen Einflusses strömte in der zweiten Hälfte des 12. Jahrhunderts über Europa; sie ging wiederum von Venedig aus, aber auch von einem neuen Vorposten der byzantinischen Kunst, der sich soeben vor den Toren des Okzidents etabliert hatte: von Sizilien. Dieses Mal drang Griechisches viel tiefer in die romanische Malerei ein, und seine sehr schnelle Verbreitung in Italien, aber auch nach Norden im südöstlichen und mittleren Frankreich, in Salzburg, am Rhein und in Südengland verlieh den romanischen Werken dieser Zeit einen ausgeprägt internationalen Charakter.

Die Geschichte der romanischen Malerei umfaßt natürlich mehr als ihre Beziehungen zur Kunst von Konstantinopel. Diese traf im Okzident auch auf starke Widerstände. Eine erste Barriere für den byzantinischen Einfluß beobachtet man in der Ikonographie; auf diesem Gebiet erwiesen sich die romanischen Künstler zugleich unabhängiger und erfindungsreicher, wenn sie nicht ohnehin ihren eigenen örtlichen Überlieferungen verpflichtet waren. Selbst stilistisch richteten sie sich keineswegs vollständig nach byzantinischen Prinzipien. Die romanische Malerei war zu tief in dem reichen Erbe an Malereien verwurzelt, die von den vorhergehenden Jahrhunderten auf abendländischem Boden hinterlassen worden waren: es gab großartige Zeugnisse der aufeinanderfolgenden Kulturen, die den seit Karl dem Großen teilweise wieder zu Ehren gekommenen antiken Naturalismus mit der fortwährenden Vorliebe für ornamentale Kompositionen zu vereinen wußten, wie sie selbst erst in das Romanische hineingewachsene barbarische Völker geschaffen hatten – von daher hielten die romanischen Maler unbeirrbar an kraftvoll umrissenen Formen und an der ausdrucksvollen Linie fest, und damit gerieten sie unvermeidlich mit den im wesentlichen bildhaften und illusionistischen Techniken der Byzantiner in Konflikt.

Diese Tendenz, die Natur zu stilisieren und sie der reinen Linie zu unterwerfen, ist besonders in der Malerei der am weitesten westlich gelegenen Gegenden Europas zu beobachten, in England, Aquitanien und im Poitou, aber auch südlicher in Katalanien, in Gegenden also, die schon immer den Impulsen der italisch-byzantinischen Kunst mehr oder weniger rebellisch gegenüberstanden.

Ein extremes Beispiel für die Neuverwendung, ja sogar Verfälschung der mediterranen Komponente haben wir bei einer Reihe englischer Handschriften aus dem zweiten Viertel und aus der Mitte des 12. Jahrhunderts vor uns. Da gewann der alte Sinn der Inselkünstler für das Ornament wieder die Oberhand, und die italisch-byzantinischen Formelemente, die etwa seit 1120 durch den Meister des Albani-Psalters eingeführt worden waren, veränderten sich allmählich und wurden zum Vorwand für eine überwuchernde lyrische Linienführung, etwa in der Bibel des Lambeth Palace und im Psalter des Henry von Blois.

Nehmen wir ein anderes Beispiel, das ebenfalls den schöpferischen Geist der nordischen Künstler offenbart, mit dem sie die italisch-byzantinischen Lehren zu nutzen wußten und Anwendungsmöglichkeiten dafür fanden, die ihren eigenen ästhetischen Ansprüchen entgegenkamen. Es ist verblüffend zu beobachten, wie seit 1120, stellenweise sogar noch früher, in der Wand- und in der Buchmalerei ein zweifarbiger Grund allgemein üblich wurde; er besteht aus einer blauen Mittelzone, die auf drei oder vier Seiten von einem grünen Band unterschiedlicher Breite umgeben ist. Bei dieser Farbzusammenstellung, die frühzeitig im Albani-Psalter vorkommt, die man aber fast hundert Jahre lang häufig in der Wand- und Buchmalerei der germanischen Länder antrifft, vom Stuttgarter Passionale bis zum ‹*Liber matutinalis*› des Konrad von Scheyern, hat man mitunter gemeint, sie spiegle die besonderen Raumvorstellungen der romanischen Künstler wider. Soviel diese Erklärung auch für sich haben mag, sie löst nicht die Ursprungsfrage und nicht das Problem des fast gleichzeitigen, plötzlichen Auftretens dieses grünen und blauen Grundes an den verschiedensten Punkten Europas. Wir vermuten, daß diese Art Grund mediterrane Vorbilder hatte. Diese Feldaufteilung scheint tatsächlich eine allerdings sehr freie Übernahme einer Raumwiedergabe zu sein, die auf die altchristliche Kunst zurückgeht und auch in der byzantinischen Kunst angewandt wurde: dabei war es üblich, den Grund von Malereien in mehrere übereinanderliegende, verschiedenfarbige Zonen zu unterteilen; braun war in der Regel der Vordergrund, grün der Rest des Bodens und blau der Himmel.

Dieses alte Schema wurde noch gegen Ende des 11. Jahrhunderts für die Wandmalereien des Stiftes Lambach in Österreich angewendet, aber auch in Civate und für Sant'Angelo in Formis.

Den römischen Künstlern war diese Flächenaufteilung zwar auch bekannt, aber in Rom hat der alte Brauch seit dem ersten Viertel des 12. Jahrhunderts eine seltsame Abwandlung erfahren: der Erdbereich ist von da an ein einfaches grünes Band, und der Himmelsbereich ist nicht einfach über diese Erdzone gelegt, sondern er wirkt, als sei er wie ein Fenster in sie eingefügt – so sieht man es auf den Fresken von Castel Sant'Elia, auf den Fresken der Hauptapsis von Tuscania und, um Beispiele aus der Buchmalerei zu nennen, in der Riesenbibel der Stadtbibliothek von Perugia (ms. L. 59) und vor allem in der Pantheon-Bibel.

Sehr wahrscheinlich ist der von einem grünen Band umgebene blaue Grund der nördlichen romanischen Maler also nur eine Umwandlung dieser römischen Formel gewesen, die auch im nordöstlichen Italien nachgeahmt und noch gegen Ende des 12. Jahrhunderts verwendet worden ist (Aquileia, Hoch-Eppan).

Nördlich der Alpen tritt das römische Schema, korrekt umgesetzt, seit Beginn dieses Jahrhunderts in Berzé-la-Ville – etwa in der Szene mit dem Martyrium des heiligen Blasius – und besonders in Deutschland auf; aber hier findet man auch bald viele farbliche Varianten, die ein Hinweis darauf sind, daß man die ursprüngliche räumliche Bedeutung des Schemas sehr schnell vergessen hatte und es nur seiner vielen dekorativen Möglichkeiten wegen schätzte.

Nichts veranschaulicht diesen merkwürdigen Annäherungsweg deutlicher als die Fruchtbarkeit der ständigen Wechselwirkung zwischen mediterranem Naturalismus und nördlichem Formalismus – lange vor der hier behandelten Epoche und noch lange danach.

DIE ENTWICKLUNG DES ROMANISCHEN STILS IN ITALIEN

Malerei und Buchmalerei in der Lombardei und in Piemont

Wir beginnen unsere lange Reise zur Entdeckung der romanischen Malerei in Italien. Italien war die ganze Periode hindurch Quell der Erneuerung, Vermittler und unumgänglicher Verbindungssteg für den ständigen künstlerischen Austausch zwischen byzantinischem Osten und christlichem Abendland. Komplex und vielfältig war die Malerei auf der Halbinsel zwischen dem Ende des 11. Jahrhunderts und der ersten Hälfte des 13. Jahrhunderts, also innerhalb der äußersten zeitlichen Grenzen, auf die man sich bei der in Frage stehenden Kunstepoche für Italien geeinigt hat. Am Anfang war die Kunst Italiens in mancher Hinsicht dem Stil verpflichtet, der unter den Ottonen in den Gegenden vorgeherrscht hatte, die unmittelbar unter dem Einfluß des Reiches standen. Besonders die Lombardei scheint Erbin und gleichsam Verwalterin der ottonischen Tradition gewesen zu sein, die dort noch am Anfang des 11. Jahrhunderts die machtvoll monumental wirkenden Figuren von San Vincenzo in Galliano und den kürzlich wiederentdeckten Zyklus im Baptisterium von Novara bestimmt hat.

Unweit von Como, in der Nähe von Civate liegt hoch auf dem Gipfel einer felsigen Bergkuppe das kleine Heiligtum von San Pietro al Monte; es bewahrt fast unversehrt einen Zyklus von Malereien, den der 1096 verstorbene Erzbischof von Mailand, Arnolfo de' Capitani, hat ausführen lassen. Dieser Zyklus, das Werk unterschiedlich talentierter, aber in einheitlichem Stil arbeitender Maler, wirkt wie ein Nachkömmling der in der lombardischen Provinz so stark verwurzelten vorromanischen Tradition. Die Malereien werden noch hervorgehoben durch einen schönen Stuckdekor in deutlich lombardischer Technik. Von den stark herausgearbeiteten Szenen dieses Zyklus bleibt besonders der im himmlischen Jerusalem thronende Christus in Erinnerung; die Szene hat ein subtil abgetöntes Kolorit, und in Raumaufteilung und naturnahen Elementen scheint sie über die karolingischen und ottonischen Vorgänger hinweg wieder an die Überlieferungen der Malerei der klassischen Antike anzuknüpfen.

An der Fassade der westlichen Vorhalle, in einer mit einem stuckierten Band eingefaßten Lünette, erscheint das anspruchsvollste Fresko des Zyklus. Sein Hauptthema ist der Kampf des heiligen Michael und seiner himmlischen Heerscharen mit dem Drachen; aber hier ist die apokalyptische Szene mit der dazugehörigen Episode vom Weib, das geboren hat, verbunden, deren Sohn zu Gott gebracht worden ist, was die Erscheinung von Christus als *Majestas Domini* in der Mitte der Komposition rechtfertigt. Obwohl der Maler dieser Szene in der Behandlung des Faltenwurfs und in der Modellierung der Gesichter stilistisch weiter fortgeschritten ist als seine Mitarbeiter, ist er erstaunlich frei von byzantinischen Einflüssen, die zur selben Zeit den Malern von Monte Cassino neue Impulse gaben.

In der Nachfolge der Künstler von Civate scheint die Ausmalung der Kirche Sant' Eldrado in Novalese in Piemont erfolgt zu sein, und das, obwohl man sie im allgemeinen spät datiert (erste Hälfte 13. Jahrhundert). Trotz einiger 1828 ziemlich schwerfällig restaurierter Partien überrascht der Dekor durch eine stilistische Qualität, die wegen einer zu späten Datierung oft unterschätzt wurde. Sowohl die Figuren in ihrer Massivität und nachdrücklichen Modellierung wie auch die Behandlung von Natur und Architektur legen es nahe, die Malereien von Novalese mit den ottonisch-karolingischen Strömungen in Verbindung zu bringen, deren

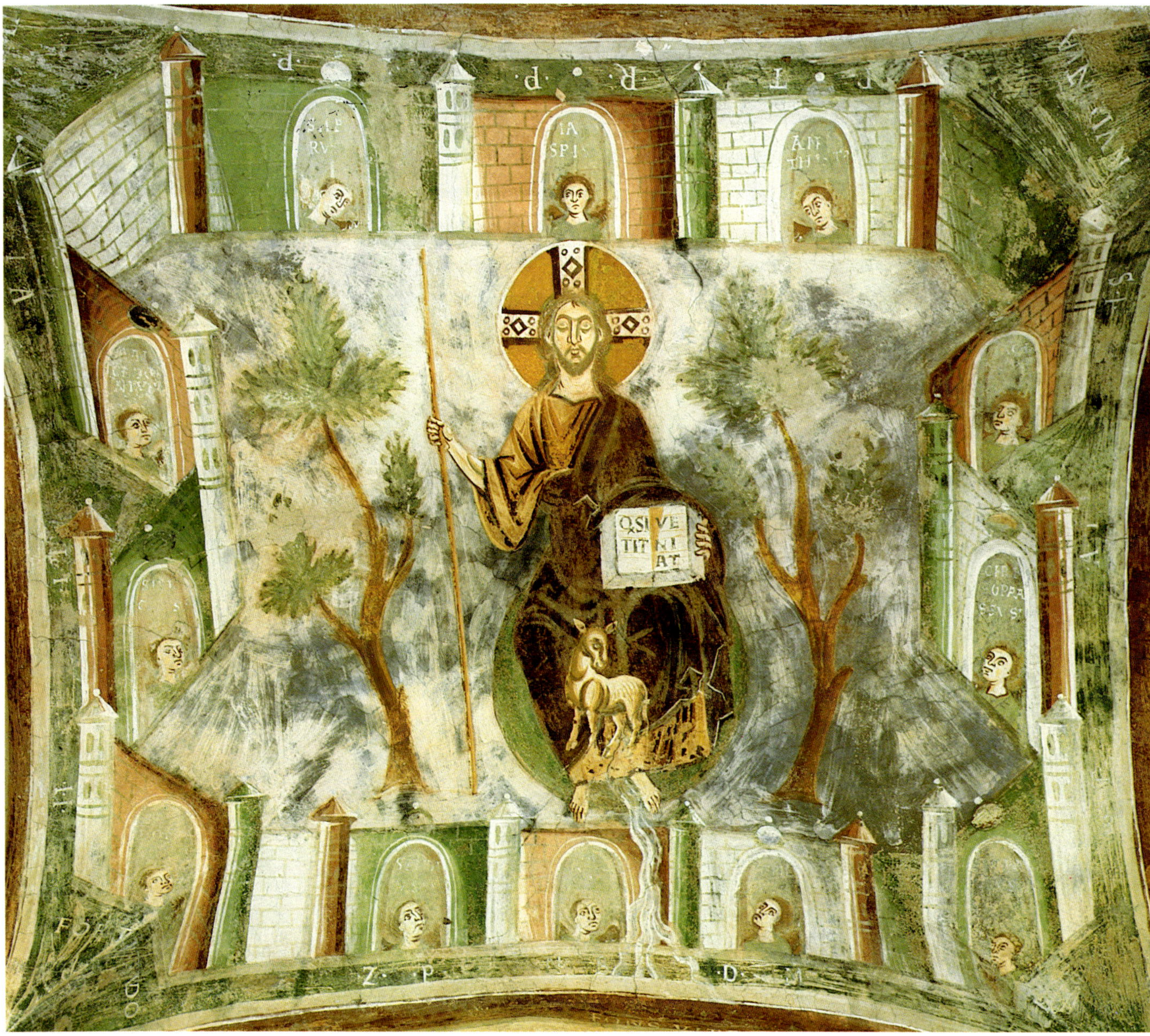

123 – Civate, San Pietro al Monte, westliche Eingangshalle – Thronender Christus im himmlischen Jerusalem. Ende 11. Jahrhundert – *Fresko*

Fortwirken wir schon in Civate festgestellt haben. In der Szene mit dem heiligen Eldradus im Weinberg scheinen die Entscheidung für eine ausdrucksvolle Stilisierung, die zusammengeballte Kraft der Gestalt und die ideogrammartige Verteilung der landschaftlichen Elemente ein Widerhall bestimmter Werke der Reichenau-Schule zu sein. Der sehr geringfügige Anteil an byzantinischen Elementen in der Kunst von Novalese macht eine Datierung jenseits der Mitte des 12. Jahrhunderts höchst unwahrscheinlich.

Ebenfalls in Piemont, in Sant'Ilario in Revello, sind Spuren von Fresken gefunden worden, die sich heute in der Galleria Sabauda in Turin befinden. Die wenigen erhaltenen Überreste

124 – Civate, San Pietro al Monte, westliche Eingangshalle – Kampf des heiligen Michael und seiner Heerscharen mit dem Drachen (Ausschnitt). Ende 11. Jahrhundert – *Fresko*

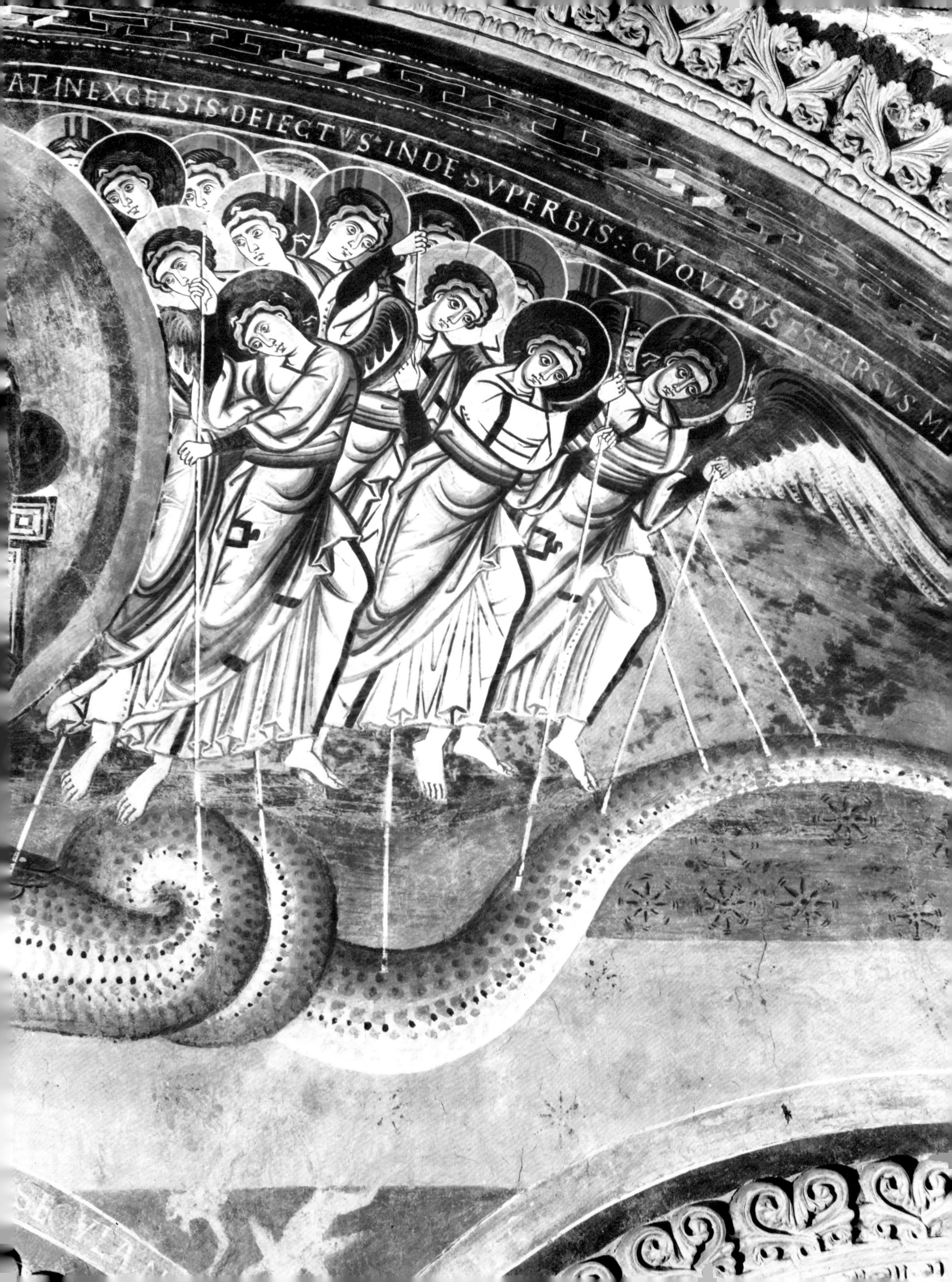
AT IN EXCELSIS · DEIECTVS · INDE · SVPERBIS · CVQVIBVS

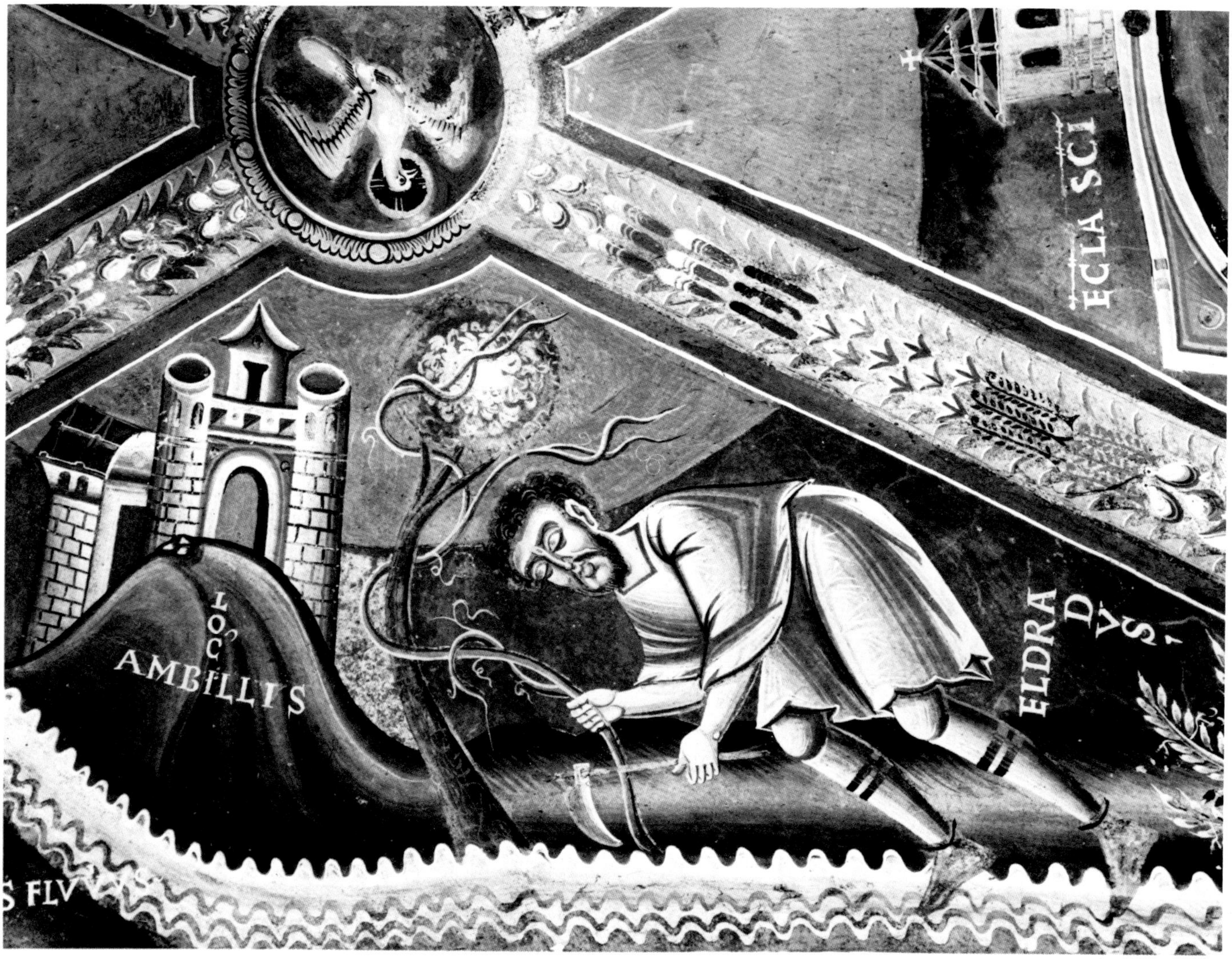

125 – Novalese, Sant'Eldrado – Der heilige Eldradus im Weinberg. Erste Hälfte 12. Jahrhundert – *Fresko*

von Figuren fallen durch ihre in Italien ungewöhnliche lineare Behandlung auf. Der Stil von Revello hat nicht unbedingt so vieles von außeritalischen, etwa katalanischen Arbeiten entlehnt, wie das mitunter behauptet worden ist; er erscheint uns eher wie ein ferner und etwas degenerierter Abkömmling des kräftigen ‹alpinen› Stils der Malereien von Sant'Orso in Aosta, die aus der ersten Hälfte des 11. Jahrhunderts stammen.

Der von fern ottonische Stil, der noch im 12. Jahrhundert in der Lombardei und in Piemont vorherrschte, mochte in der lokalen Überlieferung noch so stark verwurzelt sein, der neuen byzantinischen Welle konnte er doch nicht lange Widerstand leisten; byzantinische Elemente überfluteten seit Beginn dieser Epoche die gesamte Halbinsel und breiteten sich im Norden, besonders von Venetien ausgehend, aus. So triumphierte die ‹*maniera grecca*› unverfälscht im Dekor der Friedhofskapelle von San Michele in Oleggio bei Novara. An der Westwand dieses Gebäudes sieht man ein leider fragmentarisches Jüngstes Gericht, in dem besonders die in betont griechischem Stil gehaltene Figur Abrahams beeindruckt. Die Entstehungszeit dieses ‹progressivsten› Teils der Ausmalung von Oleggio liegt etwa in der Mitte des 12. Jahrhunderts.

Mit den Handschriften geht es uns wie mit der Wandmalerei: lombardische Manuskripte aus der ersten Hälfte des 11. Jahrhunderts und Handschriften aus der romanischen Zeit kann man nicht genau voneinander abgrenzen. Die lombardischen *scriptoria* zeichneten sich seit dem Ende des 10. Jahrhunderts durch eine sehr homogene Produktion aus, die der Zeichnung eine entschiedene Vorrangstellung einräumte; die Farbe kam nur in zarten, aquarellartigen Tönen hinzu: Beispiele sind das Gebetbuch des Erzbischofs Arnolfo von Mailand und das Sakramentar des Bischofs Warmundus von Ivrea. Die am Ende des 11. und während des 12. Jahrhunderts in der Lombardei und in Piemont illuminierten Handschriften lehnten sich eindeutig an diese vorromanische Tradition an, gaben aber gleichzeitig Elementen byzantinischer Herkunft mehr Raum. Diese werden schon in der feinnervig gezeichneten Gestalt Johannis des Täufers deutlich, die das Antiphonar der Kapitelbibliothek von Monza schmückt.

Im gleichen Umfang tragen zwei Sakramentare aus der Zeit um 1100 die Spuren des byzantinischen Einflusses; das eine liegt in den Kapitelarchiven von Sant'Ambrogio in Mailand, das andere in der Kathedrale von Novara. Die vortrefflich gezeichnete Kreuzigung der Handschrift in Novara ist farblich ebenso sparsam aufgehöht wie die lombardischen Handschriften der ersten Hälfte des 11. Jahrhunderts.

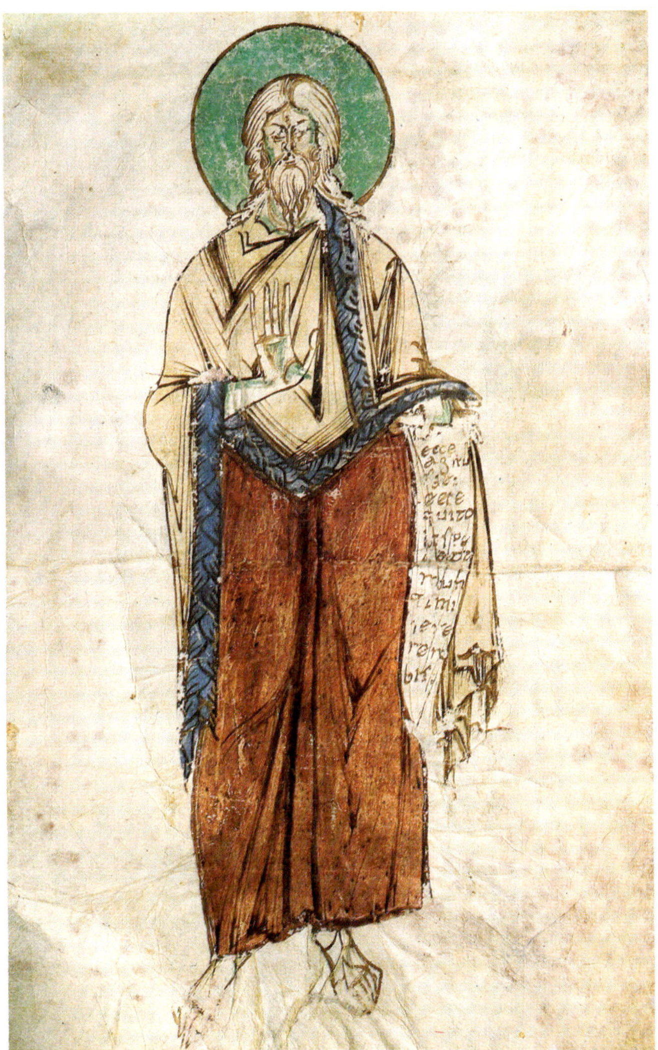

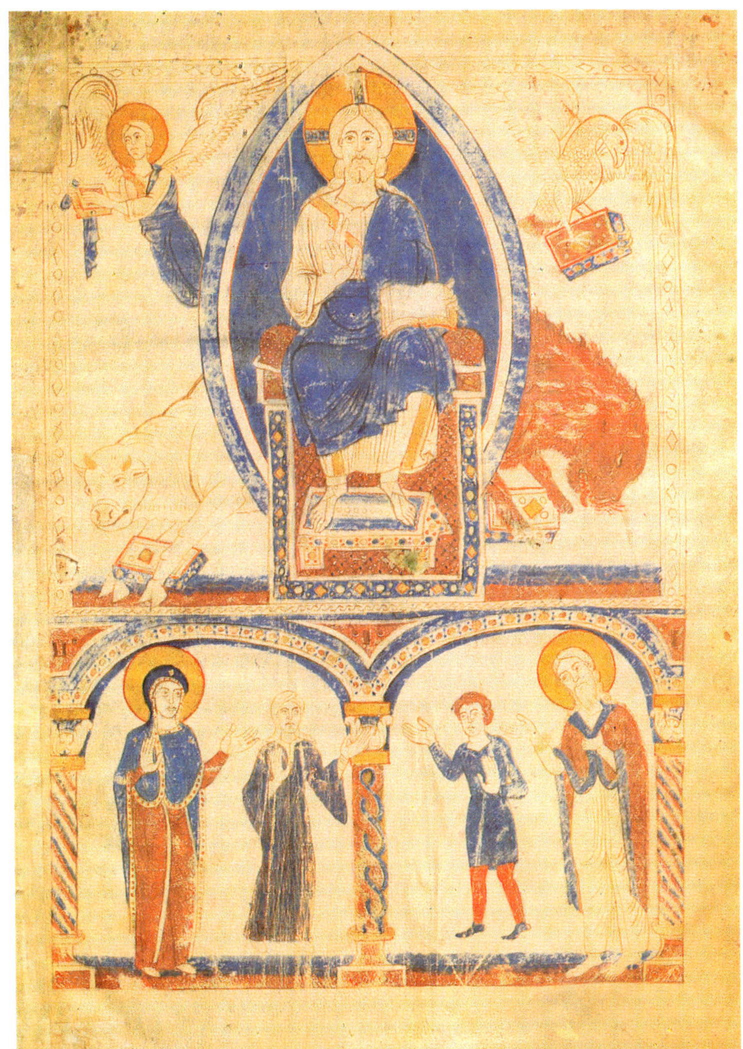

126 – Monza – Antiphonar: Johannes der Täufer. Ende 11. Jahrhundert – *Malerei auf Pergament; Gesamthöhe 0,277 m* – Monza, Biblioteca Capitolare

127 – Mailand – Riesenbibel: Majestas Domini, zwei Gestalten mit Maria und Johannes dem Täufer. Erstes Viertel 12. Jahrhundert – *Malerei auf Pergament; Gesamthöhe 0,51 m* – Mailand, Biblioteca Ambrosiana

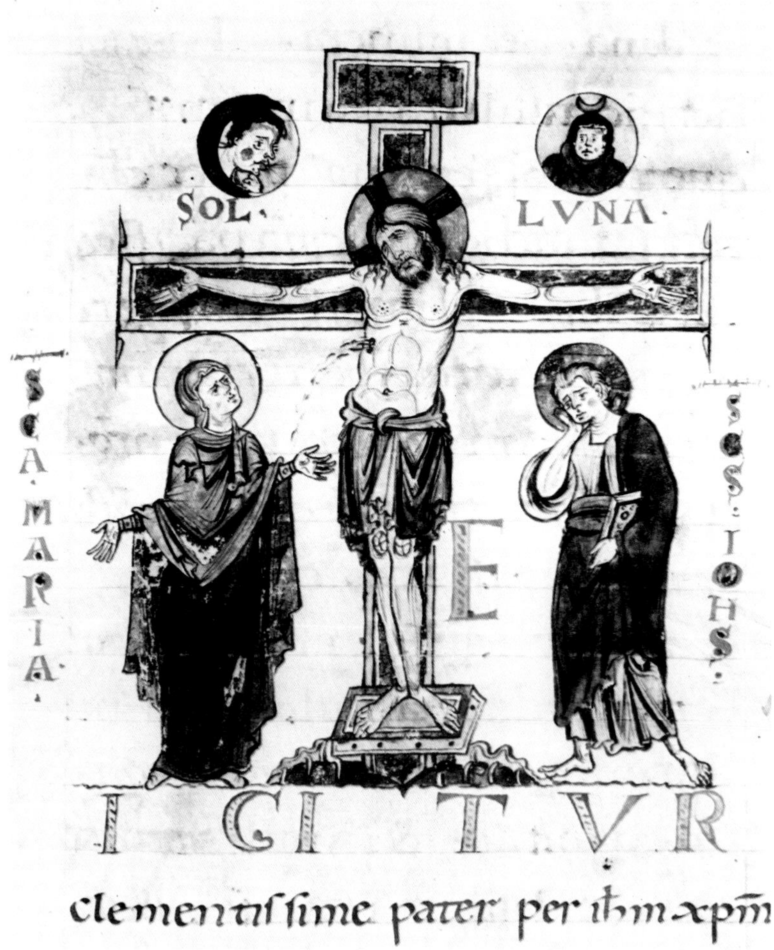

128 – Novara oder Mailand – Sakramentar: Kreuzigung. Um 1100 – *Malerei auf Pergament* – Novara, Archivio Capitolare

Solche zurückhaltende Verwendung der Farbe und eine so entschiedene Vorrangstellung der Zeichnung finden wir auf dem etwas späteren majestätischen Titelblatt einer wahrscheinlich aus dem ersten Viertel des 12. Jahrhunderts stammenden Bibel der Biblioteca Ambrosiana in Mailand.

Einem fortgeschritteneren Entwicklungsstadium gehört eine der seltenen Mailänder Handschriften an, die ziemlich genau in diese Zeit zu datieren ist: ein Hexaemeron des heiligen Ambrosius, das in den Kapitelarchiven von Sant'Ambrogio liegt. Am Anfang der Handschrift steht ein großartiges ‹Porträt› des heiligen Erzbischofs von Mailand, wie er nach dem Diktat eines Engels seinen Traktat über die sechs Schöpfungstage niederschreibt. Zu seinen Füßen kniet ein geistlicher Stifter, den eine lateinische Inschrift benennt: *«Martinus presbiter ac prepositus huius ecclesiae.»* In den Quellen des Archivs ist er als Martinus Corvus belegt, der von 1135 bis 1152 Propst der Basilika des Ambrosius war.

Diese Komposition ist in der Auffassung schon deutlicher romanisch: die monumentale Gestalt des Kirchenvaters ist sehr plastisch herausgearbeitet und hebt sich von einem Grund nach und nach aufgetragener Farbschichten ab. Die sehr graphisch wirkende Gestalt des Engels kommt aus der eigentlich autochthonen Überlieferung.

129 – Mailand – Hexaemeron des heiligen Ambrosius: Der Heilige schreibt nach dem Diktat des Engels; zu seinen Füßen Martinus Corvus. Zweites Viertel 12. Jahrhundert – *Malerei auf Pergament; Gesamthöhe 0,45 m* – Mailand, Sant'Ambrogio, Archivio Capitolare

Malerei und Buchmalerei in Monte Cassino und Süditalien

Mochte die lombardische Wand- und Buchmalerei weitgehend der Vergangenheit zugewandt erscheinen – in Süditalien lagen die Dinge zu dieser Zeit anders. In diesem Teil der Halbinsel wurde man im letzten Drittel des 11. Jahrhunderts Zeuge einer erstaunlichen Erneuerung der Monumentalmalerei. Diese Erneuerung verdankte sie der gelungenen Verbindung von byzantinischen Motiven und älteren Formen, Vermächtnis der Bildüberlieferung des Hochmittelalters in Kampanien und in Latium.

Das Verdienst dieser Erneuerung wird im allgemeinen Desiderius, dem Abt von Monte Cassino, zugeschrieben. Verschiedene Chronisten und Panegyriker der Zeit, Leo von Ostia, Amatus von Monte Cassino und Alfanus von Salerno, lobpreisen übereinstimmend das Mäzenatentum des Desiderius. Der mit dem Hof von Konstantinopel eng verbundene Abt hatte

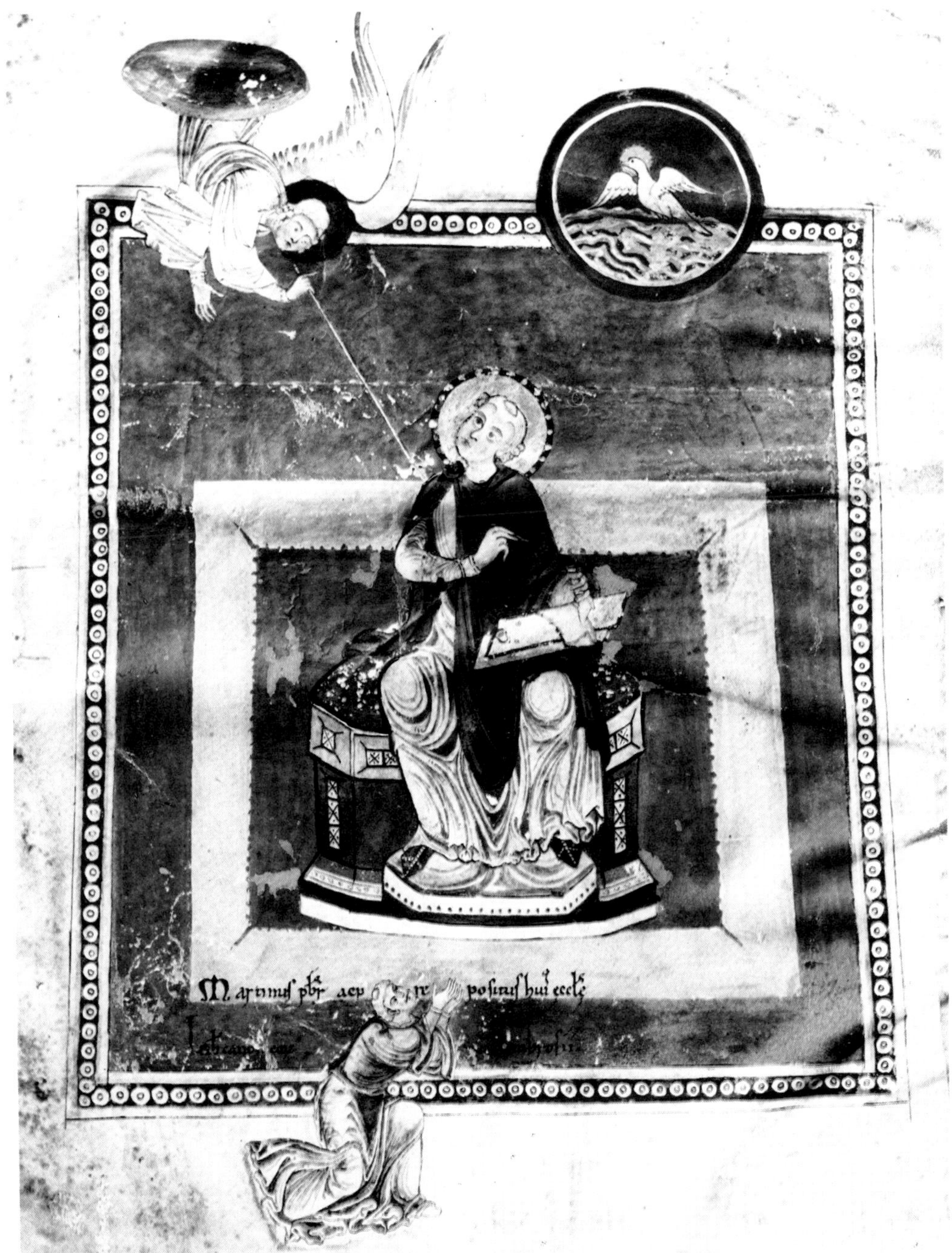

zur Verschönerung der Kirche seiner Abtei Mosaizisten aus der byzantinischen Hauptstadt berufen. Von dem Mosaikdekor ist leider nichts erhalten, aber mit Sicherheit hat die Anwesenheit griechischer Künstler in Monte Cassino dazu beigetragen, die Bildkunst in der Abtei und in ihrem Einflußbereich anzuregen und zu verändern.

Einen deutlichen, wenn auch indirekten Beweis dafür haben wir in der Ausmalung der Basilika von Sant'Angelo in Formis unweit von Capua vor uns. Die Anregung zu diesem Dekor geht tatsächlich eindeutig auf den prunkliebenden Abt von Monte Cassino zurück, der sich unter dem thronenden Christus der Mittelapsis als Stifter mit einem Modell der auf seine Veranlassung hin renovierten Kirche hat darstellen lassen. Da Desiderius auf diesem Bild den viereckigen Nimbus trägt, der lebenden Personen vorbehalten war, kann die Ausmalung von Sant'Angelo sicher zwischen 1072 und 1087 datiert werden – 1072 wurde die Kirche der Abtei Monte Cassino unterstellt, 1087 war das Todesjahr des Desiderius, der ein Jahr vorher noch als Viktor III. auf den Stuhl Petri gelangt war.

Obwohl die Ausmalung von Sant'Angelo unvollständig erhalten ist, kann ihr Bildprogramm ohne größere Schwierigkeit rekonstruiert werden. Im Mittelschiff befand sich ein mit sechzig Szenen reich ausgestatteter christologischer Zyklus, der über den Säulenarkaden auf drei Register verteilt war. Die Zwickel der Säulenstellung trugen Darstellungen der Propheten, die den Messias angekündigt hatten. Noch einmal erscheint die Gestalt Christi auf der Westwand der Fassade in einem Jüngsten Gericht und ein weiteres Mal in der Kalotte der Apsis als

Abb. 366

130 – Sant'Angelo in Formis, Mittelschiff der Basilika – Christus und die Ehebrecherin. 1072–1087 – *Fresko*

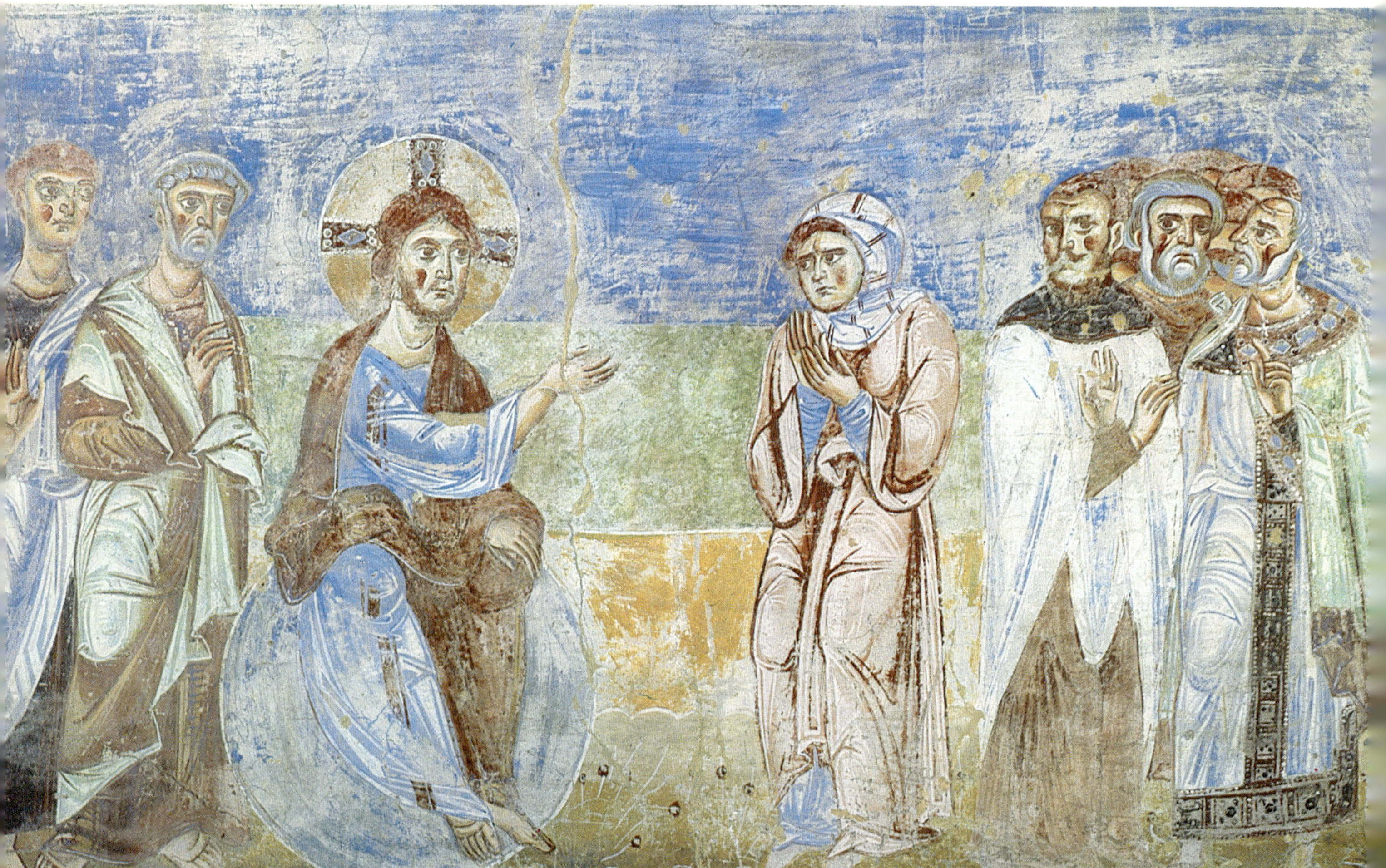

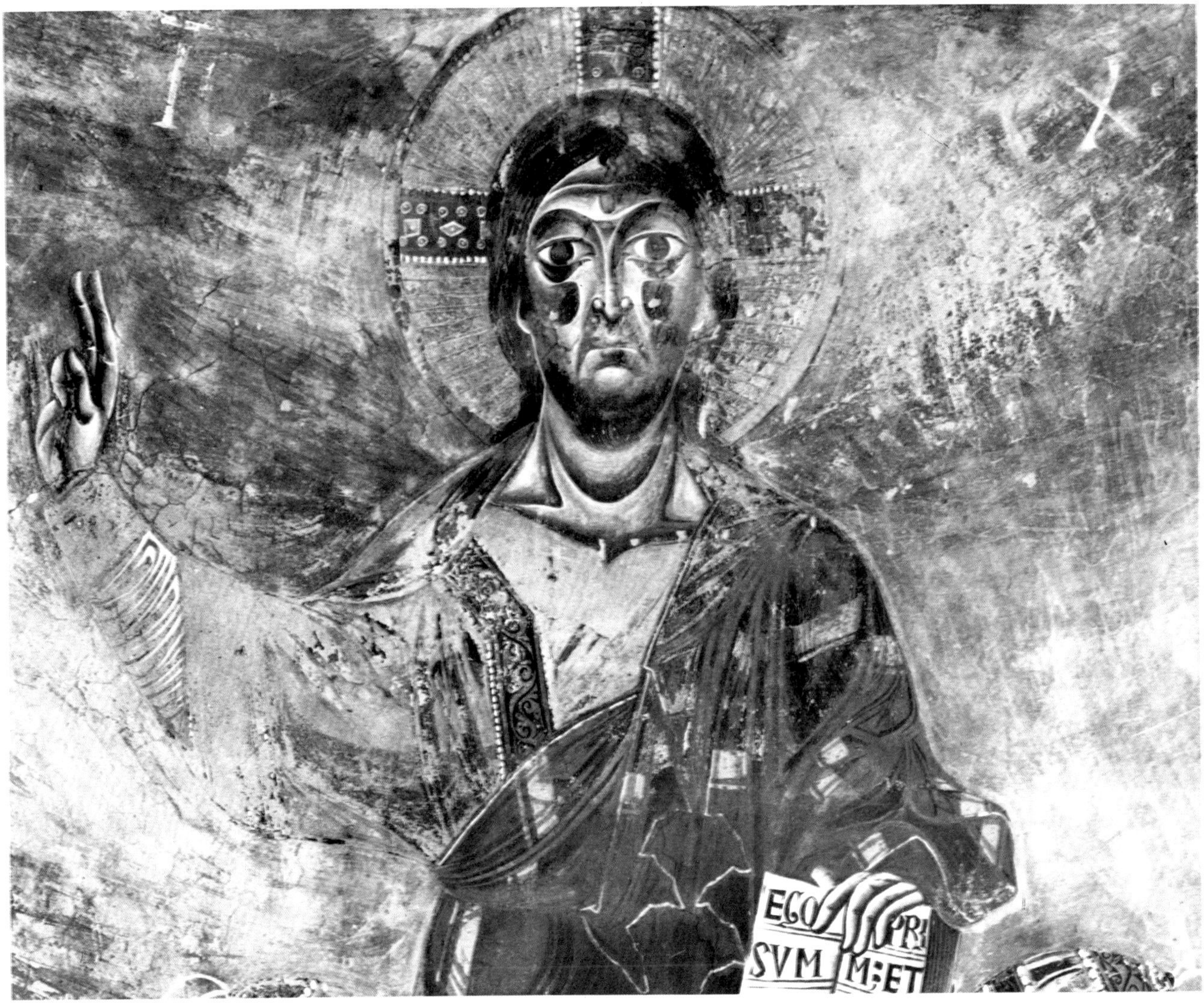

131 – Sant'Angelo in Formis, Apsis der Basilika – Majestas domini (Ausschnitt). 1072–1087 – *Fresko*

Majestas Domini. Alttestamentliche Szenen, hauptsächlich aus der Genesis, und eine Szene mit dem Martyrium des heiligen Pantaleon bedecken die Wände der beiden Seitenschiffe.

Weil in Sant'Angelo in Formis eine überaus große Fläche auszumalen war, müssen mehrere Künstlergruppen daran gearbeitet haben; das ist verhältnismäßig leicht zu erkennen trotz der Homogenität und anscheinenden Gleichförmigkeit der byzantinisierenden Formen, die den stilistischen Zusammenhalt bilden. Eine erste Gruppe, zu der mindestens vier verschiedene Künstler gehörten, war mit der Ausstattung des Hauptschiffs beauftragt. Trotz Kenntnis der Möglichkeiten, die sich durch die byzantinische Malerei anboten, hielten sich die Künstler an einfache und ausdrucksvolle Formen; diese entstanden aus der einheimischen Tradition, die bis auf die lombardische und karolingische Herrschaft zurückging. Man sieht es etwa an den gedrungenen Gestalten von verhaltener Vitalität in den Szenen mit den Wundern Christi auf der Südwand. Und davon zeugt auch die kraftvoll vereinfachende Modellierung der Gesichter, die sich so sehr von der raffinierten Modellierung der Byzantiner unterscheidet. Einige Motive und manche Besonderheiten der Komposition bestätigen, daß die Vorbilder der Künstler nicht alle aus der christlichen Kunst des Orients kamen, sondern auch aus lokalen

Quellen: so etwa hat die über zwei Register hinweg gemalte, also das Maß der übrigen Szenen sprengende Kreuzigung Vorbilder in gewissen vorromanischen Arbeiten in Rom.

Von ganz anderem Temperament war der Maler oder die Gruppe von Malern, die für die Szenen aus dem Alten Testament verantwortlich zeichneten. Hier rücken der springende Rhythmus, die gewandteren Bewegungen und die gestreckten Proportionen der Figuren die Bilder doch näher an die Eleganz byzantinischer Vorbilder. Es ist hier nicht der Ort, darüber nachzudenken, ob dieser alttestamentliche Zyklus in nennenswertem Zeitabstand zum Zyklus im Hauptschiff gemalt worden ist oder nicht. Im Kolorit stimmen beide Zyklen jedenfalls überein.

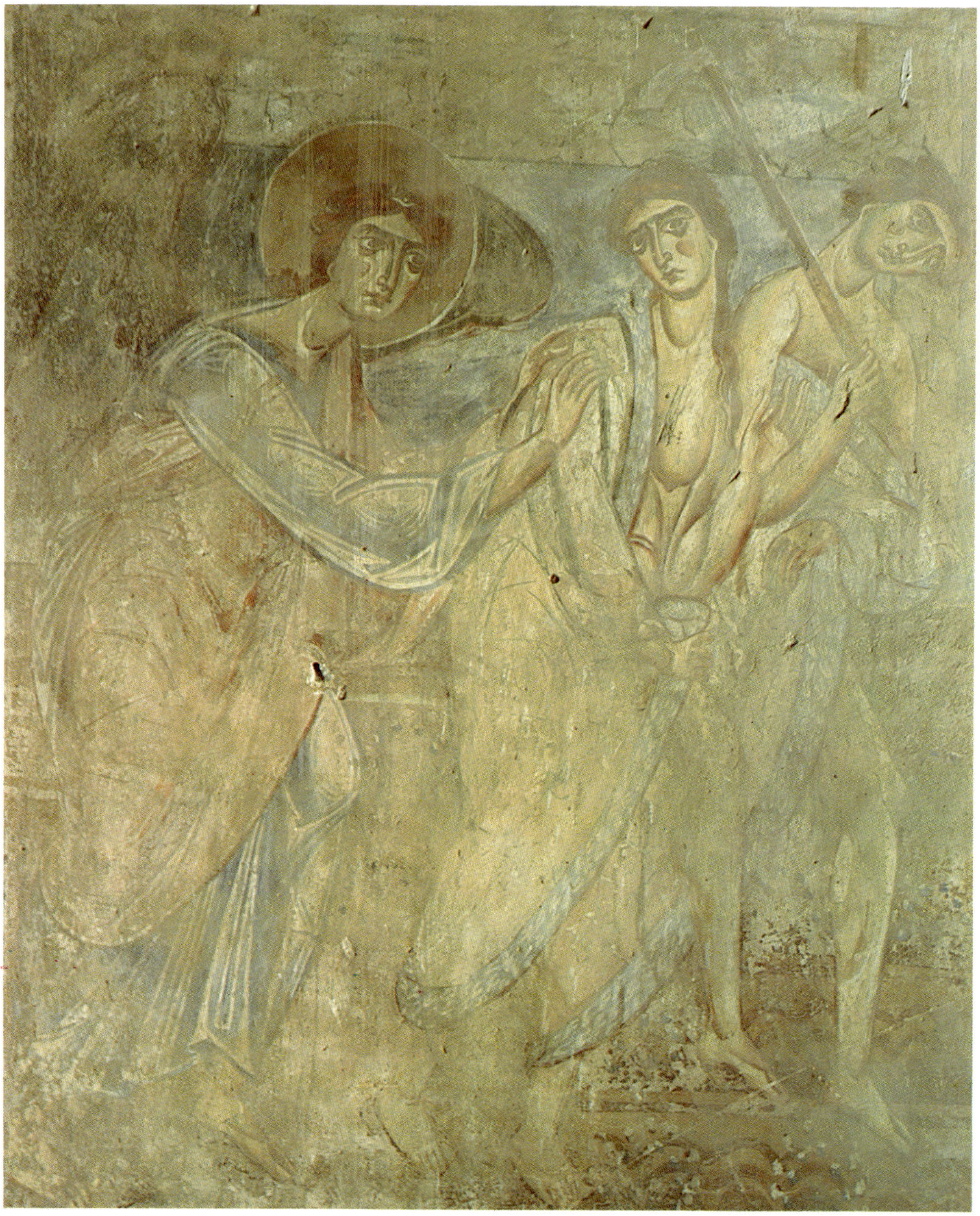

132 – Sant'Angelo in Formis, südliches Seitenschiff der Basilika – Vertreibung aus dem Paradies. 1072–1087 – *Fresko*

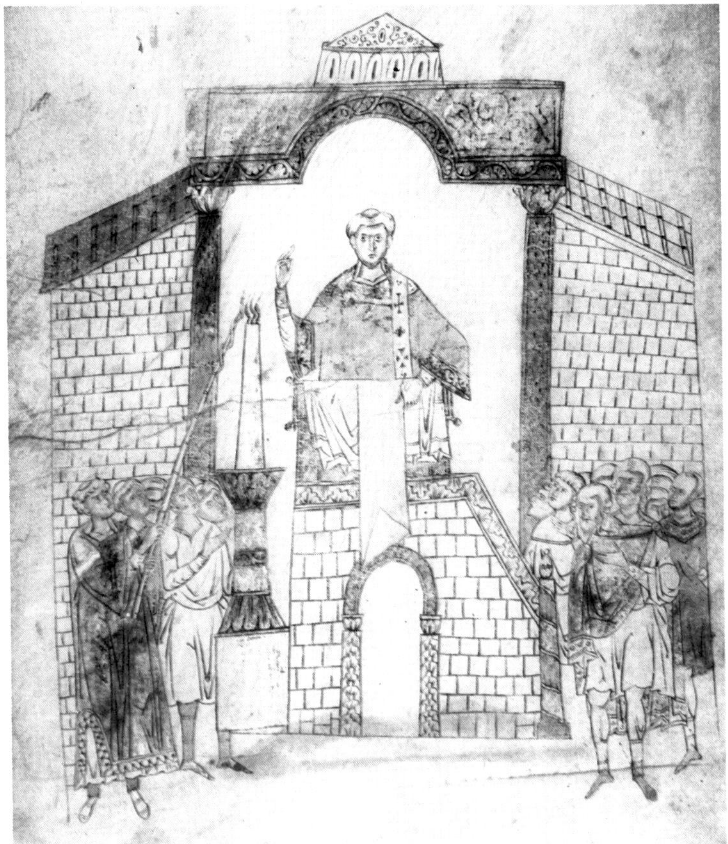

133 – Monte Cassino – Exultet-Rolle: Vorlesung des Exultet und das Anzünden der Osterkerze. Um 1060 – *Malerei auf Pergament* – Vatikan, Biblioteca Apostolica Vaticana

Späte Beispiele des Stils von Sant'Angelo in Formis finden sich in Foroclaudio und in der kürzlich entdeckten Ausmalung von Sant'Angelo di Lauro; man hat sich oft gefragt, und das, obwohl keinerlei Reste der zur selben Zeit gemalten Dekoration von Monte Cassino erhalten sind, ob dieser Stil als direkte Entsprechung des in der großen kampanischen Abtei verwendeten Stils zu betrachten ist, oder ob es sich nur um eine lokale, volkstümliche Variante davon handelt. Eine sorgfältige Untersuchung der aus der zweiten Hälfte des 11. Jahrhunderts stammenden Buchmalerei von Monte Cassino bekräftig eindeutig die erste Annahme.

An zwei großartigen Exultet-Rollen läßt sich die Entwicklung ablesen, die sich im *scriptorium* der Abtei zur Zeit des Desiderius vollzog. In diese Entwicklung fügt sich der Stil der Freskenmaler von Sant'Angelo genau ein. Die älteste, im Vatikan verwahrte Rolle aus der Zeit um 1060 liegt noch ziemlich deutlich auf der Linie der Arbeiten vom Anfang des Jahrhunderts, so wie das zweite Exultet von Bari. Der byzantinische Einfluß erscheint hier noch sehr diskret, und die Figuren haben noch stellenweise die geballte Kraft ottonischer Gestalten; diesselbe Kraft – ‹nach griechischer Manier behandelt› –, die wir auf den Fresken des Mittelschiffs von Sant'Angelo vorfanden.

Eine zweite Exultet-Rolle von Monte Cassino aus der Zeit zwischen 1070 bis 1080, die sich in der British Library in London befindet, stellt einen ganz anderen Aspekt vor. An der Szene mit der Weihe der Osterkerze ist die erstaunliche Stilentwicklung der Buchmaler von Monte Cassino festzustellen: sie war auf eine kostbare und gezierte Behandlung von Formen und Farben gerichtet, die wohl durch einen neuerlichen Kontakt mit der Hofkunst von Konstan-

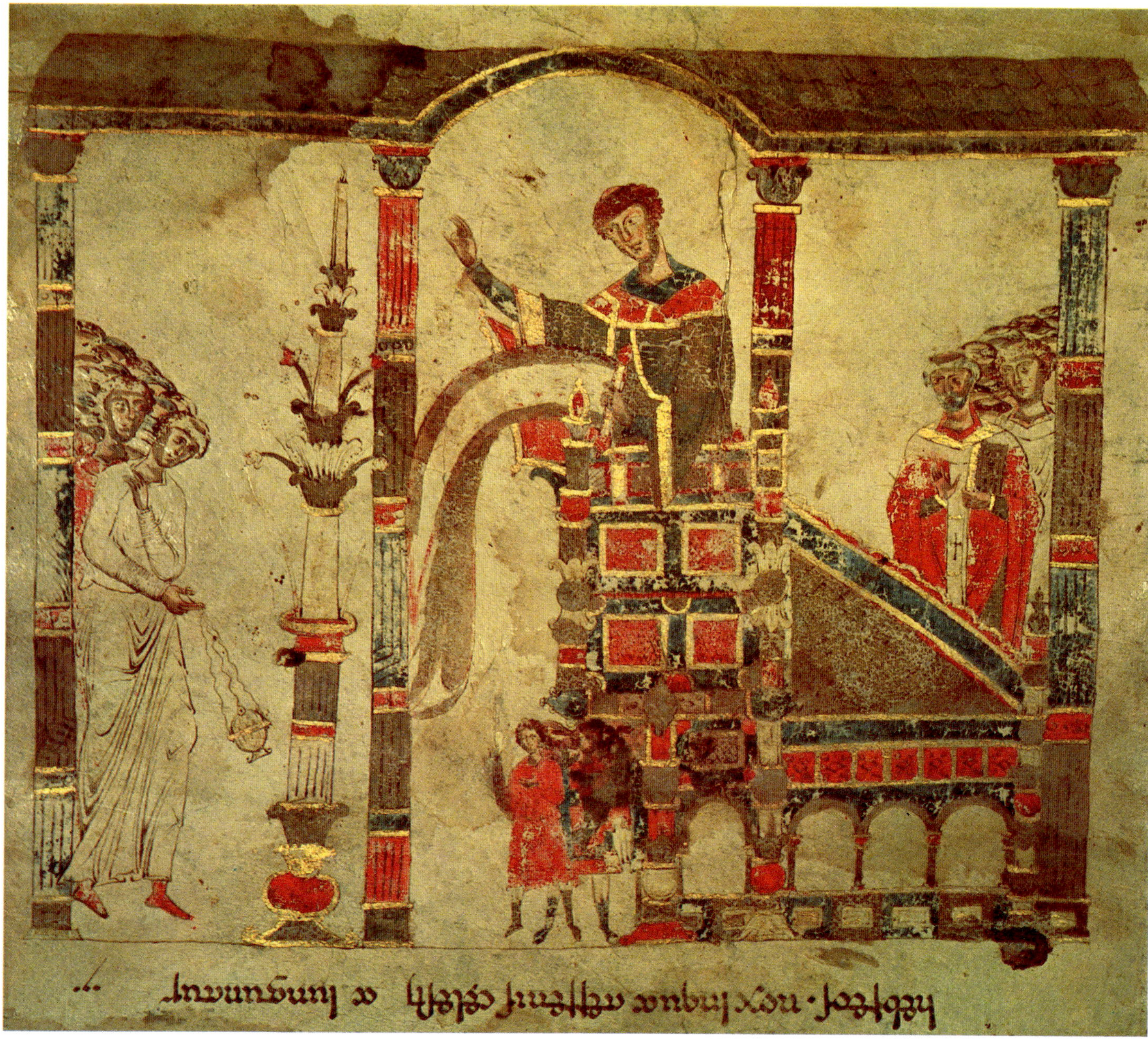

134 – Monte Cassino – Exultet-Rolle: Weihe der Osterkerze. Um 1070–1080 – *Malerei auf Pergament; Gesamthöhe des Ausschnitts 0,16 m* – London, British Library

tinopel zu erklären ist: die Wiedergabe der Gewänder mit ihren scharf abgeteilten Falten, die Eleganz der Figuren in ihren beachtlich gestreckten Proportionen, die Leichtigkeit der Architekturelemente, die etwa an den minuziös gestalteten kannelierten Säulen erkennbare Sorgfalt bei der Ausführung dekorativer Details – all das kennzeichnet die Kunst der dem Bibliothekar Leo unterstehenden Illuminatoren von Monte Cassino auf ihrem Höhepunkt und war vielleicht nicht ohne Rückwirkung auf die Erneuerung der Malerei, die sich in den letzten Jahren des 11. Jahrhunderts in Rom vollzog. In demselben Londoner Exultet zeigt zum Beispiel die Szene mit der Erscheinung Christi vor Maria Magdalena deutlich die stilistische Abhängigkeit des Künstlers von byzantinischen Vorbildern.

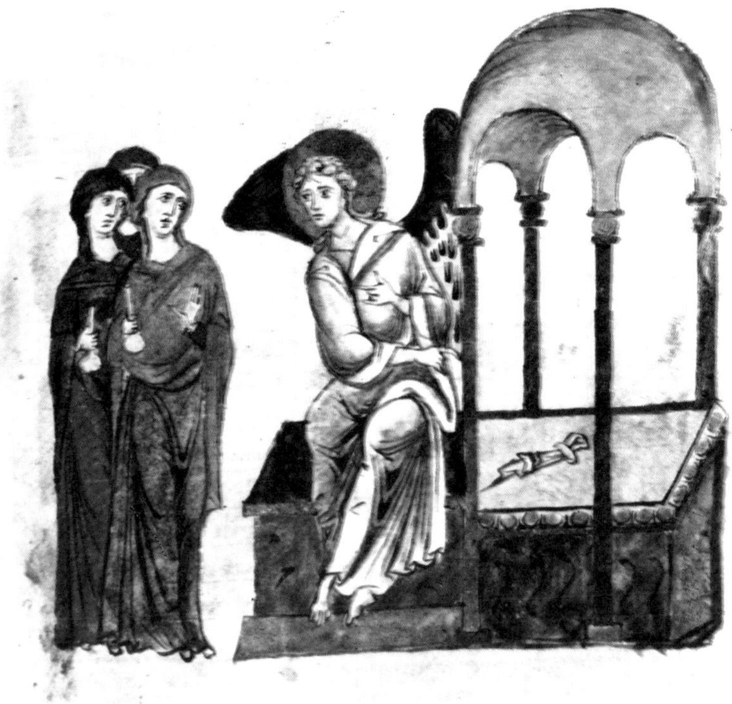

135 – Monte Cassino – Breviar des Oderisius: Die Frauen am Grab. Ende 11. Jh. – *Malerei auf Pergament; Gesamthöhe 0,207 m* – Paris, Bibliothèque Marazine

Das berühmte Lektionar des Vatikans, das eine Folge von erzählenden Illustrationen zu den Viten der Heiligen Benedikt, Maurus und Scholastika enthält, ist offensichtlich aus derselben Zeit und stellt den Gipfel der Buchmalerei von Monte Cassino zur Zeit des Desiderius dar. Wahrscheinlich findet man in diesen Illustrationen und besonders in der einleitenden Widmung mit ihrer hochentwickelten Maltechnik die überzeugendsten Parallelen zur Kunst von Sant'Angelo in Formis und damit den Beweis, daß sie von Monte Cassino ausgegangen war.

In einem für den Abt Oderisius, den Nachfolger des Desiderius, angefertigten Breviar wurde dieser Stil bis zum Ende des 11. Jahrhunderts fortgeführt. Die byzantinischen Einflüsse in den christologischen Szenen dieser Handschrift sind vor allem stilistischer Art, die ikonographischen Schemata stammen dagegen zum Teil aus dem christlichen Westen. Auch hier erkennt man, wo der byzantinische Einfluß in Monte Cassino an seine Grenzen stieß.

In der Ornamentik, besonders bei Zierinitialen, haben sich die Illuminatoren von Monte Cassino am schöpferischsten erwiesen. Zur Zeit des Desiderius und seines Nachfolgers Oderisius gerieten die Initialen tatsächlich zu außerordentlicher Vollkommenheit.

Es gibt zwei Gruppen von Initialen, die zwei verschiedenen Überlieferungen folgten. Die eine Gruppe übernahm die Vorbilder, ohne sie stark zu verändern, aus einem prunkvollen ottonischen Evangeliar, das Kaiser Heinrich II. 1023 der Abtei geschenkt hatte. Die andere stellt den Schlußpunkt einer eigentlich kampanischen Tradition dar und läßt sich an einer wuchernden Üppigkeit erkennen, die über irgendwelche geheimnisvollen Wege wieder an die wildesten Erfindungen Irlands oder Northumbriens anknüpft: da ist zum Beispiel das so wenig klassisch geformte D aus dem Lektionar der Vatikanischen Bibliothek; wie bei einem keltischen Schmuckstück überzieht das Blattwerk die ganze Fläche. Sehr wahrscheinlich haben in Monte Cassino die ornamentierten Initialen zum erstenmal in Italien monumentale Ausmaße erreicht.

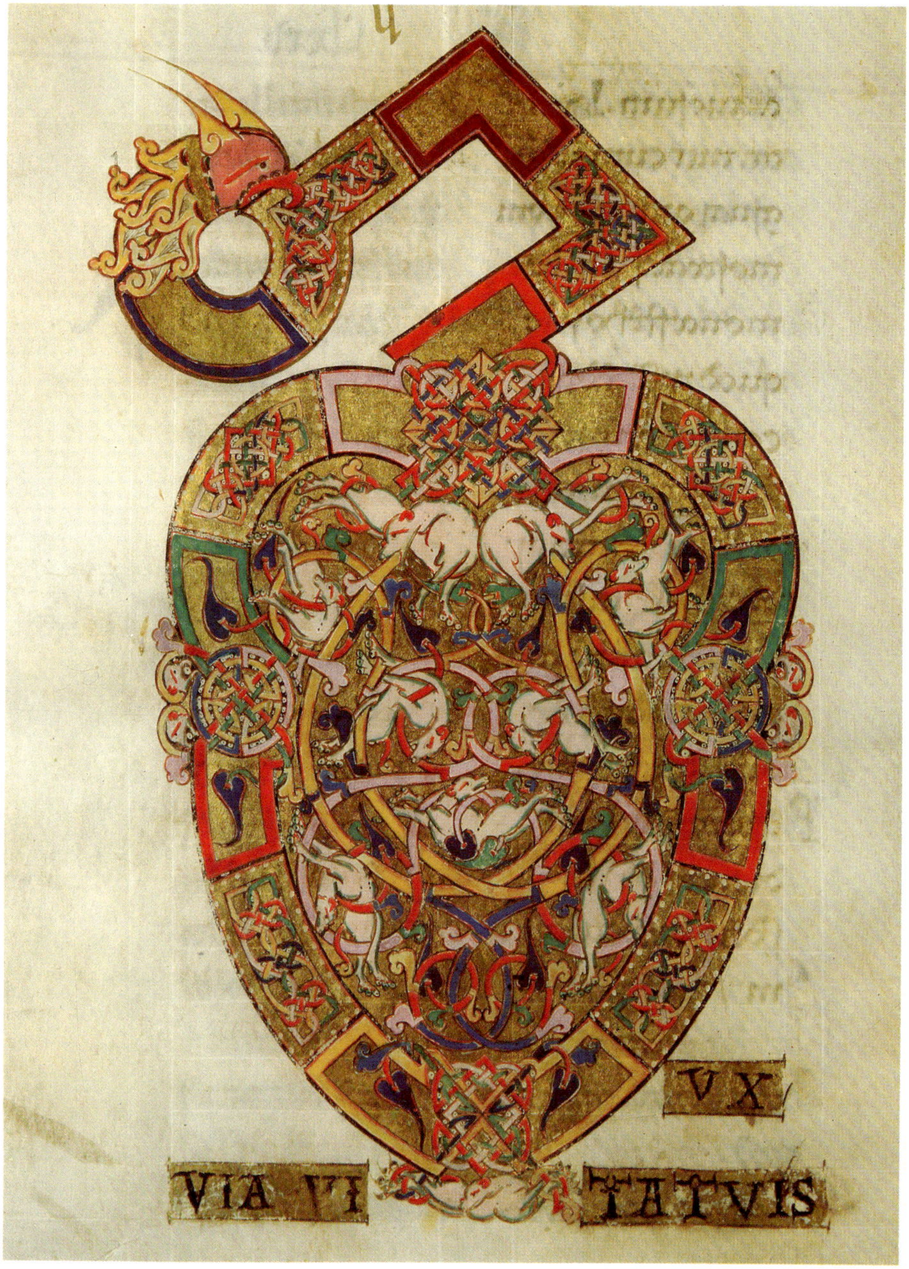

136 – Monte Cassino – Lektionar: Initiale ‹D›. Letztes Viertel 11. Jh. – *Malerei auf Pergament; Gesamthöhe 0,365 m* – Vatikan, Biblioteca Apostolica Vaticana

Wand- und Tafelmalerei in Rom und in Latium

Während des letzten Drittels des 11. Jahrhunderts, etwa zum selben Zeitpunkt wie in Monte Cassino, setzten in Rom alle Arten von Malerei zu neuer Blüte an, und auch die Buchkunst entfaltete sich. Lange Zeit galt es als ausgemacht, daß diese künstlerische Renaissance in der Papststadt ihren ersten Impuls von der kampanischen Abtei empfangen habe; die Arbeiten von Monte Cassino hätten den römischen Künstlern als Vorbild gedient.

Eine eingehendere Untersuchung der römischen Werke hat nun zu dem Ergebnis geführt, daß die Entwicklung der Kunst in Rom autonom und durchaus eigenständig verlief, selbst wenn weiterhin anzunehmen ist, daß einige der am weitesten entwickelten Arbeiten von den Erfahrungen der Künstler von Monte Cassino profitiert haben können. Die römischen Maler verfügten am Ort über außergewöhnlich günstige Bedingungen, vor allem über ein unvergleichliches Erbe an Malerei, aus dem sie Bildthemen und Ornamentmotive schöpfen konnten, und das haben sie reichlich getan.

Wie Hélène Toubert nachgewiesen hat, ist ein besonderes Kennzeichen der römischen Malerei vom Ende des 11. Jahrhunderts die bewußte und entschlossene Wiederaufnahme einer Vielfalt von direkt aus der klassischen Antike und aus der frühchristlichen Kunst übernommenen Dekorelementen. Diese Übernahmen zeigen, daß die Maler sich als Fortführer einer lebendigen Tradition und als Erben der großen künstlerischen Vergangenheit des römischen Kaiserreichs und des frühen Christentums empfanden.

Sehr deutlich bestätigt das die Nachdrücklichkeit, mit der die Künstler dieser Zeit, die ihre Werke häufig signiert haben – eine weitere Besonderheit der römischen Maler seit dem 11. Jahrhundert –, sich als Bürger von Rom bezeichneten: so bekunden sich in Castel Sant'Elia die Brüder Giovanni und Stefano, *pictores romani,* zusammen mit ihrem Neffen Nicolò als die Schöpfer der Wanddekoration.

Das Triptychon von Trevignano aus etwas späterer Zeit trägt die Signaturen des Nicolò und seines Bruders Pietro, die stolz auf ihren Status als römische Maler hinweisen. Durch diese Signaturen werden wir auch über die soziale Stellung der Maler unterrichtet: es handelte sich offensichtlich um Laienkünstler, die in einer Gruppe arbeiteten und durch Verwandtschaft miteinander verbunden waren; das erklärt vielleicht den stark traditionsgebundenen Charakter und die langsame Entwicklung der römischen Malerei während des langen Zeitraums vom Ende des 11. bis in die Mitte des 13. Jahrhunderts. Diese konservative Haltung erschwert die Datierung der Werke erheblich: so ist das seltsame Jüngste Gericht im Vatikan von verschiedenen Fachleuten 1061 bis 1071, in die Mitte des 12. Jahrhunderts und in die Mitte des 13. Jahrhunderts datiert worden.

Das Wiederauftauchen der römischen Idee hing gewiß mit den hartnäckigen Anstrengungen zusammen, die von den Päpsten seit Gregor VII. unternommen wurden, um den Primat der geistlichen über die weltliche Macht, den der Kirche über das Reich zu sichern. Natürlich blieb dieses Vorgehen nicht ohne Auswirkungen auf die Ikonographie. Eine besonders eindrucksvolle Folge war das Auftreten von Zyklen mit politischem Inhalt, wie etwa der Zyklus des Papstes Calixtus II. im Lateranpalast.

Von den vielen Wandmalereien, die am Anfang des 12. Jahrhunderts in Rom selbst entstanden, existieren nur noch einzelne und oft schlecht erhaltene Reste: so San Giovanni in Laterano (der alten Kapelle San Sebastiano), in Santa Cecilia di Trastevere, in Santa Maria in Cosmedin und in San Nicola in Carcere, um nur die wichtigsten zu erwähnen.

Das schönste aus dieser Zeit erhaltene Ensemble befindet sich in der Unterkirche von San Clemente. In ihrer zeichnerischen Eleganz, in ihrer ausgesuchten Farbigkeit und verfeinerten Maltechnik erinnern die vier Bilder des Zyklus an die Buchmalereien, die in den letzten Abtsjahren des Desiderius in Monte Cassino angefertigt worden sind. Und trotzdem lebt der Stil von San Clemente mit seiner ausgeprägten Vorliebe für antikisierende Motive in den ornamentalen Partien aus ganz und gar römischem Geist. Sehr anziehend in ihrem Streben nach dramatischen Wirkungen und in ihrem graziösen Rhythmus der Linien ist die Szene mit dem heiligen Clemens, wie er das Kind rettet, das in dem vom Asowschen Meer überfluteten Tempel eingeschlossen ist. Eine Stelle dieses Bildes ist besonders pittoresk: man sieht ein Meeresungetüm, das unmittelbar aus einem römischen Mosaik übernommen zu sein scheint.

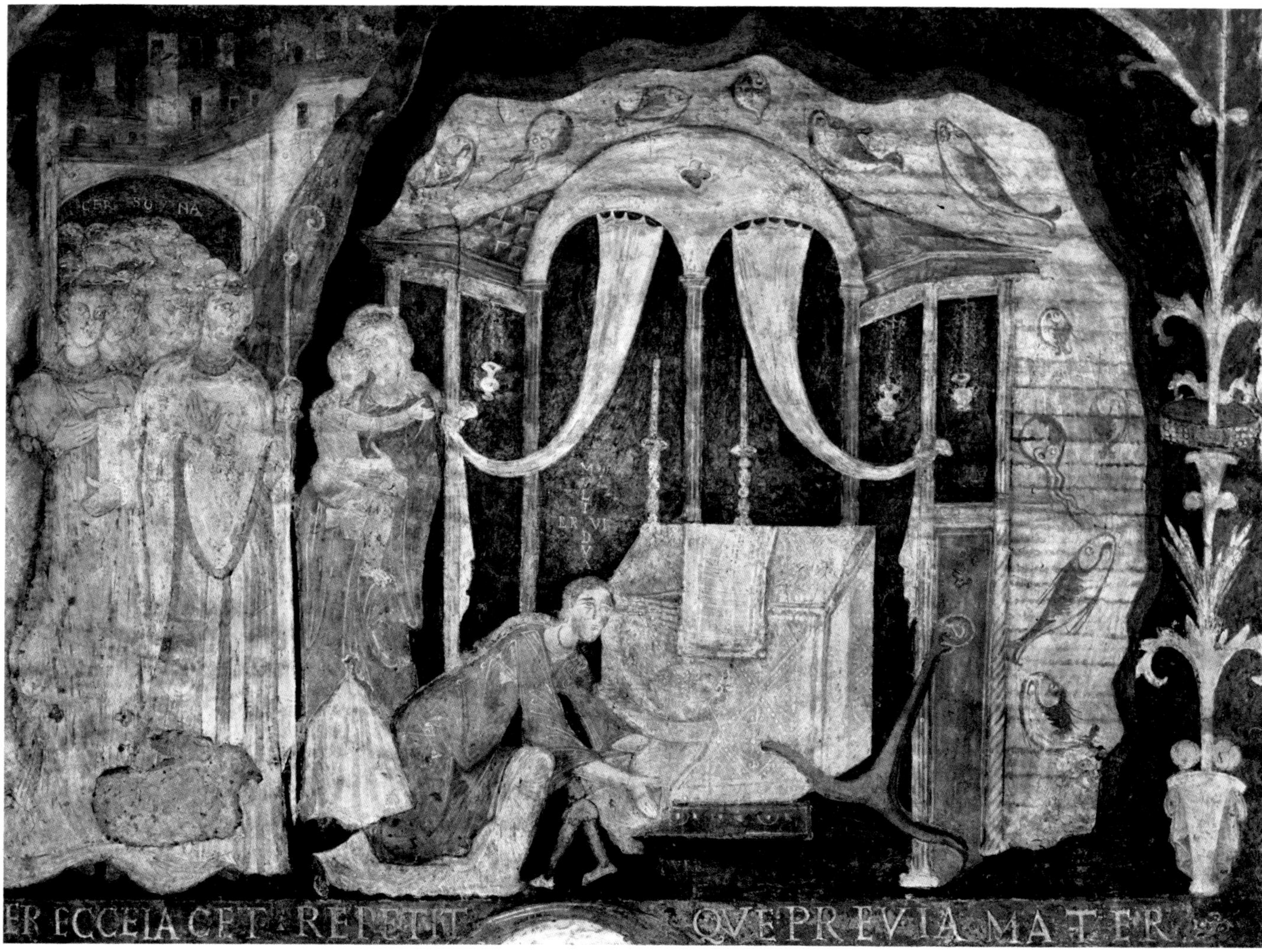

137 – Rom, San Clemente, Unterkirche – Der heilige Clemens rettet ein Kind aus den Wogen des Asowschen Meers. Um 1100 – *Fresko*

Der Zyklus von San Clemente ist von einem einfachen Privatmann namens Beno de Rapiza in Auftrag gegeben worden, der urkundlich am Ende des 11. Jahrhunderts belegt ist; so läßt sich der Zyklus etwa um 1100 ansetzen. Die Datierung ist noch durch Handschriften in einem sehr verwandten Stil gesichert – zum Beispiel durch die prachtvolle Zeichnung in einer 1104 datierten Handschrift der Bibliothek von Cesena und durch einige Miniaturen der Bibel von Santa Cecilia, die vielleicht kurz vor 1097 geschaffen worden ist.

Die Malereien von San Clemente waren sicher keine isoliert dastehenden Meisterwerke: man hat kürzlich einen Freskenzyklus mit ihnen vergleichen können, der zwar heute zerstört, aber durch vortreffliche Kopien bekannt ist, die aus dem vorigen Jahrhundert stammen und sich in der Basilika San Lorenzo fuori le mura befinden.

Da diese Fresken fehlen, muß man sich der Tafelmalerei zuwenden, will man eine Fortsetzung des Stils von San Clemente finden.

Im Schöpfer des wundervollen Triptychons des Doms von Tivoli hatte man gewiß einen Mann vor sich, der mit den Malern von San Clemente wetteiferte. Das Thema des Triptychons, das von byzantinischen *Deesis*-Darstellungen angeregt wurde, enthält im Mittelteil eine herrliche Figur des segnenden Christus. Die ungewöhnliche Behandlung der Falten

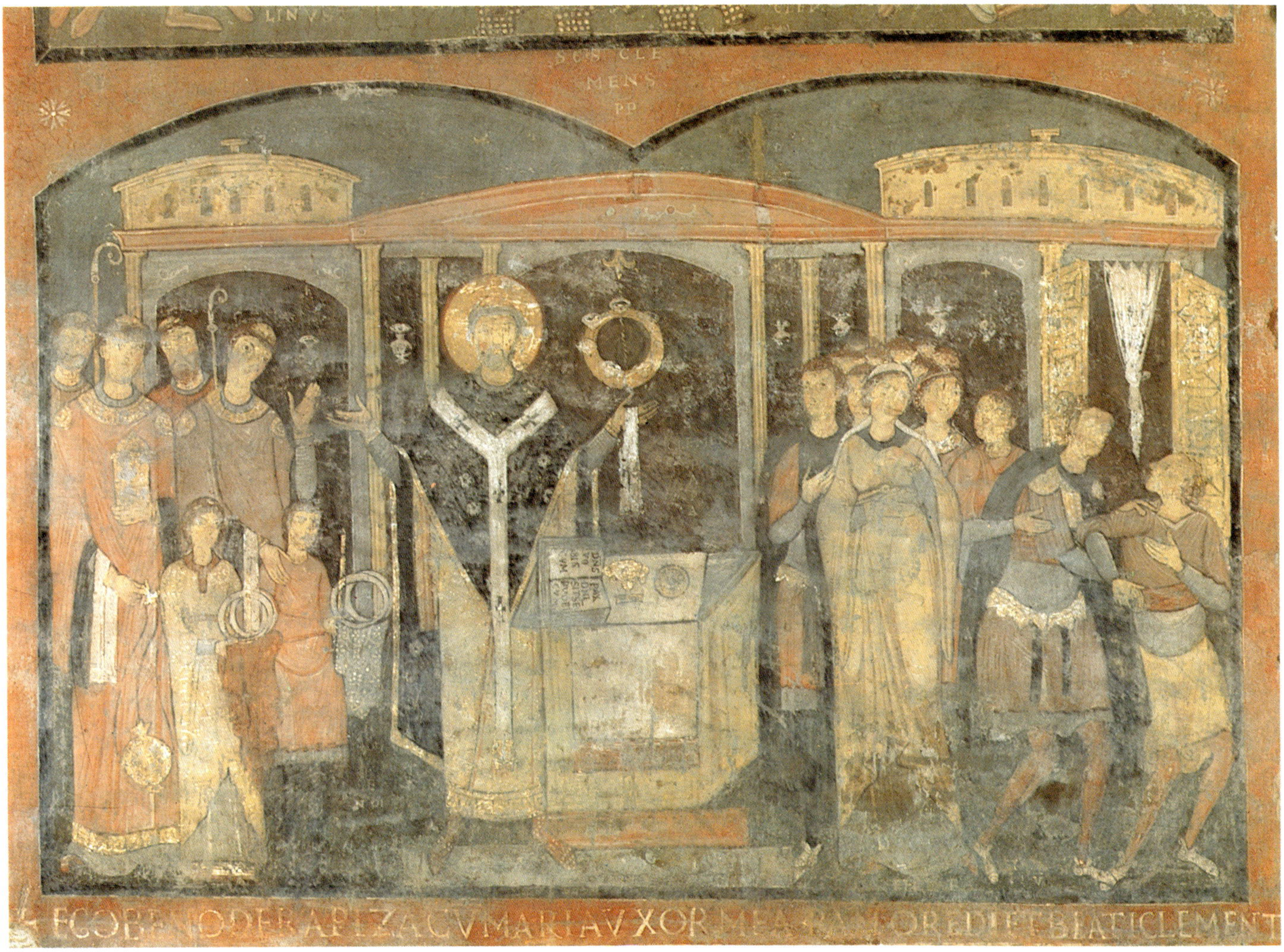

138 – Rom, San Clemente, Unterkirche – Die Messe des heiligen Clemens. Um 1100 – *Fresko*

erweckt den Eindruck, als habe der Künstler mit seltener Meisterschaft verborgene Tendenzen zum Graphischen in der römischen Malerei aufgegriffen und bis zu einer äußersten Endstufe entwickelt. Durch unbegrenzte Wiederholung der gleichen Linien wußte der Meister des Triptychons von Tivoli ihnen melodischen Schwung und dynamische Bewegung zu verleihen. Zwei kleine Szenen im unteren Teil der Seitenflügel, unter den Darstellungen der Jungfrau Maria und des Evangelisten Johannes, zeigen, wie gewandt der Künstler von großformatigen Figuren zu miniaturhaft und detailliert ausgeführten Kompositionen übergehen konnte, zu einer Malweise, die an Buchmalereien erinnert.

Ein anderes bedeutendes Beispiel für die Tafelmalerei der römischen Werkstätten ist das Jüngste Gericht im Vatikan. Bestimmung und Form des Gemäldes kann man sich noch immer nicht erklären, aber auch dieses Stück zeigt eindeutige Verwandtschaft zu illuminierten Handschriften. Und ebendiese verwandten Züge schließen die extrem auseinanderliegenden Datierungen aus, die bisher ins Spiel gebracht wurden; das Werk kann schwerlich schon im dritten Viertel des 11. Jahrhunderts entstanden sein und auch nicht so spät wie 1235 bis 1240 – diese Datierung ist im Zusammenhang mit einer falschen Interpretation eines Bilddetails vorgeschlagen worden. Da das seltsame Bild stilistisch römischen Handschriften nahesteht, die sich an den Anfang oder in das erste Viertel des 12. Jahrhunderts datieren lassen, wie etwa dem

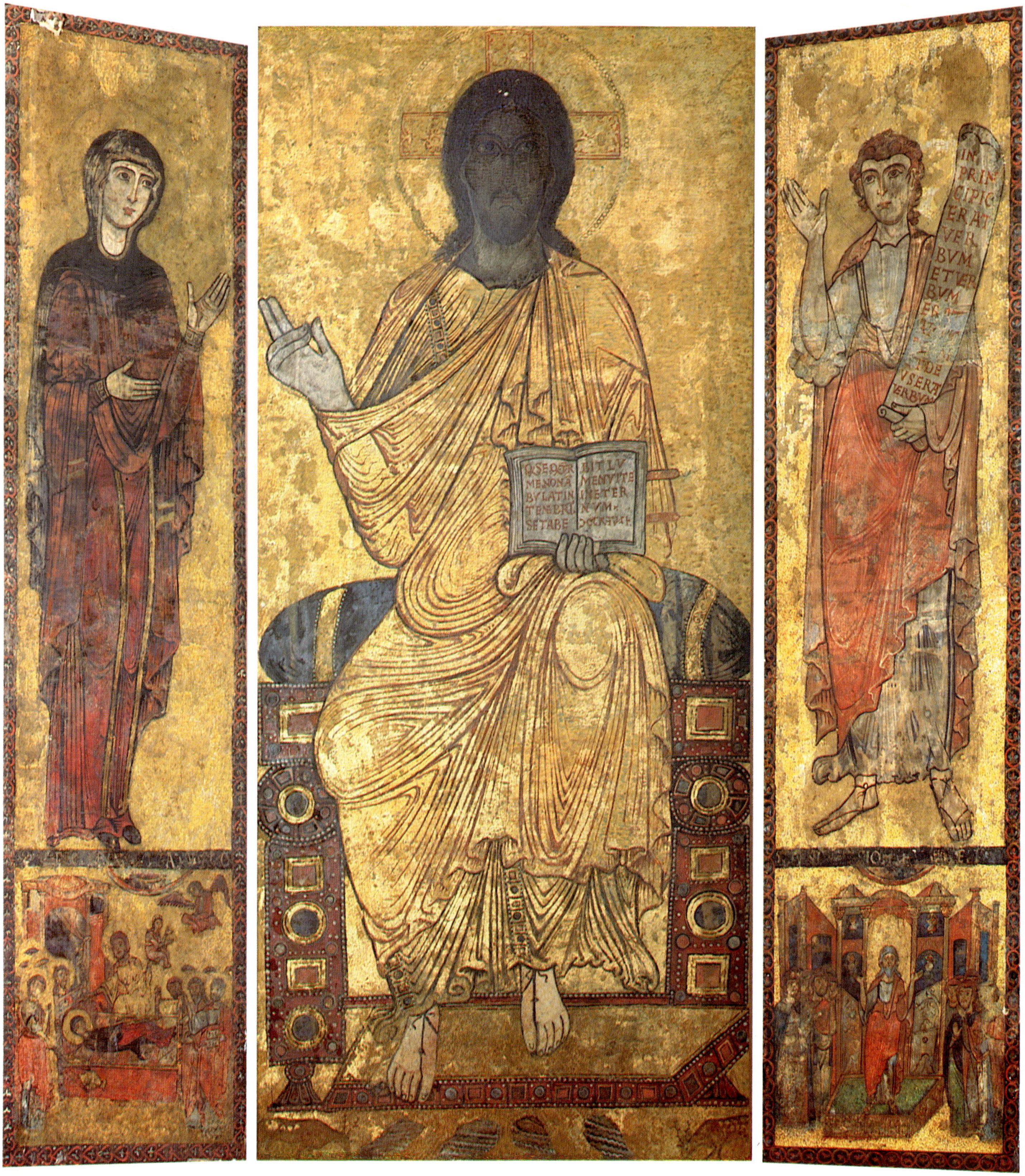

139 – Rom – Triptychon: Segnender Christus zwischen Maria und dem Evangelisten Johannes. Anfang 12. Jh. – *Malerei auf Holz* – Tivoli, Santa Maria Maggiore

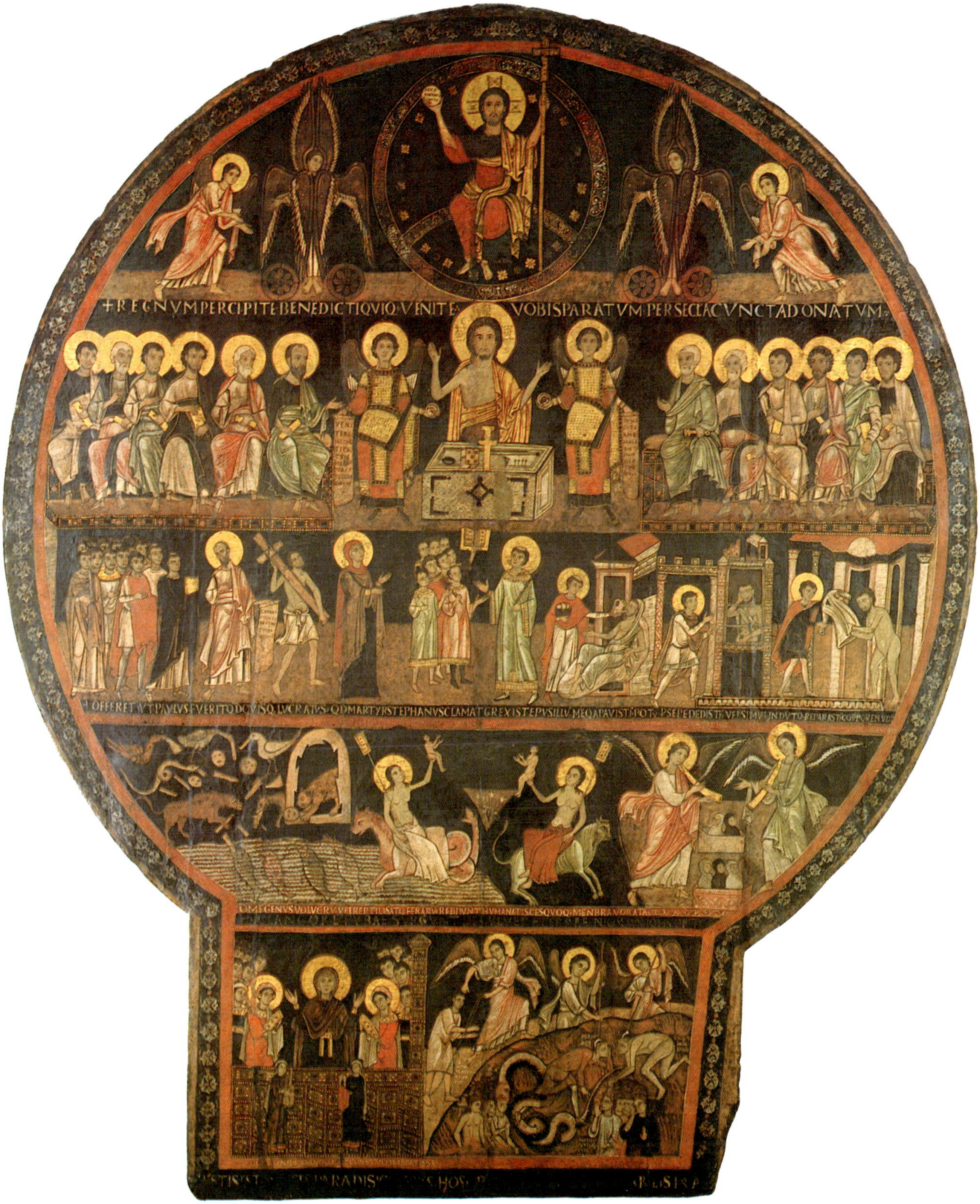

140 – Rom – Das Jüngste Gericht. Zweites Viertel 12. Jh. – *Malerei auf Holz* – Vatikan, Pinakothek

Evangeliar von Santa Cecilia in Trastevere, ist es spätestens am Ende des ersten oder am Anfang des zweiten Viertels des 12. Jahrhunderts angefertigt worden. Hinzu kommt, daß das Jüngste Gericht im Vatikan wie viele römische Malereien jener Zeit die Signaturen der beiden Maler Nicolò und Giovanni trägt, die aber nicht mit den gleichnamigen Künstlern identisch sind, denen wir die Wandmalereien von Castel Sant'Elia verdanken – die stilistischen Unterschiede sind da zu groß.

Die Wandmalereien dieser Kirche, die etwa vierzig Kilometer nördlich von Rom steht, sind nach neuesten Untersuchungen um 1120 anzusetzen. Wie schon gesagt, waren sie das Werk dreier römischer Maler: Giovanni, Stefano und Nicolò. Erhalten sind heute nur die Fresken der Apsis und des Querschiffs. Die Fresken der Apsis, also der von Heiligen umgebene Christus der Konche und die vierundzwanzig Ältesten des Triumphbogens, stehen in einer sehr alten römischen Bildtradition; dagegen kennen wir in Rom selbst keinen Vorläufer der apokalyptischen Szenen im Querschiff. Die einzelnen ‹Bilder› sind in weißgrundige Umrahmungen gefaßt, die mit ‹Grotesken›-Motiven aus dem heidnischen oder frühchristlichen Bildrepertoire verziert sind; sie überzeugen mehr durch Anmut und Frische des Kolorits als durch ihren ziemlich monotonen Stil.

Die Verwandtschaft des Stils von Castel Sant'Elia mit dem Stil der Unterkirche von San Clemente, mehr noch mit dem Stil des Marien-Oratoriums von Santa Pudenziana in Rom sprechen dafür, daß seine Urheber wohl in das künstlerische Milieu Roms gehörten.

Ein weiteres bedeutendes Beispiel für die römische Wandmalerei auf ihrem Höhepunkt ist die Ausmalung von San Pietro in Tuscania. In die Konche der Hauptapsis dieser Kirche ist eine weiträumig und monumental behandelte Himmelfahrt gemalt, die leider nur sehr fragmentarisch erhalten ist. Ein ganzer Zyklus über das Leben des Apostels Paulus bedeckte die Mauer über dem Bogen, der sich zum südlichen Querschiff öffnet. Erhalten sind davon nur noch sechs Szenen, die auf zwei Zonen verteilt sind. Trotz einer gewissen Unbeholfenheit stehen sie stilistisch den Malereien der Unterkirche von San Clemente doch genauso nahe, was übrigens auch durch das Vorkommen der flachen Bögen bestätigt wird, mit denen die einzelnen Szenen nach oben begrenzt sind. Diese Bögen waren ein im behandelten Zeitraum wenig gebräuchliches Formelement, das vorher nur in San Clemente vorkam.

Eine umbrische Abart dieses römischen Malstils sehen wir in der Abtei San Pietro in Valle in Ferentillo. Die Bedeutung dieses umbrischen Zyklus liegt nicht so sehr im Ikonographischen, wo Geschichten aus dem Alten und aus dem Neuen Testament nach einem Schema gegenübergestellt sind, das seit dem 5. Jahrhundert für die Mosaiken der alten Basilika von Sankt Peter benutzt wurde, sondern er ist originell durch seine rein gestalterischen Qualitäten. Ein mächtiger geistiger Odem belebt die Figuren, etwa die monumentale Gestalt des Noah, der den Befehl zum Bau der Arche erhält: die prachtvolle Wirkung eines vom Wind aufgebauschten Faltenwurfs unterstreicht aufs beste, wie der Patriarch mit eifriger Gebärde dem göttlichen Ruf Folge leistet.

Sicher sind die Fresken von Ferentillo zur gleichen Zeit entstanden wie die von San Giovanni a Porta Latina, die man an den Beginn des Pontifikats von Coelestin II. (1191–1198) datiert und die ein ähnliches Bildprogramm haben; sie sprechen dafür, daß die Ausstrahlung der römischen Malerei über die Grenzen von Latium hinausging und daß die ikonographische Überlieferung der wundervollen römischen Denkmäler aus den ersten christlichen Jahrhunderten Bestand hatte.

Dieses Festhalten an der frühchristlichen Bildüberlieferung ist noch in mehreren Ausmalungen in Rom und Umgebung spürbar, so in San Silvestro in Tivoli, von dessen Fresken man annimmt, daß sie eine Kopie der Apsismosaiken der alten Basilika von Sankt Peter darstellen.

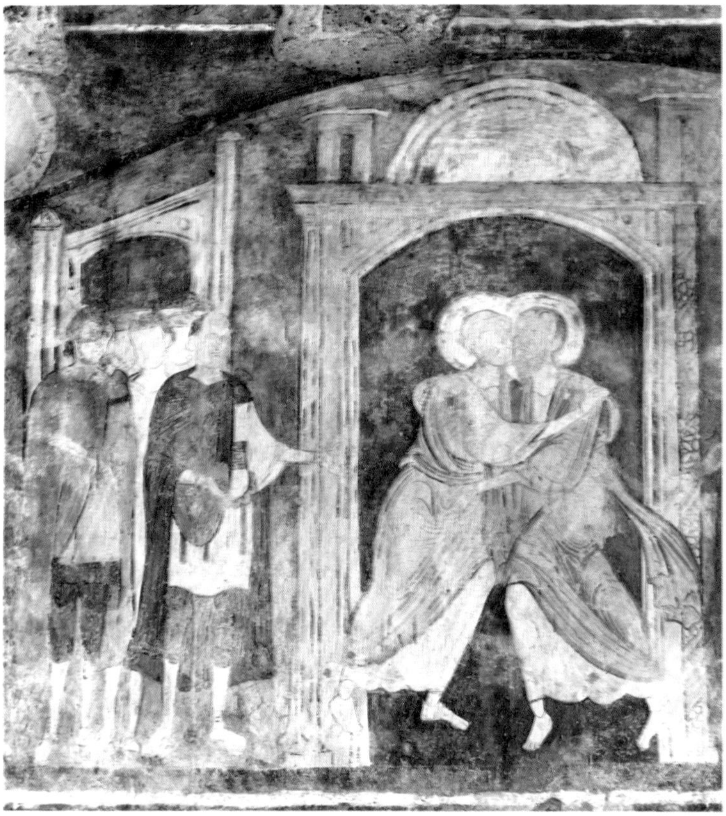

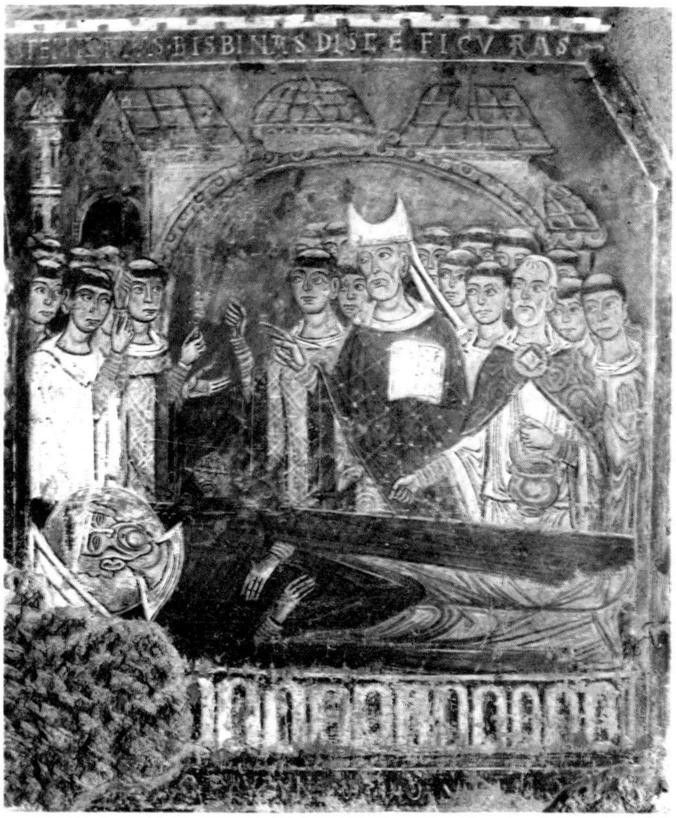

141 – Tuscania, San Pietro, Vierung – Begegnung und Umarmung von Petrus und Paulus in Rom. Um 1120 – *Fresko*
142 – Anagni, Dom, Mittelapsis der Krypta – Die Grablegung des heiligen Magnus. 1231–1255 – *Fresko*

Hinzu kommt eine sehr konservative plastische Wiedergabe, die für die Fachleute erhebliche chronologische Probleme aufwirft.

Ein typischer Fall ist Anagni. Der Dekor in der Krypta dieser Kirche hat ein äußerst kompliziertes Programm: neben apokalyptischen und alttestamentlichen Szenen sowie hagiographischen Themen erscheinen sehr ungewöhnliche Darstellungen mit kosmologischen und naturwissenschaftlichen Themen.

Seit der grundlegenden Arbeit von Pietro Toesca nimmt man an, daß die Ausmalung von Anagni zwischen 1231 und 1255 von drei verschiedenen Künstlern nach und nach ausgeführt worden ist, vom Maestro delle Traslazioni, vom Maestro Ornatista und einem angeblichen *Frater Romanus.* Am ausgeprägtesten archaisch ist der Stil des Maestro delle Traslazioni: von ihm stammen die betont römische Komposition mit den vierundzwanzig Ältesten, die das Lamm anbeten, und die Szenen mit der Überführung und dem Begräbnis des heiligen Magnus in der Hauptapsis der Krypta.

Diesem Künstler sind auch die Wandmalereien von San Silvestro in Tivoli zuzuschreiben, die er in einer deutlich früheren Zeit angefertigt haben muß; er zeigt eine verblüffende stilistische Verwandtschaft zum Triptychon der Kirche von Tivoli. Aber handelt es sich um direkte Abhängigkeit oder um spätere, rückschauende Nachahmung eines seit langem außer Gebrauch gekommenen Stils?

Mit dem Problem hat sich gerade in einer Untersuchung M. Boskovits beschäftigt, der auch die bisherige Datierung von Anagni wieder in Frage stellt. Boskovits meint, der Maestro delle Traslazioni habe am Anfang des 12. Jahrhunderts begonnen zu arbeiten und sein unvollendet gebliebenes Werk sei erst im folgenden Jahrhundert von den beiden anderen Malern fertiggestellt worden. Nach dieser Hypothese wäre der Künstler ganz und gar eine Hauptgestalt der großen *renovatio* der römischen Kunst um 1100 gewesen. Das mag bestechend klingen, aber man kann schwerlich mit Boskovits vermuten, das Triptychon von Tivoli, die Fresken von San Silvestro in Tivoli und in der Krypta von Anagni wären von ein und demselben Künstler innerhalb einer sehr kurzen Zeitspanne gemalt worden. Möglicherweise wird die Frage nach der Datierung der Fresken von Anagni durch eine gründliche paläographische Untersuchung eines Sakramentars (ms. F13, Archivio di San Pietro, Vatikanische Bibliothek) endgültig entschieden, in dem Edward B. Garrison mit vollem Recht zwei Miniaturen von der Hand des Maestro delle Traslazioni erkannt hat.

Als letzter römischer Wandbilderzyklus sei hier die Ausmalung der Silvester-Kapelle der Kirche Santi Quattro Coronati erwähnt. Sie ist das Werk eines der Meister von Anagni, des Maestro Ornatista. Mit seiner politischen Thematik erinnert der Bilderzyklus an die im vorhergehenden Jahrhundert von Calixtus II. in Auftrag gegebenen Fresken für den Audienzsaal im Lateran: in beiden Fällen sollte der Vorrang des Papstes vor dem Kaiser markiert werden. Aber während im Lateran der Sieg des Papsttums im Investiturstreit allegorisch vor Augen geführt wird, indem jeder Papst den vom Kaiser ernannten Gegenpapst mit Füßen tritt, ganz wie beim antiken Triumphritual, bei dem der römische Kaiser über die Barbaren triumphiert, wird in Santi Quattro Coronati der Vorrang des Papstes in einem rein erzählenden Zyklus verkündet. Er schildert nach apokryphen Quellen die Begleitumstände der Bekehrung Konstantins und der sogenannten ‹Konstantinischen Schenkung› an den Papst Silvester.

In dieser merkwürdig prosaisch vorgetragenen Erzählung findet man keine Spuren des Byzantinismus mehr, mit dem derselbe Maler die Fresken in der Krypta von Anagni versehen hatte. Die dekorative Behandlung der Landschaft und der Figuren, auch die archaische Raum-

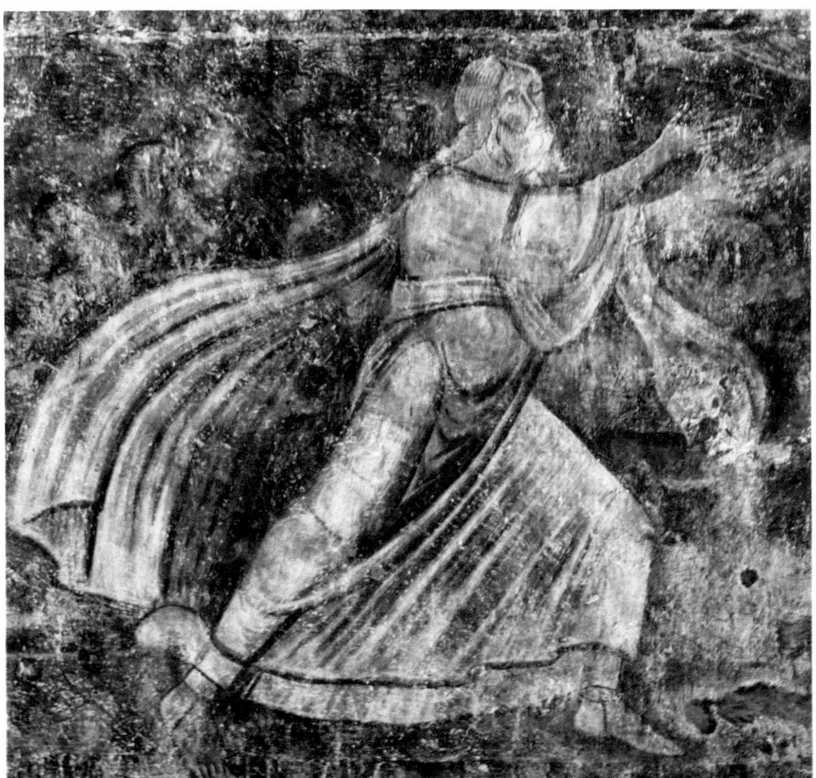

143 – Ferentillo, San Pietro in Valle, Nordwand des Schiffs – Noah erhält von Gott den Auftrag zum Bau der Arche. Ende 12. Jh. – *Fresko*

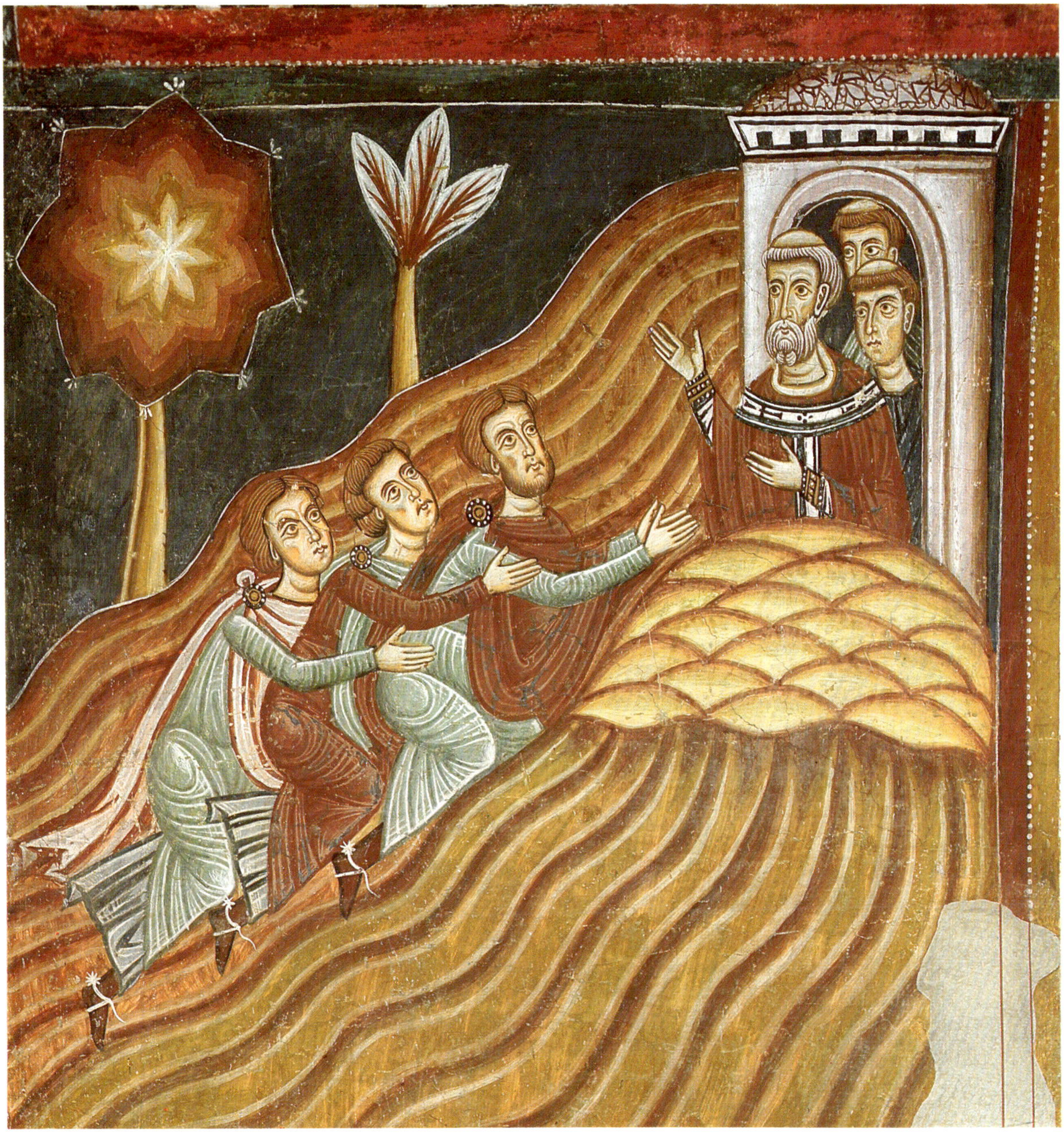

144 – Rom, Santi Quattro Coronati, Cappella di San Silvestro – Ankunft der Gesandten Konstantins auf dem Monte Soracte. Um 1246 – *Fresko*

auffassung, die besonders in der Szene mit der Ankunft der Gesandten Konstantins auf dem Monte Soracte spürbar ist, machen diesen Zyklus trotz seiner späten Entstehungszeit (um 1246) zum – letzten – typischen Beispiel der romanischen Malerei in der Papststadt.

Wir sahen, daß sich Zeugnisse romanischer Tafelmalerei in Rom verhältnismäßig zahlreich erhalten haben. In den nördlicheren Provinzen, in Spoleto und in der Toskana, nahm die Tafelmalerei einen außergewöhnlichen Aufschwung. In Rom erstarrte sie in Wiederholungen, die immer schwerfälliger und stereotyper wurden – man denke an das Triptychon von Trevignano und an den Christus von Sutri. Dagegen kam in den toskanischen Städten, besonders in Pisa, allmählich eine reiche, vielfältige Votivmalerei auf, die verheißungsvoll für die Zukunft

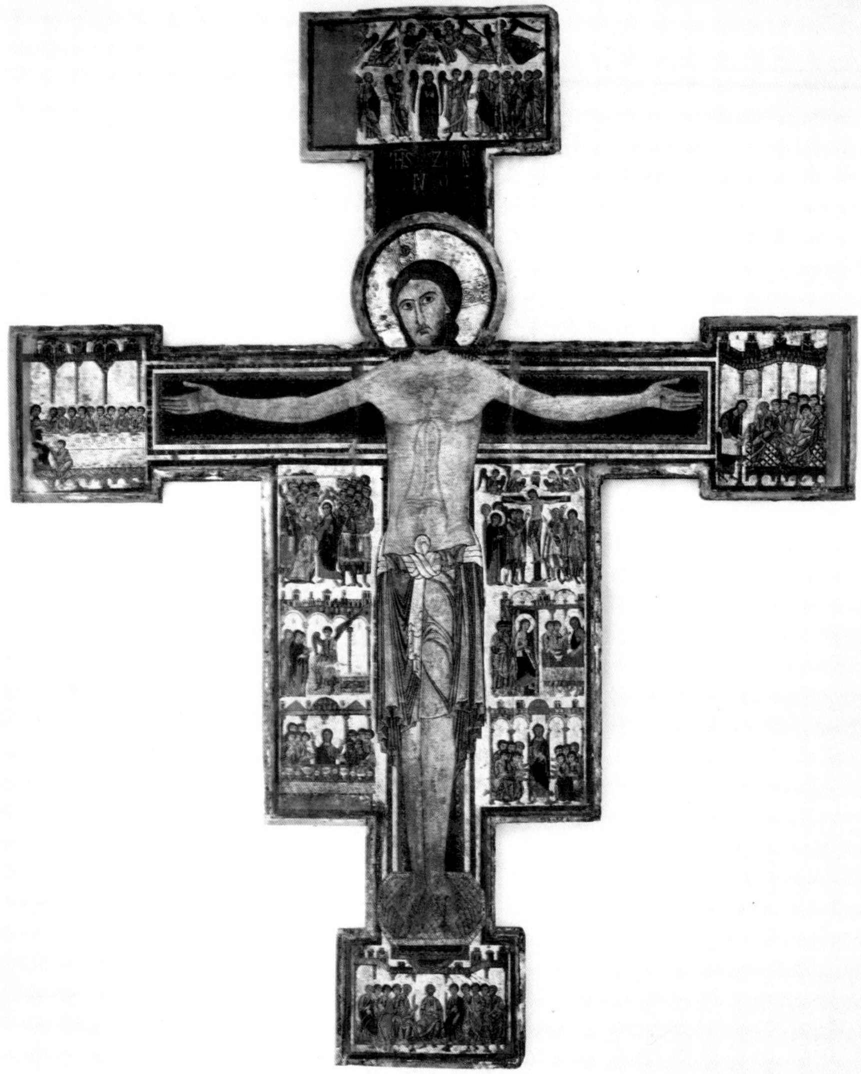

145 – Pisa – Kruzifix mit Szenen aus den Evangelien. Um 1200 – *Malerei auf Holz* – Pisa, Museo Nazionale

war. Kruzifixe waren am häufigsten, an ihnen läßt sich die fortschreitende Humanisierung eines Typs verfolgen: von dem Kruzifix, das Alberto Sotio aus Spoleto zugeschrieben wird und dessen mit weit geöffneten Augen abgebildeter Christus auf älteste christliche Darstellungen zurückgeht, bis zu dem Kruzifix mit geschlossenen Augen und kurvig geschwungenem Körper aus den Händen Giunta Pisano oder Coppo di Marcovaldo. Ein Zwischenstadium dieser Entwicklung zeigt das Kruzifix Nr. 15 des Nationalmuseums zu Pisa. Typologisch ist es noch immer ein Christus als Sieger am Kreuz, aber die Enden und die Seiten des Kreuzes sind mit Szenen aus den Evangelien geschmückt, in denen der Künstler seinen erzählerischen Fähigkeiten freien Lauf ließ.

Die Buchmalerei in der Umgebung von Rom und in der Toskana

Der Neuaufschwung der Buchmalerei, der sich seit dem dritten Viertel des 11. Jahrhunderts in Rom, in Latium und in Umbrien abzeichnete, scheint – auch zeitlich – eng mit der Erneuerung der Wandmalerei in dieser Region verbunden gewesen zu sein. Die eifrige Tätigkeit der römischen *scriptoria* zu dieser Zeit hat eine überquellende Fülle interessanter Handschriften entstehen lassen; ihre Untersuchung und Klassifizierung ist erst vor relativ kurzer Zeit von dem amerikanischen Gelehrten Edward B. Garrison ernstlich in Angriff genommen worden; er hat die spezifischen Kennzeichen und die jeweilige Besonderheit herausgearbeitet.

Durch die Untersuchung der Ornamentik kann man zwei ziemlich verschiedene Gruppen von Handschriften aus der Umgebung von Rom unterscheiden. Eine erste Gruppe bilden die Handschriften aus den *scriptoria* der Klöster wie Subiaco, wo schon relativ früh im 11. Jahrhundert Handschriften entstanden. Besonders produktiv waren auch Farfa und in Rom selbst Santa Cecilia in Trastevere. In diesen Abteien waren die Initialen der Handschriften mit Blattranken verziert, die vor einem farbigen Grund ausgespart und von fern ottonischen Formen verpflichtet waren. Gegensätzlich dazu wirken die massiven Initialen des sogenannten ‹geometrischen› Stils, die in den Handschriften der zweiten Gruppe zu finden sind. Dieser Stil war im wesentlichen für sehr großformatige Bibeln, die sogenannten Riesenbibeln geschaffen worden, die seit dem dritten Viertel des 11. Jahrhunderts vielfach hergestellt wurden,

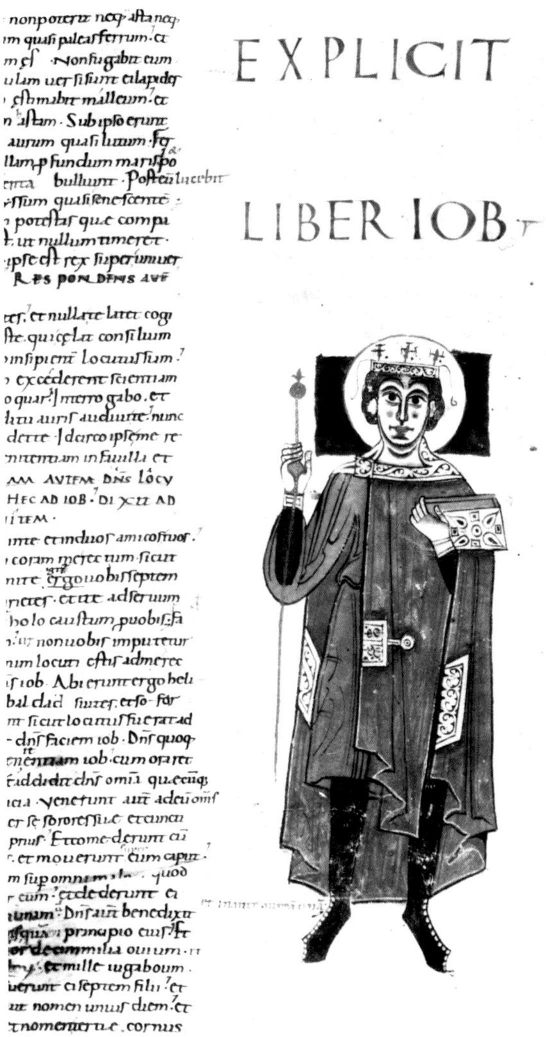

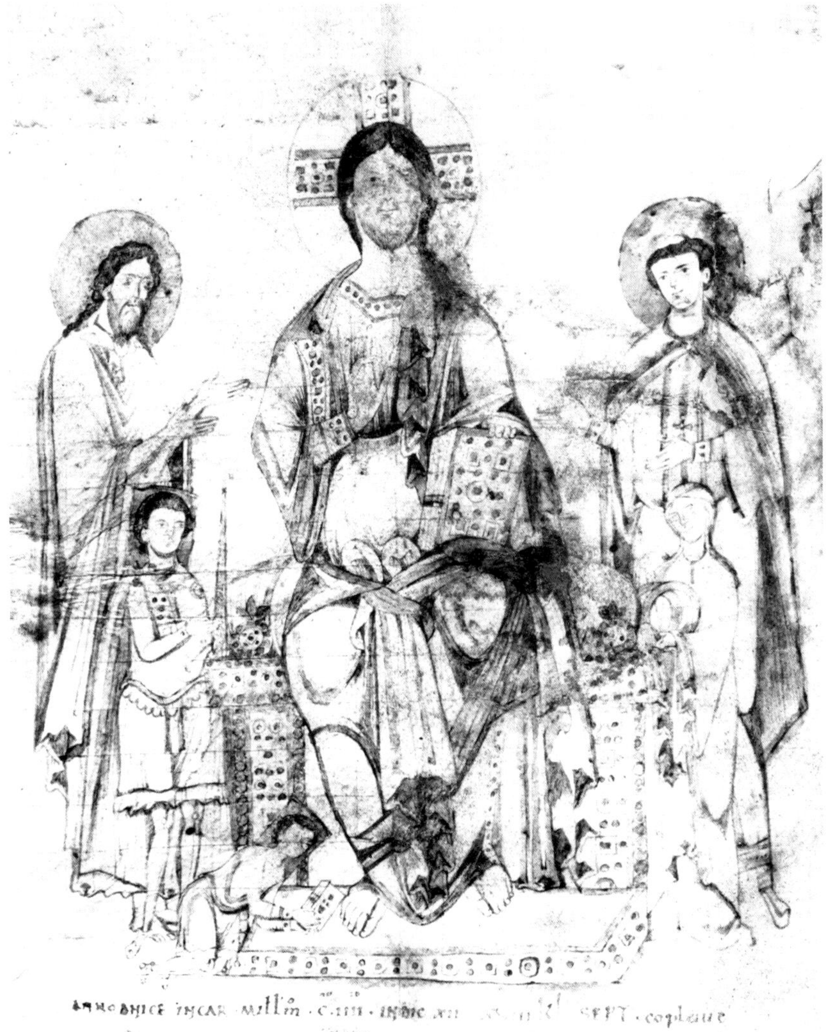

146 – Rom und Umgebung – Bibel Kaiser Heinrichs IV.: König Salomon. Vor 1075 – *Malerei auf Pergament; Gesamthöhe 0,614 m* – München, Bayerische Staatsbibliothek
147 – Rom und Umgebung – Evangeliar: Der Evangelist Johannes und ein heiliger Diakon mit zwei Stiftern vor Christus. 1104 – *Malerei auf Pergament; Gesamthöhe 0,345 m* – Cesena, Biblioteca Piana

wahrscheinlich im Zusammenhang mit der geistigen Erneuerung im Zuge der gregorianischen Reform. Die ältesten Handschriften dieser Gruppe enthalten neben ihren ornamentierten Initialen, die von den Initialen karolingischer Riesenbibeln aus der Touraine angeregt wurden, meistens nur auf die Darstellung einer einzigen Figur (Prophet oder biblischer Held) beschränkte Illuminationen. Trotz ihres unausgebildeten Stils sind diese Figuren nicht ohne Ausdruckskraft, so etwa König Salomon in den Proverbien der Bibel, die der spätere Kaiser Heinrich IV. wahrscheinlich gegen 1075 dem Kloster Hirsau geschenkt hat. Die einzige etwas weiter entwickelte Illumination in diesen ersten Riesenbibeln behandelt die Schöpfungstage am Anfang der Genesis; es ist eine Szene mit den üblichen Merkmalen; am häufigsten ist die Darstellung des bartlosen Schöpfers.

Die Buchmalereien gewannen erst am Ende des 11. und im folgenden Jahrhundert erzählerische Breite, zum Beispiel in einer Bibel aus dem Kloster Santa Cecilia, die aber sicher nicht dort angefertigt worden ist, und besonders in der berühmten Pantheon-Bibel. In dieser um das Jahr 1125 entstandenen Handschrift wurde der Bilderzyklus für so wichtig erachtet, daß man vier verschiedene Künstler an der Arbeit beteiligte; am bedeutendsten war der Illuminator des auf vier Register verteilten Bildes, das dem Buch Josua vorangeht. Keine Szene dieses Bildes (Aufbruch Jakobs nach Ägypten, Moses läßt die Stiftshütte bauen, Transport der Bundeslade, Moses weiht seinen Bruder Aaron) ist für sich genommen wirklich neu. Als delikater Kolorist verstand es der Maler jedoch, den blauen und grünen Flächen, die jede Szene horizontal unterteilen, eine gute dekorative Wirkung abzugewinnen. Die althergebrachte Art der Raumwiedergabe nutzte er zu einer alternierenden Farbgebung, die der Buchseite ihre Geschlossenheit gibt.

Stilistisch entwickelte sich die römische Buchmalerei auf ihrem Höhepunkt, also im ersten Viertel des 12. Jahrhunderts, genauso wie die Wandmalerei. Wir haben schon die Verwandtschaft zwischen den Wandmalereien von San Clemente und einer sehr schönen, 1104 datierten Zeichnung in einer Handschrift von Cesena erwähnt. Die Illuminationen des vierten Meisters der Bibel von Santa Cecilia und vor allem die Evangelisten eines Evangeliars der Biblioteca Vallicelliana in Rom gehören stilistisch zur selben Familie. Hier finden wir die sichere und harmonische Zeichnung – die an die besten Werke von Monte Cassino aus der Zeit des Desiderius und des Oderisius erinnert – wie in San Clemente und wie auf dem Triptychon von Tivoli; auch die gleichen fragilen Bauten in antikisierenden Formen zur Umrahmung von Figuren findet man verwendet. Die mit Blattwerk verzierten, sicher von einem anderen Künstler stammenden Initialen neben den Illustrationen weisen darauf hin, daß diese schöne Handschrift aus einer klösterlichen Umgebung kommt, die nichts mit den auf Riesenbibeln spezialisierten Werkstätten zu tun hatte.

Zur selben Zeit und ebenfalls in einem Kloster-*scriptorium,* in Santa Cecilia in Trastevere, ist ein Evangeliar angefertigt worden, das sich in der Biblioteca Laurenziana in Florenz befindet. Hier kann die Verwandtschaft mit den großen Wandmalerei-Zyklen in Rom und Umgebung bis ins maltechnische Detail nachgewiesen werden. Die weißen Licht-Akzente, mit denen der Künstler den Mantel des Evangelisten Matthäus plastisch gestalten wollte, hat er mit einer Souveränität verteilt, die man auf den etwas späteren Werken in Tuscania und auf dem vatikanischen Tafelbild mit dem Jüngsten Gericht wiederfindet.

Der sehr hohe Stand der Malerei im Herzen der abendländischen Christenheit mußte beachtliche Rückwirkungen auf die Entwicklung der europäischen Wand- und Buchmalerei haben. Wir werden noch auf manche Spuren des Einflusses römischer Malerei auf Werke nördlich der Alpen stoßen.

Auf der Halbinsel selbst wurde das römische Vorbild auf unterschiedliche Weise befolgt.

148 – Rom – Pantheon-Bibel: Szenen aus dem Buch Exodus. Um 1125 – *Malerei auf Pergament; Gesamthöhe 0,605 m* – Vatikan, Biblioteca Apostolica Vaticana

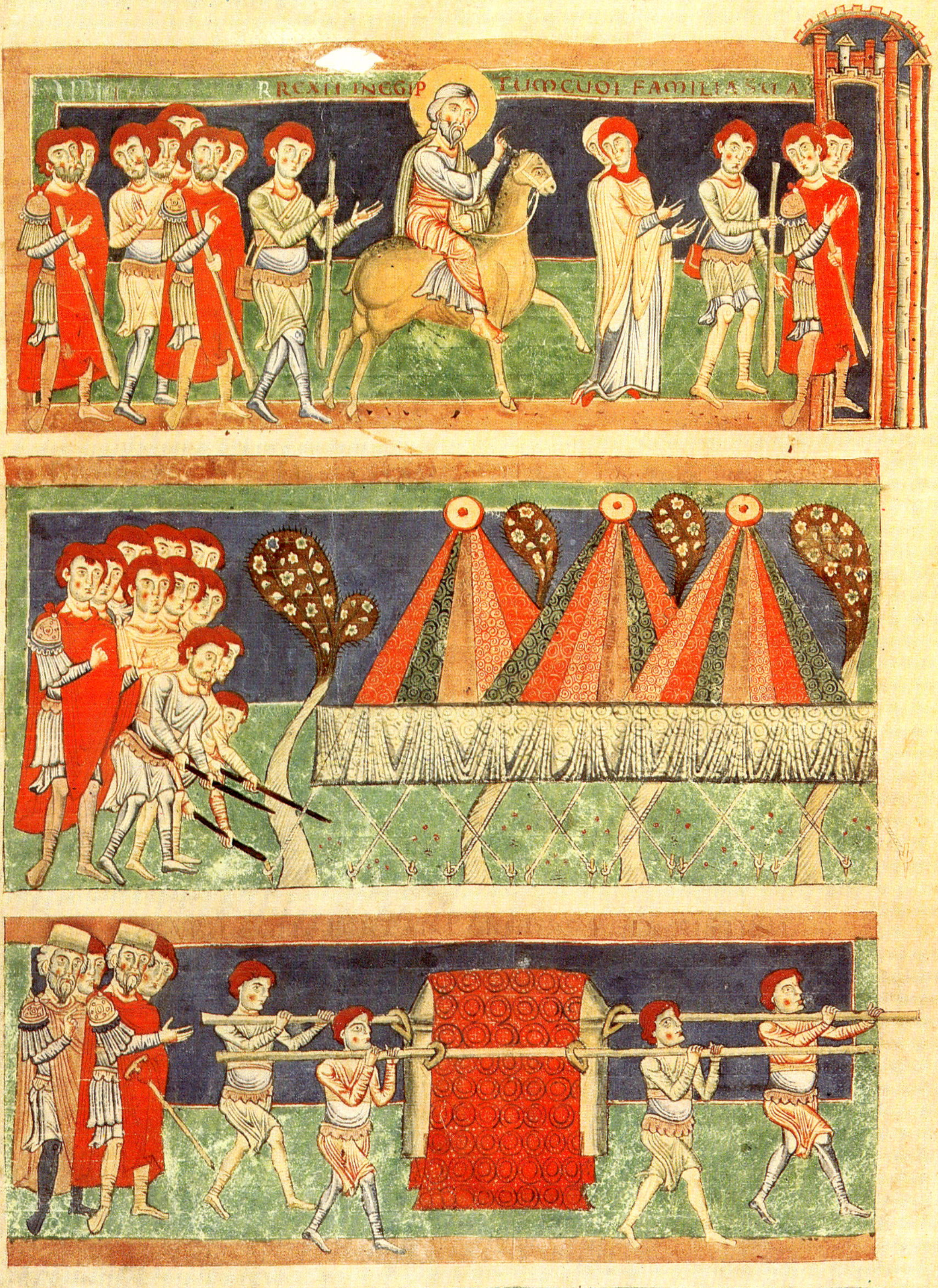

INEGIP
TUMCU
FAMILIA
AARON

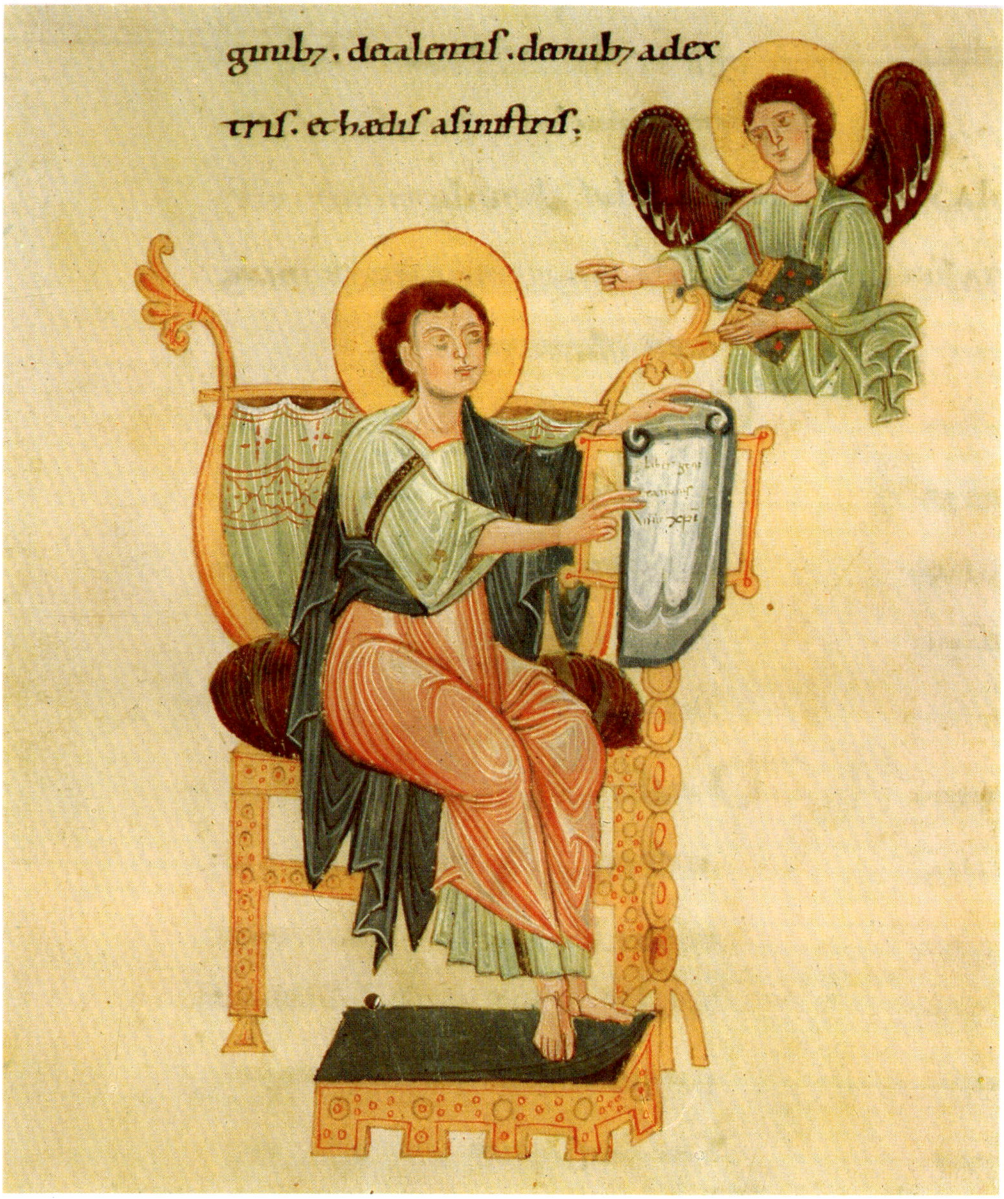

149 – Rom – Evangeliar: Der Evangelist Matthäus. Erstes Viertel 12. Jh. – *Malerei auf Pergament* – Florenz, Biblioteca Medicea Laurenziana

Man findet sehr präzise Entsprechungen bis an die äußerste Grenze der Lombardei, etwa in Abb. 351 einem Psalter, der aus dem Kloster San Benedetto Po bei Mantua stammt. Auch wenn die beiden Illuminationen am Anfang, die den König David als Musiker vorstellen, unter Umständen in dem Kloster selbst hergestellt worden sind, verraten sie einen Künstler, der in einer römischen Werkstatt ausgebildet wurde.

Ganz anders lagen die Dinge bei den toskanischen Illuminatoren: obwohl sie von der Erfahrung der römischen *scriptoria* profitierten und vor allem die Initialen des sogenannten ‹geometrischen› Stils modifiziert von ihnen übernahmen, brachten sie bis zum Ende des Jahrhunderts doch eine Folge sehr eigenständiger Werke hervor.

Das eindrucksvollste Stück, das wir aus toskanischen Werkstätten besitzen, ist sicher die Bibel von Santa Maria del Fiore. Am großen Format und am Dekor erkennt man ihre Abhängigkeit von den umbrisch-römischen Riesenbibeln, denen sie auch in der Farbgebung nahesteht: so etwa findet man in einigen Szenen der Bibel des Florentiner Doms dieselbe grünblaue Unterteilung wie in der Pantheon-Bibel. Erwähnt sei auch die ikonographisch merkwürdige Darstellung der Evangelisten: mit ihren Evangelienrollen in den Händen stehen sie vor dem thronenden Christus. Diese ungewöhnliche Anordnung geht offensichtlich auf einen römischen frühchristlichen Prototyp zurück, dessen reinste Ausprägung das um 800 entstandene Evangelienbuch des heiligen Livinus in der Bibliothek von Saint-Bavon in Gent erkennen läßt. Einige Bildelemente sprechen aber dafür, daß die Erfahrung des Meisters der Bibel von Santa Maria del Fiore über den ausschließlich römischen Rahmen hinausging; besonders bezeichnend sind die kleinen Gestalten, die am senkrechten Balken der Initiale der Proverbien hochklettern; dieses Detail zeigt die Vertrautheit des Künstlers mit dem ‹gymnastischen› Stil, den die englischen Illuminatoren im ersten Viertel des 12. Jahrhunderts schätzten. Die freimütig dekorative Behandlung der Gewänder weist ihn als einen der wenigen Künstler von authentisch romanischem Geist auf der Halbinsel aus, und deshalb hat man auch gemeint, sein Stil sei teilweise von Arbeiten beeinflußt, die nördlich der Alpen, hauptsächlich in Limoges und in Cîteaux entstanden sind.

Im Bereich der toskanischen Buchmalerei ist die Bibel von Santa Maria del Fiore nach wie vor ein einzeln dastehendes Meisterwerk. Erst später, im zweiten Viertel des Jahrhunderts, prägten sich die Besonderheiten einer regelrechten toskanischen Schule aus; sie zeigen sich deutlich in einer leider beschädigten Bibel, die 1140 durch einen in Pistoia geborenen Schreiber namens Corbolinus abgeschrieben worden ist. Die Initialen, die den wesentlichen Teil der Illumination dieser Handschrift ausmachen, gehören in die letzte Entwicklungsphase des sogenannten geometrischen Stils; hier sieht man die der Toskana eigenen Typen aus dem Repertoire der Motive, die auf den abgeteilten Flächen innerhalb der Buchstabenbalken verwendet wurden, und der Blattranken, die sich in den Feldern zwischen den Buchstabenbalken ausbreiten. Andererseits macht sich am Stil der Figuren ein sehr deutlicher Bruch mit dem Figurenstil der Bibel von Santa Maria del Fiore und auch eine sehr deutliche byzantinische Komponente bemerkbar.

Alle diese Merkmale beobachtet man in den illuminierten Handschriften, die bis zum Ende des 12. Jahrhunderts in der Toskana, und da besonders in Florenz und Pisa, angefertigt worden sind, so etwa in einem Sakramentar, das sich heute in der Pierpont Morgan Library in New York befindet.

Die Initiale des *Te igitur* dieser wohl kurz nach der Mitte des Jahrhunderts entstandenen Abb. 353
Handschrift enthält die Darstellung einer *Majestas Domini,* von vier Engeln umgeben. Die Auffassung des byzantinischen Faltenwurfs ihrer Gewänder weist wahrscheinlich auf einen Künstler hin, der Vorbildern von Monte Cassino ebenso verpflichtet war wie solchen aus Rom.

Genauso liegen die Dinge bei den Evangelisten einer Bibel der Biblioteca Casatanense in Abb. 358
Rom (ms. 723). Die anthropozoomorphen, in weite Gewänder gehüllten Gestalten sind frontal sitzend dargestellt, und zwei von ihnen halten ein zweiflügeliges Schreibpult auf den Knien; damit wurde eine selten verwendete, zu Beginn des Jahrhunderts in dem römischen Evangelienbuch der Biblioteca Vallicelliana auftauchende Darstellung wiederaufgegriffen.

Eine neue Stilstufe wurde im letzten Viertel des 12. Jahrhunderts erreicht; sie tut sich in zwei Bibeln aus Pisa kund, von denen eine in der Kartause von Calci und die andere in der Nationalbibliothek in Madrid aufbewahrt wird. Der Initialenschmuck dieser beiden Hand- Abb. 359
schriften bleibt den früher schon in den toskanischen Handschriften üblichen Formen treu und unterscheidet sich nur durch eine größere Virtuosität in der Zeichnung der Zwischen-

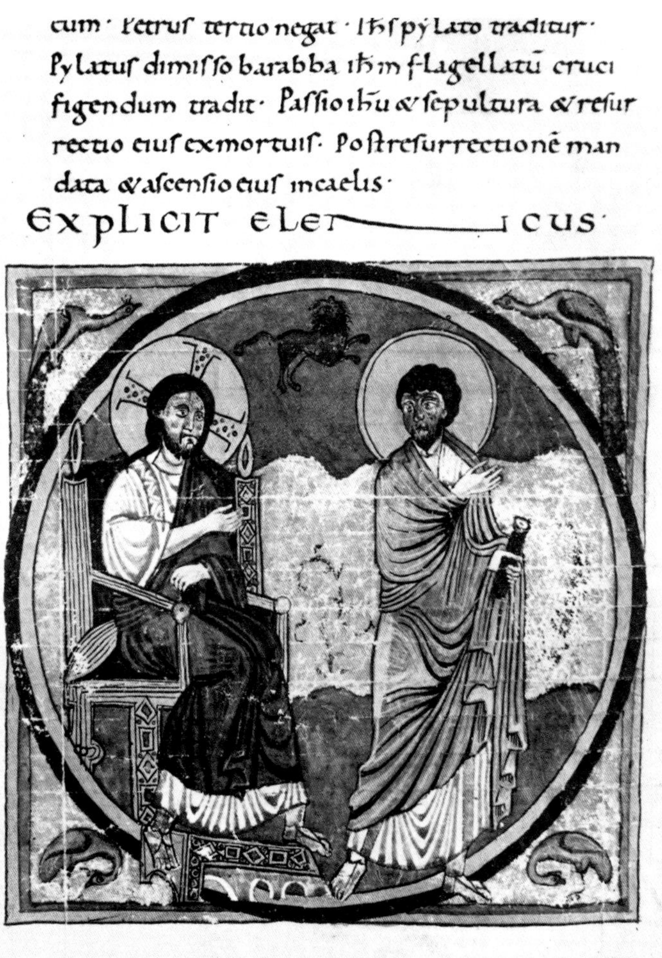
cum · Petrus tertio negat · Ihs pylato traditur ·
Pylatus dimisso barabba ihm flagellatu cruci
figendum tradit · Passio ihu & sepultura & resur
rectio eius ex mortuis · Post resurrectione man
data & ascensio eius in caelis ·
EXPLICIT ELE ICUS ·

150 – Florenz – Bibel von Santa Maria del Fiore: Christus und der Evangelist Markus. Erstes Viertel 12. Jh. – *Malerei auf Pergament; Gesamthöhe 0,575 m* – Florenz, Biblioteca Medicea Laurenziana

raumranken. Der Figurenstil ist dagegen deutlich weiterentwickelt: die sehr bildhafte Darstellung und die Wiedergabe der wie aufgebläht wirkenden, mit schwingenden Falten versehenen Gewänder des Propheten Jonas in der Madrider Bibel zeigen, daß der Künstler die jüngsten Werke der byzantinischen Malerei und ihre während der letzten Jahre des 12. Jahrhunderts auftretenden Tendenzen zu geradezu barocker Ausdrucksstärke kannte.

Im ganzen gesehen, wirkt die toskanische Buchmalerei des 12. Jahrhunderts äußerst homogen und folgerichtig in ihrer Entwicklung. Diese Qualitäten waren höchstwahrscheinlich das Ergebnis der Arbeitsbedingungen und der gesellschaftlichen Stellung der Illuminatoren dieser Gegend. Man weiß nämlich, daß etliche der zu dieser Zeit in der Toskana illuminierten Handschriften von Werkstätten oder wandernden Laien angefertigt wurden, die für kirchliche Auftraggeber arbeiteten. Solche Organisation der Arbeit in Werkstätten ist durch Mustersammlungen wie die sicher toskanische Initialensammlung belegt, die dem Fitzwilliam Museum in Cambridge gehört (ehemals Sammlung Francis Wormald).

Die Einheitlichkeit der toskanischen Buchmalerei schloß jedoch einige lokale Besonderheiten nicht aus, die vor allem in den Zentren Siena, Pistoia und Arezzo zum Ausdruck kamen.

Unter den großen Städten der Toskana hat nur Lucca eine autonome, von Vorbildern aus Florenz oder Pisa fast völlig unabhängige Entwicklung gehabt. Ein wahrscheinlich aus Pistoia

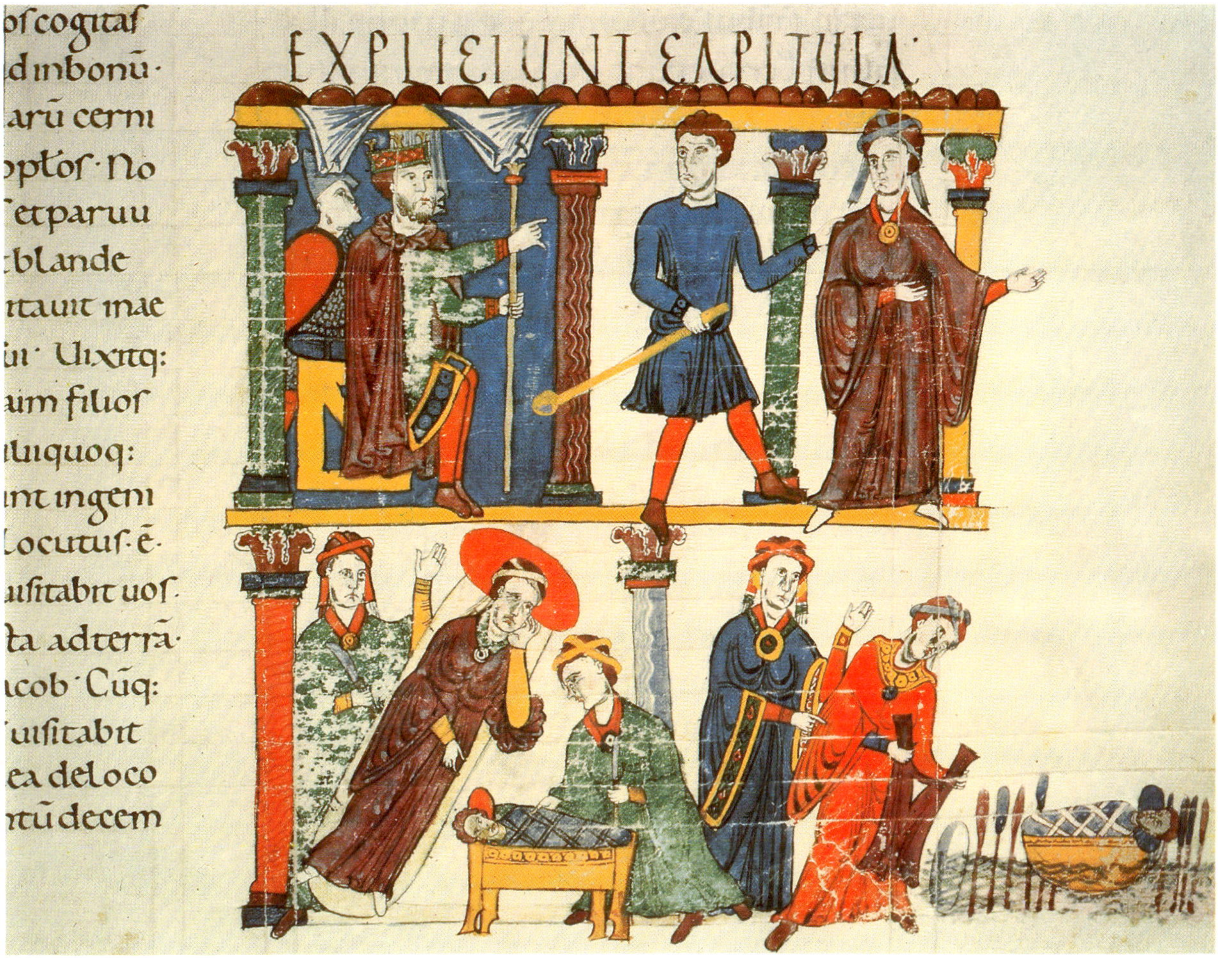

151 – Florenz (?) – Bibel von Santa Maria del Fiore: Szenen aus der Moses-Geschichte. Erstes Viertel 12. Jh. – *Malerei auf Pergament; Gesamthöhe 0,575 m* – Florenz, Biblioteca Medicea Laurenziana

stammendes Homilienbuch zeigt im übrigen, daß die toskanischen Künstler die Errungenschaften von ihresgleichen nördlich der Alpen sehr wohl kannten: zwei Initialen gehören zu einem der autochthonen Überlieferung völlig fremden Typ. Der aus übereinandergeschichteten menschlichen Gestalten und Fabelwesen gebildete Stamm dieser Buchstaben erinnert bis in den Stil der Figuren hinein zwingend an ähnliche Lösungen in der Skulptur Aquitaniens; damit ist die Aufgeschlossenheit der toskanischen Illuminatoren erwiesen. Abb. 355

Die zweite Welle des byzantinischen Einflusses und ihre Nachwirkungen in Italien

Die Entwicklung der italienischen Wand- und Buchmalerei wurde seit dem Beginn der zweiten Hälfte des 12. Jahrhunderts von einem kraftvollen Wiederauftreten byzantinischer Einflüsse bestimmt. Zwei verschiedene Wege standen dem nach Italien eindringenden griechischen Stil damals offen. Im Süden, also in einer noch teilweise von Griechen bewohnten Gegend, hatte die Kunst von Konstantinopel in Sizilien gerade ein neues, ihrer Ausbreitung günstiges Terrain gefunden. Die Insel war in die Herrschaft einer Dynastie normannischen Ursprungs übergegangen, die vom Glanz der byzantinischen Kultur fasziniert war, und so baute Sizilien unter Roger II. und seinen Nachfolgern in schneller Abfolge Kapellen und

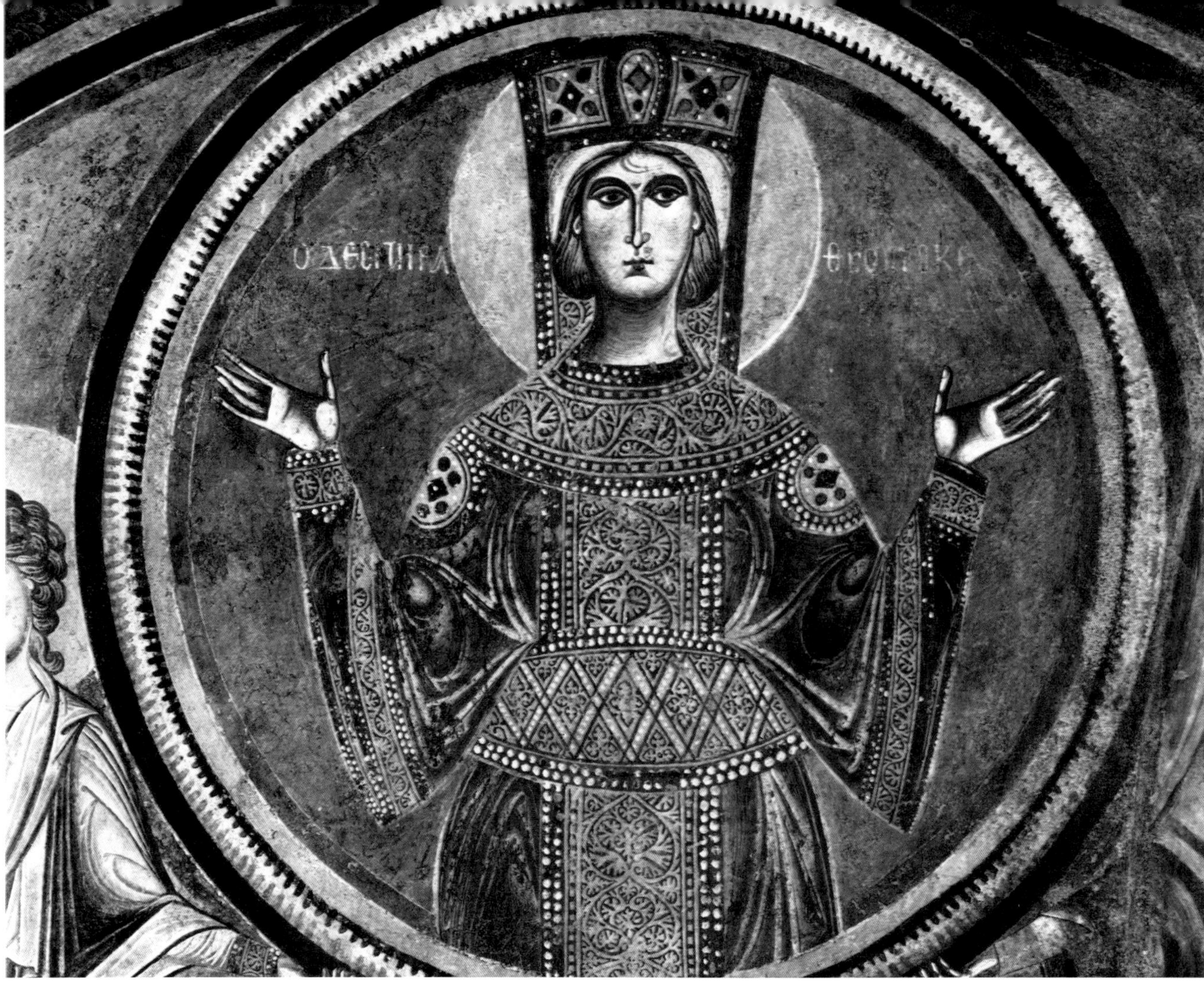

152 – Sant'Angelo in Formis, Eingangshalle der Basilika – Maria als Regina coeli. Ende 12. Jh. – *Fresko*

Kirchen (die Palatina- und die Martorana-Kapelle, die Kirchen von Cefalù und Monreale), die architektonisch zwar an westliche Überlieferungen anknüpften, deren funkelnder, von Handwerkern aus Konstantinopel gefertigter Mosaikdekor aber stilistisch und ikonographisch zur byzantinischen Kunst gehört.

Nach der Schließung der Bauhütte von Monreale, der letzten großen Werkstatt in Sizilien am Ende des 12. Jahrhunderts, scheint sich eine regelrechte «Diaspora byzantinischer Künstler auf dem italienischen Festland» (O. Demus) gebildet zu haben. Von da an ist ihre Spur oder ihr Einfluß an verschiedenen Stellen Süditaliens, sogar bis an die Grenzen Roms hin zu verfolgen, wo ein byzantinischer Künstler das Pfingstmosaik des Basilius-Klosters von Grottaferrata geschaffen hat. Auch die Malereien der Eingangsvorhalle von Sant'Angelo in Formis sind vielleicht einem der Künstler aus der Werkstatt von Monreale zuzuschreiben. Eines der schönsten Teilstücke dieser Ausmalung ist die wundervolle gekrönte Maria in einem von Engeln getragenen Rund. Das Fresko ist in dem dynamischen Stil aus der Endphase der Kunst der Komnenen gehalten, aber in der harmonisch-rhythmischen Behandlung des reichen Gewandes scheint es auch von typisch westlichen romanischen Formen geprägt zu sein.

In Sizilien selbst hat der erneute und direkte Kontakt mit den fortgeschrittensten Schöpfungen der byzantinischen Kunst einer merkwürdigen eigenen Entwicklung der Buchmalerei zum Leben verholfen. Am Ende des 12. Jahrhunderts und um 1200 fanden in Palermo, Mon-

153 – Heiliges Land oder Sizilien (?) – Bibel, Initiale ‹C›. Ende 12. Jh. – *Malerei auf Pergament; Gesamthöhe 0,528 m* – San Daniele del Friuli, Biblioteca Guarneriana

reale und etwas später auch in Messina die sizilischen Illuminatoren zu ihrem eigenen Stil, der vor allem bei den Initialen deutlich wird. Diese sind in der Grundform rein lateinisch, aber darüber ist eine kostbare, glänzende Ornamentik gelegt, die zum großen Teil byzantinischen Handschriften entnommen ist. Der seltsame stilistische Synkretismus erinnert an ähnliche Lösungen, die etwas früher in einigen freien Werkstätten im Heiligen Land üblich waren. Von dort her stammt sehr wahrscheinlich eine herrliche Bibel, die in San Daniele del Friuli verwahrt wird.

In den figürlichen Darstellungen der sizilianischen Handschriften ist die byzantinische Prägung genauso offensichtlich. Ein Beispiel ist die wunderschöne Jungfrau mit dem Kind in

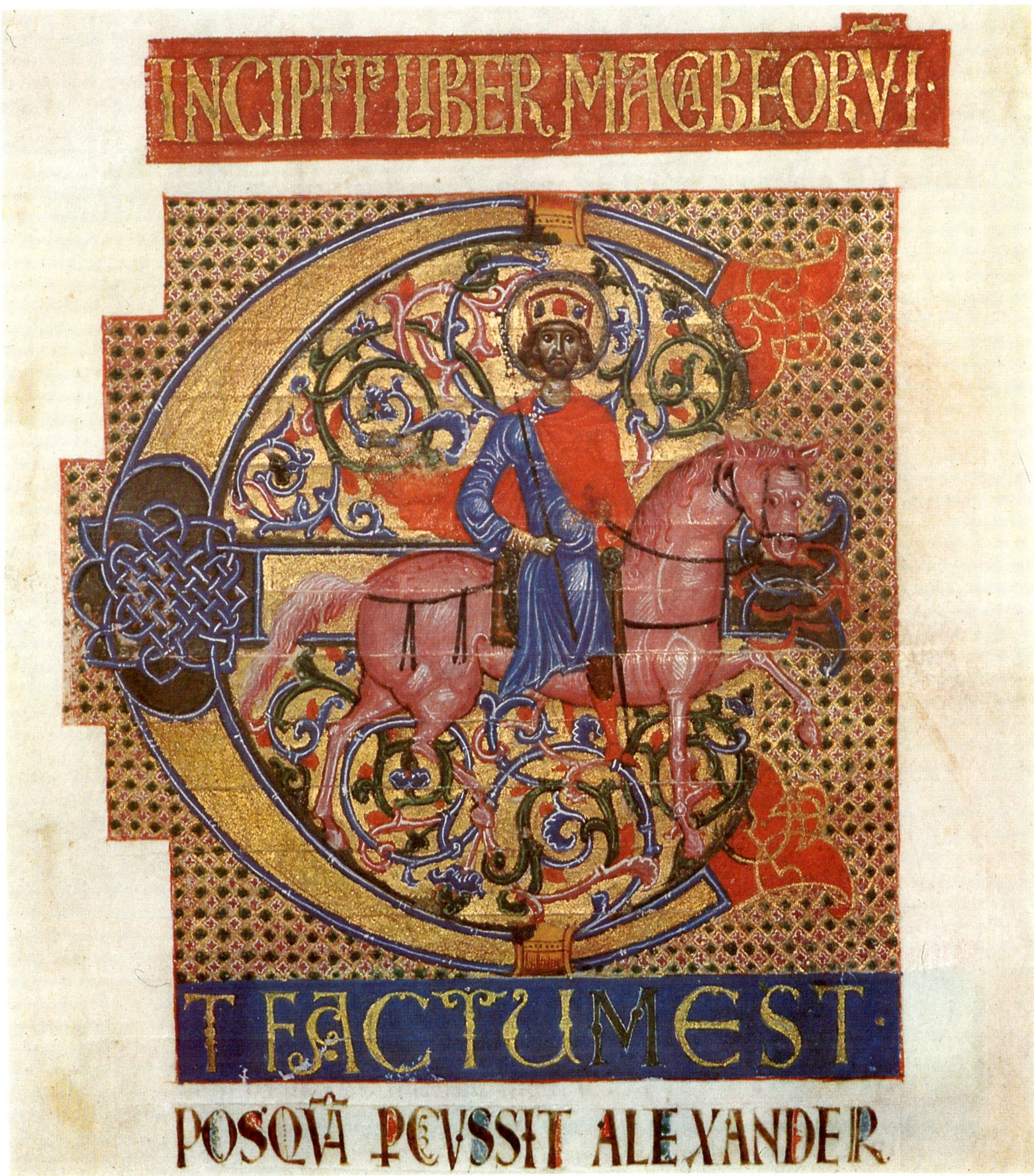

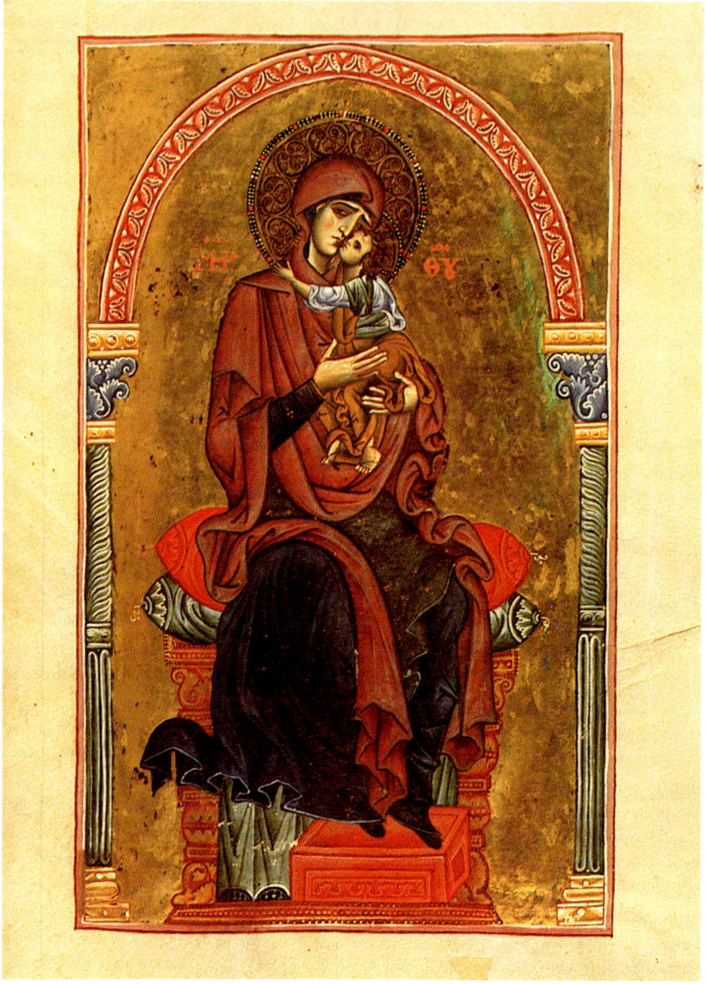

154 – Messina – Sakramentar: Maria mit dem Kind. Ende 12. Jh. – *Malerei auf Pergament; Gesamthöhe 0,318 m* – Madrid, Biblioteca nacional

einem Sakramentar aus Messina, das aber vielleicht ursprünglich für eine Kirche in Palermo bestimmt war. Diese Illumination ist in ihrem gekünstelten Stil, der besonders durch den bewegten Faltenwurf der Gewänder von Jungfrau und Jesuskind unterstrichen wird, von fast neurotischer Intensität; sie zeigt deutlich, wie der manieristische Stil der Komnenen den Okzident durchdrungen hat: zur selben Zeit bestimmte er die Fresken von Kurbinovo in Makedonien und den Dekor von Monreale in Sizilien.

Seit dem 11. Jahrhundert war Venedig die andere große Zwischenstation, die das Eindringen der byzantinischen Kultur nach Italien und in die Alpenregionen begünstigte. Im letzten Drittel des 12. Jahrhunderts widmete sich die Stadt zwei ehrgeizigen Projekten: dem Mosaikdekor der Auferstehungskuppel von San Marco und dem monumentalen Mosaik des Jüngsten Gerichts, im Dom von Torcello. Diese beiden Werke, die wahrscheinlich von in Konstantinopel ausgebildeten Venezianern geschaffen wurden, waren mit Sicherheit der Ausgangspunkt für die Ausbreitung von Stilelementen der späten Komnenenkunst in Venetien und allgemein in Norditalien.

Deutliche Anklänge an den Stil des Meisters der Kuppel von San Marco findet man in einigen Teilen des erstaunlich gut erhaltenen Freskenzyklus in der Krypta der Basilika von Aquileia; der Zyklus ist vermutlich um 1200 unter dem Patriarchat von Pellegrinus II. ent-

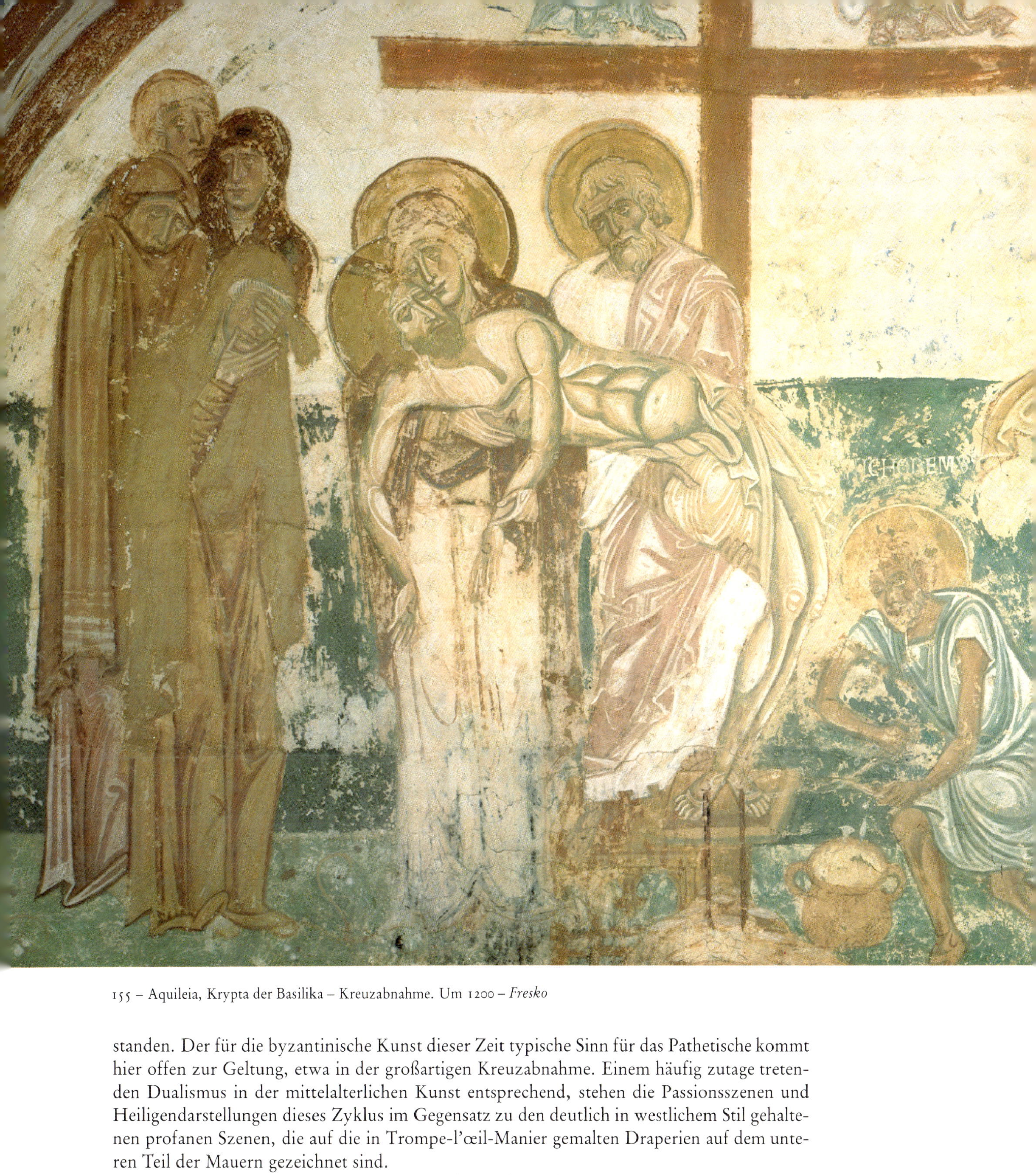

155 – Aquileia, Krypta der Basilika – Kreuzabnahme. Um 1200 – *Fresko*

standen. Der für die byzantinische Kunst dieser Zeit typische Sinn für das Pathetische kommt hier offen zur Geltung, etwa in der großartigen Kreuzabnahme. Einem häufig zutage tretenden Dualismus in der mittelalterlichen Kunst entsprechend, stehen die Passionsszenen und Heiligendarstellungen dieses Zyklus im Gegensatz zu den deutlich in westlichem Stil gehaltenen profanen Szenen, die auf die in Trompe-l'œil-Manier gemalten Draperien auf dem unteren Teil der Mauern gezeichnet sind.

Der venezianisch-byzantinische Stil drang bis in die entlegensten Täler Südtirols. Wir erwähnen hier nur zwei Zyklen, die für diese Gegend besonders charakteristisch sind: die Zyklen von Hoch-Eppan und von Grissiano. Die kleine Schloßkapelle von Hoch-Eppan enthält auf zwei Seitenwänden einen interessanten Zyklus mit Szenen aus den Evangelien; vermutlich stammt er aus den ersten Jahren des 13. Jahrhunderts. Seltsamerweise sind die byzantinischen Vorbilder, die man aus manchen Szenen herausspürt, nicht in Venedig zu suchen, sondern in den großen sizilischen Zyklen; so finden sich in der ‹Flucht nach Ägypten› einige Züge wieder, die für die Mosaiken der Cappella Palatina in Palermo typisch sind. Der Stil ist dagegen eindeutig venezianisch, wenn auch übertragen in eine provinzielle Sprache von großer Ausdruckskraft. Der Dekor von Grissiano hat dieselbe stilistische Herkunft, ist jedoch emphatischer und pittoresker, wie die Szene mit Abraham erkennen läßt, der Isaak zum Opferaltar führt. Die Reihe von steilen, verschneiten Bergkuppen im Hintergrund ist eine für diese Zeit ungewöhnliche Landschaftsangabe; so gut wie sicher haben wir es hier mit einer Darstellung der Dolomiten zu tun.

Abb. 336 und 337

MALEREI UND BUCHMALEREI IN CLUNY UND IN SÜDFRANKREICH

Es ist nur zu berechtigt, wenn wir unsere Blicke nun auf die in Südfrankreich geschaffenen Werke der romanischen Malerei lenken. Wir meinen die Gegend, die von den südlichen Grenzen Burgunds bis in die Umgebung von Lyon reicht, hinweg über das Bourbonnais, die Auvergne und das Velay. Die während des 12. Jahrhunderts in diesen Gebieten entstandenen Malereien und illuminierten Handschriften sind zum guten Teil in kaiserlichem Auftrag entstanden; als gemeinsamen Nenner haben sie einen betonten Byzantinismus, der ihnen nur über Italien vermittelt worden sein kann. Zwei verschiedene Werkgruppen, die zwei aufeinanderfolgenden Wellen byzantinischen Einflusses entsprechen, kommen hier in Betracht. Die erste stammt aus den Werkstätten, die um 1100 für die Abtei Cluny arbeiteten, das heißt in deren Blütezeit unter dem heiligen Abt Hugo (1048–1109). Die spätere, die erst mit der zweiten Hälfte des 12. Jahrhunderts anhob und in einigen Fällen bis in das erste Viertel des folgenden Jahrhunderts reichte, war nicht Ausdruck eines bestimmten Zentrums. Es handelt sich vielmehr um eine stilistische Strömung, die man an sehr verschiedenen Stellen des umschriebenen Gebiets antrifft, um eine Strömung, deren Verlauf sich vielleicht aus dem Zusammenschluß von Künstlergruppen erklärt, die sich je nach Auftrag von Ort zu Ort begaben.

Von den Malereien, die wie die riesigen, kunsthistorisch mit Cluny III bezeichneten Klosteranlagen unter dem Abt Hugo in Cluny entstanden waren, besitzen wir genaue und wortreiche Beschreibungen. Leider existiert keine Spur mehr von den gewiß großartigen Zyklen, wie zum Beispiel dem Refektoriumszyklus, der zwischen 1085 und 1090 gemalt worden ist und unter anderem Szenen aus dem Alten und aus dem Neuen Testament enthielt, außerdem Bildnisse des Gründers der Abtei. Verschwunden ist auch die große Komposition der Konche in der von dem heiligen Abt Hugo neuerbauten Apsis.

In seinen letzten Lebensjahren hielt sich der heilige Hugo mit Vorliebe in der gut 10 km von Cluny entfernten Propstei Berzé-la-Ville auf; in ihrer Kapelle befinden sich wunderbar erhaltene Wandmalereien, die uns zum Glück eine konkrete Vorstellung von dem Stil geben, den die zu Beginn des 12. Jahrhunderts für Cluny arbeitenden Künstler pflegten. Die Wandmalereien von Berzé sind technisch so hochentwickelt, wie es in Frankreich unüblich war (Ferdinand Mercier hat bis zu fünf übereinanderliegende Schichten ausgemacht); sie sind in drei horizontalen Zonen angeordnet: eine majestätische Theophanie bedeckt das Apsisgewölbe, Abb. 381
zwei Szenen mit den Martyrien der Heiligen Blasius und Laurentius in zwei Blendarkadenreihen folgen im Mittelstreifen, und die untere Zone der Apsis enthält eine Prozession von *en face* dargestellten Heiligenbüsten über einem Dekor aus gemalten Tüchern.

Seit langem hat man sich über die Komponenten der Kunst des Malers von Berzé Gedanken gemacht – das offenkundigste Element ist seine Kenntnis der byzantinischen Malerei. Aber war das eine unmittelbare Kenntnis? Es ist zu bezweifeln, denn bekanntlich stellt die Thematik der Hauptszene die Verbindung zweier rein römischer Motive dar: die *traditio legis* oder die Übertragung der Schlüsselgewalt auf den heiligen Petrus einerseits und Christus im Kreis der zwölf Apostel andererseits. Auch eine Reihe von Stilelementen deutet darauf hin, daß der Maler seine byzantinische Lektion in römischen Werkstätten gelernt hat, vielleicht auch in

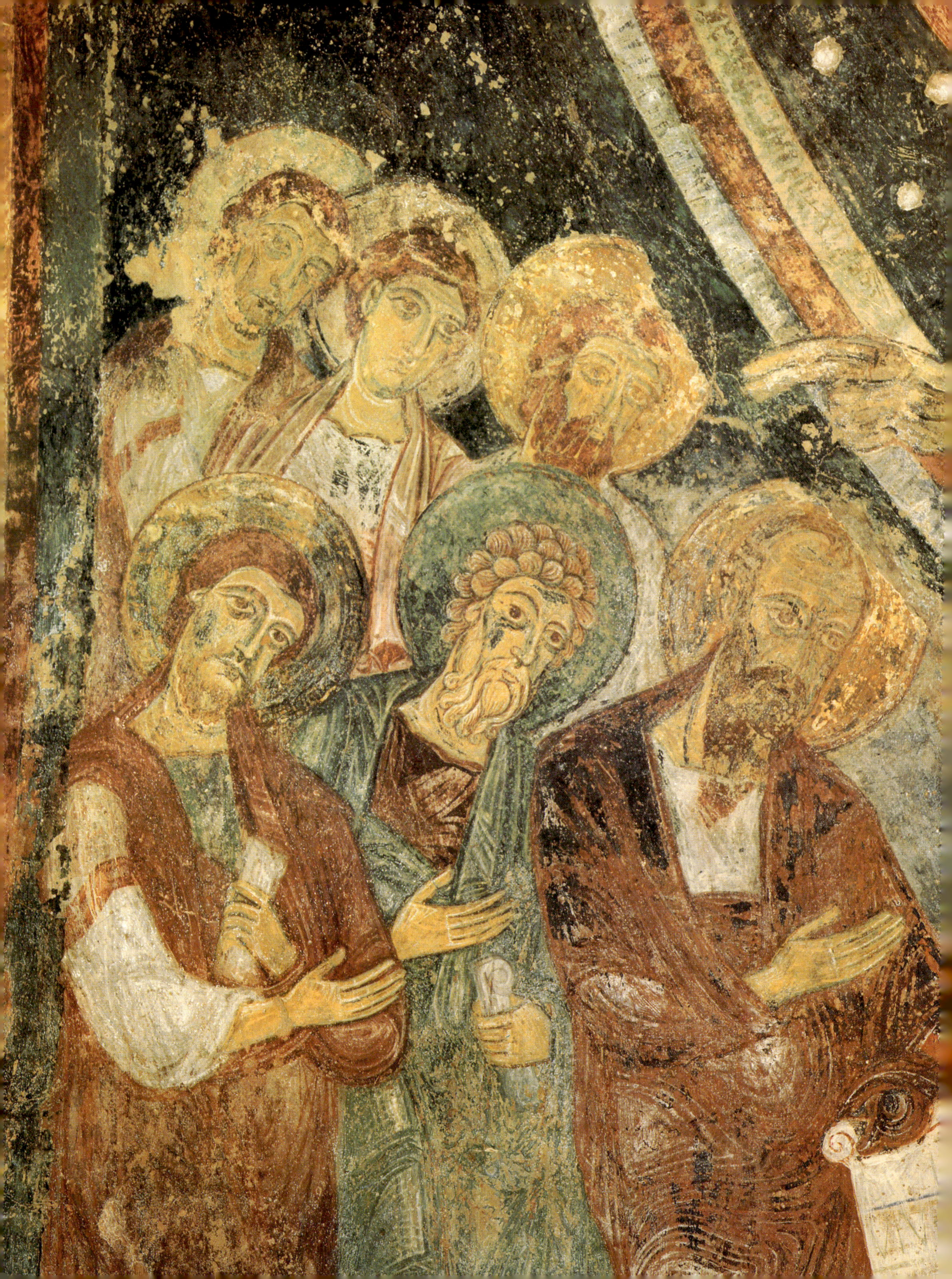

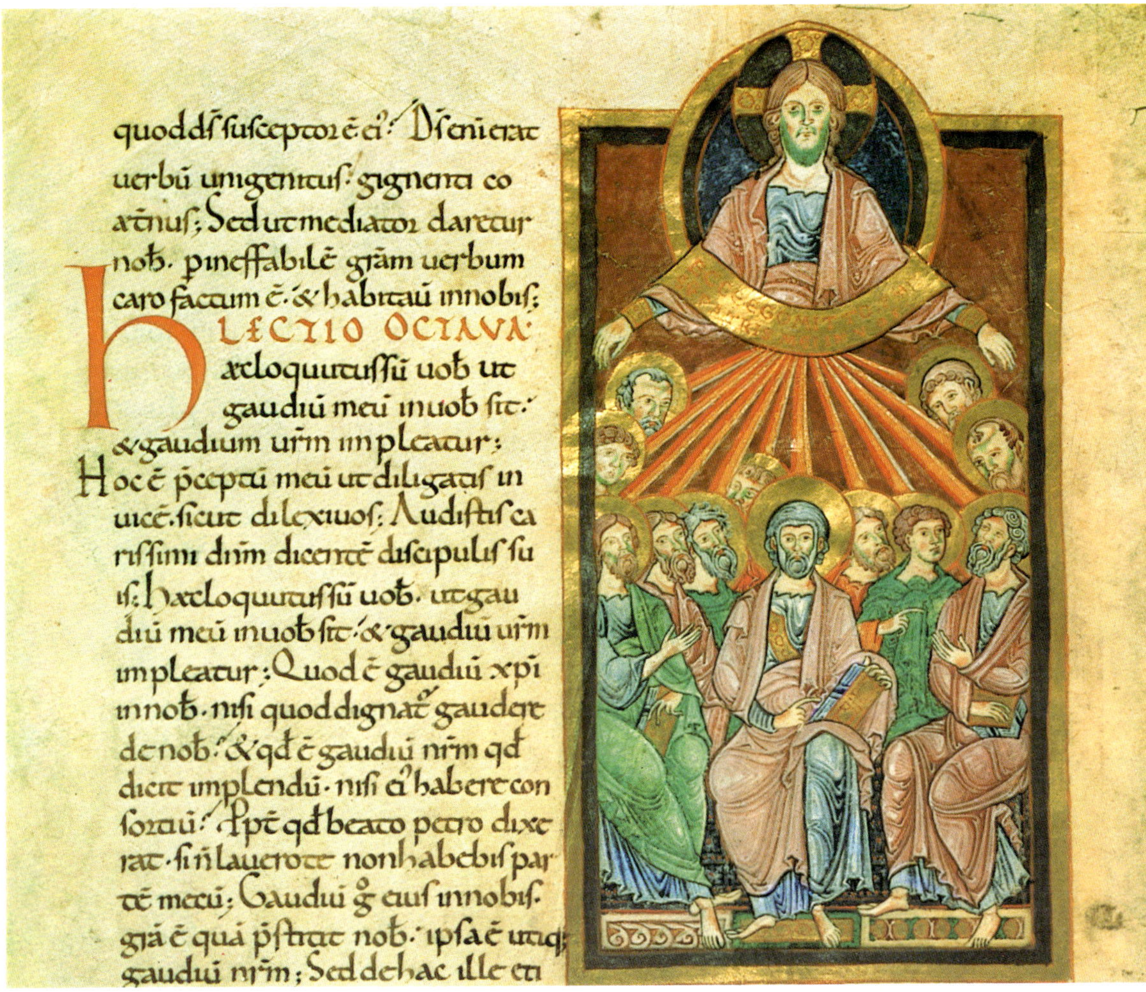

157 – Cluny – Lektionar: Die Ausgießung des Heiligen Geistes. Anfang 12. Jh. – *Malerei auf Pergament; Gesamthöhe 0,43 m* – Paris, Bibliothèque Nationale

Monte Cassino: zunächst sind es die gepreßten Fächerfalten am Gewand Christi, die, wenn sie auch nicht so systematisch geformt sind, an den Christus des Triptychons von Tivoli erinnern. Auch die Vorliebe der römischen Maler um 1100 für antikisierende Ornamente hat der Maler übernommen und für den Dekor an den Bogen von Berzé verwendet. Sogar beim Kolorit zeigt sich die Anlehnung an römische Maler. Der berühmte dunkelblaue Grund von Berzé, dem man kürzlich die hellgrundigen Malereien in Westfrankreich gegenübergestellt hat, ist immer mit einer grünen Zone verbunden, und diese Farbverteilung beobachtet man in der römischen Wand- und Buchmalerei ja häufig. Schließlich hielt der Maler von Berzé auf große Genauigkeit im Detail, und das rückt ihn in die Nähe der Maler etwa der Unterkirche von San Clemente. Gleichwohl verband sich beim Meister von Berzé der Sinn für das Detail mit einem ausgeprägten Gespür für die große Form.

Die vor kurzem heftig diskutierte Entstehungszeit der Fresken von Berzé lag sicher in den ersten Jahren des 12. Jahrhunderts. Denn zu dieser Zeit ist eine Serie von drei in Cluny geschaffenen Handschriften entstanden, in denen man das genaue Gegenstück zum Stil, vielleicht sogar die Hand des Meisters von Berzé findet. Das älteste Exemplar ist gewiß die prunkvolle Handschrift der Biblioteca Palatina in Parma. Sie enthält einen Traktat des heiligen Ildefons, und ihre Illustrationen und die Ornamentik, besonders die Initialen, sind fast durch-

156 – Berzé-la-Ville, Château des Moines, Propsteikapelle – Apsis: Paulus und fünf Apostel. Anfang 12. Jh. – *Fresko*

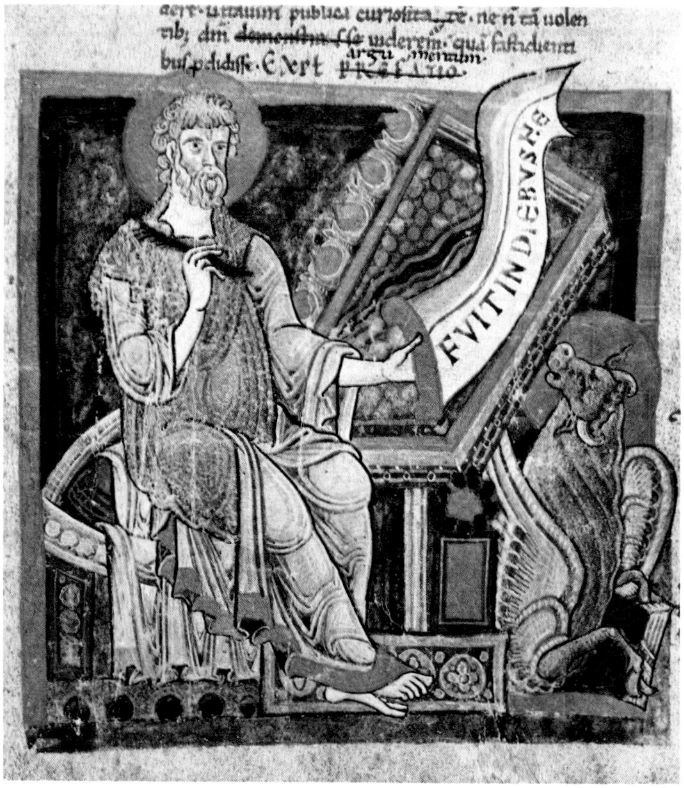

158 – Cluny – Bibelfragment: Der Evangelist Lukas. Anfang 12. Jh. – *Malerei auf Pergament; Gesamthöhe des Fragments 0,171 m* – Cleveland, Cleveland Museum of Art

weg in einem Stil ottonischer Herkunft gehalten, jedoch mit Ausnahme der zwei Schlußszenen, die den Kopisten Gomez erst an seinem Arbeitstisch zeigen und dann bei der Überreichung seines Werks an den Bischof von Le Puy, Godescalc. Diese Szenen nun weisen die gleichen italisch-byzantinischen Merkmale und den gleichen Hang zur Vervielfältigung ornamentaler Details auf wie die Wandmalereien von Berzé.

Die Gleichzeitigkeit von zwei so verschiedenen Stilen, wie sie in der Handschrift von Parma nebeneinanderstehen, bemerkt man wiederum in dem berühmten Lektionar von Cluny; es enthält vier Illuminationen im italisch-byzantinischen Stil von Berzé, während die Initialen wie bei der Handschrift in Parma deutsche Vorbilder haben. Die vollkommenste Illumination des Lektionars ist eine Ausgießung des Heiligen Geistes, die eine ikonographische Besonderheit darstellt; zweifellos will sie an den Primat des Petri, des Schutzheiligen der Abtei, erinnern und an die Privilegien, die Cluny mit dem Papsttum verbanden: der Apostel nimmt einen zentralen Platz ein, unmittelbar unter Christus, dessen Gegenwart in dieser Szene sehr ungewöhnlich ist. Dem Meister des Lektionars kann man auch eine einzelne Miniatur zuschreiben, die den Evangelisten Lukas darstellt und die sich heute im Museum von Cleveland befindet. Es ist nicht ausgeschlossen, daß wir hier den einzigen Überrest einer in den schriftlichen Quellen von Cluny hochgepriesenen Bibel vor uns haben, die erst einige Zeit nach dem Tod des Abtes Hugo von drei Mönchen vollendet worden ist: von Albert von Trier, von dem Bibliothekar Peter und von Opizo. Die Zusammenarbeit dieses Opizo, dessen Name italienisch klingt, mit dem Deutschen Albert von Trier läßt die Annahme, die Miniatur stamme aus dieser Bibel, sehr plausibel erscheinen und ist jedenfalls ein Beleg für die erstaunliche Heterogenität der Arbeitsgruppen in Cluny.

159 – Souvigny – Bibel: Die Geschichte des Tobias. Ende 12. Jh. – *Malerei auf Pergament; Gesamthöhe 0,56 m* – Moulins, Bibliothèque Municipale

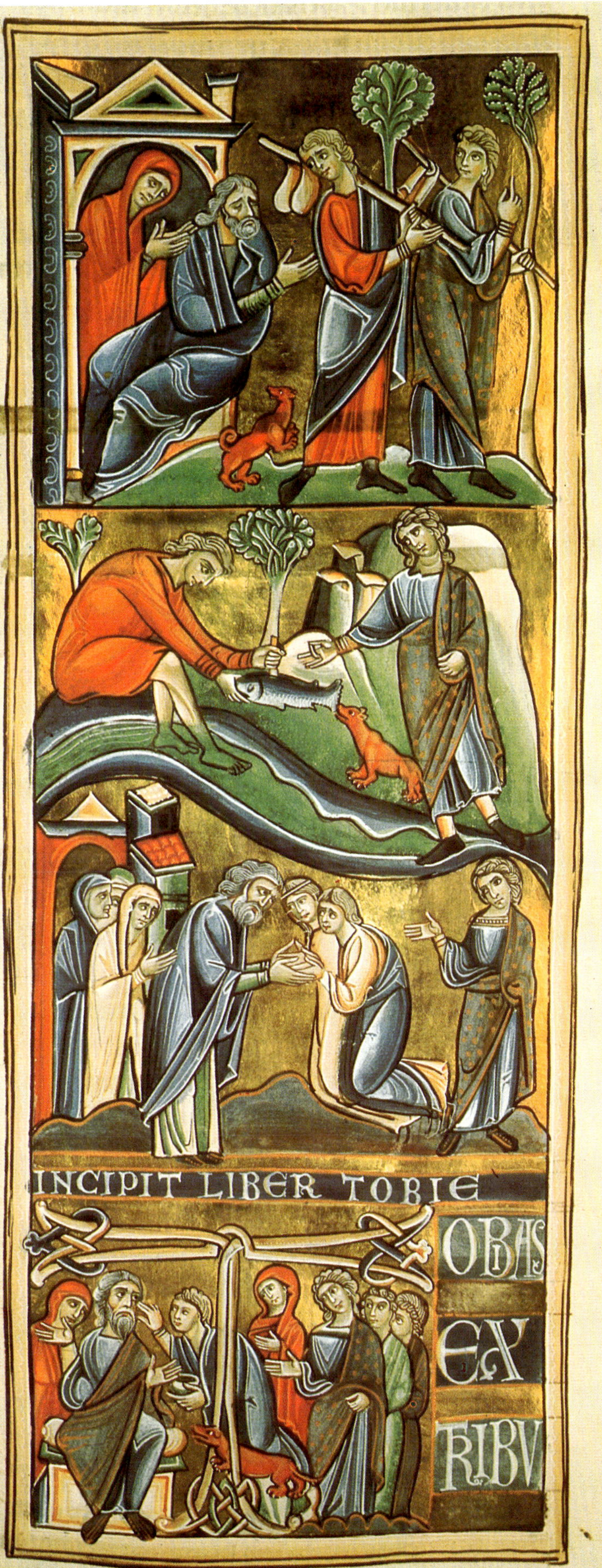

exei genere im p
neptalim: nichil t
cū irent om̄s ad u
rat rex isrl: hic solu
bat ad hierlm ad te
dm̄ isrl: om̄a primi
offerens. ita ut in te
nistraret om̄em de
legem dī puerulus
uir: accepit uxorē a
ea filium nom̄ suu
timere dm̄ docuit
cum p captiuitatē
in ciuitatē niniue
ex cibis gentiluū. ist
quā contaminatus
dn̄i in toto corde su
salmanasar regis:
ire. habens liberta
bat enī p om̄s qui e
salutis dabat eis; C
tē medor. 7 ex his qu
buisset decem talen
neris sui gabelū ege
eius: sub cyrograph
argenti; Post multi
nasar rege. cum regn
filios isrl exosos hab
bat p om̄em cognati
debatq; unicuiq; p
esurientes alebat. nu
tuis atq; occisis sepu
niq; cū reuersus ēēt
plaga quā circa eū d
suā. 7 irat' multos oc
ebat corpora eor; Ac t
occidi: 7 tulit om̄em
filio suo 7 cū uxore fu
ti diligebant eum; Po
occider' regem filii ips
mū suam: om̄isq; fac
ū cum ēēt dies festus
in domo tobi: dixit fi

Das jähe Einbrechen des für Frankreich so neuen Stils des Malers von Berzé scheint nicht sofort nennenswerte Rückwirkungen auf die burgundische Wand- und Buchmalerei gehabt zu haben. Kaum, daß man ein paar verformte Anklänge in den Handschriften einiger entfernter Filialklöster von Cluny findet, wie etwa in den Handschriften von Saint-Martial in Limoges, dessen Arbeiten allerdings grundsätzlich einer anderen Stilrichtung angehören. Vielleicht ist es noch dem Einfluß des Malers von Berzé zuzuschreiben, daß um 1120 in den Handschriften von Cîteaux ein Stil mit byzantinischer Komponente erschien, der aber doch entschiedener romanische Züge trägt.

Wenn die Kunst des Meisters von Berzé und seiner Nacheiferer in Cluny zunächst nur begrenzt zur Wirkung kam – jedenfalls soweit wir das nach den erhaltenen Zeugnissen beurteilen können –, so hat sie doch für eine zweite byzantinische Welle den Weg bereitet, die sich dann am Ende des Jahrhunderts über ganz Südostfrankreich ausbreitete.

Betrachtet man die Buchmalerei, so hat die zweite Welle byzantinischen Einflusses in einer Gruppe sehr großformatiger Bibeln deutliche Spuren hinterlassen; das Glanzstück ist die berühmte Bibel der Bibliothek von Moulins, die aus der zu Cluny gehörigen Propstei Souvigny im Bourbonnais stammt. Es gibt keinerlei Grund für die Annahme, der Stil der Bibel von Moulins sei vom Stil Berzés und verwandter Handschriften ausgegangen, trotz der klösterlichen Herkunft und obwohl der Stil der Bibel aus Souvigny auch an drei Evangelistengestalten erkennbar ist, die nachträglich in eine am Anfang des 11. Jahrhunderts für den Cluny-Abt Odilo angefertigte Bibel hineingemalt worden sind. Der Zeitabstand zwischen den beiden Werkgruppen ist einfach zu groß: die Bibel aus Souvigny ist in den letzten Jahren des 12. Jahrhunderts entstanden, obwohl das Schriftbild und die Gestalt der Initialen noch sehr romanisch sind. Zudem hat die byzantinische Sprache der Souvigny-Bibel nichts mehr mit der Formensprache zu tun, die der Maler von Berzé über Rom und Monte Cassino kennengelernt hatte; sie ist eine mit dem griechischen Original viel genauer übereinstimmende, auch weiterentwikkelte Version, die vielleicht über sizilische Werkstätten in seinen Bereich gekommen war. Ein weiteres Zeichen dafür, daß die Künstler der Souvigny-Bibel byzantinische Vorbilder kannten, könnte man darin sehen, daß immer wieder Bilder mit auf Register oder Fächer verteilten erzählenden Zyklen vorkommen, so wie es sie in den griechischen Oktateuchen gab und wie man sie seit den großen karolingischen Bibeln von Tours in Frankreich nur noch selten geschaffen hatte.

Jean Porcher hat anhand von zwei anderen großen Bibeln die Spuren der Werkstatt verfolgt, aus der die Souvigny-Bibel stammt: es sind die Bibeln von Saint-Sulpice in Bourges und eine zweibändige Bibel der Bibliothek von Lyon; neben diese drei Handschriften hat Walter Cahn noch eine Bibel aus Fressac gestellt, das der Kathedrale von Le Puy unterstand. Eine fünfte Bibel, aus Clermont, nimmt in dieser Reihe einen besonderen Platz ein: in der Anordnung der biblischen Texte und der Prologe ähnelt sie der Bibel aus Souvigny, aber ihre dem nordfranzösischen *Channel style* nahe verwandte Illuminierung ist ohne Beziehung zum Stil der Bibel aus dem Bourbonnais. Da sich die verschiedenen Repräsentanten der Gruppe schon damals an so weit auseinanderliegenden Punkten befanden, ist es ausgeschlossen, daß sich die Werkstatt, in der alle diese Handschriften illuminiert wurden, an einem bestimmten Ort befunden hat; es muß sich um eine Vereinigung wandernder Künstler gehandelt haben.

Außer der Bibel aus Souvigny ist die Bibel von Lyon sicher die interessanteste Handschrift der Gruppe. Ihre beiden Bände enthalten Miniaturen, die verschiedenen Stilen angehören. Den ersten Band verdanken wir fast vollständig einem Künstler der Souvigny-Gruppe. Der Illuminator dieses Bandes legte mehr Kraft und Plastizität bei den Figuren und höchst eigenartige Farbtonkombinationen an den Tag, wobei er sich durchaus im Rahmen des byzantini-

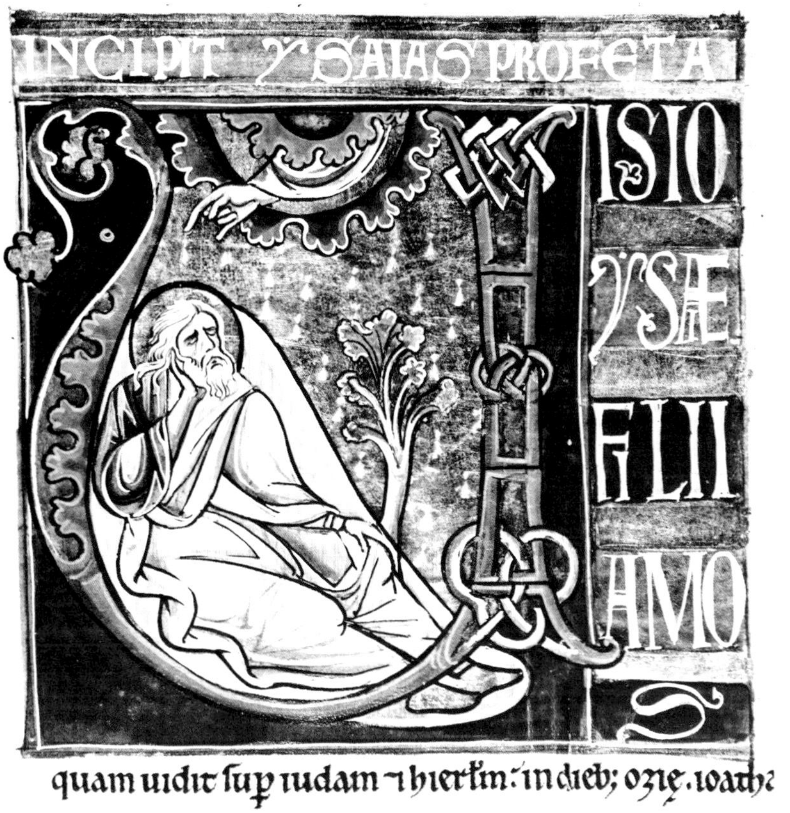
INCIPIT YSAIAS PROFETA
ISIO
YSAE
FILII
AMO

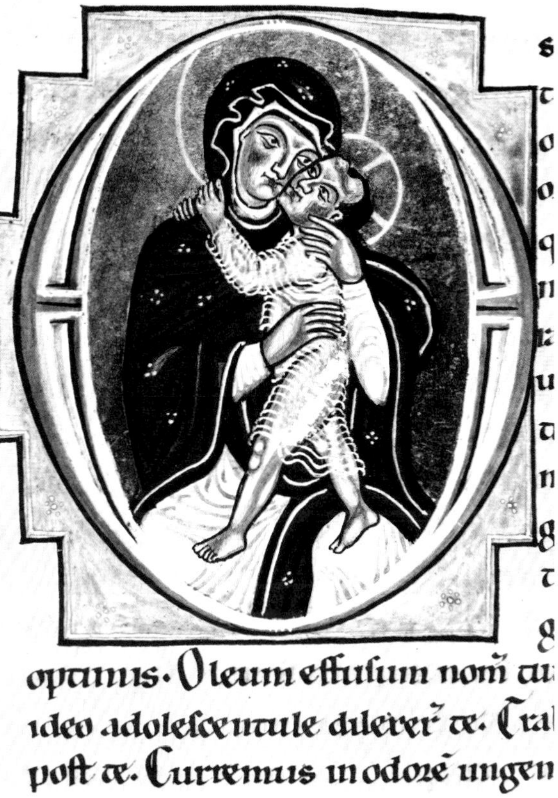
optimus· Oleum effusum nom̄ tu
ideo adolescentule dilexer̄ te· Tra
post te· Curremus in odore ungen

160 – Souvigny – Bibel: Initiale ‹V› mit dem Propheten Jesaias. Ende 12. Jh. – *Malerei auf Pergament; Gesamthöhe 0,56 m* – Moulins, Bibliothèque Municipale
161 – Lyon – Bibel: Initiale ‹O› mit Maria und dem Kind. Ende 12. Jh. – *Malerei auf Pergament; Gesamthöhe 0,485 m* – Lyon, Bibliothèque Municipale

sierenden Stils hielt. Eine Initiale am Anfang des Hohen Liedes zeigt seine Fähigkeit, das byzantinische Vorbild der Maria ‹Eleusa› auf persönliche Art wiederzugeben.

Noch reinere Ausprägungen dieser byzantinisierenden Strömung findet man in Autun und Clermont-Ferrand. Zwei Serien von sicher aus derselben Werkstatt hervorgegangenen Malereien sind in der Stadt Autun entstanden und werden auch heute noch dort verwahrt. Ihre unvergleichliche Qualität wird durch eine überaus genaue Kenntnis der byzantinischen Vorbilder gesteigert, die hier vielleicht über Sizilien vermittelt worden waren: es handelt sich zunächst um zwei ausgeschnittene Miniaturen, die dem Musée Rolin gehören und Christi Geburt beziehungsweise seinen Einzug in Jerusalem darstellen. Diese Einzelstücke müssen Teile eines sehr schönen Sakramentars gewesen sein. Die Seiten sind bezaubernd in der Harmonie ihrer in Frankreich sonst nicht häufig anzutreffenden violetten Farbtöne, die eben eine intime Bekanntschaft mit griechischen Arbeiten vermuten lassen. Die Art, wie Maria ruht, und die nachdenkliche Gebärde Josephs sind auch direkt von Konstantinopel entlehnt. Das gleiche betont byzantinische Gepräge findet man dann in einer weiteren Handschrift aus Autun, einem Evangeliar, das nach Walter Cahn vielleicht für den Bischof Gauthier II. von Autun angefertigt worden ist. Bei der Verteilung der neben den Evangelisten stehenden Symbole hat sich der Künstler allerdings nicht nach der byzantinischen, sondern nach der westlichen Überlieferung gerichtet.

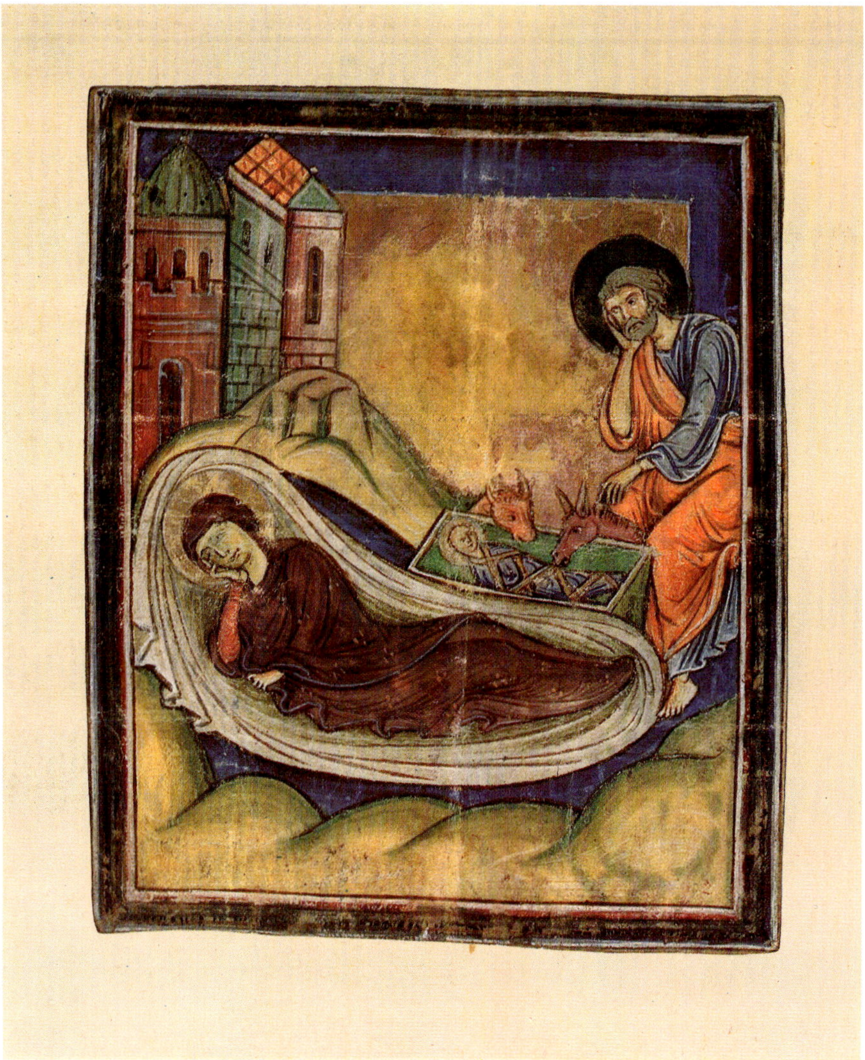

162 – Autun – Fragment eines Sakramentars: Geburt Christi. Zweites Viertel 12. Jh. – *Malerei auf Pergament; Gesamthöhe 0,12 m* – Autun, Musée Rolin

Abb. 379 Zwei Illuminationen eines Sakramentars von Clermont-Ferrand aus dem letzten Jahrzehnt des 12. Jahrhunderts sind auch noch den Handschriften des byzantinisierenden Stils zuzurechnen. Das Vorkommen dieses Stils in einer Handschrift von Clermont ist keine vereinzelte Erscheinung, man beobachtet ihn auch auf Glasfenstern der Kathedrale, die etwa zur selben Zeit gemalt worden sind: besonders repräsentativ ist der Zyklus mit der Kindheit Jesu. Die Gegenüberstellung des Fensters mit der Geburt Christi und der entsprechenden Miniatur im Musée Rolin ist sehr aufschlußreich: hinter der Gemeinsamkeit des Stils gewahrt man zwei ikonographisch verschiedene Wiedergaben. Während Maria auf der Miniatur von dem neugeborenen Kind abgewandt und wie schlafend dargestellt ist, hat sie sich auf dem Glasfenster in Clermont halb vom Lager aufgerichtet, betrachtet ihren Sohn zärtlich und schickt sich an, ihn zu liebkosen; dabei ist ihr Körper in einer Weise gedreht, die auf zwei berühmte Vorläufer in der Cappella Palatina und in der Martorana-Kapelle von Palermo zurückgeht. Hier bekommt man die Vielfalt der Vorbilder zu fassen, die damals in diesem Teil Frankreichs kursierten.

Ein spezifisch byzantinisches Motiv ist auch das um 1200 entstandene schöne Fresko im Portikus der Kathedrale von Le Puy. Hinter einer umrahmenden Bogenstellung mit den

Figuren zweier Märtyrer, wahrscheinlich den Heiligen Stephanus und Laurentius, enthält das Tympanon dieses Portikus die im Westen wenig geläufige Darstellung der Verklärung Christi. Sie basiert auf einem Kompositionsschema, das die Künstler des christlichen Orients für diese Szene traditionell verwendeten: vor einem blauen Grund steht Christus im blendend weißen Gewand; Moses und Elias verneigen sich vor ihm, während sich die Apostel Johannes, Petrus und Jakobus am Fuße des Berges niedergeworfen und, vom Licht geblendet, abgewendet haben. Eine der am besten erhaltenen Figuren der Szene ist Elias; sein linkes Bein ist röhrenförmig-kräftig modelliert. Eine vergleichbare Modellierung findet man auch auf manchen Seiten der Souvigny-Bibel.

Die Wandmalereien im Refektorium der burgundischen Abtei Charlieu müssen der Verklärung Christi in Le Puy stilistisch sehr nahegestanden haben. Von diesem 1844 zerstörten Zyklus sind einige sehr qualitätvolle Reste erhalten geblieben, die sich heute im Museum von Cluny befinden. Mit dem Fresko im Refektorium der Abtei Lavaudieu (Department Haute-Loire) ist die Kunst des Malers von Le Puy weitergeführt worden: über der Gruppe der Maria mit den Aposteln thront eine alles beherrschende *Majestas Domini* mit den Symbolen der vier Evangelisten. Die Komposition des Ganzen und die Figuren in ihrer Monumentalität sind noch romanisch; jedoch die sehr menschlich gehaltenen, in der Linienführung außerordentlich verfeinerten Gesichtszüge deuten darauf hin, daß der Maler die neuere gotische Entwicklung in Nordfrankreich bekannte kannte.

163 – Le Puy, Kathedrale, Tympanon der Eingangshalle – Verklärung Christi. Um 1200 – *Fresko*

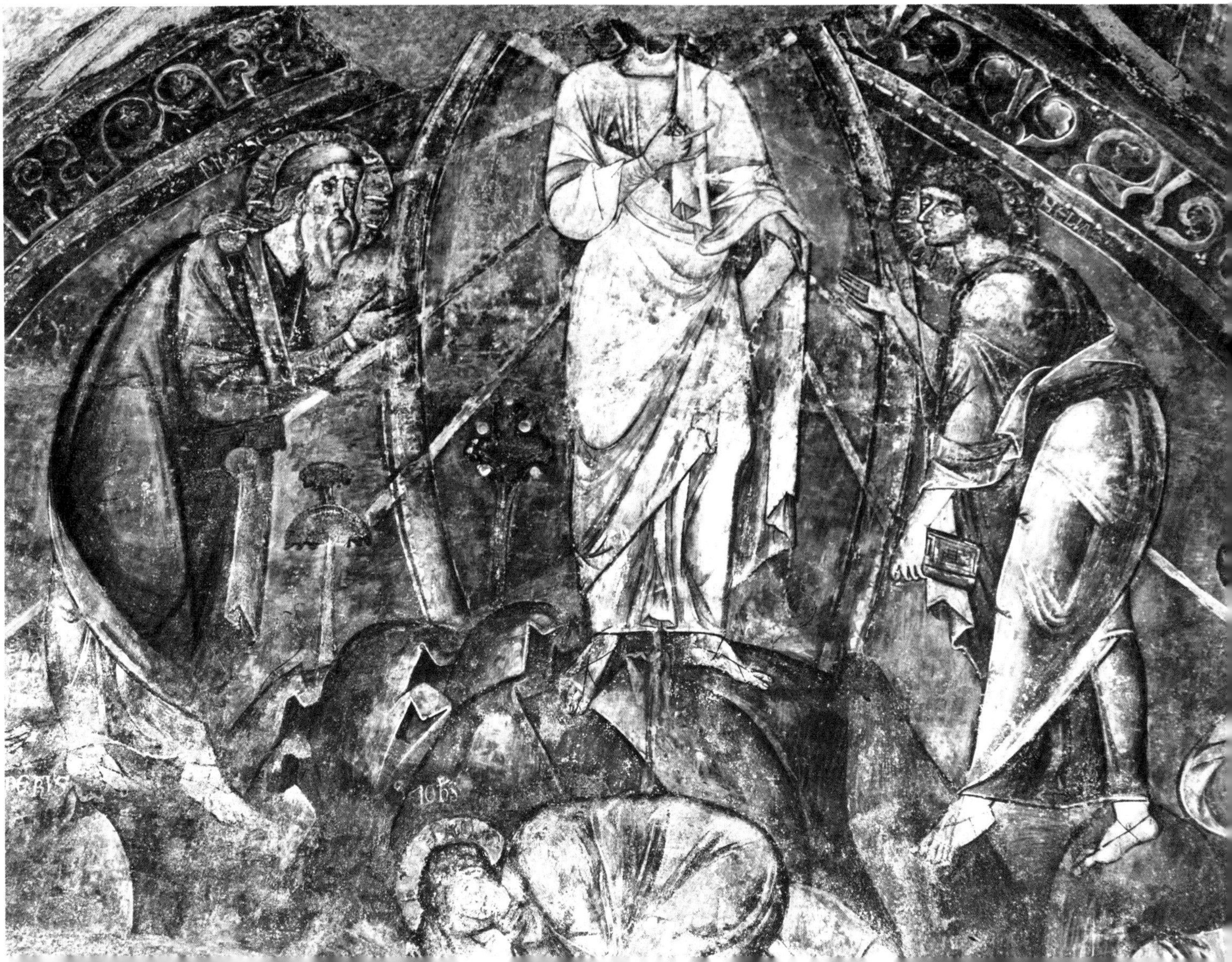

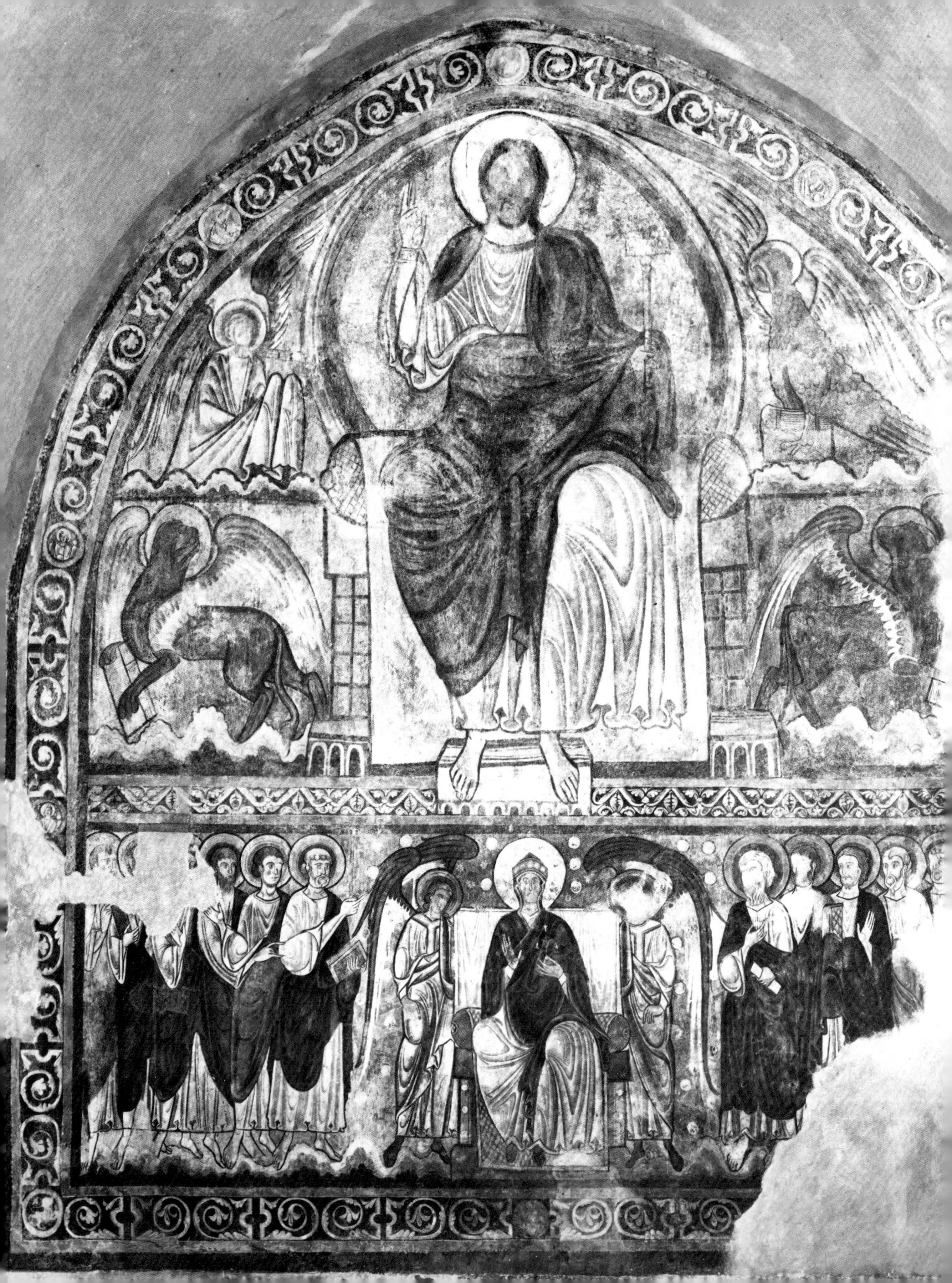

Aus der Provence ist seltsamerweise kein Werk erhalten, das man mit der weiter nördlich aufkommenden Stilrichtung in Verbindung bringen könnte. Die wenigen erhaltenen illuminierten Handschriften aus der Provence sind älter, ihr eher bescheidener Dekor beschränkt sich auf Initialen, die mit brauner Tinte ausgezogen und nur zurückhaltend farbig aufgehöht sind. Zwei Handschriften sind unter diesen südlichen Arbeiten herausragend: ein Evangeliar von Saint-Sauveur in Aix und das Lektionar der Abtei Montmajour. Die Evangelistengestalten in dem um 1100 entstandenen Evangeliar erinnern in ihrer Massigkeit an die schweren Gestalten in den ältesten Riesenbibeln der Gegend um Rom; sie sind mit großen Initialen verbunden, in denen aus dem Languedoc stammende, Menschen und Tiere vereinende Motive neben rein ottonisch inspiriertem Flechtwerk stehen, dessen Vorbild vielleicht über Norditalien in die Provence gekommen war. Das etwas später entstandene Lektionar von Montmajour ist sicher die reizvollste Schöpfung der provenzalisch-romanischen Buchmalerei. Sein Initialdekor fällt durch eine sehr originelle Farbgebung auf: die flächig und ohne Modellierung aufge-

165 – Montmajour – Lektionar: Der Prophet Jesaias. Erstes Viertel 12. Jh. – *Malerei auf Pergament; Gesamthöhe 0,33 m* – Paris, Bibliothèque Nationale

166 – Montmajour – Lektionar: Initiale ‹D›. Erstes Viertel 12. Jh. – *Malerei auf Pergament; Gesamthöhe 0,33 m* – Paris, Bibliothèque Nationale

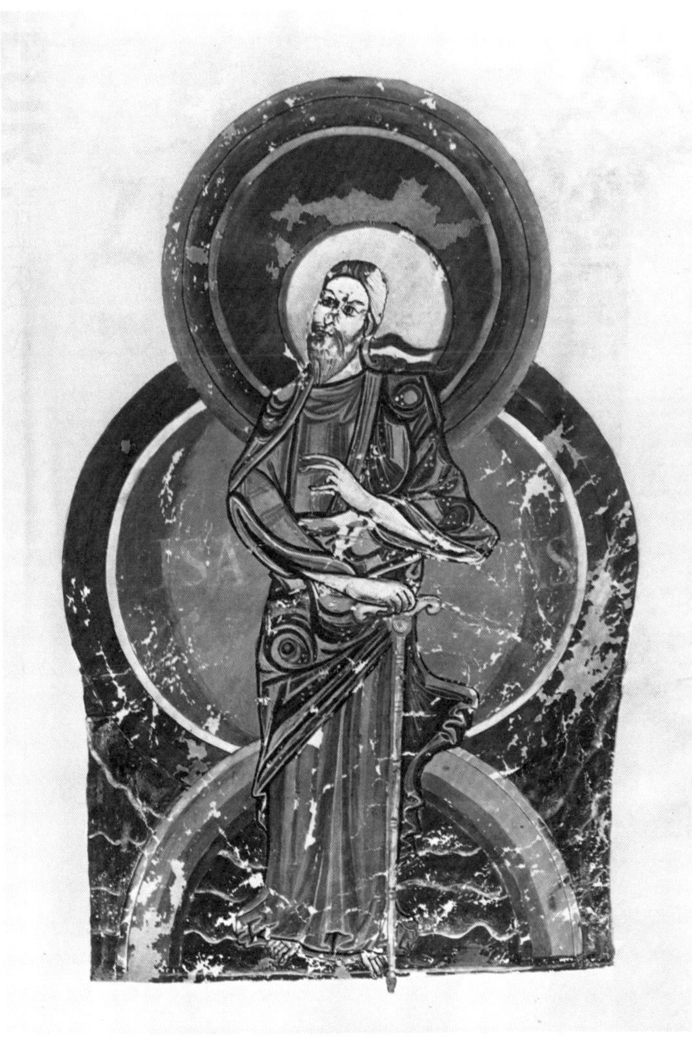

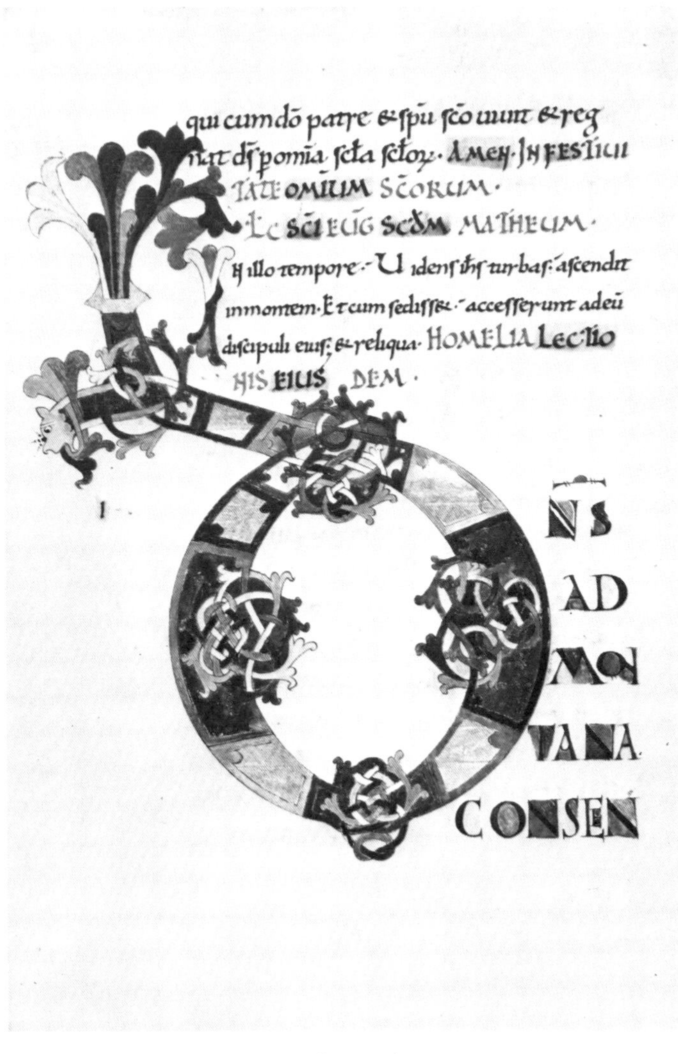

← 164 – Lavaudieu, Refektorium der Abtei – Majestas Domini, unten Maria zwischen Engeln und die zwölf Apostel. Ende 12. – Anfang 13. Jh. – *Fresko*

tragene Farbe ist partienweise auf die vielfältigen Elemente der Buchstabenumrandung gemalt; die schillernde Wirkung wird durch Goldflächen, die mit anderen Farben auf dem Grund der abgeteilten Fächer abwechseln, noch mehr zur Geltung gebracht. Vielleicht muß man den Ausgangspunkt für diese merkwürdige farbige Behandlung in den Initialen von Benevent und von Monte Cassino suchen. Die einzigen beiden Bilder der Handschrift sind das Werk zweier verschiedener Künstler; der eine war sicher auch der Urheber der Initialen. Eine zweite Figur, Jesaias darstellend, ist vielleicht später entstanden als das übrige. Die deutlich abweichende, schwerfälligere Maltechnik zeigt Modellierungseffekte, die darauf schließen lassen, daß der Illuminator byzantinisch beeinflußte italienische Arbeiten gesehen hatte.

DIE ENTWICKLUNG DES ROMANISCHEN STILS IM HEILIGEN RÖMISCHEN REICH

Auf dem Boden des Heiligen Römischen Reiches traf die Entwicklung des romanischen Stils mit der Endphase einer sehr fruchtbaren und glanzvollen deutschen Kunstepoche zusammen, deren Anfang und Höhepunkt in der Zeit der ottonischen Kaiser lag. Es war eine Hofkunst *par excellence*, gefördert von einigen hohen Würdenträgern der im Dienste des Kaisers stehenden kirchlichen Hierarchie. Mittelpunkt dieser Kunst waren die Werkstätten und *scriptoria* der Dome und Klöster, die für den Kaiser und sein Gefolge arbeiteten. Die ottonische Kunst war die Erbin der karolingischen Tradition, aber sie war auch schon vom Ruhm der byzantinischen Kunst beeindruckt, die sicher auch durch die Ankunft der Prinzessin Theophano, der Gemahlin Ottos II., in den gebildeten Schichten höher geschätzt wurde. Unter den ersten salischen Kaisern stand die ottonische Kunst noch in Blüte, und erst nach der Mitte des 11. Jahrhunderts zeigen sich die ersten Zeichen des Niedergangs.

Paradoxerweise hat gerade in dieser Zeit des Niedergangs die Kunst des Heiligen Römischen Reiches die größte Ausstrahlung gehabt. In dem prunkvollen Wyscherader Codex, einer um 1085 anläßlich der Krönung des Königs Wratislaw angefertigten Evangeliensammlung, wurde noch immer die ottonische Formensprache verwendet. Die Darstellungsweise des böhmischen Illuminators, die auf einer lokalen, in bayerischen Werkstätten gepflegten Abart des ottonischen Stils beruhte, erzeugte trotz einer gewissen Großzügigkeit nur ein verarmtes und erstarrtes Abbild ihrer Vorbilder. An den westlichen Grenzen des kaiserlichen Einflußbereiches war das Ansehen der ottonischen Buchmalerei und ihrer Nachfolger noch in Cluny deutlich wahrnehmbar; dort gab es um 1100 nebeneinander den in der Vergangenheit verankerten Stil rein germanischer Herkunft des Hauptmeisters der Ildefons-Handschrift in Parma und den neuerungsträchtigen Stil des Meisters von Berzé. In Deutschland selbst haben wir mit dem um 1120 bis 1130 in der schwäbischen Abtei Weingarten illuminierten Gebetbuch einen extremen Fall des Nachlebens ottonischer Formen. Eindeutige Zeichen dafür, daß der ottonische Stil des Malers schon dekadent war, sind die Aufweichung der Formen und das Eindringen von Schmuckmotiven, die dem Ornamentschatz der ottonischen Buchmalerei völlig fremd waren, wie die Rosetten mit strahlenförmig angeordneten Blättern, die in die Ecken der Rahmen zweier Szenen eingesetzt sind: bei der Geburt Christi und der Verkündigung an die Hirten. Das Auftreten dieser ursprünglich angelsächsischen Motive läßt sich damit erklären, daß die Weingartener Bibliothek seit dem vorausgegangenen Jahrhundert mehrere reichverzierte Evangeliare besaß, die sie von der Gräfin Judith von Flandern geschenkt bekommen hatte und die späte Erzeugnisse der sogenannten Schule von Winchester darstellten.

Wand- und Buchmalerei in Österreich und in Bayern

Dennoch gingen die ersten Zeichen einer Erneuerung von einer Spätform der ottonischen Grundlagen aus. Diese Zeichen machten sich in der zweiten Hälfte des 11. Jahrhunderts in Salzburg bemerkbar, einem besonders lebendigen Zentrum im Süden des Reiches. Seither suchten sich die Werkstätten der Bischofsstadt der lastenden ottonischen Vormundschaft zu entziehen und wandten einen mehr graphischen Stil an, der auch den Formen der byzantinischen Kunst entgegenkam. Der byzantinische Einfluß zeigt sich besonders in den von einem Custos Berthold illuminierten Handschriften. So fertigte Berthold für das Stift Sankt Peter in Salzburg ein Evangeliar an, das sich heute in der Pierpont Morgan Library in New York befindet.

Abb. 325 Aber erst mit den Fresken von Lambach begab sich die Malerei der deutschen Länder endgültig auf den Boden der romanischen Kunst. Der bedeutende Zyklus, der zum großen Teil erst seit 1957 freigelegt worden ist, stellt mit seinen malerischen Qualitäten und in seinem guten Erhaltungszustand einen wesentlichen Beitrag zur Beurteilung der romanischen Malerei im Südosten des Reiches dar. Die Wandmalereien von Lambach sind um 1089 entstanden, also um das Jahr, in dem Adalbero, der Bischof von Würzburg aus dem Hause Lambach-Wels, die Klosterkirche weihte. Die Fresken, die sich auf einer Empore im Westen des Schiffs befinden, machen nur einen Teil des Zyklus aus, der wahrscheinlich alle Wände der Kirche überzog. Die erhaltenen Szenen, die sich im wesentlichen mit der Kindheit Christi und mit seinem öffentlichen Wirken befassen, überraschen durch ihre ungewöhnliche und originelle Ikonographie, die nicht nur auf den Evangelien beruht, sondern auch auf den Apokryphen und einem Mysterienspiel der Heiligen Drei Könige, von dem sich ein handschriftlicher Text in Lambach selbst befand. Die Verteilung der Szenen auf zwei Register ermöglichte den Künstlern eine sehr sinnvolle Zusammenstellung von Ereignissen aus dem Leben Jesu, wobei sich ihre thematische Zusammengehörigkeit hervorheben ließ. Zum Beispiel ist die Szene, in der das Kind Jesus mit den Schriftgelehrten im Tempel von Jerusalem diskutiert, verbunden mit der Szene, da er in der Synagoge von Kapernaum einen Besessenen heilt. Auch stilistisch sind diese Wandmalereien bemerkenswert: bei den Figuren fallen ausgeprägte Byzantinismen auf; Otto Demus sieht deren Ausgangspunkt in den Narthex-Mosaiken von San Marco in Venedig, die aus einer byzantinischen Werkstatt stammen, die der Werkstatt von Hosios Lukas nahestand. Der Anteil griechischer Stilelemente im Dekor von Lambach ist zwar offensichtlich; aber in der Strenge der Komposition und der Formen, die, wenn auch kraftvoller und monumentaler, an die Arbeiten des Custos Berthold erinnern, zeigt dieser Dekor doch eine eigenständige Konzeption, die sich vom byzantinischen Naturalismus unterscheidet. Der Dekor von Lambach war zugleich Erbe ottonischer Überlieferung und Bahnbrecher für künftige Entwicklungen. Höchstwahrscheinlich wurden diese Wandmalereien von Salzburger Künstlern ausgeführt.

Erst ein halbes Jahrhundert später gab es in Österreich und in Südostdeutschland wieder Wandmalereien, die in der Qualität dem Zyklus von Lambach zu vergleichen sind. Noch einmal führen uns diese Arbeiten in das Zentrum Salzburg und in seinen Einflußbereich; chronologisch fallen sie mit der fruchtbarsten Zeit der Buchmalerei an dem österreichischen Bischofssitz zusammen.

Im Nonnenkloster Nonnberg auf den Höhen von Salzburg sind einige sehr schöne Reste einer Dekoration erhalten, die durch Veränderungen in gotischer Zeit großenteils zerstört worden ist. Es handelt sich um eine Reihe von streng frontal dargestellten Halbfiguren von Heiligen in Nischen an der Westwand der Kirche. Außer der Zentralfigur des heiligen Benedikt erkennt man die Kirchenväter Augustinus und Gregor, zwei heilige Diakone und den heiligen Florian, einen in der Salzburger Diözese besonders verehrten Märtyrer. In der Noblesse ihrer Erscheinung und mit den asketischen Zügen sind diese Figuren stilistisch bezeichnend für Salzburger Werke aus der Mitte des 12. Jahrhunderts. Der Stil zeichnet sich durch souveräne Freiheit in der Zeichnung aus, obwohl diese durch eine streng geometrische Vorzeichnung festgelegt ist, die noch an manchen Stellen sichtbar ist. Das ausgeprägt Byzantinische der Figuren verrät, woran sich von nun an Wand- und Buchmalerei dieser Gegend orientierten und daß sie immer empfänglicher wurden für Impulse aus dem christlichen

167 – Lambach, Abtei – Jesus heilt einen Besessenen in der Synagoge von Kapernaum (Ausschnitt). Um 1089 – *Fresko*

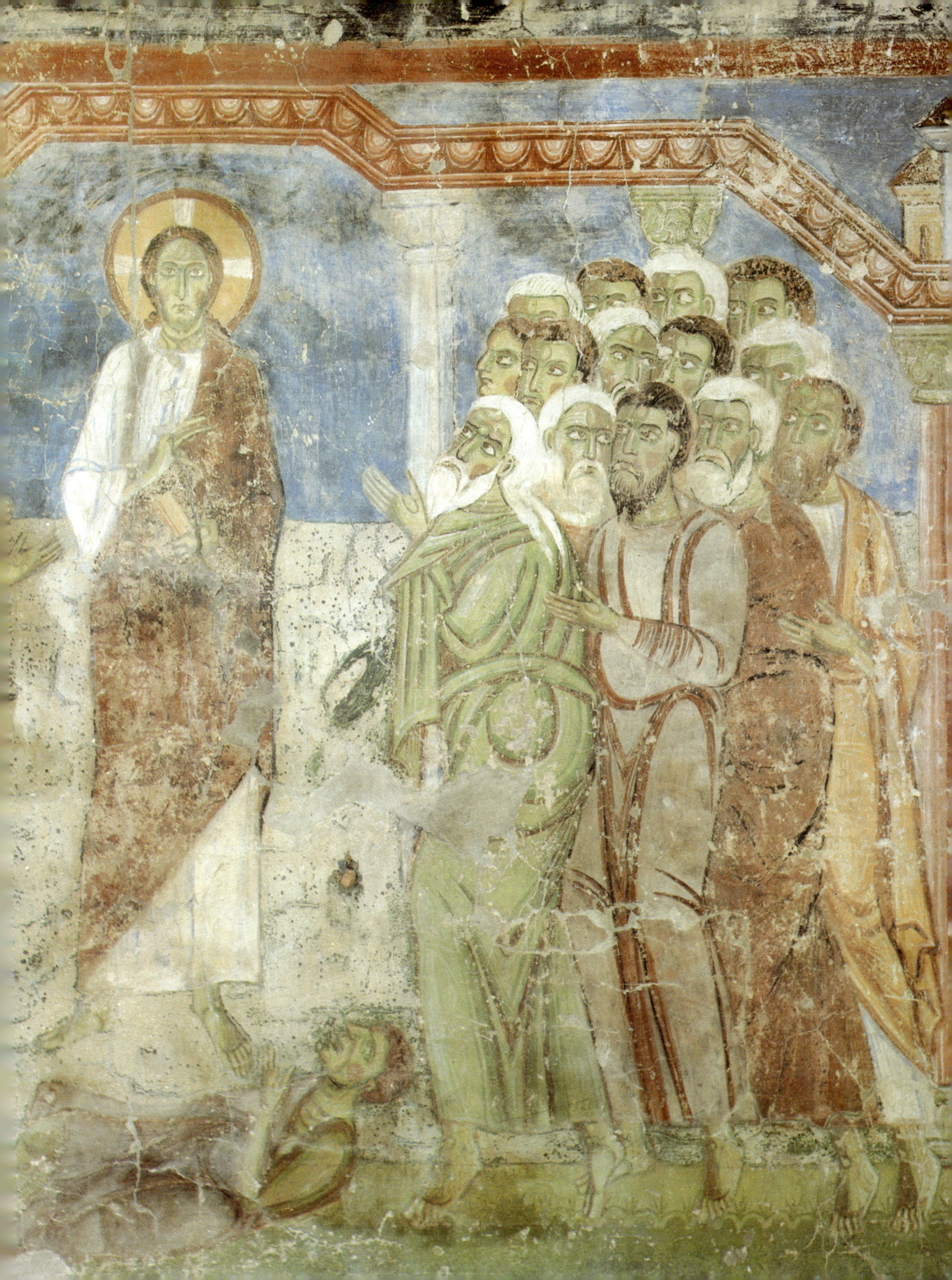

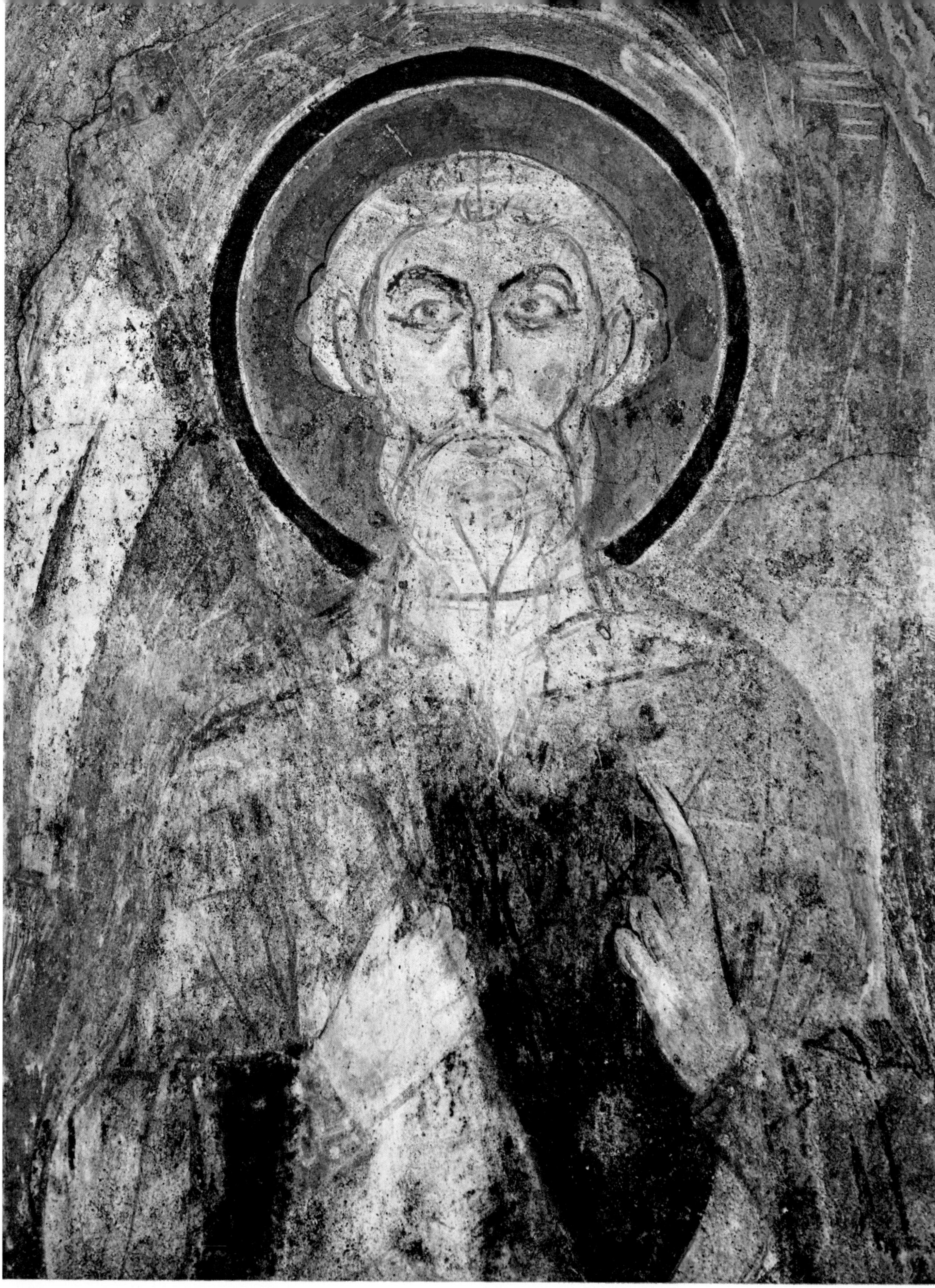

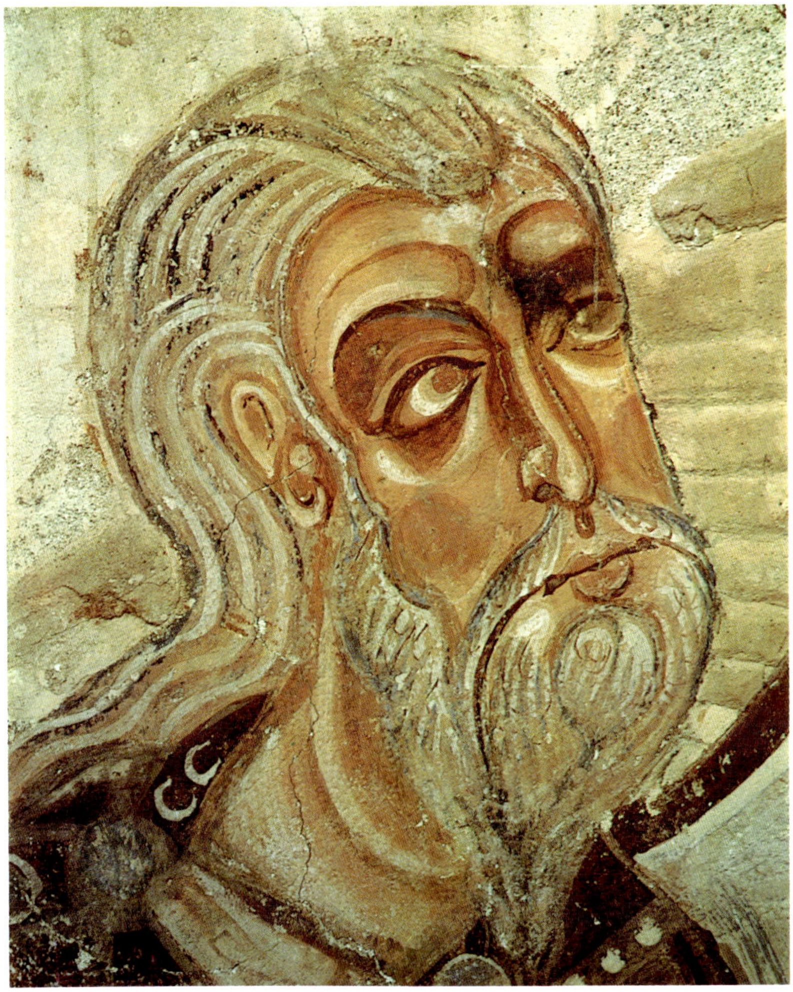

169 – Frauenwörth, Klosterkirche – Der Prophet Jesaias (?). Drittes Viertel 12. Jh. – *Fresko*

Orient. Die große Bedeutung dieser wohl über Venedig gekommenen byzantinischen Elemente hat hier sicher wieder ihren Grund in den Verbindungen zwischen Salzburg und dem Patriarchat Aquileia.

Eine sehr schöne Prophetengestalt (Jesaias?), die 1960 über dem gotischen Chorgewölbe der Abteikirche Frauenwörth auf der Fraueninsel im Chiemsee gefunden wurde, bietet noch ein Paradebeispiel für die Salzburger Malerei dieser Zeit. Man findet hier die gleichen byzantinisierenden Tendenzen wie in Nonnberg, aber auch die gleiche Distanz gegenüber dem griechischen Naturalismus, nämlich in der prachtvoll ornamentalen Anordnung von Haar- und Barttracht des Propheten. Mit Recht hat man die feine Arbeit dieser Malerei mit einer besonders schönen Schöpfung der Salzburger Buchmalerei aus der Zeit ihrer Hochblüte zusammengebracht, mit dem Passauer Evangeliar in der Bayerischen Staatsbibliothek München.

In den Stilbereich der Salzburger Malerei gehören auch die Wandmalereien der Bergkapelle Abb. 326
in Pürgg in der Steiermark. Das Bildprogramm der Kirche enthält teils kosmologische und alttestamentliche Szenen, teils Darstellungen aus den Evangelien. Die kosmologischen und alttestamentlichen Szenen sind auf den Wänden des Altarraums und dem davorliegenden Triumphbogen angebracht, der auch Bildnisse der beiden Stifter trägt. Der eine ist ein Laie, den man seit neuerem für Otto III. von Traungau hält und der etliche Kirchen in der Gegend gegründet hat; der andere ist ein Geistlicher und soll der Abt Gottfried von Admont sein. Die

168 – Salzburg, Klosterkirche Nonnberg – Der heilige Florian. Mitte 12. Jh. – *Fresko*

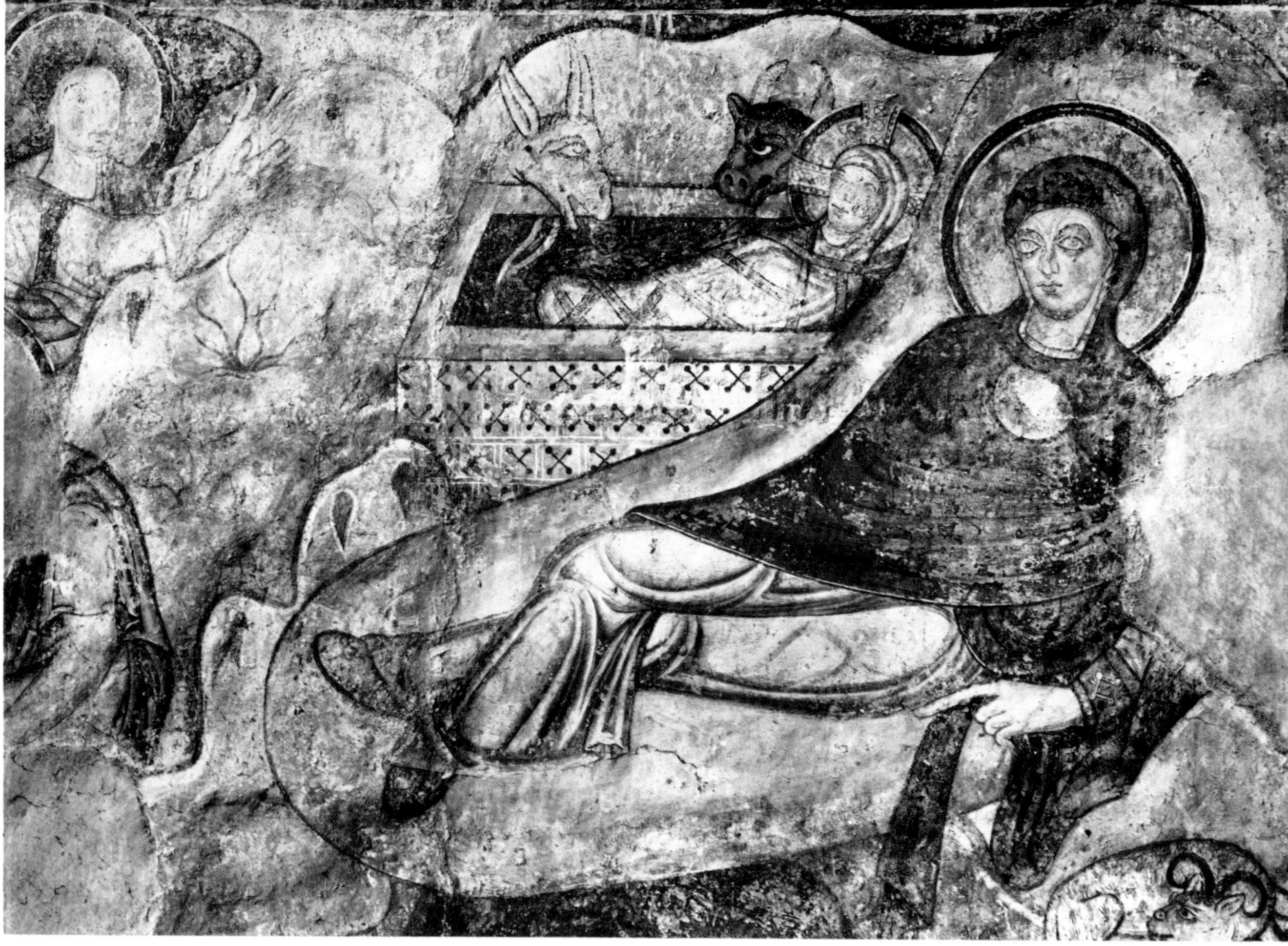

170 – Pürgg, Johanneskapelle, Südwand des Schiffs – Christi Geburt. Mitte 12. Jh. – *Fresko*

neutestamentlichen Szenen bedecken die Mauern des Schiffs. Hier sind das Gleichnis von den klugen und den törichten Jungfrauen und die wunderbare Brotvermehrung dargestellt. Die Szenen wiederholen Zug um Zug die Kompositionsschemata, die kurz zuvor in der Kirche von Friesach in Kärnten verwendet worden waren. Es könnte sein, daß die beiden stilistisch ziemlich unterschiedlichen Zyklen von einem gemeinsamen Salzburger Vorbild abstammen. Die Fresken von Pürgg sind trotz falscher Restaurierungen und ‹Entrestaurierungen› in einigen schönen Partien erhalten; stilistisch und ikonographisch sind sie rein italo-byzantinisch beeinflußt – typisches Beispiel ist die Szene mit Christi Geburt. Aber besonders interessant ist die erstaunliche Darstellung der ‹Katzen bei der Belagerung der Mäuseburg›. Das unerwartete Auftreten dieses offensichtlich als Satire konzipierten, profanen Themas unter den neutestamentlichen Szenen der Kapelle hat bisher noch keine befriedigende Erklärung gefunden.

Obwohl in Salzburg selbst nur wenige Wandmalereien erhalten sind, versteht man die Ausstrahlungskraft dieses Zentrums der Malerei, wenn man sich die zur selben Zeit dort illuminierten Handschriften anschaut. Die Salzburger Werkstätten scheinen sehr früh auf die Herstellung von Luxushandschriften spezialisiert gewesen zu sein, auf Bibeln, Evangeliare und reich verzierte Evangelistare, die zum großen Teil für auswärtige Auftraggeber bestimmt waren. Eines der ältesten Beispiele dafür ist eine im ersten Viertel des 12. Jahrhunderts ent-
Abb. 324 standene Bibel des Klosters Sankt Florian. Ihre illuminierten Initialen lassen eine doppelte Herkunft erkennen: die noch starr und ungeschickt wiedergegebenen menschlichen Gestalten in den Initialen stehen in der Tradition der ausgehenden ottonischen Kunst; die Initialen selbst mit ihrem Flechtwerkdekor im Inneren der Buchstaben sind schlicht und einfach Wie-

derholungen von römischen Handschriften, wie sie seit dem Ende des 11. Jahrhunderts in den südlichen Gegenden des Heiligen Römischen Reiches in Gebrauch waren. So könnte eine römische Bibel wie jene, die Erzbischof Gebhard von Salzburg (1060–1088) dem Kloster Admont geschenkt hat, wo sie sich noch heute befindet, sehr wohl als Vorlage für die Bibel von Sankt Florian gedient haben.

Falls diese römische Spur eine neue Hinwendung nach Italien anzeigte, so scheint sie den Stil der Salzburger Werkstätten doch nicht nachhaltig beeinflußt zu haben. Zwei weitere, mit sehr reichen Bilderzyklen geschmückte Bibeln aus dem zweiten Viertel des 12. Jahrhunderts, die Bibel des Abtes Walther von Michaelbeuern und besonders eine zweite Bibel des Klosters Admont, die man früher irrtümlich für die Bibel des Abtes Gebhard gehalten hat, bezeichnen eine wichtige Wende in der Entwicklung des Salzburger Stils, für den byzantinische Elemente von da an bestimmend waren.

Mit allen seinen Merkmalen ist dieser Stil an zwei in Salzburg entstandenen Meisterwerken zu beobachten: am Antiphonar von Sankt Peter in Salzburg und am sogenannten Perikopenbuch der heiligen Erentrud. Das Perikopenbuch wurde um 1140 für das Kloster Nonnberg geschrieben und illuminiert, wo Erentrud als Patronin verehrt wurde. Mit dieser Handschrift

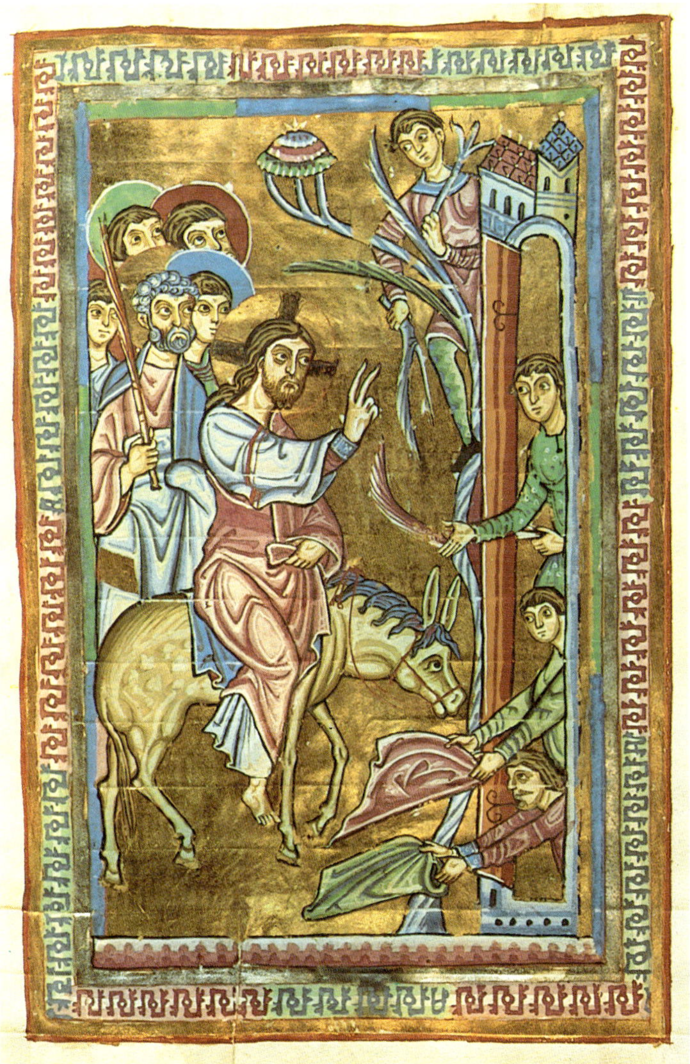

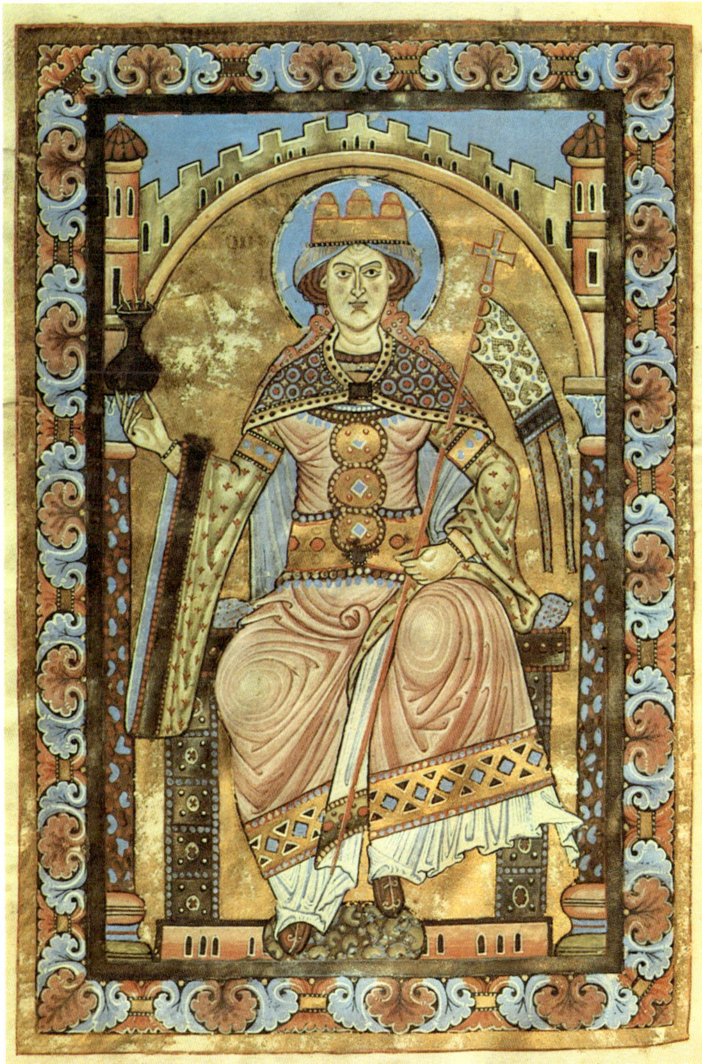

171 – Salzburg – Sogenanntes Perikopenbuch der heiligen Erentrud: Christi Einzug in Jerusalem. Um 1140 – *Malerei auf Pergament; Gesamthöhe 0,308 m* – München, Bayerische Staatsbibliothek

172 – Passau – Evangelistar: Allegorie der Kirche. Drittes Viertel 12. Jh. – *Malerei auf Pergament; Gesamthöhe 0,32 m* – München, Bayerische Staatsbibliothek

hat die romanische deutsche Buchmalerei der ersten Hälfte des 12. Jahrhunderts einen Höhepunkt erreicht. Die sechsundfünfzig hauptsächlich dem Leben Christi gewidmeten Miniaturen fallen durch ihre perfektionierte, prunkhafte Maltechnik und durch die Nüchternheit der Darstellung auf; weil sich der Maler immer auf die wesentlichen Elemente beschränkte und sie auf engem Raum zusammendrängte, gewinnen die Szenen große dramatische Intensität. Die gleiche Spannung zwischen Gegenstand und Darstellung spürt man auch in einem Passauer Evangelistar, das im dritten Viertel des Jahrhunderts von einem Künstler illuminiert worden ist, der den Stil des Perikopenbuchs der heiligen Erentrud unmittelbar weitergeführt zu haben scheint. Eine in ihrer Perfektion etwas kühl wirkende monumentale Personifizierung der Kirche in dieser Handschrift demonstriert die hohe Könnerschaft, die von den Salzburger Buchmalern in dieser Zeit erreicht worden war.

Eine lebendigere Auffassung des menschlichen Körpers, größere Leichtigkeit in der Bewegung der Figuren und in der Anordnung des Faltenwurfs – das waren Errungenschaften, die die Salzburger Buchmaler durch das Studium der Byzantiner erworben hatten. Dennoch blieben diese Qualitäten bei ihnen, was Zeichnung und Form anging, einer strengen Disziplin unterworfen. Das läßt sich am Antiphonar von Sankt Peter in Salzburg ablesen. Nur bei acht Szenen dieser Handschrift ist die gleiche reiche Maltechnik angewandt worden wie bei den eben genannten Handschriften: bei den Widmungen und den Bildern zu den hohen Festen des Kirchenjahrs. Neu in dieser von Abt Heinrich (1147–1167) in Auftrag gegebenen Handschrift ist nur der eigentlich zeichnerische Anteil. Die weiteren fünfzig Illustrationen im Rest des Bandes sind nämlich einfach mit brauner Tinte gezeichnet, und zwar in erstaunlicher Meister-

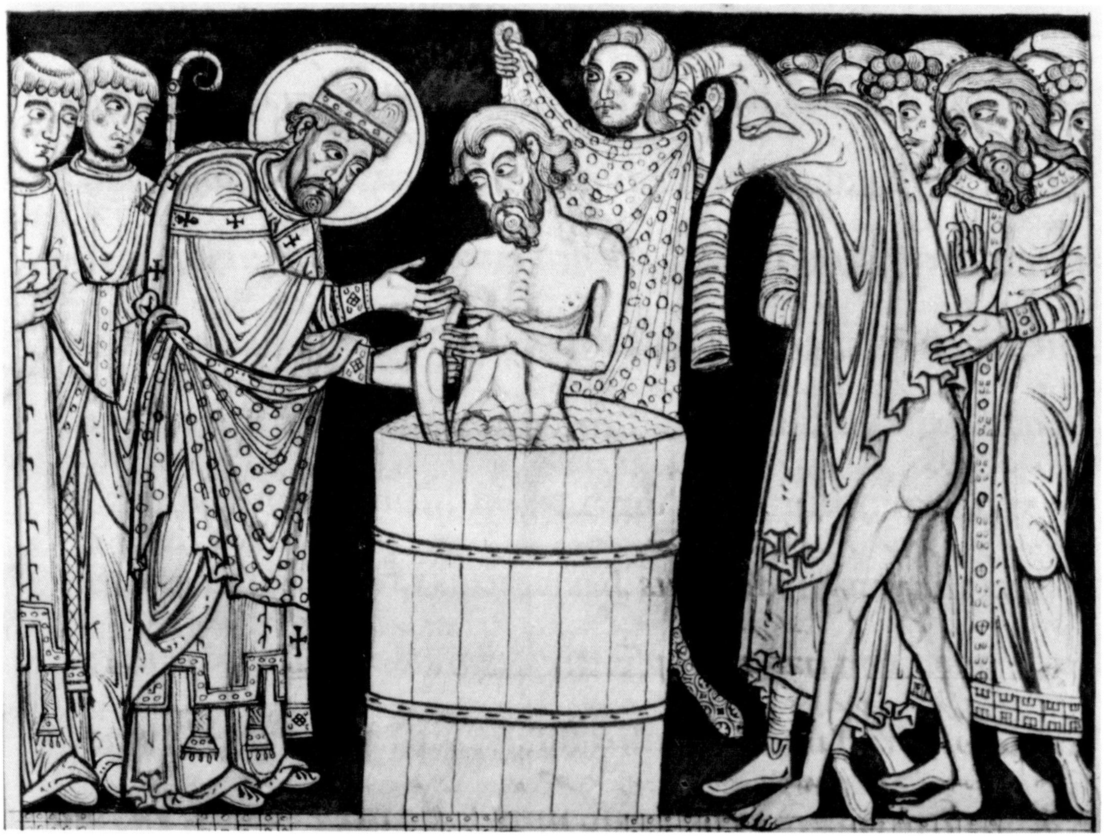

173 – Salzburg – Antiphonar von Sankt Peter: Der heilige Rupert tauft die Heiden. Um 1160 – *Malerei auf Pergament; Gesamthöhe 0,432 m* – Wien, Österreichische Nationalbibliothek

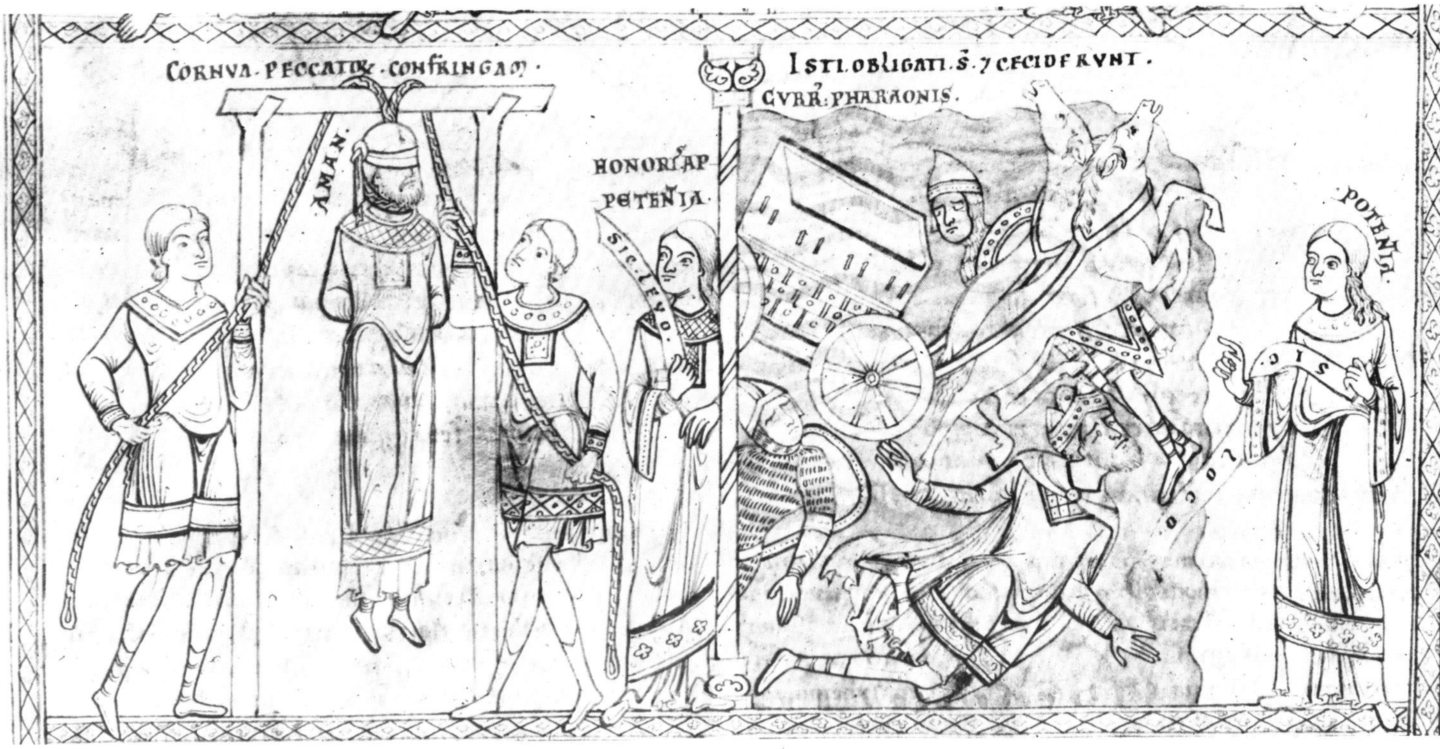

174 – Prüfening – Glossarium Salomonis: Allegorie der Laster (Ausschnitt). 1158–1165 – *Zeichnung auf Pergament; Gesamthöhe 0,532 m* – München, Bayerische Staatsbibliothek

schaft; sie heben sich von einem hellblauen Grund ab, der in einen grünen Grund eingelassen ist. Der Stil dieser Illustrationen ist zwar eindeutig salzburgisch, aber die Technik der Federzeichnung auf farbigem Grund – als eigene Gattung verstanden – ist weder ausschließlich salzburgisch noch von Salzburger Künstlern erfunden worden; sie hat Vorläufer in Schwaben (Stuttgarter Passionale) und besonders in Köln. Man vermutet seit kurzem, daß diese Technik von dort über das Kloster Prüfening bei Regensburg, wo zahlreiche Handschriften ihre fortwährende Verwendung bezeugen, nach Salzburg gekommen sei. Aber in Prüfening diente das Verfahren zur Darstellung umfangreicher Lehrprogramme, wie die Illustrationen des zwischen 1158 und 1165 dort angefertigten Glossariums Salomonis belegen. Die gleiche didaktische und allegorische Zielsetzung spürt man in einem leider stark restaurierten Freskenzyklus, einem der wenigen in Regensburg erhaltenen, in der Allerheiligenkapelle am Dom.

Wand- und Buchmalerei in Deutschland und an der Maas. Die frühen Jahre (um 1100–1130)

Die letzten Ausläufer der ottonischen Kunst zogen sich, wie schon gesagt, bis etwa 1100 hin, mitunter sogar darüber hinaus; bevor sich dann der romanische Stil durchsetzte, der erst vom zweiten Viertel des 12. Jahrhunderts an von einem neuen Stil beherrscht wurde, gab es in Deutschland innerhalb der Zeitspanne vom Ende des 11. Jahrhunderts bis etwa 1130 eine kurze Zwischenperiode, aus der wir nur wenige bedeutende Arbeiten besitzen. Niemand weiß, ob diese Lücke in zufälligen Zerstörungen ihren Grund hat oder in geringer Produktion der deutschen Werkstätten zu einer Zeit, als die Kraft des ottonischen Stils schon erlahmt war. Jedenfalls ist es bei diesem Stand der Überlieferung sehr schwierig nachzuweisen, auf welche Weise die neue romanische Kunstsprache hinfort für die ganze Wand- und Buchmalerei der westlichen und südlichen Teile des Heiligen Römischen Reiches bestimmend werden konnte.

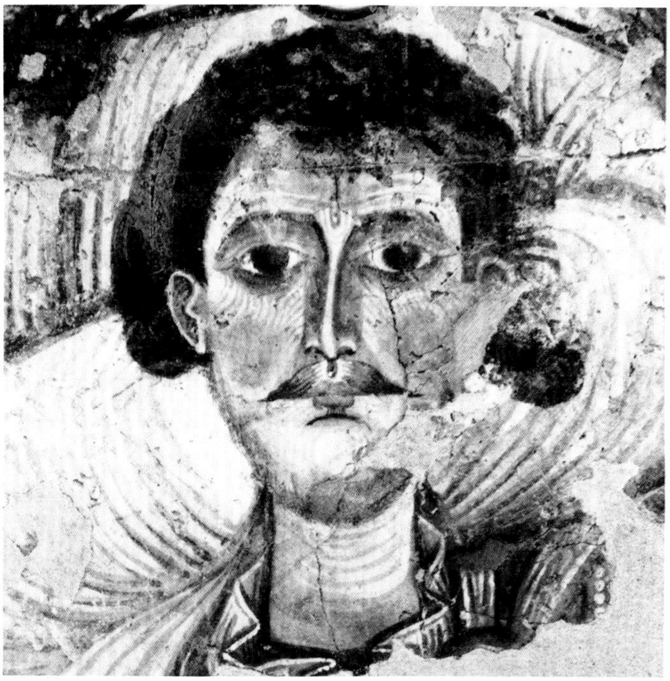

175 – Köln, Sankt Gereon – Ein Prophet, der einen Apostel trägt (Ausschnitt). Anfang oder erstes Viertel 12. Jh. – *Fresko; Gesamthöhe 1,28 m*

Ebenso schwer ist die Grundfrage zu beantworten, die sich aus dem fast übergangslosen Wechsel vom alten zum neuen Stil erhebt. Handelte es sich bei diesem Wandel nun um eine immanente, natürliche Entwicklung, um die Durchsetzung von latent im ottonischen Stil enthaltenen Tendenzen, oder war er das Ergebnis äußerer Einflüsse? Bei aller gebotenen Vorsicht und ohne die Innovationskraft der deutschen Werkstätten zu verkennen, kann man anhand der vereinzelten Zeugnisse aus dieser Zeit sagen, daß die – vielleicht über Cluny vermittelten – italo-byzantinischen Anregungen einen maßgeblichen Anteil an diesem Wandel hatten. Ein kürzlich im Dekagon von Sankt Gereon in Köln entdecktes Freskenfragment hat bewirkt, daß man das Auftreten des romanischen Stils in Köln jetzt erheblich anders einschätzt als bisher. Das erstaunlich qualitätvolle Gemälde vom Anfang oder aus dem ersten Viertel des 12. Jahrhunderts verdankt dem ottonischen Stil nicht mehr viel: die Intensität des Blicks und der feine Nasenrücken des Propheten, der einen Apostel auf den Schultern trägt, die Drapierung der Fächerfalten am Gewand dieses Apostels und das Bildthema selbst, das unseres Wissens zuerst in San Sebastianello in Rom dargestellt wurde – all das zeigt, daß der Maler etliche mediterrane Stilelemente übernommen hat.

In einem nah verwandten Stil ist die prachtvolle Miniatur gehalten, die am Anfang der Bibel aus Sankt Kastor in Koblenz steht. Dieses Bild ist wohl nicht in den Jahren zwischen 1067 und 1077 entstanden, in denen die Handschrift der Koblenzer Kirche zum Geschenk gemacht wurde; es ist wahrscheinlich nachträglich, etwa zu Beginn des 12. Jahrhunderts, über eine ältere Zeichnung gemalt worden. Man bemerkt dieselben byzantinischen Elemente wie auf dem Kölner Fresko, etwa in der Behandlung der vielen, scharfgezogenen Falten und des Antlitzes der göttlichen Gestalt. Und auch die Farbgebung weist darauf hin, daß der Künstler von italienischen, und zwar unter Umständen von römischen Werkstätten gelernt hat; die mit verschiedenen Weinrottönen abschattierte rötliche Farbe des Mantels ist typisch für die römische Buchmalerei. Dann ist die Unterteilung des Grundes in ineinandergefügte grüne und

176 – Köln (?) – Bibel von Sankt Kastor in Koblenz: Gott als Weltenschöpfer. Anfang 12. Jh. – *Malerei auf Pergament; Gesamthöhe 0,45 m* – Pommersfelden, Gräflich Schönbornsche Bibliothek

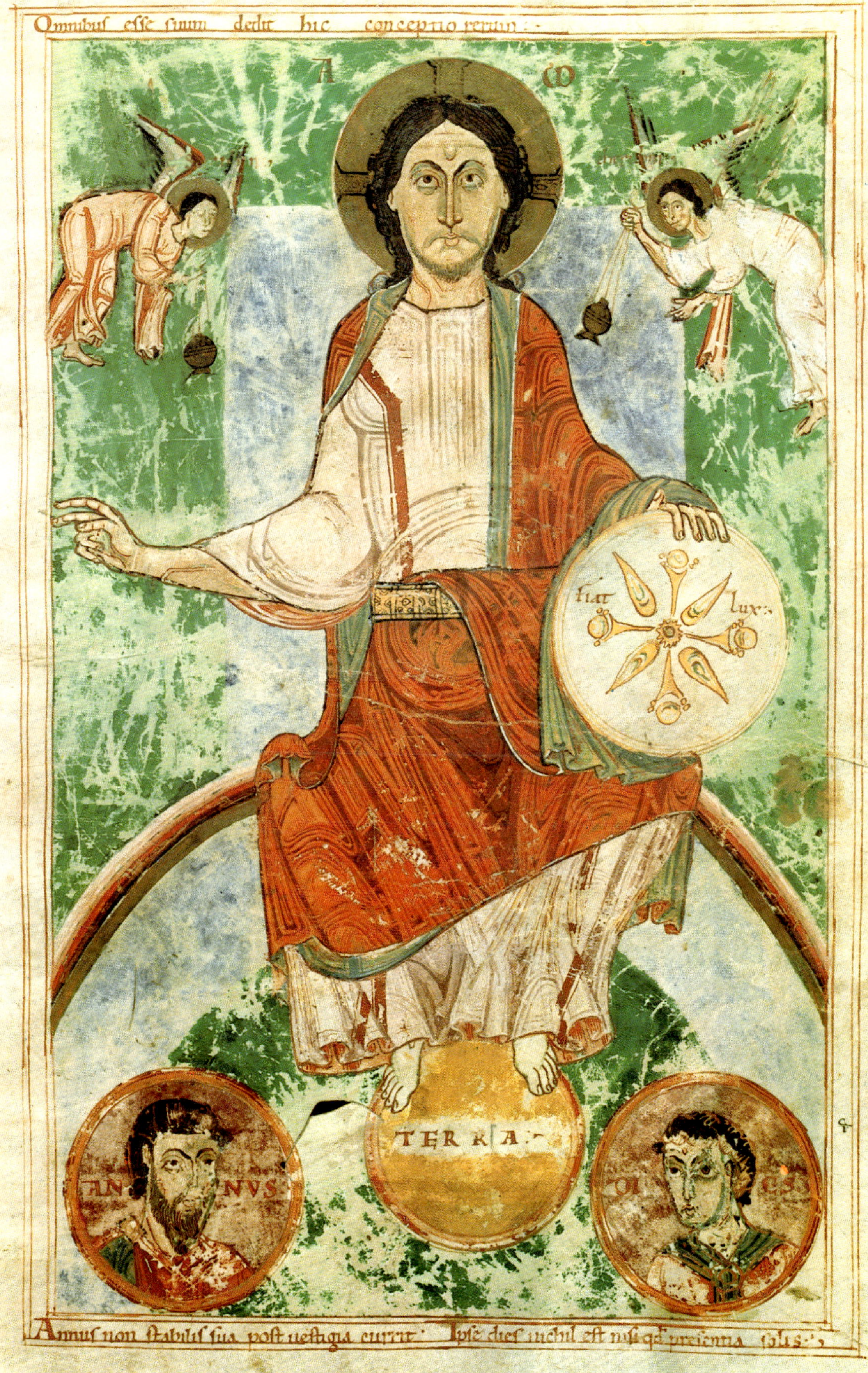
Omnibus esse suum dedit hic conceptio rerum
A
ω
fiat lux
TERRA
AN NVS
DI ES
Annus non stabilis sua post uestigia currit: Ipse dies nichil est nisi qd presentia solis

blaue Zonen zu beachten: diese bei den römischen Malern übliche Raumwiedergabe ist hier zum erstenmal nördlich der Alpen belegt. Das Verfahren wurde in Köln schnell zur Regel und verbreitete sich von dort aus über das ganze Reich. Die Neigung, die ursprünglich byzantinischen dichten Falten in ein streng paralleles geometrisches Schema zu bringen, weist aber doch auf die nördliche Herkunft des Künstlers hin.

Das Aufkommen von italo-byzantinisch beeinflußten Arbeiten im Rhein-Tal hing nicht nur mit einer Veränderung des Geschmacks zusammen. Sicher muß man hier auch die Auswirkung der Reformbestrebungen des Papsttums auf künstlerischem Gebiet berücksichtigen und auch die Tatsache, daß diese Bemühungen in den Grenzen des Reiches durch die mächtige Abtei Cluny stark unterstützt wurden. Das Beispiel dieses großen burgundischen Zentrums hat das Klosterleben diesseits des Rheins bestimmt beeinflußt, wo sich, ausgehend vom Kloster Hirsau in Schwaben, seit dem 12. Jahrhundert eine kraftvolle Reformbewegung und eine Politik der direkten Unterwerfung unter das Papsttum entwickelten. Die künstlerische Entsprechung dieser Reformbewegung findet sich in dem um 1120 bis 1130 entstandenen dreibändigen Passionale der Stuttgarter Landesbibliothek. Die Bände stammen aus Hirsau oder aus seinem Filialkloster Zwiefalten, wo sie seit 1170 lagen; sie sind mit einfachen, farblich nur sparsam aufgehöhten Zeichnungen illustriert, deren trockene Ausführung eine Hinwendung zur Strenge deutlich macht, eine völlige Abkehr von dem erlesenen Prunk ottonischer Künstler. Nur der erste Band enthält eine mit starken Farben verzierte figürliche Initiale. Bezeichnend ist, daß diese Initiale sich wie die gleichzeitige Bibel von Sankt Florian in Österreich an die im ‹geometrischen› Stil gehaltenen Initialen römischer Handschriften anschließt, von denen Hirsau in der noch vor 1084 von Kaiser Heinrich IV. gestifteten Bibel ein ausgezeichnetes Beispiel besaß. Den zweiten Band eröffnen zwei große Illustrationen: die eine stellt in zwei Zonen das Martyrium des Petrus und des Paulus dar, die andere eine monumentale Gestalt Marias mit dem Kind. Auch auf diesen beiden Seiten entdeckt man das römische Schema des von einem grünen Rahmen umschlossenen blauen Grundes.

Abb. 323

Im Norden, in Niedersachsen, steht die von dem Mindener Bischof Sigwart gegründete und 1129 geweihte kleine Kirche von Idensen; dort findet man einen der sehr seltenen Freskenzyklen, die auf einen frühen Einfluß des italo-byzantinischen Stils hinweisen. Diese Malereien sind das Werk einer Gruppe von Künstlern, die stilistisch weitgehend übereinstimmten. In den Jochen des Schiffs sind verschiedene Szenen aus dem Alten und aus dem Neuen Testament einander gegenübergestellt; im nördlichen Querschiff befinden sich Bilder aus dem Leben des Petrus. Ein besonders gut erhaltenes Bild im Längsschiff zeigt uns Petrus inmitten von Diakonen, wie er in einer Kirche die Taufe vornimmt. Der Urheber dieses Freskos demonstriert deutlich, was er der transalpinen Kunst verdankt: die kunstvolle Modellierung der Gesichter, die elegante Einfachheit des Faltenwurfs und die Harmonie der Farben, bei denen warme Töne vorherrschen (Braunrot, Ocker und Purpurviolett), die ab und zu von frischen Farben belebt sind (Mandelgrün, Himmelblau). Auch hier ist wieder das römische Schema des grün umrahmten blauen Grundes anzutreffen.

Der Höhepunkt der Romanik in den Rheinlanden (um 1130–1170)

Die auf dem fragmentarisch erhaltenen Fresko von Sankt Gereon in Köln und in der Bibel von Sankt Kastor in Koblenz anhebende Entwicklung setzte sich in zwei verschiedenen Gruppen von Kölner Handschriften aus dem zweiten Viertel des 12. Jahrhunderts fort. Die malerische und byzantinisierende Richtung dieser beiden Werke wurde in einer Reihe von Handschriften beibehalten, unter denen ein vor 1131 für den Erzbischof Friedrich von Köln angefertigtes

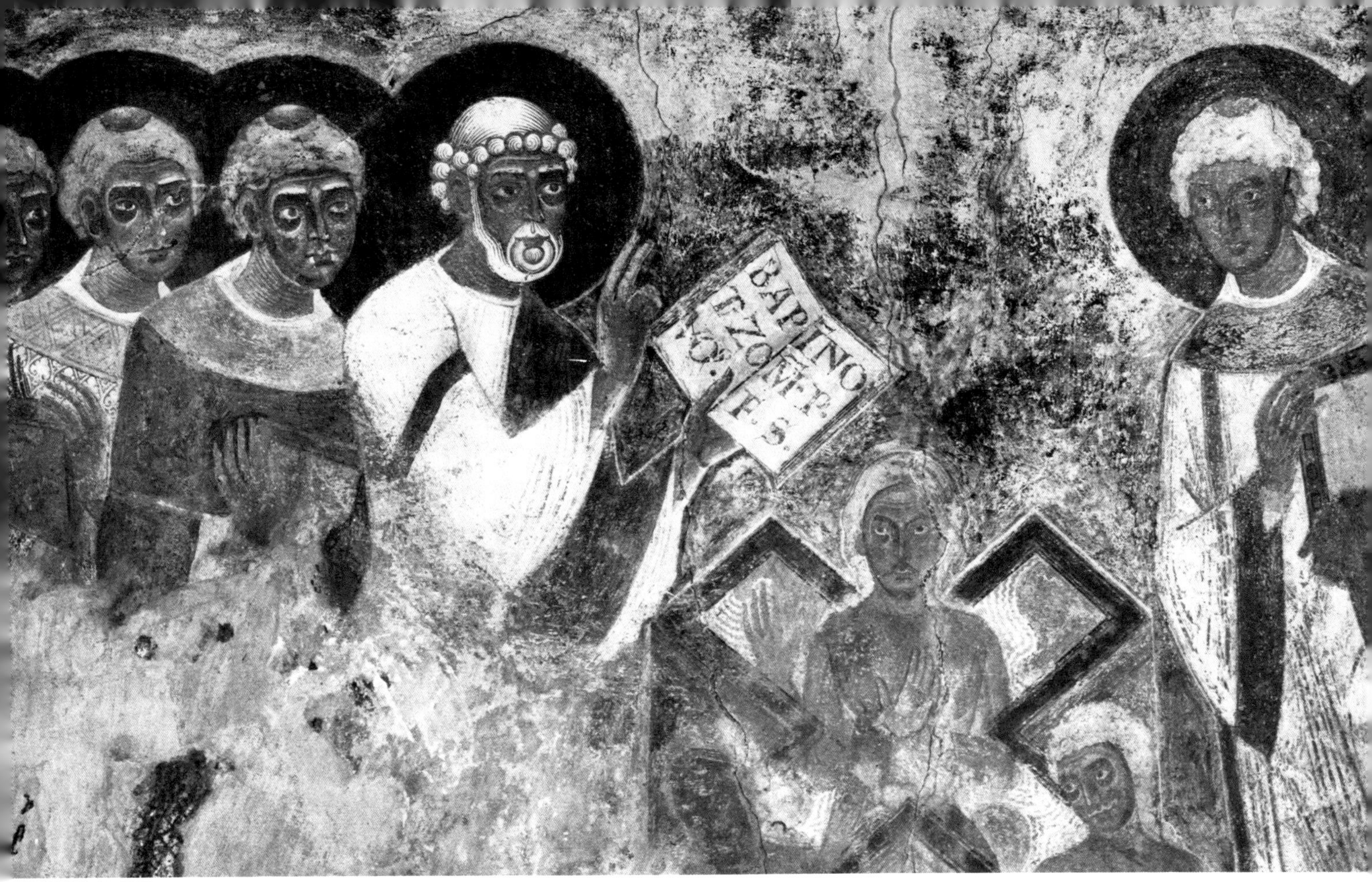

177 – Idensen, Kirchenschiff – Petrus tauft, von Diakonen umgeben. Um 1120–1130 – *Fresko*

Lektionar herausragt. Vollendete Maltechnik und vereinfachte Wiedergabe byzantinischer Formen zeichnen die Werke dieser ersten Gruppe aus, Werke, die vielleicht alle aus ein und derselben Werkstatt stammen. Besonders hervorzuheben sind ein Evangeliar aus Sankt Pantaleon in Köln und eine Miniatur mit einer *Majestas Domini,* die in die Oberseite eines von dem Kölner Goldschmied Eilbertus signierten Tragaltars aus dem Welfenschatz eingelassen ist.

Der Stil des Freskos von Sankt Gereon und der Bibel von Sankt Kastor hat auch – obwohl in anderer Form – eine zweite Gruppe von Kölner Werken geprägt, die auch wohl in dieselbe Zeit wie die erste gehört. Bei dieser zweiten Gruppe wurde die schon in der Bibel von Sankt Kastor offenkundige Neigung, die naturnahe Zeichnung der italo-byzantinischen Vorbilder in gleichsam geometrische Formen zu übertragen, mit letzter Konsequenz verwirklicht. Die beiden schönsten Arbeiten dieser Gruppe, der aus Groß Sankt Martin in Köln stammende Beda der Leipziger Universitätsbibliothek und ein Lektionar aus Siegburg, enthalten keine Abb. 297 gemalten Miniaturen, sondern Tintenzeichnungen auf dem bekannten blauen und grünen Grund. Die Zeichnung des Meisters des Leipziger Beda ist so gestochen scharf, daß sie vielleicht auf eine absolvierte Goldschmiedelehre schließen läßt. Sie ist unterteilt in eine Vielzahl von wiederholten oder ineinandergeschachtelten Feldern, die nur noch von fern an die italo-byzantinischen naturalistischen Formen erinnern, aus denen sie sich entwickelt haben. Wir haben hier ein besonders gelungenes Beispiel des romanischen Formalismus vor uns, wie er schon zu Beginn des Jahrhunderts im Werk des Goldschmieds Roger von Helmarshausen zum Ausdruck kam, mit dem der Künstler manchmal verglichen worden ist.

Die Kunst des Meisters des Leipziger Beda finden wir auch noch in einem Münchener

Exemplar des ‹*De victoria Verbi Dei*› des Rupert von Deutz. Der Traktat ist dem ehemaligen Siegburger Abt Kuno gewidmet, der von 1126 bis 1132 Bischof von Regensburg war, und man ist geneigt, die aus Sankt Emmeram in Regensburg stammende Münchener Handschrift für das persönliche Exemplar Kunos zu halten oder wenigstens für eine Kopie, die er in Köln für die bedeutendste Benediktinerabtei seiner Diözese hatte anfertigen lassen. Jedenfalls hat der Meister des Leipziger Beda hier eine neue Seite seiner Kunst entfaltet.

Die mit Figuren verzierte Initiale am Anfang des Bandes zeigt im Inneren einer kunstvollen vegetabilischen Fadenvolute den Kampf des heiligen Michael mit dem Drachen. Die mit untadeliger Sicherheit gezeichnete Initiale läßt die umfassende Bildung des Künstlers erkennen, der hier zwei Initialentypen vereint, die seit dem 11. Jahrhundert in den englischen und normannischen *scriptoria* verwendet wurden: die Initiale mit den von Figuren bevölkerten Ranken und die Initiale mit den ‹Gymnasten›.

Ein Ableger dieses Kölner Stils findet sich überraschenderweise in zwei um 1140 bis 1150 in Prag entstandenen Handschriften aus dem *scriptorium* des Prämonstratenserklosters Strahov, dessen erster Abt Gezo Beziehungen zu Köln unterhielt. Die eine Handschrift liegt in der Königlichen Bibliothek in Stockholm, die andere in der Kapitelbibliothek des Veits-Doms in Prag; an beiden waren zwei Künstler beteiligt: Hildebert, der Leiter der Werkstatt, und sein Lehrling Everwin, die ihre Tätigkeit als Illuminatoren auf eine für die Zeit ganz ungewöhnliche, lebendige Weise geschildert haben.

In dem Stockholmer Breviar sieht man unter einer Miniatur, die den heiligen Gregor inmitten von böhmischen Prälaten und Würdenträgern darstellt, Hildebert bei der Fertigstellung eines gemalten Schriftbandes, dessen Inschrift ein Mönch gerade fertiggestellt hat. Sein Lehrling kommt auf ihn zu und hält ihm zwei Schalen mit Farbe hin. Viel merkwürdiger noch ist

178 und 179 – Köln (?) – De victoria Verbi Dei: Initiale ‹V› mit dem Kampf des Erzengels Michael gegen den Drachen (Gesamtansicht und Ausschnitt). Zweite Hälfte 12. Jh. – *Farbig gehöhte Zeichnung auf Pergament; Gesamthöhe 0,332 m* – München, Bayerische Staatsbibliothek

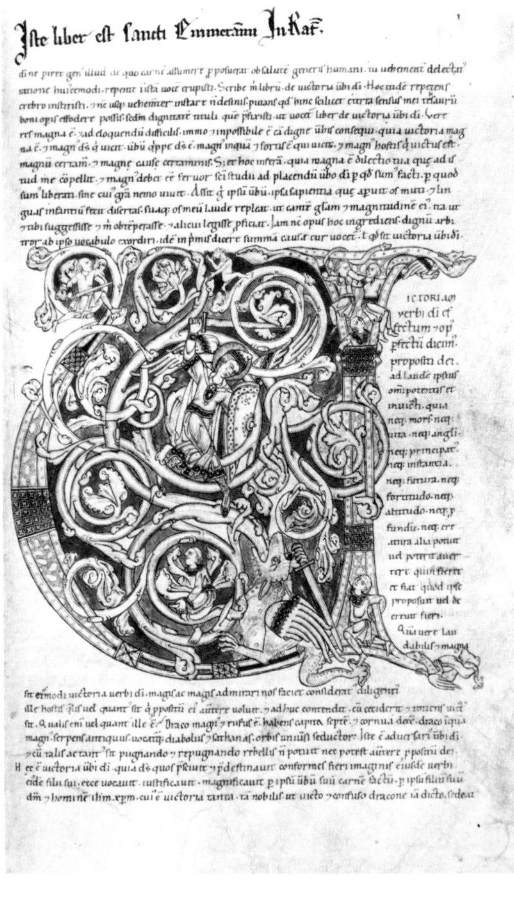
Iste liber est sancti Emmerami

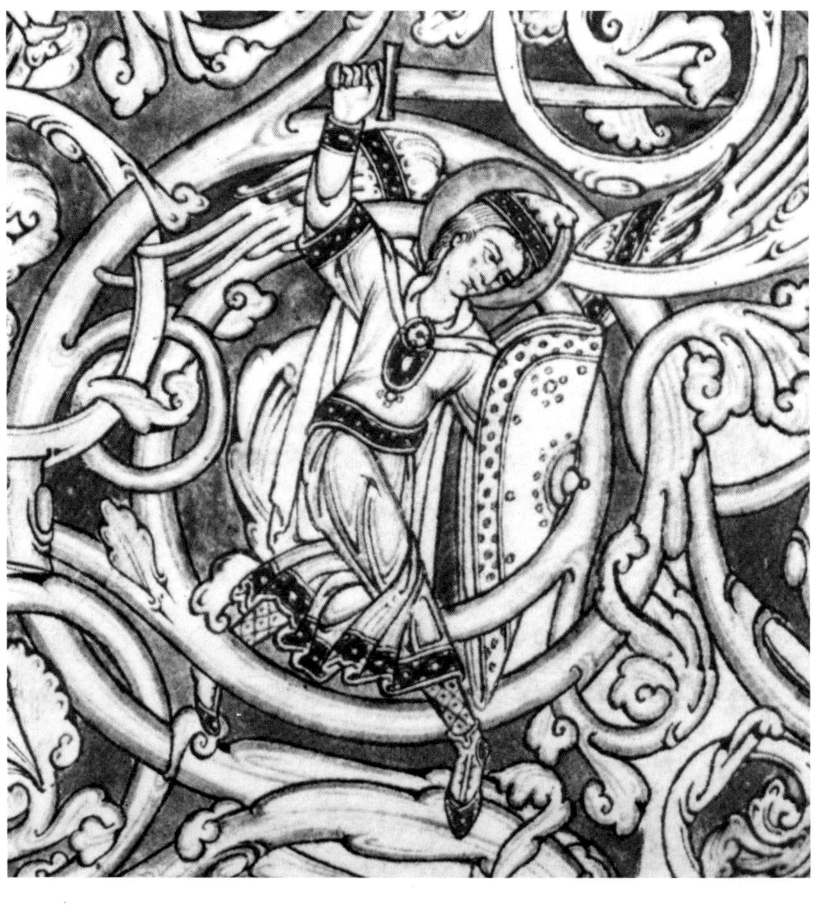

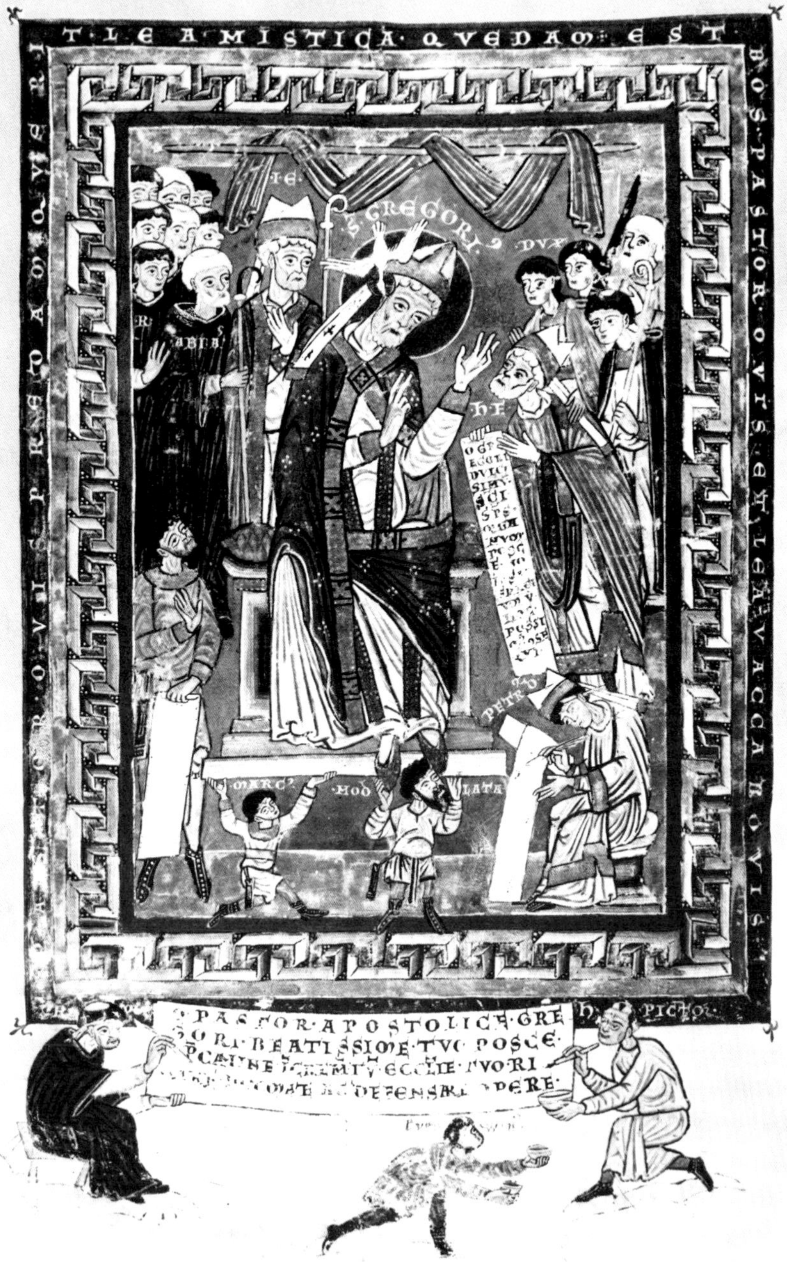

180 – Prag – Missale: Der heilige Papst Gregor inmitten von Prälaten und Würdenträgern; unten Hildebert und sein Schüler. 1136–1137 – *Malerei auf Pergament; Gesamthöhe 0,283 m* – Stockholm, Königliche Bibliothek

die Szene am Ende der Prager Handschrift: eine ausgehungerte Maus bringt Unruhe in die beschauliche Werkstatt, sie hat gerade das gebratene Hähnchen vom Tisch des Hildebert heruntergestoßen. Der wendet sich wütend von seinem Pult und apostrophiert das Tier folgendermaßen: «Elende Maus, wie oft plagst du mich! Gott möge dich verderben!» Zu Füßen des Meisters sitzt Everwin ungestört und malt weiter an seiner Blattranke. Ein Vergleich der Bilder macht deutlich, daß Hildebert besser zeichnen als malen konnte. Vielleicht war er ein Schüler des Meisters des Leipziger Beda, der Stil der Prager Zeichnung mit ihren metallisch wirkenden Lamellenfalten und ihren Dreiecksfalten läßt darauf schließen.

Zu diesen rheinischen Arbeiten gehört wohl auch noch ein Perikopenbuch der Pariser

Nationalbibliothek, ein Kleinod romanischer Buchmalerei im Nordwesten Deutschlands. Seine Herkunft ist allerdings weiter umstritten: man hat es erst am Mittelrhein, dann an der Weser, an der Grenze zwischen Westfalen und Niedersachsen zu lokalisieren versucht. Dafür spricht die Verwandtschaft des Perikopenbuchs mit einigen vermutlich aus Sachsen stammenden Handschriften wie etwa dem Evangeliar aus Gnesen, das den Stil des Pariser Perikopenbuchs beeinflußt zu haben scheint. Aber der nüchterne Stil steht mit seiner maßvollen Klassizität doch in rheinischer Kunsttradition. Trotz der offensichtlichen, vielleicht über Rom oder Cluny vermittelten Byzantinismen sind diese Illuminationen ohne jeden dramatischen Effekt. Das außerordentlich fein abgestimmte Kolorit, in dem zarte Töne vorherrschen, läßt den Buchmaler mitten im 12. Jahrhundert als eine Reinkarnation des raffiniertesten ottonischen Buchmalers erscheinen, des Meisters des ‹*Registrum Gregorii*›. Auch auf ikonographischem

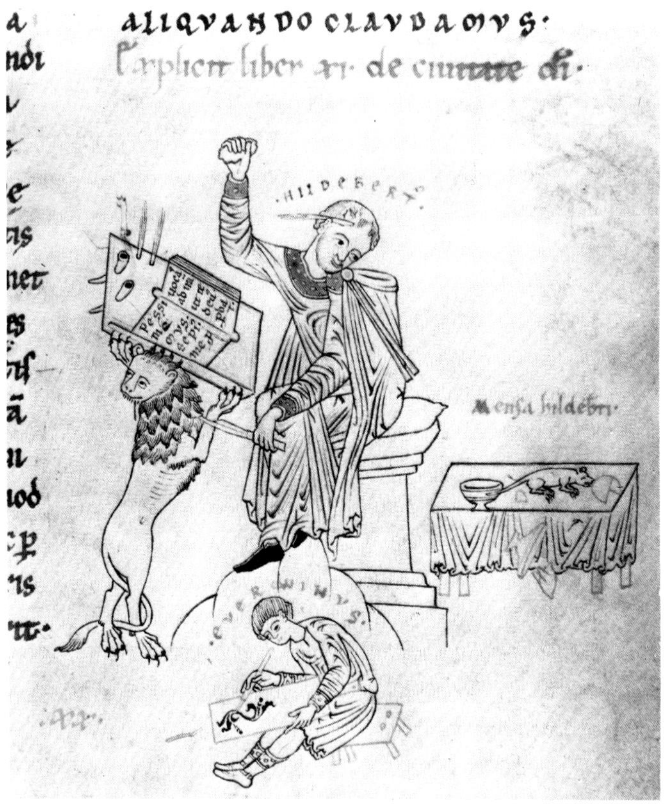

181 – Prag – Augustinus, ‹De Civitate Dei›: Der Buchmaler Hildebert und sein Geselle Everwin. Um 1140–1150 – *Zeichnung auf Pergament; Gesamthöhe 0,335 m* – Prag, Kapitelbibliothek des Veits-Doms

Gebiet erwies sich der Künstler als schöpferisch; so ist die ursprünglich byzantinische Szene des Marientodes sehr persönlich wiedergegeben.

Parallelen zum Stil dieses Künstlers hat man in der Buchmalerei und vor allem auch in der Wandmalerei der Gegend um Köln zu finden geglaubt, besonders in Brauweiler und Schwarzrheindorf. Die um die Mitte des 12. Jahrhunderts oder kurz danach entstandene Ausmalung der beiden Kirchen ist leider zu stark zerstört, als daß man ein fundiertes stilistisches Urteil darauf aufbauen könnte. Aber es ist nicht unmöglich, daß der Glasmaler Gerlachus, der zwischen 1150 und 1160 die Fenster des Klosters Arnstein schuf, unter dem Einfluß

182 – Rheinland oder Norddeutschland (?) – Perikopenbuch: Marientod. Mitte 12. Jh. – *Malerei auf Pergament; Höhe der Miniatur 0,207 m* – Paris, Bibliothèque Nationale

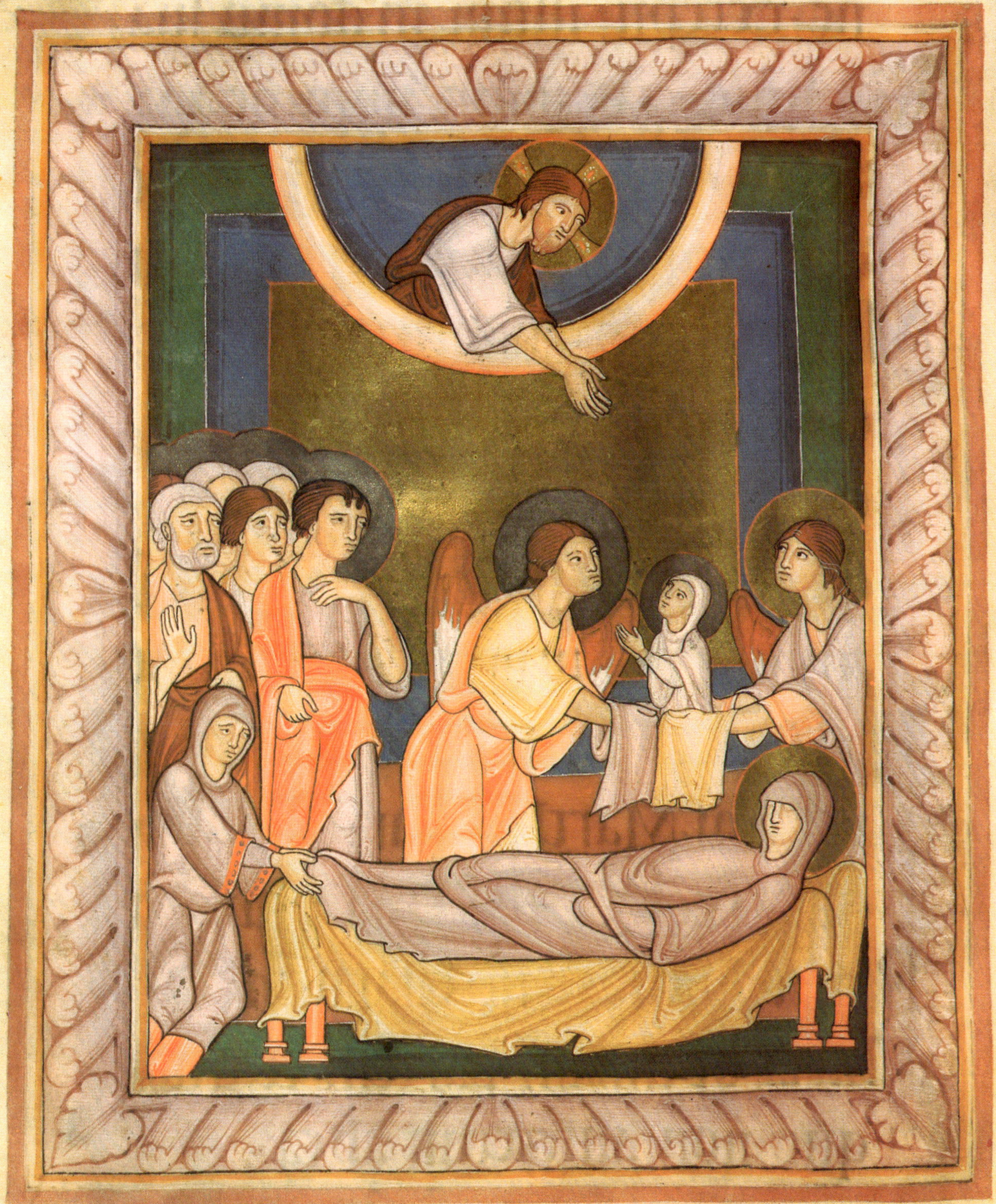

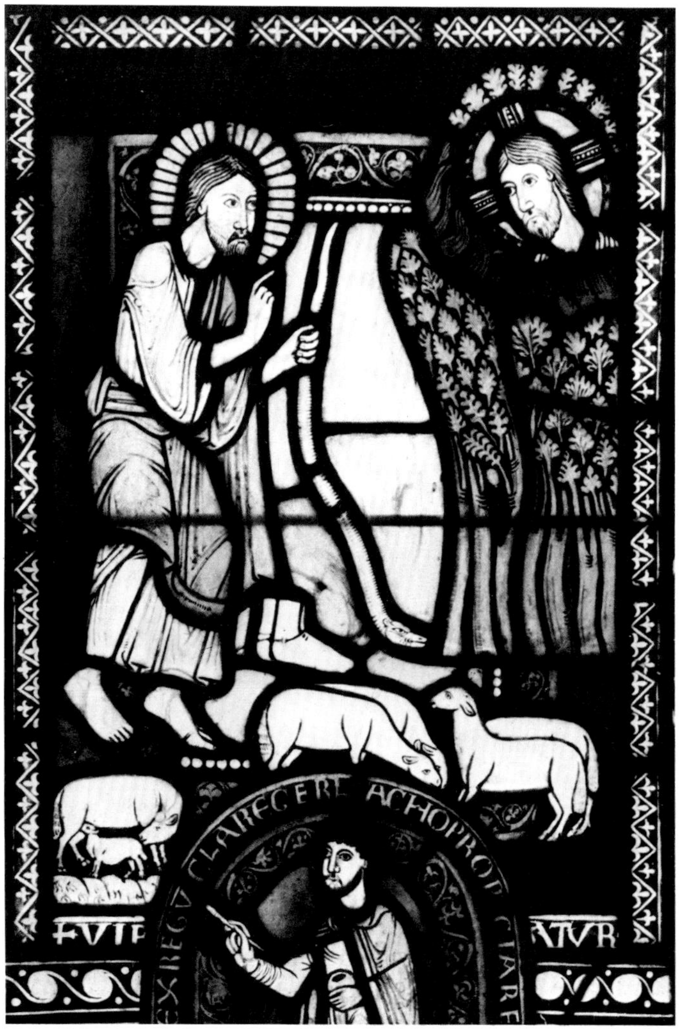

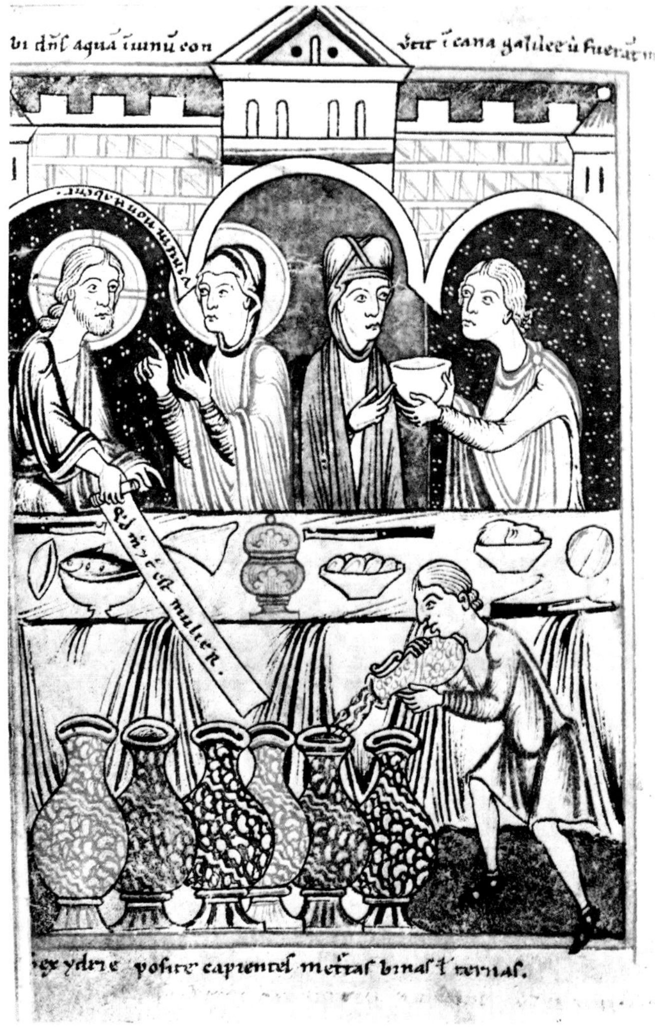

183 – Abtei Arnstein – Moses vor dem brennenden Dornbusch, unten der Glasmaler Gerlachus. Um 1150–1160 – *Glasfenster* – Münster, Westfälisches Landesmuseum für Kunst und Kulturgeschichte

184 – Trier (?) – Sogenanntes Gebetbuch der Hildegard von Bingen: Die Hochzeit von Kana. Um 1180–1190 – *Malerei auf Pergament; Gesamthöhe 0,159 m* – München, Bayerische Staatsbibliothek

des Stils gestanden hat, den der Meister des Pariser Perikopenbuchs so glänzend beherrschte. Was die Buchmalerei angeht, so scheinen noch die schönen kolorierten Zeichnungen auf blauem und grünem Grund im sogenannten Gebetbuch der Hildegard von Bingen den Einfluß dieses Malers wiederaufzunehmen, obwohl sie später entstanden sind (1180–1190).

Die Buchmalerei im Maas-Gebiet

Die Diözese Lüttich im Herzen des alten Lothringen erlebte als romanische Enklave im politischen Rahmen des Heiligen Römischen Reiches im 12. Jahrhundert einen außergewöhnlichen künstlerischen Aufschwung. Buchmalerei und Goldschmiedekunst in dieser Gegend wiesen damals so charakteristische gemeinsame Merkmale auf, daß der französische Archäologe Charles de Linas am Ende des vorigen Jahrhunderts mit Recht den Begriff einer eigenen Maas-Kunst prägte, der heute allgemein akzeptiert wird.

Das erste Denkmal der Maas-Kunst aus der Diözese Lüttich ist glücklicherweise datiert: es handelt sich um die berühmte zweibändige Bibel, die von den Schreibern Goderanus und

Ernestus 1097 für das Kloster Stavelot angefertigt worden ist. An den Miniaturen der Bibel waren vier verschiedene Künstler beteiligt. Der erste und am wenigsten interessante unter den vieren war wohl Goderanus selbst, der schon 1084 eine für die Abtei Lobbes bestimmte Bibel geschrieben und in ähnlicher Weise ausgeschmückt hatte. Der Abstand zwischen seinen starren Gestalten und der überlegenen Kunst seiner Mitarbeiter war groß. Zwei dieser Maler waren offensichtlich noch vom ottonischen Stil geprägt. Die sorgfältig gezeichneten, vor einem purpurfarbenen Grund ausgesparten kleinen Figuren des Pentateuch-Meisters sind so fein wie die Elfenbeinarbeiten, die im 11. Jahrhundert in Lütticher Werkstätten hergestellt wurden. Sie zeigen schon einen antikisierenden Klassizismus, der in manchem den Stil des Reiner von Huy vorwegzunehmen scheint.

Die einzige ganzseitige Miniatur der Bibel von Stavelot, eine monumentale *Majestas Domini,* steht am Anfang des Neuen Testaments. Sie ist das Werk eines dritten Malers, der nach ebendiesem Bild der ‹Meister der *Majestas Domini*› genannt wird. Viele ikonographische und stilistische Details des hervorragenden Blattes gehen auf karolingische und ottonische Quellen zurück: die vollendete Technik und das raffinierte Kolorit erinnern besonders an manche Werke von der Insel Reichenau. Neu ist dagegen, daß bei der Figur Christi naturnahe Elemente neben ornamental aufgefaßten Partien stehen und daß daraus doch ein vollkommen geschlossenes Ganzes entsteht. Aus seinem Mantel wie aus einer Schale tretend, ist Christus in ein Netz von abwechselnd weichen und harten Linien eingebunden, das auf Abstraktion zielt und den übernatürlichen Charakter der göttlichen Gestalt zur Geltung bringt. Die Neigung,

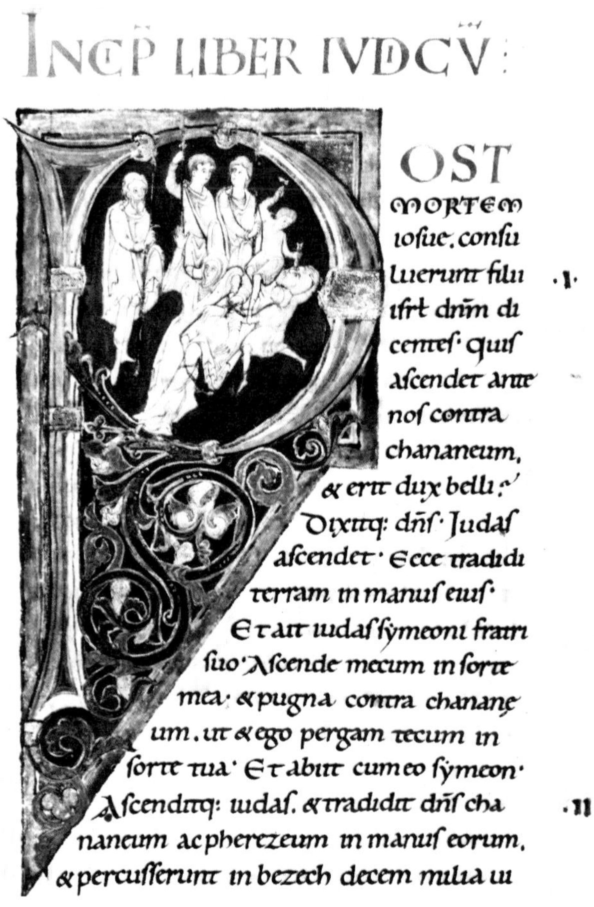

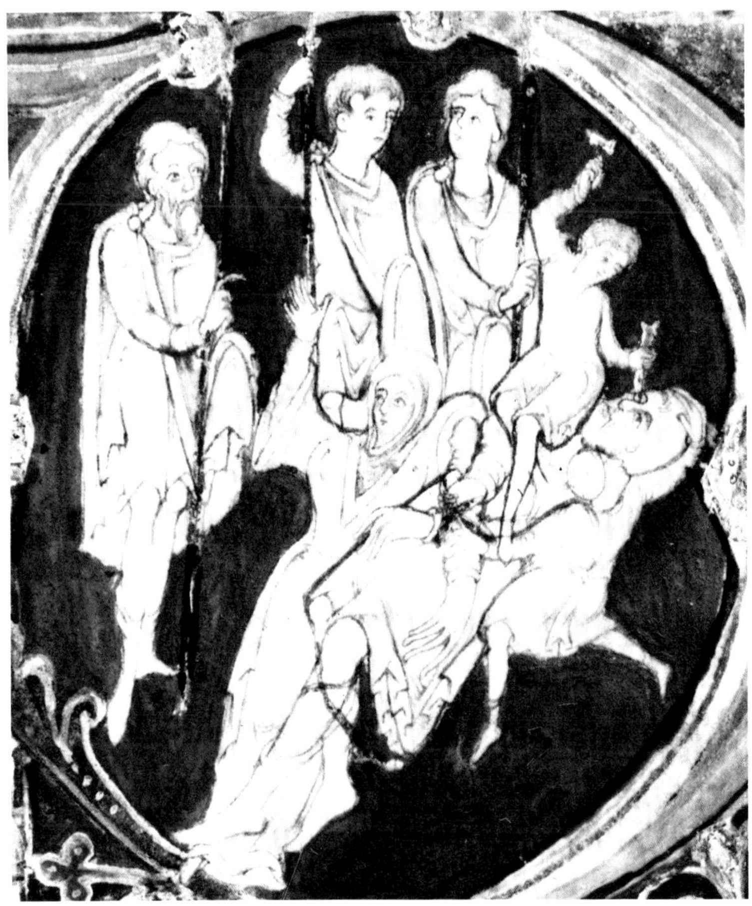

185 und 186 – Stavelot – Bibel: Initiale ‹P› mit der Blendung Samsons durch die Philister (Gesamtansicht und Ausschnitt). 1097 – *Malerei auf Pergament; Gesamthöhe 0,58 m* – London, British Library

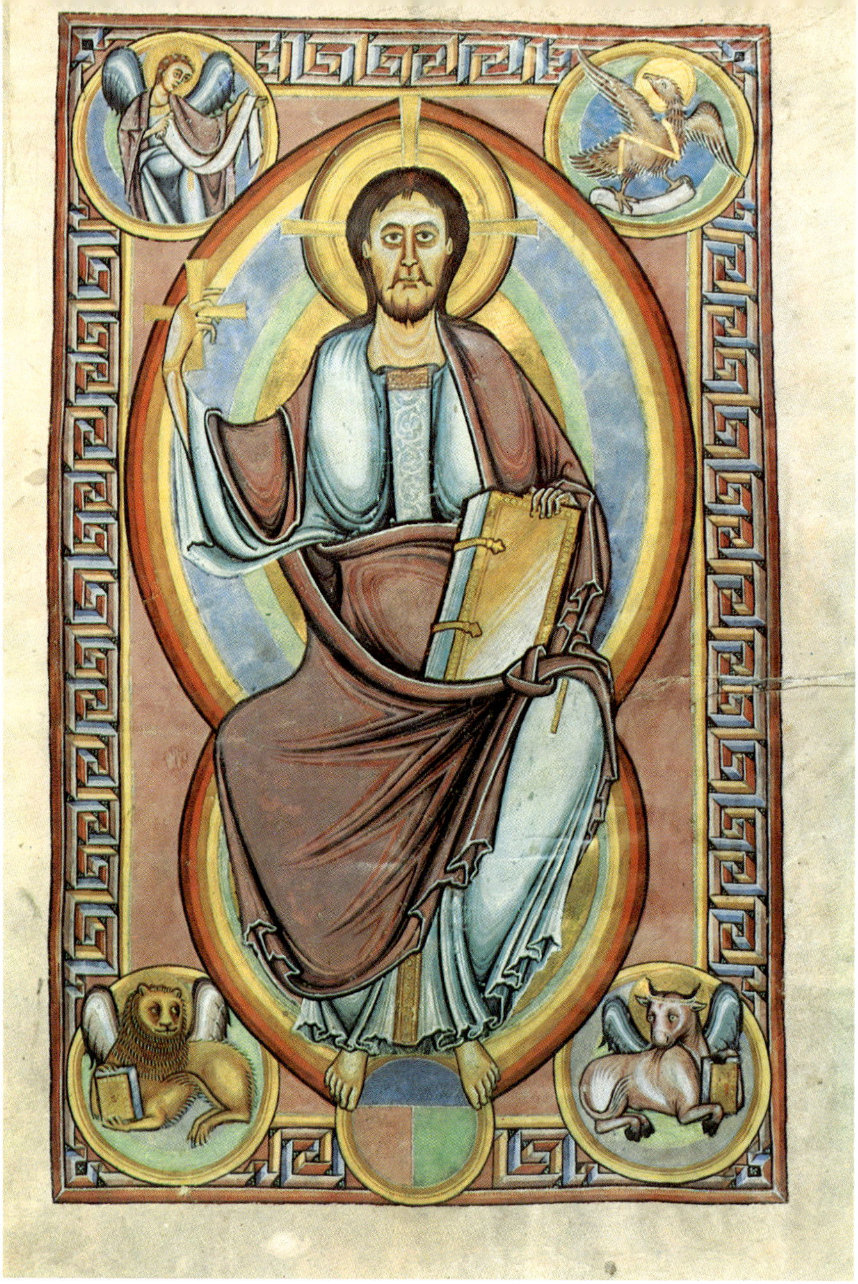

187 – Stavelot – Bibel: Majestas Domini. 1097 – *Malerei auf Pergament; Gesamthöhe 0,58 m* – London, British Library

Formen ausdruckssteigernd umzubilden, ist bei dem vierten Maler an dieser Bibel noch deutlicher ausgeprägt. Er wird ‹Meister der Initiale des Lukas› genannt, und an seinem Stil wird schon die Berührung mit byzantinischen Vorbildern sichtbar.

Abb. 307 Weitgehend im Zustand der Zeichnung verblieben sind die Illuminationen einer Handschrift der ‹*Moralia in Job*› in der Pariser Nationalbibliothek; sie stellen ein interessantes Zwischenspiel aus einer Zeit dar, bevor die Buchmalerei des Maas-Gebiets ihre eigene Richtung einschlug. Die Handschrift ist wahrscheinlich kurz vor der Mitte des 12. Jahrhunderts entstanden, und sie ist sicher eines der wichtigsten Werke, die dem *scriptorium* der brabantischen Abtei Afflighem zugeschrieben werden können. Diese hatte sich nach dem ausdrücklichen Willen ihres ersten Abtes der cluniazensischen Reformbewegung angeschlossen – genauer, sie hatte sich dem Einfluß der italo-byzantinischen Kunst geöffnet, die um 1100 in Cluny

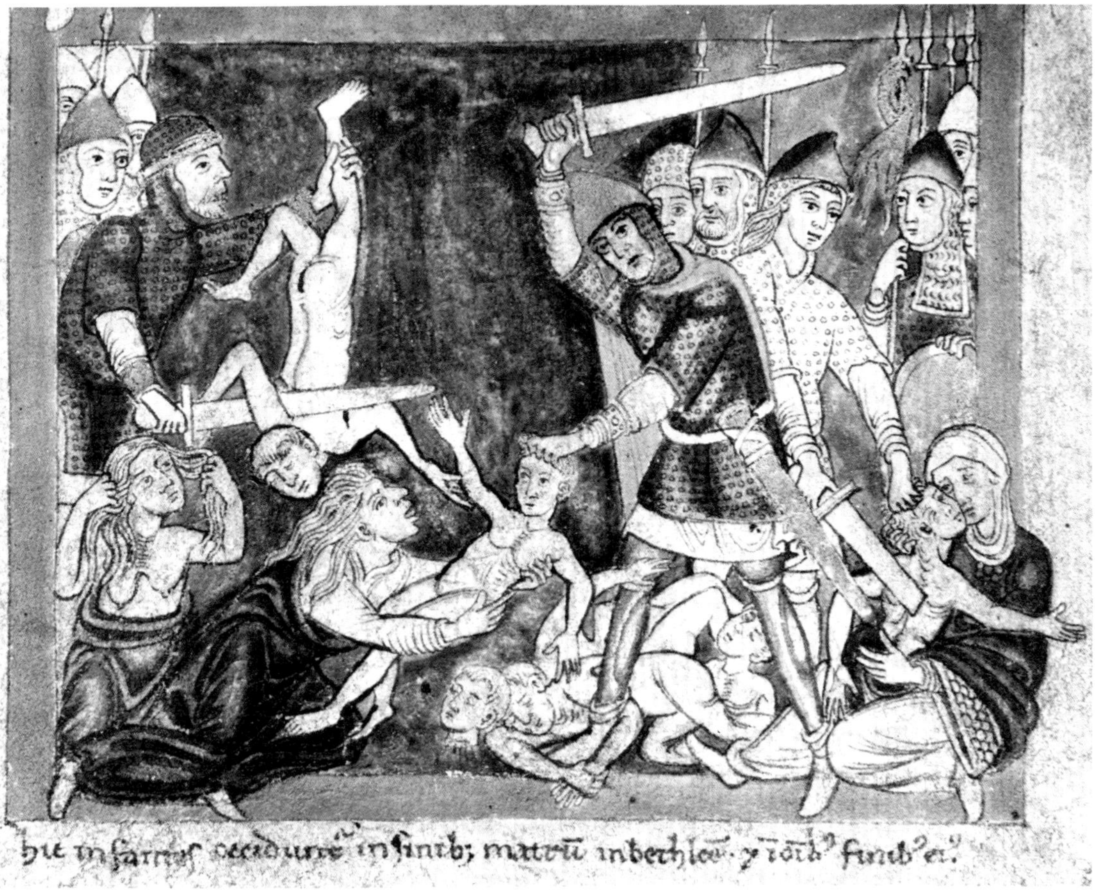

188 – Maas-Gebiet – Illustrationen zur Bibel: Der Kindermord von Bethlehem. Zweites Viertel 12. Jh. (?) *Malerei auf Pergament; Gesamthöhe 0,249 m* – Berlin, Staatliche Museen, Kupferstichkabinett

gepflegt wurde; das erklärt unseres Erachtens den Stil und die Farbgebung der Handschrift, die unter den zu dieser Zeit auf belgischem Boden entstandenen Arbeiten vereinzelt dasteht.

Das dritte Viertel des 12. Jahrhunderts wird herkömmlich die klassische Zeit der Buchmalerei im Maas-Gebiet genannt. Daraus ergibt sich eine deutliche Verschiebung gegenüber der Metall- und Goldschmiedekunst, in der der Maas-Stil in Frühformen seit dem ersten Viertel des Jahrhunderts in Erscheinung trat, also seit der Zeit, in der das prachtvolle Taufbecken des Reiner von Huy entstanden ist, das sich in Saint-Barthélemy in Lüttich befindet. Vor kurzem hat man zwei Hauptwerke der Buchmalerei des Maas-Gebiets in das zweite Viertel des 12. Jahrhunderts datiert und so diese Lücke zu schließen versucht: die Berliner Sammlung biblischer Szenen und die Floreffe-Bibel. Diese Hypothese, die sich auf solide stilistische Vergleiche stützt, ist für die Berliner Bibelillustrationen erwägenswert, aber dann müßte man die Chronologie der Maas-Kunst umfassend revidieren. Zurückzuweisen ist die Hypothese für die Floreffe-Bibel; deren annalistische Einträge am Anfang des ersten Bandes können nicht vor 1155 geschrieben worden sein, wie H. Köllner in einer sorgfältigen Untersuchung gezeigt hat. Seltsamerweise wird der Beweis dafür, daß es vor der Mitte des Jahrhunderts eine schon klar als solche bestimmbare Maas-Kunst gegeben hat, weniger von Lütticher Werken erbracht
als von Handschriften aus Verdun wie der Regel des heiligen Benedikt aus der Abtei Saint- Abb. 335
Airy und dem Evangeliar von Saint-Vanne.

Kurz nach der Jahrhundertmitte begann die fruchtbarste Zeit für die Buchmalerei im Maas-Gebiet. In Lüttich selbst ist sie durch eine Handschrift der ‹Dialoge des heiligen Gregor›

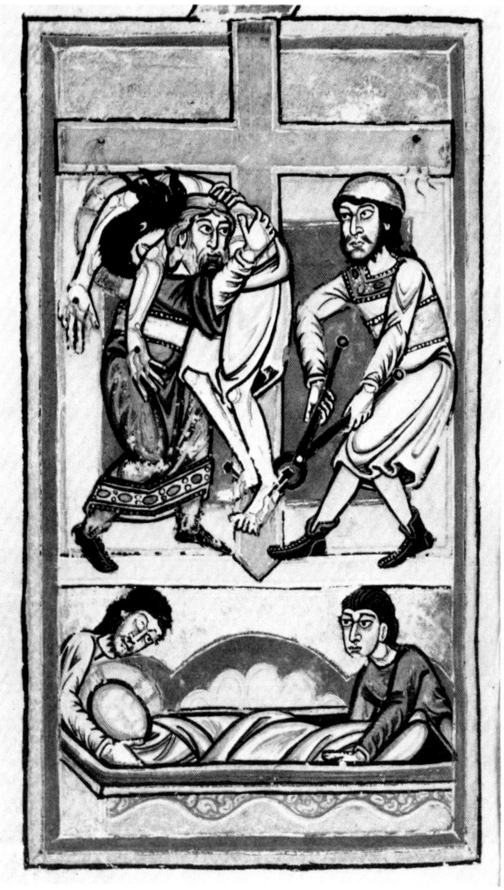

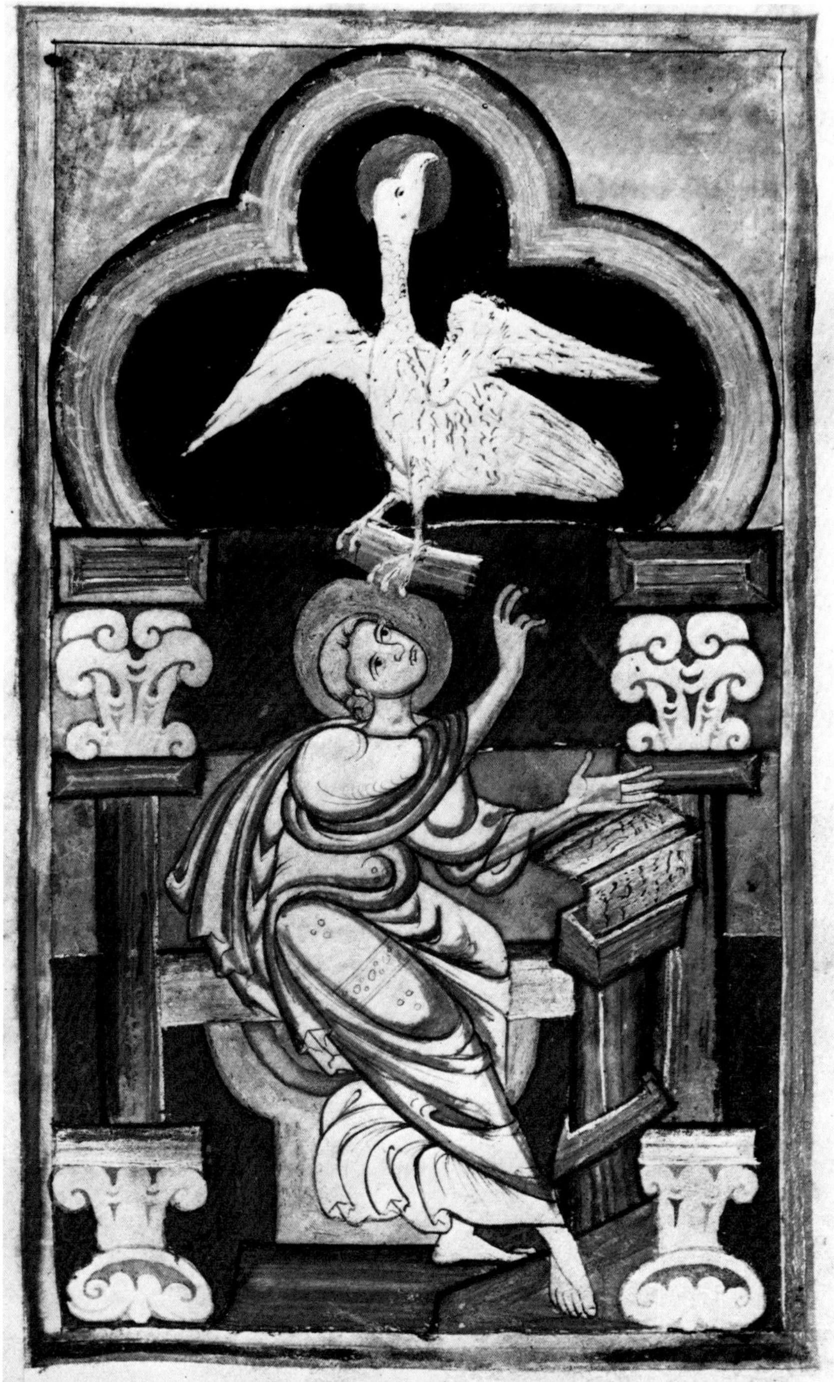

189 – Maas-Gebiet – Lektionar von Sint Truiden: Kreuzabnahme und Grablegung. Mitte 12. Jh. – *Malerei auf Pergament; Gesamthöhe 0,165 m* – New York, Pierpont Morgan Library
190 – Verdun – Evangeliar von Saint-Vanne: Der Evangelist Johannes. Vor 1150 – *Malerei auf Pergament; Gesamthöhe 0,24 m* – Verdun, Bibliothèque Municipale

belegt, die vielleicht aus dem Kloster Saint-Laurent stammt und sich heute in der Bibliothèque Royale in Brüssel befindet. Ihre von mindestens zwei verschiedenen Künstlern angefertigten Illustrationen vertreten eine im Maas-Gebiet seltene Technik: es handelt sich um braune Tuschzeichnungen, deren Linien mit dem Pinsel farbig aufgehöht sind. Die Figuren stehen auf blauem, grüngerahmtem Grund oder auf grünem, blaugerahmtem Grund. Mit dieser Art der sparsamen Zeichnung auf zweifarbigem Grund wurde das Schema wiederaufgegriffen, das zuerst in Köln vom Meister des Leipziger Beda verwendet worden ist. Ganz allgemein ist der Stil der Brüsseler Handschrift trotz der Härte des Strichs, der wie in Metall eingeritzt wirkt, typisch für die Maas-Kunst.

Der metallisch harte Charakter des Maas-Zeichenstils ist in den Miniaturen des Lektionars von Saint-Trond noch stärker ausgeprägt. Die schöne, ausdrucksvoll bewegte Szene der Kreuzabnahme ist auf die wesentlichen Hauptfiguren beschränkt. In dieser Nüchternheit macht sich der Einfluß der Goldschmiedekunst bemerkbar, denn in ihr müssen die erzählerischen Vorhaben extrem vereinfacht sein.

Genau wie die Goldschmiedekunst war die Buchmalerei im Maas-Gebiet vom theologischen Denken der Zeit von Grund auf bestimmt; das kommt besonders deutlich im Werk des Rupert von Deutz zum Ausdruck, der bekanntlich Beziehungen zur Bischofsstadt Lüttich hatte. Zu den Mechanismen dieses Denkens gehörte die Methode der typologischen Schriftauslegung; sie bestand darin, daß jeder Begebenheit aus dem Neuen Testament eine oder mehrere Begebenheiten aus dem Alten Testament zugeordnet wurden, die deren Präfigurationen darstellen. Auch in anderen Landstrichen Europas hat sich in der Romanik diese Methode der vergleichenden Schriftauslegung auf die bildende Kunst ausgewirkt, aber nirgends ist sie so systematisch angewendet worden wie in der Maas-Kunst; dort hat sie darüber hinaus wichtige formale Konsequenzen gehabt.

Am deutlichsten wird dieser Aspekt in den Miniaturen der Bibel aus der Prämonstratenser- Abb. 310
abtei Floreffe. Im zweiten Band sieht man am Eingang zum Buch Hiob ein merkwürdiges, gewiß vom regen Kopf eines Theologen konzipiertes Bild, das sich durch aufmerksame Lektüre der zahlreichen Begleitinschriften entschlüsseln läßt. Daraus geht hervor, daß wir hier eine Allegorie des kontemplativen Lebens vor uns haben, das am Beispiel der drei theologischen Tugenden und der sieben Gaben des Heiligen Geistes vor Augen geführt wird – wobei Tugenden und Gaben geflissentlich mit den drei Töchtern und den sieben Söhnen des Hiob verglichen werden. Die Verklärung Christi und das auf dem entsprechenden oberen Abschnitt dargestellte Abendmahl verleihen der komplizierten Komposition eine zusätzliche Bedeutung. Die Szenen am Eingang der Evangelien wenden die typologische Schriftauslegung in ihrer reinsten Form an: zum Beispiel ist vor dem Markus-Evangelium durch die Frauen am Grab und durch die Erscheinung Christi vor den Frauen das Thema der Auferstehung angedeutet; mit ihm ist auch die Löwin verbunden, von der in mittelalterlichen Bestiarien gesagt wurde, daß sie durch ihr Gebrüll die totgeborenen Jungen belebe. Anhand der Bibelsprüche, die auf den Löwen hinweisen, sind die beiden Gestalten neben dem Löwen als der Prophet Ezechiel und der Evangelist Johannes zu identifizieren.

Die Bilderfindungen der Floreffe-Bibel sind vom Evangeliar von Averbode übernommen worden. Aber in dieser Handschrift sind die Szenen aus den Evangelien und ihre Präfigurationen getrennt auf zwei gegenüberliegenden Seiten dargestellt. Durch diese Anordnung erlangte der brüllende Löwe in der Wiederholung von Averbode außerordentliche Suggestivkraft und Monumentalität. Daß ein Teil der Bilder der Floreffe-Bibel im Evangeliar von Averbode, einer Tochtergründung des Klosters Floreffe, wiedererscheint, belehrt uns darüber, wieviel die Prämonstratenserklöster der Diözese Lüttich zur Blüte der Maas-Kunst beigetragen haben.

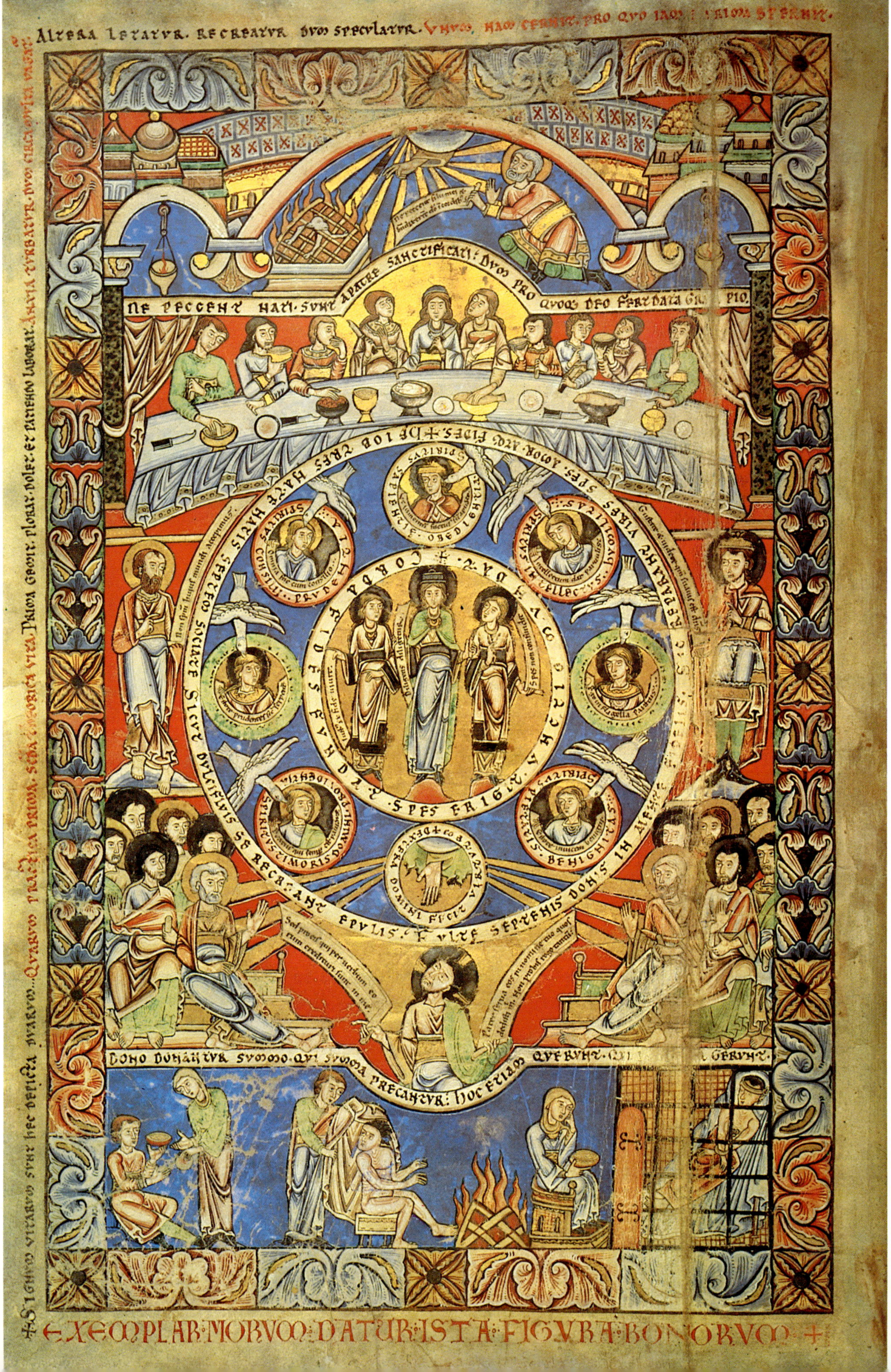
EXEMPLAR MORUM DATUR ISTA FIGURA BONORUM

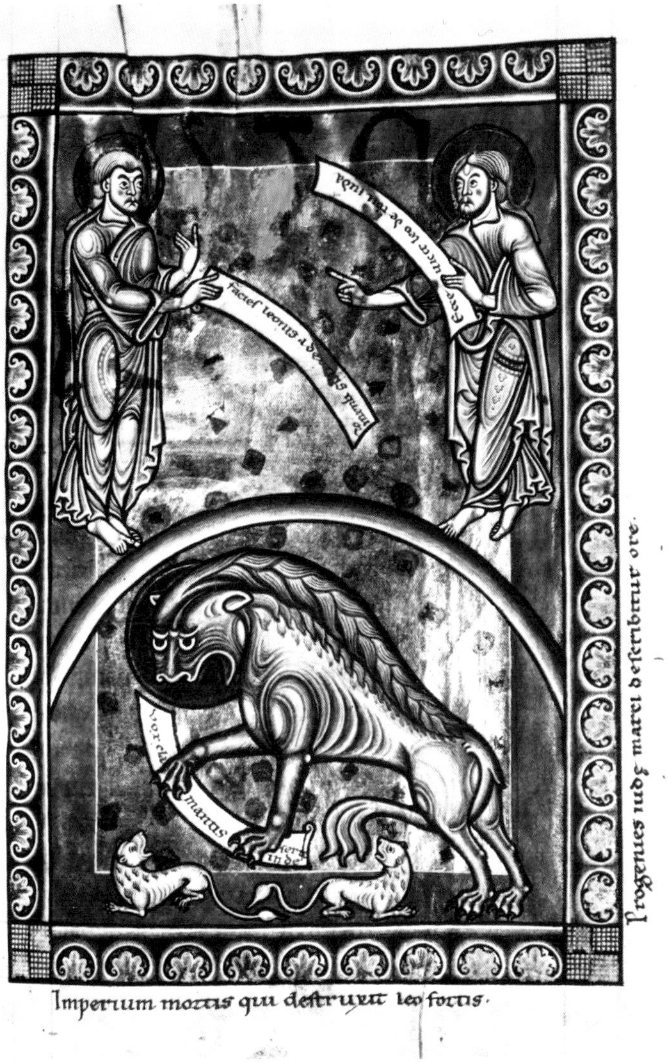

192 – Maas-Gebiet – Evangeliar von Averbode: Ezechiel und der Evangelist Johannes, unten die Löwin, die ihre Jungen zum Leben erweckt. Um 1165–1180 – *Malerei auf Pergament; Gesamthöhe 0,277 m* – Lüttich, Bibliothèque de l'Université

An einer gegen 1172 für die im Lahn-Tal bei Koblenz gelegene Abtei Arnstein angefertigten Bibel zeigt sich, daß der Orden des heiligen Norbert zur Ausbreitung der Maas-Kunst weit über die Grenzen ihres Entstehungsgebietes hinweg beitrug. Die Initiale zu den Proverbia in der Arnstein-Bibel nimmt nämlich bis in stilistische Einzelheiten die entsprechende Initiale der Floreffe-Bibel wieder auf; und beide Bibeln ähneln sich auch in der Textgestaltung. Sicher ist dadurch, daß ein Kloster die Handschrift des anderen kopierte, die Ausstrahlung der Maas-Kunst zu erklären, die bis nach Polen reichte.

Im Westen haben stilistische Einflüsse aus dem Maas-Gebiet ebenfalls bedeutende künstlerische Konsequenzen gehabt. Frühe Anzeichen in der Buchmalerei von Verdun haben wir schon erwähnt. Seit der Jahrhundertmitte machten sie sich auch in Saint-Omer bemerkbar, zum Beispiel in einer sehr schönen Handschrift der Konkordanzen des Zacharias von Besançon. In der südlichen Champagne und bis nach Paris hin kann man den Einfluß des Maas-Stils verfolgen; dort nahm er durch die Berührung mit dem *Channel style,* der in der nördlichen

191 – Maas-Gebiet – Bibel von Floreffe: Allegorien der drei Kardinaltugenden und der sieben Gaben des Heiligen Geistes. Mitte 12. Jh. – *Malerei auf Pergament; Gesamthöhe 0,479 m* – London, British Library

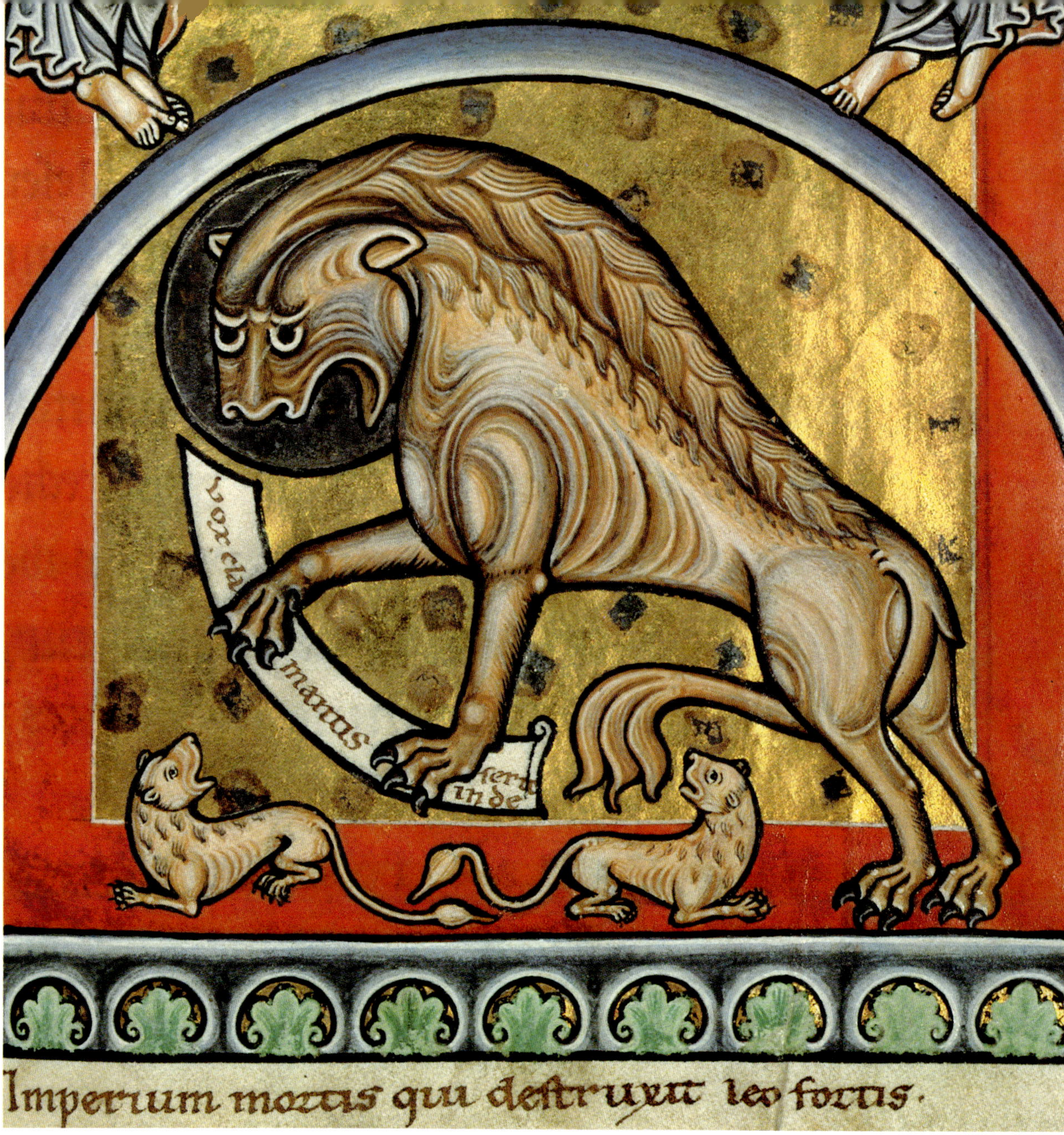

193 – Maas-Gebiet – Evangeliar von Averbode: Löwin, die ihre Jungen zum Leben erweckt. Um 1165–1180 – *Malerei auf Pergament; Gesamthöhe 0,277 m* – Lüttich, Bibliothèque de l'Université

Hälfte Frankreichs damals vorherrschte, neue Elemente in sich auf. Zwei Handschriften der Pariser Nationalbibliothek beleuchten das Phänomen dieser Begegnung: die sogenannte Kapuzinerbibel, die vielleicht in Troyes entstanden ist, und ein aus der Pariser Abtei Saint-Victor stammender Kommentar des Petrus Lombardus zu den Paulus-Briefen.

Der Einfluß des Maas-Stils erscheint in Frankreich auch in einer Kunsttechnik, für die es in der Gegend um Lüttich erstaunlicherweise keinen Beleg gibt: in der Glasmalerei. Zwei aus der Champagne stammende Teile von Glasscheiben sind deutlich durch die Maas-Kunst geprägt. Das ältere Beispiel ist das Fenster mit der Kreuzigung aus der Kathedrale von Châlons-sur-Marne; Louis Grodecki meint, das Fenster sei im Jahr 1147 entstanden, dem Jahr der Neuweihe der Kathedrale. Alles an dem wundervollen Werk läßt die Schulung des Malers an der

194 – Arnstein – Bibel von Arnstein: Initiale ‹P› mit dem schreibenden König Salomon (Ausschnitt). Um 1172 – *Malerei auf Pergament; Gesamthöhe 0,544 m* – London, British Library

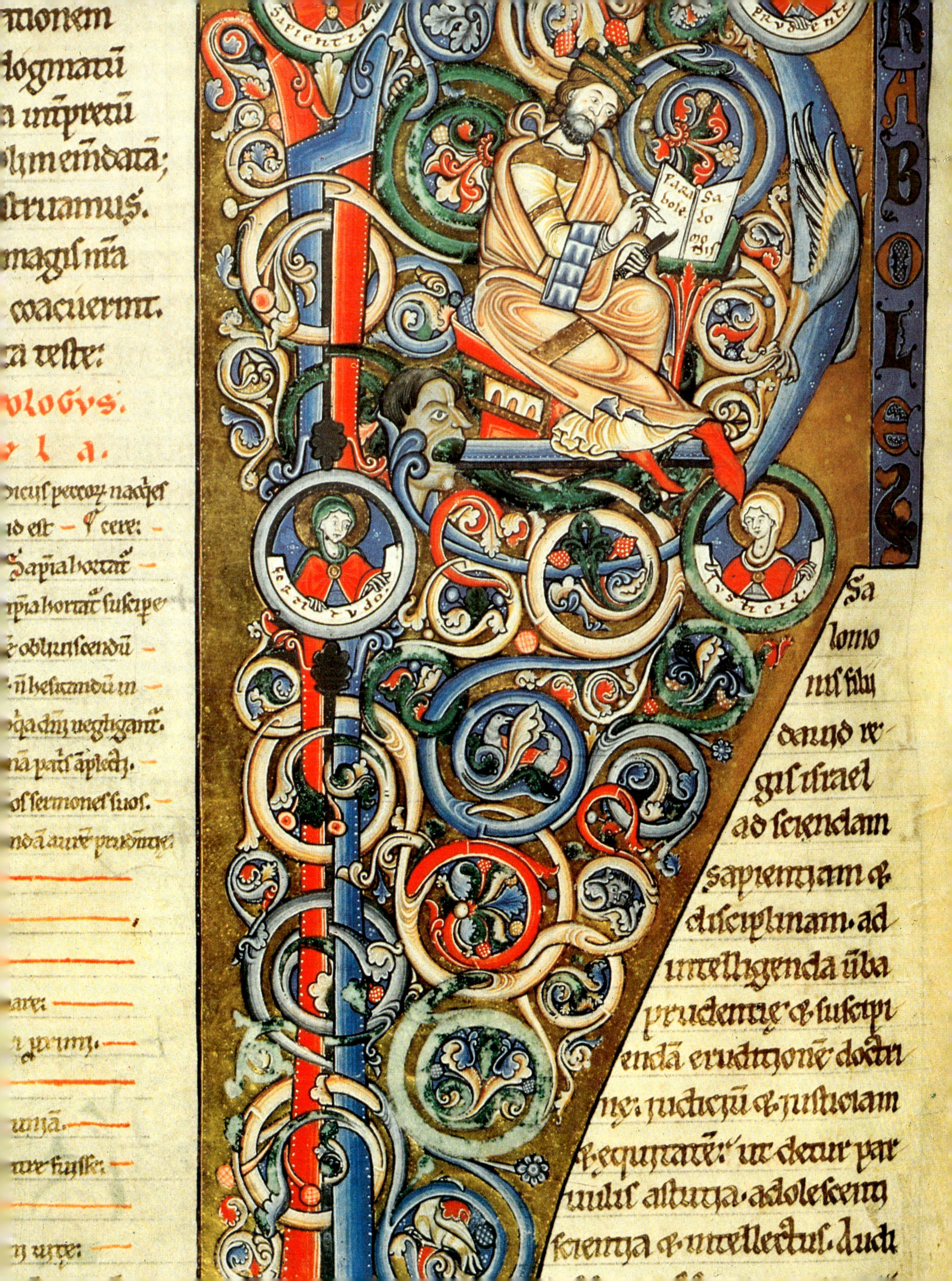
PARABOLE
Parabole Salomonis
Sa
lomo
nis filii
dauid re
gis israel
ad scienciam
sapientiam et
disciplinam ad
intelligenda uba
prudentie et suscipi
enda eruditione doctri
ne: iudicium et iusticiam
et equitatem: ut detur par
uulis astutia adolescenti
scientia et intellectus

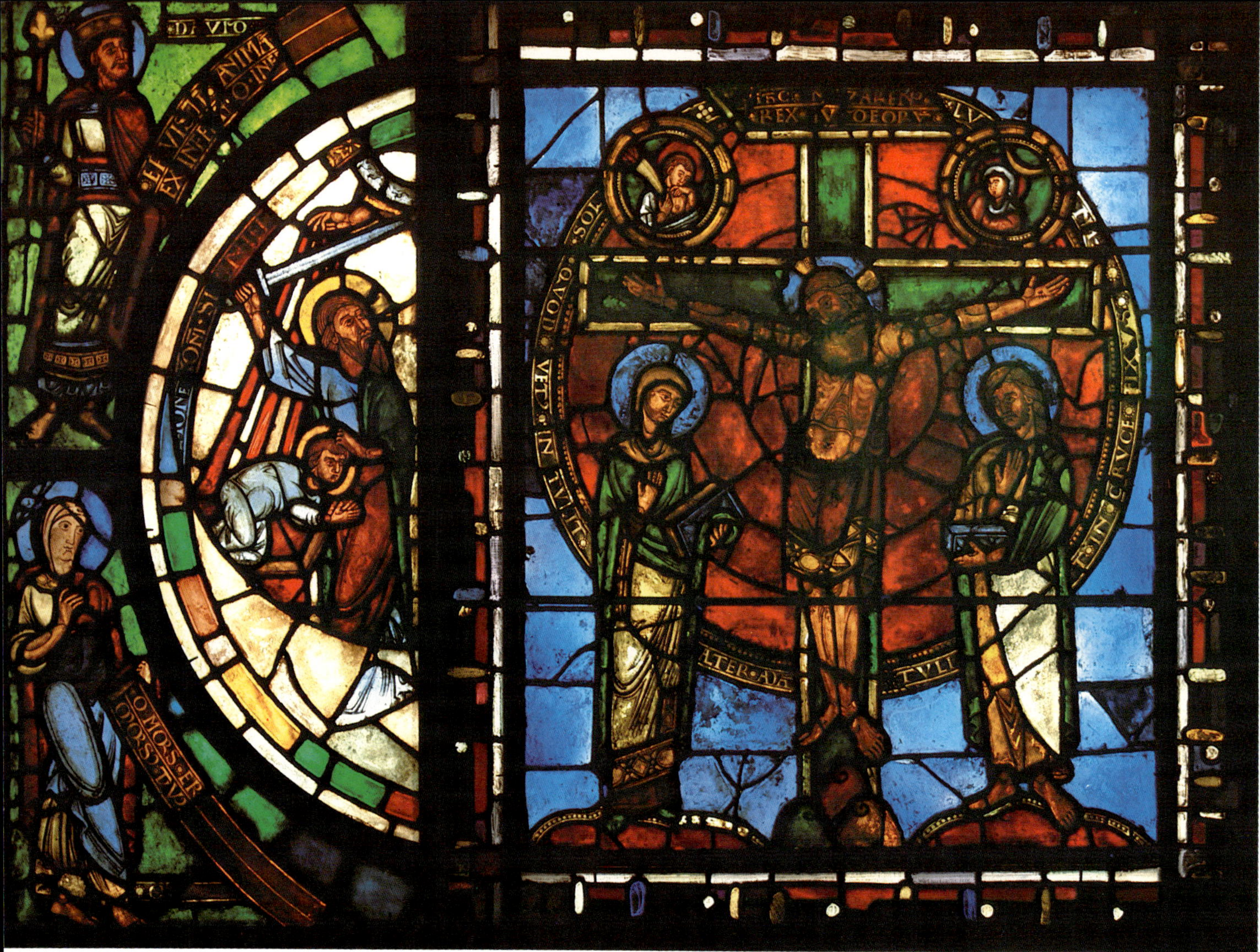

195 und 196 – Châlons-sur-Marne, Kathedrale Saint-Étienne – Die Kreuzigung und ihre alttestamentlichen Präfigurationen (Gesamtansicht und Ausschnitt). Vor 1147 – *Glasmalerei*

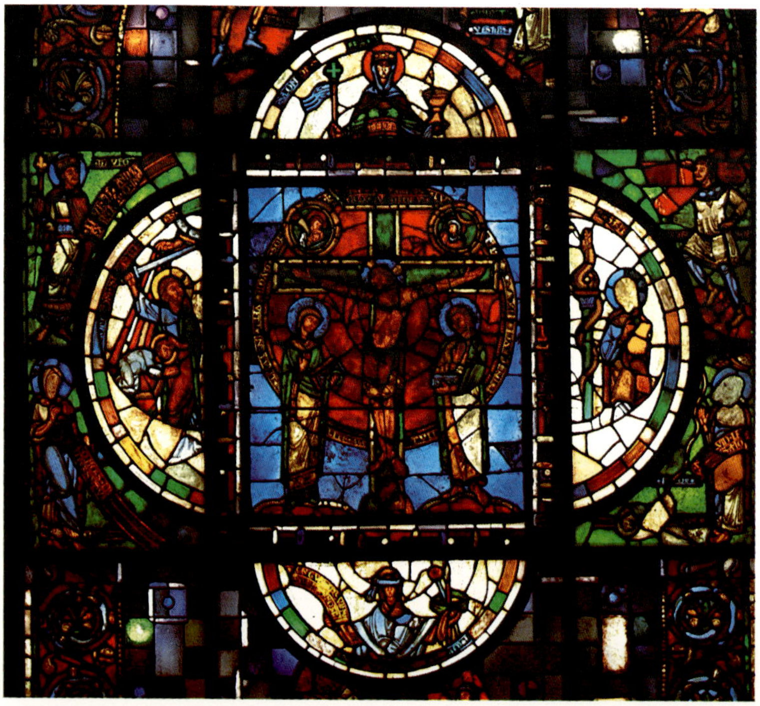

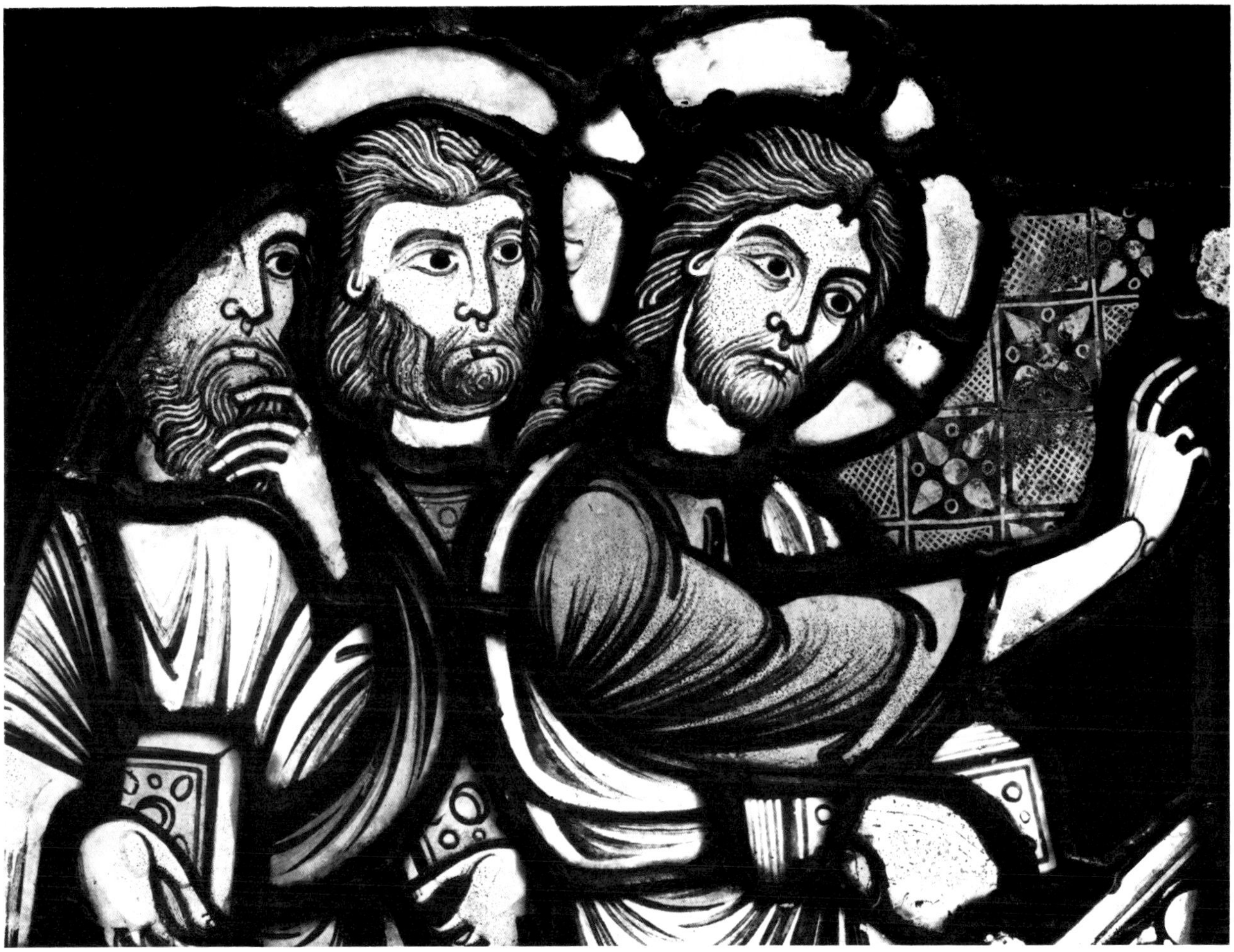

197 – Troyes, Kathedrale Saint-Pierre-et-Saint-Paul – Die Heilung des Lahmen (Ausschnitt). Um 1170–1180 – *Glasmalerei; Höhe 0,394 m* – New York, The Metropolitan Museum of Art

Maas-Kunst erkennen: nicht nur der Stil, sondern auch die streng geometrische Form der Komposition, die man genauso an dem Tragaltar von Stavelot findet, und der auch die Form bestimmende typologische Gehalt der Ikonographie, auf den wie in der Floreffe-Bibel durch erklärende Beischriften hingewiesen wird.

Fast dreißig Jahre später wurde für die Kathedrale von Troyes eine Reihe von Fenstern geschaffen, die Szenen aus dem Leben Christi und des heiligen Nikolaus darstellen und den Einfluß des Maas-Stils in einem fortgeschritteneren Entwicklungsstadium zeigen: wie in einem medizinischen Sammelwerk von umstrittener Herkunft (Lüttich oder Champagne), das Abb. 312 sich in der British Library befindet, ist darin die schneidende Härte des Strichs von einer eleganten, weicheren Zeichnung abgelöst worden, und die Gesichter erscheinen menschlicher. Hier steht man an der Grenze zwischen den letzten romanischen Schöpfungen der Maas-Kunst und dem neuen Stil des Nikolaus von Verdun, der so große Bedeutung für die Entstehung des Gotischen hatte.

Die Buchmalerei in Norddeutschland

Die klösterlichen *scriptoria* in Norddeutschland haben erst zu relativ später Zeit in der Geschichte der deutschen romanischen Buchmalerei eine Rolle gespielt. Auch hier muß man die zeitliche Divergenz zwischen Metallkunst und Buchmalerei feststellen: während sich die sächsischen Goldschmiede seit dem ersten Viertel des 12. Jahrhunderts stilistisch neu orientiert hatten, ist aus diesen nördlichen Teilen des Heiligen Römischen Reiches keine romanische illuminierte Handschrift von einiger Bedeutung erhalten, die vor der Jahrhundertmitte entstanden wäre. Das ist verwunderlich, wenn man bedenkt, daß das Herzogtum Sachsen relativ dicht mit alten Klostergründungen durchsetzt war: da waren die Abtei Corvey, eine karolingische Tochtergründung von Corbie, und das Kloster Helmarshausen im Tal der Weser, und da war das Kloster Sankt Michael in der Bischofsstadt Hildesheim, das 996 vom Bischof Bernward gegründet worden war. Die ersten romanischen Werke aus sächsischen *scriptoria* trugen noch überwiegend den Stempel des von fern anklingenden italo-byzantinischen Stils mit in Feldern angeordneten und ineinandergeschachtelten Falten, den seit Jahrhundertbeginn der berühmte Goldschmied Roger von Helmarshausen eingeführt hatte. Ein besonders repräsentatives Werk dieses Stils ist ein kostbares Evangeliar der ehemaligen Sammlung Dyson Perrins. Zwei weitere Evangelienbücher in Kopenhagen und Uppsala, die beide aus Lund stammen, belegen die Ausstrahlung dieses Stils bis Dänemark.

Wiederholte künstlerische Kontakte mit den Kunststätten im Nordwesten des Reiches erklären sicher die bemerkenswerte Erneuerung, die sich dann im dritten Viertel des Jahrhunderts in der sächsischen Buchmalerei niederschlug. Eine erste Gruppe von Handschriften verrät eindeutig die Kenntnis der in den Rheinlanden gepflegten Kunst. Diese Kenntnis war vielleicht über Westfalen vermittelt worden, jedenfalls legt das die stilistische Verwandtschaft des schönsten Beispiels der Gruppe, des Evangelienbuches aus Gnesen, mit den herrlichen Fenstern der Patrokli-Kirche in Soest nahe. Linksrheinisch war es die Kunst des Maas-Tals, von der die Künstler aus Hildesheim und Helmarshausen seitdem Anregungen bezogen. In den illuminierten Handschriften dieser beiden Klöster erschienen jetzt neue Kompositionen, die stark von den im Maas-Gebiet üblichen typologischen Bildthemen bestimmt waren. Selbst wenn es nicht ausgeschlossen werden kann, daß diese Art Illustrationen sich aus lokalen Ansätzen entwickelt haben – in Ansätzen waren typologische Bildthemen in Hildesheim schon im vorhergehenden Jahrhundert verwendet worden, und zwar in einigen für den Bischof Bernward geschaffenen Handschriften –, so ist es doch sehr wahrscheinlich, daß ihre Verbreitung in den sächsischen Werkstätten des 12. Jahrhunderts genauso aus den neuen Beziehungen zur Diözese Lüttich zu erklären ist, die durch die 1147 erfolgte Ernennung Wibalds von Stavelot zum Abt von Corvey angeknüpft worden waren. Als geschickter Diplomat und unentwegter Reisender (er starb 1158 auf der Rückreise von Konstantinopel) hinterließ dieser außergewöhnliche Mann, der auch eine Zeitlang Abt des Klosters Monte Cassino war, seiner Ursprungsabtei Stavelot die Zeugnisse eines aktiven und aufgeklärten Mäzenatentums, und es ist unwahrscheinlich, daß seine Berufung an die Spitze der ältesten sächsischen Abtei ohne Auswirkung auf die Kunst seines neuen Wirkungsgebiets geblieben wäre.

Jedoch erschienen die ersten Miniaturen, die im Sinne der typologischen Schriftauslegung konzipiert waren, in der sächsischen Buchmalerei nicht vor 1160; in dem Jahr ist vermutlich das prächtige Missale entstanden, das der Priester Heinrich von Midel für das Kloster Sankt Michael in Hildesheim angefertigt hat. Mit der Bibel und mit dem Evangeliar von Averbode haben die Illuminationen des Meßbuches eine Reihe von ikonographischen Partien gemeinsam, und wie in den Handschriften von Averbode sind den Szenen aus dem Leben Jesu in dem Missale eine oder mehrere Präfigurationen beigegeben. Um das Hauptmotiv drängt sich eine Vielzahl biblischer Gestalten, die paarweise symmetrisch angeordnet sind und von denen jede einen Prophetenspruch hält, der auf die dargestellte Szene hinweist. Zur Erleichterung des Lesens hat der Künstler die verschiedenen Bildelemente in regelmäßig geformten Abschnitten untergebracht (Quadrate, Rechtecke und Halbkreise). Daß nur wenige Farben verwendet

198 – Hildesheim – Missale: Allegorien Christi und der Sapientia zwischen biblischen Gestalten. Um 1160 – *Malerei auf Pergament; Gesamthöhe 0,285 m* – Privatsammlung

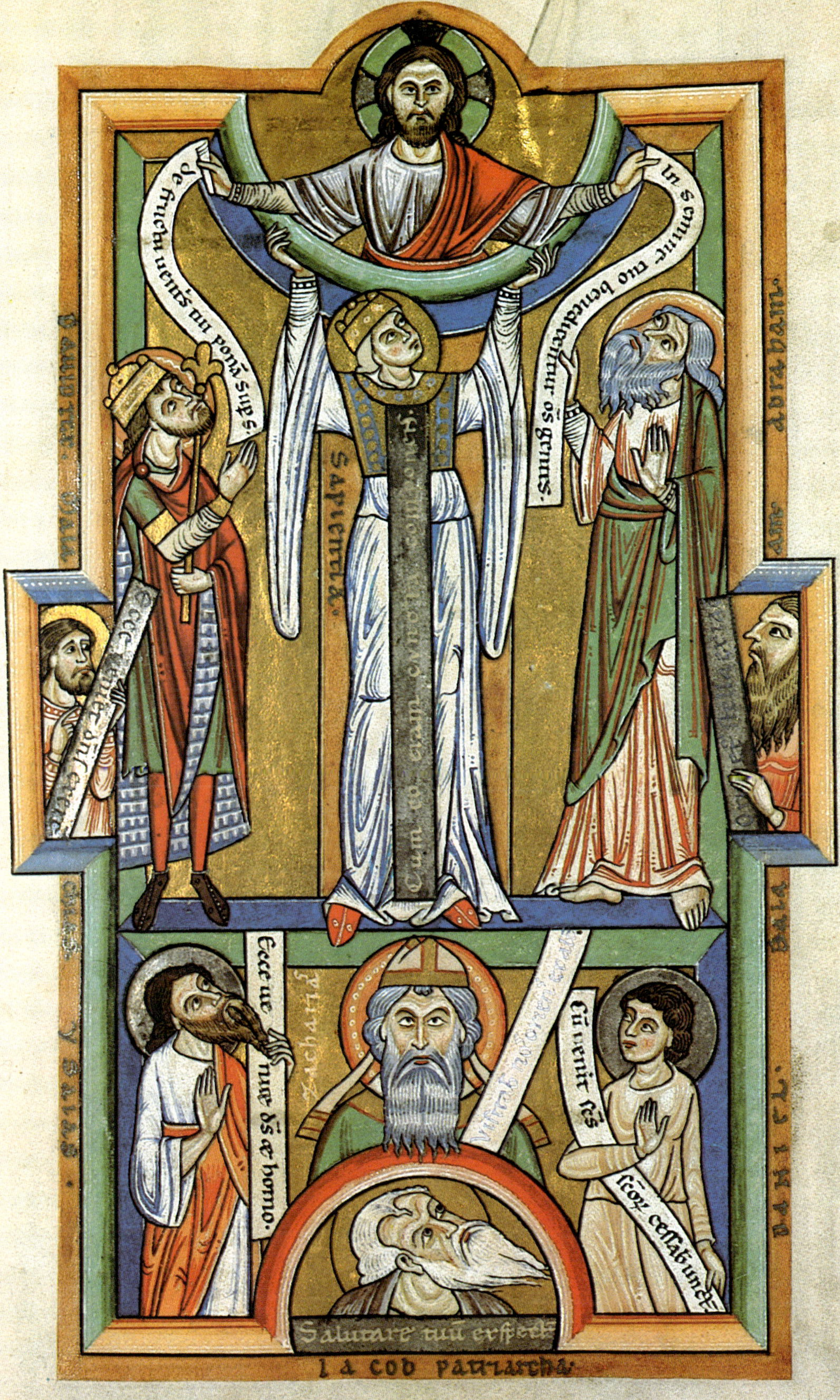
In semine tuo benedicentur os gentes.
Sapientia
Ecce uenit
Salutare tuu exspecto
IACOB PATRIARCHA

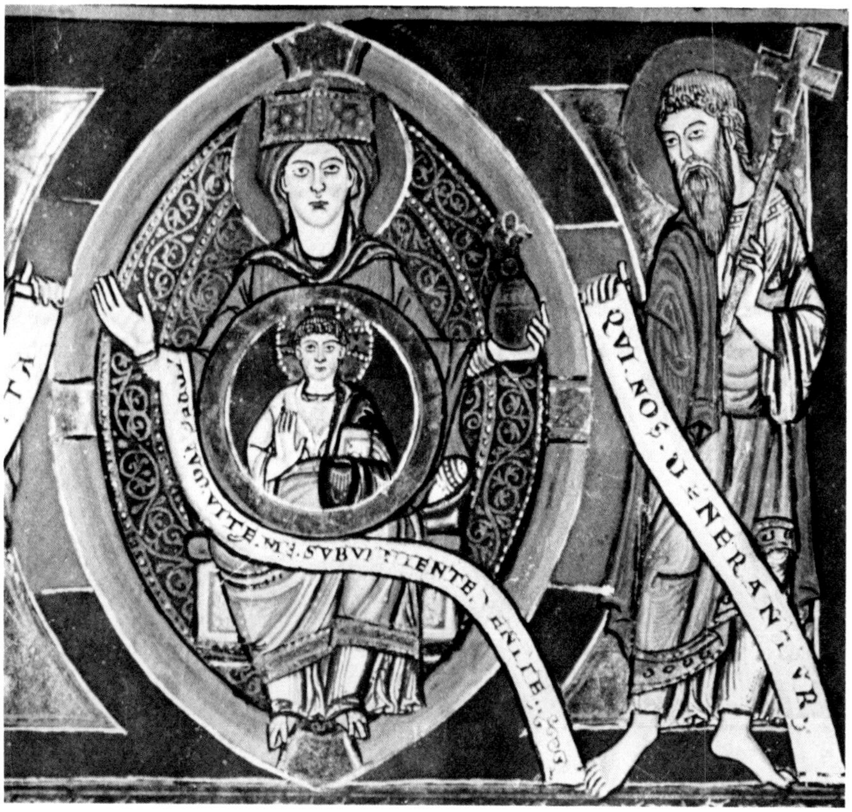

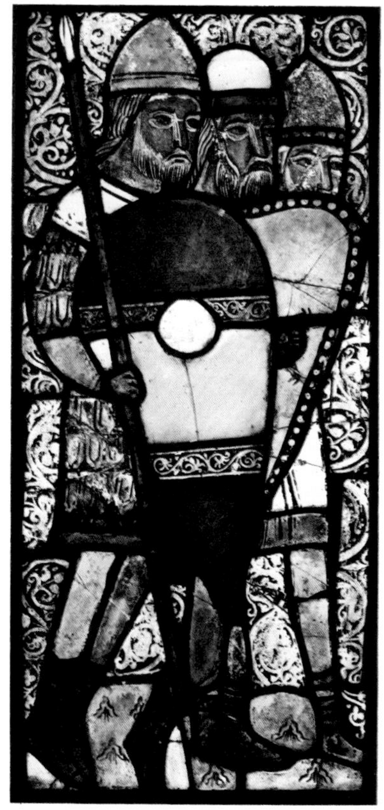

199 – Helmarshausen – Evangeliar Heinrichs des Löwen: Maria Theotokos. Um 1175 – *Malerei auf Pergament; Gesamthöhe 0,342 m* – Ehemals Gmunden, Sammlung des Herzogs von Braunschweig
200 – Soest, Patrokli-Kirche – Drei Krieger. Um 1160–1166 – *Glasmalerei; Höhe 0,617 m*

wurden, trägt zur Klärung der komplizierten Szenen bei und rückt sie in die Nähe von Werken aus dem Maas-Gebiet. Das Verfahren der Anspielung, bei dem es darum geht, das Hauptthema durch Zitate aus der Heiligen Schrift zu erhellen, ist in einer glänzenden allegorischen Darstellung von Christus und der *Sapientia* auf die Spitze getrieben.

Ebendieses Kompositionsprinzip und die Methode der typologischen Schriftauslegung haben seinerzeit die Arbeiten aus dem *scriptorium* von Helmarshausen bestimmt. Der Mönch Herimann hat dort für Heinrich den Löwen, den Herzog von Sachsen, zwei Handschriften angefertigt: solch fürstliches Mäzenatentum spielte selten eine Rolle in der deutschen romanischen Buchmalerei. Die erste Handschrift, ein heute in der British Library verwahrter fragmentarischer Psalter, ist 1167, dem Jahr der Heirat Heinrichs des Löwen mit Mathilde, einer Tochter Heinrichs II. von England, gemalt worden. Die andere, noch prunkvollere Handschrift ist ein Evangeliar, das nach 1175, dem Jahr der Kanonisierung des Thomas Becket, der in einer Miniatur des Buchs erscheint, entstand und wahrscheinlich aus der Zeit vor dem Tod der Herzogin (1189) stammt. Wir finden in diesen Werken etliche Merkmale des Hildesheimer Missales wieder: in Abschnitte unterteilte Kompositionen, das Auftreten biblischer Autoren, die auf die Hauptszene anspielen, mitunter auch die Zuhilfenahme typologischer Vergleiche. Der Stil ist dagegen sehr unterschiedlich, weniger monumental, und er legt eine ausgesprochene Vorliebe für das Ornamentale an den Tag. In der Dedikationsszene des Evangeliars, die sich unter den zustimmenden Augen einer Maria *Theotokos,* einer Gottesgebärerin, abspielt, sieht man die minuziöse Sorgfalt, mit der die Gewänder der Figuren behandelt sind. In der gleichen Kleinteiligkeit ist die Ornamentierung des purpurfarbenen Grundes ausgeführt worden, den vergoldete fadenförmige Rankenmotive oder an kostbare Stoffe erinnernde stilisierte Tiere

201 – Helmarshausen – Evangeliar: Arche Noah, Taufe Christi. Ende 12. Jh. – *Malerei auf Pergament; Gesamthöhe 0,345 m* – Trier, Domschatz

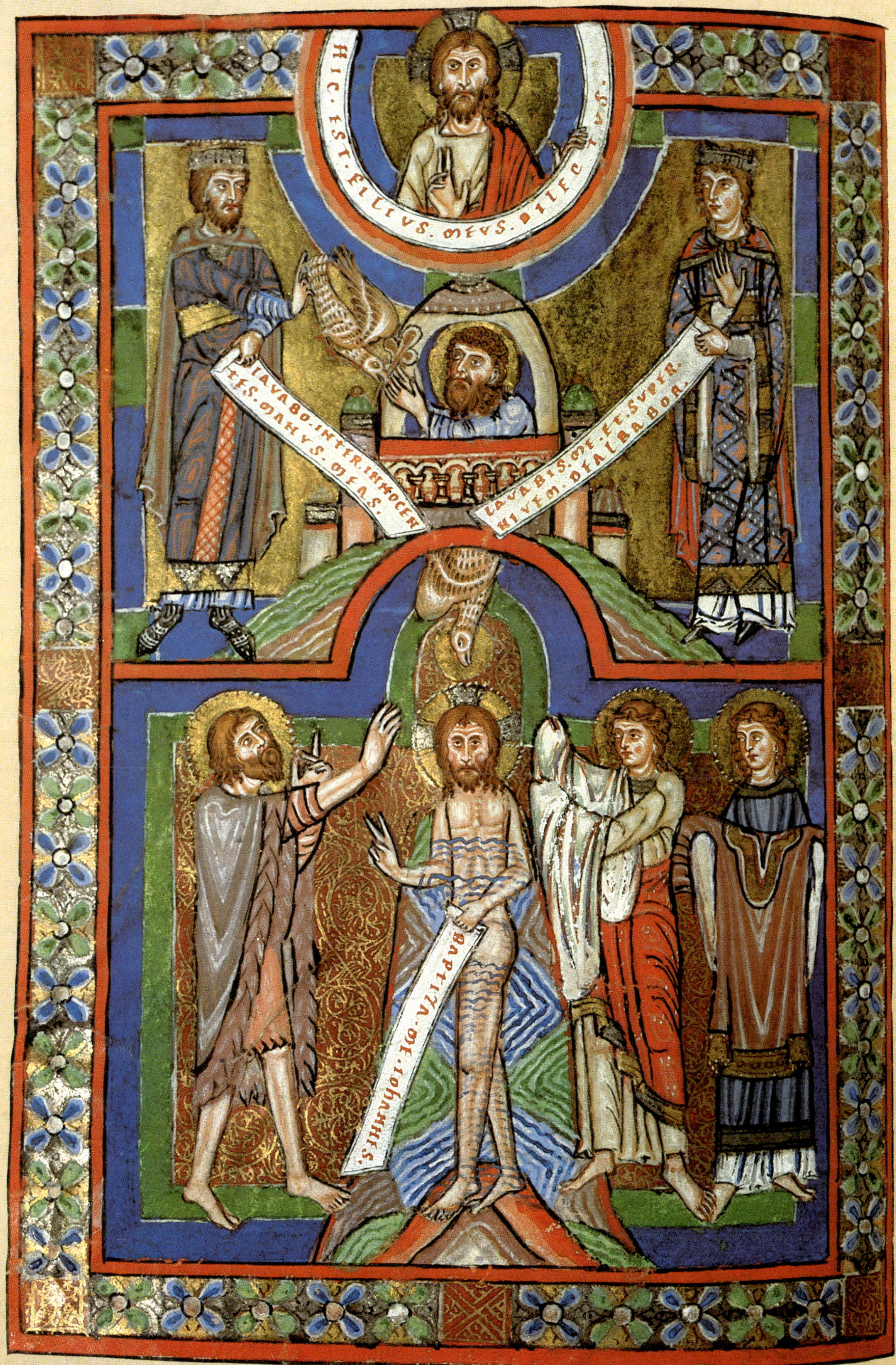
HIC. EST. FILIVS. MEVS. DILECTVS.
LAVABO. INTER INNOCENTES. MANVS. MEAS.
LAVABIS. ME. ET. SVPER. NIVEM. DEALBABOR.
BAPTIZA. ME. IOHANNES.

durchziehen. Die Behandlung der Grundflächen erinnert unabweisbar an die kurz zuvor entstandenen Fenster der Patrokli-Kirche in Soest.

Sehr wahrscheinlich verdanken wir einem Schüler des Herimann einen Teil der Miniaturen einer dritten, späteren Arbeit aus Helmarshausen: es handelt sich um das Evangelienbuch des Doms zu Trier. Die Szene der Taufe Christi ist darin nach der Methode der typologischen Schriftauslegung in ihrer reinsten Form konzipiert. Wie schon früher in der Kirche von Idensen ist die Taufe hier mit der Geschichte von Noah in der Arche zusammengebracht. Nur die Gesichter der Figuren sprechen für eine spätere Entstehungszeit gegen Ende des 12. Jahrhunderts. Der weiterentwickelte Stil eines der beiden anderen Buchmaler der Handschrift bestätigt die späte Datierung. Die byzantinisierenden Tendenzen dieses zweiten Künstlers münden in die fast an Reims gemahnende Leidenschaft der Miniaturen des letzten Meisterwerks aus Helmarshausen, des in Wolfenbüttel verwahrten Evangelienbuchs von 1194.

Das Ende der romanischen Kunst im Heiligen Römischen Reich

Die letzten Jahre des 12. Jahrhunderts und der Anfang des folgenden stellten in den Ländern des Heiligen Römischen Reiches eine Übergangsperiode dar. Fruchtbar war die Periode durch neue Versuche und die Vielfalt der Stile, aber sie war auch konfus, und nach einer einheitlichen Entwicklung würde man vergeblich suchen. Die Widersprüche der Epoche sind durch die einzige allgemeine Erscheinung zu erklären, die den Werken der Zeit ihre Richtung gab, nämlich durch die zweite Welle byzantinischen Einflusses, die seit dem letzten Drittel des Jahrhunderts die Kunst des Westens neu formte. Das einzig Gemeinsame war ein neues Interesse für die menschliche Gestalt, die nun in einer Monumentalität und Plastizität wiedergegeben wurde, für die man unter früheren Arbeiten kaum Beispiele findet.

Besonders rein spiegeln sich die byzantinischen Lehren, die sich im Heiligen Römischen
Abb. 334 Reich ausbreiteten, in den Miniaturen des berühmten ‹*Hortus deliciarum*› wider, der zwischen 1175 und 1185 von der Äbtissin des Klosters Sankt Odilien, Herrad von Landsperg, verfaßt worden ist. Das Original ist 1870 bei der Beschießung von Straßburg verlorengegangen, und eine Vorstellung von den dreihundertsechsundvierzig Bildern, die dieses Meisterwerk der elsässischen romanischen Buchmalerei schmückten, geben uns heute nur noch einige Zeichnungen (manche sind koloriert) und unterschiedlich qualitätvolle Durchzeichnungen (am getreuesten sind die des Grafen Auguste de Bastard). Das Werk, in dem Text und Illustrationen eng ineinandergriffen, war eher ein erbauliches Sammelwerk als eine regelrechte Enzyklopädie; es enthielt drei Hauptthemen, einmal die Geschichte der Menschheit *ante legem* und *sub lege* mit einem Zyklus von Szenen aus dem Alten Testament, dann die Geschichte des Heilsauftrages Christi, und im dritten Teil eine Reihe didaktischer und moralisierender Allegorien, in denen die Notwendigkeit der Reinheit der Kirche und ihrer Glieder behandelt wird.

An den Bibelillustrationen, hauptsächlich an den neutestamentlichen, wird die neue byzantinische Prägung der beteiligten Künstler auf stilistischem wie auf ikonographischem Gebiet offenkundig. Diese Durchdringung, die vielleicht direkt durch griechische Handschriften zustande gekommen war, macht sich bis in die apokalyptischen Szenen des Schlußteils hinein bemerkbar, für die es keine griechischen Vorbilder gab: so hat die majestätische, vor dem siebenköpfigen Drachen beschützte Gestalt des mit der Sonne bekleideten apokalyptischen Weibes die Würde und Noblesse einer orientalischen Herrscherin. Das hohe professionelle Niveau dieser Bilder macht es unwahrscheinlich, daß sie nur dem künstlerischen Potential aus dem *scriptorium* des Klosters Sankt Odilien zu verdanken sind. Auch zeigen verschiedene Werke aus anderen Teilen des Elsaß oder seiner Einflußsphäre, daß der Stil des ‹*Hortus*› eine

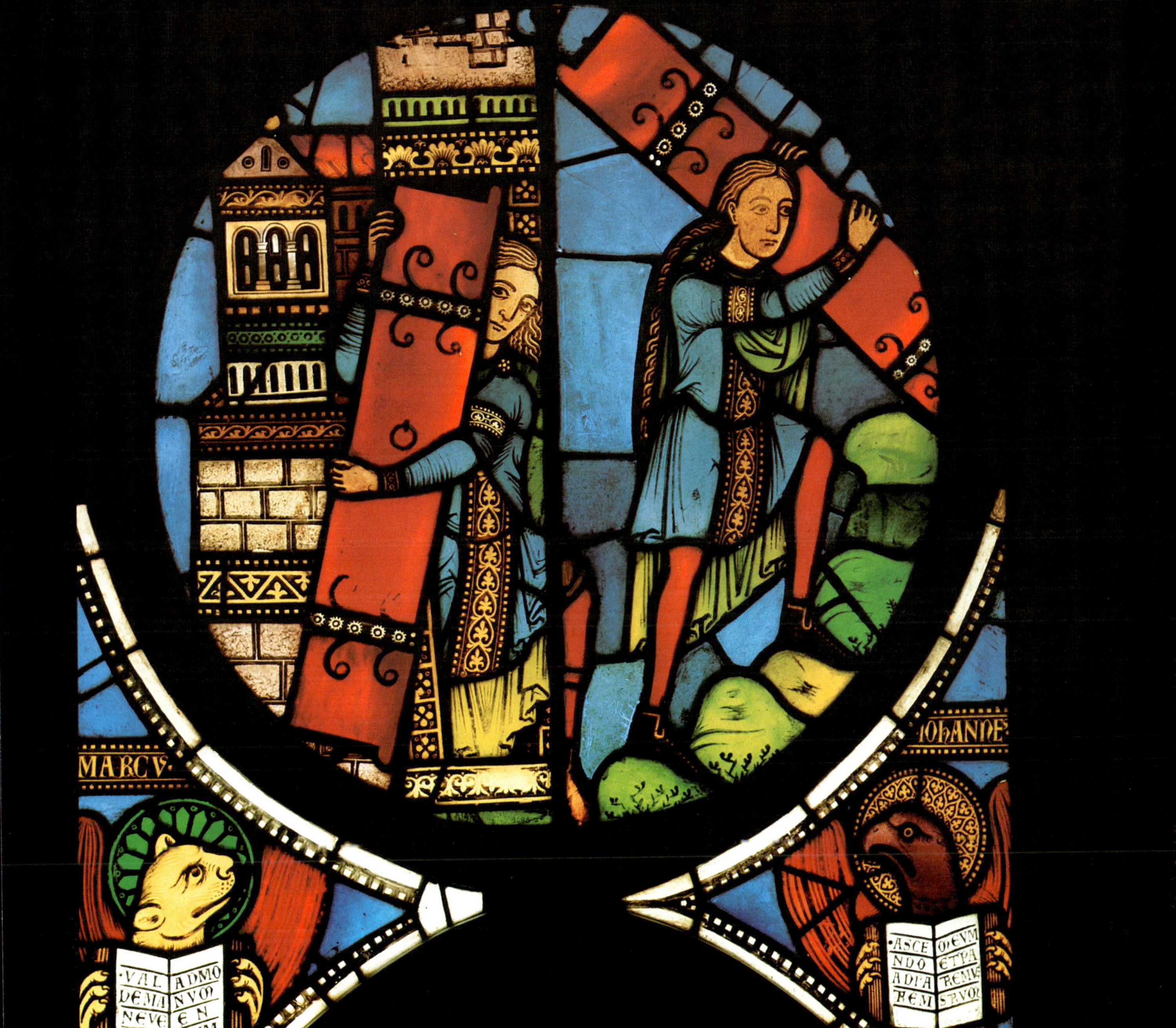

202 – Alpirsbach, Abtei – Samson mit den Stadttoren von Gaza. Um 1180–1200 – *Glasmalerei; Durchmesser 0,68 m* – Stuttgart, Württembergisches Landesmuseum

gewisse Verbreitung hatte: in der Buchmalerei erscheint der Stil zum Beispiel in einer Buchrolle, die mit Bildern aus dem Leben Johannes' des Täufers illustriert ist (British Library, London) und in der schönen Kreuzigungsszene eines Missales der Abtei Murbach (Bibliothek von Colmar). Aber die schönsten Vergleichsstücke für die Miniaturen des ‹*Hortus*› findet man in der Glasmalerei; etwa in dem, was von den Fenstern des romanischen Straßburger Münsters erhalten ist (das Fenster mit den beiden Johannes-Figuren, das Salomonische Urteil und die Kaiserfiguren). Das großartige Rundfenster, das Samson mit den Stadttoren von Gaza zeigt, dieses einzige Überbleibsel eines Kirchenfensters mit typologischen Darstellungen aus der Abtei Alpirsbach, belegt die Ausstrahlung dieses Stils bis in den Schwarzwald.

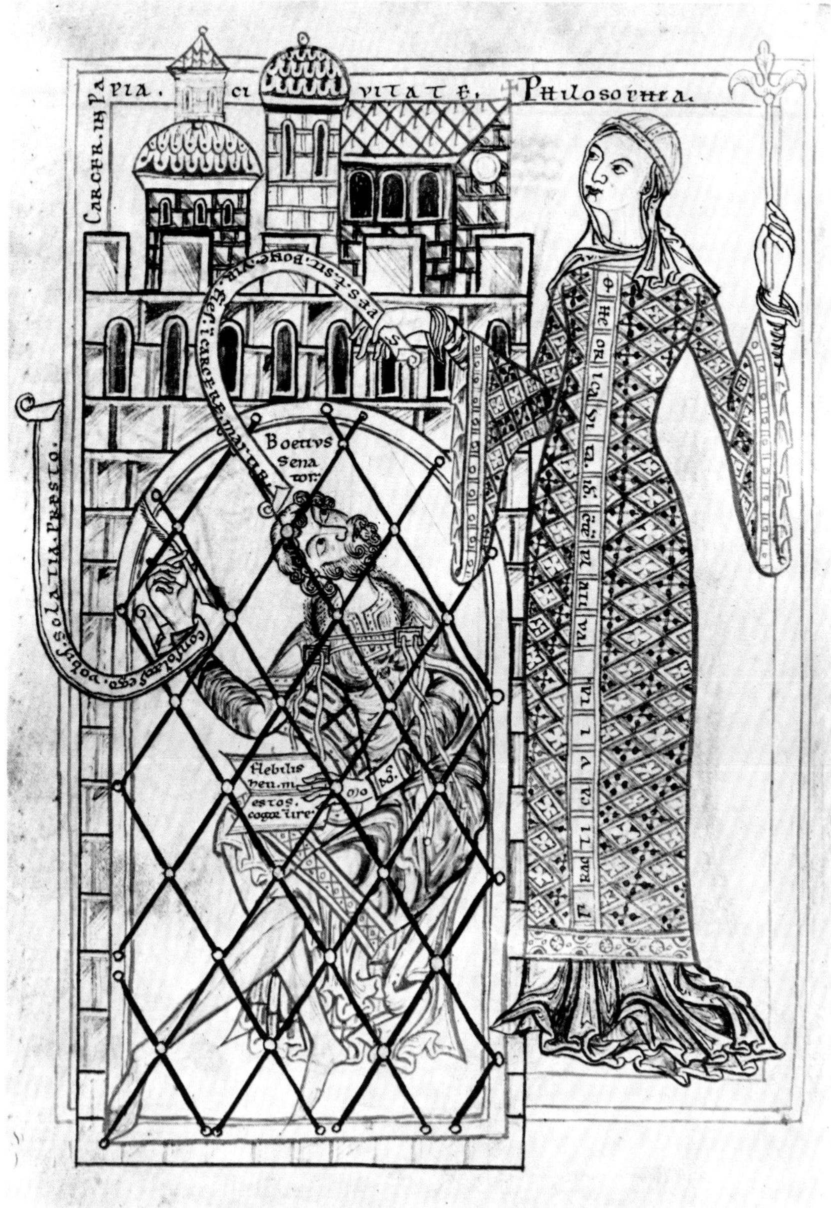

203 – Aldersbach – Die Philosophie erscheint Boethius im Gefängnis. Erstes Drittel 13. Jh. – *Farbig gehöhte Zeichnung auf Pergament; Gesamthöhe 0,236 m* – München, Bayerische Staatsbibliothek

Der gleiche byzantinische Klassizismus findet sich am Ende des 12. Jahrhunderts in Salzburg, der Stadt, die durch ihre Beziehungen zu Venedig seit langem an den Stil von Konstantinopel gewöhnt war. Man spürt diesen Einfluß sehr deutlich an einem der letzten romani-
Abb. 322 schen Meisterwerke aus Salzburg, dem Perikopenbuch der heiligen Erentrud von Nonnberg. Die Gottesmutter mit dem Kind in einer figürlich verzierten Initiale dieser Handschrift zeigt die gleiche ruhevolle Sanftheit wie manche gleichzeitigen englischen Arbeiten, die auch unter byzantinischem Einfluß entstanden sind, etwa der Psalter von Westminster und die sicher von einem Engländer gemalten Fresken der Kirche von Sigena in Spanien. Nur der Faltenwurf des Mantels der Maria mit seinen gebrochenen und stark ausgehöhlten Falten kündigt den Widerstand an, den die meisten Künstler im germanischen Raum fortan den biegsamen Linien entgegensetzten, die im Westen von den ersten gotischen Illuminatoren so gerühmt wurden.

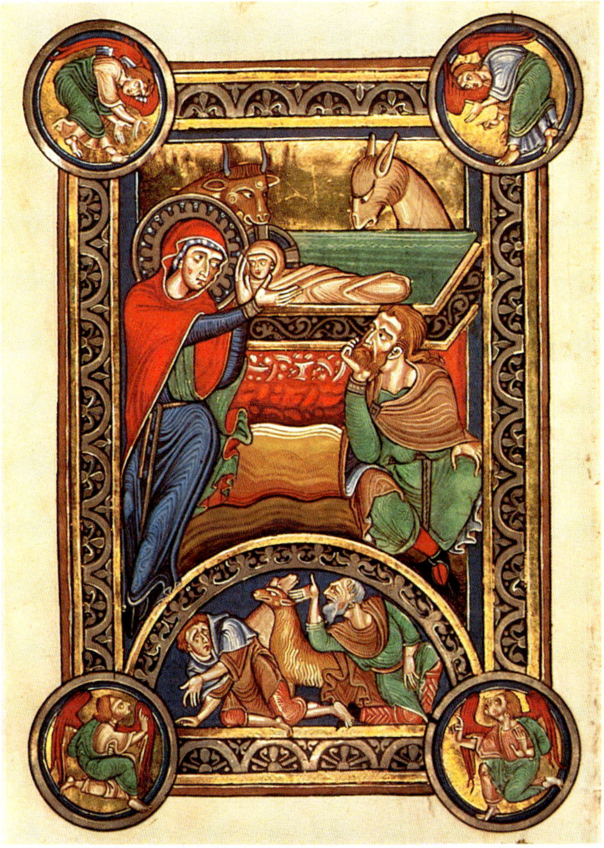

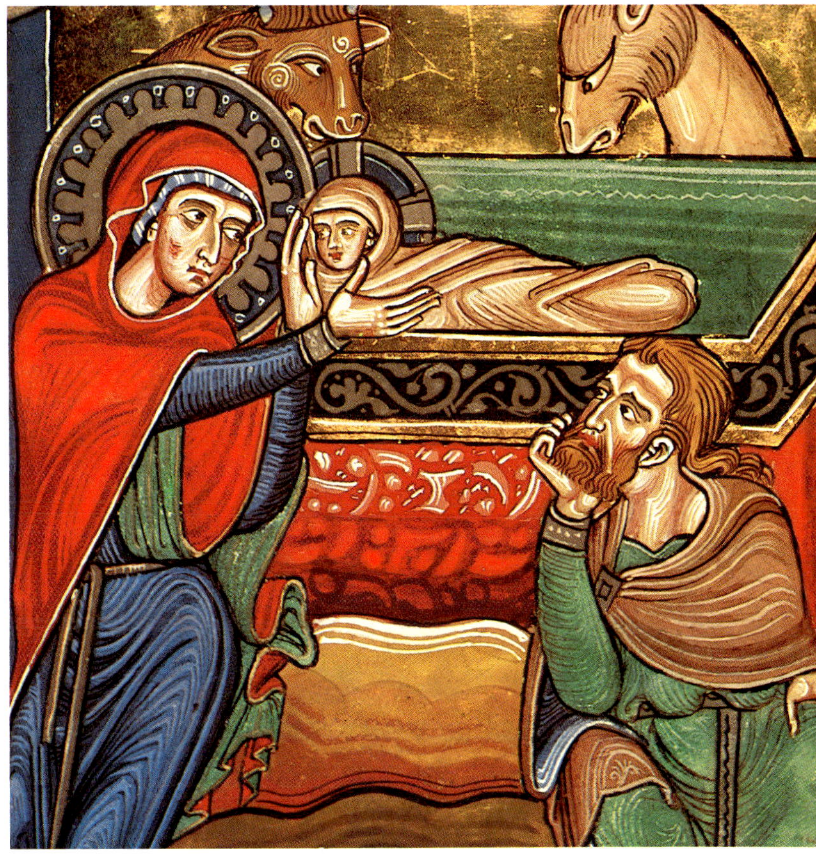

204 und 205 – Weingarten – Missale des Abtes Berthold: Christi Geburt (Gesamtansicht und Ausschnitt). Um 1220 – *Malerei auf Pergament; Gesamthöhe 0,293 m* – New York, Pierpont Morgan Library

Zu Beginn des 13. Jahrhunderts standen sich in den Werkstätten des Heiligen Römischen Reiches zwei gegensätzliche Richtungen gegenüber: die Anhänger der einen kannten die stilistischen Entwicklungen so gut wie gar nicht, die nach und nach im Nordwesten Europas alle Arten der Malerei neu formten; absichtlich nutzten sie weiter die Kunst- und Formensprache des vorhergehenden Jahrhunderts, statteten ihre Arbeiten aber doch mit einem gewissen barocken Außersichsein aus, das bisher unbekannt war. Man spürt das schon an einigen Zeichnungen in einer Handschrift des bayerischen Stifts Aldersbach, die im ersten Drittel des 13. Jahrhunderts entstanden waren. Weibliche Personifizierungen der Sieben Freien Künste sind paarweise mit klassischen Autoren zusammengestellt. Technisch stehen die Zeichnungen einer seit der Mitte des 12. Jahrhunderts in Süddeutschland fest verwurzelten Tradition nahe. Die Vielzahl der erklärenden Beischriften ist noch typisch romanisch, aber die Formen der Gewänder und Faltenwürfe wirken oft manieristisch und übertrieben kompliziert.

Eine andere gestalterische Qualität haben die um 1220, zur Zeit des Abtes Berthold von Haimburg, für das Kloster Weingarten in Schwaben gemalten Miniaturen. Was es mit den Abb. 319 monumentalen Bildern im Berthold-Missale und mit den Prophetengestalten eines in der New York Public Library befindlichen Matutinale auch auf sich haben mag – immer geht von den Gestalten eine fast übermenschliche Kraft aus. Sie haben eine überströmende Lebensenergie, so daß sie fast die geometrischen Formen sprengen, in die sie gezwängt sind. Der Meister des Berthold-Missales war mit seinen kunstvollen Kompositionen und mit seiner Ausdruckskraft unbestritten der letzte große romanische Buchmaler in Deutschland.

Die gleiche Gestaltungskraft, nur mit mehr Gesetztheit und Ausgeglichenheit, findet man in

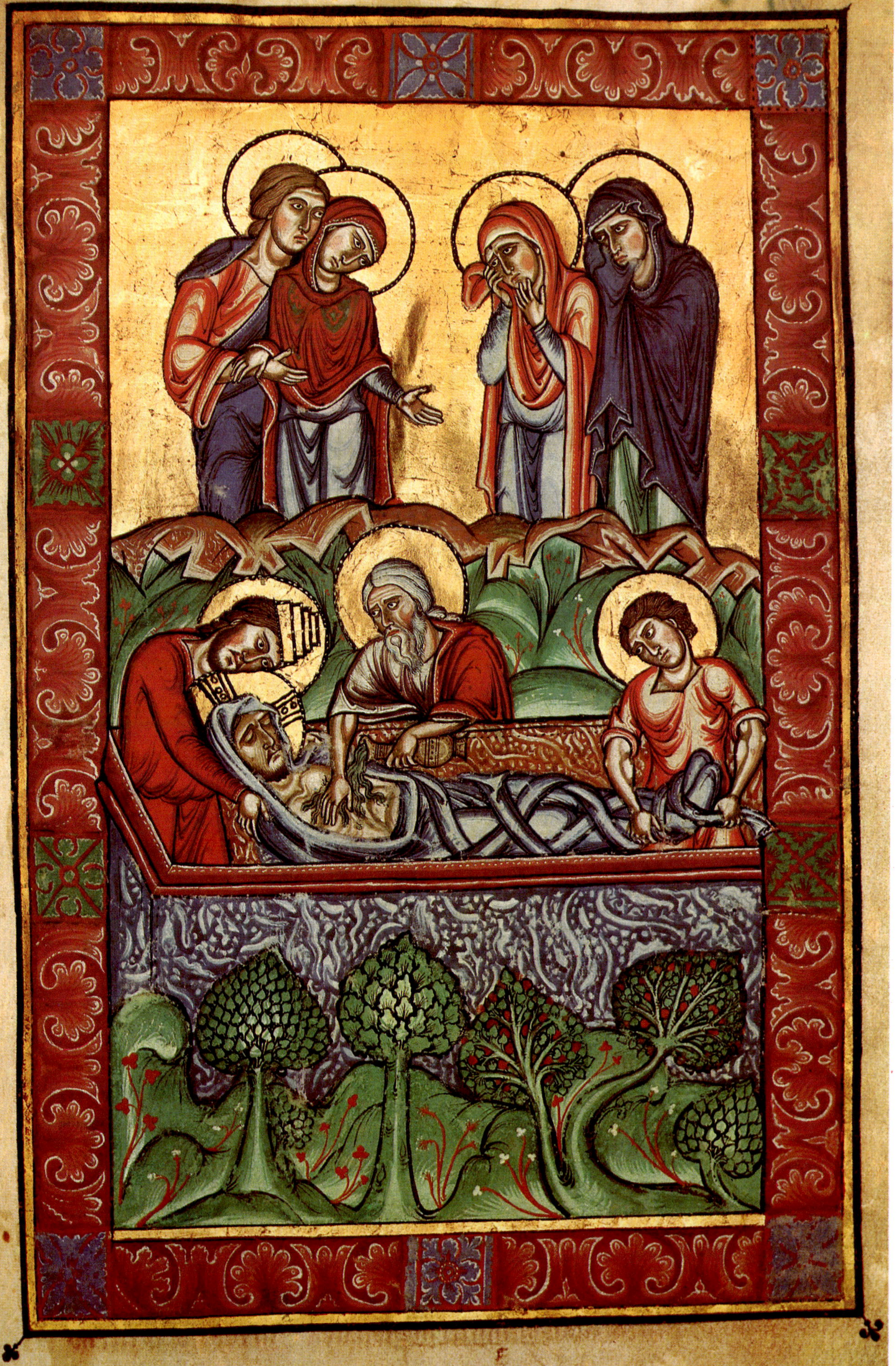

den Miniaturen eines vielleicht aus Magdeburg stammenden Evangelistars des Brandenburger Doms. Drei verschiedene Maler haben an der Handschrift gearbeitet, jeder ein Vertreter mannigfaltiger Tendenzen, die zu Beginn des 13. Jahrhunderts Leben in die sächsische Buchmalerei brachten. Der am meisten ‹romanische› unter den Dreien war der Maler der Szenen aus dem Leben und der Passion Christi. Besonders interessant wegen der in drei Zonen unterteilten Komposition ist die Grablegung und Salbung des Leichnams Christi. Die Haupthandlung nimmt den Mittelstreifen ein; über einer aufgeworfenen Bodenlinie tauchen Maria, der Jünger Johannes und die Heiligen Frauen auf und wirken so, als stünden sie im Hintergrund. Der räumliche Eindruck wird noch durch die Andeutung eines Vorhangs mit biegsamen Bäumen im Vordergrund verstärkt; die auf die naturnahe Differenzierung der Bäume verwendete Sorgfalt bedeutet schon einen Vorgriff auf die Gotik. Die Vorliebe für kräftig gegliederte Formen, die man hier antrifft, findet man auch bei dem Maler der letzten Miniaturen der Handschrift, aber mit weicherer Modellierung und mit sanfteren Farben, die darauf schließen lassen, daß der Maler von dem um 1200 auf der anderen Seite des Ärmelkanals gepflegten Stil angezogen war.

Einige weitere spätromanische Arbeiten zeigen Anzeichen dessen, was man die ‹gotische Versuchung› der deutschen Buchmalerei nennen könnte. Sie stand im Gegensatz zur barockisierenden romanischen Haltung, die wir in Weingarten und bei einigen bayerischen Handschriften festgestellt haben, machte sich aber verständlicherweise im Mittelrheinischen bemerkbar, dem ständig benutzten Verbindungsweg zur Kunst im Nordwesten Europas.

207 – Speyer – Evangelistar: Traum und Rückkehr der Heiligen Drei Könige. Um 1197 – *Malerei auf Pergament; Gesamthöhe 0,333 m* – Karlsruhe, Badische Landesbibliothek

208 – Trier – Speculum virginum: Die Ernte der Jungfrauen. Ende 12. Jh. – *Malerei auf Pergament; Gesamthöhe 0,335 m* – Bonn, Rheinisches Landesmuseum

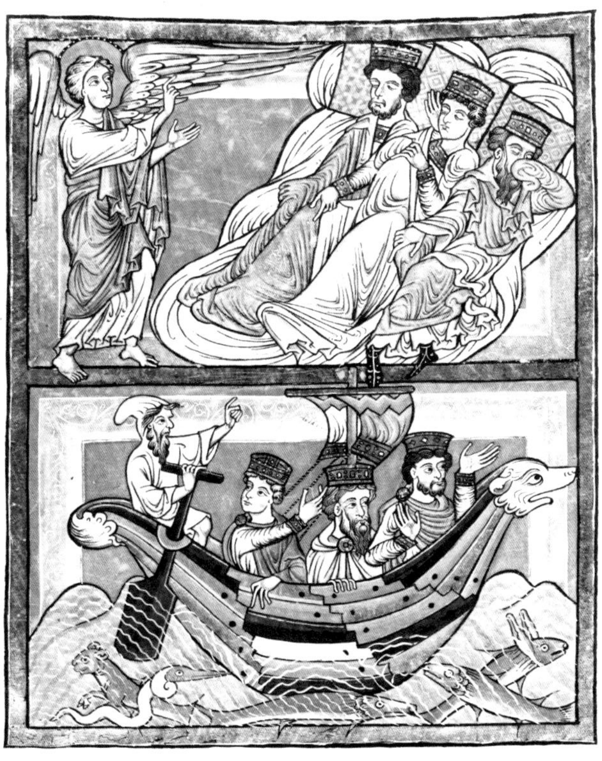

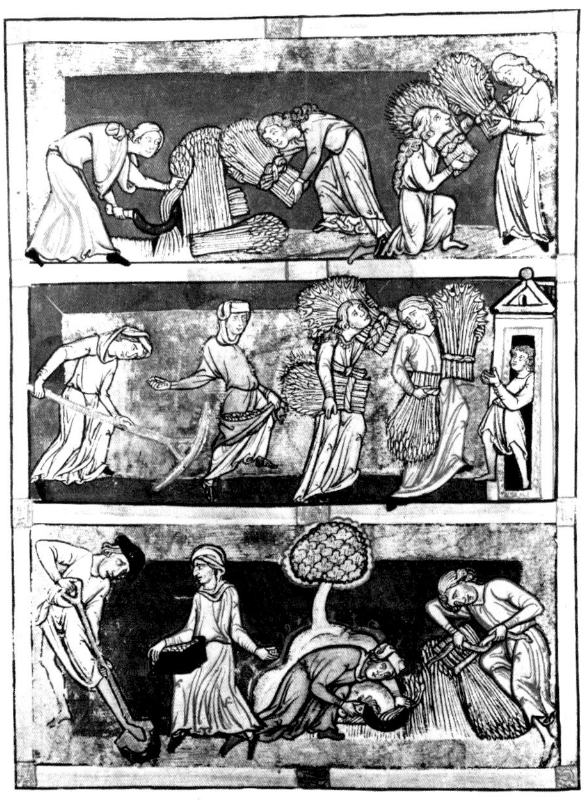

← 206 – Magdeburg – Evangelistar: Die Grablegung. Um 1200 – *Malerei auf Pergament; Gesamthöhe 0,338 m* – Brandenburg, Domarchiv

Hervorbrechen sieht man die ‹gotische Versuchung› zum Beispiel in den Miniaturen eines Evangelistars des Doms zu Speyer; so zeigt die Handschrift in dem Doppelbild mit dem Traum und der Heimreise der Heiligen Drei Könige romanische Stilelemente, die der byzantinisierenden Kunst des ‹*Hortus deliciarum*› entlehnt, aber mit frühgotischen Motiven vermischt sind; am deutlichsten wird das bei der weicheren Behandlung des Faltenwurfs, die an den Muldenfaltenstil der ersten gotischen Handschriften aus Nordfrankreich denken läßt. Dieser aus dem Maas-Gebiet stammende Stil erscheint noch klarer in einigen Kölner Arbeiten aus dem ersten Viertel des 13. Jahrhunderts (Fenster von Sankt Kunibert, Evangeliar aus Groß Sankt Martin in Köln, Kreuzigungsszene eines Missales aus Sankt Georg in Köln).

Der ‹gotischen Versuchung› noch mehr erlegen ist ein ‹*Speculum virginum*›, das wohl in den letzten Jahren des 12. Jahrhunderts in Trier angefertigt wurde. Heute liegen die anmutigen Miniaturen der Handschrift zum Teil in der Bibliothek des Trierer Domkapitels, zum Teil in den Museen von Bonn und Hannover; an ihnen kann man ablesen, wohin sich die deutsche Buchmalerei hätte entwickeln können, wenn der fast gotische Schwung darin nicht gebrochen und zugunsten einer anderen Stilrichtung ausgeschaltet worden wäre. In der reizenden Szene mit den erntenden Jungfrauen verbindet sich der leichte Strich mit feiner Naturbeobachtung. Daß die Kölner Form der Zeichnung mit – hier teilweise roter – Tinte ausgeführt und der zweifarbige grüne und blaue Grund beibehalten wurden, ist ebenfalls zu beachten; das Werk steht somit in der Nachfolge des sogenannten Gebetbuchs der Hildegard von Bingen.

Möglicherweise sind die zwischen 1220 und 1230 unter Aufsicht des Abtes Konrad angefertigten Miniaturen eines Matutinale der bayerischen Abtei Scheyern von solchen rheinischen Arbeiten beeinflußt worden. Alle diese Illuminationen nehmen nämlich die Technik des Gebetbuchs der Hildegard von Bingen und des Trierer ‹*Speculum virginum*› wieder auf: Personen und Gegenstände sind mit schwarzer, gelegentlich mit roter Tinte gezeichnet und heben sich von blauem in grünem Grund oder von grünem in blauem Grund ab. Allerdings lassen sich zwei verschiedene stilistische Strömungen in der Handschrift von Scheyern unterscheiden. Die stark byzantinisierende Gestalt der thronenden Madonna, die ein Modell des Klosters in der Hand hält, und die Figuren von Sankt Nikolaus und Sankt Peter zählen zu den allerersten bayerischen Beispielen für den sächsischen Zackenstil; gewiß sind es sehr gemäßigte Beispiele, die in dem Verkündigungsfresko des ehemaligen Kartäuserklosters Prüll in Regensburg eine Parallele in der bayerischen Wandmalerei haben. Völlig anders ist dagegen der Stil des Marien-Zyklus, auf dem das Hauptinteresse an der Handschrift ruht.

In diesen Miniaturen sprechen die menschlicheren Gesichter, der ruhige Rhythmus und das Fließende des Faltenwurfs für eine gewisse Verbindung mit dem frühgotischen Stil, wobei die Verbindung vielleicht durch das rheinische Vorbild zuwege gebracht worden ist, von dem ja auch die Technik stammt; am bedeutendsten ist das Bild des mit der Sonne bekleideten, vom siebenköpfigen Drachen bedrohten Weibes aus der Apokalypse. Was den zweiten Künstler des Matutinale von Scheyern jedoch besonders auszeichnet, ist die stark durchgeformte, monumentale Wiedergabe der Figuren.

Vielleicht nicht zufällig sind aus derselben Zeit auch westliche Quellen aufzuspüren, etwa in den ‹*carmina burana*› in der berühmten Miniatur mit der Darstellung einer Sommerlandschaft. Gewiß hält sich dieses Blatt mit seiner rein ornamental konzipierten Naturdarstellung entschieden im Rahmen des Romanischen: die riesigen exotischen Blumen, die Bäume mit ihren biegsamen Stämmen und stilisierten Blättern haben Vorläufer in der englischen Buchmalerei des 12. Jahrhunderts, zum Beispiel in einem Blatt der Winchester-Bibel, das in der Pierpont Morgan Library in New York aufbewahrt wird. Trotzdem herrscht auf der Miniatur eine lebhafte Fröhlichkeit, die völlig übereinstimmt mit dem profanen Ton der Lieder dieser

209 – Scheyern – Matutinale: Das apokalyptische Weib, vom siebenköpfigen Drachen bedroht. Um 1220–1230 – *Malerei auf Pergament; Gesamthöhe 0,55 m* – München, Bayerische Staatsbibliothek

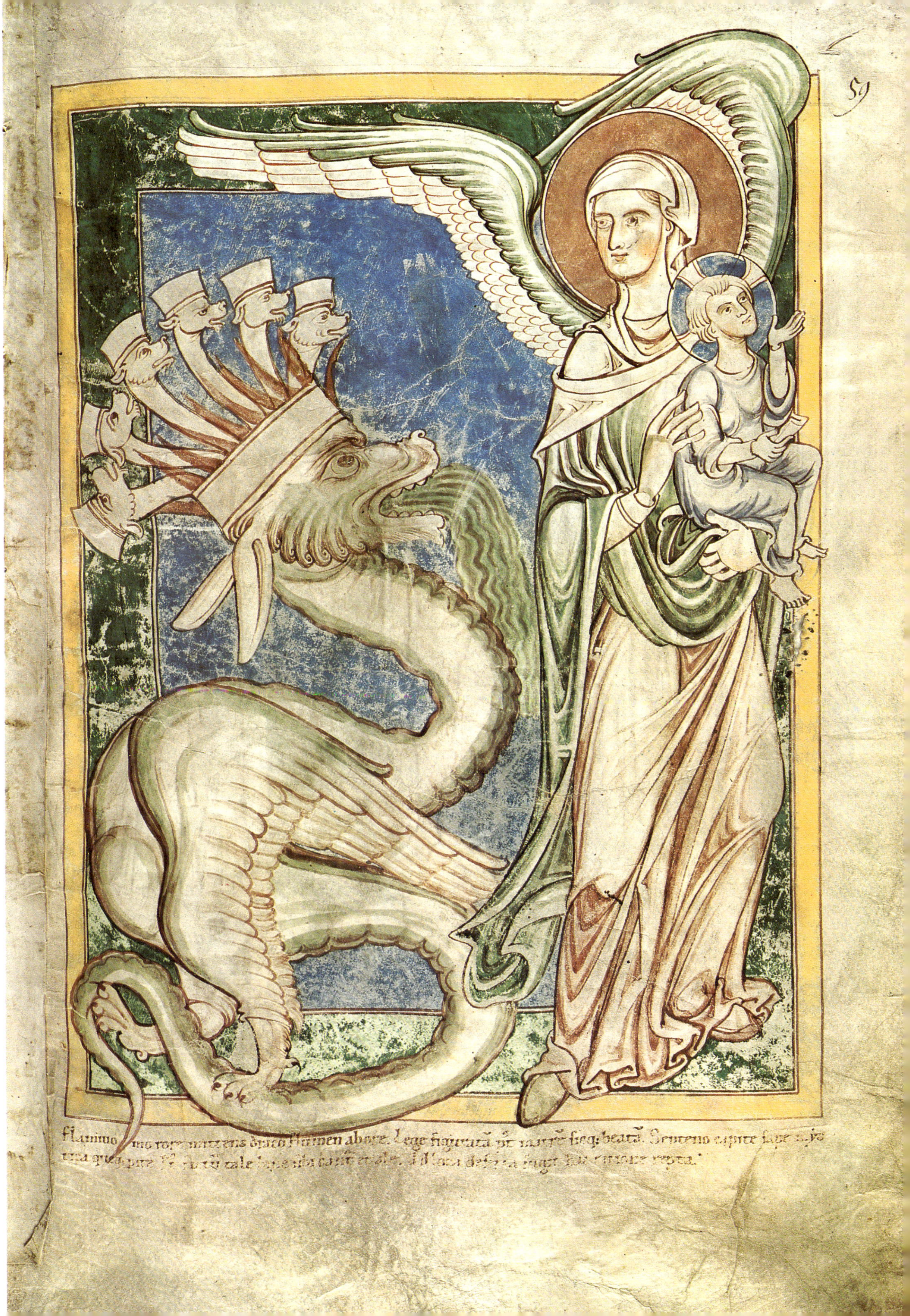
59

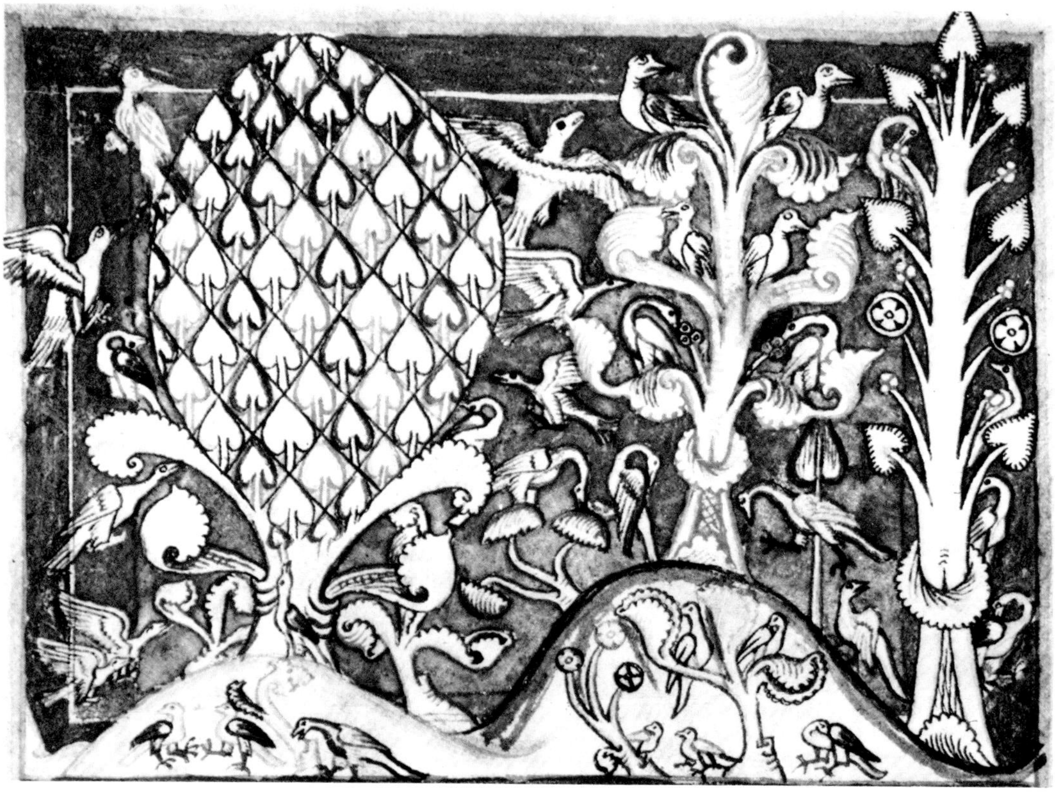

210 – Benediktbeuern – Carmina burana: Sommerliche Waldlandschaft. Um 1220–1230 – *Malerei auf Pergament; Gesamthöhe 0,17 m* – München Bayerische Staatsbibliothek

Sammlung, die eine neue Zeit verhießen. Derselbe profane Ton klingt in den Illustrationen einer Abschrift des ‹Eneit› von Heinrich von Veldeke an, einer Dichtung, die von Vergils ‹*Aeneis*› angeregt worden war, und zwar auf dem Umweg über die etwa 1160 erstellte Fassung des normannisch-englischen Dichters Benedikt von Sankt Maurus. Die Illustrationen sind mit brauner Tinte auf farbigem Grund gezeichnet, in der bei den bayerischen Buchmalern der Zeit beliebten Technik, sind in einem kraftvollen, lebendigen Stil gehalten und verwandeln die Abenteuer der trojanischen Helden in ein Ritter-Epos.

Und doch war es nicht der in der Wirklichkeit verwurzelte, direkte und einfache Stil der bayerischen und rheinischen Handschriften, der die Zukunft der deutschen Buchmalerei bestimmen sollte, sondern es war die gelehrte Kunst, die sich im Norden Deutschlands in
Abb. 315 sächsischen Werkstätten herausbildete. Im Stuttgarter Psalter des Landgrafen Hermann von Thüringen und im Psalter der heiligen Elisabeth in Cividale, also in den beiden ältesten, 1210 bis 1215 entstandenen Repräsentanten dieser Kunst sind die Hauptmerkmale des neuen Stils schon genau zu erkennen. Wie etwa die zu einem Bild vereinigten beiden Szenen der Frauen am Grab und der Höllenfahrt Christi zeigen, hielten sich die sächsischen Künstler bei der Wiedergabe der Figuren zwar strikt an byzantinische Vorbilder, wichen aber von deren plastischen Qualitäten ab und gaben sie in einem gebrochenen, nervösen Zeichenstil wieder, der allmählich außer sich geriet. Der Zackenstil wurde durch das berühmte, 1220 bis 1230 entstandene Wolfenbütteler Musterbuch weitergetragen, in dem byzantinische Formen aber noch mehr vorherrschen. So breitete sich dieser Stil mit seinen in Zickzacklinien verlaufenden Falten über alle Gegenden des Reiches aus. Aber das ist eher Geschichte einer Kunst, die man kürzlich als die deutsche Alternative zum gotischen Stil verstanden wissen wollte, der zu dieser Zeit die Buchmalerei und die Malerei allgemein in Westeuropa beherrschte.

211 – Niedersachsen – Musterbuch: Christus in der Vorhölle. Um 1220–1230 – *Zeichnung auf Pergament; Gesamthöhe 0,17 m* – Wolfenbüttel, Herzog August Bibliothek

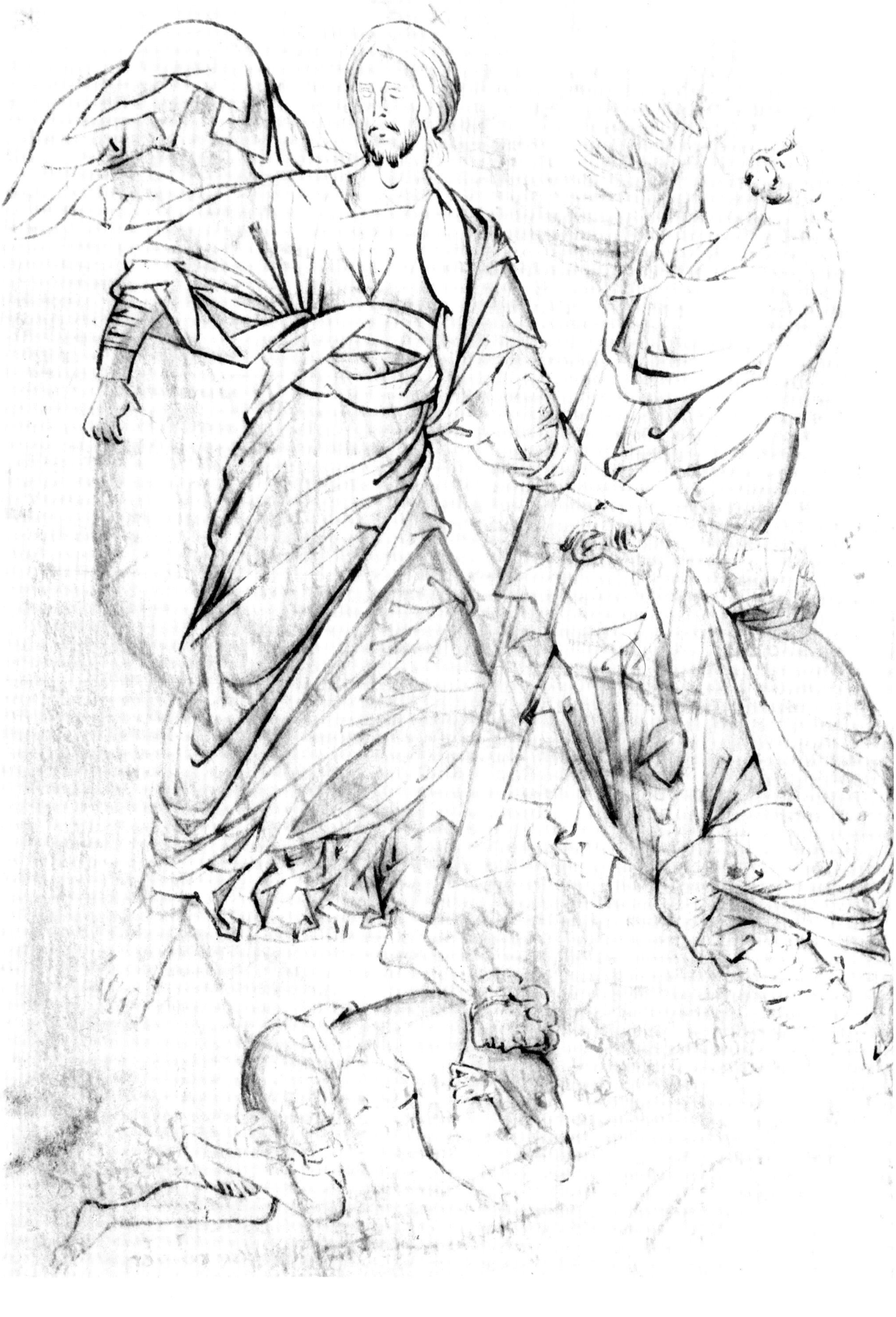

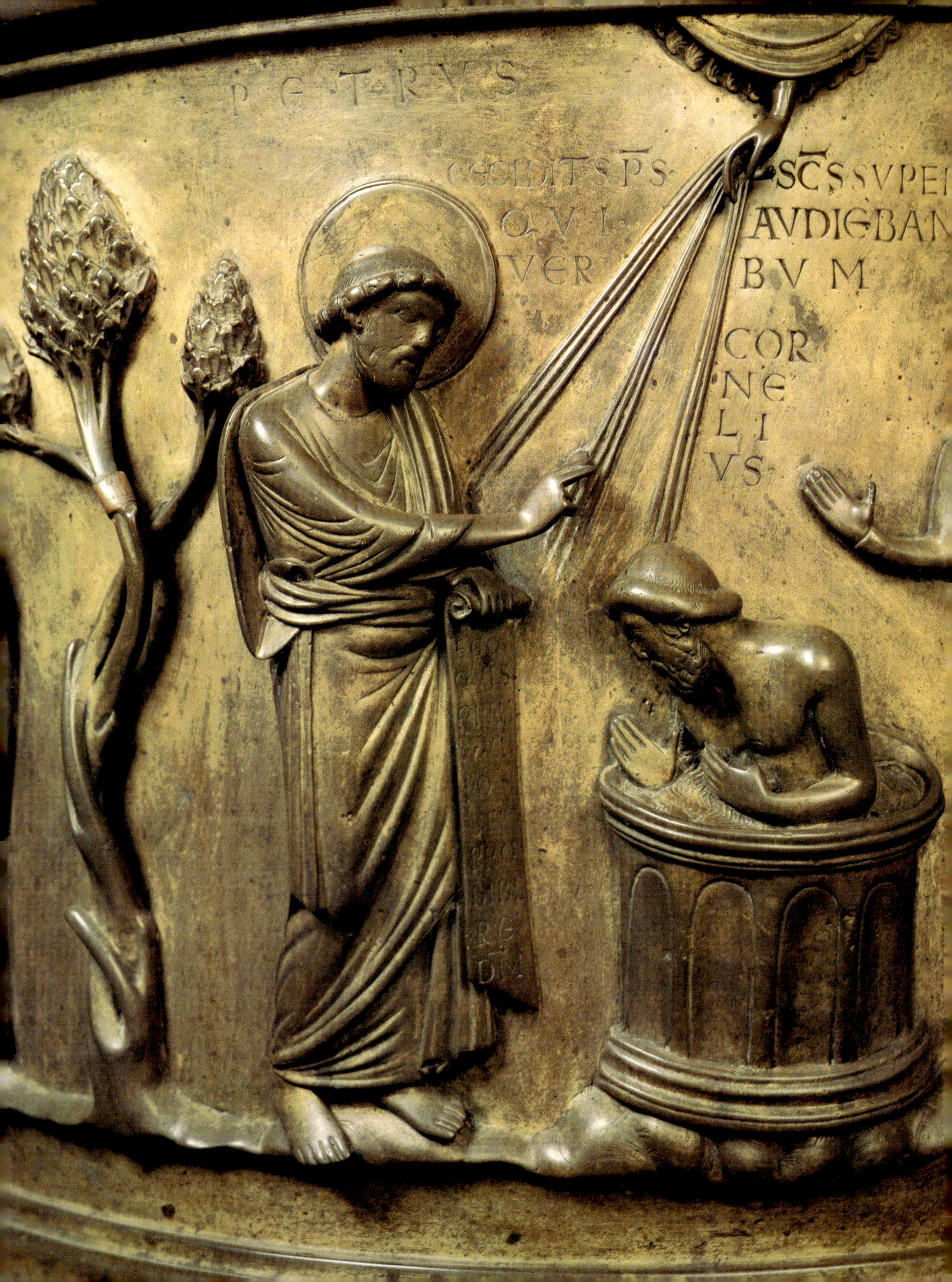
PETRVS
CECIDIT SPS
QVI
VER
SCS SVPE
AVDIEBAN
BVM
COR
NE
LI
VS

III

DIE KLEINKUNST

Von Danielle Gaborit-Chopin

Ein Charakteristikum karolingischer und ottonischer Kunst war, daß die Kleinkunst eine bedeutende Stellung in ihr einnahm. Die Werke der Goldschmiedekunst, die Emailarbeiten, Elfenbeinschnitzereien und Bronzen, die für die Fürsten und ihre Kreise geschaffen wurden, sollten Reichtum und Macht der Auftraggeber widerspiegeln. Eng mit der Macht verbunden, wurde die Kleinkunst allmählich zu einem Machtsymbol. In diesem großen, von Rom bis zu den slawischen Regionen reichenden Gebiet, das zum Heiligen Römischen Reich und den von ihm abhängigen Ländern gehörte, wich die Idee des Kaisertums auch noch im 11. und 12. Jahrhundert nur sehr langsam dem aufkommenden Feudalwesen. Unter derartigen politischen Voraussetzungen blieb die Kleinkunst länger als andere Kunstformen der karolingischen und ottonischen Tradition verhaftet. Trotz der vielfältigen und oftmals widersprüchlichen ästhetischen Strömungen, die damals das Heilige Römische Reich durchdrangen, blieb in der Kleinkunst die Bezugnahme auf antike, karolingische und ottonische Kunst immer deutlich spürbar; es entstanden auf diese Weise Werke, auf die sich die Bezeichnung ‹romanisch› zuweilen nur sehr schlecht anwenden läßt.

Zwischen 1107 und 1118 ließ der Abt von Notre-Dame in Lüttich, Hellinus, für seine Kirche ein großes Bronzetaufbecken anfertigen, das eine späte Lütticher Chronik als Werk des Abb. 304 Goldschmieds Reiner von Huy aufführt: *Renerus aurifaber Hoyensis.* Die aus einem Stück gegossene Schale wird in Anspielung auf das ‹Eherne Meer› im Tempel Salomos (1. Könige VII, 23–26) von Rinderprotomen getragen. Die seitlichen, fast vollplastischen Reliefs gehören zu den unbestrittenen Meisterwerken abendländischer Kunst. Die zarte Modellierung der Körper, die ruhige, edle Gestik und der weiche, flüssige Faltenwurf lassen die Erinnerung an antike Werke durchscheinen. Daß jedoch Reiner seine Vorbilder auf dem Umweg über karolingische und ottonische Werke kennengelernt hat, zeigt sich in den welligen Böden, der starken Überlängung der Proportionen seiner Figuren, im Gewandwurf, der Schultern und Abb. 305 Hüften eng umschließt, sowie in der leichten Drehung einer von hinten gesehenen Figur. Als Vermittler wären die stark antikisierenden Werke aus der Epoche Ludwigs des Frommen oder Karls des Kahlen zu nennen, vor allem aber auch die Gruppe Lütticher Elfenbeinschnitzereien, die gegen 1000 und in der ersten Hälfte des 11. Jahrhunderts entstanden waren.

Was ist jedoch im üblichen Sinn des Wortes ‹romanisch› an diesem Taufbecken? Auf dem Höhepunkt seiner künstlerischen Entwicklung ging der maasländische Goldschmied gleichsam spielerisch zur dritten Dimension über und führte eine überaus schwierige Tradition glanzvoll und mit leichter Hand weiter. Er schuf ein Werk von klassischem Naturalismus, dem die Grundzüge ‹romanischer› Kunst fehlen. Keines ihrer Kennzeichen – wie etwa das einengende Gesetz des Rahmens, die Schematisierung und Intellektualisierung der Formen,

212 – Reiner von Huy: Taufbecken. Ausschnitt: Taufe des Kornelius. 1107–1118 – *Bronze; Gesamthöhe 0,60 m* – Lüttich, Bartholomäus-Kirche

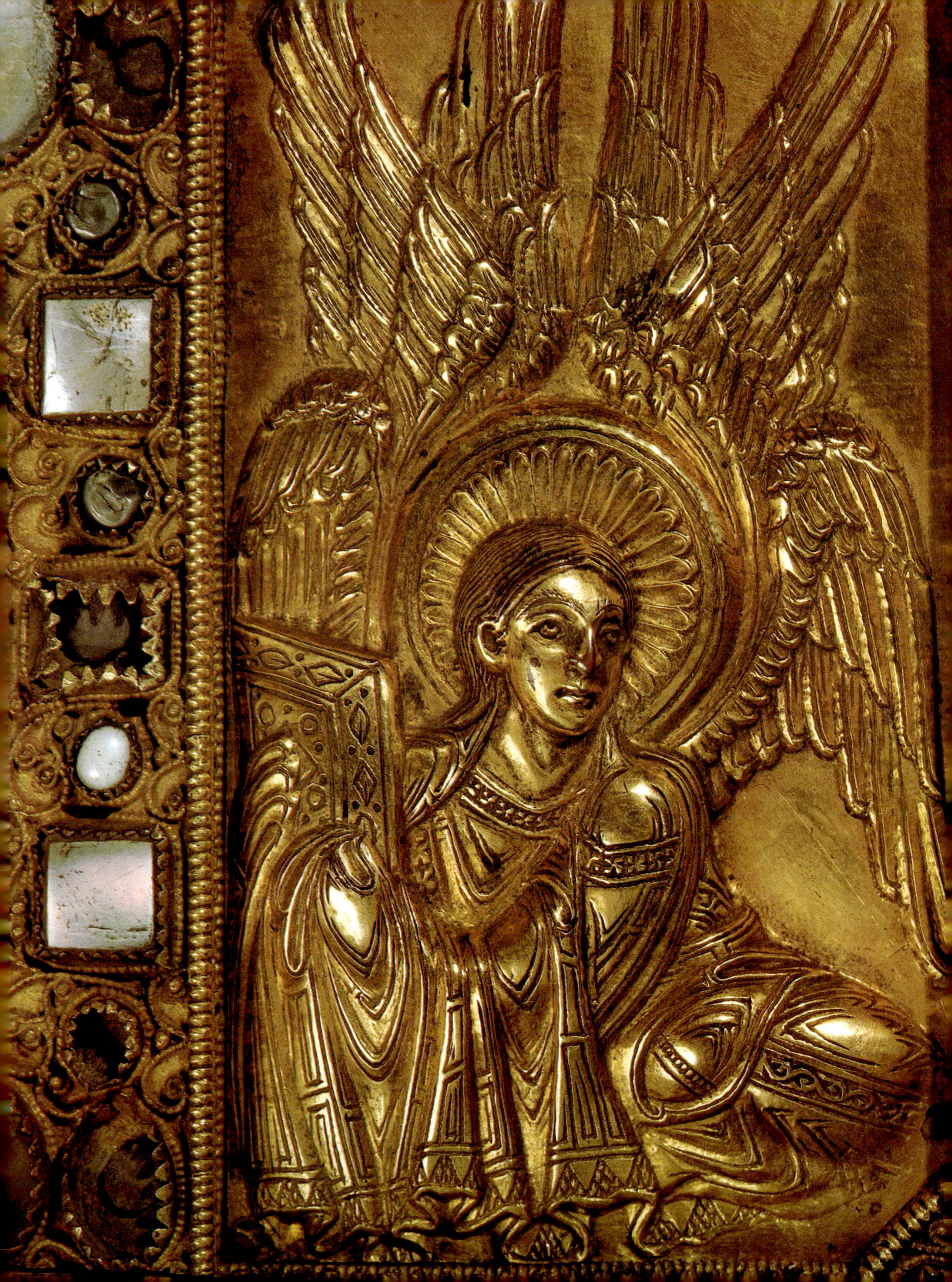

die expressiven Verzerrungen oder die Betonung des graphischen Elements – läßt sich auf diesem Taufbecken nachweisen, auf dem hingegen alle beherrschenden Tendenzen der Kunst des Heiligen Römischen Reiches zum Ausdruck kommen. Die unbestrittene Vollkommenheit dieses Taufbeckens sicherte ihm jenen tiefen und dauerhaften Einfluß auf die Kunst im Rhein-Maas-Tal zu, der selbst noch in den letzten Jahrzehnten des Jahrhunderts, im Werk des Nikolaus von Verdun, spürbar wurde.

Der überragenden Persönlichkeit Reiners von Huy scheint die des westfälischen Goldschmieds Rogerus von Helmarshausen entgegenzustehen. Das Hauptstück der ihm zugeschriebenen Werke, der Einbanddeckel des Evangeliars von Helmarshausen im Trierer Domschatz, ist ungefähr zur selben Zeit wie das Lütticher Taufbecken entstanden. Das Pathos der getriebenen Reliefs, auf denen die Evangelistensymbole im Kranz ihrer aufgestellten Flügel aufzuschweben scheinen, steht jedoch in starkem Kontrast zu dem Stil des Taufbeckens. Bei näherem Hinsehen zeigt sich dennoch, daß Rogerus von Helmarshausen seine Anregungen aus denselben Quellen wie Reiner von Huy schöpfte, sie jedoch auf andere Weise interpretierte. Die bewegte Haltung und das Linienspiel der gebogenen Flügel oder der Gewandfalten lassen die Strenge der Komposition, die Plastizität der Körper, das klassische Oval des Engelantlitzes und die strahlenförmigen Nimben karolingischen Typs vergessen. Mag auch die Kunst des Goldschmieds neuartig und außergewöhnlich sein, so behält Rogerus doch ein bereits im 7. Jahrhundert auf dem Einband des Evangeliars der Königin Theodelinde (Monza-Schatz) angewandtes Kompositionsschema bei: ein großes Kreuz, dessen Enden an den Rahmen stoßen, unterteilt die Platte in vier Abschnitte. Kreuz und Rahmen auf dem Trierer Buchdeckel, die mit Filigranen und kleinem Zellenschmelz geschmückt sind, folgen diesem Prototyp und gehen in gerader Linie auf ottonische Goldschmiede zurück.

Fortdauer der Formen

Das Kompositionsschema des Evangeliardeckels von Helmarshausen wurde im Laufe des 12. Jahrhunderts häufig und in gänzlich verschiedenen Gegenden benutzt, wovon die beiden Buchdeckel vom Mondsee (Baltimore, Walters Art Gallery) und vom Lebuinus-Evangeliar Abb. 300 (Utrecht, Erzbischöfliches Museum) zeugen. Die Gliederung gleicht der des Trierer Deckels, nur kommen in den durch das Kreuz abgeteilten Feldern statt der Symbole die Evangelisten selbst vor. Die Elfenbeinreliefs des Mondseer Deckels werden allgemein süddeutschen Werkstätten um 1100 zugeschrieben, während der Utrechter Deckel Merkmale der Kölner Werkstätten von der Mitte des 12. Jahrhunderts trägt. Auf letzterem Buchdeckel wurden die aus Walroßbein geschnitzten Evangelisten unter Säulenarkaden an ihren Pulten sitzend dargestellt. Im Tympanon erscheint über jedem der Evangelisten das zugehörige Symbol. Diese Anordnung folgt in großen Zügen einem Kompositionsschema, das schon die am Hof Karls des Großen tätigen Künstler ausgearbeitet hatten.

Einen derartigen Konformismus kann man nicht nur bei der Ausschmückung der kostbaren Buchdeckel beobachten. Auf allen Gebieten der Goldschmiedekunst blieben die romanischen Goldschmiede bei Formen und Techniken ihren Vorgängern verpflichtet. Sie verzichteten sogar weitgehend darauf, durch jene Wunderwerke aus Geschicklichkeit und Einfallsreichtum zu glänzen, in denen sich ihre Vorläufer – vor allem beim Fassen von Gemmen – gefallen hatten.

Der Vergleich zweier Kreuze, die zeitlich ein Abstand von fast einem Jahrhundert trennt, mag in dieser Hinsicht vielsagend sein: das aus dem Dionysius-Stift zu Enger in Westfalen stammende Kreuz im Kunstgewerbemuseum in Berlin ist ein lateinisches Goldkreuz, das in Abb. 316

213 – Rogerus von Helmarshausen (?): Einbanddeckel des Evangeliars von Helmarshausen. Ausschnitt: Engel, Symbol des Evangelisten Matthäus. Um 1100 – *Vergoldetes Silber; Gesamthöhe 0,37 m* – Trier, Domschatz

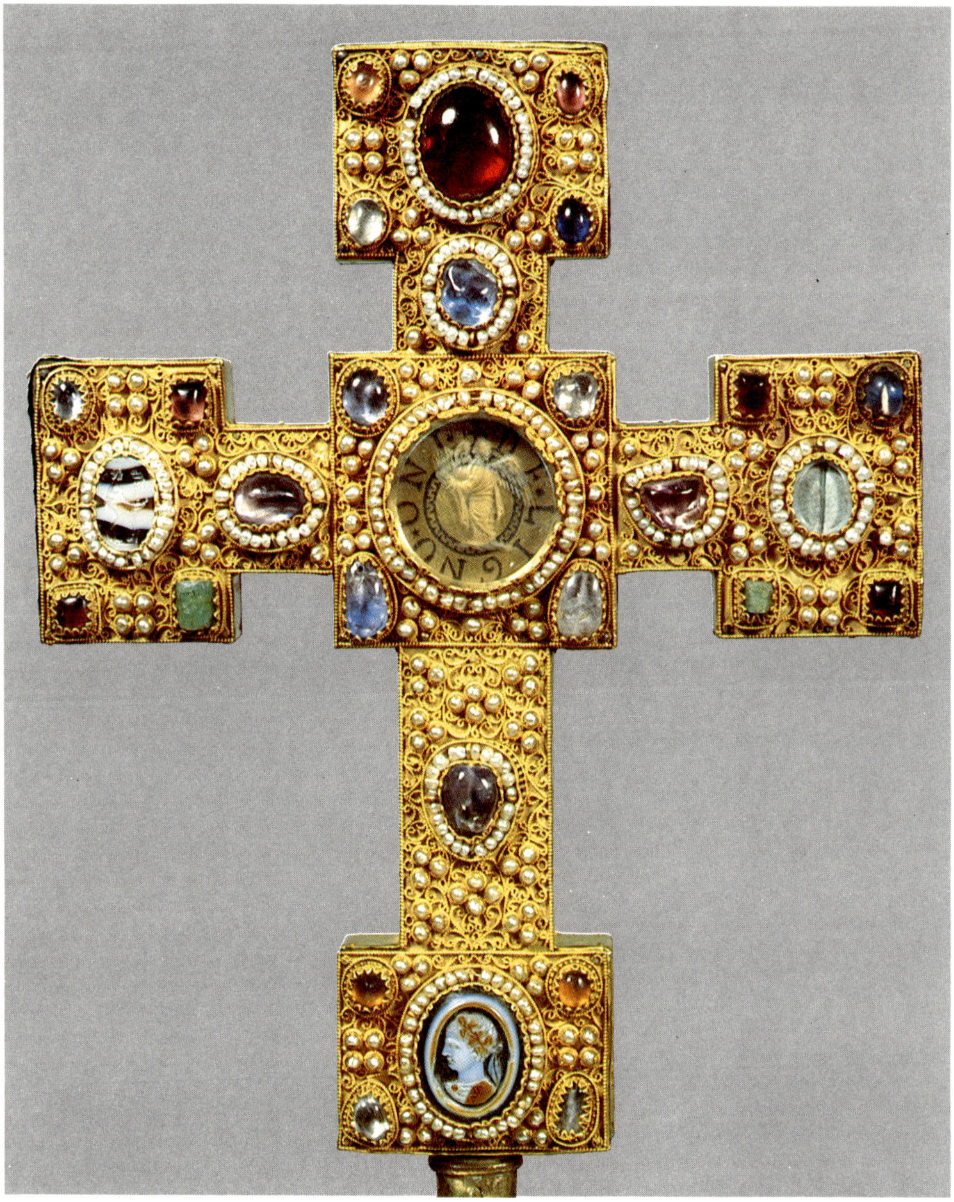

214 – Reliquienkreuz von Sankt Dionysius in Enger (Vorderseite). Um 1100 – *Gold, Filigrane, Niello, Gemmen, Perlen; Höhe 0,22 m* – Berlin, Kunstgewerbemuseum

rechteckige Enden ausläuft und in der Mitte eine quadratische Balkenvierung aufweist. Die inschriftlich bezeichnete Reliquie vom Kreuz Christi befindet sich unter dem Mittelkristall, in den ein Engel graviert ist. Der Kristall, die großen gemugelten Edelsteine und der Kameo, die die Mittelpartie und die Balkenenden betonen, sind von Perlsplitterschnüren umrahmt. Die gesamte Oberfläche des Kreuzes überzieht ein Filigrannetz mit Granulationen. In seiner Gesamterscheinung, der Form, Verzierung, technischen Ausführung und der Art der Steinfassung – wie zum Beispiel der Filigranblattreihe, die den Mittelkristall hält – unterscheidet sich das Kreuz von Enger kaum von Kreuzen aus der ersten Hälfte des 11. Jahrhunderts und könnte eine späte Replik des Reichskreuzes (Wien, Schatzkammer) sein. Seiner Eigenständigkeit hat der Goldschmied anscheinend nur auf der Rückseite Ausdruck verliehen, deren niellierte Silberplatten in klarer, strukturierter Zeichnung das Lamm Christi und die anthro-

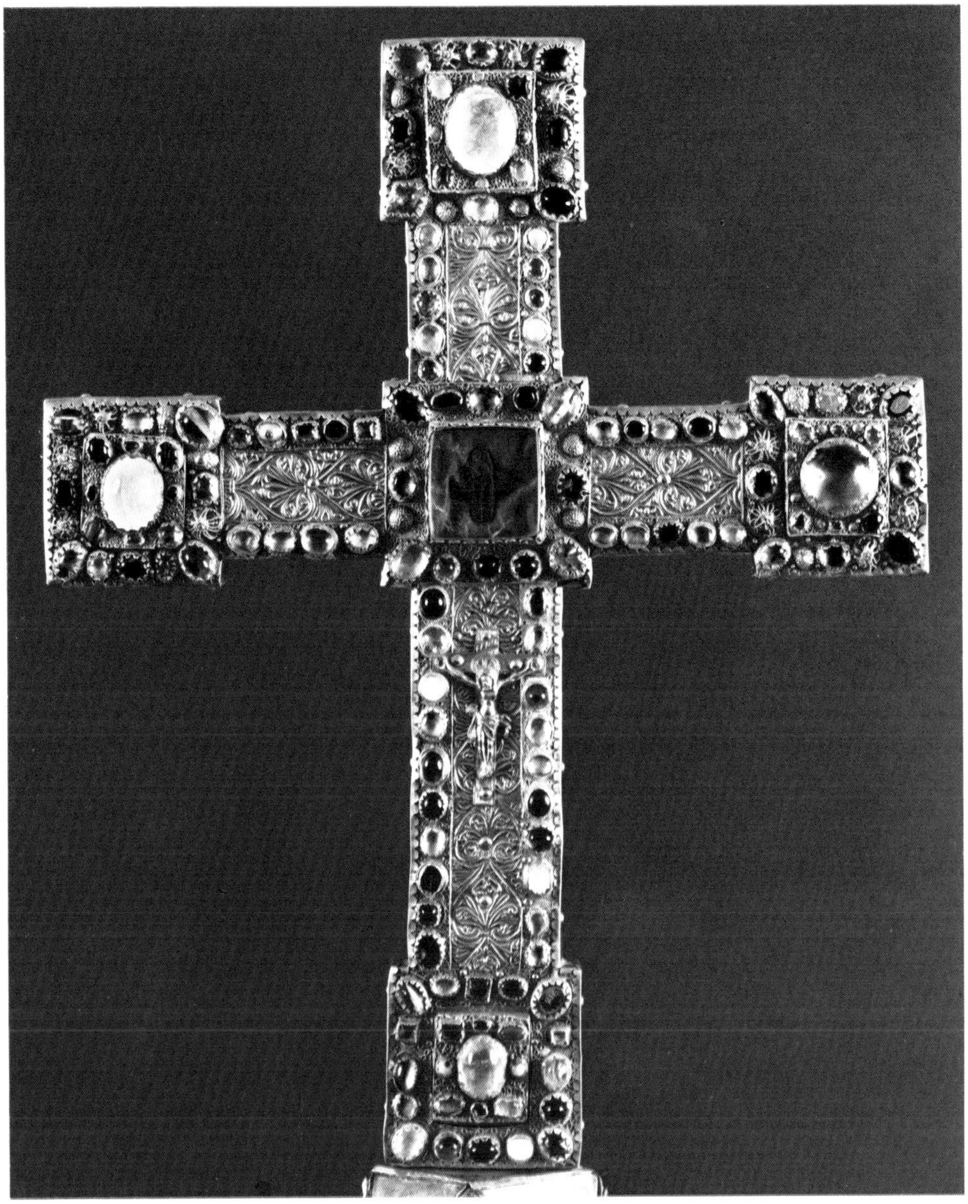

215 – Niedersachsen – Reliquienkreuz Heinrichs des Löwen (Vorderseite). Um 1200 – *Vergoldetes Silber, Filigrane, Gemmen, Perlen; Höhe 0,407 m* – Hildesheim, Pfarrkirche Heilig Kreuz

pomorphen Evangelistensymbole zeigen und eine Datierung des Stücks auf etwa 1100 erlauben. Es stammt ohne Zweifel aus der Umgebung des Rogerus von Helmarshausen.

Ähnliche Beobachtungen lassen sich an dem ein Jahrhundert später entstandenen Kreuz Heinrichs des Löwen in Hildesheim anstellen. Die Reliefs der Rückseite mit der Darstellung des segnenden Christus zwischen vier Engelbüsten und der breite Blumenzierat sind bereits fast gotisch. Die gesamte Vorderseite mit der Reliquie des Wahren Kreuzes Christi hingegen ist überaus archaisierend gestaltet und folgt formal dem Typus des Reichskreuzes. Auf den Quadraten der Balkenenden bieten die Metallerhebungen aus gewundenen Filigranen, die goldgranulierten Halbkuppeln und die von scharfgezackt oder blattartig geschnittenen Filigrankrümmen gehaltenen Gemmenfassungen eine Zusammenfassung sämtlicher vom 9. bis 11. Jahrhundert verwendeten Goldschmiedetechniken. Alle diese Einzelheiten heben sich von

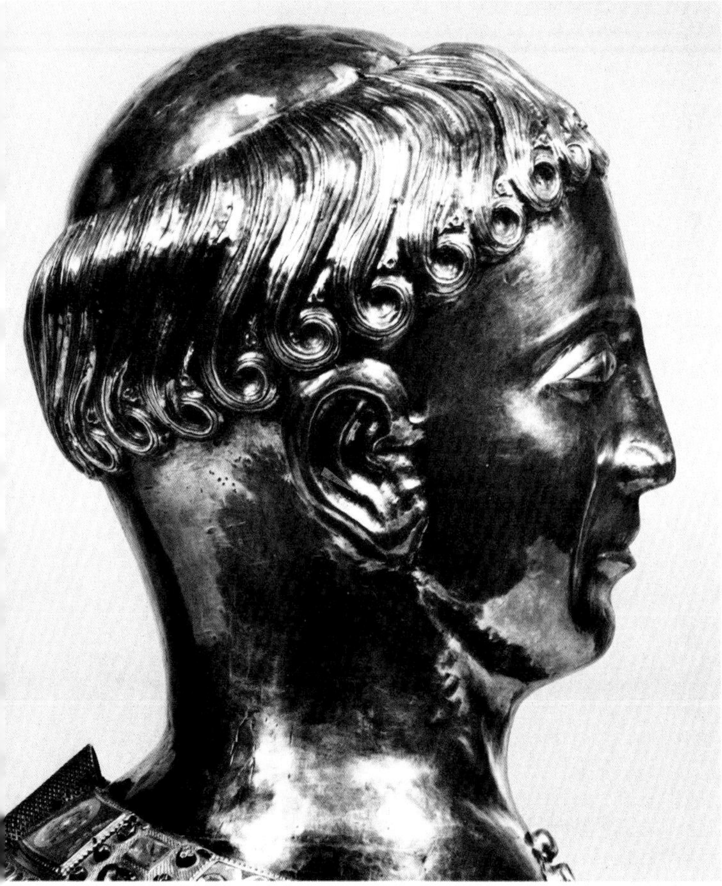 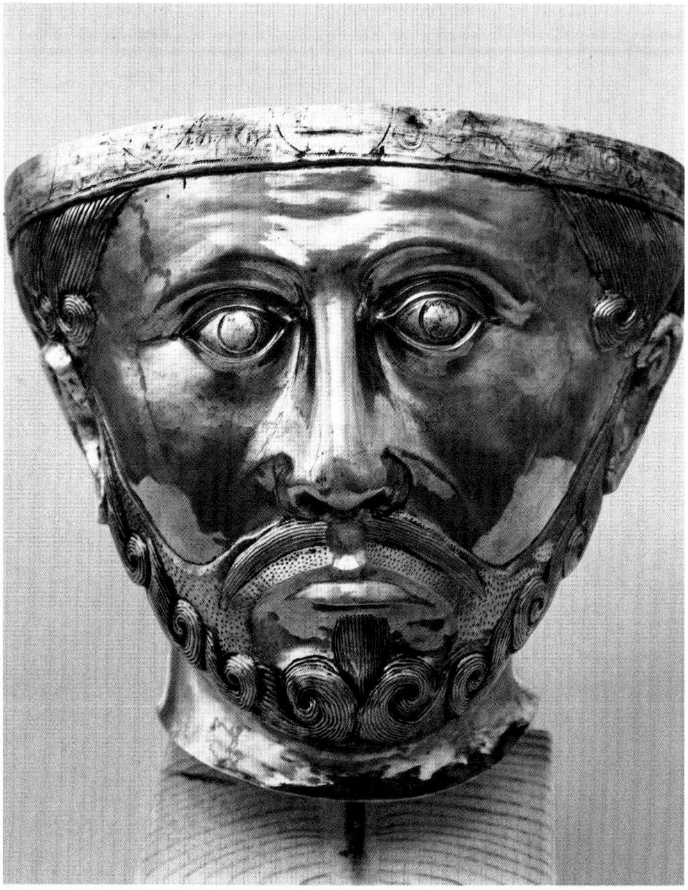

216 – Maas-Gebiet – Kopfreliquiar des heiligen Alexander (Ausschnitt des Kopfes). Um 1145 – *Teilweise vergoldetes Silber, Gemmen, Perlen, Grubenschmelz; Gesamthöhe 0,445 m* – Brüssel, Musées royaux d'Art et d'Histoire
217 – Bodenseeraum – Kopfreliquiar des heiligen Mauritius. Um 1200 – *Vergoldetes Silber; Höhe 0,166 m* – Zürich, Schweizerisches Landesmuseum

einem Teppich aus kleinen Goldfiligranbögen, dem sogenannten *fond vermiculé* ab, für den die italienischen Goldschmiede vom 11. bis ins 13. Jahrhundert zahlreiche Beispiele lieferten, dessen Herkunft jedoch umstritten bleibt.

Der Evangeliardeckel von Helmarshausen zeigt, daß das Fortbestehen gewisser Typen nicht unbedingt jegliche Originalität der Formen ausschließt. Dies trifft sogar für Bereiche zu, in denen eine Art von ‹Naturalismus› unerläßlich erscheinen könnte, wie etwa bei der Wiedergabe menschlicher Figuren. Seit der Karolingerzeit war es allgemein üblich geworden, Reliquienstatuen und Kopfreliquiare anzufertigen. Dieses Brauchtum bestand zum Entsetzen gewisser Intellektueller überall dort fort, wo die Erschütterungen gegen Ende des 9. und im 10. Jahrhundert sich nur sehr wenig spürbar gemacht hatten. Die ottonischen Goldschmiede brachen nicht mit dieser Gewohnheit, und auch die beiden Kopfreliquiare der Heiligen Alexander und Mauritius bleiben, wenn auch auf verschiedene Weise, dieser Tradition treu.

Das Haupt des heiligen Alexander steht auf einem Tragaltarsockel, der mit gemugelten Edelsteinen und Grubenschmelz geschmückt ist. Der Silberkopf stellt ein Idealbildnis dar, das in nichts den Papst Alexander wiedererkennen läßt, dessen Reliquien 1145 von Wibald von Stavelot in dieses Reliquiar übertragen wurden. Das außergewöhnlich kultivierte Milieu der damaligen Abtei von Stavelot sowie die Persönlichkeit Wibalds selbst, der in der Geschichte des 12. Jahrhunderts eine entscheidende Rolle gespielt hat, erklären zur Genüge, warum der Goldschmied dem Papst jene stolzen, energischen Züge verliehen hat, in denen der Einfluß

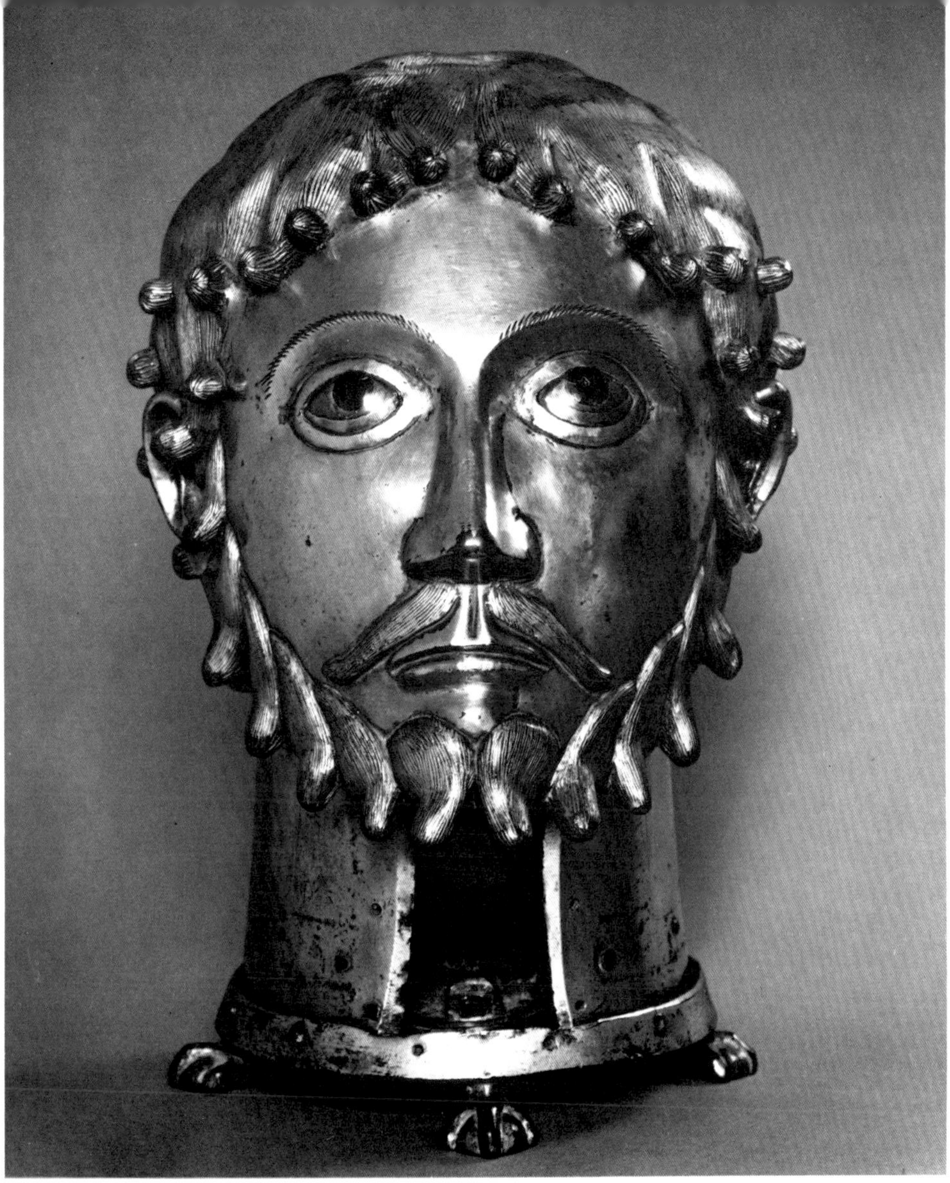

218 – Niedersachsen – Kopfreliquiar aus dem Damenstift Fischbeck an der Weser. Drittes Viertel 12. Jh. – *Bronze, vergoldet, versilbert und nielliert; Höhe 0,31 m* – Hannover, Kestner-Museum

römischer Kaiserporträts deutlich spürbar ist. Das Kopfreliquiar des heiligen Alexander wurde zuweilen als erste Ankündigung gotischer Kunst betrachtet. Eine Zuordnung zur Gotik hieße jedoch das Fortbestehen einer Strömung übersehen, für die bereits das Lütticher Taufbecken ein halbes Jahrhundert früher ein unvergeßliches Beispiel bot.

Dieser antikisierende Zug, der von dem allzu regelmäßigen Lockenkranz um das Gesicht kaum gemildert wird, tritt noch deutlicher hervor, wenn man das Kopfreliquiar des heiligen Alexander mit dem des heiligen Mauritius im Schweizerischen Landesmuseum in Zürich vergleicht. Möglicherweise wurde der Mauritius-Kopf von einem im 9. und 10. Jahrhundert in Vienne nachgewiesenen Kopfreliquiar desselben Heiligen angeregt. Er kann dank seiner feinen Modellierung in die Nähe des Alexander-Kopfes gerückt werden. Die schematischere Behandlung von Bart und Haaren verleiht ihm jedoch einen leicht hieratischen Zug, der dem Bildnis des heiligen Alexander gänzlich fehlt.

Eine weitere Entwicklungsstufe zeigt das Kopfreliquiar aus dem Damenstift Fischbeck an der Weser. Der Bruch mit dem klassischen Ideal ist hier bereits vollzogen. In dem eiförmigen

Gesicht dieser Bronzemaske werden weder der Schwung der Wangen noch die Augenhöhlen durch Modellierung angedeutet. Die Augen aus Niello und Silber blicken starr, Haupt- und Barthaare bilden einen bewegten Kranz gedrehter Locken, einen Haartypus, den man auf dem berühmten Cappenberg-Kopf, dem angeblichen Porträt Friedrich Barbarossas, wiederfindet.

Der Kaiserkult

Es kann kaum überraschen, daß karolingischer und ottonischer Einfluß sich gerade in den Gebieten behauptete, in denen genügend Werke aus jener Zeit erhalten waren, um als ständige Anregung zu wirken. Nicht zu übersehen ist jedoch auch die Rolle, die das Fortbestehen des Kaiserkults hierbei spielte. In diesen Gebieten vollzog sich der Niedergang der *regalia*-Idee wesentlich langsamer als im westlichen Teil Europas, wenn er sich auch – trotz der Restauration unter Friedrich Barbarossa – immer deutlicher spürbar machte, wofür der Investiturstreit zeugt. Aus der zweiten Hälfte des 11. und aus dem 12. Jahrhundert sind uns wesentlich weniger *regalia* überliefert als aus den unmittelbar vorangegangenen oder darauffolgenden Epochen. Doch hat sich eine Anzahl von Kunstdenkmälern, die mit der Kaiseridee verbunden sind, erhalten. Sie zeigen die ausgeprägte politische Absicht, in der Gestalt des herrschenden Kaisers die Ottonen und vor allem Karl den Großen wieder ins Gedächtnis zu rufen.

Das große Aachener Siegel würde allein schon genügen, dieses Bestreben zu versinnbildlichen. Der vor der Heiligsprechung Karls des Großen, wahrscheinlich zwischen 1115 und 1134 angefertigt Siegelstempel, der mindestens bis zum 13. Jahrhundert benutzt wurde, zeigt Karl den Großen, der mit Zepter und Erdkugel und in Analogie zur *Majestas Domini* thronend

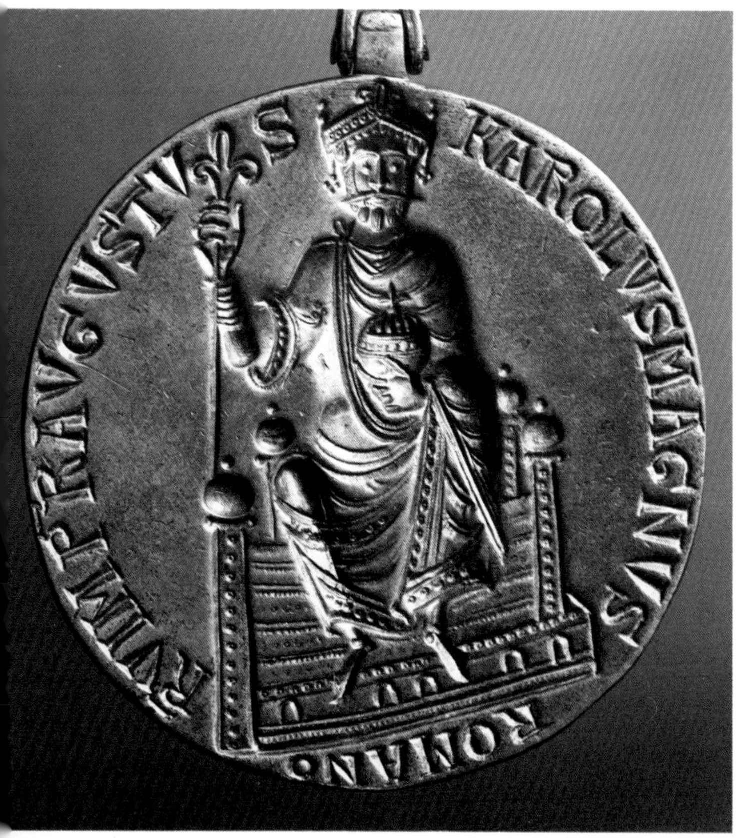

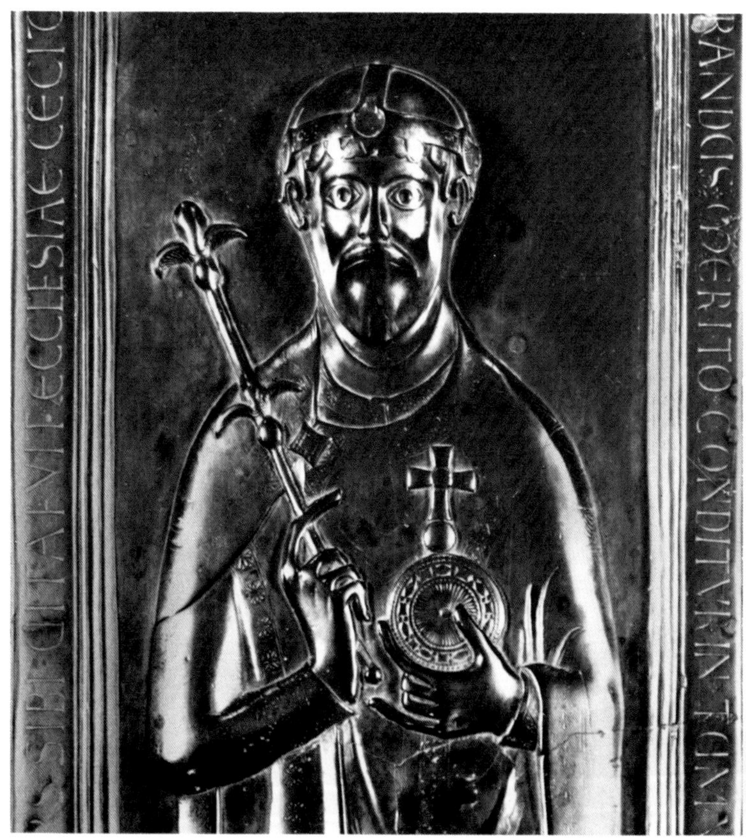

219 – Aachen – Großes Stadtsiegel: Karl der Große, thronend. 1115–1134 – *Messing; Durchmesser 0,085 m* – Aachen, Stadtarchiv

220 – Niedersachsen – Grab Rudolfs von Schwaben (Ausschnitt). Nach 1080 – *Bronze, nielliert und silbertauschiert, Email; Gesamthöhe 1,97 m* – Merseburg, Dom

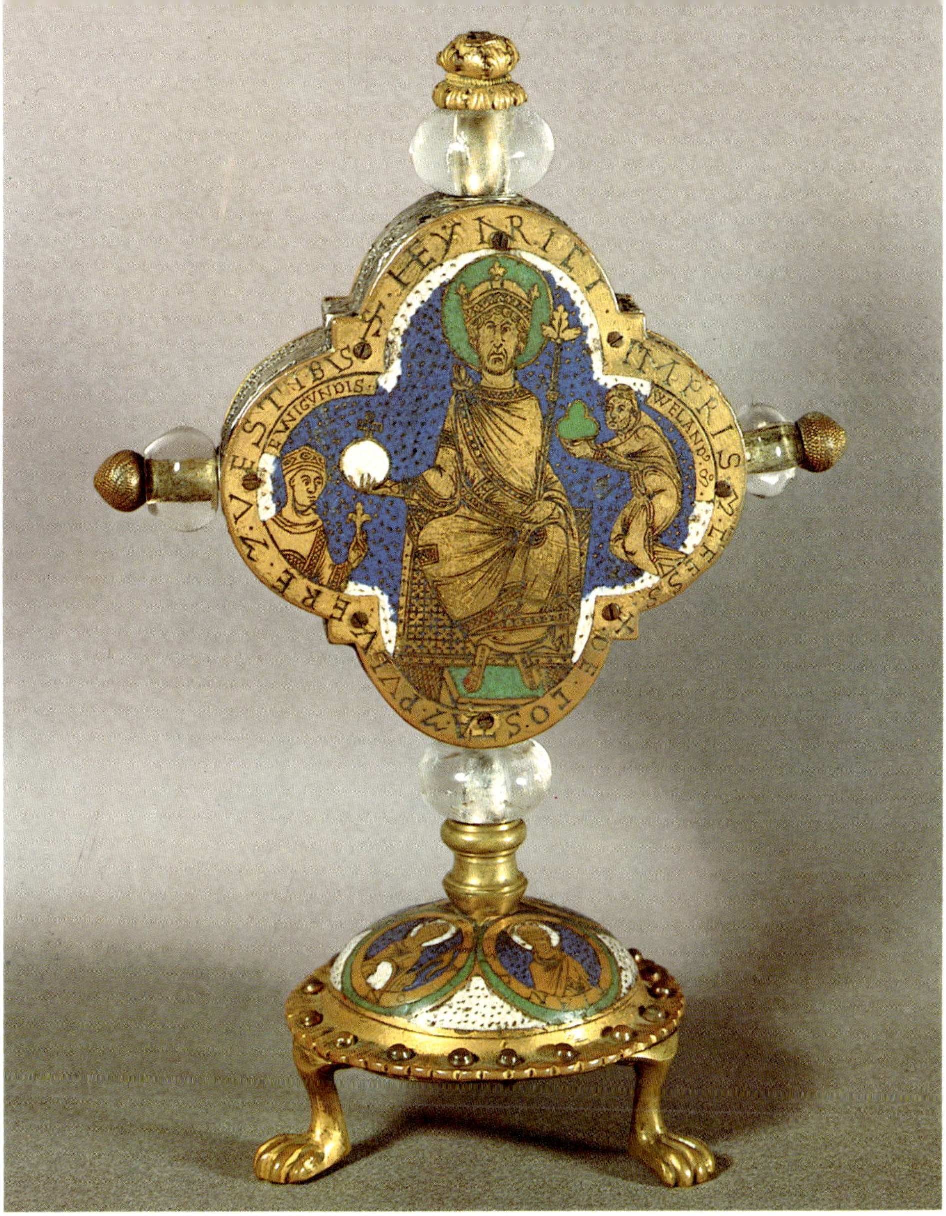

221 – Niedersachsen – Reliquiar des heiligen Heinrich: Heinrich II. zwischen seiner Gemahlin Kunigunde und dem Mönch Welandus. 1152–1200 – *Vergoldetes Kupfer, Bergkristalle, Grubenschmelz; Höhe 0,234 m* – Paris, Louvre

dargestellt ist. Dieses Siegel soll kein Porträt Karls des Großen wiedergeben (der dargestellte Herrscher trägt einen Bart, den einzig die Legende Karl zuschrieb), es wird hier vielmehr versucht, den Idealtypus eines Herrschers zu schaffen. Ähnliches gilt auch für das emailgeschmückte Bronzegrab Rudolfs von Schwaben im Merseburger Dom. Der Gegenkönig – Rivale und Schwager Heinrichs IV. – ist hier in seiner ganzen kaiserlichen Würde dargestellt und bietet somit der Nachwelt das Abbild gerade dessen, was er zu Lebzeiten nie hatte erreichen können.

Diese klare Absicht, durch Ehrung großer Männer der Vergangenheit am Herrscherkult festzuhalten, prägt zwei weitere Monumente, eines vom Hofe Heinrichs des Löwen, ein weiteres von jenem Friedrich Barbarossas. Das Reliquiar des heiligen Heinrich (Paris, Louvre) ist ein auf einen Rundfuß gesetzter, beidseitig emaillierter Vierpaß. Die eine Seite zeigt einen thronenden Christus, umgeben von den Büsten dreier Könige: Oswald, König von Northumbrien, Sigismund, König von Burgund, und Eugeus, der möglicherweise mit dem legendären schottischen König Owain identisch ist. In Analogie zu Christus thront auf der Gegenseite Kaiser Heinrich II. mit Nimbus, flankiert von seiner Gemahlin Kunigunde und vermutlich dem Spender des Reliquiars, dem Mönch Welandus. Die Entstehung des Reliquiars kann in den Zeitraum zwischen der Heiligsprechung des Kaisers (1146) und der seiner Gemahlin Kunigunde (1200) datiert werden. Stilistisch gleichen die Emails jenen aus niedersächsischen Werkstätten. Die Wahl der auf ihnen abgebildeten Persönlichkeiten könnte die Ansprüche des mit dem englischen Königshaus verbundenen Sachsenherzogs, Heinrich des Löwen, verdeutlichen.

Die ikonographische Bedeutung des Armreliquiars Karls des Großen (Paris, Louvre) ist wesentlich klarer. Der Schrein wurde im Auftrag Friedrich Barbarossas nach der Erhebung der Gebeine (1165) und der Kanonisation Karls des Großen (1166) für einen seiner Armknochen angefertigt. Er war für das Aachener Münster bestimmt. Der längliche, rechteckige Schrein ist mit flachen Arkaden geschmückt, die in Silberblech getriebene, vergoldete Reliefs mit Halbfiguren verschiedener Personen umschließen. Auf der einen Seite befindet sich die Patronin des Aachener Münsters, die Muttergottes mit dem Kind. Zu ihren Seiten finden sich die Erzengel Michael und Gabriel sowie Friedrich I. und seine Gemahlin Beatrix von Burgund, die in ihrer verhüllten Hand die Reliquie vom Kreuz Christi hält. Auf der anderen Seite erscheint Christus zwischen den Heiligen Petrus und Paulus, daneben Konrad III., der Vorgänger Friedrichs, und Herzog Friedrich von Schwaben, der Vater Friedrich Barbarossas. Auf den Schmalseiten sind zwei Kaiser dargestellt: Otto III., der das Grab Karls des Großen erstmals öffnen ließ, und Ludwig der Fromme, der Sohn Karls des Großen. Das Werk wird allgemein als eine Schöpfung der Werkstätten von Stavelot aus der Zeit nach Wibald angesehen. Die vergoldeten Silberreliefs, deren Komposition den Einfluß byzantinischer Elfenbeinkästchen verrät, sind stilistisch in die Nähe der Reliefs auf den Flügeln des Kreuztriptychons in Lüttich zu rücken. Sie wurden darüber hinaus von Josef Deér mit den Goldbullen Friedrichs I. in Verbindung gebracht, deren Siegelstempel in Stavelot unter Anweisung Wibalds graviert worden war. Der breite Blumenzierat aus Grubenschmelz aus klaren und nuancenreichen Farben, der die Zwickel zwischen den Bögen und dem Rand des Kästchens bedeckt, weicht hingegen vom maasländischen Stil ab und läßt eher an Werke aus der Rheingegend denken. Als gesichert gilt jedenfalls, daß das Reliquiar im Auftrag und unter der Aufsicht

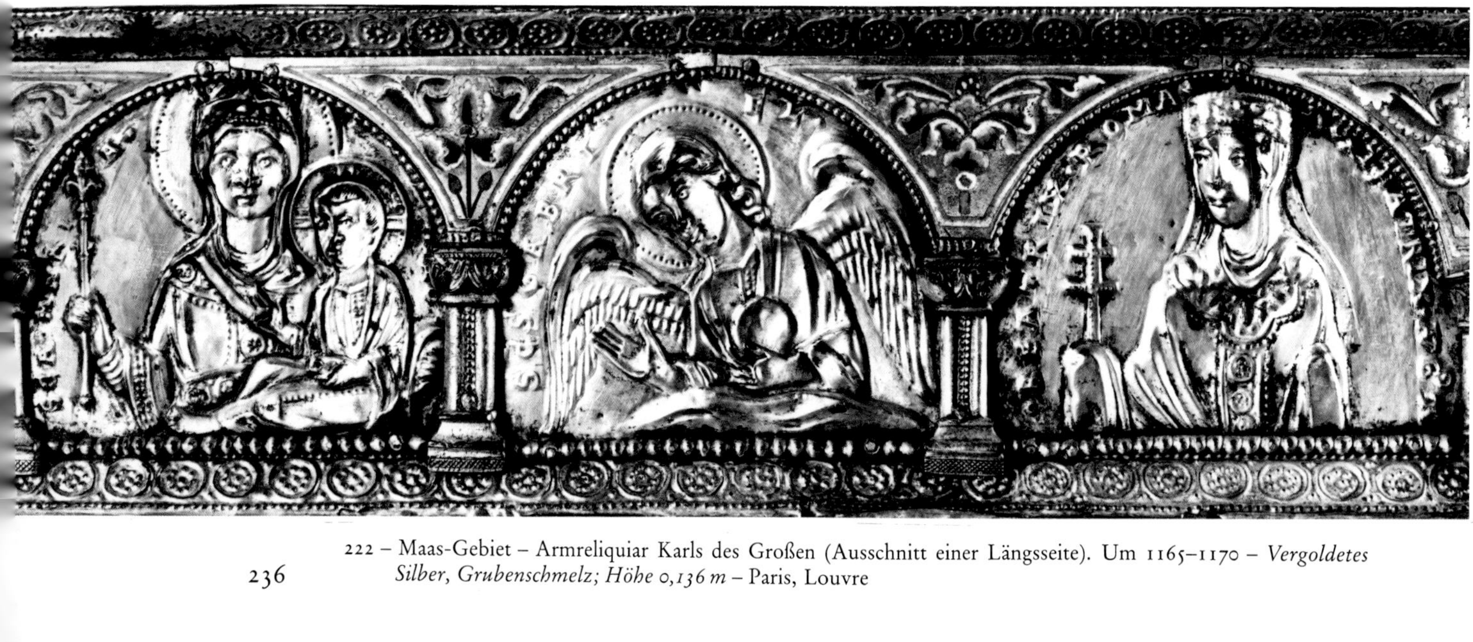

222 – Maas-Gebiet – Armreliquiar Karls des Großen (Ausschnitt einer Längsseite). Um 1165–1170 – *Vergoldetes Silber, Grubenschmelz; Höhe 0,136 m* – Paris, Louvre

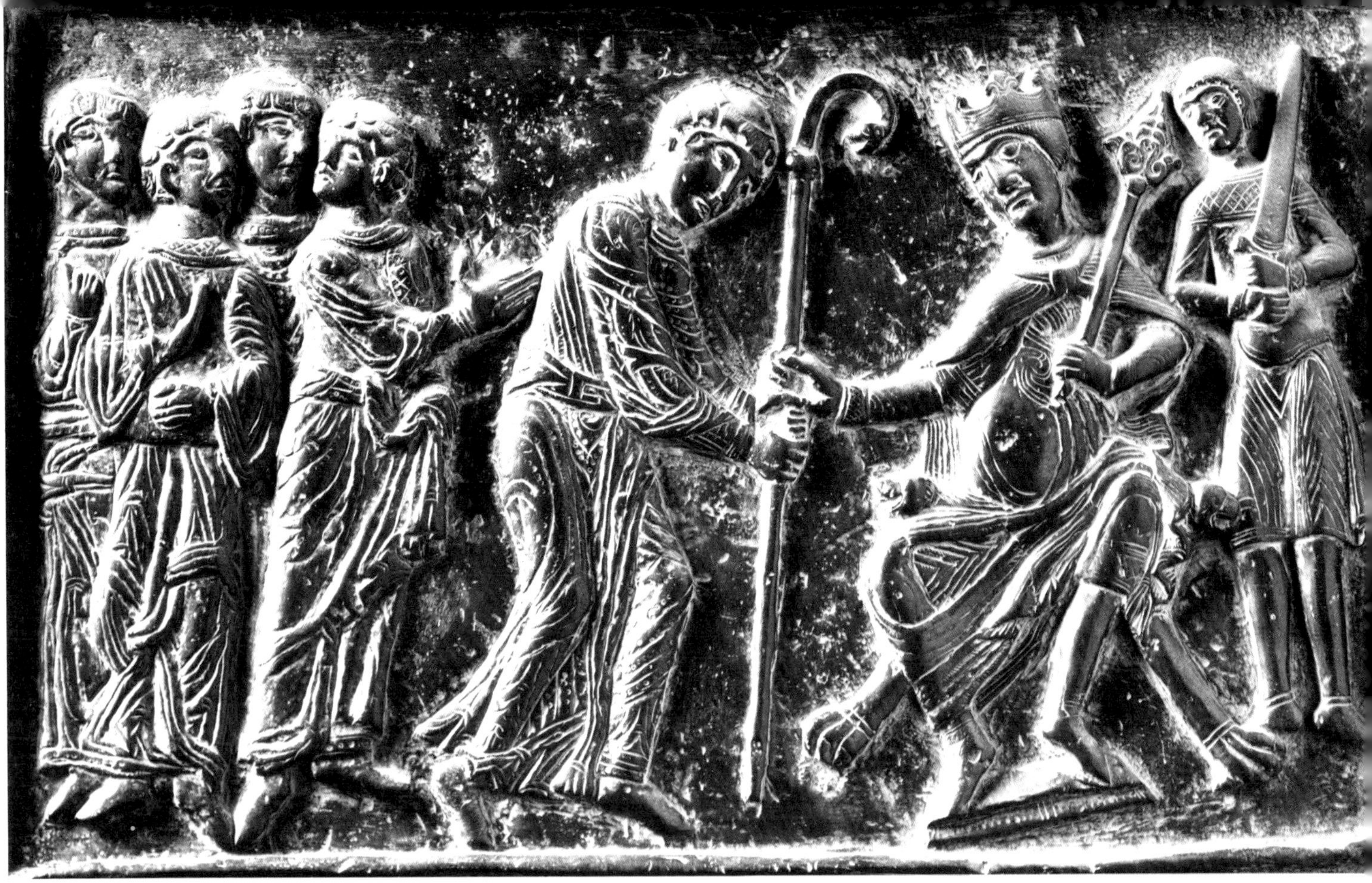

223 – Maas-Gebiet (?) – Türflügel. Ausschnitt: Adalbert empfängt den Bischofsstab aus den Händen Kaiser Ottos II. Um 1160–1170 (?) – *Bronze; Höhe eines Flügels 3,28 m* – Gnesen, Dom

Friedrichs I. entstand, der hierbei die Absicht verfolgte, seinen Anspruch auf das geistige und weltliche Erbe Karls des Großen dadurch zu betonen, daß er sich mit ihm verglich.

Mehr oder weniger ausgeprägt standen viele größere Kunstaufträge des 12. Jahrhunderts und deren Bilderzyklen unter dem Einfluß politischer Ideologie, so etwa die Bronzetüren am Dom zu Gnesen, die dem Kult des heiligen Adalbert, des Prager Erzbischofs und Apostels Böhmens und Polens, gewidmet sind, dessen Gebeine dort ruhen. Auf jedem der beiden aus einem Stück gegossenen Flügel befinden sich neun rechteckige Füllungen, die Adalberts Kindheit, seine Missionsreisen, sein Martyrium und sein Begräbnis darstellen. Eine dieser Szenen zeigt die Weihe Adalberts. In gebeugter Haltung nimmt der Heilige das Symbol seines Auftrags und seiner Macht, den Bischofsstab, aus den Händen Kaiser Ottos II. entgegen, der seinerseits thronend und mit Krone präsentiert ist. Im Zusammenhang mit dem Investiturstreit mutet diese Wiedergabe befremdend an, da in ihr unter Mißachtung der Wormser Konkordatsbeschlüsse kaiserliche Ansprüche vertreten werden, wie sie bereits Heinrich V. formuliert und Friedrich Barbarossa durchzuführen gehofft hatte. Die Datierung der Gnesener Türen bleibt unsicher. Da durch die Auffindung des Hauptes des heiligen Adalbert 1127 in Gnesen nur ein *terminus post quem* gegeben ist, bleibt die Frage offen, ob sie unmittelbar danach oder erst gegen 1160/1170 gegossen wurden, wie gewisse Ähnlichkeiten mit rheinmaasländischen Werken aus der zweiten Hälfte des Jahrhunderts vermuten ließen. Für eine späte Datierung spräche auch die Ikonographie einer Platte wie jener mit der Szene der Investitur Adalberts. Man müßte das Werk dann in den Zeitraum nach Rückgewinnung der kaiserlichen gegenüber der päpstlichen Macht, wie sie unter Friedrich Barbarossa geschah, datieren.

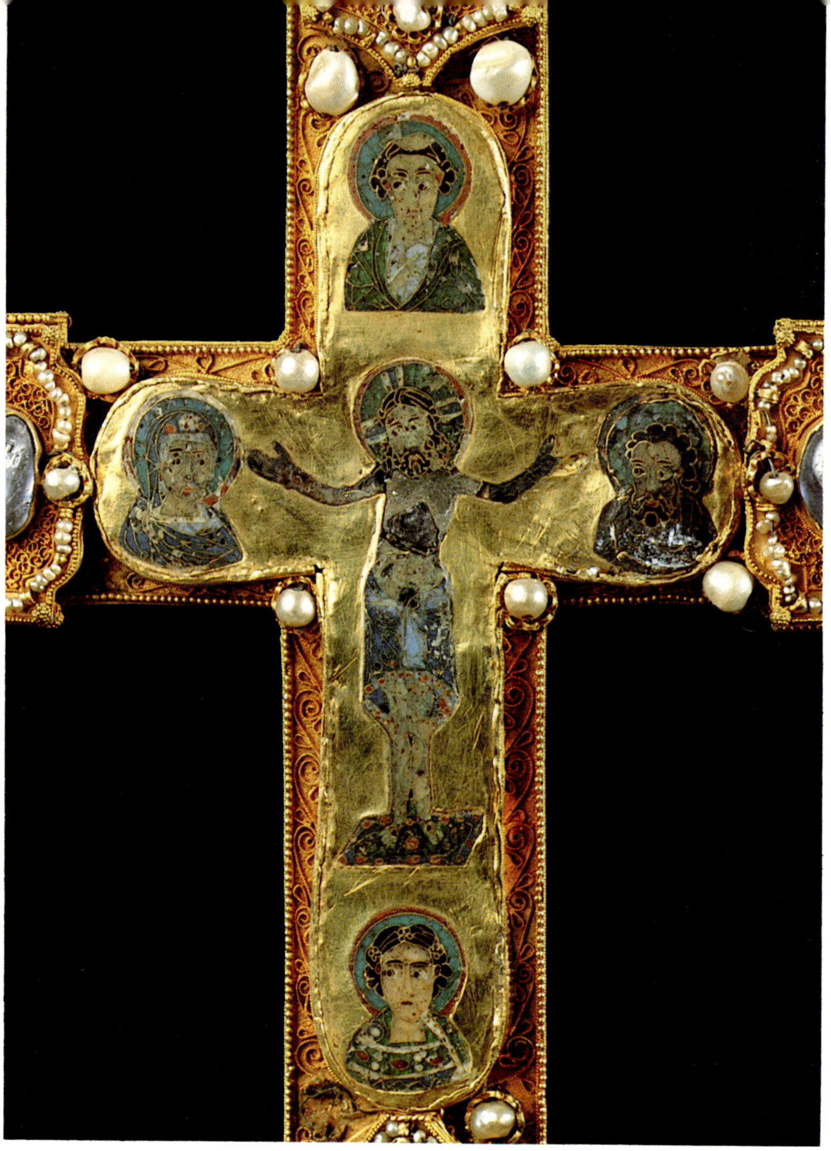

224 – Italien – Kreuz (Ausschnitt). 11. Jh. – *Gold, vergoldetes Silber, Filigrane, Gemmen, Perlen, Zellenschmelz; Höhe 0,20 m* – Velletri, Museo capitolare

Antike und byzantinische Einflüsse

Abb. 311 Die Szenen aus dem Leben des heiligen Adalbert auf den Gnesener Türen sind von Laubwerkstreifen eingefaßt, in denen sich Wesen aus den antiken Bestiarien und Fabelwesen aus dem ‹*Physiologus*› oder der ‹*Etymologiae*› des Isidor von Sevilla tummeln. Mit dem Anspruch auf den Ruhm des karolingischen und ottonischen Erbes hatte das Heilige Römische Reich zugleich die Verpflichtung auf sich genommen, jene Tradition, zu deren Hüter es sich erklärt hatte, fortzuführen. Spätantikes Formengut war somit zu bewahren und zudem alles, was aus dem Ostreich, dem einzigen legitimen Erben des Römischen Reiches, kam, als verbindliches Vorbild aufzufassen.

Die Vorstellung, daß das romanische Germanien – zusammen mit Italien – die spätantike Kunsttradition am längsten pflegte, erscheint weniger paradox, wenn man bedenkt, daß dieser Kunst in allen Kunst- und Kulturzentren größte Aufmerksamkeit gewidmet wurde und daß eine nicht zu unterschätzende Anzahl von Objekten, Manuskripten und Gemmen erhalten war, die weiterhin als Vorbilder betrachtet wurden. Auch spielten seit dem Ende des 10. Jahrhunderts Nord- und Mittelitalien eine entscheidende Rolle in der kaiserlichen Politik. Wenngleich die Kontakte mit Mailand und Rom eher unfriedlichen Charakters waren und sich die Krise zwischen Kaisertum und dem Heiligen Stuhl zuspitzte, blieb der Ehrgeiz der Kaiser doch auf Italien gerichtet. Friedrich Barbarossa wollte – wie vordem Otto III. – Rom zur Hauptstadt seines Reiches machen. Das Fortbestehen einer starken Tendenz sich an der Antike zu orientieren, eine Tendenz, die auch in der Kunst der zweiten Hälfte des 11. und des gesamten 12. Jahrhunderts deutlich hervortritt, läßt sich leicht hiermit erklären und zeigt sich auf allen Gebieten, somit auch im figurativen und ornamentalen Bildprogramm: Akanthusornamente, Rankenwerk mit den bekannten heidnischen Ungeheuern, Tierkreiszeichen und Apostel, wie Philosophen in ihre Mäntel gehüllt, kommen immer wieder im Rahmen der zahlreichen ‹Renaissancen› vor, die die mittelalterliche Welt erlebte.

Die Anspielung auf spätantikes Erbe kann zuweilen jedoch noch deutlicher ausfallen, wie zum Beispiel auf den beiden silbernen Kreuzfüßen aus dem Welfenschatz (Berlin, Kunstgewerbemuseum) und in Velletri. Beide Kreuzfüße sind mit Flügelwesen geschmückt, die nach unten gerichtete Fackeln tragen und eindeutig Kopien antiker Grabgenien darstellen. Es bleibt jedoch ein gewagtes Unterfangen, sie der Gegend von Modena zuschreiben zu wollen, wie man es – mit Hinweis auf die von Wiligelmo geformten Grabgenien gleichen Typs (mutmaßli-

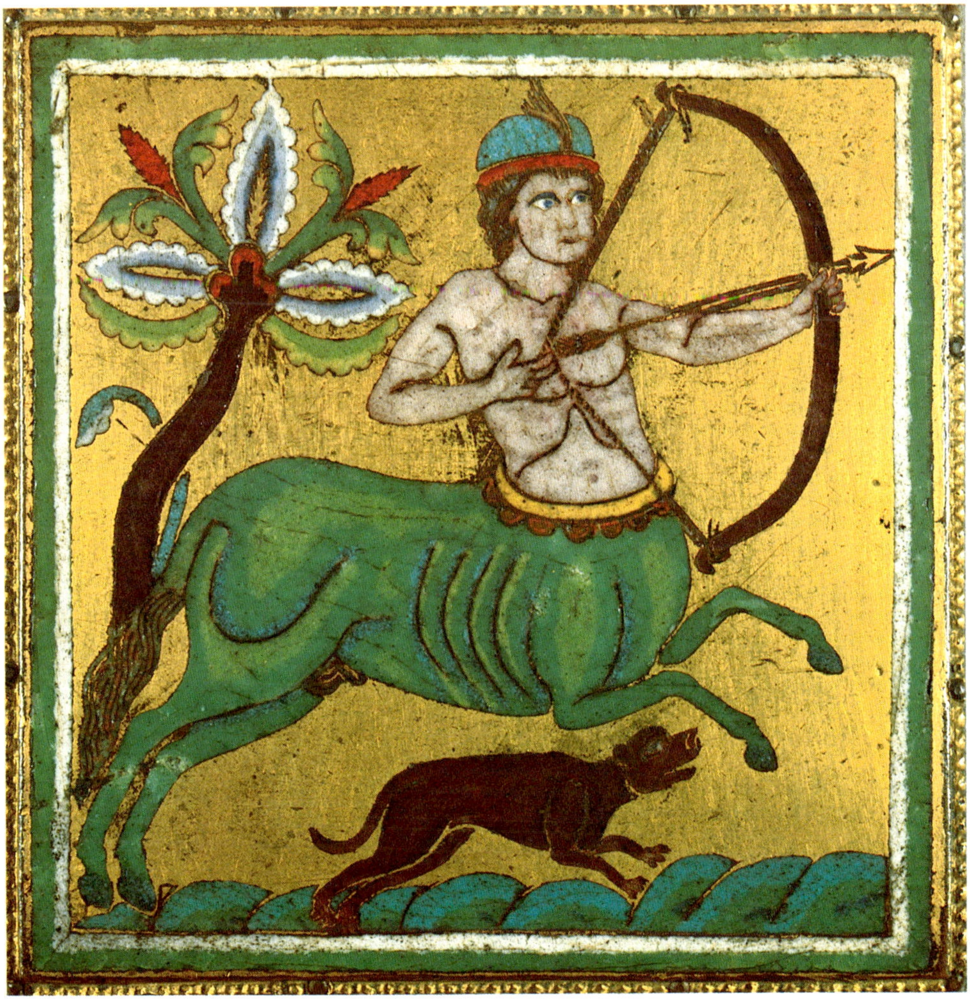

225 – Maas-Gebiet (?) – Platte mit einem Kentaur. Um 1160–1170 – *Vergoldetes Kupfer, Grubenschmelz; Höhe 0,10 m* – Paris, Louvre

chen Fragmenten vom Grab des heiligen Geminianus in Modena, 1099) – versucht hat. Mit gleichartigen Genien geschmückte Sarkophage oder Grabmonumente waren im 11. und 12. Jahrhundert in vielen Gegenden Italiens erhalten und hätten den Goldschmied somit ebensogut beeinflussen können. Auch sind die Fassungen der Kreuze selbst keineswegs für die Gegend um Modena typisch. Beide Kreuze, deren geringfügige Unterschiede verschiedentlich betont wurden, sind Goldkreuze mit Figurenschmuck aus Zellenschmelz byzantinischen oder zumindest stark byzantinisch beeinflußten Typs, der in eine Goldfiligranfassung eingelassen ist. Auf dem Welfenkreuz ist die Fassung mit weiten, regelmäßig eingerollten Filigranschnörkeln geschmückt, die tatsächlich, wie auch die Filigrane aus langgezogenen ‹Ösen› auf der Rückseite und der Mittelpartie des Kreuzes von Velletri, einer norditalienischen Werkstatt zugeschrieben werden müssen. Die Enden der Kreuzfassung von Velletri sind jedoch von sehr eng gesetzten Filigranbögen vom Typus der *fonds vermiculé* bestimmt.

Das recht eigentümliche Aussehen der zuletzt genannten Filigrane ermöglicht es, das Kreuz von Velletri mit einer Gruppe von Goldschmiedearbeiten hauptsächlich aus Süditalien und Sizilien in Verbindung zu bringen. Für diese Gruppe ist der Buchdeckel von Capua ein spätes, aber gut lokalisierbares Beispiel. Er stammte aus dem Besitz des Bischofs Alfanus (gestorben 1182) und war für die Kathedrale von Capua angefertigt worden, wie zwei Zellenschmelzmedaillons mit den Schutzheiligen dieser Kirche, dem heiligen Stephanus und der heiligen Agathe, beweisen. Ein weiteres Emailmedaillon mit dem 1173 kanonisierten Thomas Becket

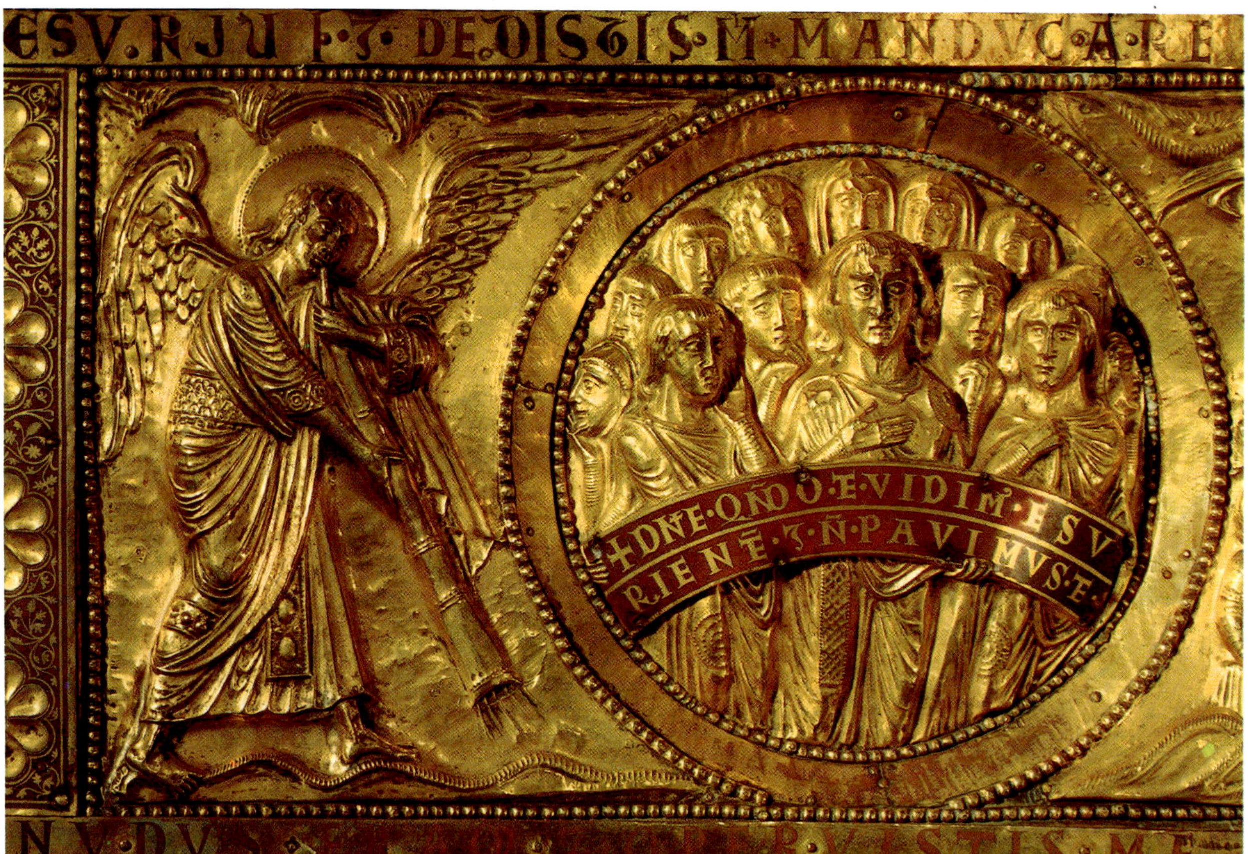

226 – Maastricht – Reliquienschrein des heiligen Servatius (Ausschnitt vom Dach). Um 1160 – *Vergoldetes Kupfer, Bronze, Gemmen, Grubenschmelz; Höhe 0,74 m* – Maastricht, Servatius-Kirche

227 – Süditalien – Einbanddeckel: Majestas Domini, umgeben von Medaillons mit Heiligen. Um 1175–1180 – →
Gold, Filigrane, Zellenschmelz; Höhe 0,34 m – Capua, Domschatz

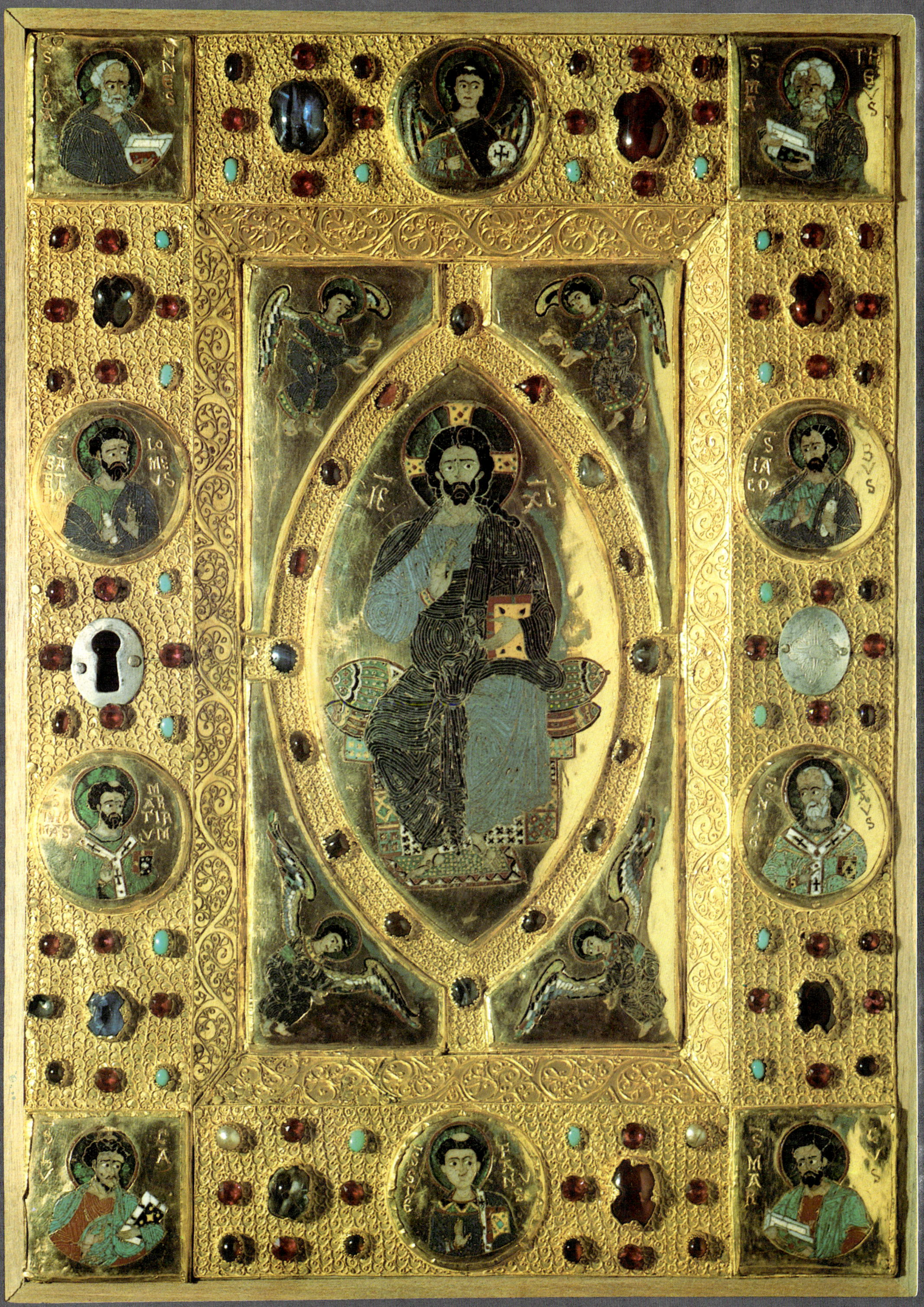

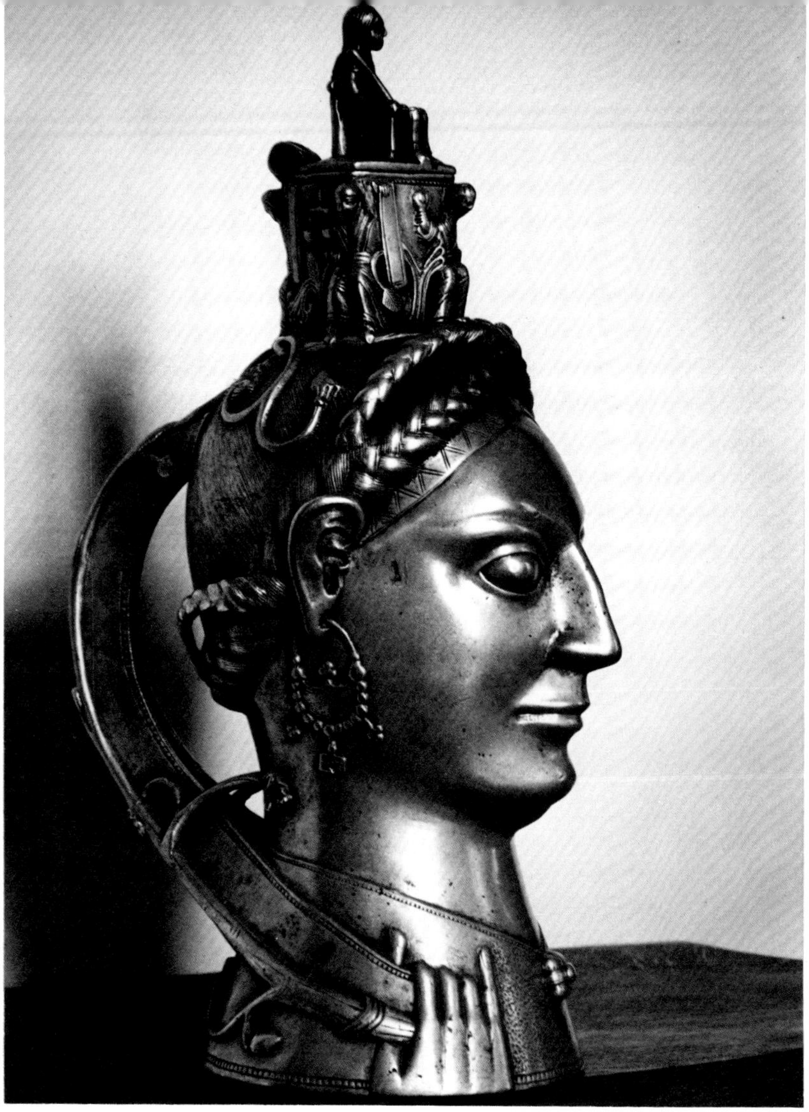

228 – Maas-Gebiet – Aquamanile in Form eines Frauenkopfs. Zweites Viertel 12. Jh. – *Bronze; Höhe 0,285 m* – Budapest, Ungarisches Nationalmuseum

gehört zu diesem Ensemble und stammt, wenngleich oft angezweifelt, von derselben Hand. Dieses Email bestätigt die Datierung des Buchdeckels in die Zeit um 1175 bis 1180.

Die Emails von Capua, die man unter anderem mit denen der Kreuze von Gaeta, Neapel und Cosenza – auf denen sich zudem analoge Filigrane finden – vergleichen kann, sind sicherlich italienischer Herkunft, wenn sie auch noch überaus stark von byzantinischen Vorbildern abhängig sind. Da in Süditalien und Venedig die Kontakte mit Byzanz fortdauerten, wurde diese Abhängigkeit ständig verstärkt und zeigt sich überall mehr oder weniger stark. So läßt sich beispielsweise nur durch einen vagen byzantinischen Einfluß erklären, warum auf dem Reliquienschrein von Maastricht, auf dem die Figuren des einen Giebels und eines Teils der Seiten in maasländischer Tradition stehen, sich die Gesichtszüge der Gestalten auf den Dachreliefs verhärten und der Faltenwurf und somit der Lichtfall nur angedeutet sind. Der maasländische Goldschmied der *armilla* des Louvre folgte hingegen wahrscheinlich unmittelbar einem byzantinischen Vorbild, als er das Gesicht des auferstehenden Christus und die beiden ungewöhnlich eleganten Engel zu beiden Seiten des Sarkophags gravierte. Auch ist wohl anzunehmen, daß der maasländische Bronzekünstler, der das eigenartige Aquamanile in Frauenkopfform von Budapest goß, durch den Anblick einiger Gewichtsteine in Form von

Kaiserbüsten zu der ungewöhnlichen Form angeregt wurde: der Haarschmuck des Frauenkopfes besteht aus einer thronenden Figur, die von den vier Tugend-Personifikationen umgeben ist. Die das Ohr schmückenden Gehänge sind ebenfalls von rein östlichem Typ.

Gewisse byzantinische Motiv- und Darstellungsschemata wurden wahrscheinlich auf dem Umweg über kleine Goldschmiede- oder Bronzereliefs religiösen oder profanen Charakters oder von Elfenbeinplatten und -kästchen überliefert. Bei dem Silberkästchen aus dem Schatz in Anagni schimmert dieses Modell vielleicht am deutlichsten durch: wie bei einigen byzantinischen Elfenbeinkästchen wurde die rechteckige Form mit abgerundetem Dach beibehalten. Die Seiten sind in Nachahmung des Modells mit getriebenen Szenen geschmückt, die spielende Liebesgötter, Kämpfer und die Herkules-Arbeiten darstellen. Aber im Unterschied zu dem Vorbild, zweifellos dem Kästchen aus dem Schatz von Halle, sind diese Szenen nicht von Rosettenreihen, sondern von einem breiten Palmblattornament eingefaßt, was auf eine Herkunft aus der Rheingegend hinweist.

Auch die Ornamentik der Bronzetüren, insbesondere in Süditalien, läßt ähnliche byzantinische Anregungen erkennen. Die Domtüren des Oderisius von Benevent in Troia gleichen sogar in der Technik – die Figuren sind graviert und silbertauschiert – den nach Italien eingeführten byzantinischen Türen von Venedig, San Paolo fuori le mura in Rom, Salerno oder Monte Sant'Angelo. Die Zeichnung der gravierten Figuren auf den Türen von Troia verrät jedoch vor allem eine Beeinflussung durch westliche, sehr wahrscheinlich normannische Buchmalerei: die Umrisse sind bewegt, die Haltungen leicht gewunden.

229 – Barisanus von Trani: Türflügel. Ausschnitt: Zwei Gladiatoren mit Rundschilden. Ende 12. Jh. – *Bronze* – Ravello, Dom

230 – Süddeutschland – Türflügel. Ausschnitt: Samson, der den Löwen erlegt. Um 1065 – *Bronze; Höhe eines Flügels 4 m* – Augsburg, Dom

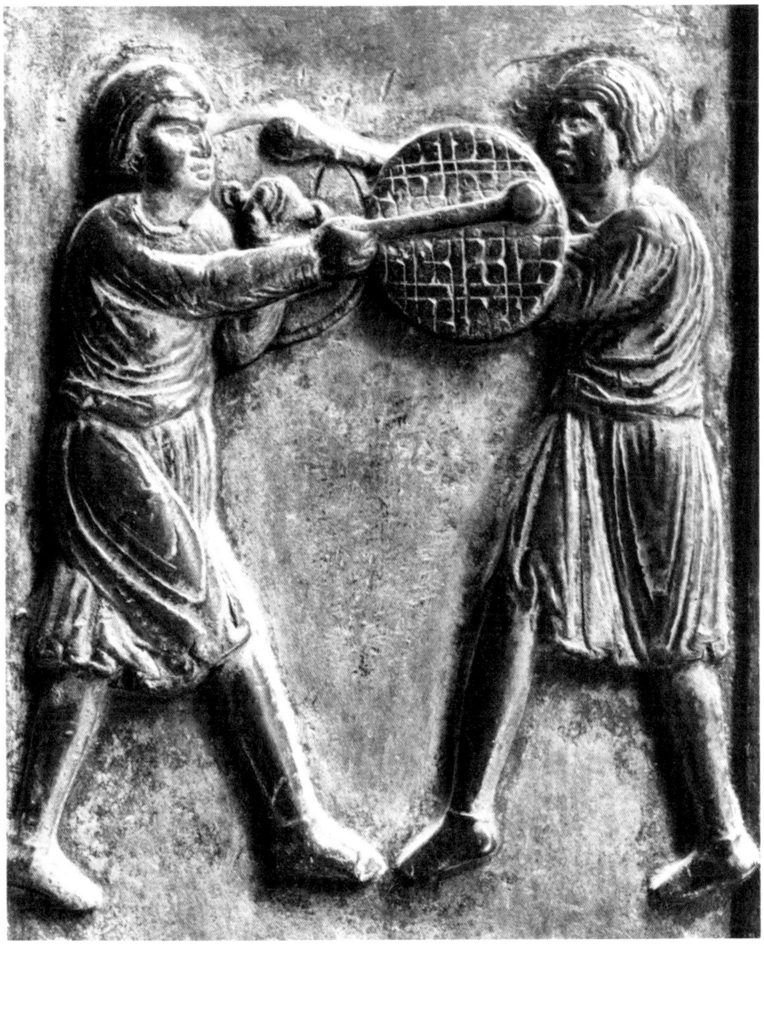

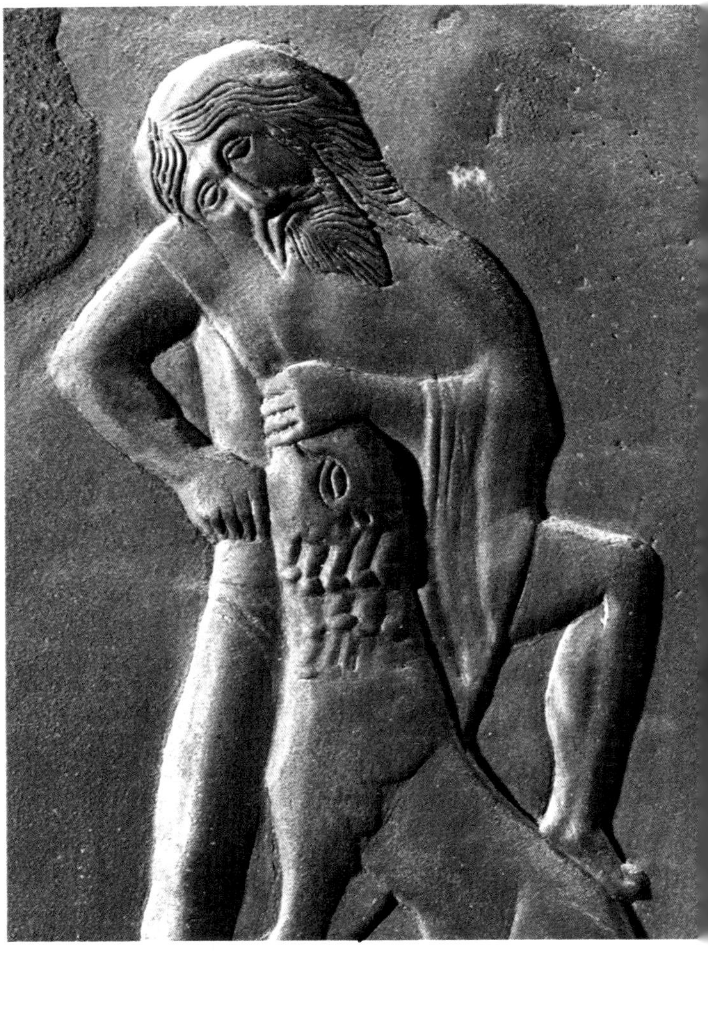

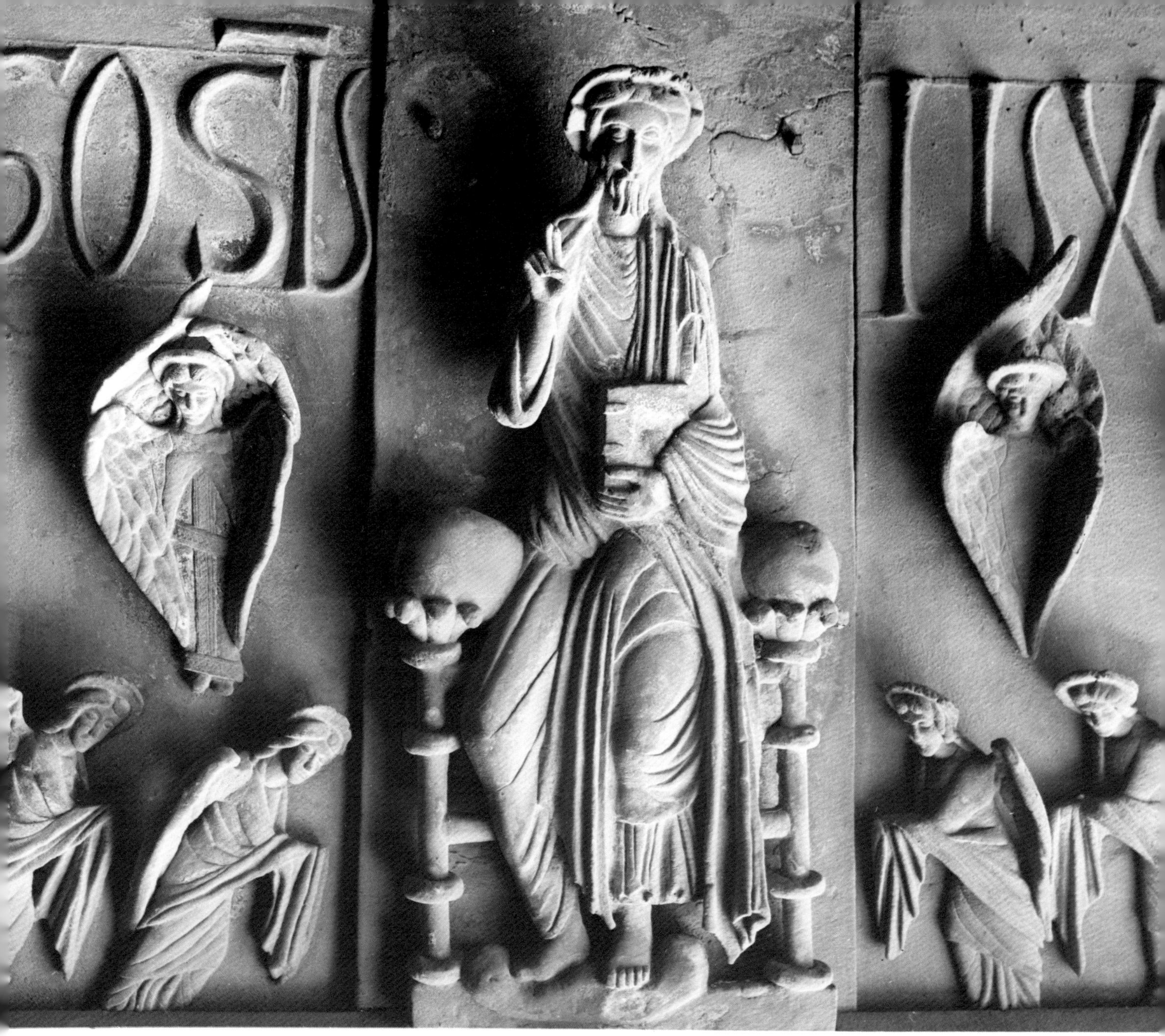

231 – Bonanus von Pisa: Türflügel. Ausschnitt: Majestas Domini. Um 1185 – *Bronze* – Monreale, Dom

Die Werke des Barisanus von Trani erwecken einen gänzlich anderen Eindruck. Barisanus, der an den Türen der Kathedralen von Trani, Ravello und Monreale gearbeitet hat, gab die Technik der silbertauschierten Gravur zugunsten des Reliefs auf. Auch er blieb jedoch von byzantinischen Vorbildern beeinflußt. Dank dem Reproduktionsverfahren durch Abdruck wiederholen sich auf seinen Werken jene Figuren, die den Ruhm seines Repertoires bildeten: Bogenschützen, Gladiatoren, Engel oder auch Heilige, die mit weiten, weich fallenden Gewändern dargestellt sind. Die gleiche Gladiatorengruppe mit Rundschild befindet sich zum Beispiel zweimal auf den Türen von Trani und zweimal auf denen von Ravello. Die Wiederverwendung der beiden engelgeschmückten Dreiecke, die die oberen Zwickel der rundbogigen Türen von Trani füllen, auf der rechteckigen Tür von Ravello ermöglicht eine relative

Chronologie beider Gußarbeiten, wie Émile Bertaux gezeigt hat. Seltsamerweise ist die Methode, durch Abdruck gewonnene Bronzeplatten zusammenzusetzen, nicht allein für Barisanus oder Süditalien typisch, denn schon ein Jahrhundert früher waren vergleichbare dekorative Themen auf ähnliche Weise an den Türen des Augsburger Doms angebracht worden.

Bonanus von Pisa, dem die Gestaltung des Hauptportals der Kathedrale von Monreale anvertraut worden war, war ein Rivale des Barisanus, von dem er sich durch eine gänzlich andere Auffassung der Reliefkunst unterschied. Seine robusteren Figuren treten wesentlich stärker aus dem Grund hervor und entsprechen in ihrer ausdrucksstarken Verzerrung weit mehr unserem Begriff von ‹romanischer Kunst›. Auch auf den zum größten Teil zerstörten Bronzetüren der Kathedrale von Benevent weicht die aus der Ikonographie der Szenen spre- Abb. 362
chende Reminiszenz an Byzanz vor dem Versuch des Gießers zurück, seine Figuren durchzumodellieren und mit Hilfe eines architekturalen Rahmens Raumillusion zu schaffen.

Auf Grund ihrer geographischen Lage waren einige Werkstätten der Anziehungskraft byzantinischer Kunst besonders stark ausgesetzt. Die süditalienischen einschließlich der salernischen Elfenbeinschnitzereien aus den letzten Jahrzehnten des 11. und vom Beginn des 12. Jahrhunderts sind nach wie vor östlicher Ikonographie stark verbunden, obgleich sie

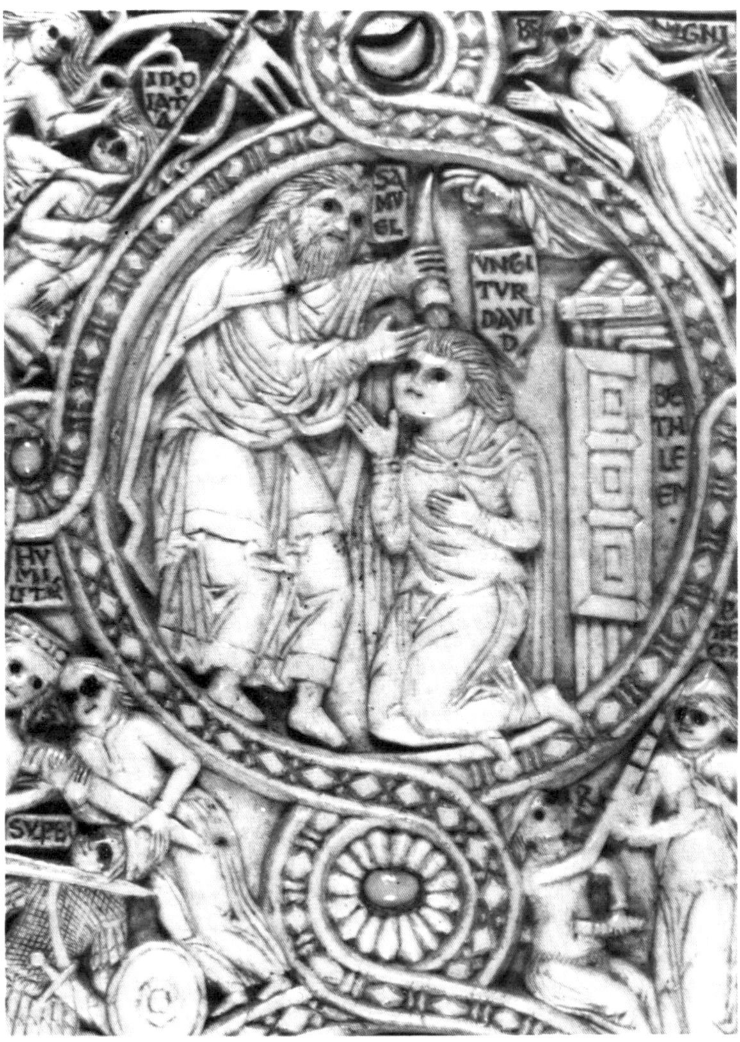

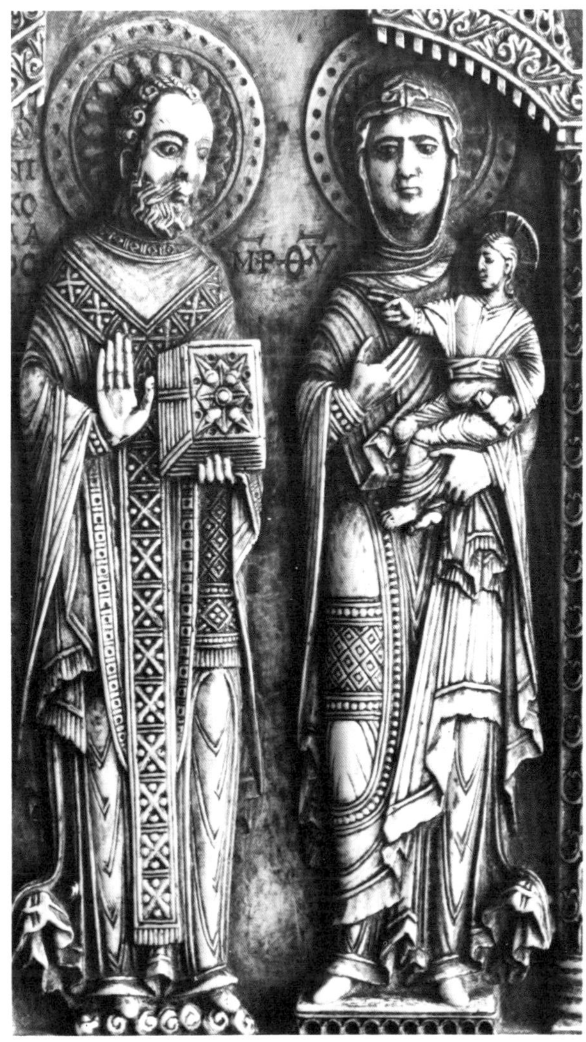

232 – Jerusalem – Einbanddeckel des Psalters der Melisenda. Ausschnitt: Salbung Davids. Vor 1144 – *Elfenbein, Rubine, Türkise; Gesamthöhe 0,216 m* – London, British Library

233 – Komburg – Einbanddeckel. Ausschnitt: Der heilige Nikolaus und Maria mit Kind. Um 1090 – *Elfenbein, Spuren von Vergoldung; Gesamthöhe 0,182 m* – Würzburg, Universitätsbibliothek

stilistisch durchaus eigenständig sind. Die Herkunft anderer Elfenbeinarbeiten, die man Venedig zuzuschreiben versucht hat, bleibt umstritten. Trotz der griechischen Inschriften oder Abb. 356 Inschriftspuren ist bisher ungeklärt, ob es sich bei dem Diptychon mit thronender Madonna und der Himmelfahrt aus dem Schatz von Chambéry sowie dem Kästchen mit Szenen aus dem Leben Davids und Josephs, der sogenannten ‹*Sainte Châsse*› in Sens, um verhältnismäßig späte byzantinische Arbeiten oder um Nachahmungen aus dem Venedig des späten 12. oder des 13. Jahrhunderts handelt.

Der vor 1144 in einer Werkstatt des Königreichs Jerusalem entstandene Deckel des Psalters der Melisenda, der Tochter Balduins II. und Gemahlin Fulkos von Anjou, beweist größere Unabhängigkeit. Die Reliefs, auf denen das Leben Davids, Szenen des Kampfs der Tugenden und Laster, die von der ‹*Psychomachie*› des Prudentius angeregt sind, und Personifikationen der Werke der Barmherzigkeit dargestellt sind, sprechen eindeutig für westliche Vorbilder. Nur in dem reich mit Türkissplittern und Edelsteinen geschmückten Blumenrahmen sowie in der Anordnung der Medaillons wird byzantinischer und östlicher (armenischer) Einfluß spürbar. Die Medaillons sind durch ineinander geschlungene Bordüren verbunden, wie sie bereits bei den in Süditalien geschnitzten Olifanten angewendet worden waren.

Am deutlichsten zeigt sich byzantinischer Einfluß jedoch auf Elfenbeinschnitzereien aus der Würzburger Gegend, die – ganz wie das Silberkästchen des Schatzes von Anagni – beinahe perfekte Kopien byzantinischer Elfenbeine sind. Auf ihnen sind selbst die großen ‹gestichelten› dekorativen oder architekturalen Partien, ein charakteristisches Element ihrer Vorbilder, übernommen worden. Wenngleich die Gruppe mehrere Werke umfaßt, beweisen vor allem drei wahrscheinlich von derselben Hand stammende Elfenbeine echte Abhängigkeit von ihren Vorbildern. Es sind dies die drei in der Würzburger Universitätsbibliothek befindlichen Platten mit der Szene des *Noli me tangere,* mit dem Martyrium des heiligen Kilian und seiner Gefährten und mit der Darstellung des heiligen Nikolaus und der Jungfrau Maria. Die Darstellung des Martyriums des heiligen Kilian scheint sich eng an die Szene auf dem byzantinischen Elfenbein mit dem Tod Mariens anzuschließen, das in den Deckel des Evangeliars Ottos III. (München, Bayerische Staatsbibliothek, Clm 4453) eingelassen ist. Dieses Evangeliar befand sich ursprünglich im Bamberger Dom.

Auf der Platte mit dem heiligen Nikolaus und der Muttergottes mit Kind, auf der sich die Figuren unter einem von durchbohrten Säulen getragenen Baldachin befinden, verraten nur wenige Züge – etwa die übertriebene Steifheit der Figuren, ihr zu stark betontes Relief, das ein Zurücktreten der linearen Gestaltung zugunsten kräftigerer Modellierung bewirkt, und vielleicht auch die etwas gewaltsame Genauigkeit der Goldborten – eine westliche Hand. Die von Adolf Goldschmidt vorgeschlagene Lokalisierung und Datierung dieser Stücke scheint überzeugend: die Platte mit der Jungfrau und dem heiligen Nikolaus stammt aus dem Benediktinerkloster Komburg (Diözese Würzburg), das der Muttergottes und dem heiligen Nikolaus geweiht war. Dieses Kloster war 1079 gegründet worden, womit ein *terminus post quem* gegeben ist.

Ikonographische Entwicklung

Analog zur Fortdauer des Kaiserkults und zum Festhalten an antiken und byzantinischen Schemata findet sich zuweilen eine nur zögernde Fortentwicklung der religiösen Bildsprache. Ikonographische Typen, die schon für das Ende des 8. oder im 9. Jahrhundert bezeugt sind, wurden beibehalten. Der triumphierende Christus, der Aspis und Basilisk mit Füßen tritt (Psalm XCI, 13), findet sich noch im 11. Jahrhundert an der einen Schmalseite des Hadelinus-

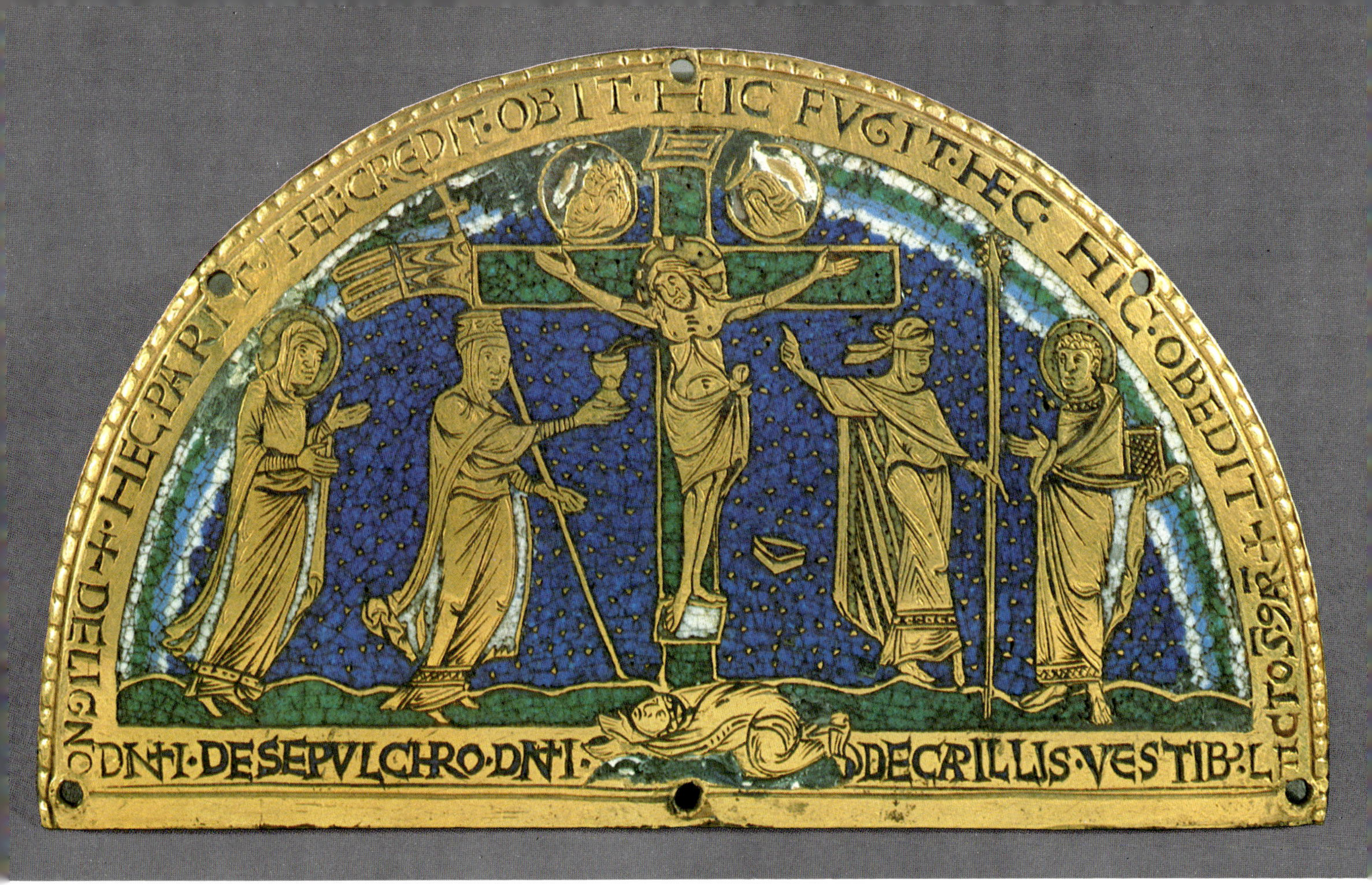
+ HEC·PARIT · HEC CREDIT · OBIT · HIC FVGIT · HEC · HIC · OBEDIT +
DE LIGNO
DNI · DE SEPVLCHRO · DNI ·
DE CRILLIS · VESTIB · L

234 – Niedersachsen – Christus am Kreuz, flankiert von Ecclesia und Synagoge. Um 1170 – *Vergoldetes Kupfer, Grubenschmelz; Höhe 0,09 m* – Paris, Musée de Cluny

Schreins (Martins-Kirche, Visé), gegen 1100 und in der Mitte des 12. Jahrhunderts auf den Elfenbeinen in Dresden (Kunstgewerbemuseum) und Florenz (Bargello) oder auf dem Einband des Ratmann-Sakramentars im Hildesheimer Domschatz wieder. Wenngleich der am häufigsten benutzte Darstellungstypus der Kreuzigung jener ist, bei dem Maria und der heilige Johannes zu beiden Seiten des Kreuzes stehen, möglicherweise ihrerseits noch umgeben von Longinus und Stephaton, beweisen mehrere erhaltene Beispiele, daß im Bereich der Kleinkunst auch die karolingische Vorstellung vom gekreuzigten Christus zwischen Ecclesia und Synagoge noch weiterlebte. In Gebieten, in denen sich die Künstler häufig auf gleiche ikonographische Vorbilder stützten, entstanden somit Werke mit bemerkenswert hohem Grad an Übereinstimmung, ja Einheitlichkeit, die zuweilen von einem gewissen Konformismus geprägt sind. Ein gemeinsames Grundschema kann auf solche Weise Werke sehr unterschiedlicher Technik miteinander verbinden.

Die Entwicklung des Heiligenkults und die damit verbundene Notwendigkeit, die wichtigsten Wunder bildlich darzustellen, führten indessen unumgänglich zu ikonographischen Neuerungen – eine Entwicklung, die von der totalen Unfähigkeit der Künstler des 11. und 12. Jahrhunderts, Modelle zu kopieren, noch gefördert wurde. Diese von den Illuminatoren vorbereitete Bereicherung und Ausweitung der traditionellen Ikonographie läßt sich an den ehrgeizigen Unternehmungen des 12. Jahrhunderts feststellen, den Retabeln, großen Reliquienschreinen, Reliquiaren und den großangelegten, zum Teil noch heute erhaltenen Bronzetüren. Die Anfertigung dieser wertvollen Stücke, deren Bildprogramm der Darstellung des

Heiligenlebens und nicht mehr allein der des Alten und Neuen Testaments gewidmet waren, begünstigte einen freieren, erzählfreudigeren Stil, für den der Reliquienschrein des heiligen Hadelinus (Visé) ein frühes, überaus bemerkenswertes Beispiel bietet.

Der für die Gebeine des heiligen Hadelinus bestimmte Schrein wurde um 1130 bis 1150 für die Abtei Celles bei Dinant ausgeführt. Die Reliefs der beiden Schmalseiten sind Reste eines älteren Schreins. Die Legende des heiligen Hadelinus wird auf den acht Platten der Langseiten erzählt. Man kann auf diesen Platten die Handschrift von drei Goldschmieden unterschiedlicher Qualität nachweisen. Der künstlerisch führende unter ihnen ist anhand der Proportionen und der bedachtsamen, natürlichen Haltung seiner Figuren sowie der großzügigen und lockeren Komposition als Nachfolger Reiners von Huy zu erkennen. Er unterscheidet sich von seinem Vorgänger jedoch in der Modellierung seiner Figuren, die an Klarheit und Genauigkeit gewinnen, wenn sie auch an Zartheit verlieren. Daneben bemühte er sich – anders als sein Vorbild – den Szenen Perspektive zu verleihen und versuchte, die einzelnen oder in Gruppen zusammengeschlossenen Gestalten im Raum geschickt zu verteilen. Dieses Werk des Meisters des heiligen Hadelinus sollte seinerseits eine entscheidende Weiterentwicklung der rhein-

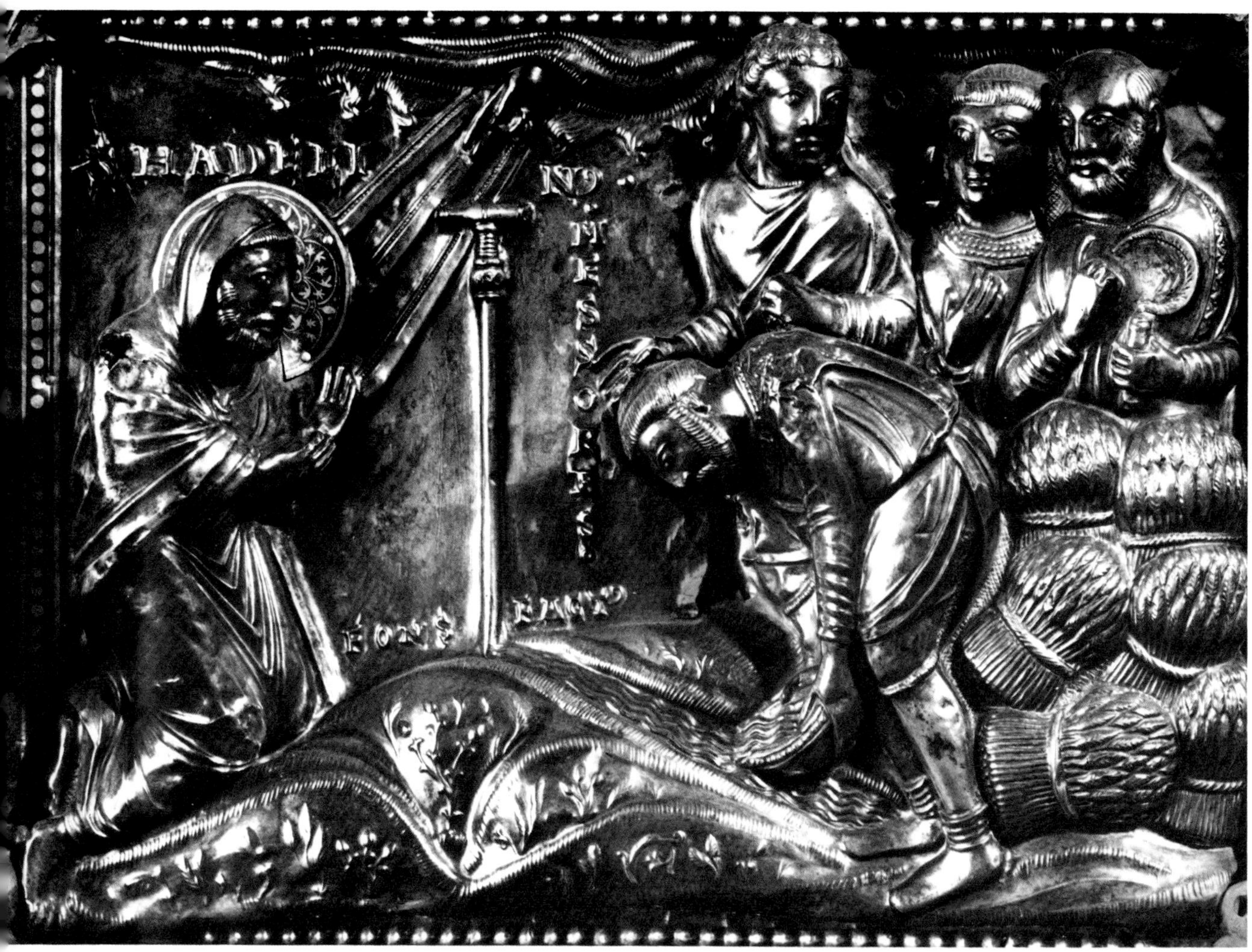

235 – Maas-Gebiet – Reliquienschrein des heiligen Hadelinus. Ausschnitt einer Platte: Das Quellwunder. Um 1130–1150 – *Bronze, Silber; Gesamthöhe 0,54 m* – Visé, Saint-Martin

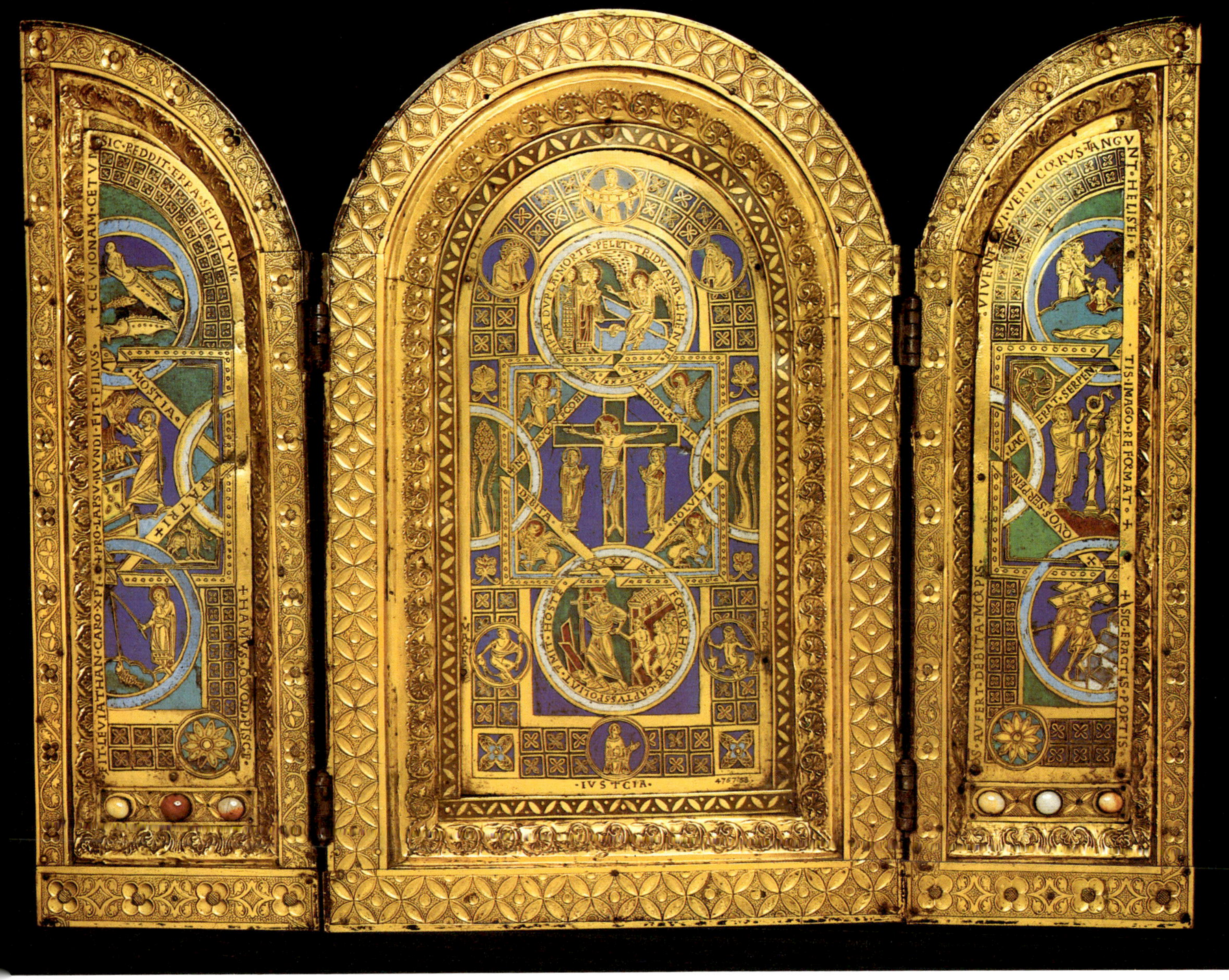

236 – Ostfrankreich oder Kölner Gegend (?) – Triptychon von Alton Towers: Szenen aus dem Alten und Neuen Testament. Um 1150–1160 – *Vergoldetes Kupfer, Gemmen, Grubenschmelz; Höhe 0,37 m* – London, Victoria and Albert Museum

maasländischen Ikonographie einleiten und die Struktur der großen Schreine der zweiten Jahrhunderthälfte bestimmen.

Die unleugbaren Neuerungen traten jedoch nur in einem relativ beschränkten Rahmen zutage. Die neu geschaffenen Typen wurden schnell ihrerseits zu Schablonen, die den verschiedenen Zwecken beliebig angepaßt wurden. Das große Retabel, das ursprünglich den Schrein des heiligen Remaklus in der Abtei von Stavelot umgab, entstand gegen 1150 im Auftrag Abt Wibalds. Dieses Ensemble aus vergoldetem Silber mit Grubenschmelz ist nicht erhalten. Aus einer Zeichnung von 1661 kennen wir jedoch die Gesamtkomposition und sogar die Details der vier Tafeln mit der Vita des heiligen Remaklus. Die Ikonographie einer dieser Szenen – der Engel erscheint dem heiligen Trond – findet sich nahezu identisch auf einem der Emailmedaillons des Kreuztriptychons in der Pierpont Morgan Library in New York mit der

Darstellung der Vision des Konstantin, aber auch in der Buchmalerei des maasländischen Psalters in Berlin (Staatliche Museen, HS. 78 A 6) wieder. Diese Gleichartigkeit läßt sich leicht dadurch erklären, daß sämtliche Werke auf ein gemeinsames Modell zurückgingen, eine Hypothese, die um so naheliegender erscheint, als alle drei Werke Lütticher Herkunft sind. Wesentlich bedeutsamer ist daher eine ähnliche kompositorische Übereinstimmung zwischen dem Abb. 301 Retabel des heiligen Remaklus – Remaklus als Kind vor dem heiligen Eligius – und einem Emailmedaillon auf dem Dach des Heribert-Schreins in Deutz (Heilung eines Besessenen). Dieser ikonographische Zug, der durch vielfältige stilistische Elemente noch betont wird, beweist den starken maasländischen Einfluß, unter dem dieser Schrein entstand. Er wurde um 1160 bis 1170 unter Benutzung der von Rupert von Deutz vor 1120 verfaßten *Vita* für die Gebeine des heiligen Heribert, des Gründers der Abtei von Deutz, geschaffen.

Es ist daher wichtig, hervorzuheben, daß Neuerungen, denen man auf diesem Gebiet begegnen kann, nur selten unberührter Phantasie entsprangen. Ein gemeinsames Bildrepertoire entstand vielmehr durch die kluge Anpassung und Abwandlung vorhandener Typen. Den übermächtigen Einfluß, den die Gelehrsamkeit auf die Ikonographie auszuüben begann, beweist am deutlichsten die Verwendung der Typologie, die in der Rhein-Maas-Gegend, in Süddeutschland, aber auch in England, in Nordostfrankreich und bis nach Saint-Denis unter Abt Suger verbreitet war. Die Idee einer Entsprechung der Szenen des Alten und des Neuen Testaments ist keineswegs neu. Sie dokumentiert sich bereits auf den Mosaiken von Santa Maria Maggiore in Rom, auf den Elfenbeinschnitzereien des Bischofsstuhls in Ravenna und noch deutlicher auf den geschnitzten Holztüren von Santa Sabina. Die Szenen des Alten Testaments wurden als Ankündigung, als Präfiguration des Neuen Testaments betrachtet: die Szene des Alten Testaments wird als ‹Typus› zur entsprechenden Szene des Neuen Testaments (‹Antitypus›) bezeichnet. Zunächst beschränkten sich diese Übereinstimmungen zwischen Altem und Neuem Testament auf einige wenige Beispiele, doch allmählich wurden diese zahlreicher und immer subtiler. Es ist anzunehmen, daß die wachsende Anzahl von Kulturzentren, die sich damals der Bibelexegese zuwandten, sowie der Einfluß gelehrter Texte, etwa des Rupert von Deutz oder des *‹Honorius Augustodunensis›*, zur Verbreitung dieser abstrakten, theologisch ausgerichteten Sprache beigetragen haben. Trotz des vermehrten Einsatzes erklärender Inschriften war diese typologische Ikonographie offenbar nur einem kleinen Kreis Eingeweihter zugänglich. Anstatt den Ungebildeten das Verständnis der religiösen Mysterien nahezubringen, blieben sie dem einfachen Gläubigen gänzlich verschlossen.

Die auf Kreuzen, Kreuzfüßen, Reliquiaren und Kapselreliquiaren am häufigsten wiederkehrenden Szenen sind Präfigurationen der Passion und des Kreuzestodes Christi: Isaak, der das Holz für seine Opferung herbeiträgt, Moses, der gegen den Felsen schlägt, das Zeichen des Tau, Jakob, der Ephraim und Manasse segnet, Elias und die Witwe von Sarepta, das Erstlingsopfer Kains und Abels, die Opferung Isaaks, die Eherne Schlange und die Kundschafter mit der Traube von Kanaan bilden die ‹Antitypen› für den kreuztragenden Christus, seine Seitenwunde, das Zeichen des Kreuzes, Christus am Kreuz und den Opfertod Christi. Ebenso kündigt der vom Wal ausgespiene Jonas die Auferstehung Christi an – so auf Kreuzen in London, Berlin, Brüssel, Wien und den Kreuzfüßen in Saint-Omer und im Louvre. Auch die Anspielungen auf die Kreuzlegende – Kampf des Heraclius gegen Chosroes II., Sieg des Heraclius – auf dem vor kurzem rekonstruierten doppelseitigen Kreuz, dessen Platten über mehrere Museen (Aachen, Köln, Harburg, Nantes, Paris und Stuttgart) verstreut sind, entsprechen den Präfigurationen der Eucharistie – Melchisedech, der Kelch und Hostie zeigt. Den künstlerisch reifsten Ausdruck erreichte die Entwicklung dieses typologischen Systems auf dem Retabel des Nikolaus von Verdun in Klosterneuburg (1181), dem Hauptwerk der frühen Gotik.

Wenn auch die ständige Wiederholung gleicher ‹Typen› dazu führt, daß sich die Bedeutung der meisten Werke heutigen Betrachtern unmittelbar erschließt, so bleiben doch einige wenige Stücke, wie etwa das Triptychon von Alton Towers, nahezu undeutbar. Die Herkunft dieses emaillierten Triptychons bleibt umstritten. Es ist sicher unter maasländischem Einfluß entstanden, doch unterscheidet sich die Ausführung der Emails von denen Lütticher Ursprungs. Die vergoldeten, fast zerbrechlich wirkenden Figuren sind, klar graviert und ziseliert, vor einem Emailgrund ausgespart, dessen kalte Töne einer äußerst sparsamen Farbskala entnommen wurden. Man hat die Figuren in Beziehung zu Ostfrankreich oder der Kölner Gegend gebracht. Die Flügel zeigen die ‹Typen› aus dem Alten Testament, die ihre Entsprechung auf dem Mittelstück finden, das dem Neuen Testament vorbehalten ist: Elisa, der einen Toten erweckt (?), und Jonas, der vom Wal ausgespien wird, deuten auf die Frauen beim leeren Grabe hin, die Eherne Schlange und das Opfer Abrahams nehmen die Kreuzigung vorweg, während Samson mit den Türen von Gaza und die seltene Darstellung des Fangs des Leviathan ihre Entsprechung im Abstieg zur Vorhölle haben. Die langen Spruchbänder, die die Bedeutung der dargestellten Szenen erklären, verstärken noch den Eindruck des Abstrakten, den das Triptychon dadurch erweckt, daß der Emailgrund zu einer großen geometrischen Komposition gestaltet ist. Diese Geometrisierung erinnert von fern an die ottonische Buchmalerei im Evangelistar der Äbtissin Uta (München, Bayerische Staatsbibliothek, Clm 13601, fol. 3 vo).

KLASSIZISMUS

Das vom Heiligen Römischen Reich beherrschte Mitteleuropa erscheint in den letzten Jahrzehnten des 11. Jahrhunderts als zutiefst in der Tradition verwurzelt und von seiner vergangenen und gegenwärtigen Größe überzeugt. Unterschiedlichste Einflüsse waren in diesen Gebieten aufgenommen worden und wirkten weiter fort. Es waren hier überaus günstige Bedingungen für das Entstehen eines gemäßigten, ausgeglichenen und eleganten Klassizismus gegeben, der ohne sichtbaren Bruch mit der Vergangenheit das Aufblühen der frühen Gotik vorbereitete. Natürlich läßt sich dieses Phänomen vor allem in den Zentren der weltlichen, geistlichen und wirtschaftlichen Macht, in der Umgebung des Kaiserhofs oder der mächtigen Abteien und Erzbistümer beobachten, während entlegenere, unabhängigere Gebiete nicht so eindeutig der allgemeinen Tendenz folgen.

Das Rhein-Maas-Tal

Das Hauptzentrum dieser Entwicklung liegt im Maas-Tal, in dem bereits die Wiege Reiners von Huy stand. Ohne Zweifel wurde die Mehrzahl der Werke aus der ersten Hälfte des 12. Jahrhunderts von dem Lütticher Taufbecken, diesem künstlerisch überragenden Werk, beeinflußt. Naturgemäß wurde besonders die Bronzekunst vom Stil des Lütticher Meisters geprägt.

Von den kleinen Bronzen, die der Umgebung Reiners zugeschrieben werden, können zwei Kruzifixe aus Messing (Köln, Schnütgen-Museum und Brüssel, Musées Royaux) mit dem

Taufbecken verglichen werden. Die beiden Kruzifixe sind nahezu identisch, weisen jedoch einen unterschiedlichen Abnützungsgrad auf. Charakteristische Züge dieser Kreuze, etwa die Proportionen, die weiche Modellierung der Körper – die sich jedoch auf dem Brüsseler Exemplar wesentlich deutlicher zeigt –, die Behandlung der Haare, die gleichsam um das Gesicht gebauscht erscheinen, ja selbst die Gravur der Goldborten, die nur mehr auf dem Brüsseler Exemplar sichtbar sind, finden sich analog auch auf dem Lütticher Taufbecken. Das etwas flache Gesicht und die übergroßen, von einem Doppelstrich umrandeten Augen verraten jedoch möglicherweise eine andere Hand. In der Nachfolge dieser beiden Bronzen entstand eine reiche und faszinierende Serie von Kruzifixen, deren Anfertigung sich über nahezu ein halbes Jahrhundert hinzog. Auf den nachfolgenden Kopien und Varianten dieser Serie kann man das Weicherwerden der Formen und die Veränderungen des Faltenwurfs und der Proportionen verfolgen.

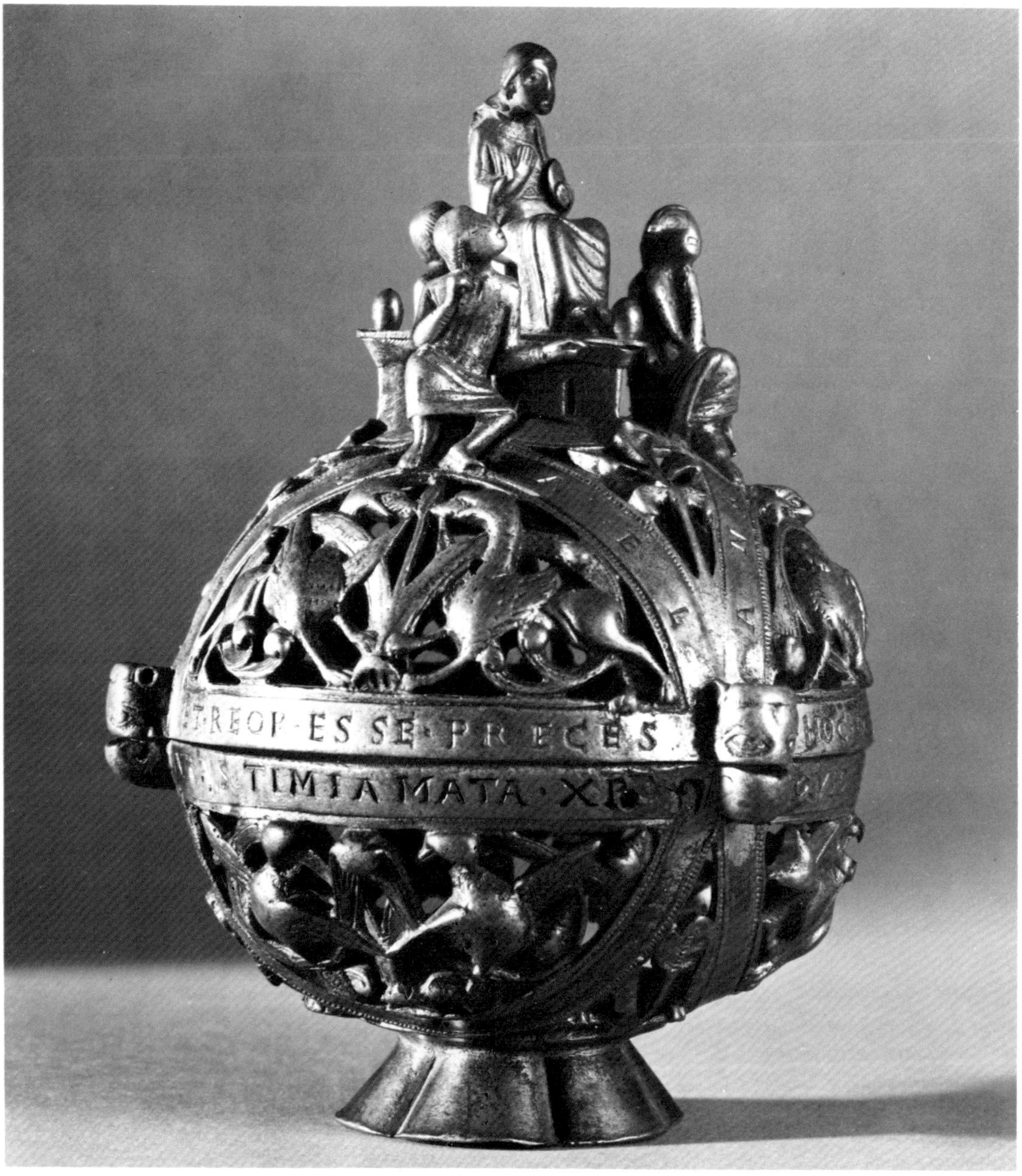

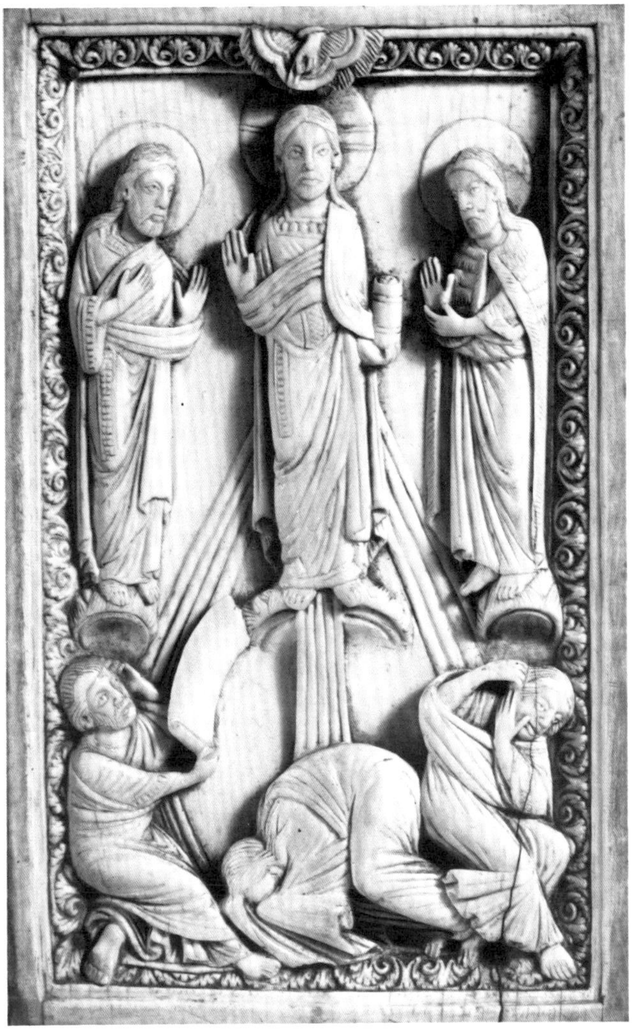

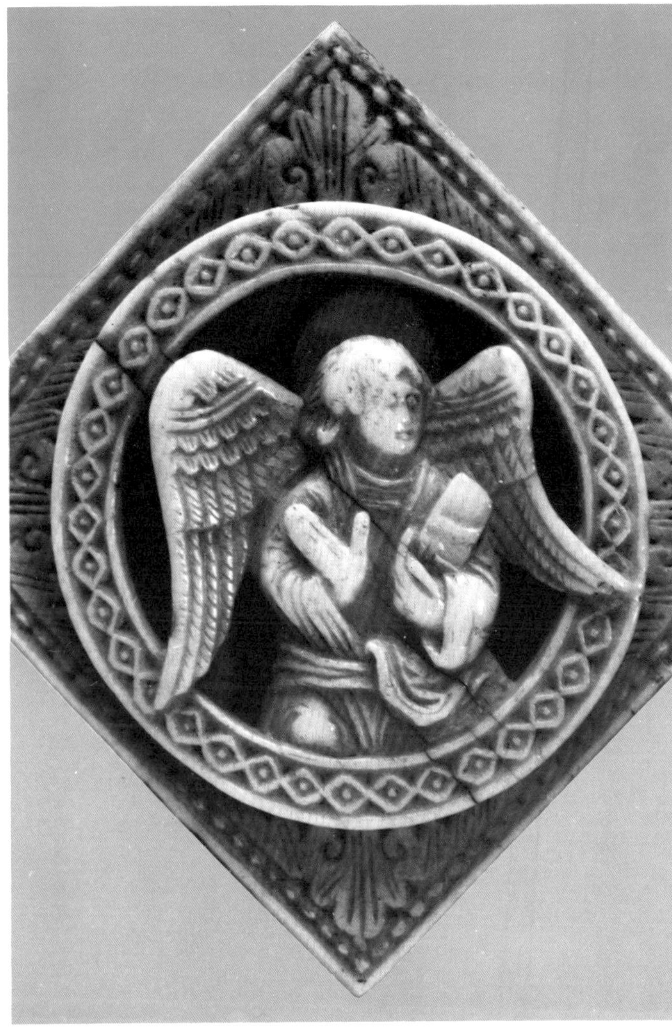

238 – Maas-Gebiet – Einbanddeckel des Evangeliars von Afflighem: Verklärung. Erste Hälfte 12. Jh. – *Elfenbein; Höhe 0,116 m* – Paris, Bibliothèque de l'Arsenal

239 – Maas-Gebiet – Einbanddeckel: Engel, Symbol des Evangelisten Matthäus. Mitte 12. Jh. – *Walroßzahn; Höhe 0,04 m* – Leningrad, Eremitage

Wenn auch in einer langen lateinischen Widmungsinschrift auf dem Weihrauchfaß von Lille (Musée des Beaux-Arts) der Name Reiner auftaucht, läßt sich der Stifter dieses Stücks aus stilistischen Gründen nicht mit Reiner von Huy identifizieren. Auf diesem Weihrauchfaß aus zwei halbkugelförmigen, durchbrochen gearbeiteten Schalen erhebt sich die Figur eines thronenden Engels, dem heute die Flügel fehlen. Die drei hebräischen Jünglinge umgeben ihn. Bei Gebrauch des Rauchfasses erschienen diese Statuetten – wie die drei Jünglinge im Feuerofen, die der Engel vor jeglichem Übel bewahrt hatte – inmitten von Rauchwolken. Da durch Abnützung die Gesichtszüge verwischt sind, kann man das Weihrauchfaß nicht genau datieren. Die Figuren erinnern stilistisch an das Lütticher Taufbecken, doch lassen andere Züge, wie etwa das Vorstrecken des Engelskopfes vor die Schulterlinie und die Haltung der drei Hebräer, die den Kopf in die Hand stützen, mehr an maasländische, in oder um Stavelot entstandene Werke aus der zweiten Hälfte des Jahrhunderts denken.

Die Ausstrahlung Reiners von Huy war nicht auf den Bereich der Bronzegüsse beschränkt, auch die Elfenbeinschnitzerei bietet hierfür ein berühmtes Beispiel. Der Evangeliardeckel aus

237 – Maas-Gebiet – Weihrauchfaß, geschmückt mit einem Engel zwischen den drei Hebräern im Feuerofen. Zweite Hälfte 12. Jh. – *Bronze; Höhe 0,16 m* – Lille, Musée des Beaux-Arts

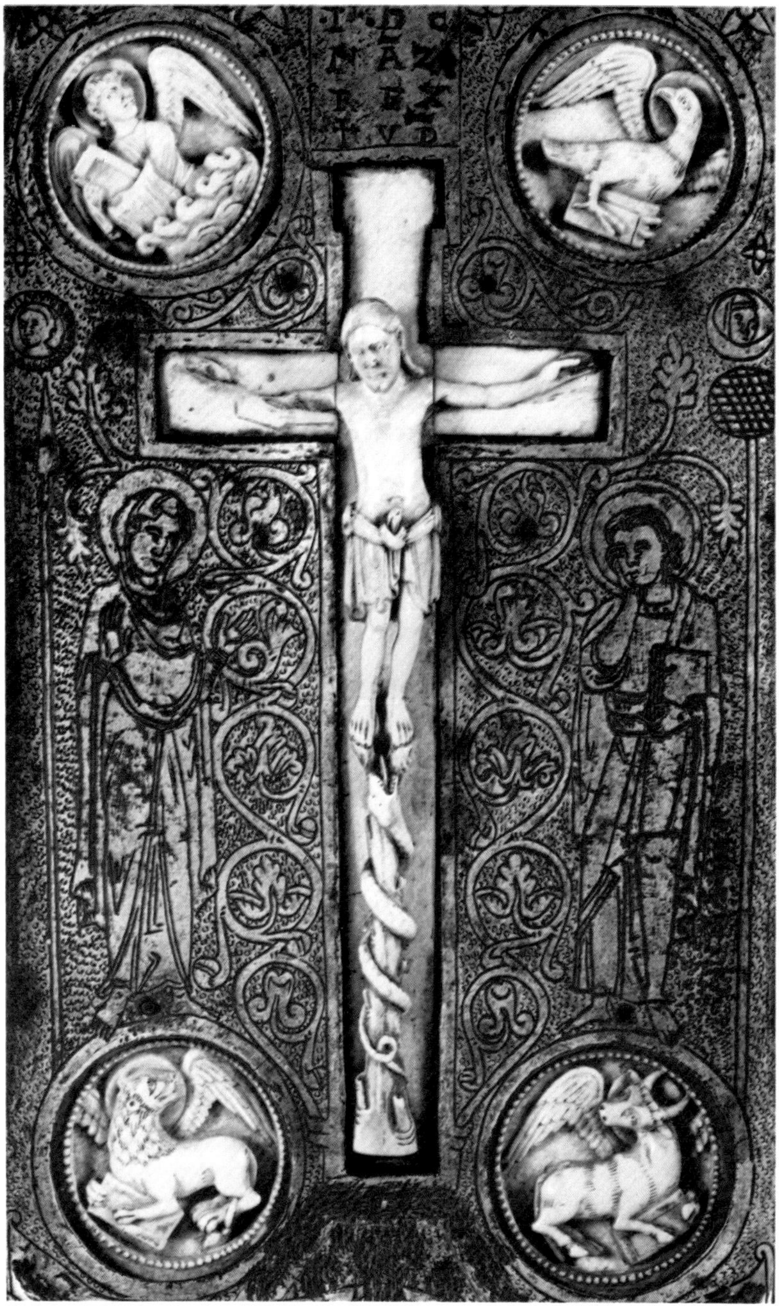

240 – Rheinland – Einbanddeckel: Christus am Kreuz, umgeben von den Evangelistensymbolen. Zweite Hälfte 12. Jh. – *Walroßzahn, Kupfer; Höhe 0,145 m* – Chantilly, Musée Condé

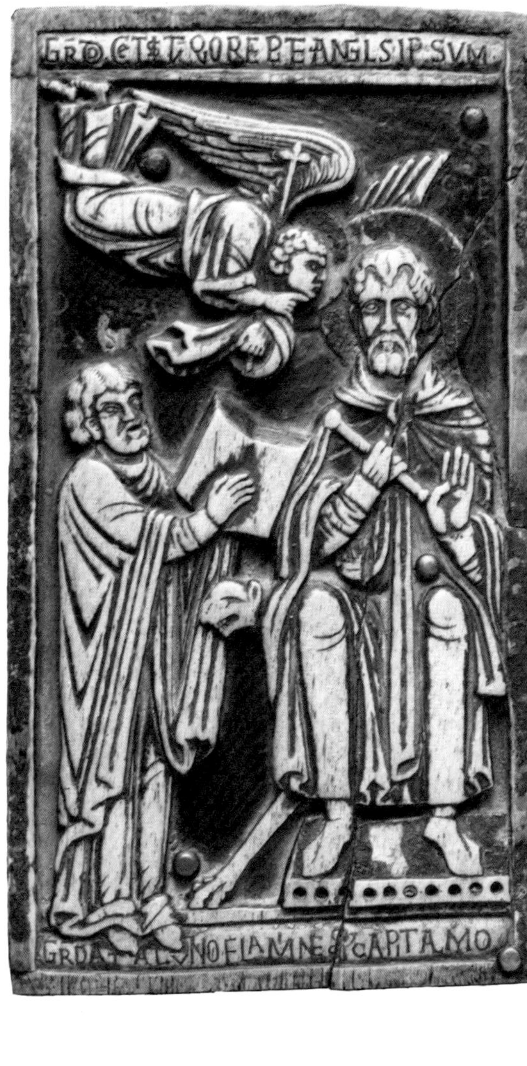

241 – Norditalien – Einbanddeckel: Der heilige Gregor, vom Engel inspiriert. Zweite Hälfte 12. Jh. – *Elfenbein; Höhe 0,157 m* – Nonantola, Klosterschatz

der Abtei Afflighem in Brabant (Paris, Bibliothèque de l'Arsenal) weist eine Mittelplatte aus Elfenbein mit der Verklärung Christi und vier kleine Platten etwas späteren Datums mit den Evangelistensymbolen auf. Kompositorisch gleicht die Mittelplatte dem Bild der Verklärung in einer Illumination der Bibel aus der Abtei Floreffe (London, British Museum, Add. 17737–17738), was – falls hieran noch ein Zweifel besteht – die maasländische Herkunft der Platte bestätigen könnte. Christus, Elias und Moses treten in Hochrelief aus der Fläche hervor. Den monumentalen Stil dieser Figuren hat man mit dem Reiners von Huy in Verbindung gebracht. Tatsächlich zeigen die edle Haltung, die fächerartige Fältelung der Gewänder und die ornamentalen Borten deutlich die stilistische Verwandtschaft mit dem Werk dieses Goldschmieds. Die allzu betont hieratischen Umrisse, eine gewisse Nüchternheit der Elfenbeinarbeit – Züge, die zweifellos auf byzantinische Vorbilder zurückgehen, an denen sich der Elfenbeinschnitzer zwar orientierte, deren Technik er aber nicht völlig beherrschte – sowie die plumpen Gesichter sind jedoch mit der natürlichen Eleganz der Figuren Reiners unvereinbar. Das Werk stammt somit eher von einem Zeitgenossen oder aus einer der Werkstätten in der Nachfolge Reiners als von ihm selbst.

Die vier Platten mit Evangelistensymbolen, die diese Verklärung umgeben, zeigen einen gänzlich anderen Stil. Man kann sie mit einer Gruppe von Elfenbeinen, der sogenannten ‹Sibyllen-Gruppe›, deren Hauptstück ein heute im Louvre befindliches Kreuz aus Walroßzahn ist, in Verbindung bringen. Die Christus-Figur, deren weiche Modellierung durch das benutzte Material noch betont wird, ist den Messingkruzifixen in Köln und Brüssel verwandt. Der Knoten des *perizonium* (Lendentuch) ist hier jedoch wesentlich komplizierter und zeigt die etwas preziöse Neigung der Gruppe zu Ornamenten und Linienspielen. Das Aufkommen dieser Tendenz kann man bereits an den Reliefs aus Walroßzahn der Tragaltäre in Osnabrück, Melk und Darmstadt aus dem dritten Viertel des 11. Jahrhunderts beobachten, die aus dem Mittelrheingebiet oder Niederösterreich stammen. Am Fuß des Kreuzes im Louvre ist eine inschriftlich als ‹Sibylle› bezeichnete, kniende weibliche Figur dargestellt, die Adolf Goldschmidt mit der Tochter Fulkos von Anjou, des Königs von Jerusalem, und Gemahlin des Grafen von Flandern, Dietrichs von Elsaß, identifizierte. Diese beendete ihr Leben als Äbtissin des Lazarus-Klosters in Jerusalem (1163). Das Kreuz bildete ursprünglich die Mittelpartie eines Buchdeckels und wurde dort von vier ebenfalls aus Walroßzahn geschnitzten Rauten mit Evangelistensymbolen umgeben, die auf Museen in Berlin (verschollen), München und Leningrad verteilt sind. Eine ähnliche Anlage findet sich noch auf einem Kölner Buchdeckel, der im Musée Condé in Chantilly erhalten ist. Das Kruzifix aus Walroßzahn ist hier zwischen vier Medaillons mit Evangelistensymbolen in eine gravierte Kupferplatte eingelassen.

Es wäre selbstverständlich absurd, alle klassizisierenden Aspekte der Kunst des 12. Jahrhunderts auf den Einfluß des Lütticher Taufbeckens zurückführen zu wollen. Im Maas-Tal selbst und daher mit noch größerer Wahrscheinlichkeit in anderen Gegenden haben die gleichen Vorbilder und Traditionen ähnliche Wirkungen hervorgerufen. Die majestätische Christus-Figur der *traditio legis* auf einem der Deckel des italienischen Bucheinbands aus Novara (Paris, Musée de Cluny) erhebt sich nicht minder eindrucksvoll zwischen den Heiligen Petrus und Paulus als jene auf den Elfenbeinen der Bibliothèque de l'Arsenal. Die Ausgewogenheit der Umrißzeichnung, der weiche Faltenwurf und das ornamentale Spiel in der Gürtelpartie zeigen jedoch, daß hier byzantinischer Einfluß auf dem Umweg über das ottonische Mailand vermittelt worden war. Gleiche Vorbilder wurden jedoch nicht immer gleich erfolgreich benutzt; auf dem gleichzeitig entstandenen Buchdeckel der Abtei von Nonantola wirkt die wohlbekannte Szene des vom Engel inspirierten heiligen Gregor, der vor dem seine Worte notierenden Schreiber sitzt, schwerfällig und schematisch. Sie steht in starkem Kontrast zu der

Abb. 343

rein dekorativen Platte des anderen Deckels, auf der sich kraftvoll gestaltetes Rankenwerk aus breiten, gelappten und gezackten Palmetten entfaltet.

Im Kölner Raum verläuft die Entwicklung der Kleinkunst gleichzeitig in mehrere sich häufig überschneidende Richtungen. Auch hier ist jedoch wie im Maas-Tal die Bedeutung der Tradition nicht zu unterschätzen.

Die Signatur eines Kölner Goldschmieds, Eilbertus Coloniensis, die sich im Braunfirnisdekor der Unterseite eines Tragaltars aus dem Welfenschatz (Berlin, Kunstgewerbemuseum) befindet, ermöglicht die Zuordnung einer Gruppe von emaillierten Goldschmiedearbeiten in die Kölner Gegend, die man andernfalls vielleicht nicht dort lokalisiert hätte. Der Altarstein dieses Altarreliquiars besteht in Andeutung des ‹Kristallmeers› der Apokalypse (Apokalypse IV, 2.8) aus einer Bergkristallplatte, unter der sich ein Bild Christi mit den vier Evangelistensymbolen befindet. Rundherum sind zwölf Emailplatten mit sitzenden Aposteln, die Spruchbänder mit den Sätzen des Credo halten, sowie acht Szenen aus der Kindheit und Passion Christi angebracht. Die gravierten, ziselierten Figuren sind vor großflächigem Emailgrund ausgespart. Über die Sockelwände des Tragaltars zieht sich eine Prozession von Propheten, die ebenfalls Spruchbänder tragen und voneinander durch emaillierte Pilaster getrennt sind. Im Unterschied zu den Figuren der oberen Partie des Altars sind diese Propheten emailliert und heben sich von einheitlich goldenem Grund ab. Diese Art der Emailverwendung ist nicht auf den Kölner Raum beschränkt, denn sie findet sich bereits auf den emaillierten Sockelplatten des Kopfreliquiars des heiligen Alexander aus den Werkstätten von Stavelot (1145). Die Abgrenzung der Farbflächen durch schmale Goldstege und die Benutzung lebhafter, jedoch eigenwillig eingesetzter Farben – graue Gesichter, blaue Haare – verraten deutlich die Absicht, byzantinischen Zellenschmelz zu imitieren. Dies war ein äußerst schwieriges Unterfangen, in dem sich vordem schon einige südliche Emailkünstler versucht hatten. Das einzigartig gelungene Werk des Eilbertus verdient daher hervorgehoben zu werden: nur selten vermochte ein Emailkünstler die Feinheit des Zellenwerks und die herrliche Vielfarbigkeit östlicher

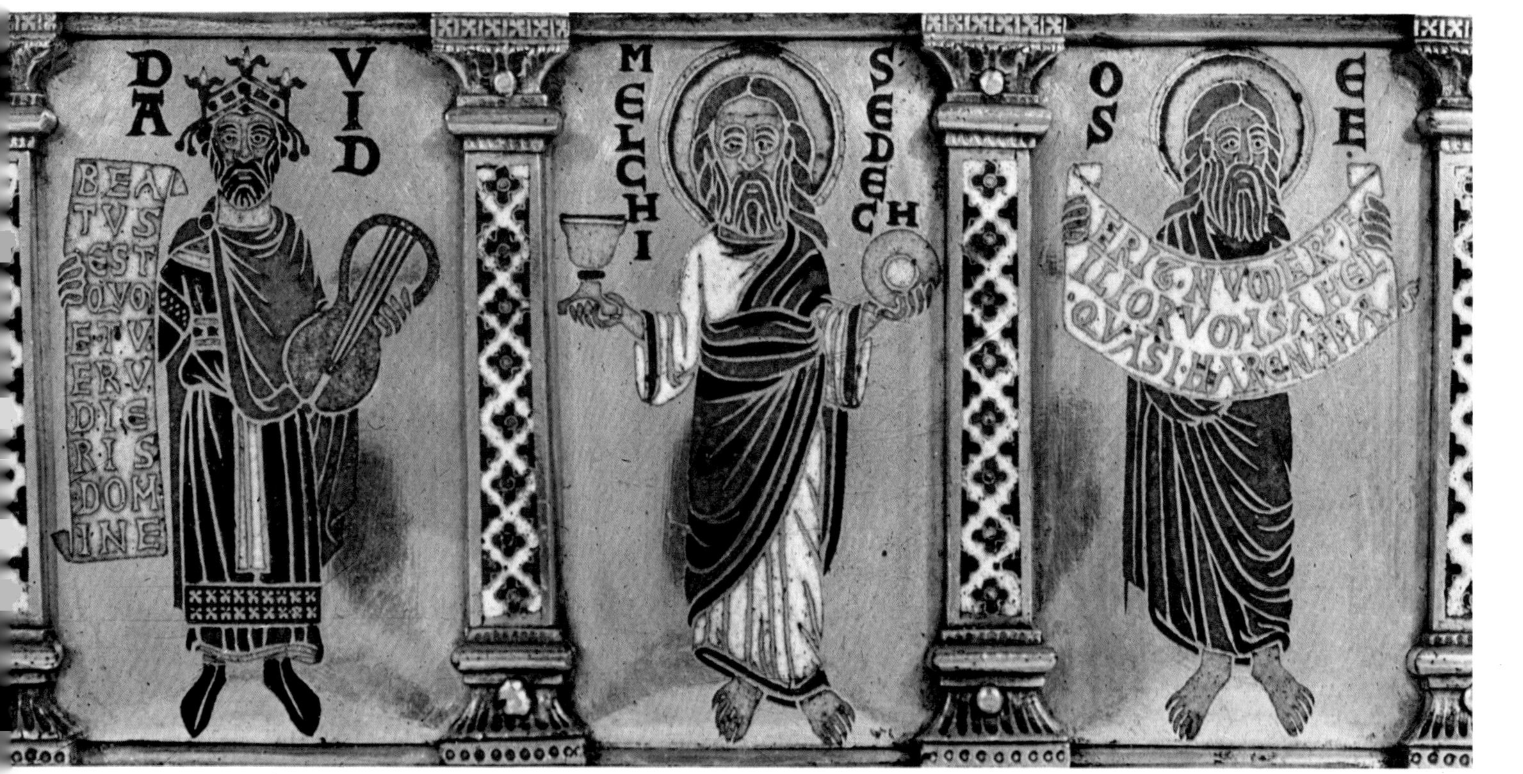

242 – Eilbertus von Köln: Tragaltar aus dem Welfenschatz. Ausschnitt einer Längsseite: Propheten mit Spruchbändern. Mitte 12. Jh. – *Vergoldetes Kupfer, Grubenschmelz; Gesamthöhe 0,133 m* – Berlin, Kunstgewerbemuseum

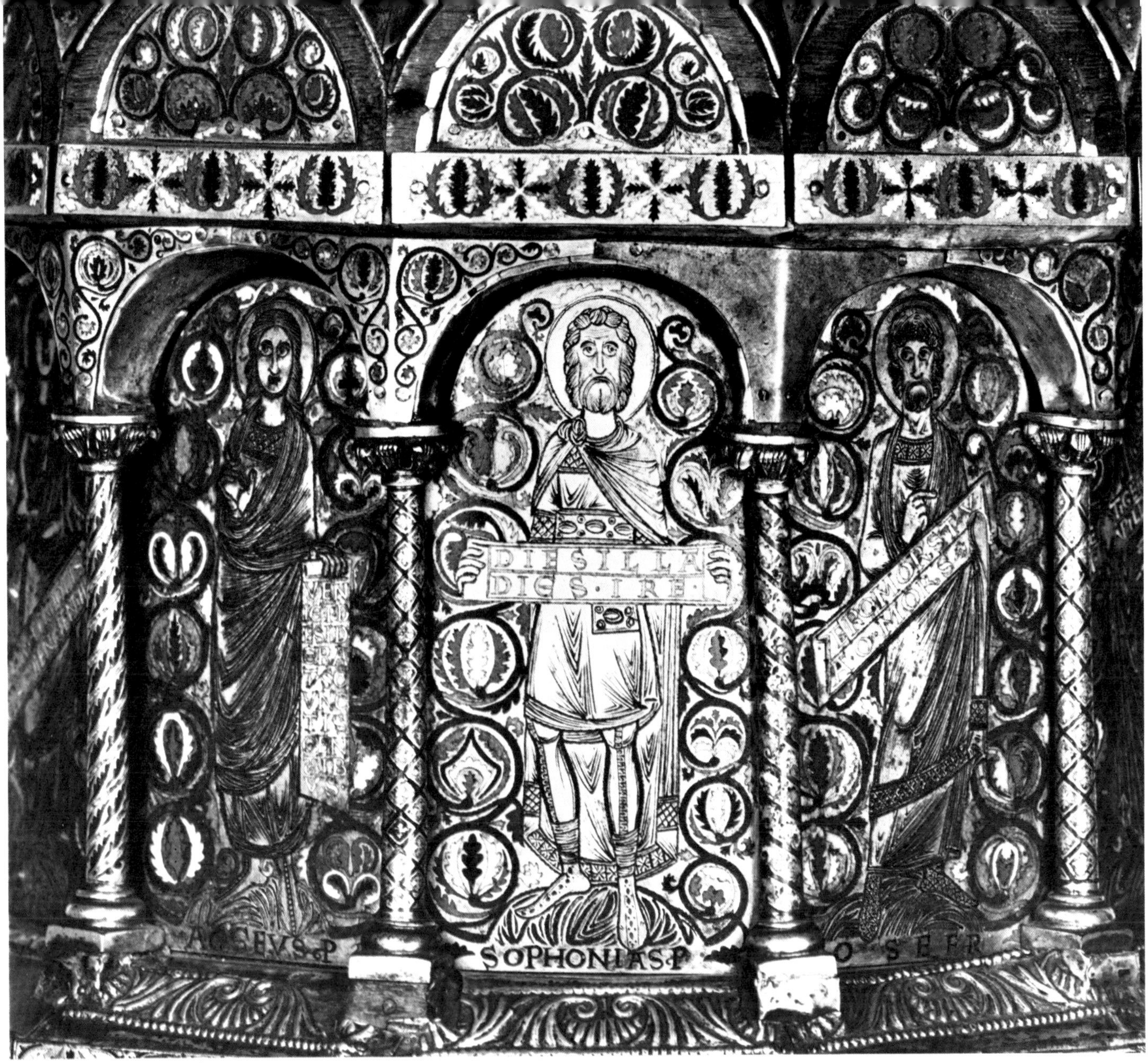

243 – Köln – Reliquiar, sogenanntes Turmreliquiar. Ausschnitt: Propheten. Um 1180 – *Vergoldetes Kupfer, vergoldetes Silber, Grubenschmelz; Gesamthöhe 0,31 m* – Darmstadt, Hessisches Landesmuseum

Vorbilder derart geschickt auf Kupfer und auf die Technik des Grubenschmelzes zu übertragen.

Durch Stil und Programm steht der Tragaltar des Eilbertus der ottonischen Tradition oder Werken aus der Nachfolge des Rogerus von Helmarshausen weitaus näher als maasländischen Werken. Die untypologische Ikonographie gleicht mit geringen Abweichungen den Bildprogrammen mehrerer rheinischer Tragaltäre. Eine Ausnahme bildet das *Credo,* das sonst nur noch auf dem Heribert-Schrein in Köln-Deutz und im 13. Jahrhundert auf dem Schrein der heiligen Elisabeth wiederkehrt. Man kann die Entstehung des Tragaltars um die Jahrhundertmitte datieren, wenn man Analogien mit anderen nach 1150 entstandenen Tragaltären berücksichtigt, wie dem des heiligen Mauritius in Siegburg und dem in Mönchengladbach oder dem ebenfalls aus dem Welfenschatz stammenden Tragaltar mit den ‹Kardinaltugenden› (Berlin,

Kunstgewerbemuseum). Auf diesen drei Stücken sind jedoch die Figuren auf emailliertem Grund nur ausgespart, und nichts erinnert mehr an die Emailarbeit der Seitenwände des Tragaltars des Eilbertus.

Durch einen anderen Siegburger Tragaltar mit Figuren, die in lebhafter Bewegung wiedergegeben sind, werden wir mit einer zweiten Gruppe Kölner Schmelzarbeiten bekannt. Wie die Werke der Eilbertus-Gruppe zeigen auch jene des Meisters vom Gregorius-Tragaltar ausgesparte Figuren auf großflächigem Emailgrund. Neuartig ist jedoch die Randverzierung, in der sich vielfarbiger Blumenzierat mit gezähntem Blattwerk ausbreitet. Ein ähnlicher Dekor findet sich auch auf dem Tragaltar in Sankt Maria im Kapitol in Köln und auf der – in einem Buchdeckel eingefügten – Platte im Musée Condé in Chantilly; auf ihr wuchert das Rankenwerk über die Randverzierung hinaus, um sich hinter den Figuren und als Hintergrund der christologischen Szenen wiederzufinden. Auf dem Turmreliquiar, oder genauer, dem Reliquiar in Form einer zwölfseitigen Pyxis in Darmstadt überziehen diese gelappten, gezackten und mit Dornen versehenen Blüten- und Blattranken aus Kontrastfarben die ganze Fläche. Vor diesem Hintergrund aus dichter Vegetation von großartiger ornamentaler Wirkung sind die Propheten dargestellt; ursprünglich waren alle zwölf Seiten dieses Reliquiars mit Propheten besetzt. Weiteres Rankenwerk zieht sich an der Randverzierung des Dachs entlang. Den Dachfirst schmückte einst eine kleine Frucht.

Der äußerst ungewöhnliche Aufbau dieses Reliquiars weist bereits auf das Kuppelreliquiar des Welfenschatzes (Berlin, Kunstgewerbemuseum) voraus. Dieses enthielt die Schädelreliquie des heiligen Gregor von Nazianz, die Heinrich der Löwe 1173 in Konstantinopel erworben hatte. Obgleich das Reliquiar für einen sächsischen Herrscher und den Braunschweiger Domschatz angefertigt worden war, ist es die Arbeit eines Kölner Künstlers und kann dank des emaillierten Rankenwerks der Schirmkuppel in die Umgebung des Darmstädter Reliquiars gerückt werden. Den Grundriß dieses winzigen Bauwerks bildet ein griechisches Kreuz. Jedes der vier dreieckigen Giebelfelder wird von emaillierten Säulchen getragen, während rundbogige Arkaden die Seiten überspannen. Unter den Arkaden stehen Statuetten der Propheten aus Walroßzahn. Vier Walroßzahnreliefs schmücken alle ‹Fassaden›. Den oberen Abschluß bildet ein dreizehnflächiger Tambour, der die Schirmkuppel trägt. Die ebenfalls aus Walroßzahn geschnitzten Figuren Christi und der zwölf sitzenden Apostel sind dort angebracht. Das kleine Gebäude wird von vier Greifen getragen.

Diese kreuzförmige, zweigeschossige Konstruktion scheint eine Nachbildung eines byzantinischen Monuments zu sein. Als Anregung dienten möglicherweise Goldschmiedearbeiten vom Typ der zwei byzantinischen Weihrauchfässer aus Silber, die sich im Domschatz von San Marco und in Aachen befinden. Die Proportionen unterscheiden sich jedoch deutlich. Formal erinnert das Reliquiar aus dem Welfenschatz mit der Schirmkuppel über einer Rundbogenreihe vor allem an den ‹Felsendom› in Jerusalem (Omar-Moschee), der als Tempel Salomos angesehen wurde. Ein Äquivalent hierzu findet sich auch auf dem im 12. Jahrhundert entstandenen Siegel des Templerordens. Es ist jedenfalls erstaunlich, daß der Kölner Goldschmied das schwierige Problem, einem kreuzförmigen Bauwerk eine Kuppel mit Tambour aufzusetzen, auf eine Weise zu lösen versuchte, mit der er entsprechende Bemühungen der Renaissancearchitekten vorwegnahm.

Das Welfenreliquiar ist jedoch nicht das einzige seiner Art, denn das Victoria and Albert Museum besitzt ein zweites, analoges Stück. Dieses aus der Abtei Hochelten stammende Reliquiar besteht aus emailliertem Kupfer und ist ebenfalls mit Elfenbeinen geschmückt. Die einzelnen architekturalen Partien stimmen jedoch nicht auf gleiche Weise überein wie die des Welfenreliquiars. Somit muß dieses zweite Kuppelreliquiar einer anderen Werkstatt zuge-

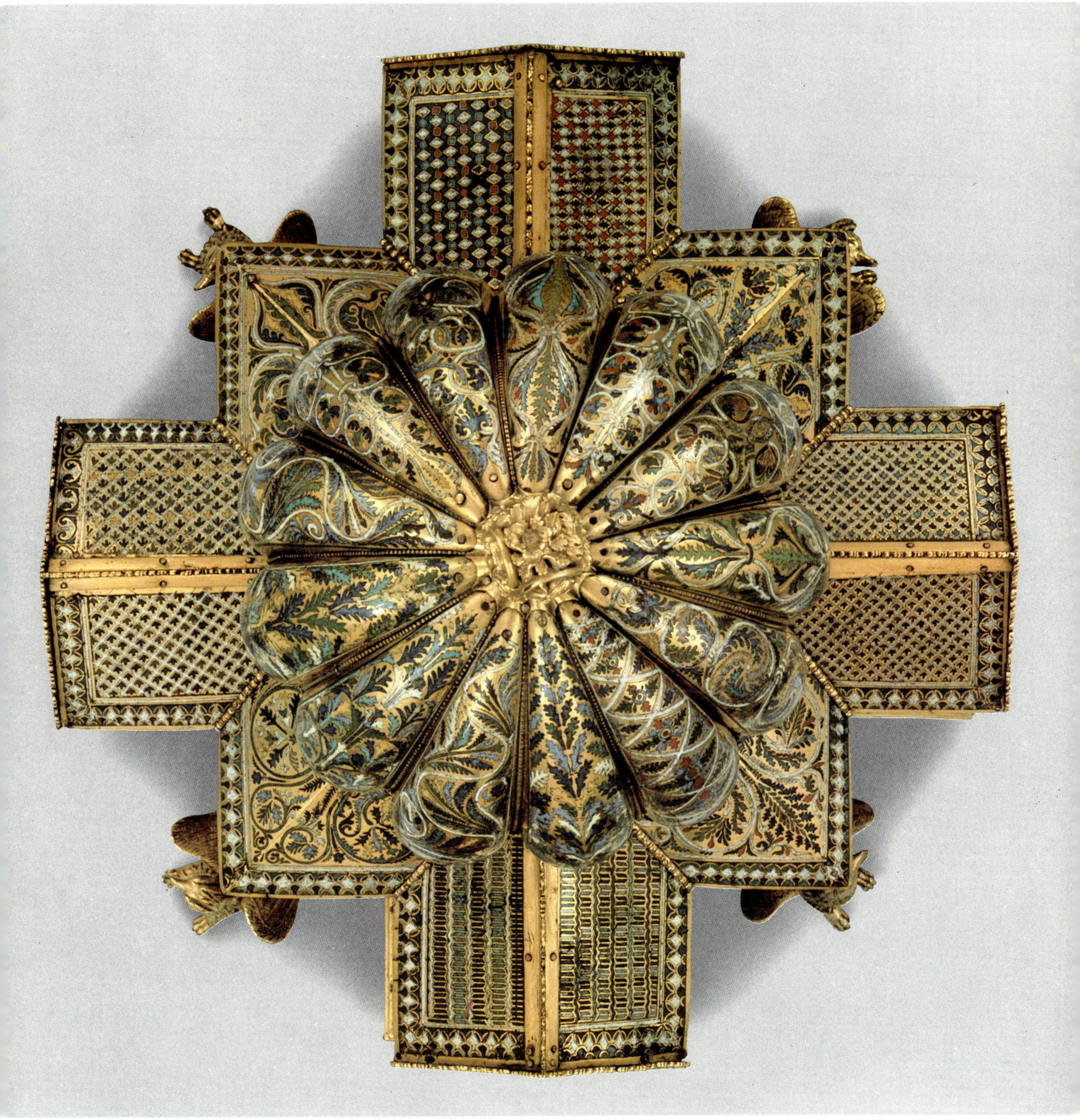

244 – Köln – Kuppelreliquiar aus dem Welfenschatz (von oben her gesehen). Um 1175 – *Vergoldetes Kupfer, Emails; Höhe 0,455 m* – Berlin, Kunstgewerbemuseum

schrieben werden, die man jedoch gleichfalls in Köln lokalisieren kann, da sie auch an dem großen emaillierten Reliquienschrein des heiligen Maurinus (Köln, Domschatz) gearbeitet hat.

Schwer einzuordnen sind die großen rheinischen Reliquienschreine aus emaillierter Goldschmiedearbeit, die seit der Jahrhundertmitte hergestellt wurden. Hier mischt sich auf äußerst komplexe Weise maasländischer Einfluß mit dem verschiedener Kölner Werkstätten. Bereits der um die Jahrhundertmitte in Köln entstandene Reliquienschrein des heiligen Viktor von Xanten war von diesen Kontakten zu maasländischen Goldschmiedewerkstätten gekennzeichnet. Der schon erwähnte Reliquienschrein des heiligen Heribert aus Köln-Deutz ist das Werk zweier Werkstätten, von denen die eine im Maasgebiet, die andere in der Kölner Gegend lag. Anders als auf dem Servatius-Schrein in Maastricht ist die Vita des Heiligen hier in den von herrlichen getriebenen Reliefs umrahmten Emailmedaillons auf dem Dach des Schreins dargestellt, während die fast vollplastischen, thronenden Apostel, durch emaillierte Pilaster mit Prophetendarstellungen voneinander getrennt, die Langwände einnehmen. Einer der maasländischen Meister des Heribert-Schreins könnte auch an den Dachreliefs des Maurinus-Schreins gearbeitet haben. Von den Längsseitenteilen des letzteren, für Sankt Pantaleon in Köln hergestellten Reliquienschreins sind nur noch die vier großen Eckplatten erhalten, auf denen würdige, ruhige Darstellungen der Erzengel Michael und Gabriel sowie eines Cherubs und eines Seraphs, in vorherrschend blauen und violetten Tönen emailliert, sich vom Goldgrund abheben. Ähnlich wie der Reliquienschrein Karls des Großen, der im Auftrag Friedrich

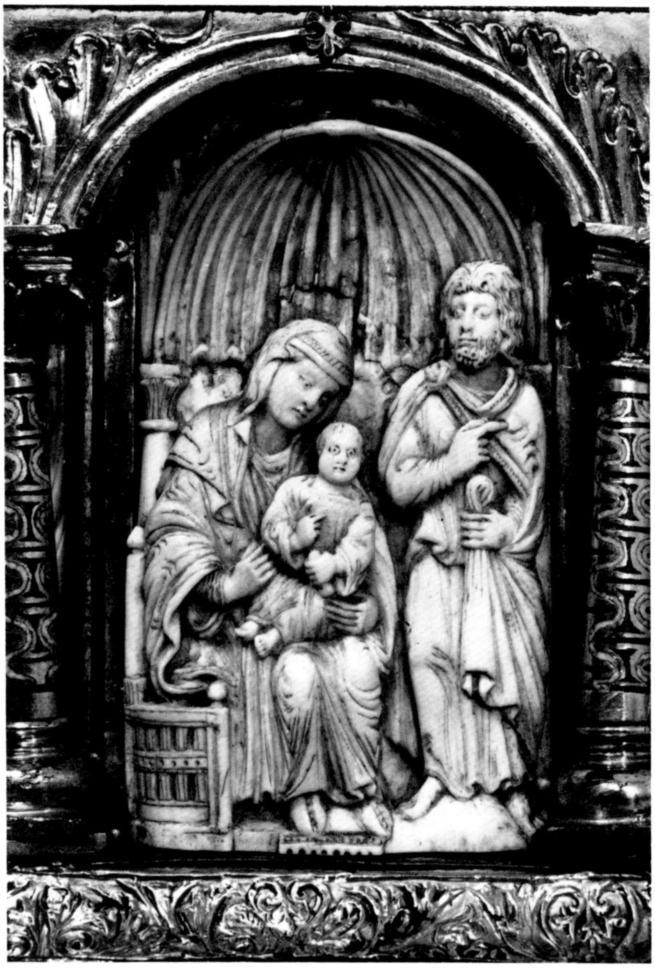

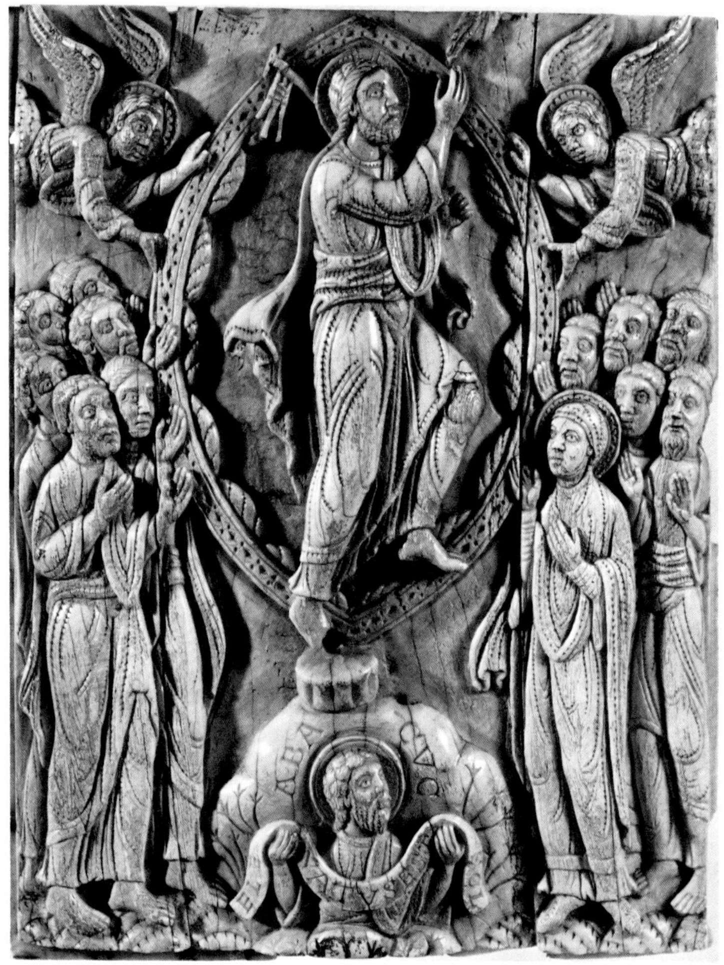

245 – Köln – Kuppelreliquiar aus dem Welfenschatz. Ausschnitt einer ‹Fassade›: Die Heilige Familie. Um 1175 – *Walroßzahn; Höhe 0,455 m* – Berlin, Kunstgewerbemuseum

246 – Köln – Christi Himmelfahrt. Mitte 12. Jh. – *Walroßzahn; Höhe 0,213 m* – London, Victoria and Albert Museum

Barbarossas begonnen, jedoch erst im Jahre 1215 vollendet worden war, stellt auch der Maurinus-Schrein die Verbindung zur Kunst des Dreikönigsschreins im Kölner Dom und zu den Werken aus der Werkstatt des Nikolaus von Verdun her.

Der gleiche vorgotische Zug erscheint auch in den Elfenbeinschnitzereien mit den Szenen aus dem Leben Christi, die die ‹Fassaden› des Welfenschreins schmücken. Diese christologischen Szenen befinden sich unter muschelförmigen Halbkuppeln, die im Typus eigenartig an die spätantike Elfenbeinkunst erinnern. Die Figuren auf drei der vier Platten deuten mit den vollen Gesichtern, der Haarziselierung und dem weiten Faltenwurf bereits auf gewisse Aspekte des um 1200 aufkommenden Naturalismus hin. Ihre Monumentalität schließt einen Hauch von Preziosität nicht aus, der sich besonders in der Zeichnung der Gewänder ausdrückt. Die großen Falten werden durch ein subtiles Spiel kleiner Quereinschneidungen hervorgehoben. Die Verwandtschaft mit maasländischen Elfenbeinarbeiten aus der ersten Hälfte oder der Mitte des 12. Jahrhunderts (‹Sibyllen-Gruppe›), mit der Kreuzigung Christi mit Stiftern im Liebieghaus in Frankfurt a. M. oder mit sächsischen Werken (elfenbeingeschmückte Buchdeckel des Trierer Domschatzes oder des Braunschweiger Museums) ist auf der Platte mit der Kreuzigung Christi unleugbar. Die von anderer Hand stammende vierte Platte (Frauen am Grabe) knüpft eher an den Stil etwas älterer Kölner Elfenbeinschnitzereien an.

Eine Werkstatt mit besonders fruchtbaren Elfenbeinkünstlern beherrschte die Kölner Produktion um die Jahrhundertmitte. Aus ihr stammen unter anderem die Buchdeckel in Darmstadt, Utrecht, die Buchdeckelfragmente in Mönchengladbach und die zwei heute auf mehrere Sammlungen verteilten Serien großer Reliefs mit Szenen aus dem Leben Christi (Fragmente von Antependien?). Diese Werkstatt bediente sich einer besonderen Technik: sie verwendete systematisch in kleinen Parallelriefen ‹gestichelte› Linien oder Pünktelungen zur Betonung der Gewandfalten und Borten. Zu dieser Besonderheit, die allen Werken dieser Gruppe eigen ist, kam die ausschließliche Verwendung von Walroßzahn. Auch stilistisch ist die Gruppe an den ziemlich statischen Figuren und den bisweilen extrem überlängten Proportionen leicht zu erkennen. Auf den von eng anliegenden Gewändern umschlossenen Körpern sitzen große eiförmige Köpfe mit vollen Wangen und weitgeöffneten Augen, deren Pupillen gebohrt sind. Der ruhige Ausdruck, der an die Reliefs der Holztüren an Sankt Maria im Kapitol in Köln erinnert, steht Kölner Monumentalskulpturen von der Jahrhundertmitte – etwa dem sitzenden Engel in Berlin (Staatliche Museen), der Siegburger Madonna (Köln, Schnütgen-Museum) oder der Hovener Madonna (Zülpich-Hoven, Kloster Marienborn) – nahe. Wenn man alle diese Ähnlichkeiten in Betracht zieht, läßt sich eine wesentlich frühere Datierung dieser Gruppe ‹gepünkelter› Elfenbeinarbeiten nicht aufrechterhalten.

Obgleich Aachen nicht weit von Köln entfernt ist, zeigt die Kleinkunst in beiden Städten doch ein gänzlich verschiedenes Gepräge. In Aachen war der Einfluß des Maas-Gebietes vorherrschend, vor allem während der Regierungszeit Friedrich Barbarossas, dessen Hof enge Beziehungen zu Lüttich unterhielt. Man darf nicht vergessen, daß eines der bedeutendsten unter Friedrich I. entstandenen Werke, das Armreliquiar Karls des Großen (Paris, Louvre), zweifelsohne im Maas-Land im Umkreis von Stavelot entstanden ist und daß es nur in seinem Blumenzierat aus Grubenschmelz mit rheinischen Zentren verwandt ist. Ebenso verraten mehrere unter Friedrich I. geschaffene Werke die Abhängigkeit vom nahen Lüttich. Sie unterscheiden sich dennoch von Lütticher Werken auf Grund eines noch betonteren, gleichsam gereinigten Klassizismus, der eine nahezu akademische Vollkommenheit erreicht.

Der große Kronleuchter, den Friedrich Barbarossa und Beatrix von Burgund der Aachener Münsterkirche gestiftet hatten, ist im 18. Jahrhundert zerstört worden. Diese riesige, kreisförmige Konstruktion, die teilweise aus Silber bestand, wurde von sechzehn Türmchen unterteilt

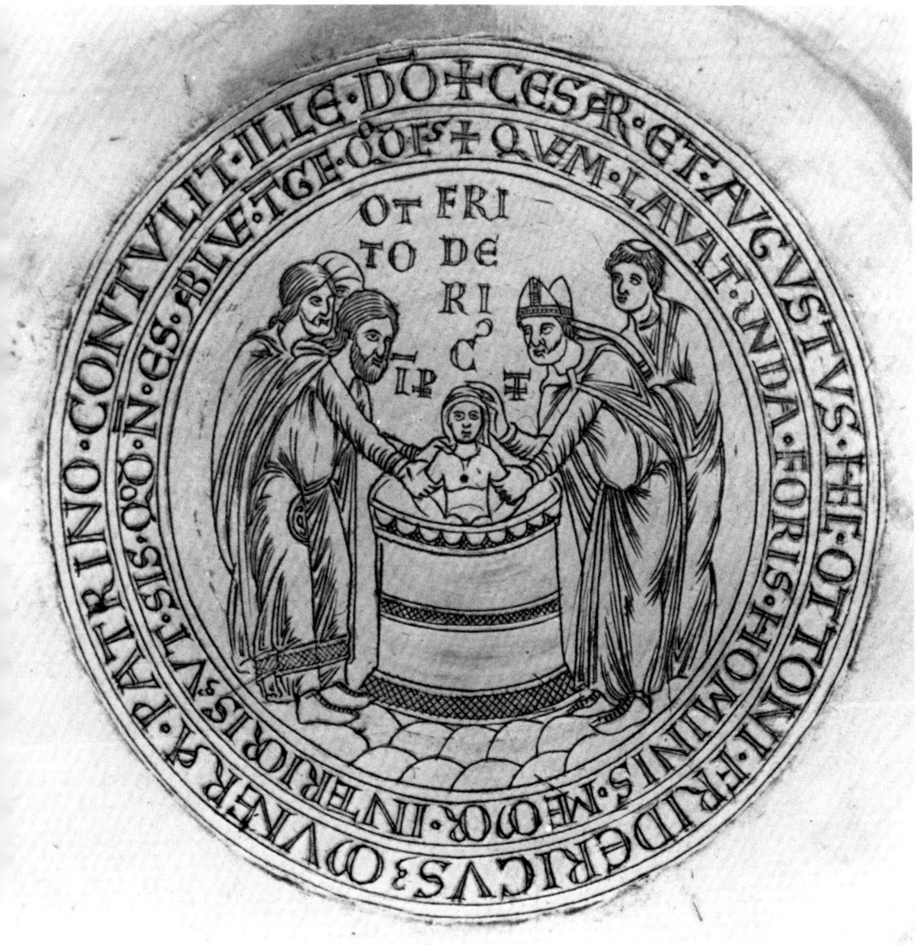

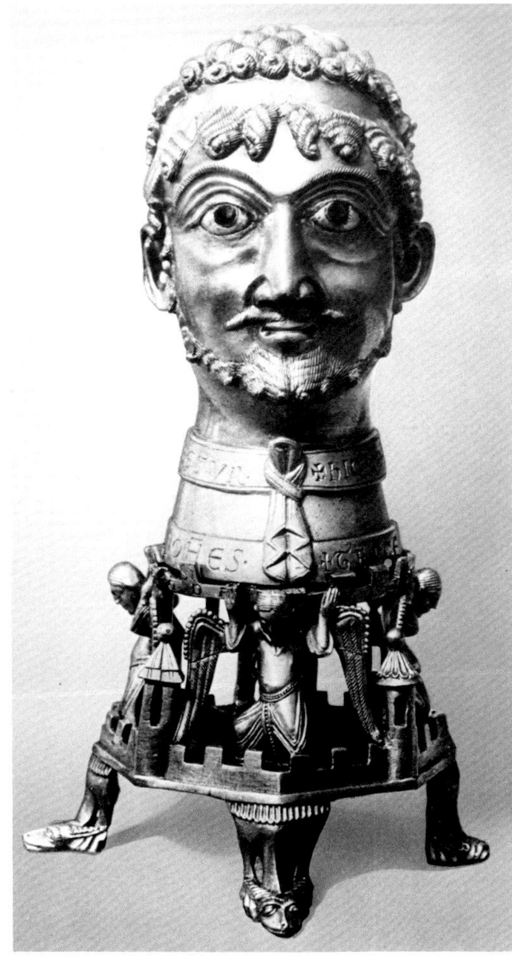

247 – Aachen – Taufschale Friedrich Barbarossas (Medaillon aus der Mitte). 1156–1171 – *Vergoldetes Silber; Gesamtdurchmesser 0,244 m* – Berlin, Kunstgewerbemuseum
248 – Aachen (?) – Kopfreliquiar des heiligen Johannes, sogenannter ‹Cappenberger Barbarossa-Kopf›. Um 1160 – *Vergoldete Bronze; Höhe 0,314 m* – Cappenberg, Schloßkapelle

und war mit Kriegern, Propheten, Patriarchen und Aposteln geschmückt. Heute sind hiervon nur mehr die gravierten Kupferplatten, die die Böden der Türmchen gebildet hatten, erhalten. Diese Platten bestehen in gleichmäßigem Wechsel aus acht Medaillons mit christologischen Szenen und vier rechteckigen, durchbrochen gearbeiteten Platten, auf denen sich in Vierpässen die Personifikationen der Seligpreisungen finden. Stilistisch sind die Gravierungen von maasländischen Vorbildern beeinflußt und konnten mit der Buchmalerei von Lüttich und Saint-Omer verglichen werden. Dennoch wurde die Arbeit mit Sicherheit in Aachen selbst ausgeführt. Möglicherweise war einer der Graveure jener Meister *Wibertus,* der in einem Aachener Nekrolog am Ende des 12. Jahrhunderts erwähnt wird und von dem es dort heißt, er habe die Arbeiten – unter anderem einen Kronleuchter –, die er für das Aachener Münster unternommen habe, mit größter Sorgfalt ausgeführt.

Die etwas früher als der Kronleuchter entstandene Taufschale Friedrich Barbarossas, die stilistisch große Ähnlichkeit zeigt, beweist ebenfalls die große Virtuosität der Graveure am Kaiserhof. Ein Medaillon in der Mitte dieser vergoldeten Silberschale zeigt eine Taufe durch Untertauchen *(immersio).* Der Täufling, *Fridericus imperator,* wird bis zur Gürtellinie in ein großes zylindrisches Becken getaucht; ein Bischof, der ihm die Hand auflegt, und eine weitere Gestalt – inschriftlich als *Otto* bezeichnet – halten ihn fest. Die beiden das Medaillon umziehenden Inschriftbänder drücken unmißverständlich aus, daß Kaiser Friedrich diese Schale seinem Paten Otto von Cappenberg geschenkt hat.

Friedrich, der 1122 getauft worden war, trug jedoch den Kaisertitel erst ab 1156. Wenn daher diese Schale tatsächlich bei der Taufe benutzt worden war, könnte die Gravierung erst nachträglich – nach der Kaiserkrönung – hinzugefügt worden sein. Wahrscheinlich hat Friedrich jedoch Otto die gravierte Schale zur Erinnerung geschenkt. In diesem Falle wäre sie zwischen 1156 und 1171, dem Todesjahr Ottos, zu datieren.

Zu den Geschenken Friedrichs an seinen Paten gehörte auch ein ‹Silberhaupt nach dem Antlitz des Kaisers› *(caput argenteum ad imperatoris effigiem)*, das Otto später der Stiftskirche von Cappenberg vermachte. Dieser Kopf soll mit dem noch heute im Besitz dieser Kirche befindlichen Kopfreliquiar des heiligen Johannes identisch sein. Da dieses jedoch aus Goldbronze ist, müßte man annehmen, es sei einst versilbert und später wiedervergoldet worden. Der durchbrochen gearbeitete Reliquiarsockel mit doppeltem zinnenversehenen Mauerkranz, dessen obere Partie von drei als Atlanten fungierenden Engeln (die vierte Stützfigur soll eine heute verlorene Statuette Ottos von Cappenberg gewesen sein) getragen wird, wurde wahrscheinlich erst nachträglich von Otto zugefügt, als er das Kaiserbildnis in ein Reliquiar umwandelte. Sollte dieser Kopf wirklich aus der Rheingegend stammen, so zeigt er einen gänzlich neuen Aspekt der Kunst der kaiserlichen Werkstätten. Die kraftvolle Behandlung der Engel-Atlanten läßt eine deutliche Tendenz zu Geometrisierung erkennen, den die Kunst des Kron-

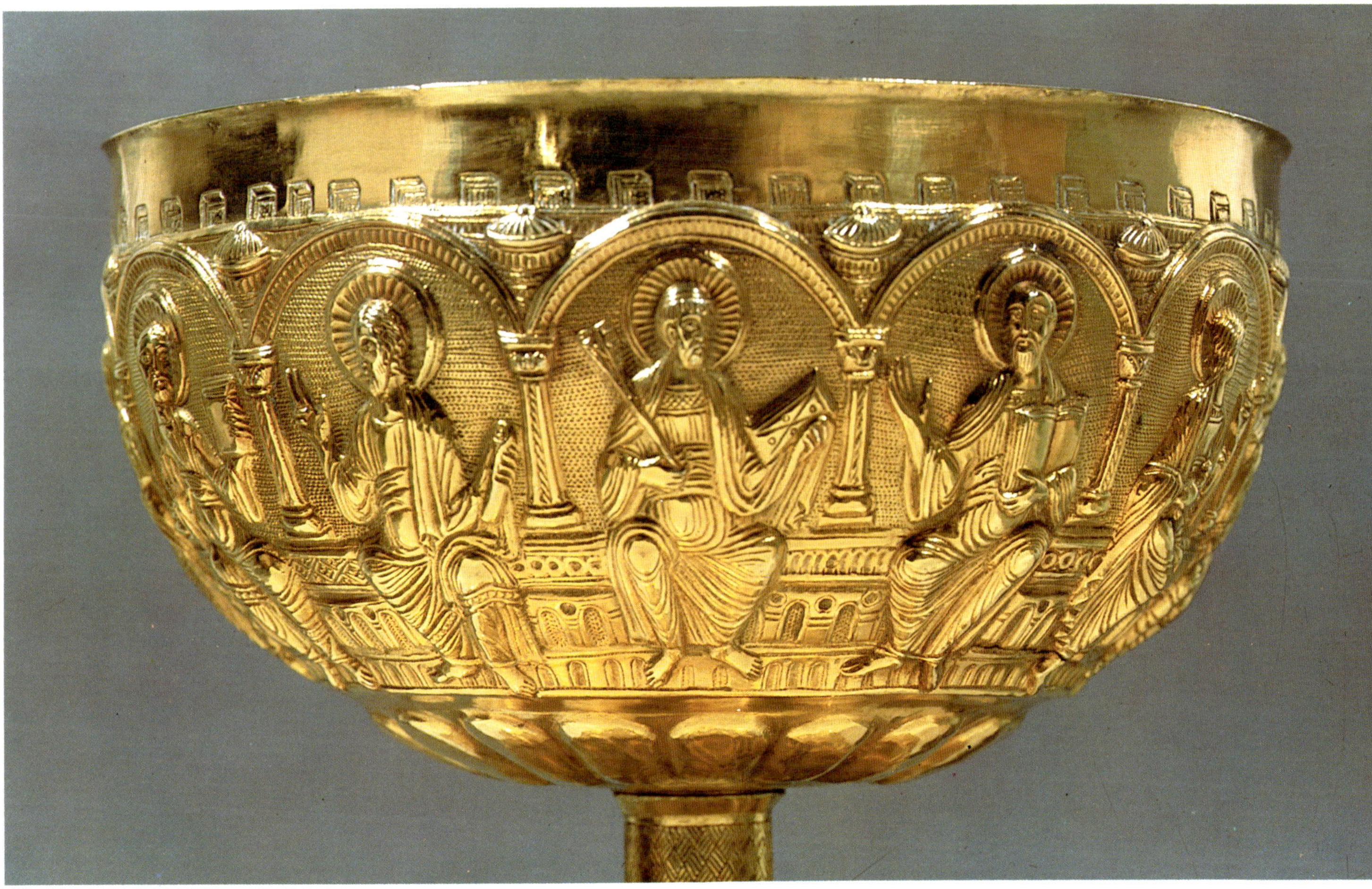

249 – Hessen oder Mittelrheingebiet – Kelch. Ausschnitt der Kuppa: Unter Arkaden sitzende Apostel. Um 1170–1180 – *Vergoldetes Silber; Gesamthöhe 0,25 m* – Fritzlar, Domschatz

leuchters oder der Taufschale noch nicht ahnen ließ. Auch der Kopf selbst zeigt eine starke Entschlossenheit. Bart und Haare bilden einen sonderbaren Kranz aus schneckenförmig gewundenen Locken, für den man – außer auf dem vorher erwähnten Kopf in Hannover – kein weiteres Beispiel kennt.

Weitentfernt von den großen rheinischen Zentren wurde Fritzlar um 1170 bis 1180 zu einem Schauplatz, auf dem bedeutende Goldschmiede große Aktivität entfalteten. Im Domschatz befindet sich noch heute ein herrlicher vergoldeter Silberkelch, der durch Restaurationsversuche im 14. Jahrhundert nur wenig beeinträchtigt wurde. Die Veränderungen betreffen einzig den Schaft, den *Nodus* und den Rand des Fußes, während die Kuppa und der Fuß selbst verschont blieben. Die weit geöffnete Kuppa zeigt in Treibarbeit die Figuren der zwölf Apostel. Diese Apostel und die Engel-Halbfiguren des Fußes heben sich von einem mit Pünktelung übersäten Grund ab. Weitere Pünktelungen unterstreichen die Faltenwürfe. Diese Technik erinnert zwar an die der obenerwähnten Elfenbeinarbeiten, war jedoch den Goldschmieden zu wohlbekannt, als daß an eine gemeinsame Herkunft der Werke zu denken wäre. Eine weitere Goldschmiedearbeit gleichen Stils befindet sich ebenfalls im Domschatz von Fritzlar. Sie ermöglicht eine genauere Lokalisierung dieser Werkstatt. Dieses eigenartige halbkreisförmige Retabel wird vom Fragment einer durchbrochenen Arbeit aus dem 8. Jahrhundert (in Zweitverwendung) bekrönt. Die mit Braunfirnis verkleidete Rückseite schmückt dichtes Rankenornament mit Fabelwesen. Die Vorderseite zeigt eine Art zweistöckiges Giebelfeld, dessen unterer Rand mit Rankenwerk und Medaillons mit Engelsköpfen geschmückt ist. Wenn sich hier auch keine Pünktelungen finden, so sind die getriebenen Goldschmiedepartien doch von gleicher Hand wie die des Kelchfußes. Die Figuren zeigen Ähnlichkeiten mit den Steinskulpturen in der Kirche auf dem Petersberg bei Fulda vom Ende des 12. Jahrhunderts und mit Brakteaten, die in Fulda unter Abt Burckhard (gestorben 1176) und Abt Konrad II. (gestorben 1192) geprägt worden waren. Die Goldschmiedewerkstatt der Fritzlarer Werke kann daher in Hessen oder im Mittelrheingebiet lokalisiert und in die gleiche Epoche datiert werden.

Schwaben und Niedersachsen

Schwaben wurde ebenfalls von dieser klassizisierenden Strömung berührt. Die in der Nähe von Schwäbisch Hall gelegene Abtei von Großkomburg erlebte unter Abt Hertwig (gestorben 1139) eine für die Kleinkunst äußerst fruchtbare Zeit. Dieser Abt ließ einen großen Kronleuchter anfertigen, der als eines der wenigen Objekte dieser Art noch heute vollständig erhalten ist. Der Leuchter ist künstlerisch vielleicht weniger bedeutend, dafür aber älter als der Barbarossa-Leuchter. Er bildet einen weiten Kreis von etwa fünf Metern Durchmesser und ist durch zwölf Tortürme gegliedert, deren Grundrisse in gleichmäßigem Wechsel rund und viereckig sind. Diese Vision des himmlischen Jerusalem gehört auf Grund ihrer Anlage und ihrer Größe zu jenen, die den Zorn des heiligen Bernhard hervorriefen: «Man hängt derzeit in unseren Kirchen keine Leuchter auf, sondern wahrlich Wagenräder, die mit Edelsteinen und Lichtträgern überfrachtet sind.» Es handelt sich hierbei jedoch keineswegs, wie die Bemerkung Bernhards vermuten ließe, um eine Neuerung. In der Abteikirche Saint Remi in Reims hing ein karolingischer Kronleuchter anscheinend gleichen Typs, dessen zwölf Türme den erzbischöflichen Sitz von Reims und seine zwölf Suffraganbistümer andeuten sollten.

Die Reliefs am Kronleuchter von Großkomburg sind unterschiedlich stark betont. Es lassen sich drei Gruppen feststellen. Die Gruppe mit dem flachsten Relief zeigt unbewegte, gleichsam plattgedrückte Figuren und einen mit wenigen Linien angedeuteten, breitfallenden Fal-

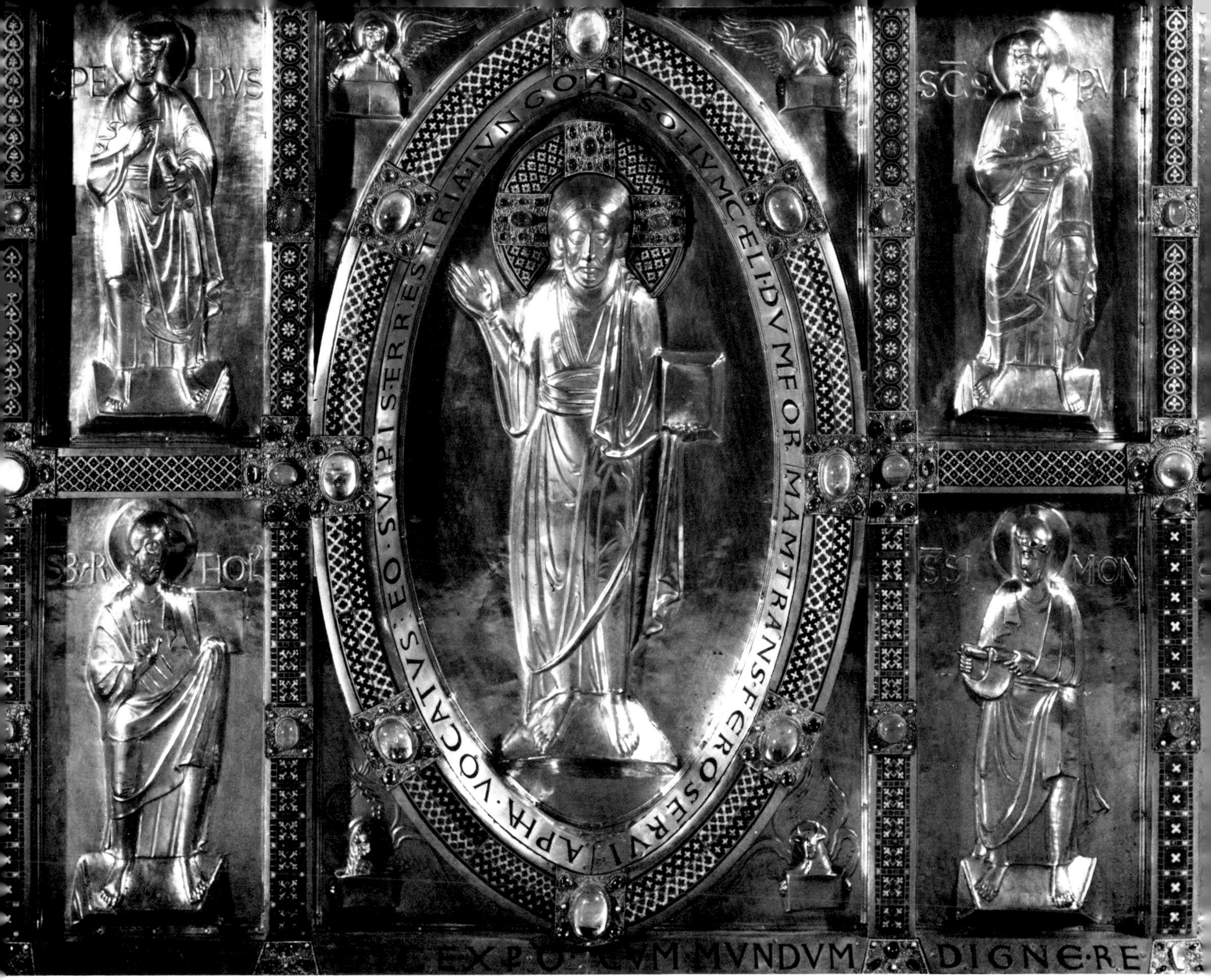

250 – Schwaben – Antependium. Ausschnitt: Majestas Domini, umgeben von Aposteln. Um 1140 – *Vergoldetes Kupfer, Filigrane, Gemmen, Perlen, Grubenschmelz; Höhe 0,78 m* – Großkomburg, Kirche

tenwurf. Die Christus-Figur und die sie umringenden, auf zwei Reihen verteilten zwölf Apostel auf dem emaillierten Antependium von Großkomburg zeigen analoge Charakteristika. Wenn auch der Name Hertwigs in keiner Inschrift erwähnt wird, kann man das Antependium doch derselben Werkstatt zuschreiben wie den Kronleuchter. Es ist bekannt, daß Hertwig seiner Abtei ein heute verlorenes Goldkreuz stiftete und daß er zwei Antependien – eines für Großkomburg, ein weiteres für Kleinkomburg – anfertigen ließ. Die Reminiszenz an byzantinische Vorbilder, die auf dem Umweg über die ottonische Kunst vermittelt worden waren, tritt auf dem Antependium noch deutlicher zutage als auf dem Kronleuchter. Die statischen, knappen Umrisse der Gestalten Christi und der Apostel erinnern an die großen Goldaltäre vom Beginn des 11. Jahrhunderts, wie etwa das Basler Antependium (Paris, Musée de Cluny). Die Aufteilung der Fläche in Rechtecke, die von Ornamentstreifen aus Gruben- und Zellenschmelz begrenzt sind, erinnert an die noch weiter zurückliegenden, vielfarbigen Emailränder auf der Rückseite des karolingischen Altars von Sant'Ambrogio in Mailand.

Von dem Großkomburger Antependium, diesem Meisterwerk schwäbischer Goldschmiedekunst des 12. Jahrhunderts, kann man nicht gut sprechen, ohne die Abtei Hirsau, aus der Abt Hertwig und sein Vorgänger in Großkomburg stammten, zu erwähnen. Hirsau war jenes mächtige, von cluniazensischem Geist beseelte Reformkloster, das im Streit zwischen Papst- und Kaisertum offen Partei für das Papsttum nahm. Der asketische Geist dieser heute völlig zerstörten Abtei übte eine tiefe Faszination auf die deutschen Länder, insbesondere auf Schwaben aus. Es kann daher kaum überraschen, wenn sich gerade in dieser Gegend Werke finden, die stark von Hirsauer Kunstvorstellungen geprägt sind. Eines dieser Werke ist das Bronzekruzifix von Amrichshausen.

Dieses Kreuz wurde nach dem im Heiligen Römischen Reich noch immer am meisten verbreiteten Typus als Krückenkreuz gestaltet und war wahrscheinlich über den ausgehobenen Partien auf Balkenenden und Balkenvierung mit gemugelten Edelsteinen besetzt. Der Kruzifixus gehört zu den bedeutendsten aus dem 12. Jahrhundert. Die schlanke, jedoch keineswegs asketische Gestalt mit seitwärts zur Schulter geneigtem Haupt bietet vom Gekreuzigten ein Bild voll erhabener, verhaltener Trauer ohne Pathos. Die Modellierung der Arme und des Körpers, auf dem die Rippen nur angedeutet sind, ist unaufdringlich und fein abgestuft. Das asymmetrische *perizonium,* dessen komplizierter Knoten durch eine Borte betont wird, bringt die schmalen Hüften zur Geltung und fällt mit großer Eleganz nieder. Man kann dieses Werk in die Nähe eines der Meisterwerke deutscher mittelalterlicher Skulptur, des Freudenstädter Lesepults, rücken. Hier stützen die Evangelisten-Atlanten die Pultplatte mit dem gleichen Ausdruck weltferner Würde. Man kann das Kruzifix daher wie das Lesepult in die Mitte des 12. Jahrhunderts datieren.

Wenn auch das Kruzifix von Amrichshausen einen ungewöhnlichen Grad an künstlerischer Vollendung erreicht hat, so steht es dennoch in der zeitgenössischen schwäbischen Kunst nicht vereinzelt da. Die Bronzekruzifixe in Augsburg (Maximilian-Museum), Wolpertswende, Eisenharz und in geringerem Maße das in Gornhofen sind ihm verwandt. Bei allen diesen Kruzifixen ist jedoch die Modellierung des Körpers schematischer, sind die Linien der Rippen stärker betont und erscheint das *perizonium* symmetrisch. Auf dem Kruzifixus in Wolpertswende ist der Kontrast zwischen den schmalen Hüften und der ausladenden Gürtelpartie des in mehreren Bahnen ungezwungen niederfallenden Lendentuchs wesentlich stärker. Auf dem Tunauer Kruzifixus läßt hingegen die Abflachung der Falten, aus der sich ein Zusammenspiel von Parallelbändern und Dreiecken ergibt, Berührungspunkte mit einer anderen, wesentlich weniger klassischen Strömung der schwäbischen Bronzekunst erkennen.

Es wäre übertrieben, in der Kunst Hirsaus und der zugehörigen Abteien mystische oder asketische Tendenzen suchen zu wollen, die sie von der Kunst kaiserlicher Abteien unterschieden. Ebensowenig läßt sich auch der Streit zwischen Kaiser Friedrich Barbarossa und seinem Gegenspieler, Heinrich dem Löwen, auf ein Spiel von Antithesen zwischen Rheingebiet und Niedersachsen beschränken. Die Rivalität beider Herrscher nahm vielmehr Züge einer angestrebten Übertrumpfung an.

Vom Ende des 11. bis zum Ende des 12. Jahrhunderts wurde die niedersächsische Kunst von verschiedenen Tendenzen beherrscht, die sich ablösten und oftmals voneinander abwichen. Falls es wirklich einen Gegensatz zwischen der niedersächsischen und der rheinischen Kunst gab, müßte man seine Ursachen längst vor der Rivalität Barbarossas und Heinrichs des Löwen bereits in jenen Werkstätten suchen, die um das Jahr 1000 für Bernward von Hildesheim arbeiteten. Um 1100 und im Lauf des 12. Jahrhunderts entstandene Werke von der Hand des Rogerus von Helmarshausen, ebenso einige aus der Nachfolge des Eilbertus von Köln sowie Arbeiten niedersächsischer Bronzekünstler knüpften an diese eigenständige Strömung an, in

251 – Schwaben – Kruzifix (Ausschnitt). Mitte 12. Jh. – *Bronze; Gesamthöhe 0,405 m* – Amrichshausen, Pfarrkirche

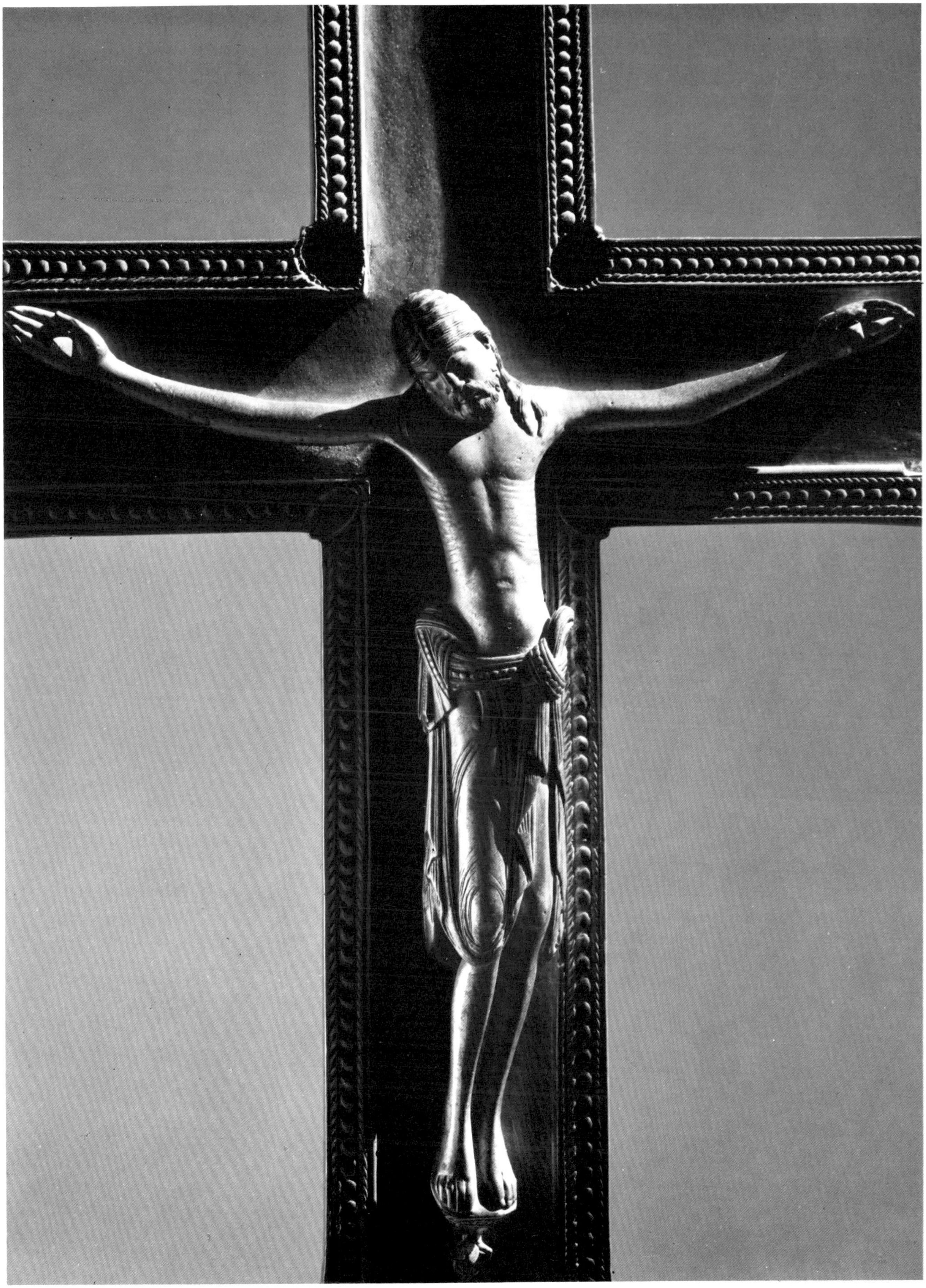

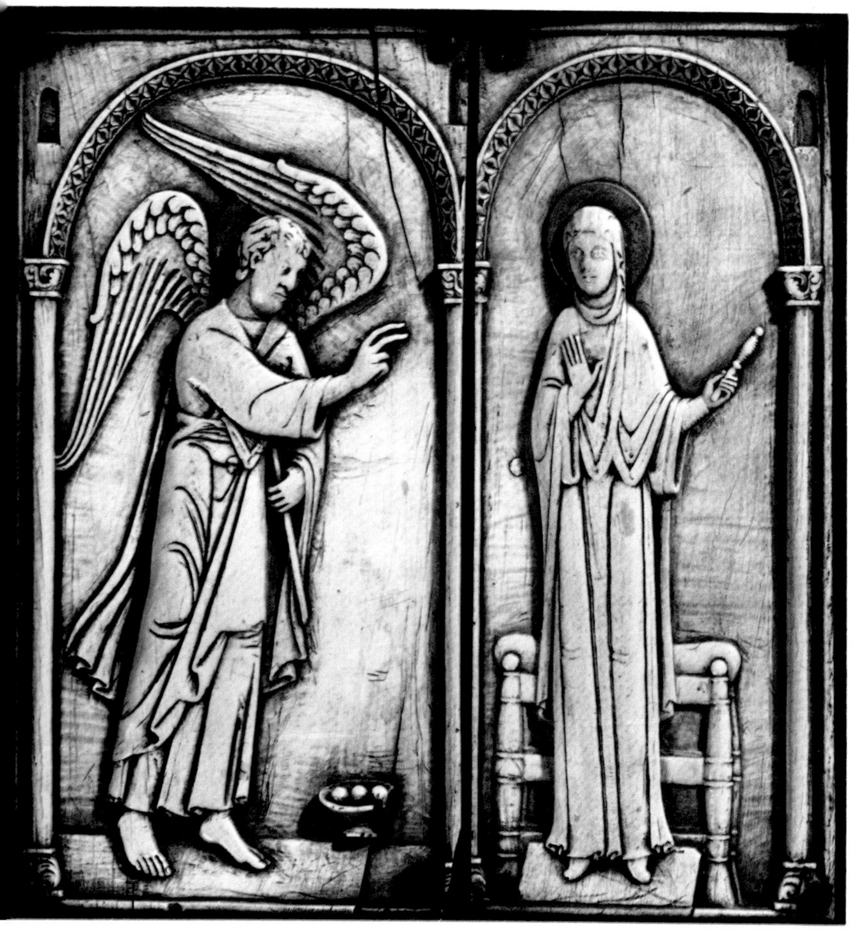

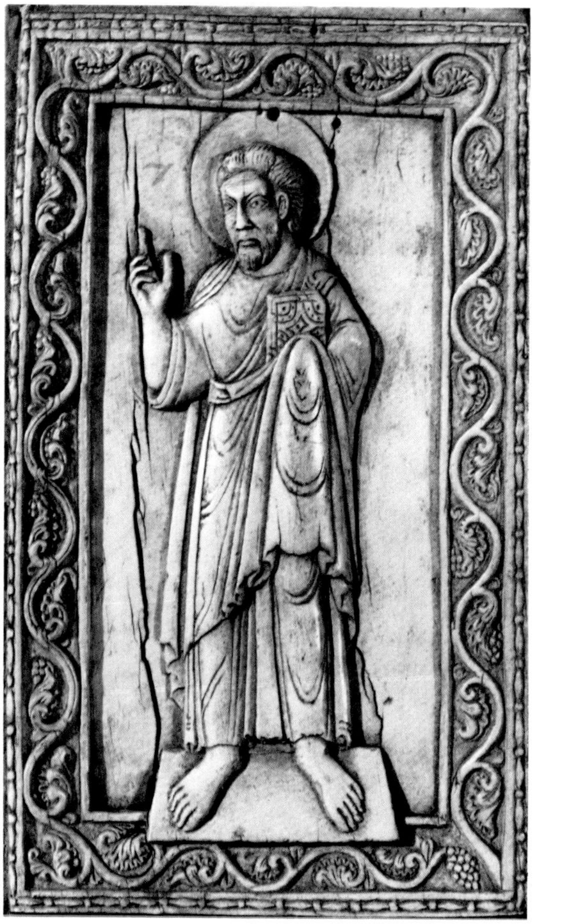

252 – Sachsen – Einbanddeckel: Verkündigung. Ende 11. oder Anfang 12. Jh. – *Elfenbein; Höhe 0,18 m* – Trier, Domschatz

253 – Niedersachsen – Einbanddeckel: Evangelist. 12. Jh. – *Elfenbein; Höhe 0,185 m* – Braunschweig, Herzog-Anton-Ulrich-Museum

der sich ‹romanische› Eigenheit frei hatte entfalten können. Parallel hierzu hat sich jedoch auch die klassische Grundlage, wenn auch in diesen östlichen Gegenden etwas abgeschwächt, behaupten können.

Auf einem der Buchdeckel des Trierer Schatzes ist eine große zweiteilige Elfenbeinplatte mit der Verkündigung befestigt. Ihre Komposition ist einfach, beinahe dürftig. Der Engel und die Jungfrau Maria stehen unter zwei von kleinen Säulen getragenen Bögen; Räumlichkeit wird nur von einigen der üblichen Bildelemente – dem Brettfußboden, auf dem die beiden handelnden Personen der Szene stehen, einem Korb und einem Stuhl – angedeutet. Die zarte Gestalt der Jungfrau Maria, in einem streng niederfallenden Gewand, steht vor dem Engel, der gleichsam schwerelos über dem Boden schwebt. Diese fast unbewegten Figuren, deren Umrißzeichnung extrem vereinfacht ist, wobei einige Doppelstriche den Faltenwurf der Gewänder nur andeuten, rufen einen seltsamen Eindruck von Unwirklichkeit hervor. Eine ähnliche Ästhetik zeigten bereits die Reliefs der Abtei von Essen-Werden aus der ersten Hälfte des 11. Jahrhunderts. Die sächsische Herkunft des Elfenbeins bestätigt sich jedoch dank der überzeugenden Ähnlichkeit mit den Skulpturen der Abtei von Gernrode zu Beginn des 12. Jahrhunderts oder mit dem Grabstein der Äbtissin Beatrix von Quedlinburg (gestorben 1130). Ein Elfenbein mit einem Evangelisten in Braunschweig (Herzog-Anton-Ulrich-Museum) muß in die Nähe dieser Trierer Verkündigung gerückt werden. Wie auf der Trierer Platte ist auch hier

254 und 255 – Niedersachsen – Armreliquiar aus dem Welfenschatz (Gesamtansicht und Ausschnitt der Medaillons an den Ärmelborten). Ende 12. Jh. – *Vergoldetes Silber, Grubenschmelz; Gesamthöhe 0,508 m* – Cleveland, Cleveland Museum of Art

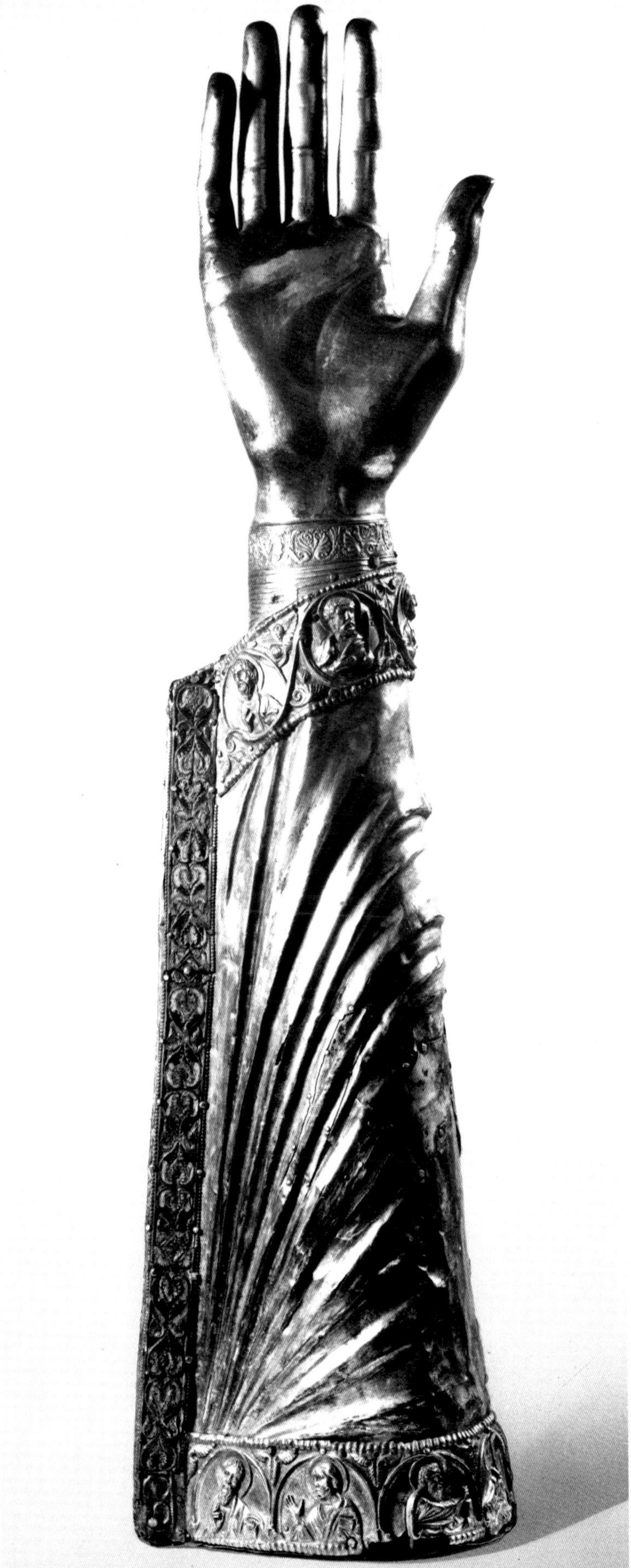

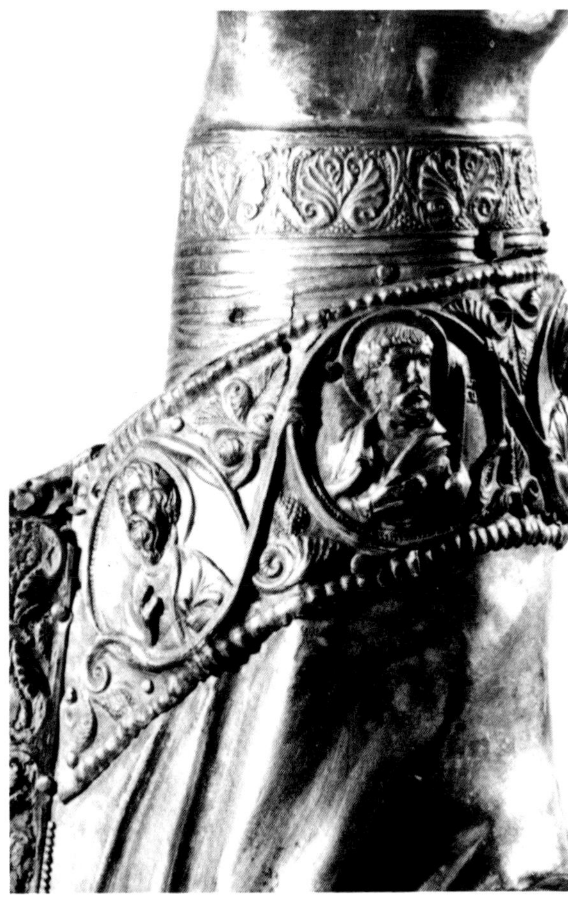

die Abhängigkeit von einem fernen byzantinischen Vorbild, das vielleicht auf dem Umweg über mailändische – der Magdeburger Gruppe nahestehende – Elfenbeine vom Ende des 10. Jahrhunderts vermittelt worden war, deutlich spürbar.

Der vom 11. bis zum 14. Jahrhundert gesammelte Welfenschatz bildete in der Braunschweiger Sankt-Blasius-Kathedrale eine der bedeutendsten Sammlungen kostbarer Kunstgegenstände des mittelalterlichen Abendlandes. Außer Werken fremder Herkunft, wie dem oben erwähnten Welfenkreuz, oder Werken, die von fremden Künstlern für die Kathedrale angefertigt worden waren, wie dem Tragaltar des Eilbertus von Köln oder dem Kuppelreliquiar, enthielt er auch einige Stücke, die man sächsischen Werkstätten zuschreiben kann. Möglicherweise hat die moderne Geschichtsschreibung Friedrich Barbarossa gegenüber seinem Rivalen Heinrich, dem Herzog von Sachsen und Bayern, in einem zu günstigen Licht erscheinen lassen. Heinrichs Emblem, der Bronzelöwe, den er nahe der Sankt-Blasius-Kathedrale hatte aufstellen lassen, ist übrigens noch erhalten. An Glanz und Einfluß stand der sächsische Hof um 1170 keinem königlichen oder kaiserlichen Hof nach. Die Reliquiare, die Heinrich nach seiner Rückkehr aus dem Heiligen Land und Konstantinopel (1173) für die von dort mitgebrachten Reliquien anfertigen ließ, zeigen einen ungewöhnlichen Grad von Verfeinerung. Muß man diese für Heinrich hergestellten Werke Braunschweiger oder Hildesheimer Werkstätten zuschreiben? Die Frage scheint müßig, da mit Sicherheit feststeht, daß Heinrich Braunschweig und den einzigen Staat, der ihm nach seiner Verbannung (1181–1184) verblieben war, zum Zentrum seines Ruhms machen wollte, daß er sich jedoch sowohl an Hildesheimer als auch an fremde Goldschmiede und Bronzekünstler gewandt haben muß.

Die wenigen noch heute erhaltenen, für Heinrich den Löwen geschaffenen Goldschmiedearbeiten lassen größtenteils eindeutig die Kenntnis byzantinischer Werke erkennen. Durch dieses wiedererwachende Interesse an byzantinischem Formengut, das man auch im Rhein- und Maas-Gebiet beobachten kann, wurden die Werke aus der Endzeit des Mäzenats Heinrichs des Löwen gleichsam zu Bindegliedern zur Gotik, in die sie unmerklich überleiteten.

Der Welfenschatz enthielt mehrere vor Beginn des 13. Jahrhunderts entstandene Armreliquiare. Das künstlerisch vollendetste und zugleich späteste dieser Stücke, der sogenannte ‹Apostelarm› (Cleveland, Museum of Art), kann, obgleich keine Inschrift Heinrich den Löwen namentlich erwähnt, in die Endphase des herzoglichen Mäzenats datiert werden. Über dem aufgerichteten Arm, der die klassische Form der Armreliquiare beibehält, ragt eine geöffnete Hand auf, deren naturalistische Modellierung in starkem Kontrast zur Steifheit der Handbildung der anderen Armreliquiare des Welfenschatzes steht, selbst der des nur wenig früheren Laurentius-Arms (Berlin, Kunstgewerbemuseum). Der Ärmel scheint aufgelockert durch feines Faltenwerk, das sich fächerartig öffnet. Über die ganze Länge zieht sich die Seitenborte aus Grubenschmelz mit herzförmigen Motiven. Zur Schönheit des Reliquiars tragen vor allem die Ärmelborten bei. Die obere Abschlußborte besteht aus getriebenen Blattranken, die Medaillons bilden, in denen sich die Brustbilder von Christus als Pantokrator und von vier Aposteln befinden. Acht weitere Apostelbüsten erscheinen unter Rundbögen auf der unteren Abschlußborte. Der Typus dieser aus Blattranken gebildeten Medaillons ist charakteristisch für die byzantinische Goldschmiedekunst des 12. Jahrhunderts. Sicherlich hatte der sächsische Goldschmied nicht nur für die Komposition dieser Medaillons, sondern auch für die Arbeit an den von ihnen umschlossenen Brustbildern ein oder mehrere zeitgenössische byzantinische Werke vor Augen, von denen die mittelalterlichen Schatzkammern des Abendlandes (Braunschweig, Halberstadt, Venedig, Lyon und so fort) einige Exemplare besaßen.

Das etwas früher als der ‹Apostelarm› entstandene Reliquiar des heiligen Laurentius ist mit

256 – Niedersachsen – Einbanddeckel aus dem Sankt-Ägidien-Kloster in Braunschweig: Majestas Domini, Frauen am Grab, Huldigung der Drei Weisen aus dem Morgenland. Ende 12. Jh. – *Walroßzahn, vergoldetes Silber, Filigrane, Gemmen, Perlen; Gesamthöhe 0,307 m* – Braunschweig, Herzog-Anton-Ulrich-Museum

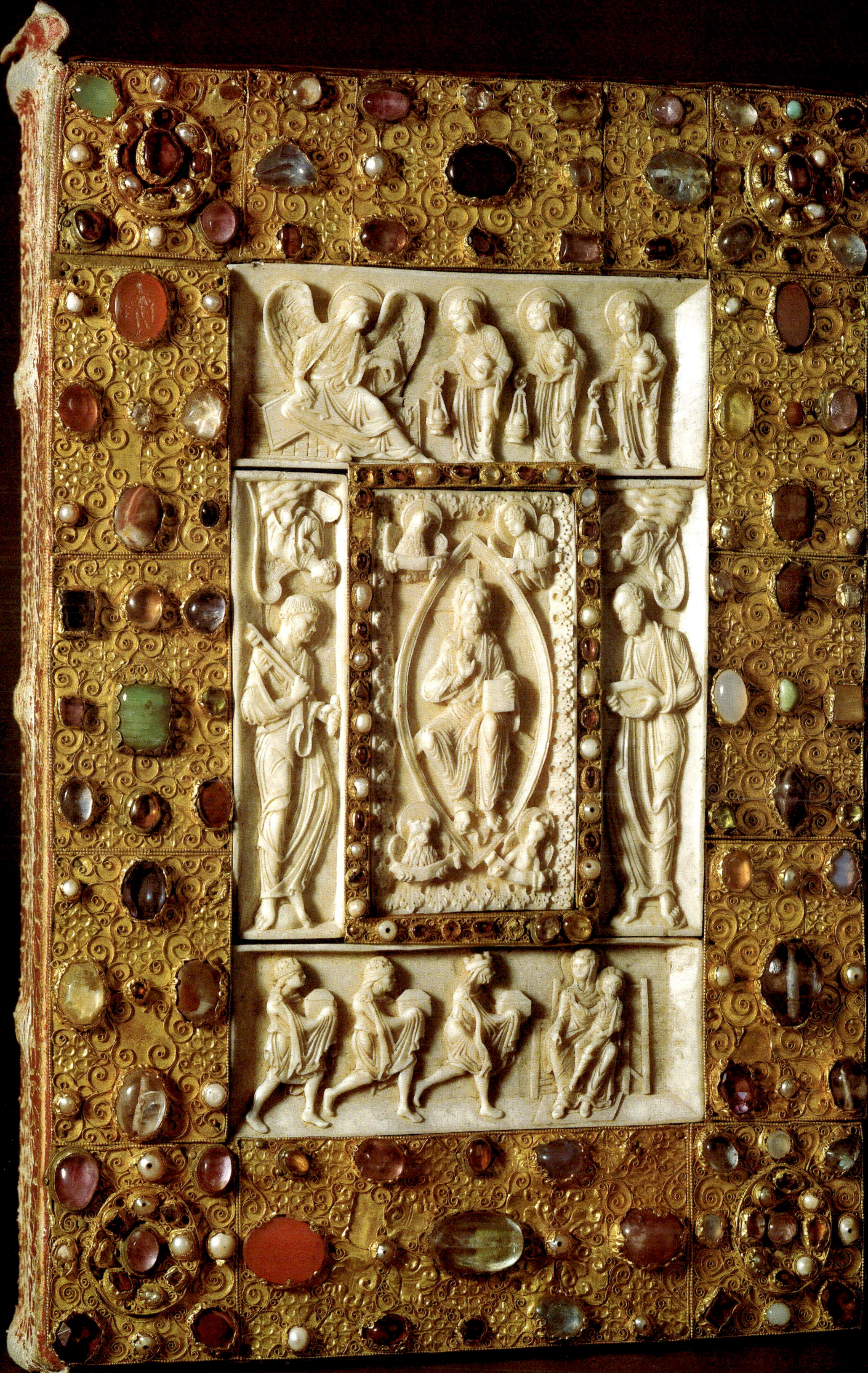

Niellodekor bedeckt. Die Niellotechnik taucht hier nicht zum erstenmal in Niedersachsen auf, denn Rogerus von Helmarshausen beherrschte sie bereits 1100 mit großer Virtuosität. Die Art, in der die sächsischen Goldschmiede sie gegen Ende des 12. Jahrhunderts anwendeten, ist jedoch sehr eigenartig. Mehrere Goldschmiedewerke aus der Umgebung des Braunschweiger Hofes weisen einen Niellodekor auf, bei dem die ganze Fläche mit einem zierlichen, spiralförmigen Rankenornament überzogen ist. Zwei Kelche sind beispielgebend für diese Gruppe: Kuppa und Fuß des Kelchs von Tremessen (jetzt in Gnesen) sind völlig von diesem Niellonetz bedeckt, von dem sich große typologische Figuren abheben. Einzig der Knauf mit den Paradiesflüssen zeigt Reliefarbeit. Möglicherweise war dieser Kelch eine Spende Heinrichs des Löwen, der zu den polnischen Fürsten ausgezeichnete Beziehungen unterhielt. Auch der Kelch aus Stift Wilten (Tirol) wird allgemein als Geschenk des Herzogs von Sachsen und Bayern an den inschriftlich erwähnten Abt Berthold von Zähringen (1148–1184) angesehen. Formal unterscheidet er sich etwas von dem vorangegangenen, der getriebene Knauf stellt jedoch ebenfalls die Paradiesflüsse dar. Die typologischen Szenen auf der Kuppa des Wiltener Kelchs sind auf Medaillons verteilt, die aus sich kreuzenden Bänderstreifen entstanden sind. Der Typus dieser Medaillons, die weniger monumentalen Proportionen der Figuren sowie die Komposition, die hier gedrängter als auf dem Kelch von Tremessen erscheint, legen eine frühere Datierung für den Kelch von Wilten nahe. Der spiralförmige Dekor aus nielliertem Rankenornament ist jedoch auf beiden Kelchen ähnlich. Dieser Dekortypus nähert sich den *fonds vermiculés*, bei denen die gesamte Grundfläche mit dichtgedrängtem Rankenwerk bedeckt ist; er wurde vor allem von südländischen Emailkünstlern verwendet. In beiden Fällen ist die Herkunft des Dekortypus byzantinisch-islamisch. Dieser Niellodekor hat sich dank der Kontakte mit der nordischen und der mittelalterlichen russischen Kunst, die eine ähnliche Verwendung des Niello kannten, in Nordeuropa ausbreiten können. Die Warägerstraße, die seit dem 9. Jahrhundert Byzanz mit den skandinavischen Ländern verband, hat sicherlich bei der Verbreitung der Motive eine Rolle gespielt; in Niedersachsen wurde sie durch die nach Osten ausgerichtete Politik Heinrichs des Löwen gefördert.

Das Hauptstück dieser Gruppe niellierter Goldschmiedearbeiten wurde im Auftrag Heinrichs des Löwen angefertigt. Das Reliquiar des heiligen Oswald (Hildesheim, Dom) in Form eines achtseitigen Turms mit Kuppeldach erinnert in seinen Umrissen an das emaillierte Turmreliquiar in Darmstadt. Die Seitenplatten enthalten Darstellungen von acht Herrschern, von denen sieben englische Könige sind. Diese Figuren sind abwechselnd auf glattem Grund nielliert oder in einen Grund aus nielliertem Rankenornament graviert. Über ihnen sind in
Abb. 341 analoger Abwechslung die Paradiesflüsse und die Evangelistensymbole angebracht. Das Reliquiar des heiligen Oswald spiegelt ähnlich wie das emaillierte Reliquiar Kaiser Heinrichs II. (Paris, Louvre) den hohen Anspruch des Herzogs von Sachsen wider, der in zweiter Ehe mit Mathilde, der Tochter König Heinrichs II. aus dem Hause Plantagenet, verheiratet war und während seiner Verbannung nach England geflüchtet war. Das gekrönte Haupt auf diesem Reliquiar wurde in das 12. Jahrhundert oder um 1300 datiert. Man könnte zwei italienische
Abb. 339 und 340 Christus-Köpfe, die der silbernen Kruzifixe aus dem Dom von Vercelli und aus San Michele in Pavia, mit dem Oswald-Kopf in Verbindung bringen, da beide eine geradezu verblüffende Ähnlichkeit mit ihm aufweisen. Mit Ausnahme der Haar- und Bartbehandlung – parallele Wellenlinien auf den Köpfen von Pavia und Vercelli, gelocktes Haar in Hildesheim – stimmen sie weitgehend überein: die gleiche Gesichtsform mit breiten Backenknochen, die Behandlung der Augen und die Modellierung des Mundes mit dem etwas verächtlichen Zug. Man hat die beiden in Italien erhaltenen Silberkruzifixe ohne stichhaltigen Grund ins 11. Jahrhundert datiert. Die Ähnlichkeiten mit dem Kopf des heiligen Oswald sprächen demgegenüber für

eine Datierung aller drei Werke in das 12. Jahrhundert. Das älteste Werk wäre demnach der Kruzifixus von Pavia, das späteste das Hildesheimer Reliquiar. Auf Grund stilistischer Betrachtungen fällt es tatsächlich schwer, den Hildesheimer Kopf um 1300 zu datieren, er kann jedoch andererseits nicht früher als das Reliquiar selbst entstanden sein.

Der Buchdeckel aus dem Sankt-Ägidien-Kloster in Braunschweig (Herzog-Anton-Ulrich-Museum) zeigt, wenngleich nicht für den Herzog selbst angefertigt, einen weiteren Aspekt des Mäzenatentums Heinrichs des Löwen. Der Holzkern ist von fünf Elfenbeinplatten in einem vergoldeten Silberrahmen überdeckt. Dieser Silberrahmen verrät wie das obengenannte Kreuz Heinrichs des Löwen eine genaue Kenntnis der Schemata der Goldschmiedekunst des 11. Jahrhunderts: die größten Edelsteine sind in getriebene Palmetten-Metallbänder gefaßt, vier erhabene Medaillons auf Bögen betonen die Ecken. Die Form der aus einfachen, klaren Voluten gebildeten Filigrane könnte als weiterer Beweis byzantinischen Einflusses gegen Ende des 12. Jahrhunderts angesehen werden. Der gestanzte, kreuzförmige Blumenzierat, der zwischen diesen Filigranen erscheint – Adolf Goldschmidt fand ein Äquivalent hierzu in der Buchmalerei –, könnte auch eine letzte Umformung jener Metallbuckel auf karolingischen und ottonischen Goldschmiedearbeiten sein, wie man sie noch auf den Balkenenden des Kreuzes Heinrichs des Löwen findet. Die Rückbesinnung auf ältere Werke tritt in den Elfenbeinplatten noch deutlicher zutage. Die fünf in diesen Rahmen gesetzten Walroßplatten sind auf gleiche Weise wie auf spätantiken Kaiserdiptychen oder auf bestimmten karolingischen Buchdeckeln verteilt, deren viereckige Mittelplatte von vier schmalen Plättchen eingefaßt ist. Ikonographisch gleichen die Spruchbänder haltenden Evangelistensymbole und die Frauen am Grabe den Darstellungen auf einem emaillierten Buchdeckel aus Hildesheim im Trierer Domschatz (codex 141). Die sächsische Herkunft scheint somit bestätigt. Stilistisch unterscheiden sich die Elfenbeine auf dem Buchdeckel aus dem Sankt-Ägidien-Kloster jedoch klar von Hildesheimer Emails und noch deutlicher von Elfenbeinschnitzereien aus der zweiten Hälfte des 12. Jahrhunderts, die dem niedersächsischen Bereich zugeschrieben werden. Die Figuren sind mit einer nur selten erreichten Sicherheit und Virtuosität geschnitzt. Die übermäßig langen Gestalten, die mit streifigen, kurvenreich fallenden Gewändern bekleidet sind, könnten in die Nähe zeitgleicher englischer Werke gerückt werden, fände sich nicht ein analoger Faltentypus auch an den Königsfiguren des Oswald-Reliquiars. Es ist möglich, in Anbetracht der engen Beziehungen Heinrichs des Löwen zu England sogar wahrscheinlich, daß sich englischer Einfluß am Braunschweiger Hof bemerkbar machte. Auf Grund der stilistischen Übereinstimmungen zwischen dem Oswald-Reliquiar, der niellierten Patene – der sogenannten ‹Patene des heiligen Bernward› – aus dem Welfenschatz (Cleveland, Museum of Art), den Kelchen von Tremessen und Wilten, dem Reliquiar der heiligen Walburga (‹Walpurgis-Kasten›) aus dem Welfenschatz (Berlin, Kunstgewerbemuseum) und schließlich den Elfenbeinen auf dem Buchdeckel aus dem Sankt-Ägidien-Kloster kann man jedoch für alle diese Werke eine englische Herkunft ausschließen. Diese Gemeinsamkeiten beweisen vielmehr die Existenz eines ungewöhnlich fruchtbaren, eklektischen Kunstzentrums in Braunschweig in den letzten Jahrzehnten des 12. Jahrhunderts.

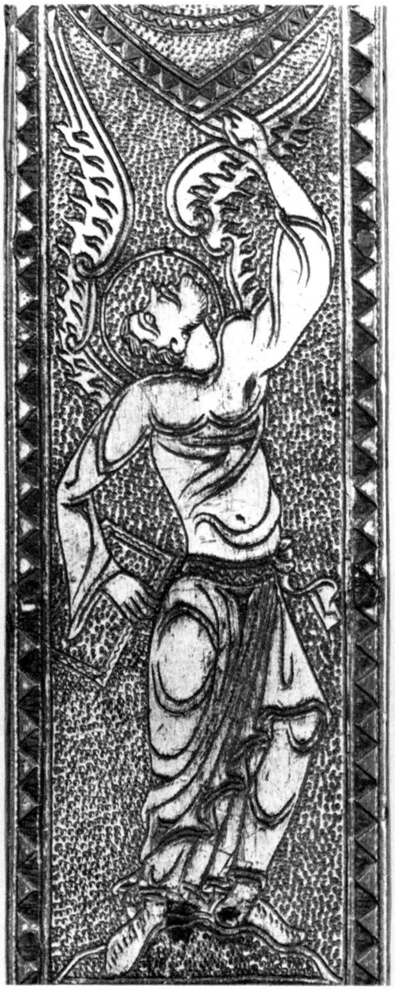

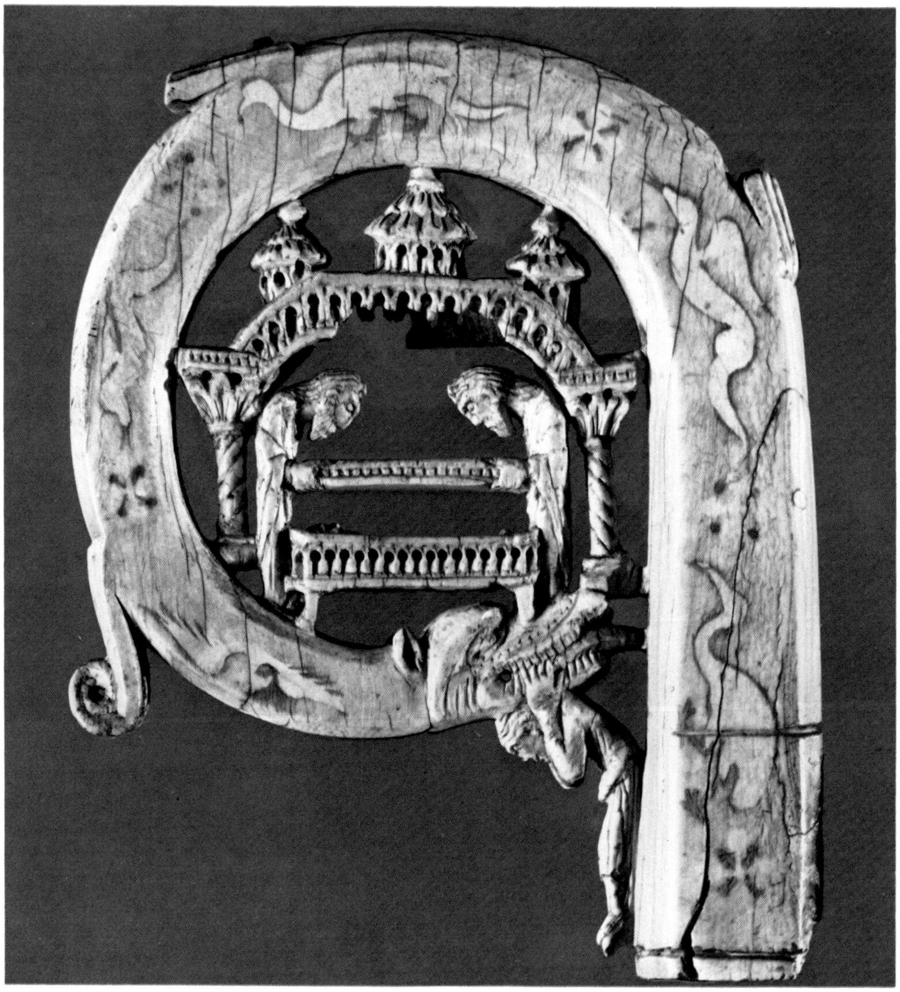

257 – Italien – Kreuz. Ausschnitt: Engel, Symbol des Evangelisten Matthäus. Um 1120–1130 – *Vergoldetes Kupfer; Gesamthöhe 0,36 m* – Paris, Musée de Cluny

258 – Provence – Fragment eines Bischofsstabs: Die Grablegung. Mitte oder drittes Viertel 12. Jh. – *Elfenbein, Spuren von Bemalung; Höhe 0,14 m* – Arles, Musée Réatu

DER ROMANISCHE STIL

Anderen Elfenbeinschnitzern und Bronzekünstlern derselben Kulturlandschaften gelang es, obgleich sie den gleichen Bedingungen unterworfen waren und aus den gleichen Quellen schöpften wie die eben genannten Künstler, Werke eines gänzlich anderen Stils zu schaffen. Gewiß waren auch diese Künstler von der Bewunderung für ihre Vorgänger erfüllt – die Freude am freien Erfinden überwog in ihnen jedoch gegenüber dem Wunsch, ihre Vorbilder, und seien es die herrlichsten, zu erreichen. Im Kunstgewerbe konnte sich diese schöpferische Gestaltungskraft vor allem in der gravierten und geritzten Zeichnung frei entfalten, da sich hier technische Beschränkungen weniger stark bemerkbar machten. Auf der Rückseite eines vergoldeten Kupferkreuzes im Musée de Cluny, Paris, sind die vier Symboltiere, die eine etwas konventionelle Christus-Figur umgeben, in derartig poetischer Form wiedergegeben,

259 – Italien (Salerno oder Amalfi) – Platte vom ‹Paliotto› von Salerno: Geburt Christi und Flucht nach Ägypten. Um 1084 – *Elfenbein; Höhe 0,245 m* – Salerno, Museo del Duomo

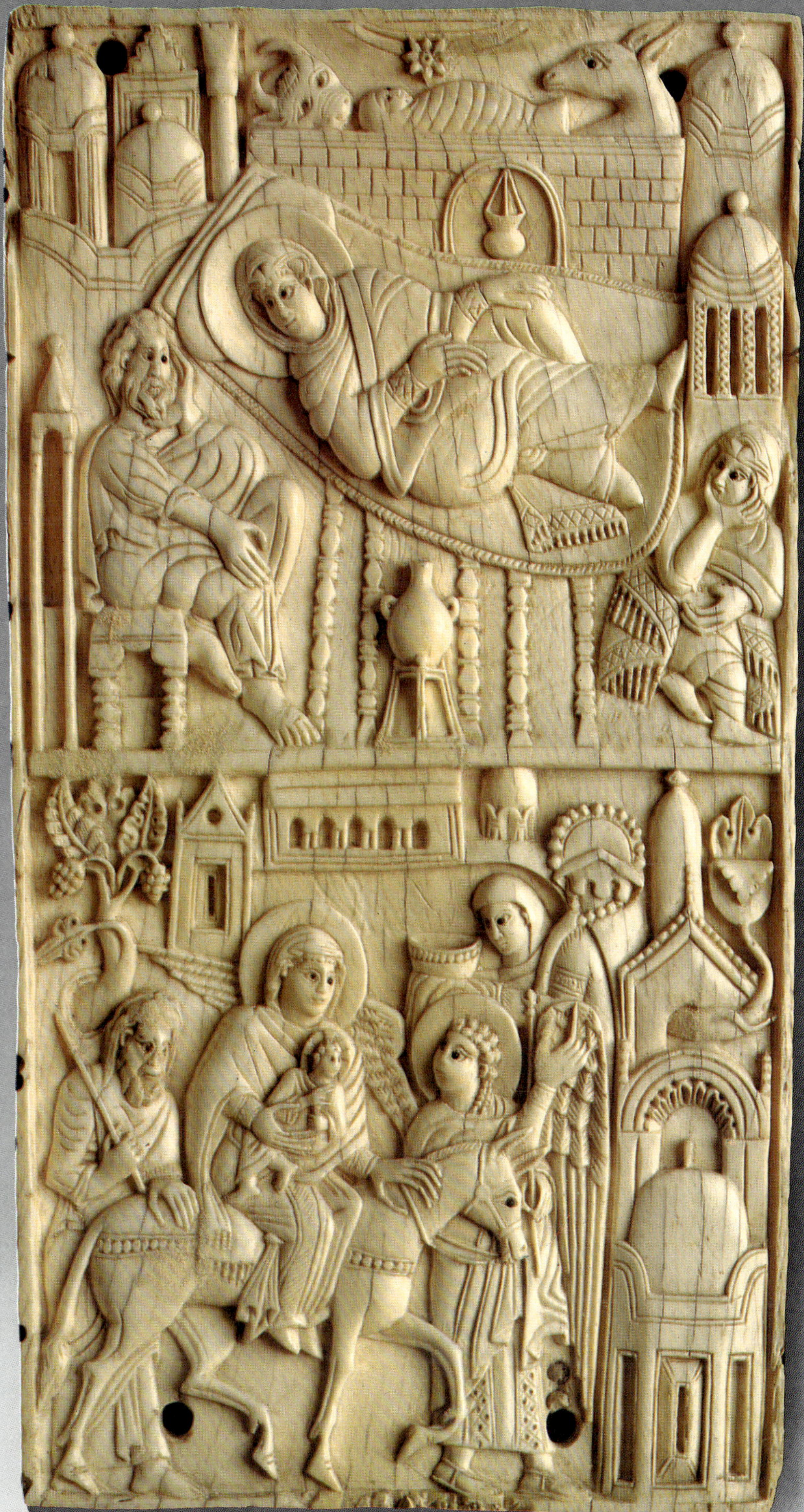

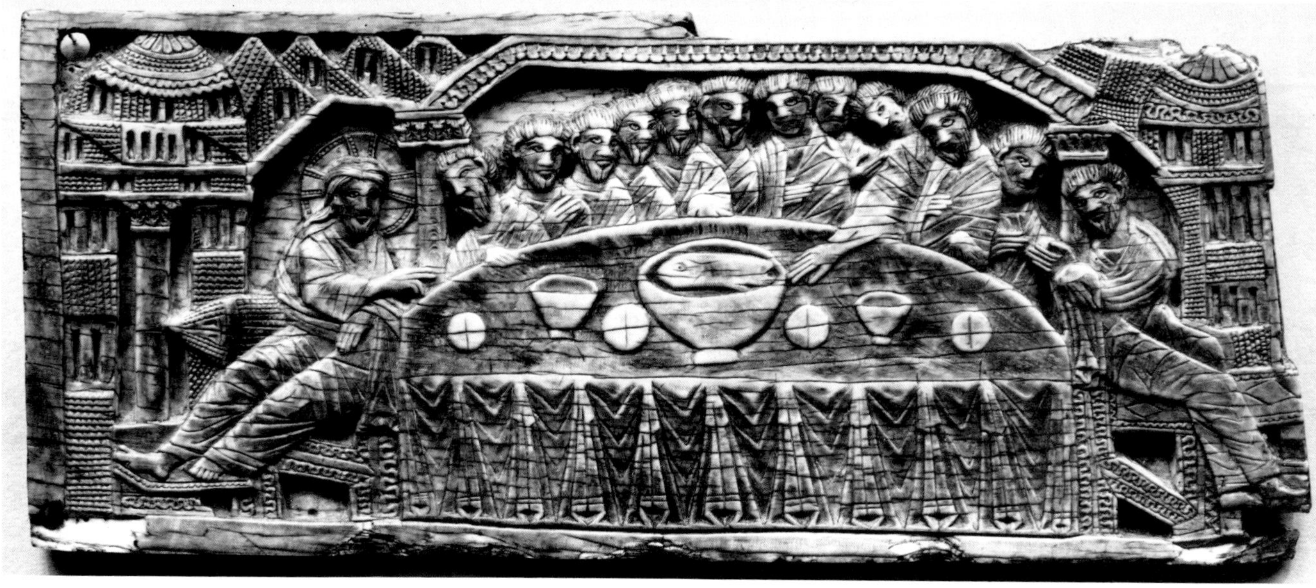

260 – Norditalien – Platte: Das Abendmahl. Um 1100 – *Elfenbein; Höhe 0,107 m* – Baltimore, Walters Art Gallery

daß auch noch die ungewöhnlichsten Verdrehungen harmonisch erscheinen und völlig irrealistische anatomische Details Leben gewinnen. Die genaue Lokalisierung bleibt trotz der Fluchinschrift, die vor einer Entfernung des Objekts aus einer dem heiligen Bartholomäus geweihten Kirche warnt, unsicher. Die Gravurtechnik – von kleinen Punzen dicht besetzter Grund *(opus punctile)* – läßt an Rogerus von Helmarshausen denken, der sie ebenfalls verwendete. Der Stil des Kreuzes ist jedoch weit subtiler. Wenn auch allenfalls die Christus-Gestalt an niedersächsische Werke erinnern könnte, so haben die geschwungenen Formen des Engels, der den heiligen Matthäus begleitet, die gebogenen und gedrehten Linien seines Gewandes oder Hals und Flügel des Adlers keinerlei Ähnlichkeit mit den Werken des Paderborner Goldschmieds und weisen eher auf einen Einfluß Englands oder Südwestfrankreichs hin. Die Nähe des Kreuzes aus dem Musée de Cluny zu einem auf 1129 datierten Kreuz im Domschatz zu Siena, zu einem andern im Museum in Gubbio und zu einem weiteren aus Venetien stammenden Kreuz, das mit *Tirolus Iafarinus* gezeichnet ist (Princeton, Museum of Art History), könnte auf italienische Herkunft hinweisen. Wenn man den Bartholomäus-Kult natürlich auch bei Paderborn gekannt hat, so breitete er sich doch vor allem in Süd- und Mittelitalien aus und wurde sowohl in Venetien als auch in der Toskana gefeiert. Solche Unsicherheiten bei der Lokalisierung sind übrigens bezeichnend und beweisen erneut, daß der romanische Stil keineswegs ausschließlich oder bevorzugt in bestimmten Kulturlandschaften vorkam. Übereinstimmende Formungsversuche fanden im Lauf des 12. Jahrhunderts in weit auseinander gelegenen Kunstzentren statt.

Elfenbein

Das Festhalten an traditionellen Bildprogrammen zog keineswegs notwendigerweise stilistische Nachahmungen nach sich. Den besten Beweis hierfür haben vielleicht die Elfenbeinschnitzer aus Salerno um 1084 erbracht. Im Dom zu Salerno befindet sich noch heute der größte Teil einer Serie rechteckiger Elfenbeinplatten und ornamentaler Bänder, der von einem heute verstreuten Ensemble stammende *paliotto,* dessen Bestimmung (Reliquienschrein, Türen, Antependium, Ambo, Thron?) noch ungeklärt ist. Die Frage stellt sich, ob diese Elfenbeinschnitzereien, die von Anfang an für den Dom der Residenzstadt der normannischen Fürsten bestimmt waren, in Salerno oder in Amalfi hergestellt worden sind. Sie stammen mit

Sicherheit aus jenem süditalienischen Landstrich, in dem antike und lombardische Reminiszenzen sich mit muselmanischer Ornamentik und starkem byzantinischen Einfluß mischten. Welche Rolle auch immer Elfenbeinschnitzereien wie die des sogenannten ‹Stuhls von Grado› (7.–8. Jahrhundert?) gespielt haben mochten – byzantinische Vorbilder beherrschen, wenn auch in entscheidenden Umformungen, die Mehrzahl dieser Elfenbeinarbeiten. Im Unterschied zu den Würzburger Elfenbeinschnitzern, die einige Jahre später ebenfalls den Stil ihrer Vorbilder zu übernehmen suchten, haben die salernischen Künstler die Umrisse schematisiert, die Falten flacher und starrer werden lassen, sowie die bewundernswerte Zeichnung des byzantinischen Faltenwurfs in ein unlogisches, abstraktes Netz gravierter Striche umgeformt. Den ehemals leeren Grund füllten vermehrt Kuppeln und andere Architekturteile, die Umrisse belebten sich, die Gesichter mit den kleinen perlbesetzten, schwarzen Augen wurden offener. Alles an diesen lebhaften, erzählfreudigen und zuweilen spottlustigen Szenen scheint sich von der gesetzten, gelehrten Kunst liturgischen Charakters, von der diese Werke ihre hauptsächliche Anregung erfahren hatten, zu entfernen. Der Erfolg der Werkstätten Salernos entspringt einer in Süditalien, im Umkreis von Monte Cassino, wo Abt Desiderius bereits griechische Künstler beschäftigt hatte, fest verwurzelten Tradition. Das einige Jahre vor dem *paliotto* gefertigte Elfenbeinkästchen der Abtei von Farfa zeugte bereits für diese von lombardischem Geist stark modifizierte, byzantinisierende Kunstrichtung, die durch die normannische Eroberung einen entscheidenden Impuls erhielt. Während der letzten Jahrzehnte des 11. und zu Beginn des 12. Jahrhunderts entstanden in den Werkstätten Kampaniens und Apuliens weiterhin Elfenbeinschnitzereien salernischen Typs, unter anderem Kästchen, Olifanten, Schachfiguren, wie die des sogenannten ‹Schachspiels Karls des Großen› aus dem Schatz von Saint-Denis (Paris, Cabinet des Médailles). Abb. 367

Dieser Übergang zum eigentlich ‹Romanischen› beschränkte sich natürlich nicht auf diese Gegend, sondern war ein in allen Landstrichen wie auch in sämtlichen Techniken auftretendes Phänomen. In Norditalien zeigte sich eine entsprechende Entwicklung auf vier Elfenbeinplatten, die zu einer Serie mit christologischen Szenen (Florenz, Museo Nazionale del Bargello; Bologna, Museo Civico; Baltimore, Walters Art Gallery) gehörten: der Künstler gefiel sich auf der Platte mit der Abendmahlsszene in einer systematischen Geometrisierung der wiederzugebenden Episode. Die die Stadt symbolisierenden Architekturelemente und die Tischtuchfalten, die den wesentlichen Teil der Komposition beherrschen, wurden zu einem Vorwand für ein Spiel von Kegeln und Dreiecken, die sich ineinanderfügen oder überlagern. Natürlich ist eine solche Geometrisierung in der romanischen Kunst durchaus geläufig, sie wurde jedoch nur selten bis zu einem ähnlichen Grad der Abstraktion getrieben. Abb. 303

Möglicherweise begünstigte die Zweckbestimmung eines aus kostbarem Material gestalteten Gegenstandes eine derartige Umwandlung: die geschwungenen Holzbeine des Faltstuhls aus Stift Admont und das ohne Zweifel ebenfalls von einem Faltstuhl stammende Fragment des Bayerischen Nationalmuseums, München, enden gleichsam folgerichtig in Ungeheuerköpfen. Auf ähnliche Weise hat auch die Form des Elfenbeinkrummstabs aus Saint-Trophime in Arles den Elfenbeinschnitzer gezwungen, sich dem fundamentalen Gesetz romanischer Kunst, dem ‹Gesetz des Rahmens› zu unterwerfen. Der von Glockentürmchen bekrönte Bogen und die zwei gebeugten Personen mit dem Grabdeckel wiederholen deutlich die Krümmung der schlangenförmigen Volute.

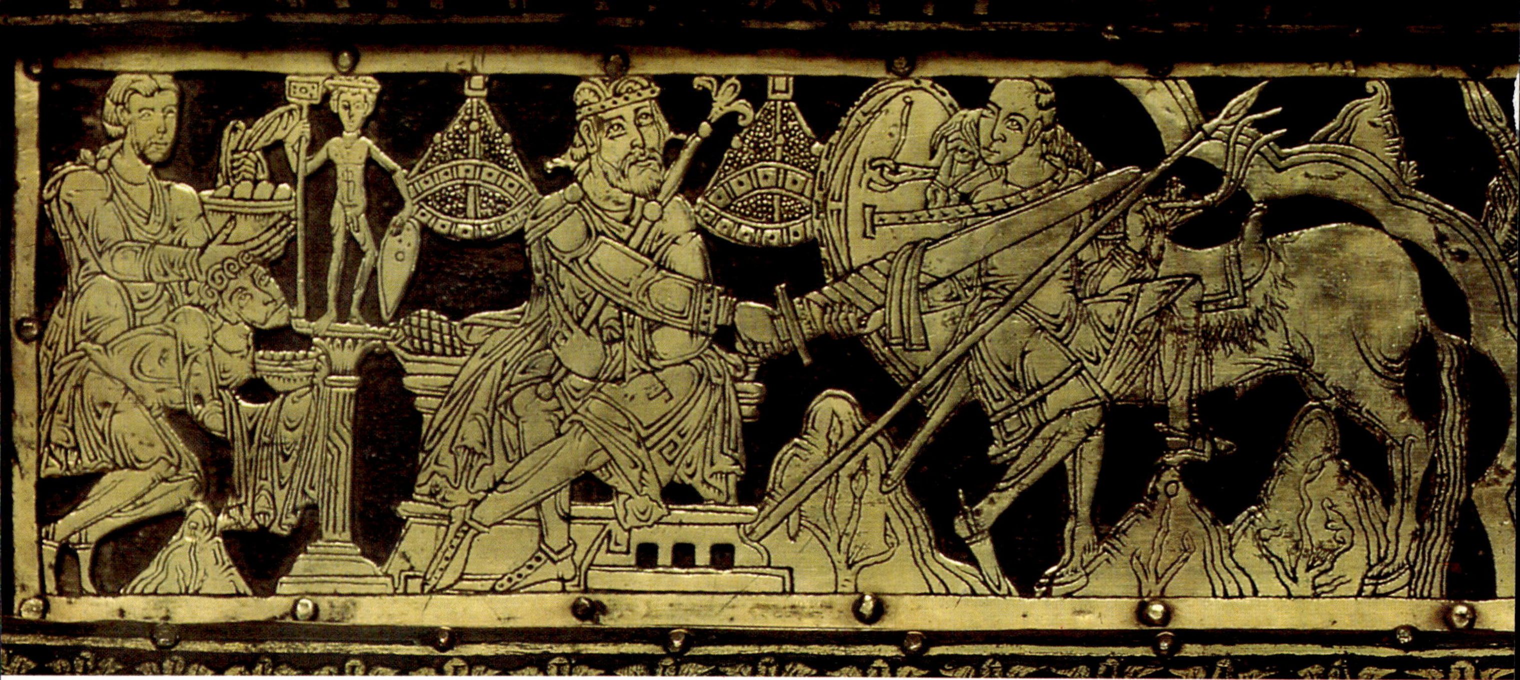

261 – Rogerus von Helmarshausen (?): Tragaltar für die Abdinghof-Abtei. Ausschnitt einer Längsseite: Episode aus dem Leben des heiligen Felix. Um 1110–1120 – *Kupfer, vergoldet und nielliert; Höhe 0,118 m* – Paderborn, Franziskaner-Kirche

Goldschmiedekunst

Nur wenige Kunstbereiche wurden so streng überwacht und reglementiert wie die im Dienst der Religion stehende Goldschmiedekunst. Dennoch gelang der romanischen Ästhetik auch dort der Durchbruch. Der aus getriebenem Blattgold hergestellte *paliotto* aus Città di Castello in Umbrien gilt allgemein als Stiftung (1144) des Papstes Cölestin II., der aus dieser Stadt stammte. Kaum später als das Antependium von Großkomburg entstanden, folgt dieser Altarvorsatz wie jenes noch einem karolingischen Kompositionsschema. Im streng vorgegebenen Rahmen sind zahlreiche Szenen der Kindheit Jesu auf einer einzigen Füllung zusammengedrängt. Der den salernischen Elfenbeinschnitzern geistig noch nahestehende Goldschmied gefiel sich in einer dichten, anekdotenreichen Erzählweise mit zuweilen ungewöhnlicher Ikonographie (Flucht nach Ägypten). Auf Logik oder richtige Proportionen legte er kaum Wert. Seine ziemlich monumentalen Figuren sind durch weich fließende Gewandfalten gegliedert, die von Doppel- oder Dreifachstrichen betont sind. Bei der Gruppierung der Falten bleiben weite glatte Stellen frei, wodurch der Eindruck der Aufgeblähtheit entsteht. Diese typischen Züge wurden – verhärtet und systematisiert – von der Goldschmiedekunst in Mittelitalien während mehrerer Jahrhunderte schablonenartig angewendet.

In Nordeuropa, das zwischen zwei romanischen Welten stand, begegneten sich ottonische, skandinavische und insulare Traditionen und vermischten sich zuweilen auf sehr sonderbare Weise. Bereits vor 1076 – auf dem elfenbeinernen Gunhild-Kreuz (Kopenhagen, Nationalmuseet) – und in der Mitte des 12. Jahrhunderts – auf den Retabeln von Broddetorp (Stockholm, Abb. 329 Statens Historikamuseet), Odder oder Lisbjerg (Kopenhagen, Nationalmuseet) – wich der Versuch der Realitätsabbildung einem bisweilen bis zur Verzerrung gehenden Ausdruckswillen. Auf Jütland wurden mehrere kostbare Retabel geschaffen, von denen einige noch *in situ* (Kirchen von Sahl und Stadil) erhalten sind. Der aus der Gegend von Århus stammende Lisbjerger Altar ist ein Ensemble von beeindruckendem Ausmaß. Er besteht aus einem Retabel und einem Altarvorsatz. Auf dem Retabelsockel sind Christus und die Apostel dargestellt. Im oberen Teil erscheint Christus in einer *Deesis* zwischen den Heiligen Kosmas und Damian

262 – Hildesheim – Flabellum, durchbrochen gearbeitet und mit einem Kreuz geschmückt. Zweites Viertel 12. Jh. – *Vergoldetes Kupfer, Filigrane, Bergkristalle; Durchmesser 0,41 m* – Hildesheim, Domschatz

sowie zwei knienden Engeln. Das herrliche Kruzifix unter dem Retabelbogen ist eine Zweitverwendung und kann um 1100 datiert werden. Bei der Mittelpartie des Altarvorsatzes wurde das traditionelle Kompositionsschema aufgegeben und auf kühne Weise ein Rundbogen in eine Raute gesetzt. Darstellungen von männlichen und weiblichen Heiligen, Tugenden, Cherubim und Propheten vervollständigen dieses Ensemble, auf dem die Figuren zu linearen und dynamischen Motiven verzerrt sind. Die Braunfirnisränder zeigen das gleiche, von kleinen menschlichen Gestalten und Ungeheuern bevölkerte Flechtwerk wie die Holztüren der zeitgenössischen Stabkirchen.

Durch den Tragaltar der Heiligen Kilian und Liborius, den man fast zweifelsfrei dem Mönch Rogerus aus der Abtei von Helmarshausen zuschreiben kann, wird die Lokalisierung eines der wichtigsten Zentren romanischer Kunst in Paderborn möglich. Ein Dokument aus dem Jahr 1100, das uns dank einer Kopie des 13. Jahrhunderts bekannt ist, erwähnt einen Tragaltar der Heiligen Kilian und Liborius, der von dem Goldschmied Rogerus für den

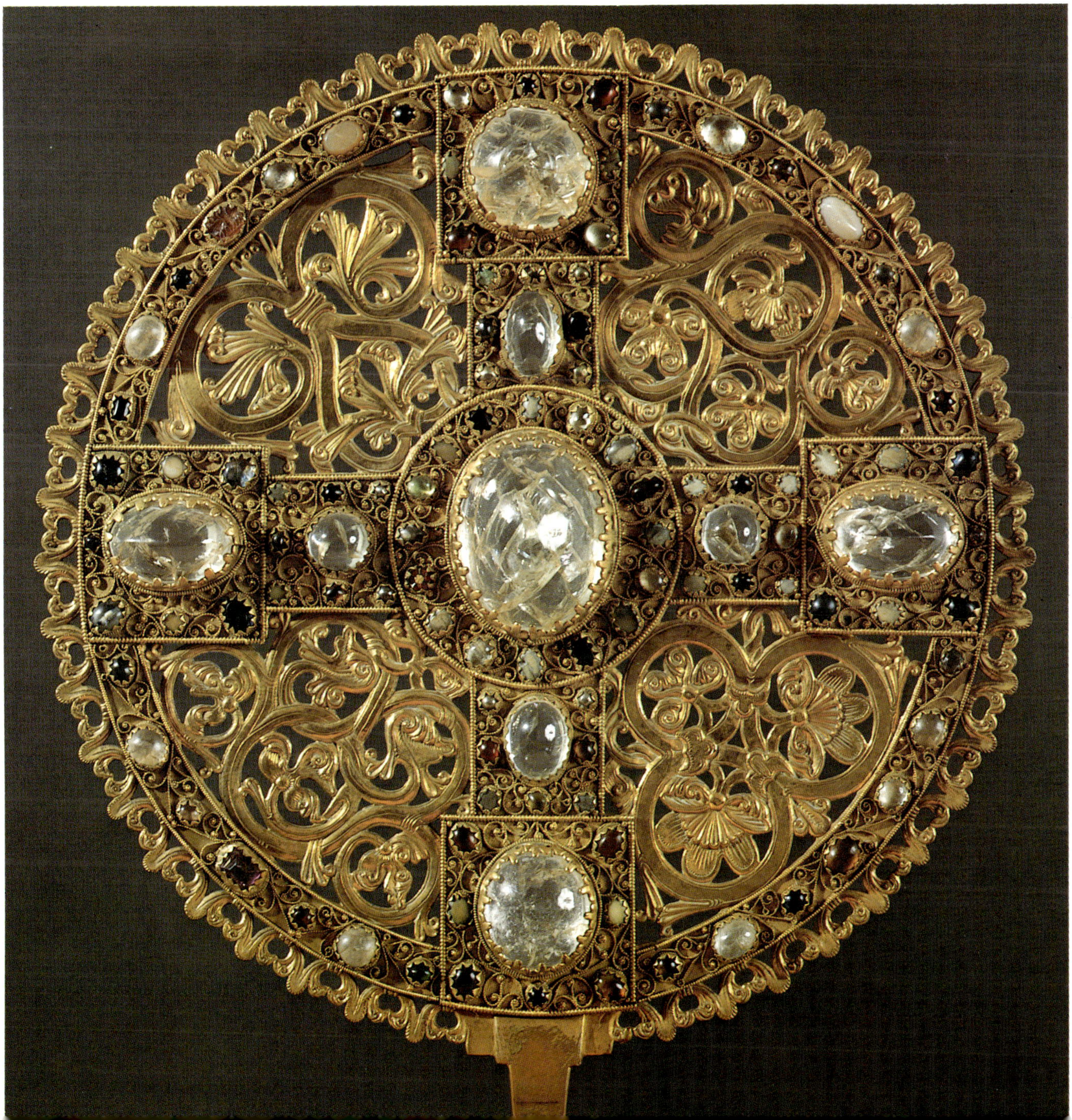

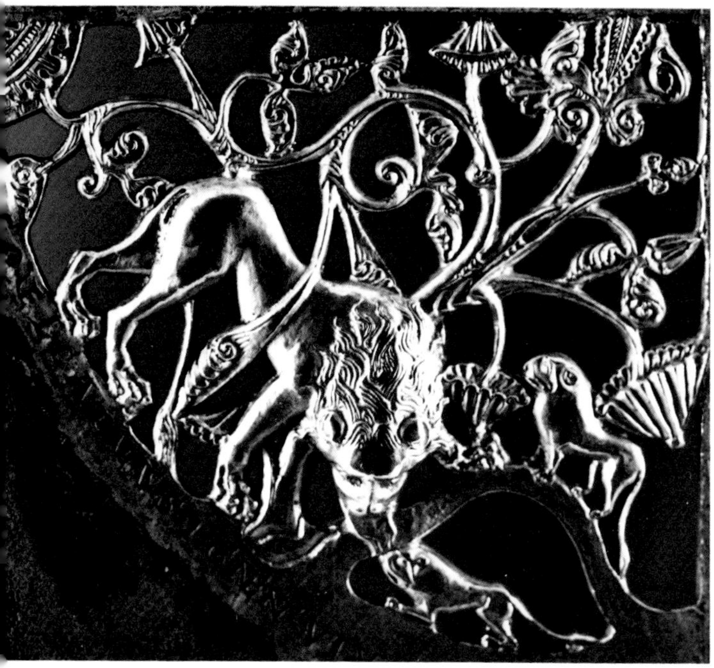

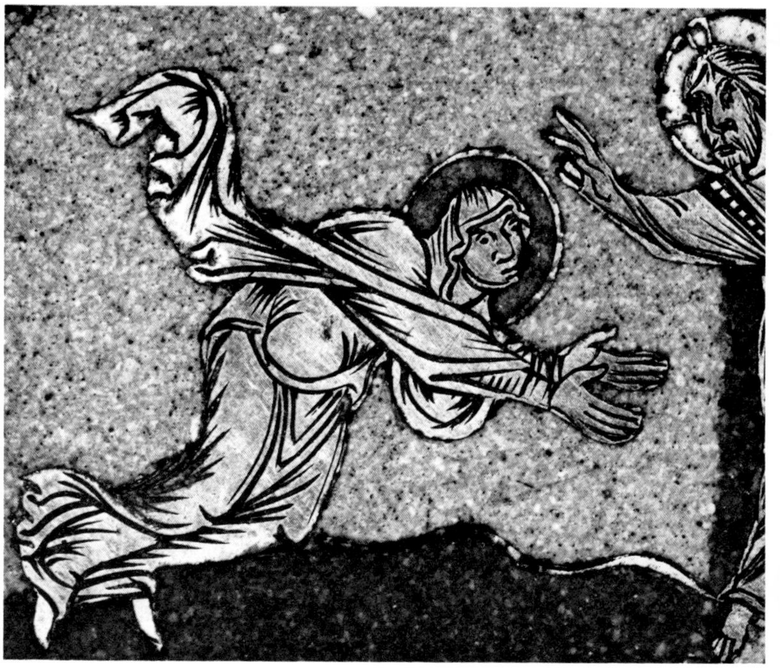

263 – Niedersachsen – Flabellum, durchbrochen gearbeitet. Ausschnitt: Löwin, die ihre totgeborenen Jungen belebt. Mitte 12. Jh. – *Vergoldetes Kupfer; Durchmesser 0,28 m* – Kremsmünster, Klosterschatz

264 – Niedersachsen – Einbanddeckel aus Sankt Godehard in Hildesheim. Ausschnitt des ‹Noli me tangere›: Magdalena. Zweite Hälfte 12. Jh. – *Vergoldetes Kupfer, Grubenschmelz; Gesamthöhe 0,37 m* – Trier, Domschatz

Bischof von Paderborn, Heinrich von Werl (1084–1127), angefertigt worden sei. Diesen Tragaltar, der im Paderborner Domschatz aufbewahrt wird, schmücken auf den Schmalseiten kraftvolle, gedrungene Figuren in starkem Relief, deren Gewandfalten systematisch als ineinandergeschobene V angeordnet sind. Die Apostel auf den Längsseiten sind nielliert. Die subtilere Niellotechnik ermöglichte es dem Künstler, sich hier weitaus freier als auf den zu einer gewissen Steifheit zwingenden Reliefs auszudrücken. Ein zweiter in Paderborn erhaltener Tragaltar (Franziskanerkirche) muß mit dem des Bischofs Heinrich von Werl in Verbindung gebracht werden und enthüllt noch klarer als jener die kraftvolle Originalität des Goldschmieds. Auf den Längsseiten geben durchbrochen gearbeitete, niellierte Szenen verschiedene Episoden aus dem Leben des heiligen Felix von Aquileia und des Martyriums des heiligen Blasius wieder. Die gedrungenen Proportionen der Gestalten gleichen jenen des ersten Altars, in der wesentlich beweglicheren Haltung, die sich auch in den durch heftige Gestik hochgehobenen Mänteln zeigt, wird jedoch ein Sinn für Dynamik sichtbar, in dem man möglicherweise, wie vorgeschlagen wurde, einen Nachklang karolingischer Reimser Buchmalerei sehen muß. Die Falten bilden wie auf dem ersten Altar eine Serie ineinandergesetzter Spitzwinkel. Die Niellozeichnung unterteilt die Körper unter Betonung der hauptsächlichen Gliederungen und breitet sich über die ganze Oberfläche der Gewänder, in ein unauflösliches Netzwerk verschlungen, aus. Diese zugleich durchdachte und doch sehr persönliche Kunst verbindet sich mit unfehlbarer technischer Virtuosität. Zweifellos war daher Rogerus von Helmarshausen eine überragende Künstlerpersönlichkeit im Bereich der Kleinkunst. Kann man diesen erstaunlichen Goldschmied jedoch wirklich mit dem berühmten Mönch Theophilus, dem Autor des Traktats ‹*De diversis artibus*›, identifizieren, wie es die moderne Kunstkritik im allgemeinen als gesichert annimmt? Es ist natürlich durchaus möglich, daß Theophilus zu Beginn des 12. Jahrhunderts auf germanischem Boden gearbeitet hat; auch verwendete Rogerus beim Tragaltar Heinrichs von Werl tatsächlich die meisten der von Theophilus kommentierten

Techniken – eine Identifikation bleibt dennoch fragwürdig, da sich unsere Kenntnis des Rogerus auf dieses einzige Dokument beschränkt, das ihn im Dienst des Bischofs Heinrich von Werl erwähnt. Auch bleibt eine ganze Anzahl von Künstlern, die vielleicht ebenso bewundernswert wie Rogerus waren – Zeitgenossen und Schüler –, für uns in völliges Dunkel gehüllt.

Mehrere andere Werke wurden ebenfalls Rogerus von Helmarshausen zugeschrieben. Die Kreuze in Frankfurt (Museum für Kunsthandwerk), in Köln (Schnütgen-Museum) und der Trierer Buchdeckel stehen den Paderborner Tragaltären nahe. Bei den vier Evangelistensymbolen auf dem Buchdeckel wurden das Verständnis der Bewegungsumsetzung und die Belebung der Personen des Blasius-Tragaltars beibehalten, jedoch gleichsam von jeglicher Steifheit befreit. Die geschmeidige Leichtigkeit der Treibarbeit ist den Reliefs auf den Schmalseiten des Altars Heinrichs von Werl weit überlegen. Der Einfluß des Rogerus von Helmarshausen machte sich besonders in Westfalen und Niedersachsen bemerkbar, wenn er auch dort niemals wirklich vorherrschend gewesen zu sein scheint. Die kraftvoll massive Reliefauffassung des Tragaltars Bischof Heinrichs von Werl fand um 1132 ein Äquivalent im Reliquienschrein des heiligen Godehard im Braunschweiger Domschatz.

Zwei in Hildesheim aufbewahrte prunkvolle, durchbrochen gearbeitete *flabella* aus Gold-

265 – Niedersachsen oder Westfalen – Tragaltar. Obere Platte: Kreuzigung. Mitte 12. Jh. – *Vergoldetes Kupfer, Grubenschmelz; Höhe 0,09 m* – Paris, Louvre

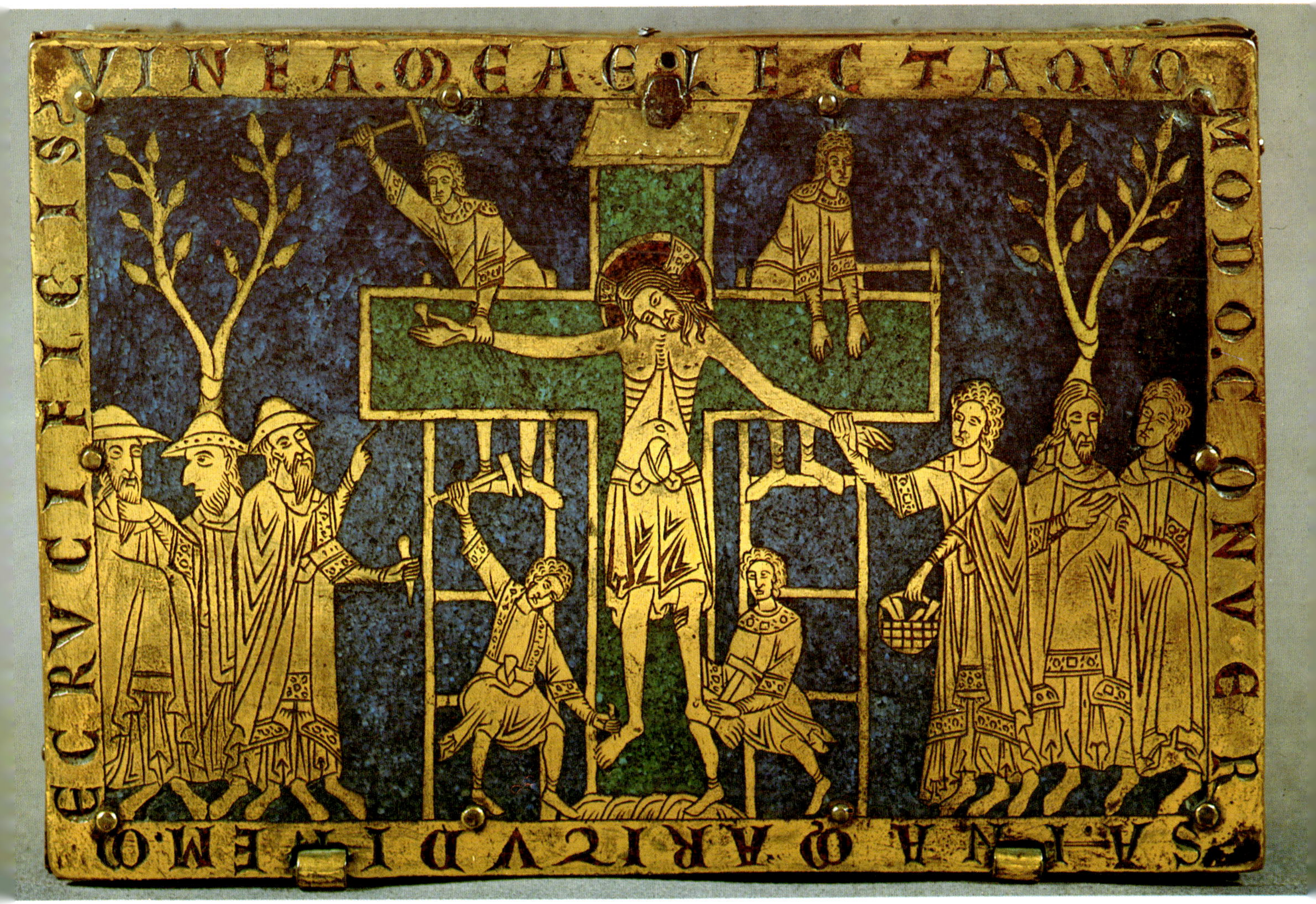

bronze, in deren Rankenornament ein filigranüberzogenes Kreuz mit gemugelten Bergkristallen gesetzt ist, können der Umgebung des Paderborner Goldschmieds zugeschrieben werden. Ein drittes *flabellum* oder Scheibenkreuz in Form eines *flabellum* größeren Umfangs befindet sich im selben Schatz wie die vorhergenannten. Die Fassung seiner gemugelten Steine und der Filigrantypus rücken es in die Nähe mehrerer Goldschmiedearbeiten aus Hildesheimer Werkstätten, wie beispielsweise des Godehard-Schreins und des sogenannten ‹Bernward-Kreuzes› in der Magdalenen-Kirche. Möglicherweise stammt auch das *flabellum* in Kremsmünster aus diesem Kreis. Auf ihm ist vor einem Hintergrund in Form eines durchbrochen gearbeiteten Rankenornaments aus riesigem Blumenzierat und gerippten Samengehäusen die Auferstehung Christi dargestellt. Christus, der vor den Augen der Frauen dem Grab entsteigt, wird einem seiner Typen, dem Löwen, gegenübergestellt, der einer mittelalterlichen Auffassung zufolge seine totgeborenen Jungen anhaucht, um sie zum Leben zu erwecken. Es könnte sich hier um ein Geschenk Heinrichs des Löwen an diese Abtei handeln.

Emailkunst

Die Hildesheimer Emailkünstler der zweiten Hälfte des 12. Jahrhunderts wurden jedoch weit mehr vom Stil des Eilbertus von Köln als von dem des Rogerus von Helmarshausen beeinflußt. Analog zur Gestaltung der oberen Partie des Tragaltars im Welfenschatz schmücken ausgesparte Figuren mit weich fließenden Gewändern vor einem Grund aus großen Farbflächen die Hildesheimer Emails. Im Unterschied zu Werken Kölner Ursprungs wird hier einer einfacheren, deutlicheren Zeichnung der Vorzug gegeben, in der der Wille, Bewegung darzustellen, über jeglichen Naturalismus siegt. Auf dem aus Sankt Godehard in Hildesheim stammenden Buchdeckel im Trierer Domschatz wirft sich die Magdalena des *Noli me tangere* in einer geradezu sturzartigen Bewegung, deren Heftigkeit im glockenförmigen Schwung ihres Mantels ausgedrückt wird, Christus zu Füßen. Auf den emaillierten Platten im Hildesheimer Domschatz, die eine etwas weniger durchdachte Zeichnung aufweisen als der Rest der Gruppe, hat sich die Erzählfreude des Emailkünstlers so frei entfaltet wie auf keinem der rheinischen Werke um Eilbertus.

Das Reliquiar des heiligen Heinrich (Paris, Louvre) ist das künstlerisch führende Werk dieser niedersächsischen Emailkunst. Man findet auf ihm den intensiv blaufarbigen, mit Goldpunkten übersäten Grund wieder, der eine der technischen Besonderheiten dieser Werkstatt zu sein scheint. Auf diesem emaillierten Vierpaß thront der Kaiser zwischen seiner Gemahlin Kunigunde und einem knienden Mönch, der ein vierpaßförmiges Reliquiar hält. Nach diesem inschriftlich als *Welandus* bezeichneten Stifter (?) wird die ganze Gruppe benannt. Man hat jedoch bislang niemanden dieses Namens in Niedersachsen nachweisen können, es sei denn einen Braunschweiger Subdiakon, der im Jahre 1203, somit mehr als dreißig Jahre nach der mutmaßlichen Entstehungszeit des Reliquiars, zitiert wird. Stilistisch hängen einige Emailarbeiten mehr oder weniger stark von dieser Welandus-Gruppe ab, unter anderem die beiden Buchdeckel im Trierer Domschatz, die beiden halbkreisförmigen Platten der Musées Royaux in Brüssel und des Musée de Cluny, die beide sicher zu einem Ensemble gehörten, sowie in geringerem Maße die Platte des Reliquiars im Museum of Art in Cleveland und die bereits zitierte Serie des Hildesheimer Domschatzes.

Beim Tragaltar aus der früheren Sammlung Martin-le-Roy (Paris, Louvre) scheint die Emailverteilung in breiten kontrastierenden Feldern der Welandus-Gruppe entlehnt zu sein. Seine hohen, mageren Figuren sind jedoch mit solcher Eckigkeit gezeichnet, daß der Faltenwurf einen metallisch hart wirkenden Zug bekommt und gewisse Gesichtszüge an Karikatu-

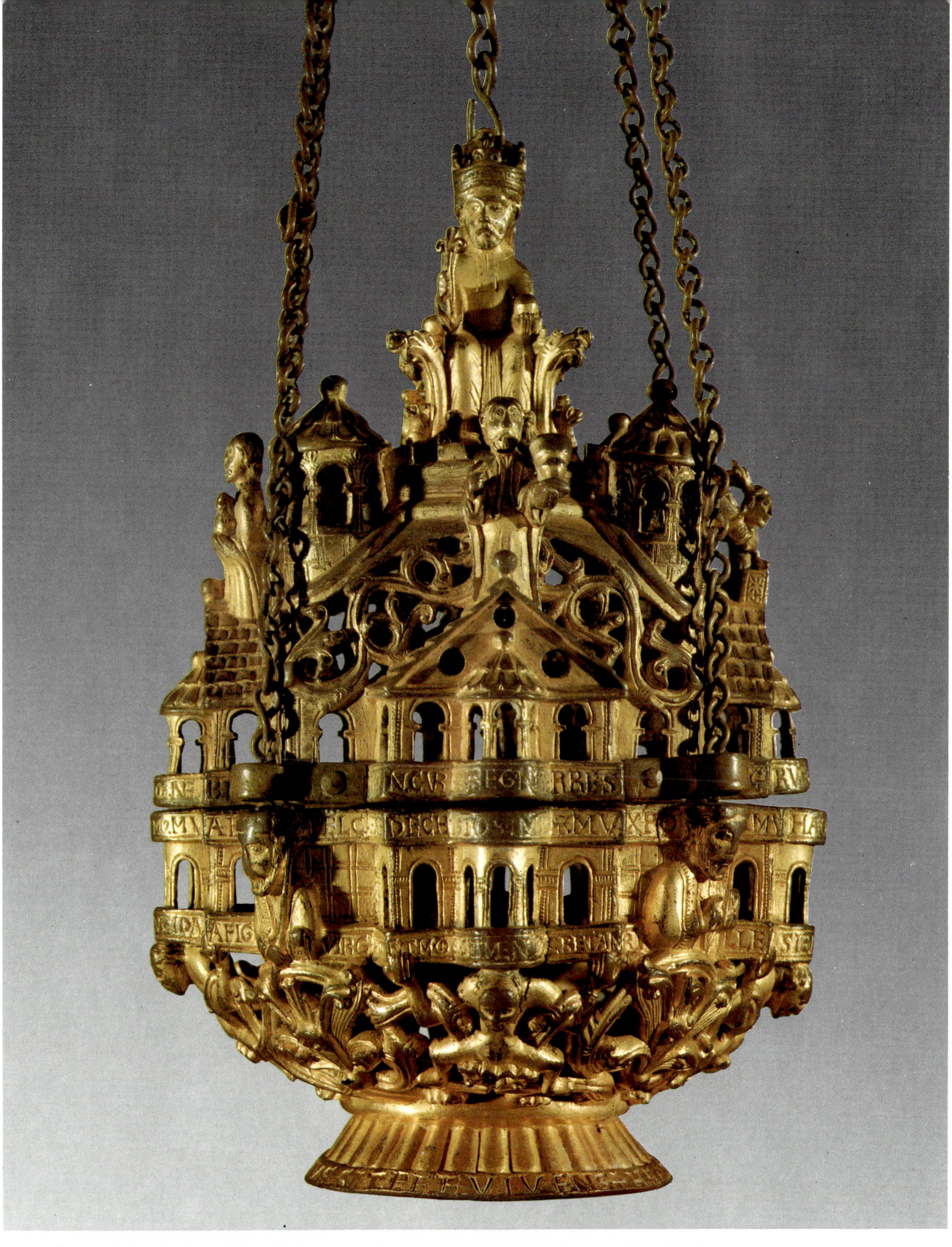

266 – Trier – Gozbert-Weihrauchfaß: Statuette Salomons, von Löwen umringt. Um 1100 – *Vergoldete Bronze; Höhe 0,22 m* – Trier, Domschatz

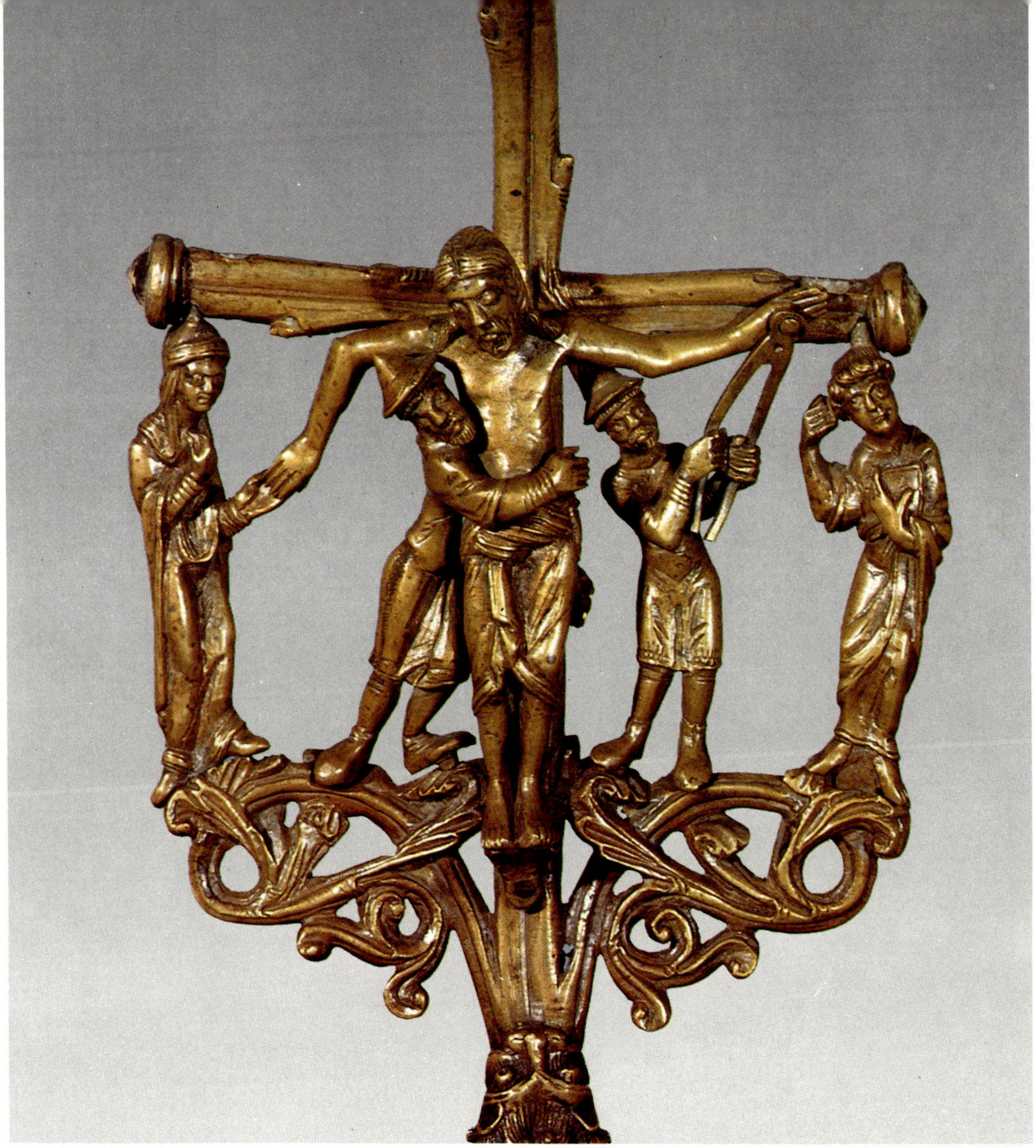

267 – Trier – Kreuzabnahme (Ausschnitt). Mitte 12. Jh. – *Bronze; Gesamthöhe 0,202 m* – London, Victoria and Albert Museum

ren gemahnen. Dieser harte, energische Stil, der keineswegs der Größe entbehrt, steht im Dienst eines eigenständigen theologischen Denkens. Auf der Oberplatte zeigt die Kreuzigungsszene Christus, den vier Henker ans Kreuz nageln, wobei ihnen die Nägel von zwei Gruppen aus jeweils drei Personen – den Juden und Heiden – angereicht werden. Zwei möglicherweise symbolische Bäume – der Baum des Guten und des Bösen? – beherrschen die Szene. Dieses überaus seltene Thema der Kreuzannagelung erscheint ein zweites Mal auf
Abb. 318 dem ‹Kästchen des heiligen Andreas› in Siegburg, auf dem es mit Christus im Tetramorph, der *traditio legis* und einer sonderbar ‹zersplitterten› Darstellung der Geburt Christi verbunden ist. Wenn auch die Emailtechnik der des Tragaltars im Louvre gleicht – ausgesparte Figuren auf breitflächigem Farbgrund –, so entstehen durch die wellige, zuweilen zögernde Strichführung weiche, unstrukturierte Umrisse, denen es jedoch keineswegs an Ausdruckskraft mangelt. Sich kreuzende Inschriftbänder trennen die einzelnen Szenen voneinander und unterteilen das Feld in Kreisbögen und gebogene Rauten – eine Kompositionsweise, die natürlich an die kluge, abstrakte Aufteilung des Triptychons von Alton Towers (London,

Victoria and Albert Museum) erinnert, ohne jedoch im mindesten dessen geometrische Strenge zu erreichen.

Bronzen

Die Bronzen bilden den größten Teil der uns erhaltenen Zeugnisse romanischer Kunst im Gebiet des Heiligen Römischen Reiches, da sie weitaus weniger von Zerstörung bedroht waren als das zerbrechliche Elfenbein oder Werke aus kostbarem Material. Der Bronzeguß stützte sich in diesen Gebieten auf eine sehr alte Tradition, die auf dem Umweg über die karolingische Aachener Schule auf die Werkstätten der Antike zurückging. In Niedersachsen bildeten die Werke aus Bronze oder geschmolzenem Silber, die gegen Ende des 10. Jahrhunderts in bereits fast romanischem Stil für Bernward von Hildesheim gegossen worden waren, ein Reservoir von Formen und Themen, die in entscheidender Weise die Entwicklung sächsischer Bronzekünstler beeinflußten. In Italien erhielt durch den Import byzantinischer Türen und die Anwesenheit byzantinischer Künstler – auch Bronzekünstler – in Monte Cassino unter Abt Desiderius (gestorben 1087) die Entwicklung dieser Technik vor allem in den südlichen Gebieten neue Impulse. Im Maas-Tal schließlich hatte das Beispiel Reiners von Huy die Kunst des Bronzegusses neu belebt. Das fast überall zu beobachtende Aufblühen von Zentren, in denen man mit Bronze oder Messing arbeitete, ist daher nicht erstaunlich.

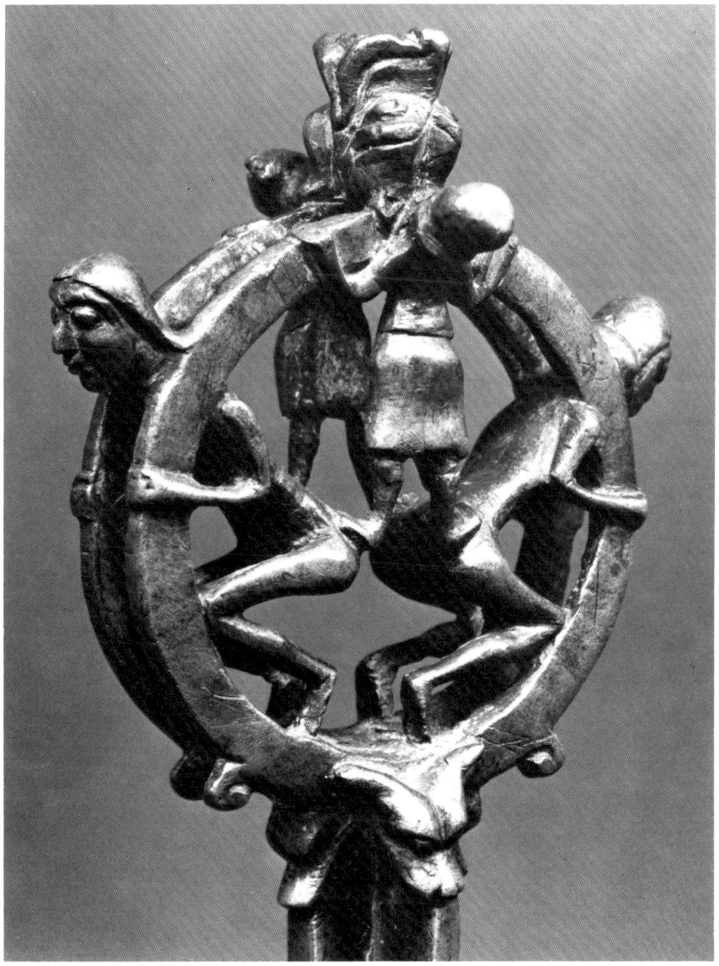

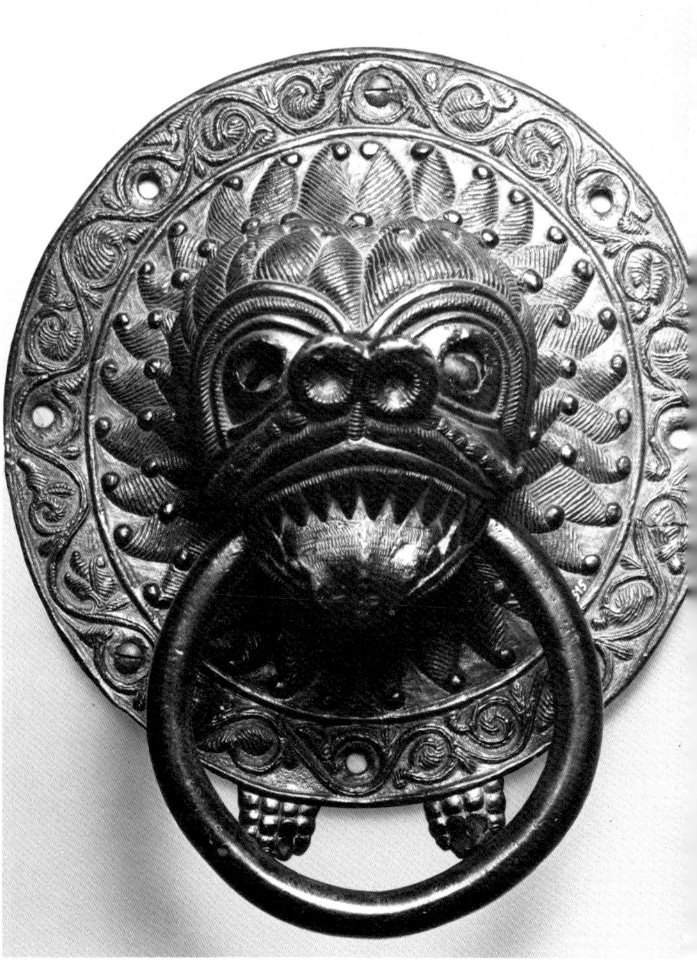

268 – Mittelrhein-Gebiet – Schlüssel der Sankt-Elisabeth-Kirche zu Marburg. Ausschnitt des Griffs: Akrobaten. Ende 12. Jh. – *Vergoldete Bronze; Gesamthöhe 0,21 m* – Marburg, Universitätsmuseum für Kunst und Kulturgeschichte

269 – Schwaben – Türzieher in Form einer Löwenmaske. 12. Jh. – *Bronze; Höhe 0,233 m* – Stuttgart, Württembergisches Landesmuseum

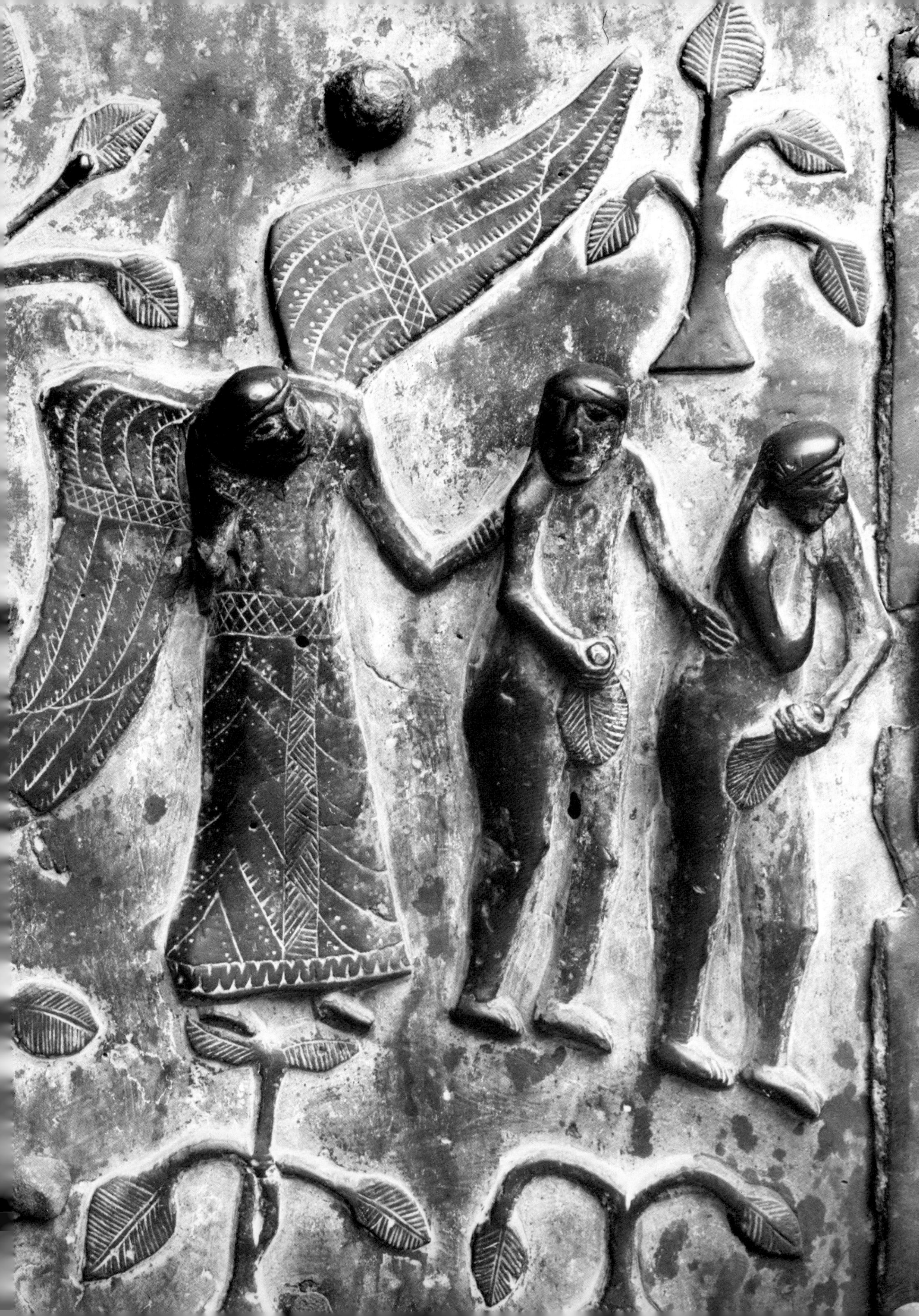

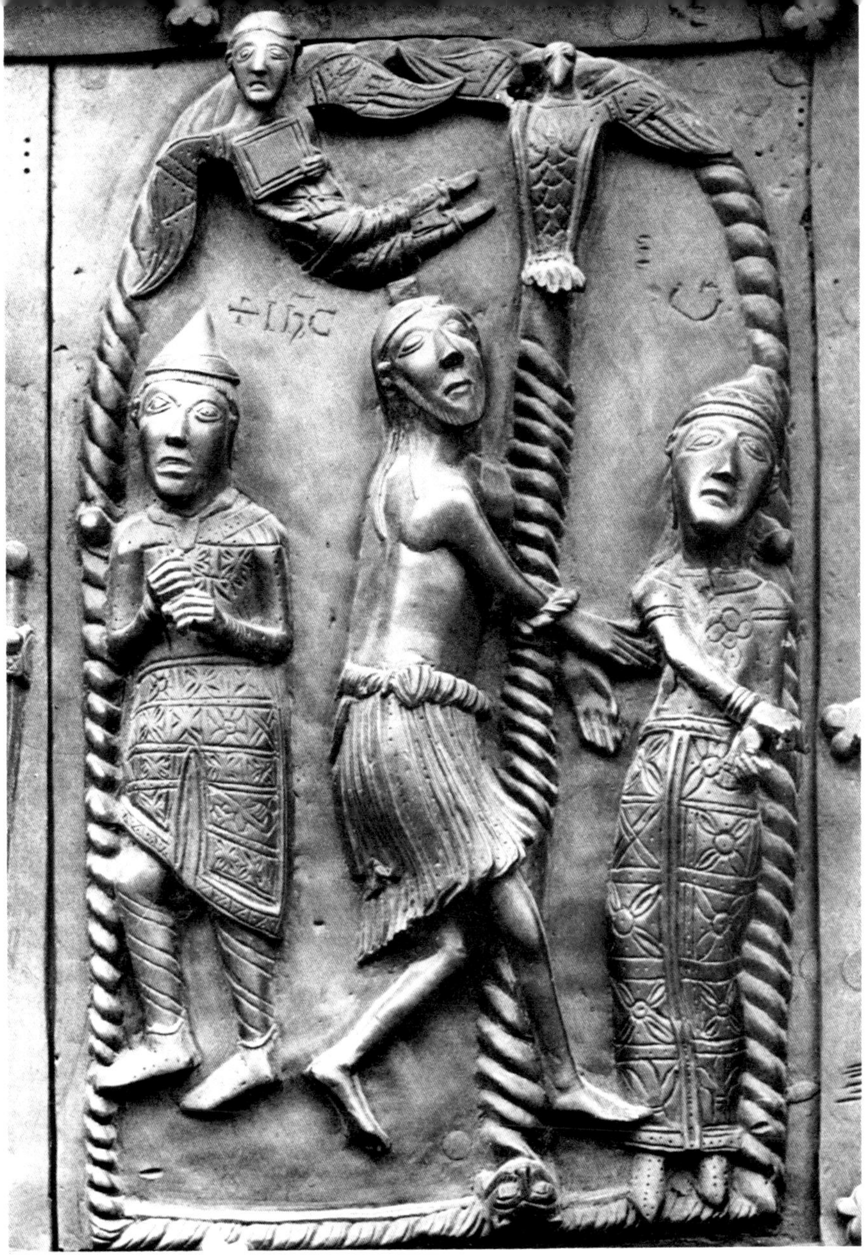

271 – Magdeburg – Flügel der Türen von Plock. Ausschnitt: Die Geißelung. 1152–1154 – *Bronze; Gesamthöhe 3,60 m* – Nowgorod, Sophien-Kathedrale

Der Trierer Domschatz enthält das beeindruckendste der romanischen Weihrauchfässer. Es hat die Form eines Monuments auf kreuzförmigem Grundriß mit vier Türmchen, in die durchbrochen gearbeitete Rundbögen gesetzt sind und wird von einer Darstellung Salomos, der, von Löwen umringt, auf seinem Thron sitzt, bekrönt. Darunter sind einige Propheten, sowie Abel, Melchisedech, die Opferung Isaaks und der Jakobssegen dargestellt. Die sorgfältige Ausführung entspricht dem ehrgeizigen ikonographischen Programm von Präfigurationen des Heiligen Abendmahls. Dank des typologischen Charakters dieses Bildprogramms ist es möglich, eine sehr frühe Datierung auszuschließen. Wahrscheinlich wurde dieses Weihrauchfaß, dessen Stifter Gozbert inschriftlich auf dem Fuß genannt ist, um 1100 in Trier gegossen. Der Stil der Figuren mit niedriger Stirn und großen hervortretenden Augen rückt dieses Weihrauchfaß in die Nähe eines Elfenbeins mit der Vorstellung im Tempel und der

270 – Norditalien – Türflügel. Ausschnitt: Vertreibung Adams und Evas aus dem Paradies. Anfang 12. Jh. – *Teilweise vergoldete Bronze* – Verona, San Zeno

Taufe Christi, das sich ebenfalls im Trierer Domschatz befindet und aus dem gleichen Zeitraum stammt.

Die einige Jahrzehnte später entstandene Kreuzabnahme-Gruppe im Victoria and Albert Museum in London ist ebenfalls Trierer Werkstätten zugeschrieben worden. Dieses eigenartige Stück besteht aus einem mit Bergkristallen geschmückten Kästchen, auf dessen Deckel sich die Sitzfiguren eines Diakons und eines Bischofs an Architekturteile lehnen. Der Ungeheuerkopf auf dem Dachfirst speit Rankenwerk und den unteren Teil des Kreuzschafts aus. Es handelt sich daher wohl um ein Kästchenreliquiar oder eine Pyxis, die zugleich als Kreuzfuß Verwendung fand. Die wahrscheinlich häufigste Variante hierzu, bei der die Kreuzabnahme durch einen Kruzifixus ersetzt ist, bietet uns der Hildesheimer Domschatz. Diese in ganz Europa seit der Mitte des 12. Jahrhunderts ziemlich geläufige Gleichsetzung von Kreuzabnahme und Kreuzigung steht wohl im Zusammenhang mit dem Versuch, gewisse Häresien (Patarer, Katharer) zu widerlegen, die die Realität des Todes Christi leugneten. Die fünf vollplastischen Figuren der Londoner Kreuzabnahme-Gruppe weisen sichtlich maasländischen Einfluß auf, unterscheiden sich jedoch von Lütticher Werken durch ihre Belebtheit und die genaue Zeichnung der Gesichter. Das Germanische Nationalmuseum Nürnberg besitzt eine knappe, Abb. 299 weit weniger dramatische Version, deren magere, schlottrige Figuren mit den Akrobaten des sogenannten ‹Schlüssels der Sankt-Elisabeth-Kirche› in Marburg verglichen werden können. Die Figuren dieses Schlüsselrings drücken auf ähnliche Weise wie auch manche Zierbuchstaben zeitgenössischer Manuskripte einen Sinn für Humor aus, den man nur allzu oft verkennt, obgleich er eine äußerst wichtige Komponente romanischen Geistes ist.

Den klassizisierenden schwäbischen Kruzifixen vom Typus des Amrichshausener Kreuzes stehen schwäbische Kreuze gegenüber, die eine grundlegend andere ästhetische Konzeption aufweisen. Auf diesen ist der Körper des gekrönten Christus dermaßen steif und abgeflacht gegeben, daß er sich in ein Rechteck einfügen läßt. Die unterhalb der Brust mit tief eingegrabenen Strichen angedeuteten Rippen bilden Kreisbögen oder Winkel; weitere in Parallelbändern angeordnete geometrische Figuren bedecken das enganliegende Lendentuch, das die Abb. 321 Hüften rundet. Dieser Kruzifixus-Typ, für den die Exemplare in Berlin, München und Stuttgart die eindrücklichsten Beispiele bieten, verfolgt nicht mehr das Ziel, den ans Kreuz genagelten Christus wiederzugeben, sondern versucht, mit Hilfe einiger konventioneller Zeichen von unleugbarer graphischer Schönheit, die Idee selbst des Kreuzestodes im Bilde faßbar zu machen.

Die Neigung der schwäbischen Bronzekünstler, ornamentale Werte zu betonen, tritt noch klarer auf den von ihnen geschaffenen Gebrauchsgegenständen hervor: der Türzieher aus Blaubeuren (Stuttgart, Württembergisches Landesmuseum) bildet den Höhepunkt einer Dekortradition, die mit den Türziehern an den Augsburger Domtüren begonnen hatte. Die überaus genaue Ziselierung der radial auslaufenden Mähnenzotteln sowie die Präzision, mit der die Gravur auch noch die feinsten Papillen der aus dem Rachen hängenden Zunge wiedergibt, finden ein Äquivalent auf einem Leuchterpaar desselben Stuttgarter Museums. Formal zeigen beide vergoldeten und versilberten, nahezu monumentalen Leuchter keine Eigenständigkeit, es sei denn den spiralförmigen Schaft, dessen Zeichnung von der Triumphsäule des Hildesheimer Doms angeregt worden sein könnte, und der sich analog auch auf den Leuchtern des Hildesheimer Stifts und der Petrikirche zu Fritzlar wiederfindet. Die ungewöhnlich sorgfältige Ausführung des von Schlangenbrut wimmelnden Ornaments aus gezacktem Blattwerk scheint hingegen ein Kennzeichen schwäbischer Werkstätten zu sein.

Eine Beeinflussung dieser Bronzekünstler durch Werke norditalienischer, vor allem Veroneser Künstler scheint möglich. Die Flügel der Türen von San Zeno bilden kein homogenes

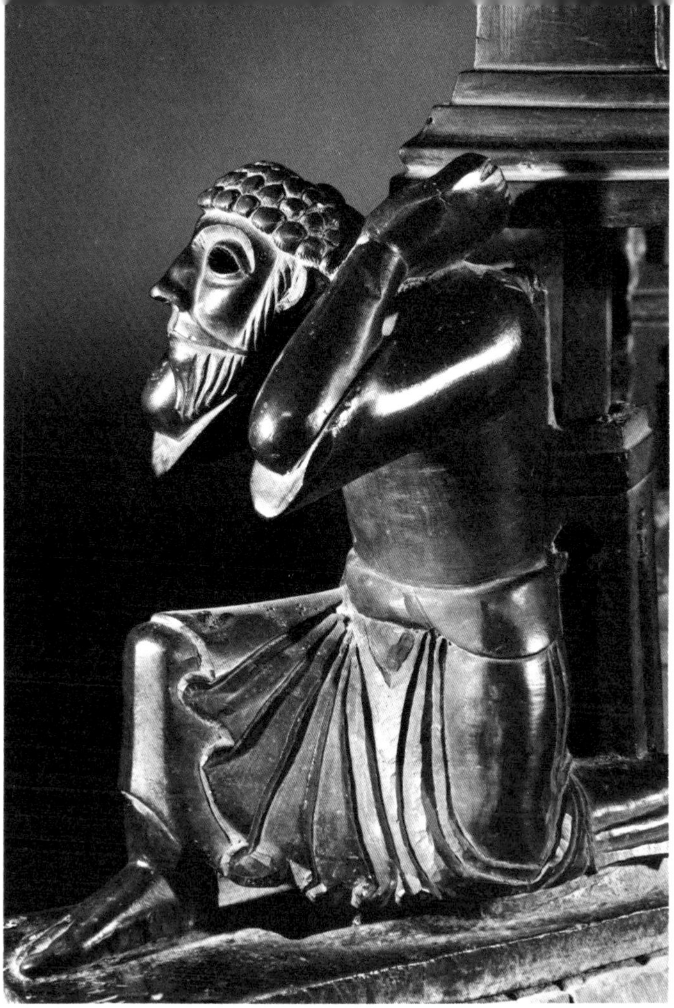

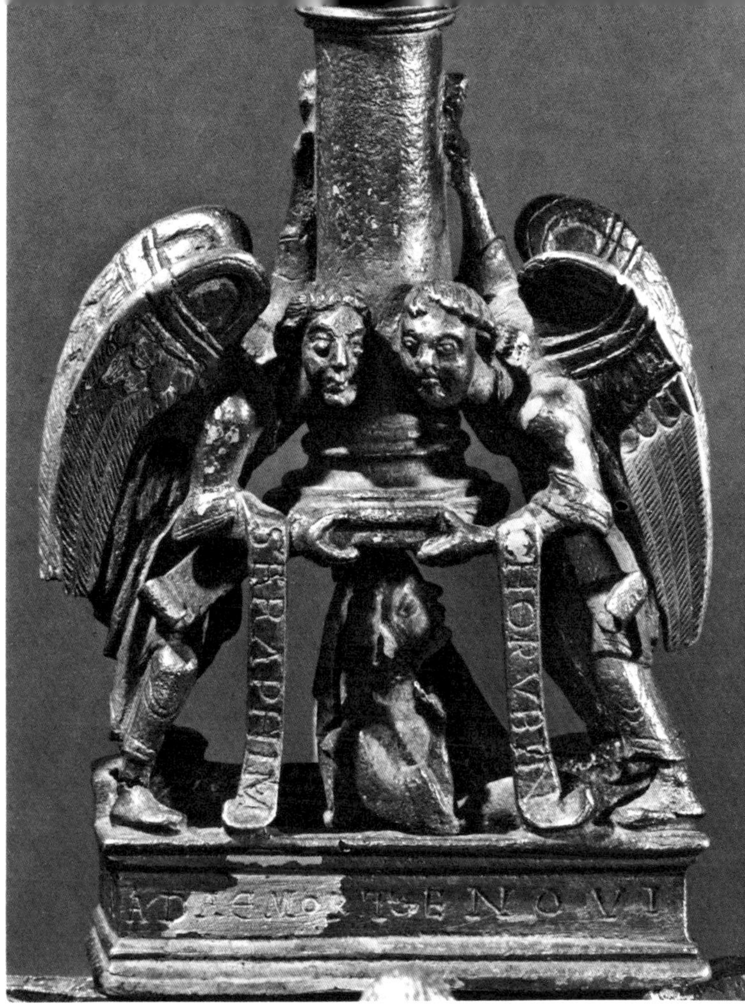

272 – Niedersachsen – ‹Krodo-Altar›. Sockelausschnitt: Atlant. Ende 11. Jh. – *Bronze* – Goslar, Museum
273 – Niedersachsen – Kreuzfuß aus Sankt Michael in Lüneburg (Ausschnitt). 12. Jh. – *Bronze; Gesamthöhe 0,273 m* – Hannover, Kestner-Museum

Ganzes. Teilweise vergoldete Bronzefüllungen sind über einem Holzkern zusammengefügt und werden von halbzylinderförmigen Rahmenleisten eingefaßt, deren Schnittpunkte durch Menschen- oder Tierköpfe betont sind. Albert Boeckler hat auf den noch erhaltenen dreiundsiebzig Füllungen die Hand dreier Meister nachgewiesen. Nach ihm stammen vom ersten Meister die Szenen des Alten und Neuen Testaments, die Menschen- und Löwenmasken sowie die Ältesten der Apokalypse. Der zweite Meister habe ebenfalls an den Reliefs des Alten Abb. 344
und Neuen Testaments sowie an den Figuren der Tugenden gearbeitet. Vom dritten Meister stammten schließlich die Platten mit der Geschichte des heiligen Zeno. Die erste Arbeitsperiode wird gewöhnlich an den Beginn des 12. Jahrhunderts, die zweite gegen die Jahrhundermitte und die dritte gegen Ende des 12. oder zu Beginn des 13. Jahrhunderts gesetzt. Daneben existiert jedoch auch ein früherer Datierungsvorschlag, demzufolge eine Umwandlung der Türen nach dem Erdbeben von 1117 und ergänzende Arbeiten anläßlich der Vergrößerung des Portals, also vor 1138, anzunehmen wären. Keine Zustimmung fand die von Albert Boeckler vorgeschlagene Identifikation des ersten Meisters mit jenem Künstler, der eine in der früheren Sammlung Hirsch befindliche Bronzestatuette einer nackten, knienden Frau geschaffen und mit «Stephanus Lager[inus]?» signiert hat. Man muß sich daher damit abfinden, diesen genialen Bronzegießer nicht benennen zu können.

Die erste Gruppe der Füllungen ist an ihrem kraftvollen, eigentümlichen Stil leicht zu erkennen. Die monolithischen Figuren werden von Gewandzeichnungen kaum belebt und sind in geometrische Massen unterteilt, wobei die Engel mit geschwungenen, leicht dreieckigen Flügeln den Umriß von Glocken erhalten haben. Auf einigen der Szenen finden sich als rein symbolisches Beiwerk Architekturteile, die jedoch keineswegs Räumlichkeit andeuten sollen, da die Figuren auf gänzlich unrealistische Weise aus dem glatten Bronzegrund hervortreten. Den Hintergrund anderer Füllungen beherrscht ein Netz durchbrochen gearbeiteten, flachen und hölzern wirkenden Rankenwerks. Diese erste Werkstatt, deren Schöpfungen einen ungemein modernen Eindruck erwecken, hat sich wahrscheinlich auch der Herstellung kleiner Bronzen gewidmet, wie die allegorische Darstellung der Klugheit von Baltimore (Walters Art Gallery) beweist. Die zweite Werkstatt unterscheidet sich sehr klar von der ersten. Aus unerfindlichem Grund (Zweitverwendung einer bereits vorhandenen Tür?) wiederholt sie einige der bereits von der ersten Werkstatt dargestellten Szenen. Ihre Schöpfungen sind von guter Qualität, wenn ihnen auch die ungebändigte Größe der ersten fehlt. Die ihr zugeschriebenen Füllungen zeigen Figuren in schwachem Relief, deren Gewandwurf in feine, enggedrängte Falten unterteilt ist.

Überraschenderweise steht die erste Veroneser Werkstatt nicht gänzlich isoliert da. Man muß sie mit jener Werkstatt in Verbindung bringen, die die Bronzetüren der Kathedrale von Plock an der Weichsel gegossen hat. Diese Türen wurden zu einem unbekannten Zeitpunkt von der Kathedrale, für die sie gegossen worden waren, entfernt und im 14. Jahrhundert von Meister Abraham an der Sophien-Kathedrale von Nowgorod angebracht sowie durch einige

274 – Niedersachsen – Kreuzfuß in Form eines Reliquiars: Christus zwischen Evangelistensymbolen, die Jungfrau Maria, ein Erzengel. Mitte 12. Jh. – *Vergoldete Bronze; Höhe 0,22 m* – Xanten, Domschatz

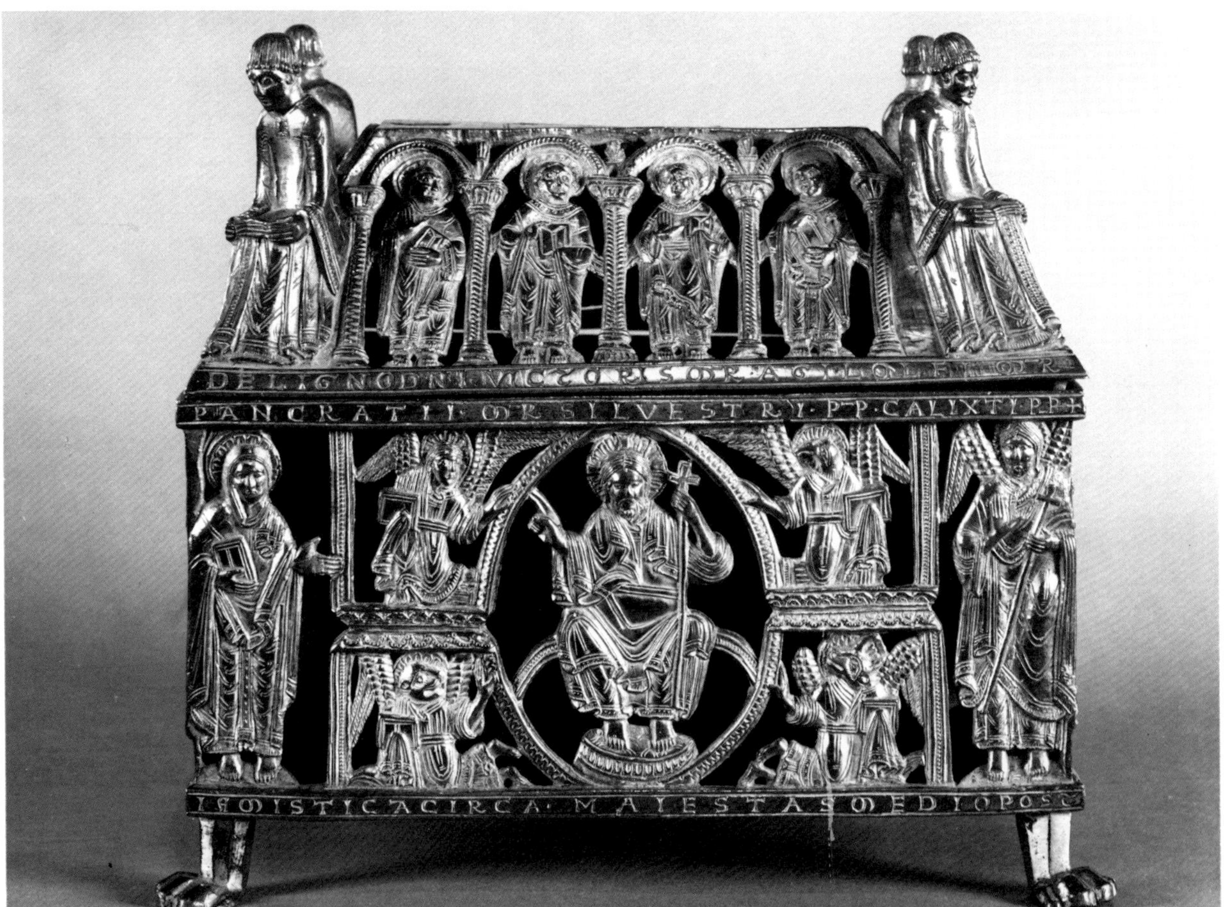

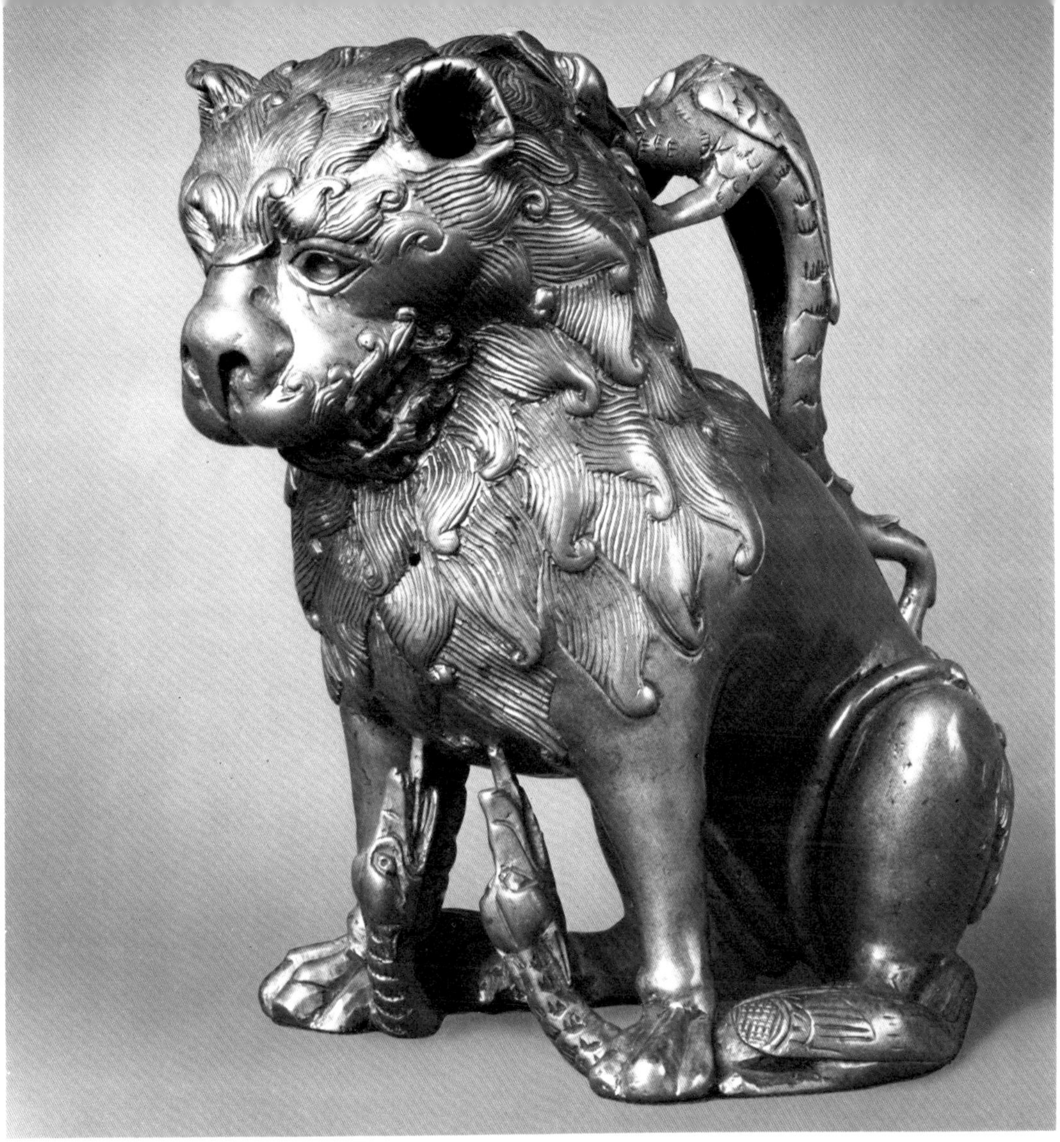

275 – Norddeutschland – Aquamanile in Form eines Löwen. Erstes Drittel 13. Jh. – *Bronze; Höhe 0,20 m* – Hamburg, Museum für Kunst und Gewerbe

Zusätze vergrößert. Jeder Türflügel wurde ursprünglich von einer breiten rechteckigen Füllung (Himmelfahrt und Christus im Tetramorph) beherrscht. Unterhalb dieser großen waren kleinere Füllungen auf zwei Vertikalbahnen verteilt. Neben Szenen aus dem Alten und Neuen Testament sind mehrere inschriftlich bezeichnete Personen abgebildet. Es handelt sich hierbei in erster Linie um die Gießer der Türen, die Meister Riquinus und Waismuth, neben die Abraham sein Selbstbildnis gesetzt hat. Es folgen Bischof Alexander von Plock (1129–1156) und der Bischof von Magdeburg, Wichmann, der 1152 ernannt worden war, sein erzbischöfliches *pallium* jedoch erst im Jahre 1154 erhielt. Die Türen von Plock wurden demnach gegen 1152 bis 1154 ausgeführt, mit großer Wahrscheinlichkeit in Magdeburg, wo zur selben Zeit Bronzekünstler auch das Grab des Erzbischofs Friedrich von Wettin (gestorben 1152) gossen. Stilistisch lassen sich die Türen von Nowgorod in die Nähe der Türen von San Zeno rücken. Wie in Verona, so sind auch hier die Figuren in Hochrelief auf nahezu kubistische Weise großflächig behandelt. Die Köpfe mit den riesigen Augen heben sich von gleichartig glattem oder mit Rankenwerk besetztem Grund ab. Köpfe und Faltenwurf sind jedoch hier individueller und sorgfältiger ausgearbeitet als auf den italienischen Bronzen.

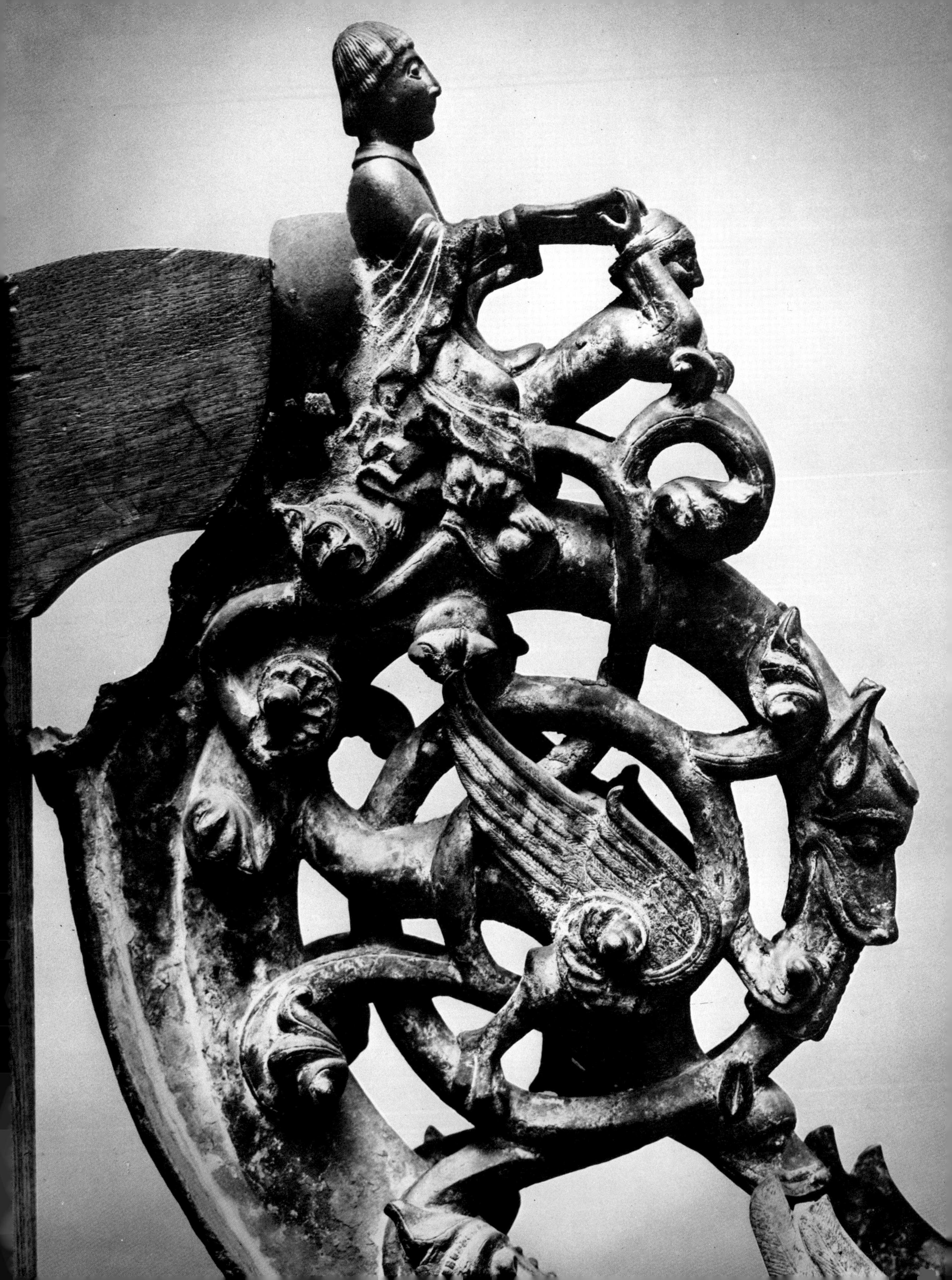

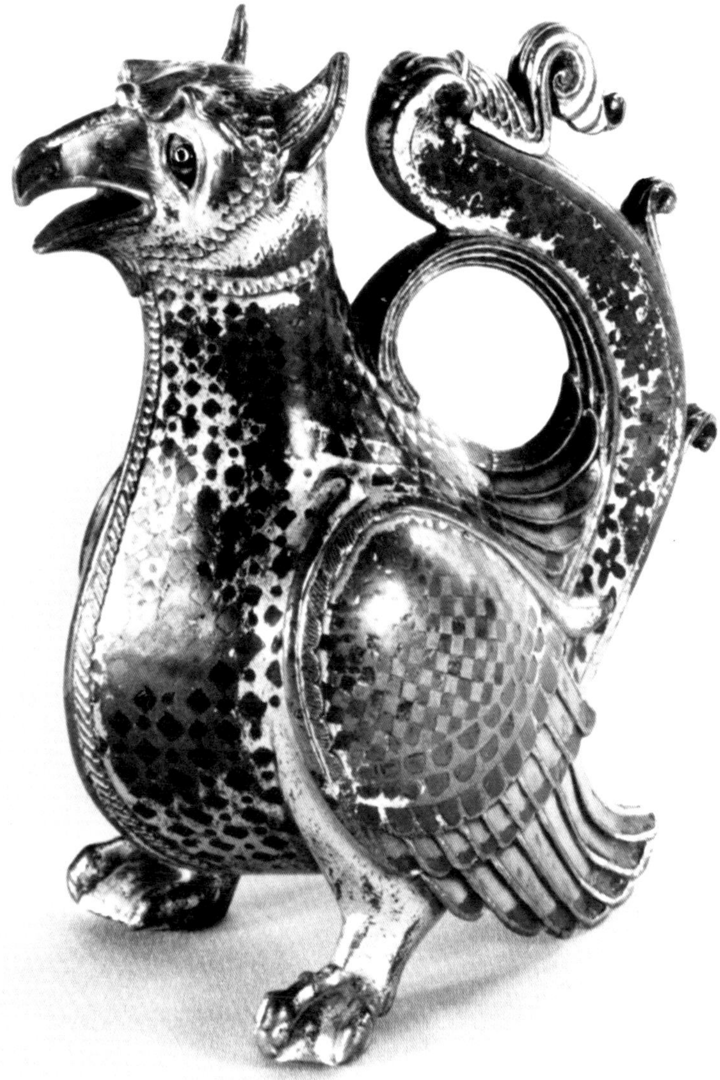

277 – Maas-Gebiet – Aquamanile in Form eines Greifen. Mitte 12. Jh. – *Vergoldete Bronze mit niellierter Silbertauschierung; Höhe 0,17 m* – Wien, Kunsthistorisches Museum

Diese Analogien, die zwei Bronzetüren aus weit auseinanderliegenden Gegenden einen, sind einigermaßen verwirrend. Muß man ein Ausschwärmen italienischer Bronzegießer bis nach Magdeburg annehmen? Oder war der erste veronesische Bronzekünstler, dessen Werke sich so deutlich von italienischen Bronzen unterscheiden, germanischen Ursprungs? Die Alternative bleibt offen. Die erste Hypothese könnte eine gewisse Bestätigung durch die San Zeno nahestehenden Skulpturen des Lesepults der Insel San Giulio im Orta-See erhalten. Für die zweite Annahme spräche hingegen das Bronzegrab Friedrichs von Wettin in Magdeburg. Andererseits ist die Technik der Türen von Plock und des Magdeburger Grabes nicht identisch. Die Fragestellung verdiente vielleicht noch erweitert zu werden: das auf 1149 datierte Taufbecken von Saint-Germain in Tienen (Brüssel, Musées Royaux) hat trotz seiner Herkunft nichts mit maasländischer Bronzekunst gemein, weist vielmehr frappierende Ähnlichkeiten mit der ersten veronesischen Werkstatt auf. Man muß auch darauf hinweisen, daß einige

276 – Champagne (?) – Fragment eines Leuchterfußes aus Saint-Remi in Reims. Ausschnitt: Ungeheuer in Rankenwerk. Zweites Viertel 12. Jh. – *Bronze; Höhe des Fragments 0,22 m* – Reims, Musée Saint-Remi

kleine irische Bronzen, so vor allem die des Reliquienschreins der Kirche von Boher (Offaly), an die Figuren der Türen von Plock erinnern.

Die Zuordnung der Türen von Plock zu Magdeburger Werkstätten stützt sich auf eine unanfechtbare Tatsache: die Geschicklichkeit und Produktivität der Bronzegießer in den nördlichen Gebieten des Heiligen Römischen Reichs. Die in den Güssen für Bernward von Hildesheim begründete Tradition wurde hier über einen Zeitraum von mehr als zwei Jahrhunderten unverändert kraftvoll und erfolgreich fortgeführt. Größe und Schönheit der Bronzen des Grabmals Rudolfs von Schwaben (1080) oder des Kaiserthrons von Goslar waren nur möglich, weil im 11. Jahrhundert erfahrene Gießer in Niedersachsen am Werke waren. Auch die kraftvoll-gedrungenen Atlanten des ‹Krodo-Altars› (Goslar, Museum), bei denen die Wucht der Oberkörper durch die Strenge der fächerförmigen Rockfalten ausgeglichen wird, sind ein Werk erfahrener Künstler, die mit Erfolg vollplastische Statuen zu gießen vermochten. Und die ganze Kühnheit, Vitalität und technische Meisterschaft niedersächsischer Bronzekünstler war nötig, um sich in der Mitte des 12. Jahrhunderts an ein Unternehmen wie den ‹Wolfram-Leuchter› im Erfurter Dom zu wagen. Dieser Monumentalleuchter von fast zwei Metern Höhe zeigt einen Mann in langem Gewand, der, auf einem Sockel stehend, zwei Leuchter mit seinen Händen emporhält.

Einigen Stücken des liturgischen Geräts aus diesen Werkstätten ist eine überaus komplexe Ikonographie zu eigen. Ein Beispiel hierfür bietet der zweiteilige Kreuzfuß aus dem Sankt-Michael-Kloster in Lüneburg (Hannover, Kestner-Museum). Der achteckige, gebogene Sockel ist mit vier Eckfiguren der über ihre Pulte gebeugten Evangelisten geschmückt. Diese sitzen auf Löwenköpfen, aus deren Mäulern die Paradiesflüsse fließen. In der Mitte des Sockels befindet sich ein Sarkophag, dem der auferstehende Adam entsteigt. Über dem Kopf Adams erhebt sich eine Säule, die zwei Engel mühsam dadurch stützen, daß sie sich mit ihrem ganzen Körper dagegenstemmen. Auf dieser Säule war ursprünglich das heute verlorene Kreuz angebracht. Ikonographisch erinnert dieser Kreuzfuß mit einer Säule, unterhalb deren ein Figurenkopf erscheint, an das Bildprogramm des Adalbero-Elfenbeins in Metz um 1000 (Musée de la Ville). Obgleich jedoch die theologische Idee die gleiche ist, findet sie auf dem Kreuzfuß einen anderen Ausdruck, der in seiner Art nicht einzig dasteht, da weitere Versionen des Lüneburger Kreuzes erhalten sind. Das Kreuz aus Chur stellt eine fast identische, wenngleich weniger sorgfältig ausgeführte Replik dar. Es wurde von einem gewissen Notpertus bestellt und von dem Künstler Azzo ausgeführt. Für Notpertus wurden mehrere Identifikationen vorgeschlagen. Sie würden zu einer Datierung gegen Ende des 11. Jahrhunderts (ein überaus frühzeitiges Datum) oder in den Zeitraum vor 1134 führen. Die beiden Kreuzfüße aus Lüneburg und Chur sind nicht in derselben Werkstatt entstanden, jedoch nach demselben Modell. Eine dritte, wesentlich einfachere Variante mit steiferen, robusteren Figuren findet sich im Kunstgewerbemuseum in Berlin. Auch ein Bronzekreuzfuß des Weimarer Museums folgt der gleichen Ikonographie: Adam entsteigt hier dem Sarkophag, der von Evangelistenpulten mit Arkaden gestützt wird.

Ein weiterer Kreuzfuß, der im Domschatz von Xanten bewahrt wird, bietet eine Variante zu diesen Kreuzfüßen, die die Form einer Pyxis oder eines Reliquiars aufweisen und von denen
Abb. 317 auch der Hildesheimer Schatz ein Exemplar besitzt. Auf der Längsseite des vergoldeten, durchbrochen gearbeiteten Bronzekastens befindet sich über einem Regenbogen die *Majestas Domini*, umgeben von den tierköpfigen Evangelisten, die von zwei kleinen Statuen – Maria und ein Erzengel – flankiert werden. Auf den Dachschrägen sind die Apostel unter Arkaden dargestellt, die Dachecken werden von vier vollplastischen Sitzfiguren junger Lektorendiakone eingenommen. Die durchbrochen gearbeiteten Gestalten zeigen eine gesteigerte Flächigkeit

und Breite. Die vier kompakten Lektorenfigürchen beweisen ein Fortbestehen von Tendenzen, die bereits bei den Atlanten des ‹Krodo-Altars› zum Ausdruck gekommen waren.

Die Herstellung liturgischen Geräts, vor allem von Altarleuchtern, wurde in niedersächsischen Werkstätten auch in der zweiten Hälfte des 12. Jahrhunderts fortgesetzt. Der Aufbau der Altarleuchter folgt in großen Zügen dem Typus der silbernen Bernward-Leuchter (Hildesheim, Sankt Magdalenen): ein bewegt gestalteter Sockel, mit Rankenwerk und Sitzfiguren geschmückt, ein Knauf mit Rankenwerk und schließlich ein Lichtteller, der von Atlanten oder Tieren (Leuchter der Abtei von Gandersheim, Braunschweig, Herzog Anton Ulrich Museum) gehalten wird. Unter dem Mäzenat Heinrichs des Löwen entstanden jedoch auch monumentalere Arbeiten. Die Bronzesäulen des Marien-Altars im Braunschweiger Dom stammen aus dem Jahr 1188, und der große Braunschweiger Löwe, das Ruhmesdenkmal des Sachsenherzogs, der sich damals auf dem Höhepunkt seiner Macht befand, wurde im Jahre 1166 gegossen. Ein weiterer, weit weniger prunkvoller, dafür aber um so reizvollerer Löwe beweist, daß das Genie dieser Bronzekünstler auch in den ersten Jahrzehnten des 13. Jahrhunderts noch fortbestand. Das Löwenaquamanile in Hamburg (Museum für Kunst und Gewerbe) oder das im Typus weitgehend übereinstimmende Exemplar des Metropolitan Museum in New York setzten noch in gotischer Umwelt den Antinaturalismus romanischer Bestiarien fort. Der ungewöhnlich verfeinerte lockenmähnige Löwe zeigt sich den Bissen der ihn angreifenden Drachen gegenüber völlig gleichgültig.

Die maasländischen Greifenaquamanile in Wien (Kunsthistorisches Museum) und London (Victoria and Albert Museum) von nicht minder großem Raffinement, zeugen von einer weiterentwickelten Technik. Der vergoldete Bronzeguß ist mit gewürfeltem und dreieckigem Dekor in Niello und Silbertauschierung überzogen, so daß das Licht auf den Ungeheuerflügeln schimmert und die glänzenden Federn angedeutet werden. Die maasländischen Bronzen sind zierlicher, plastischer modelliert und schattierungsreicher als die niedersächsischen, zeigen jedoch manchmal eine ebenso überquellende Phantasie. Einer der am meisten verbreiteten Leuchtertypen, von dem auch die schwäbischen und niedersächsischen Werkstätten Varianten ausführten, zeigt einen Greifen, dessen auf den Rücken zurückgelegter Schwanz in Rankenwerk endet. Das letzte Glied dieses Rankenwerks bildet die Lichtschale, die vom Schnabel des Ungeheuers gehalten wird. Die vollkommenste Version dieses Typs ist das Exemplar in Stift Göttweig. Auf dem Leuchter des Bargello in Florenz hält ein nackter, auf dem Rücken des Greifen kauernder Mann die Lichtschale.

Abb. 314

Der Kampf des Menschen gegen die Monster inmitten eines Dschungels aus verflochtenem Blatt- und Rankenwerk war eines der Lieblingsthemen romanischer Ikonographie und wurde bei den großen maasländischen oder unter maasländischem Einfluß entstandenen Leuchtern oft verwendet. Vom Monumentalleuchter von Saint-Remi in Reims ist nur noch ein Fragment des Fußes erhalten. Er bestand aus durchbrochen gearbeiteten Partien aus Rankenwerk mit breiten Palmetten, die von den Körpern der Drachen unterteilt wurden, deren Köpfe den Leuchterfuß bildeten. Große gemugelte Edelsteine verzierten dieses Objekt, auf dem sich der Drang zur Ausschmückung mit Blattwerk und Ungeheuern jedoch immer in Grenzen hielt. Die Herkunft dieses großen Leuchters ist umstritten. Möglicherweise haben sich englische Einflüsse geltend gemacht, wenn auch das ausgewogene Gemisch romanischer und klassischer Themen eher für die Maas-Kunst typisch ist. Ein großer, heute verschollener Bronzeleuchter aus Beauvais beweist, daß man im Norden und Nordosten Frankreichs Bronzen gegossen haben muß. Wahrscheinlich stammt der Leuchter von Reims aus der Champagne, aus einem Milieu, das stark von maasländischer Ästhetik beeinflußt war oder in direkter Verbindung zum Maas-Tal stand.

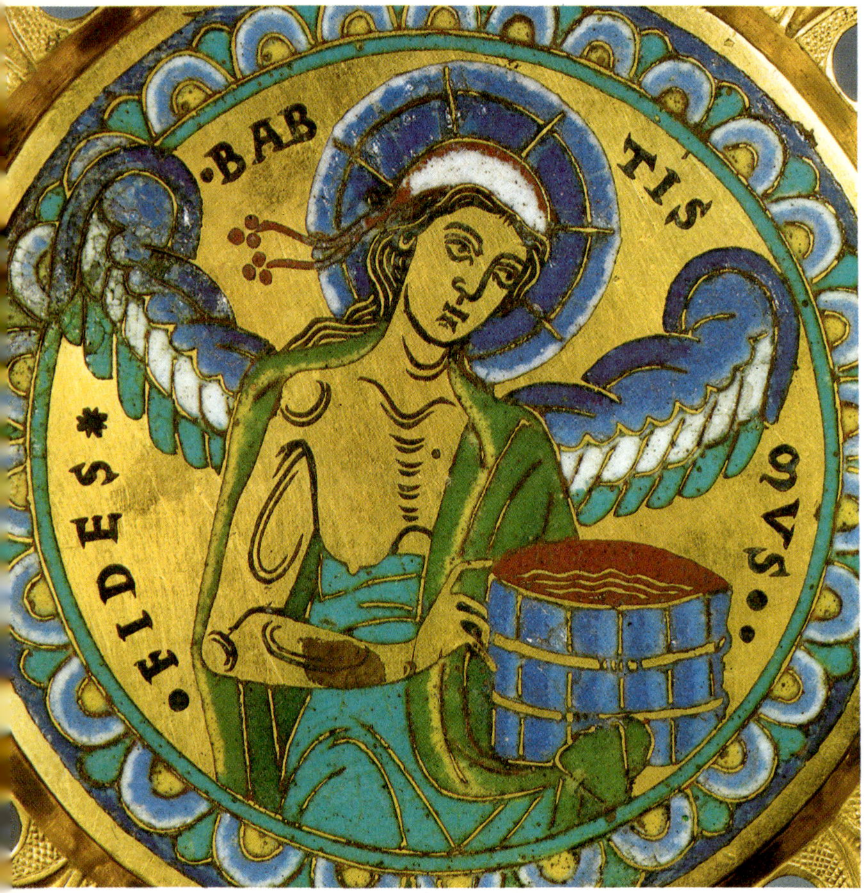

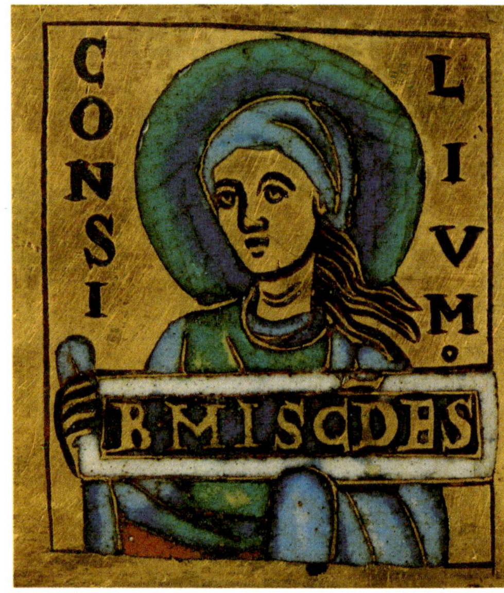

278 – Maas-Gebiet – Medaillon vom Retabel des heiligen Remaklus: Personifikation des Glaubens an die Taufe. Mitte 12. Jh. – *Grubenschmelz; Durchmesser 0,145 m* – Frankfurt, Museum für Kunsthandwerk

279 – Maas-Gebiet – Kopfreliquiar des heiligen Alexander (Sockelausschnitt). Um 1145 – *Vergoldetes Silber, Grubenschmelz; Gesamthöhe 0,445 m* – Brüssel, Musées royaux d'Art et d'Histoire

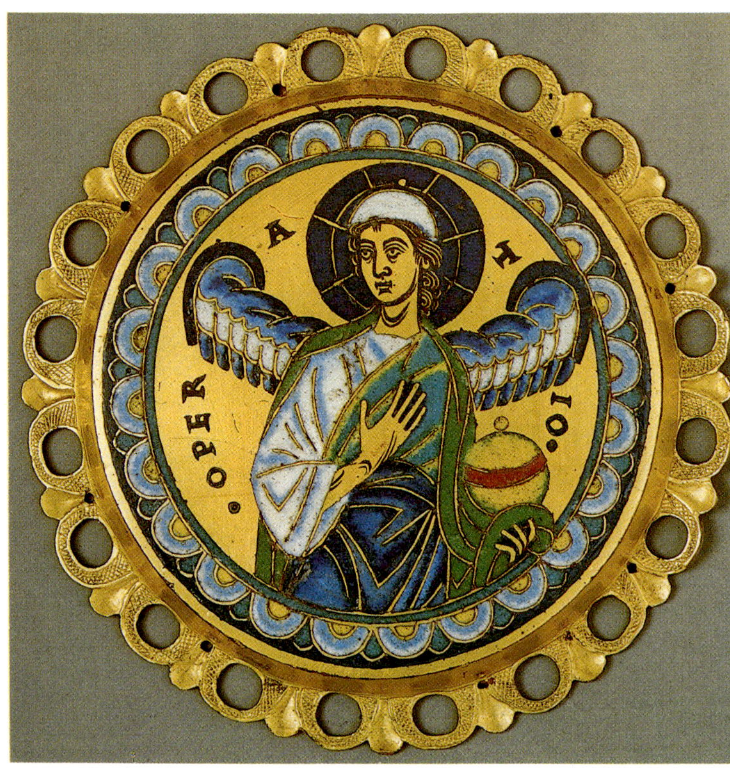

280 – Maas-Gebiet – Medaillon vom Retabel des heiligen Remaklus: Personifikation der ‹operatio›. Mitte 12. Jh. – *Grubenschmelz; Durchmesser 0,145 m* – Berlin, Kunstgewerbemuseum

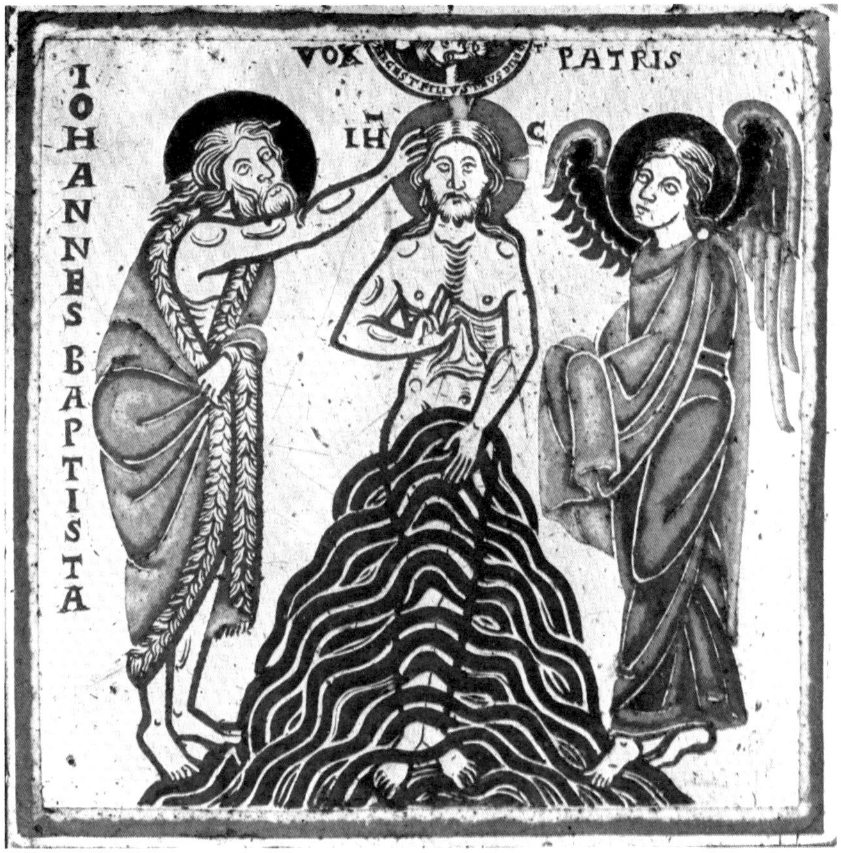

281 – Maas-Gebiet – Platte: Taufe Christi. Um 1160–1170 – *Vergoldetes Kupfer, Grubenschmelz; Höhe 0,102 m* – New York, The Metropolitan Museum of Art

Der Fuß des Monumentalleuchters im Prager Veits-Dom ist noch kostbarer und würdiger Abb. 330
gestaltet als der Leuchter in Reims. Nach einer bis ins 14. Jahrhundert zurückreichenden Überlieferung soll dieser Leuchterfuß im Jahr 1162 nach der Plünderung Mailands von Friedrich Barbarossa nach Prag gebracht worden sein. Die Anregung hierzu habe der Herzog von Böhmen, Wladislav II., gegeben, der den Kaiser auf diesem Feldzug begleitet hatte. Das Werk wäre demnach – wenngleich nur sehr kurze Zeit – vor 1162 entstanden. Wie auf dem Leuchterfragment aus Reims ist auch hier die Komposition durch Drachen, deren Häupter den Sockel tragen, rhythmisch unterteilt. Auf diesen Drachen sitzen rittlings nackte Männer, die sich Löwen zuwenden. In jeder der von den Drachen abgeteilten Sektionen werden die in Rankenschnörkeln hausenden Tiere von antik gekleideten (Tunika oder Panzer) Personen, die Riemensandalen tragen, überwältigt oder besänftigt. Die Ikonographie spielt wahrscheinlich auf den Frieden des irdischen Paradieses oder auch auf die Harmonie zwischen Orpheus und den Tieren an. Dieses Werk spiegelt die humanistische Idee von der Beherrschung der entfesselten Elementargewalten und der Macht des Bösen durch menschliche Intelligenz wider. Auch hier lassen das Vorherrschen klassischer Themen, die Richtigkeit der Proportionen und die naturalistische Modellierung der nackten Körper an eine maasländische Herkunft denken. Da die Hinweise auf die Antike sehr deutlich sind, könnte dies Werk jedoch auch in Norditalien entstanden sein. Man kann diese Frage um so weniger eindeutig beantworten, als auch für den großen Monumentalleuchter im Mailänder Dom, eines der Glanzstücke früher Gotik, eine wirklich überzeugende Lokalisierung fehlt.

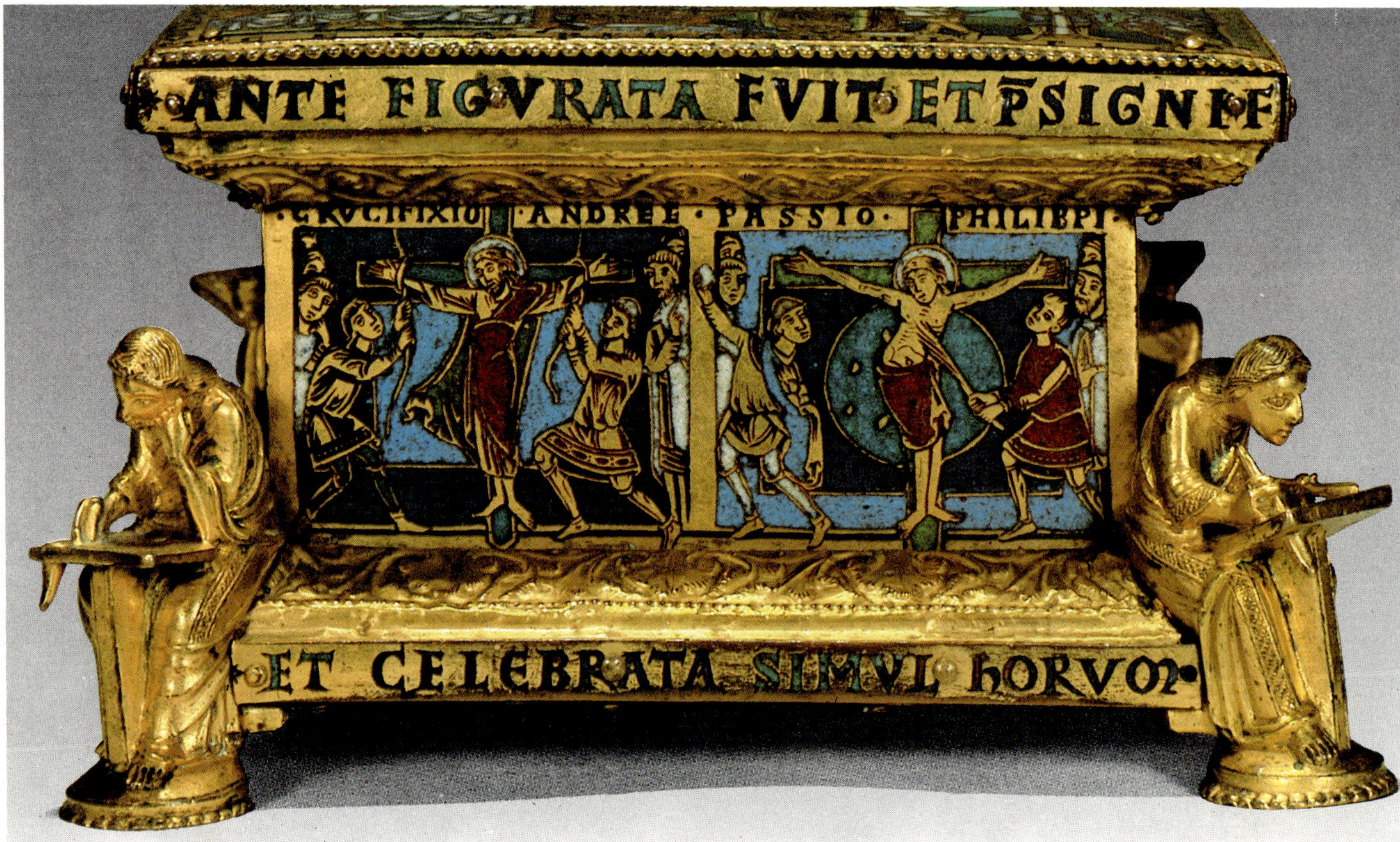
ANTE FIGVRATA FVIT ET P SIGNIF
CRVCIFIXIO ANDREE · PASSIO · PHILIPPI
ET CELEBRATA SIMVL HORVM

282 und 283 – Maas-Gebiet – Tragaltar aus Stavelot. Schmalseite: Martyrium der Apostel Andreas und Philippus – Ein Evangelist. Um 1150–1160 – *Vergoldetes Kupfer, Grubenschmelz, vergoldete Bronze, Bergkristall; Höhe 0,10 m* – Brüssel, Musées royaux d'Art et d'Histoire

DER MAASLÄNDISCHE STIL: STAVELOT UND LÜTTICH

Die Werke aus dem Gebiet des Heiligen Römischen Reiches standen abwechselnd unter dem Einfluß von romanischer Ästhetik und klassischem Erbe. Ein Gleichgewicht im Spiel dieser Kräfte wurde nur sehr selten erreicht. Einem Zentrum jedoch, Lüttich, gelang es anscheinend, diese widersprüchlichen Tendenzen harmonisch zu vereinen und einen Stil zu schaffen, der von romanischer Heftigkeit ebenso weit entfernt ist wie von klassischem Konformismus. Das Maas-Tal war besonders geeignet, eine solche Stilentwicklung zu fördern, da es im Herzen des alten karolingischen Landes lag und eine Schlüsselstellung in der kaiserlichen Politik innehatte, zudem jedoch Neuerungen auf wirtschaftlichem wie auch theologischem Gebiet äußerst aufgeschlossen gegenüberstand.

Wibald von Stavelot stammte ebenso wie Rupert von Deutz, dessen Schüler er in Saint-Laurent in Lüttich gewesen war, aus dieser alten lothringischen Kulturlandschaft. Obwohl Abt von Stavelot, arbeitete er darüber hinaus auch in der kaiserlichen Kanzlei und war Berater dreier Kaiser, Lothars III., Konrads III. und Friedrich Barbarossas. Für einige Zeit verband er die Pflichten eines Abtes von Stavelot mit der Leitung der Abtei Corvey und kurzzeitig auch mit der von Monte Cassino. Zudem war er mit diplomatischen Missionen in Rom und Konstantinopel betraut. Er starb im Jahr 1158 in Griechenland. Dieser summarische Überblick über sein Leben genügt, um ahnen zu lassen, welche Vielzahl unterschiedlichster Werke er gesehen und in Stavelot bekannt gemacht haben muß. Eine Synthese dieser Werke suchte er während der Zeit seines Mäzenats zu verwirklichen.

Im Jahre 1145 ließ Wibald die Reliquien des heiligen Alexander in das zu diesem Zweck angefertigte Kopfreliquiar überführen. Demnach sind die Emails des Reliquiarsockels der früheste datierbare Grubenschmelz, der uns bekannt ist. Die Technik des Grubenschmelzes wurde bereits lange vor diesem Datum im Rheinland, und mehrere Jahrzehnte zuvor bereits in Conques, von den dort arbeitenden südländischen Emailkünstlern, angewandt. Auch im Maas-Tal muß der Grubenschmelz bereits verwendet worden sein, da die Emails des Alexander-Kopfes keineswegs einen ersten Versuch darstellen. Dennoch bezeichnet das genannte

284 – Maas-Gebiet – Einbanddeckel: Kreuzigung mit zwei Stiftern. Mitte 12. Jh. – *Elfenbein; Höhe 0,14 m* – Frankfurt, Liebieghaus

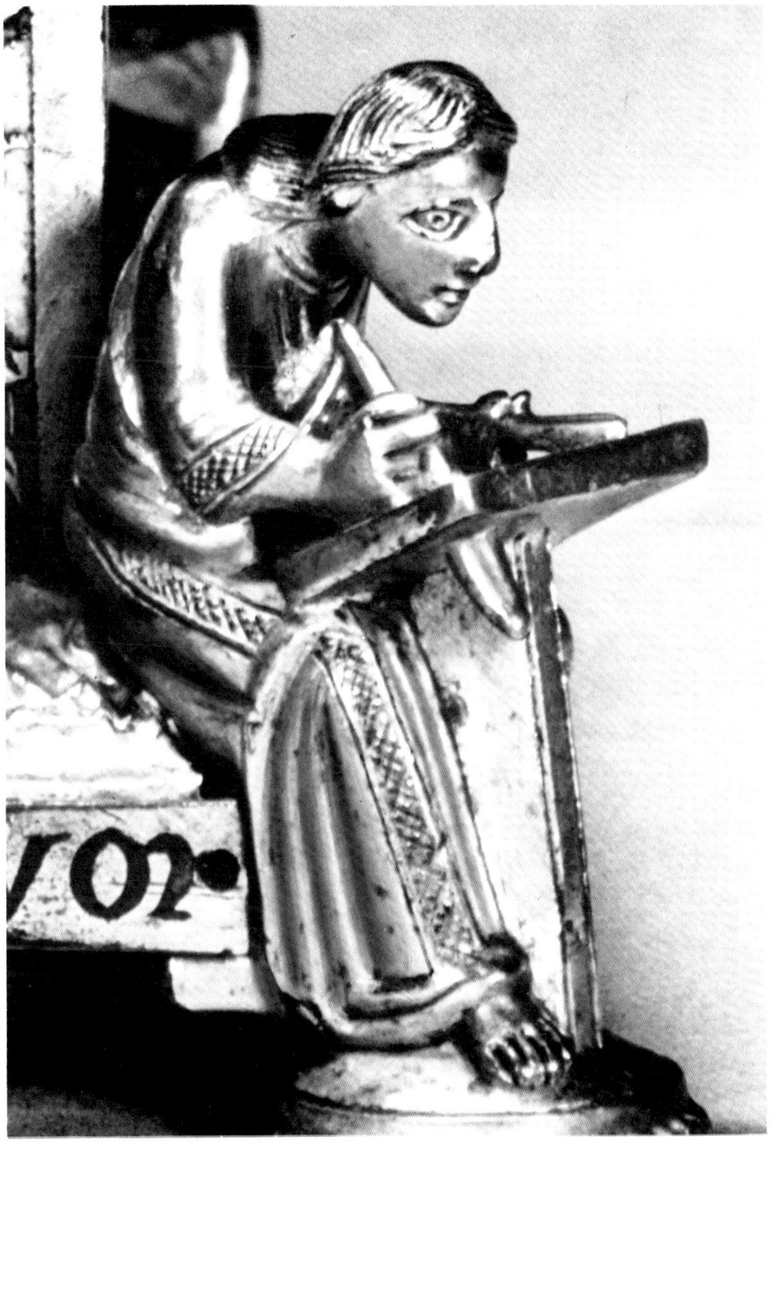

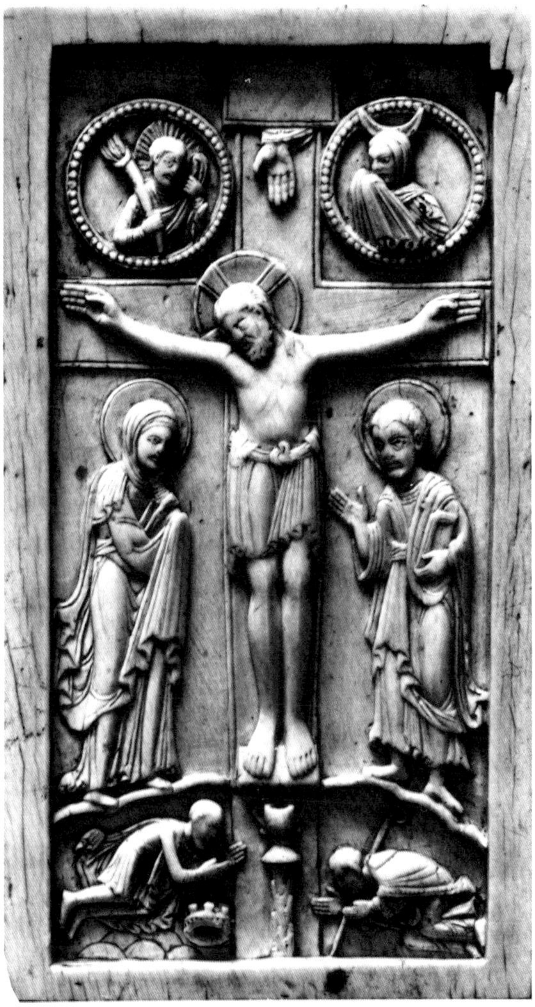

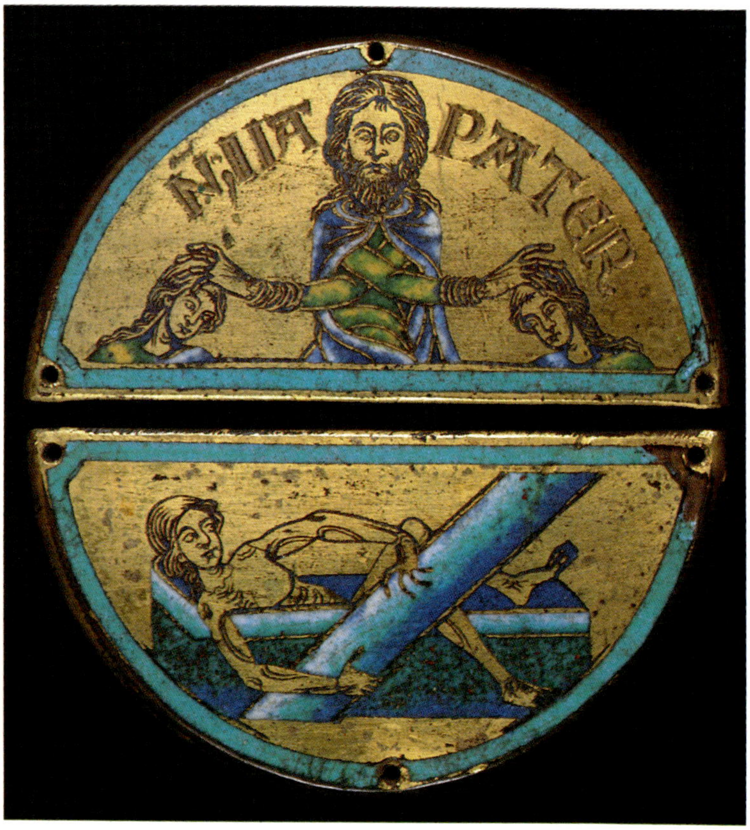

285 – Champagne (?) – Halbkreisförmige Platten, ursprünglich Schmuck eines Schreins: Jakobssegen, Auferstehung. Um 1160–170 – *Vergoldetes Kupfer, Grubenschmelz; Durchmesser 0,10 m* – Troyes, Domschatz

Datum einen neuen Schritt in der mittelalterlichen Emailtechnik. Die – einem byzantinischen Prototyp folgend – von Inschriften umgebenen Halbfiguren heben sich von Goldgrund ab, die breiten Farbfelder sind klar gegeneinander abgegrenzt, die Farben rein und kontrastreich. Die überaus feste, einfache Zeichnung der Gesichter der personifizierten Seligpreisungen läßt bereits den Stil der Medaillons vom Retabel des heiligen Remaklus erahnen.

Das mit emaillierter Goldschmiedearbeit reich geschmückte Retabel des heiligen Remaklus hatte ursprünglich den Reliquienschrein des heiligen Remaklus umgeben. Dieses Werk ist heute zerstört und uns nur durch eine Zeichnung aus dem 17. Jahrhundert bekannt. Zwei Emailmedaillons sind jedoch erhalten. Sie stellen zwei Engel-Halbfiguren dar, deren träumerische Schönheit und vergeistigte Anmut ein Inbild der Vollkommenheit sind. Einer der Engel verkörpert die Allegorie des Glaubens an die Taufe *(Fides Baptima)*, der zweite die Personifikation der ‹Werke›, das heißt der guten Werke *(Operatio)*. Das Retabel des heiligen Remaklus wurde mit großer Sicherheit im Auftrag Wibalds angefertigt, und man darf annehmen, daß es vor dem Tod des Abtes fertiggestellt wurde. Da die Emails des Retabels eine sorgfältigere Farbabstufung zeigen und insgesamt einen überlegteren Eindruck machen als jene des Kopfreliquiars, muß man dies Werk wohl auf einen Zeitpunkt nach 1145 datieren.

Trotz der Gemeinsamkeiten stammen die Emails des Kopfreliquiars und der beiden Medaillons des Retabels nicht von derselben Hand. Anhand dieser beiden Werke läßt sich jedoch der Stil der Lütticher Gegend in der Mitte und der zweiten Hälfte des 12. Jahrhunderts charakterisieren. Umrißzeichnung, Formen und Gestik bleiben den von Reiner von Huy zu Beginn des

Jahrhunderts aufgestellten Prinzipien treu, innerhalb dieses Rahmens entwickelt sich jedoch eine Suche nach Vervollkommnung des linearen und farblichen Ausdrucks. Dieser erscheint auf den Emails des Kopfreliquiars noch sehr einfach, erreicht jedoch auf den Medaillons des heiligen Remaklus seine volle Blüte (Faltenwurf des Mantels der *Operatio*, Muskelzeichnung des Oberkörpers und der Arme der *Fides*). Der Stil der Zeichnung findet sich – etwas schwerfälliger und systematisiert – auf Werken wieder, die etwas später, jedoch ebenfalls in Wibald nahestehenden Werkstätten geschaffen wurden, wie etwa bei dem heiligen Johannes in Chica- Abb. 308
go (Art Institute) oder der Taufe Christi, die zu einer Serie von Platten mit perlgeschmücktem Rand gehört, die auf die Museen in New York (Metropolitan Museum) und London (British Museum, Victoria and Albert Museum) aufgeteilt sind.

Der Tragaltar aus Stavelot (Brüssel, Musées Royaux) entstand ohne Zweifel gleichfalls im Auftrag Wibalds. Er wird von vier in Bronze gegossenen und vergoldeten Evangelistenfiguren getragen. Auf der emaillierten Oberplatte des kastenförmigen Altars sind rund um den Altarstein aus Bergkristall Szenen der Passion Christi, sowie Präfigurationen Christi, seiner Kreuzigung und des Meßopfers gestaltet. An den Wandungen erscheinen Darstellungen der Marty-

286 – Maas-Gebiet – Einbanddeckel. Ausschnitt: Gotteslamm, umgeben von den Paradiesflüssen. Um 1160 – *Vergoldetes Kupfer; Gesamthöhe 0,225 m* – Paris, Musée de Cluny

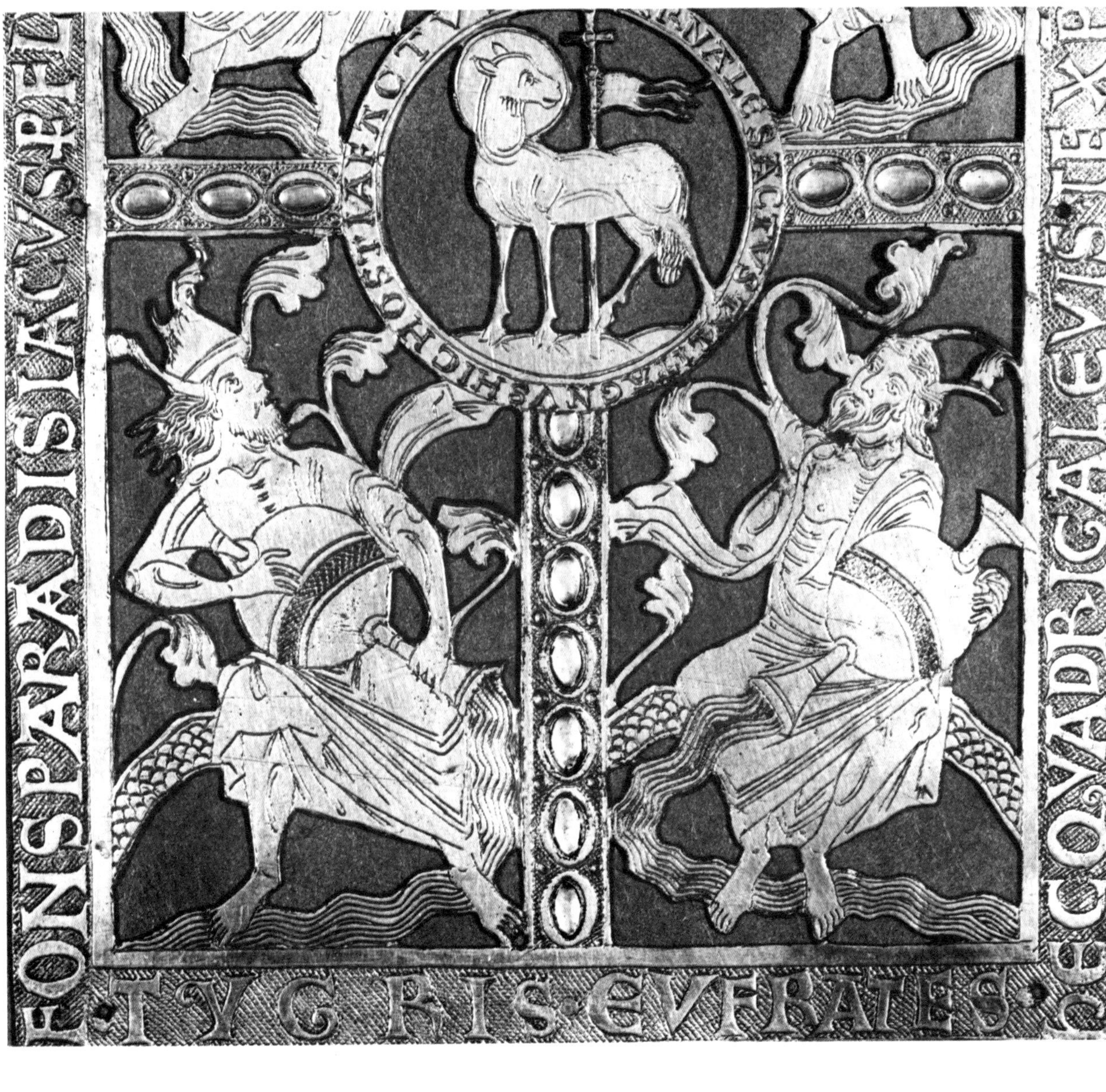

rien der zwölf Apostel. Die Gliederung der Szenen wurde mit der Bibel von Floreffe (British Museum, Add. 17.737.738) in Verbindung gebracht. Die Zeichnung der Gestalten, die hier weniger breit und betont als auf den vorgenannten Werken ist, vor allem aber auch die Art der Emailverwendung weisen auf das Auftreten einer neuen Werkstatt hin. Im Unterschied zu den Goldschmieden des Kopfreliquiars und des Retabels hat der Künstler des Tragaltars den Grund mit breiten emaillierten Streifen und Platten besetzt. Die ausgesparten oder teilweise emaillierten Figuren werden durch kräftige farbige Emailstriche hervorgehoben. Diese sonst im Maas-Gebiet äußerst seltene Technik fand – möglicherweise in Nachahmung dieses Emailkünstlers – im Rheinland und in Niedersachsen eine starke Ausbreitung.

Der bei Betrachtung dieser drei Werke deutlich zutage tretende Eklektizismus, der unter Abt Wibald zustande kam, läßt Zweifel an einer eigenen ‹Werkstatt› in Stavelot aufkommen. Es ist vielmehr wahrscheinlich, daß Wibald mehrere, nicht zur Abtei gehörige Künstler mit der Ausführung seiner Projekte betraute. Einer von ihnen war jener *aurifaber G.*, den Wibald 1148 in einem Brief ermahnte, die ihm anvertrauten Arbeiten fertigzustellen. Es könnte sich hierbei um jenen Godefroid, Goldschmied zu Huy-sur-Meuse, gehandelt haben, der sich nach langer Abwesenheit in das Kloster Neufmoustier, nahe bei Huy, zurückzog, wo er im Jahre 1174 starb. Eine dem Abtei-Nekrolog beigefügte Bemerkung aus dem 12. Jahrhundert betont, er sei ein berühmter Goldschmied gewesen, der für Könige gearbeitet habe. Leider sind die beiden Reliquienschreine der Abteikirche von Huy, die ein Werk dieses Godefroid sind, in zu schlechtem Zustand, als daß man seinen Stil auf den Stücken von Stavelot wiedererkennen könnte. Eine Identifizierung des «Goldschmieds G.» bleibt somit hypothetisch.

287 – Maas-Gebiet – Pfingstretabel. Ausschnitt der Mittelpartie: Zwei Apostel. Drittes Viertel 12. Jh. – *Vergoldetes Kupfer, Grubenschmelz; Gesamthöhe 0,85 m* – Paris, Musée de Cluny

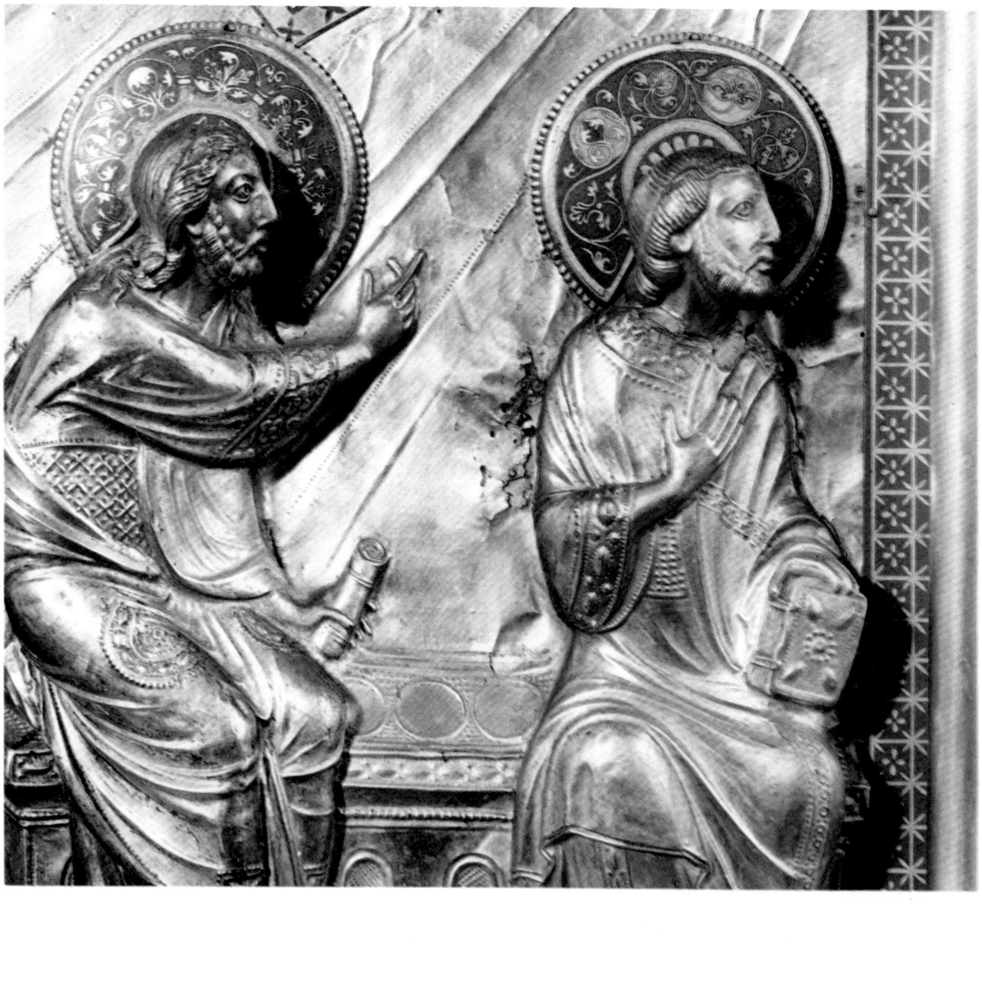

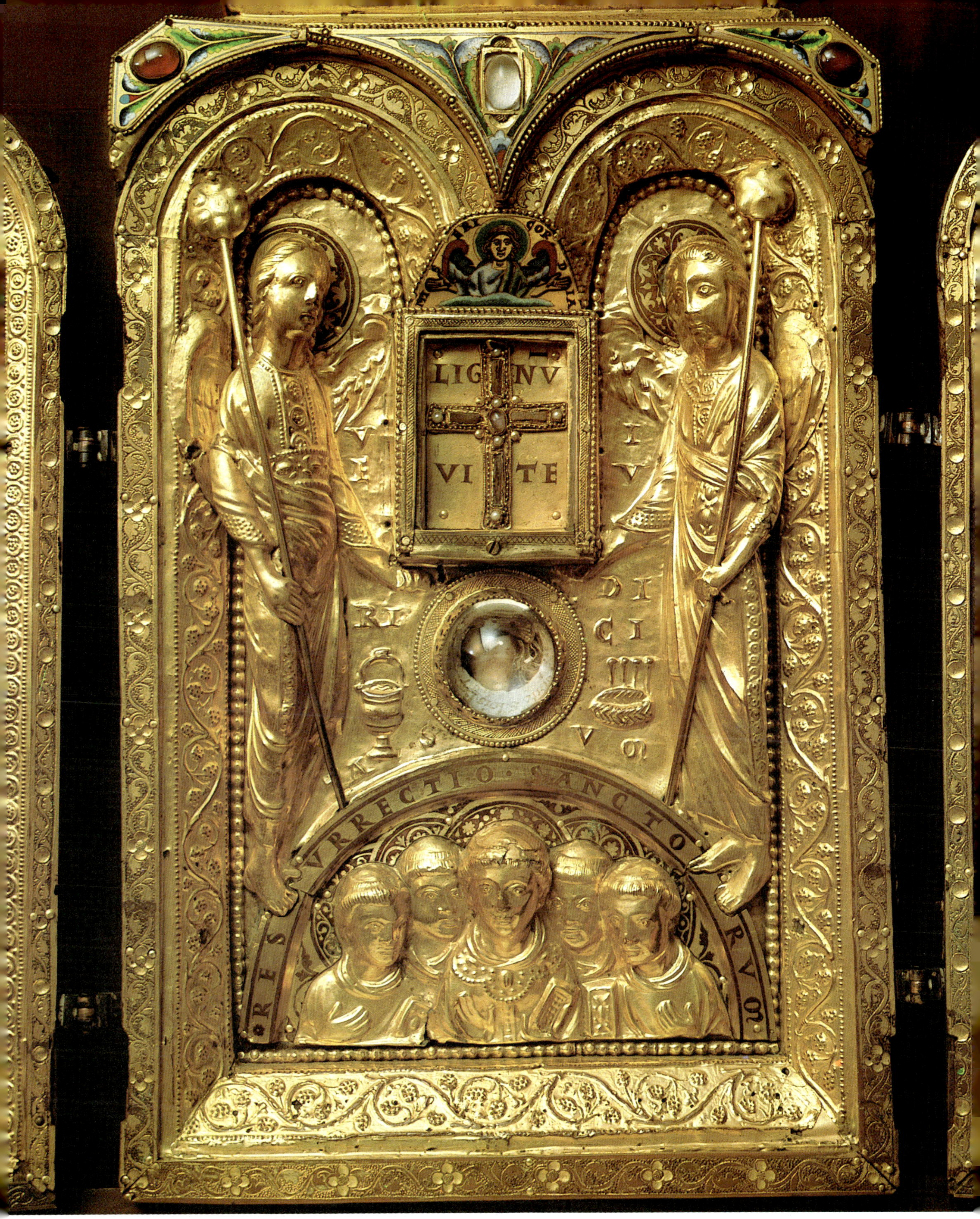

288 – Maas-Gebiet – Reliquiar-Triptychon. Ausschnitt der Mittelpartie: Das Kreuz Christi, von zwei Engeln behütet. Um 1165–1170 – *Vergoldetes Silber, Gemmen, Grubenschmelz; Höhe 0,55 m* – Lüttich, Sainte-Croix

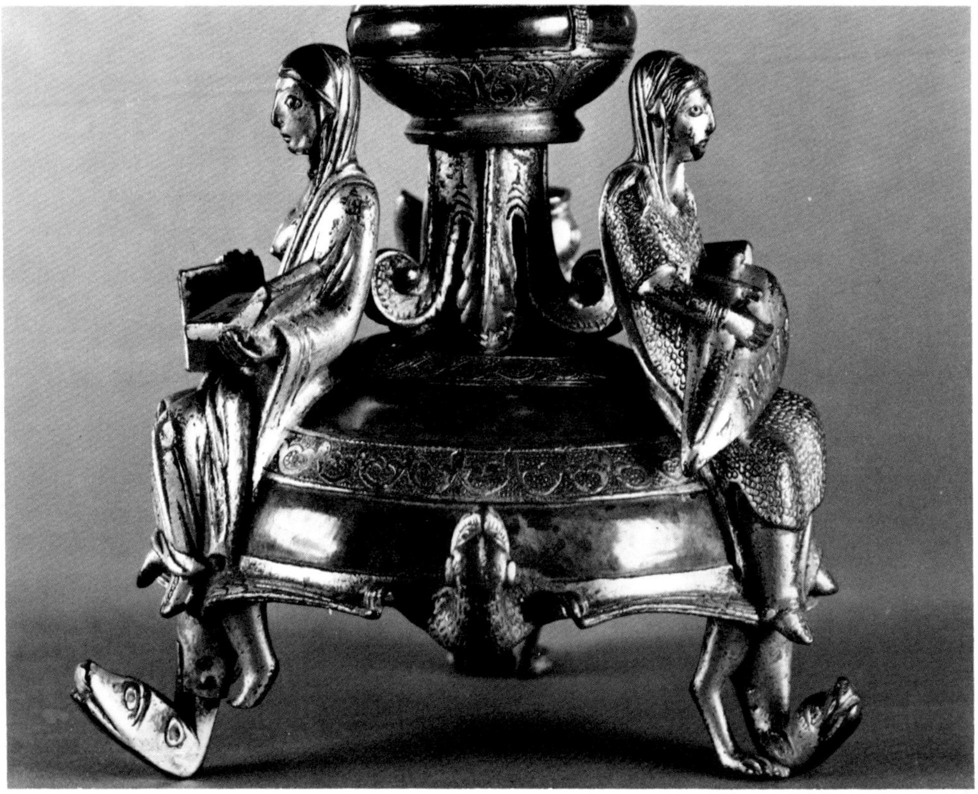

289 – Maas-Gebiet – Leuchterfuß: Personifikationen der drei Erdteile. Um 1160 – *Bronze; Gesamthöhe 0,24 m* – Hildesheim, Domschatz

Ein weiteres Werk, diesmal aus Elfenbein, muß möglicherweise im Zusammenhang mit dem Namen Wibalds erwähnt werden. Es handelt sich um die Kreuzigung Christi mit zwei Stiftern in Frankfurt (Liebieghaus). Auf dieser künstlerisch wertvollen Platte vereint sich eine sehr feine Modellierung mit der Suche nach Linearität in den welligen Gewandrändern. Sie läßt an Elfenbeine der vorerwähnten ‹Sibyllen-Gruppe› denken und ist mit Sicherheit Lütticher Herkunft. Die beiden in Proskynese knienden Stifter unter dem Kreuz, von denen einer seine Krone am Kreuzfuß niedergelegt hat, der andere sich auf einen Krummstab stützt, wurden mit Kaiser Heinrich IV. und Otbert von Lüttich oder aber mit Konrad III. (gestorben 1152) und Wibald von Stavelot identifiziert. Leider ist kein weiteres von Stavelot abhängiges Elfenbeinrelief in die Nähe dieser Kreuzigung zu rücken, womit eine Bekräftigung oder Abschwächung dieser Zuweisung ermöglicht würde.

Die für Wibald angefertigten Werke, zu denen man zweifellos auch das Triptychon der Pierpont Morgan Library (New York) zählen kann, bilden den wesentlichen Bezugspunkt für die gesamte Geschichte der Email- und Goldschmiedekunst in der zweiten Hälfte des 12. Jahrhunderts. Die Emailarbeiten, die Stavelot zugeschrieben oder in enger Abhängigkeit von dieser Abtei zu stehen scheinen, sind überaus zahlreich (Platten von Tragaltären, Retabeln, Kreuzen oder Reliquienschreinen, Reliquiarfragmente und weiteres mehr). Die starke Ausstrahlung der für Wibald arbeitenden Werkstätten beschränkte sich nicht auf das Maas-Tal. Auch im Rheingebiet, im Norden und Nordwesten Frankreichs, selbst in England machte sie sich bemerkbar. Der Reliquienschrein des heiligen Heribert in Köln-Deutz und der Tragaltar des Eilbertus aus dem Welfenschatz bezeugen beide, wenn auch auf verschiedene Weise, den überaus starken Einfluß maasländischen Stils auf Köln. In Nordfrankreich stellt das Kreuz von Saint-Omer einen direkten maasländischen Import dar. Selbst Suger, Abt von

290 – Maas-Gebiet – Kreuzfuß, von Statuetten getragen. Um 1177–1186 – *Vergoldete Bronze, vergoldetes Kupfer, Grubenschmelz; Höhe 0,315 m* – Saint-Omer, Hôtel Sandelin

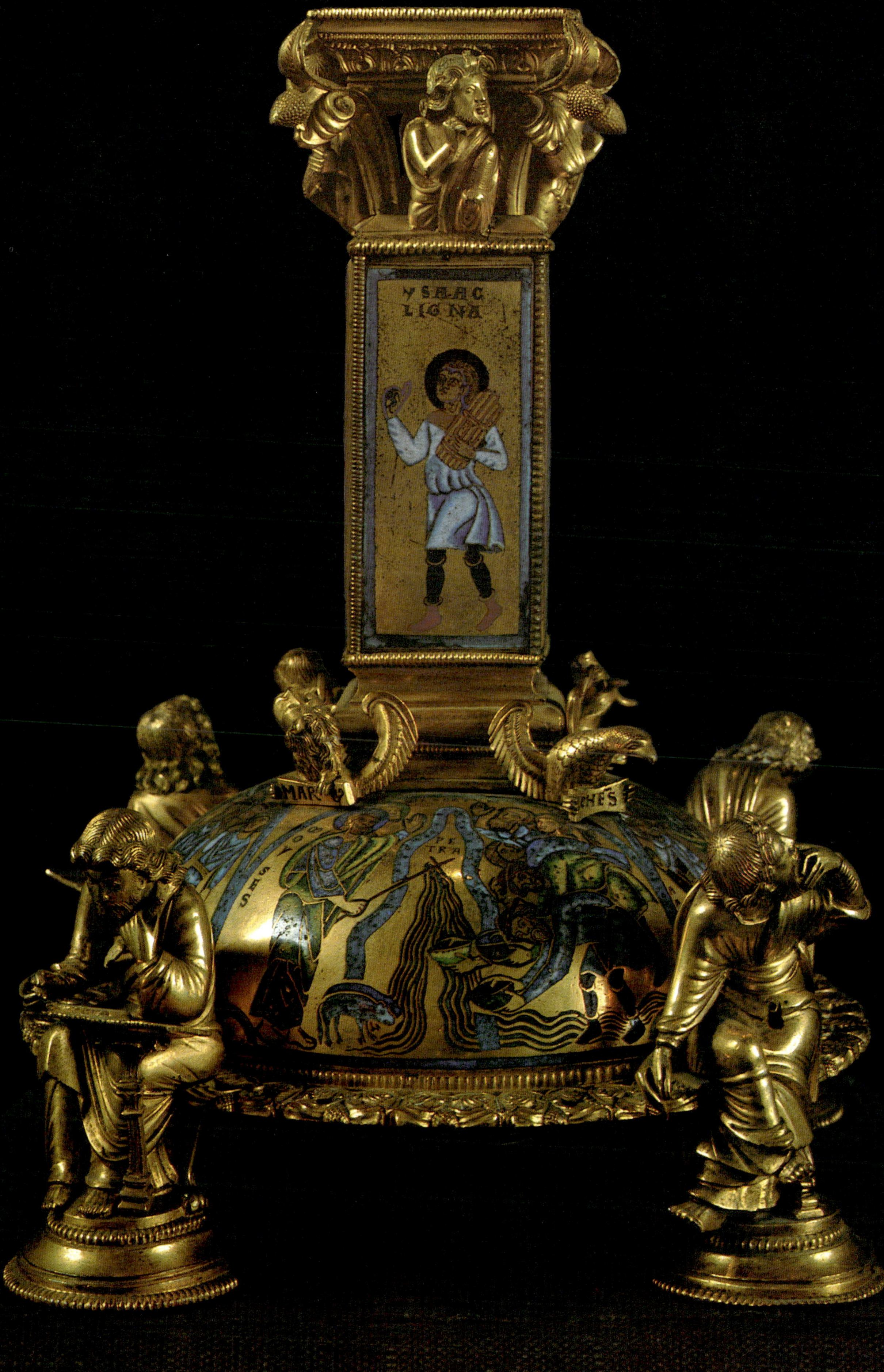
YSAAC
LIGNA
PETRA

Saint-Denis, beauftragte lothringische Goldschmiede mit der Fertigstellung der Platten für den Goldaltar Karls des Kahlen und ließ von maasländischen Künstlern den monumentalen Emailkreuzfuß für sein großes Goldschmiedekreuz ausführen.

Eine bedeutende Serie halbkreisförmiger Emails aus dem Schatz von Troyes, die von einem Schrein stammen und hauptsächlich typologischen Charakters sind, könnte ein maasländischer Import oder aber unter starkem maasländischen Einfluß in der Champagne entstanden
Abb. 309 sein. Die Emails von Gault-la-Forêt (zweifellos Überreste eines Reliquienschreins aus Troyes) und die zur selben Gruppe gehörigen oder ihr nahestehenden Platten (Schatz von Troyes, Musée de Calais, British Museum, London) sind sicher lokale Imitationen, da sie stilistisch etwas linkischer als die vorgenannten Emails erscheinen. Der Einfluß des Lütticher Stils machte sich bis zur Jahrhundertwende bemerkbar. Auf dem gotischen Kreuz von Saint-Vincent aus Laon (Paris, Musée du Louvre), das unter Abt Hugo (gestorben 1205) entstand, sind drei Emailmedaillons in den mit Blattwerk geschmückten Kupferfuß eingesetzt. Diese Emails mit Präfigurationen der Kreuzigung sind in ihrer Konzeption und ihrem Stil von der Maas-Kunst geprägt. Die härtere Strichführung und die Farbgebung, die auch ungewöhnliche Farben (goldgelb, weinrot) einschließt, verraten eine nordfranzösische Werkstatt.

Die unter Wibald entstandenen Werke waren nicht nur für Emailarbeiten, sondern auch für die Bearbeitung von Metall, sei es durch Gravur oder Schmelz, richtungweisend. Ein durchbrochen gearbeiteter, gravierter Buchdeckel aus vergoldetem Kupfer im Musée de Cluny, Paris, zeigt in einer kreuzförmigen Komposition das Gotteslamm, umgeben von den Personi-

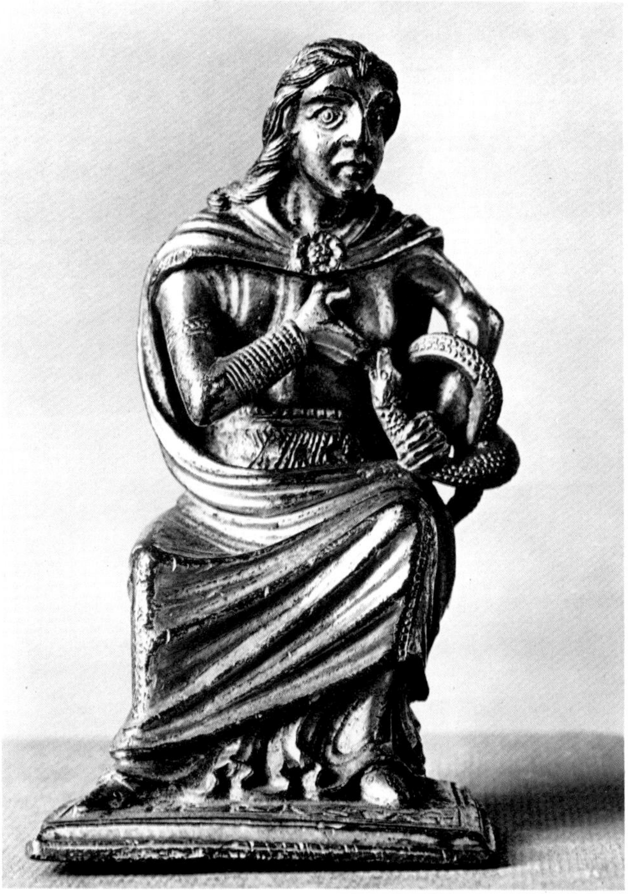

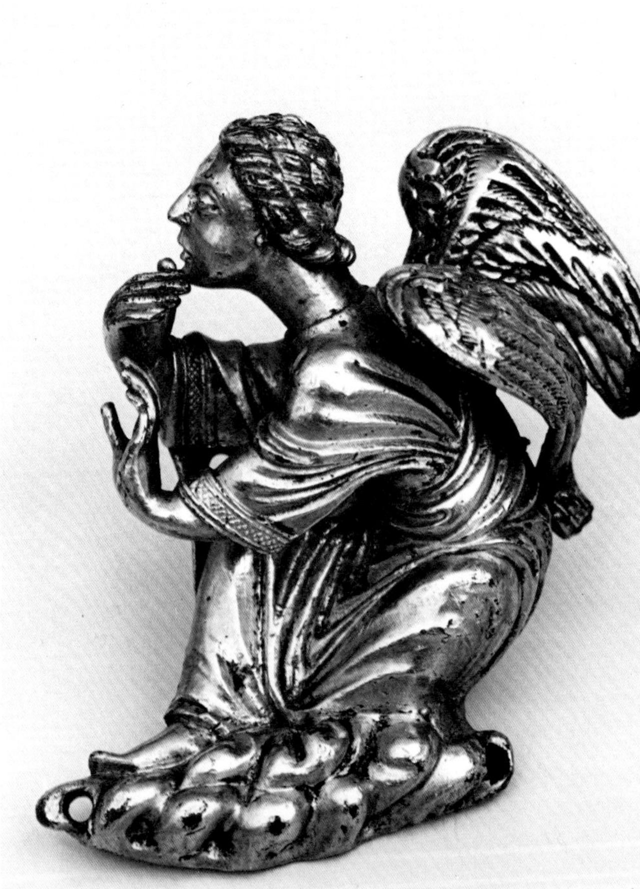

291 – Nordfrankreich (?) – Statuette, Personifikation der Erde. Um 1180 – *Vergoldete Bronze; Höhe 0,103 m* – München, Bayerisches Nationalmuseum

292 – Maas-Gebiet – Engelstatuette. Um 1160–1170 – *Vergoldete Bronze; Höhe 0,064 m* – Frankfurt, Liebieghaus

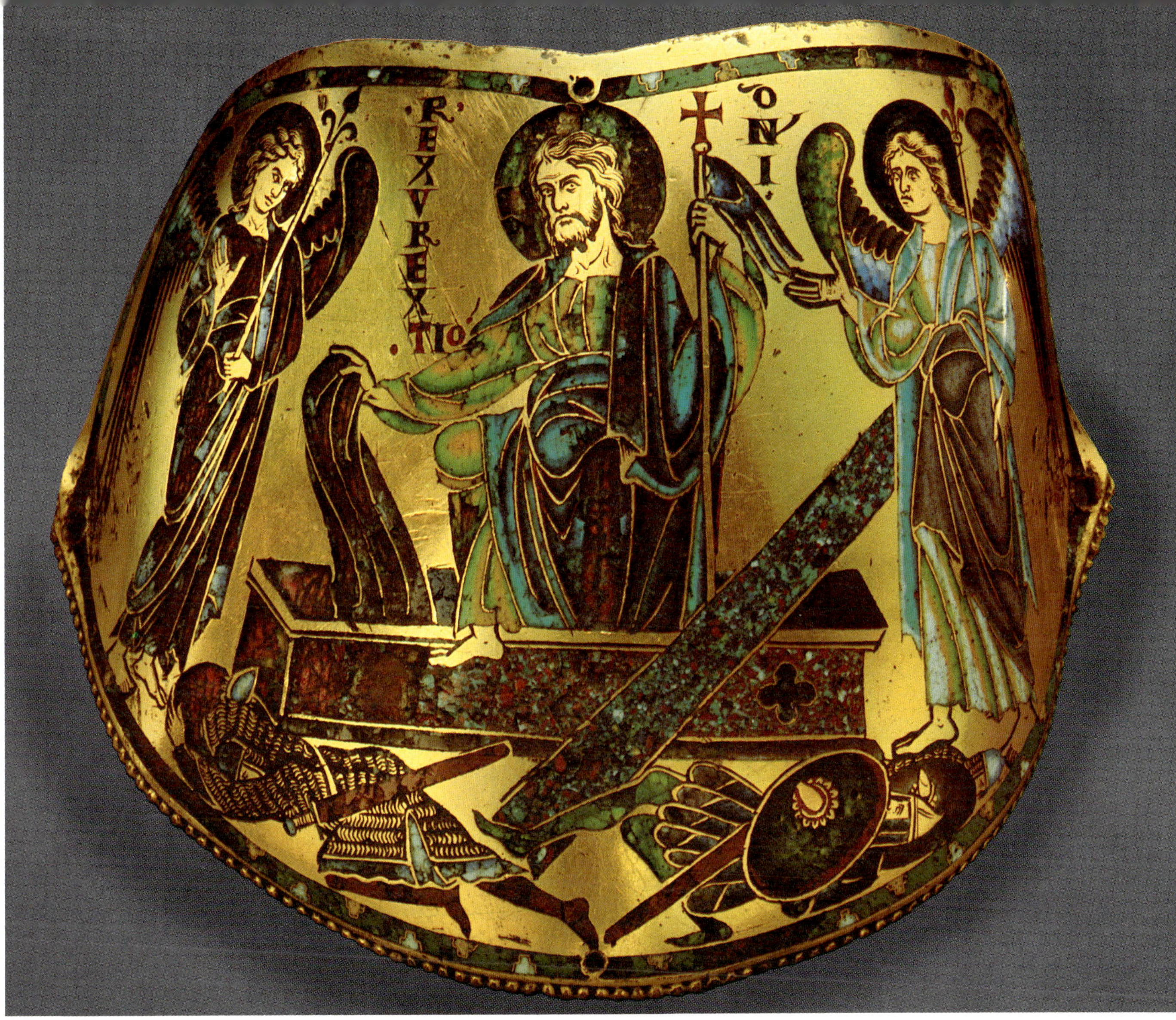

293 – Maas-Gebiet – Armilla: Die Auferstehung. Um 1170 – *Vergoldetes Kupfer, Grubenschmelz; Höhe 0,115 m* – Paris, Louvre

fikationen der vier Paradiesflüsse. Wenngleich dieser Buchdeckel dank der verwendeten Technik durchbrochen gearbeiteten Metalls ziemlich vereinzelt dasteht, kann er als maasländisches Werk angesehen werden. Die Darstellungsart der vier Paradiesflüsse rückt ihn in die Nähe des emaillierten Buchdeckels des Notger-Evangeliars (Lüttich, Musée Curtius). Anmut und Leichtigkeit der Gestik und Bewegung der vier Paradiesflüsse sowie die Festigkeit des gravierten Stichs, mit dem die Gesichter und die Muskulatur der Oberkörper und Arme gezeichnet sind, ermöglichen es, diesen Buchdeckel – weit eher als die Emails des Notger-Deckels – in der unmittelbaren Nachfolge der Medaillons aus Stavelot sowie auch in der Nähe der vorerwähnten emaillierten Taufe Christi zu sehen.

In gleichem Maße wie die Emails wurden auch die kleinen bronzenen Stützfiguren des Staveloter Tragaltars vielfach nachgearbeitet. Diese auf dem unteren Rand des Altars an ihren Pulten sitzenden vier Evangelisten stehen noch in der Tradition Reiners von Huy. Es treten jedoch kleine Änderungen zutage, die die klassizisierende Eleganz der Figuren des Jahrhundertbeginns beeinträchtigen: die Figuren sind schlanker, die Schultern schmaler und der gerundete Rücken bewirkt ein Vorwärtsrecken der Köpfe. Diese Köpfe vor allem haben nichts mehr mit den Schöpfungen Reiners gemein. Sie sind aus einem langgezogenen Oval gebildet und zeigen ein sonderbar halbkreisförmiges Profil; die schmalen Gesichter mit kleinem Mund werden von großen, starren Augen unter hochgeschwungenen Augenbrauenbogen beherrscht, deren Linien sich bis zum Nasenansatz fortsetzten. Dieser Typus, der erstmals auf den Reliefs des Hadelinus-Schreins in Visé erscheint, wurde später auf einigen Goldschmiedearbeiten aus dem Staveloter Umkreis, die jedoch jüngeren Datums als der Tragaltar sind, wiederaufgegriffen, wie zum Beispiel auf dem Triptychon des Kreuzes Christi in Lüttich oder dem Pfingst-Retabel (Paris, Musée de Cluny).

Das Triptychon aus Lüttich enthält mehrere Reliquien, unter anderem eine Partikel vom Kreuz Christi in einem kleinen, von König Robert dem Frommen gestifteten, ottonischen Reliquiar. Die Reliquie des Kreuzes Christi wird von zwei überaus langgestreckten Engeln – *Veritas und Judicium* – gehütet, die die Leidenswerkzeuge tragen. Die getriebenen Halbfiguren auf den Flügeln bilden Zweiergruppen und gestatten eine Zuweisung dieses Triptychons zu jener Werkstätte, der auch das Armreliquiar Karls des Großen (Paris, Louvre) entstammt. Es kann somit in Lüttich um 1165 bis 1170 lokalisiert werden.

Das Retabel des Pfingstfestes führt uns wieder nach Stavelot, da es sich sehr wahrscheinlich in dieser Abtei befand, bevor es nach Sankt Kastor in Koblenz überführt wurde. Wie auf dem Triptychon des Kreuzes Christi in Lüttich wird die Mittelpartie von einem rundbogigen Tympanon mit Christus über einem Flammenbogen beherrscht. Auf dem unteren Bildstreifen sind die Apostel dargestellt, jeweils zwei einander sprechend zugewandt. Die Zweiergruppen sind durch Säulen, die die sieben Gaben des Heiligen Geistes symbolisieren, voneinander getrennt. Dies klare, frische Werk überrascht vor allem durch die Monumentalität der Figuren, deren Nimben allein emailliert sind, um das Licht um die Köpfe zu konzentrieren. Der Kopftypus steht dem der Evangelisten des Brüsseler Tragaltars nahe. Wohl zum erstenmal weichen Form und Struktur vom rechteckigen, streng zentrierten Schema der Antependien ab. Man findet hier Gemeinsamkeiten mit Lösungen bei großen Reliquienschreinen, die wie dieses Triptychon als Altaraufsätze bestimmt waren.

Auch mehrere kleinere Bronzen entstanden in der Nachfolge der Werke aus Stavelot, Figürchen, die von Kreuzfüßen oder Tragaltären abgelöst worden sind, wie die beiden verführeri-
Abb. 306 schen Allegorien der Klugheit in Frankfurt (Liebighaus) und Paris (Louvre) oder der Paradiesfluß im Museum von Besançon, der sich früher in Saint-Germain-des-Prés befand. Einige dieser Stücke, Varianten desselben Modells, wurden möglicherweise als Schmuck für Leuchter- oder Kreuzfüße verwendet. Zwei Leuchter aus Hildesheim, die im 19. Jahrhundert für den Schatz erworben wurden, lassen diese Bestimmung klar erkennen. Beide Stücke sind mit Ausnahme der schmalen weiblichen Sitzfiguren am Sockel identisch. Auf einem der Leuchter symbolisieren diese inschriftlich benannten, weiblichen Figuren die Medizin, den Kampf – *Conflictus* – und die ‹Theorie-Praxis›, wie sich dank der Kleidung und einiger Requisiten feststellen läßt. Auf dem anderen Leuchter stellen sie Personifikationen der verschiedenen Kontinente dar: *Europa* als Kriegerin mit Schwert und Helm, *Asia* als Reichtum, *Africa* mit halbentblößter Brust und ein Buch haltend als Wissenschaft. Nahezu gleiche oder doch sehr ähnliche Statuetten bilden die Stützfiguren des Fußes vom ‹Soltykoff-Kreuz›. Sie stellen hier, in ihre Flügel gehüllt, die Erzengel dar.

Andere Werkstätten wurden auf Umwegen und weniger eindeutig von den Bronzen aus Stavelot beeinflußt. Das Museo Nazionale del Bargello in Florenz besitzt eine Serie von Applikationsfiguren und Statuetten von derselben Hand, die möglicherweise von einem Ensemble stammen. Die vier von ihren Symboltieren begleiteten, sitzenden Evangelisten, die noch mit der Platte, die sie ursprünglich schmückten, verbunden sind, waren wahrscheinlich um eine heute verlorene Christus-Figur gruppiert. Die beiden stehend einander zugewandten Engel sind plastisch modelliert und bringen den fein gefältelten Gewandwurf ihrer Tunika zur Geltung, für dessen Faltung sich in den Illuminationen der Bibel von Floreffe ein Äquivalent finden läßt. Wahrscheinlich ist auch der kleine Engel in Frankfurt (Liebieghaus), der sein Knie mit solch unendlicher Grazie beugt, aus dem gleichen Umkreis. In dem abstrakten Faltenwurf seines Gewandes scheint sich ein Übergang von übertriebener Linearität der späten Romanik zur weichen Bewegtheit der frühen Gotik abzuzeichnen. Abb. 313

Ein aus Saint-Bertin (Saint-Omer, Hôtel Sandelin) stammender Kreuzfuß ist mit Sicherheit maasländischer Herkunft, unterscheidet sich jedoch deutlich von Werken aus Stavelot. Seine Bestimmung wie auch die typologische Ikonographie erinnern an den monumentalen Kreuzfuß, den Abt Suger für Saint-Denis hatte anfertigen lassen. Er ist jedoch keine Kopie desselben, nicht einmal eine kleinere Fassung. Die reiche Vielfarbigkeit der Emails spricht für eine hervorragende Werkstatt, die, sicherlich in der Tradition von Stavelot stehend, darüber hinaus eine ganz neue Vorliebe für feine Abstufungen und marmorierte, bunte Tönungen bewies. Die diesen Kreuzfuß schmückenden vergoldeten Bronzen haben viel zu seiner Berühmtheit beigetragen. Anhand der Statuetten des Sockels, die weit massiver und monumentaler als die Evangelisten aus Stavelot und in antikisierendem Naturalismus gehalten sind, läßt er sich eher ans Ende des Jahrhunderts datieren, was einer Entstehung unter Abt Samson II. (1117–1186) entspräche.

Späte Nachfolger der Bronzefigurinen aus Stavelot könnte man wohl in vier wahrscheinlich von einem Kreuzfuß stammenden Fragmenten, den vier ‹Elementen› aus München (Bayerisches Nationalmuseum) finden. Die Gesichtsbildung dieser Figuren zeigt deutlich die charakteristische Morphologie der Evangelisten des Brüsseler Altars. Die kräftigeren Formen und die expressivere Gestik erzeugen jedoch einen Eindruck dramatischer Spannung, der dem Prototyp fremd war.

Einen entscheidenden Einschnitt innerhalb dieser Epoche und das Ende der romanischen Kunst sieht man im allgemeinen mit dem Erscheinen des Nikolaus von Verdun gegeben. Die Anfänge dieses Goldschmieds sind jedoch zu eng mit der Entwicklung gotischer Kunst verbunden, als daß wir auf die mit seiner Person verbundenen komplexen Probleme näher eingehen könnten. Man muß jedoch darauf hinweisen, daß zur Zeit der ‹Lehrjahre› des Klosterneuburger Goldschmieds ein genialer, anonymer Emailkünstler in der *armilla* des Louvre ein unbestrittenes Meisterwerk schuf. Sie wurde lange Zeit, wie ihr Gegenstück, die *armilla* mit der Kreuzigung Christi (Schweizer Privatbesitz), als ‹Schulterspange› bezeichnet, war jedoch ein Schmuckstück, das am Oberarm getragen werden sollte. Dank einer kolorierten Gravur aus dem 18. Jahrhundert ist uns das Aussehen der *armillae* der Reichskleinodien Friedrich Barbarossas bekannt. Sie glichen formal zwar den beiden erhaltenen Stücken, unterschieden sich jedoch im Dekor, da sie auf rheinische Art mit ausgesparten und gravierten Figuren vor Emailgrund gearbeitet waren. Das Rätsel der Herkunft der beiden *armillae* aus Paris und Schweizer Privatbesitz – sie sollen im Grab des Großfürsten von Wladimir und Susdal, Andrej Bogoljubski, der 1174 starb, entdeckt worden sein – führte zu der Hypothese, sie seien ein Geschenk Friedrich Barbarossas an diesen slawischen Fürsten gewesen.

Form, Ausmaße und Schmelztechnik entsprechen sich auf beiden Stücken, die wohl ursprünglich ein Paar bildeten. Eine genauere Analyse beweist jedoch, daß sie von verschiedener Hand stammen. Die unzweifelhaft würdige Darstellung der Kreuzigung zeigt einen Stil, der dem Anekdotischen und Pittoresken viel Platz einräumt und zuweilen eine etwas konventionelle Zeichnung aufweist (Jungfrau Maria und heiliger Johannes; der Gewandwurf der Henker). Die Komposition der *armilla* mit der Darstellung der Auferstehung ist hingegen von großer Schlichtheit, räumliche Bildelemente fehlen völlig, dafür ist jedoch die Ikonographie des Auferstehenden, der dem Grab entsteigt, für die damalige Zeit noch gänzlich neuartig. Die Gravur ist von bemerkenswerter Feinheit. Selten nur hat abendländische Kunst mit solcher Meisterschaft die gebieterische und vergeistigte Schönheit byzantinischer Engel in die eigene Bildsprache zu übertragen vermocht.

Man sollte nicht versuchen, die himmlische Natur dieser beiden Engelsfiguren in eine Art Gegensatz zu der Menschlichkeit des auferstehenden Christus, zu dessen Seiten sie stehen, zu bringen. Christus bleibt ebenso wie seine Akolyten ein ‹Zeichen› und bietet somit, trotz der Regelmäßigkeit der Gesichtszüge, eben jene Verbildlichung der Transzendenz, die während der ganzen romanischen Epoche Ziel der künstlerischen Bemühungen war. Es war nicht möglich, diesen Prozeß der Vergeistigung weiter zu führen, ohne auf starre oder leblose Formen zu verfallen. Eine neue Geisteshaltung, ein geändertes Weltbild mußten das alte ablösen.

IV
ZUSÄTZLICHE ABBILDUNGEN

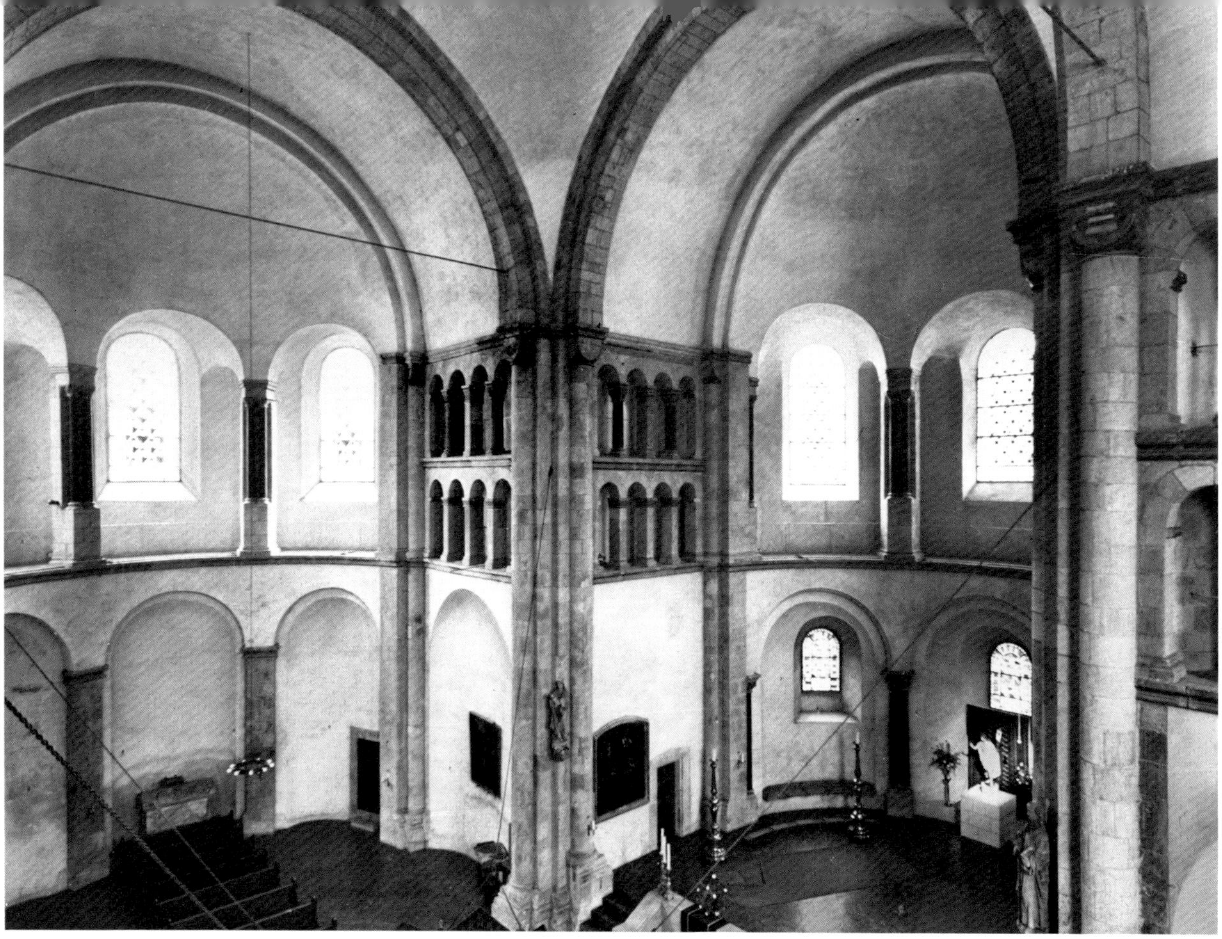

294

294 – *zu S. 22* – Köln – Sankt Aposteln: Ostchor von Nordosten. Ende 12. Jh.

295 – *zu S. 12* – Ehrenfels – Burgruine: Gesamtansicht über dem Rhein

296 – *zu S. 6* – Büderich – Der erste Bau, von Südwesten gesehen. 11.–12. Jh. – *Holz*

297 – *zu S. 197* – Köln oder Siegburg – Lektionar: Der heilige Mauritius. Erstes Viertel 12. Jh. – *Malerei auf Pergament; Höhe 0,268 m* – London, British Library

298 – *zu S. 19* – Worms – Dom Sankt Peter: Westchor mit Arkadenschmuck, flankiert von zwei Türmen. 12. Jh.

299 – *zu S. 288* – Rheinlande (?) – Kreuzabnahme. Mitte 12. Jh. – *Bronze; Gesamthöhe 0,285 m* – Nürnberg, Germanisches Nationalmuseum

300 – *zu S. 229* – Köln – Einbanddeckel des Lebuinus-Evangeliars. Mitte 12. Jh. – *Walroßzahn, vergoldetes Silber, Filigrane; Höhe 0,355 m* – Utrecht, Katharinen-Kathedrale, Domschatz

301 – *zu S. 250* – Köln – Reliquienschrein des heiligen Heribert von Deutz. Ausschnitt: Der heilige Jakob zwischen zwei Propheten. Um 1160–1170 – *Silber, vergoldetes Kupfer, Gemmen, Grubenschmelz; Gesamthöhe 0,68 m* – Deutz, neue Sankt-Herbert-Kirche, Schatzkammer

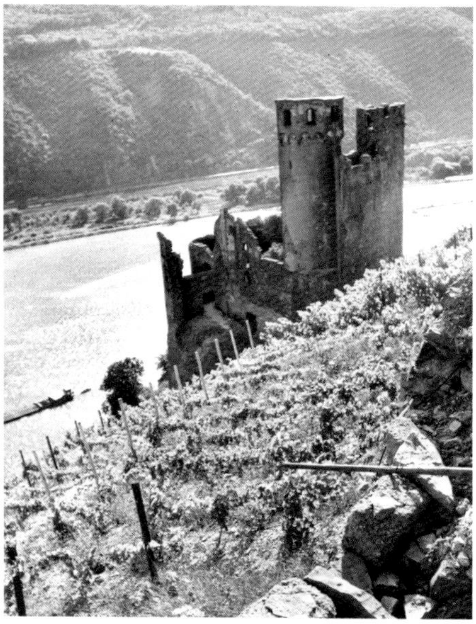

295

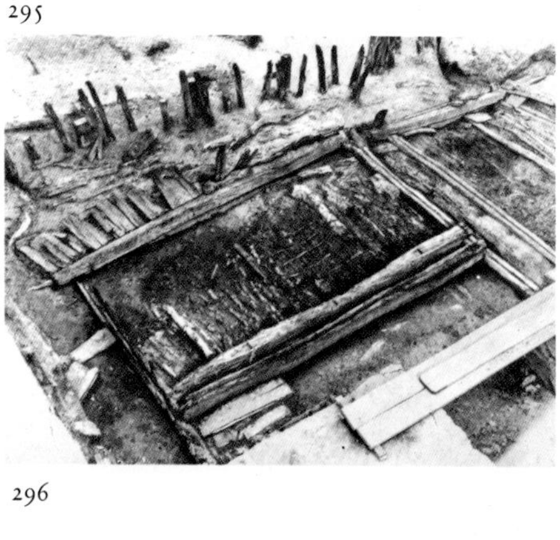

296

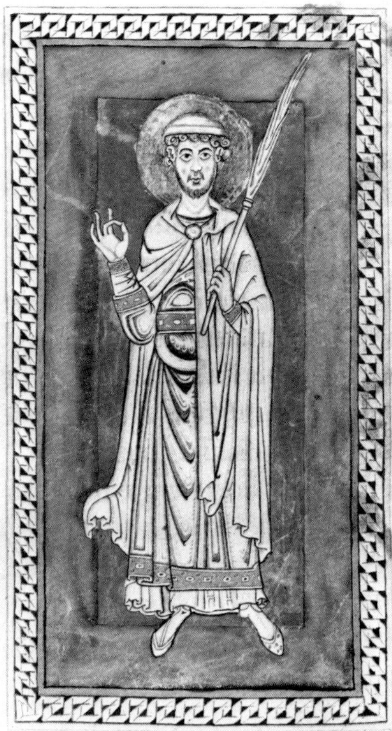

297

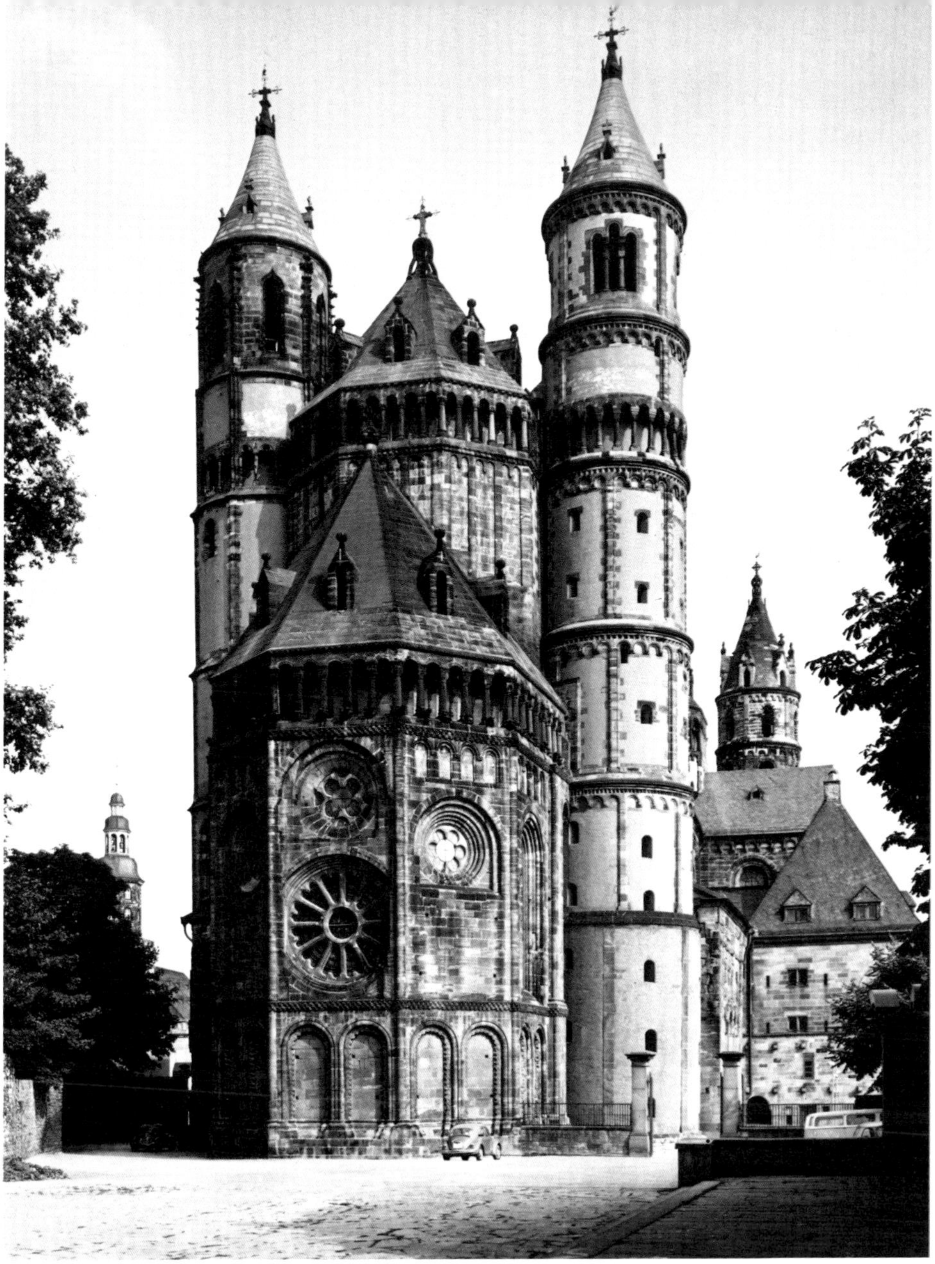

298

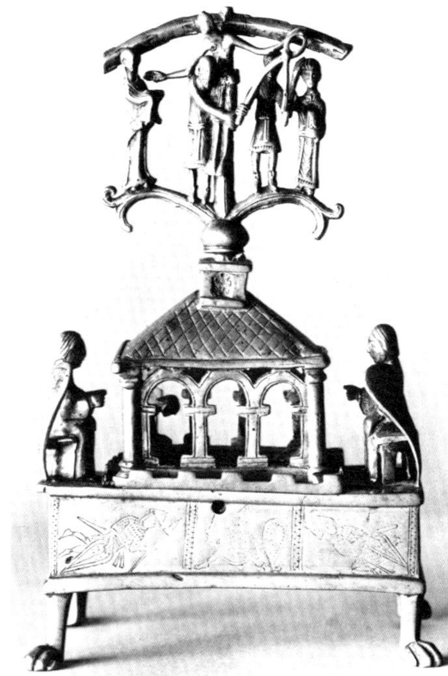

299

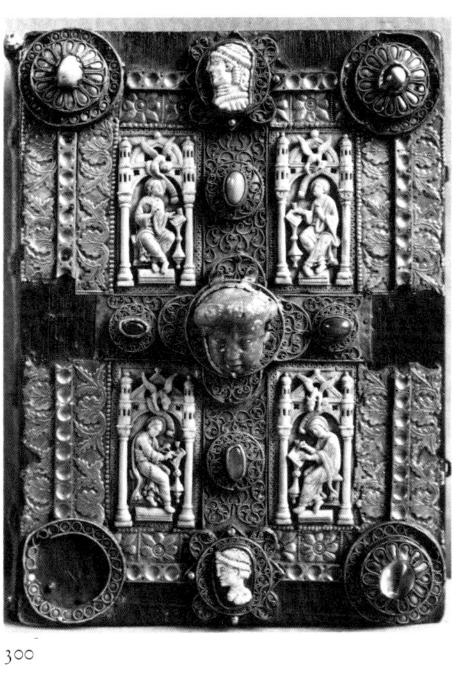

300

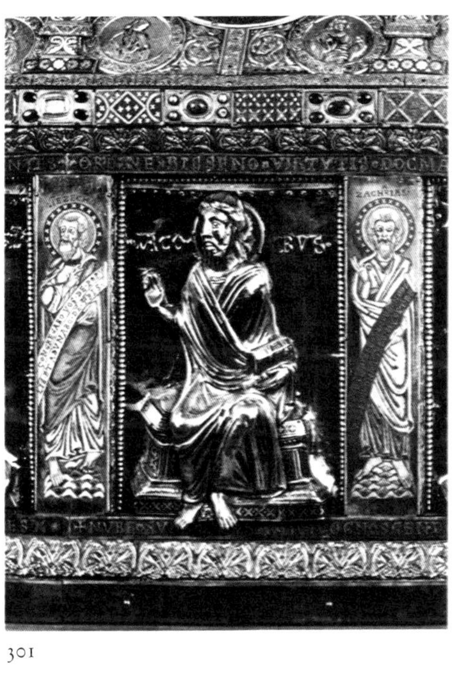

301

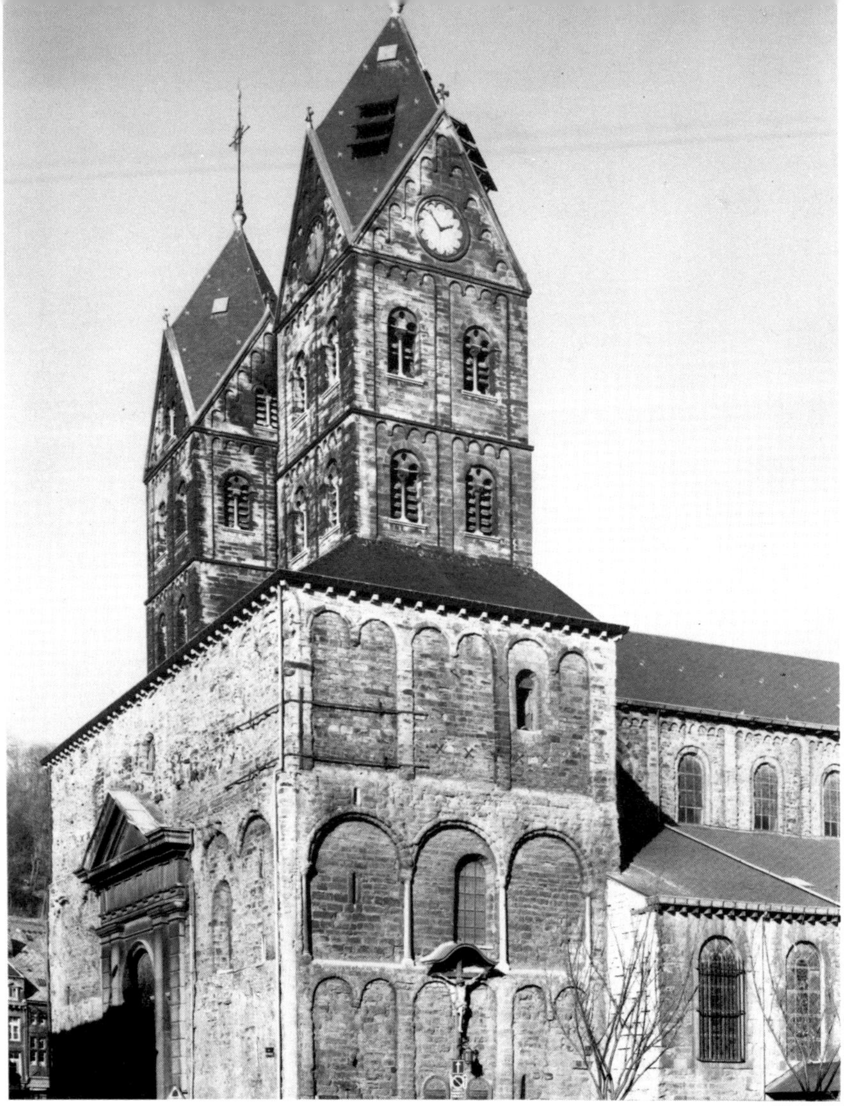

302

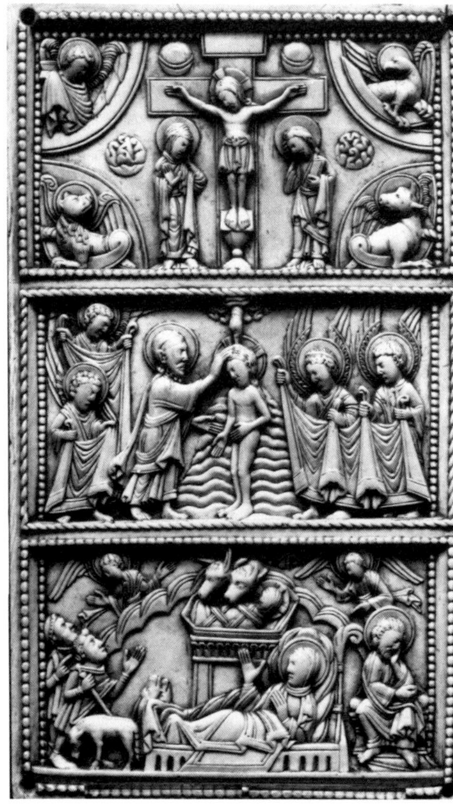

303

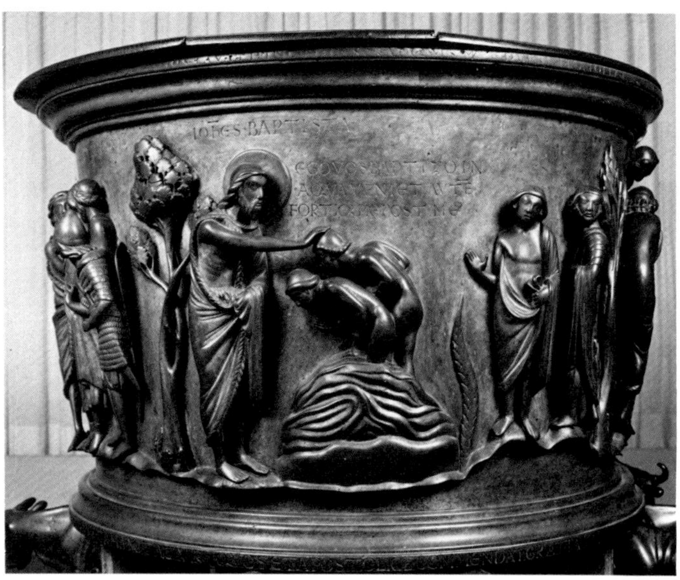

304

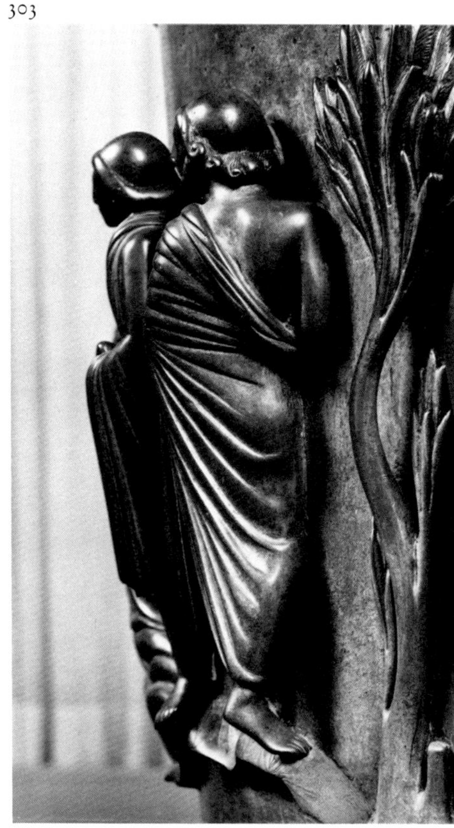

305

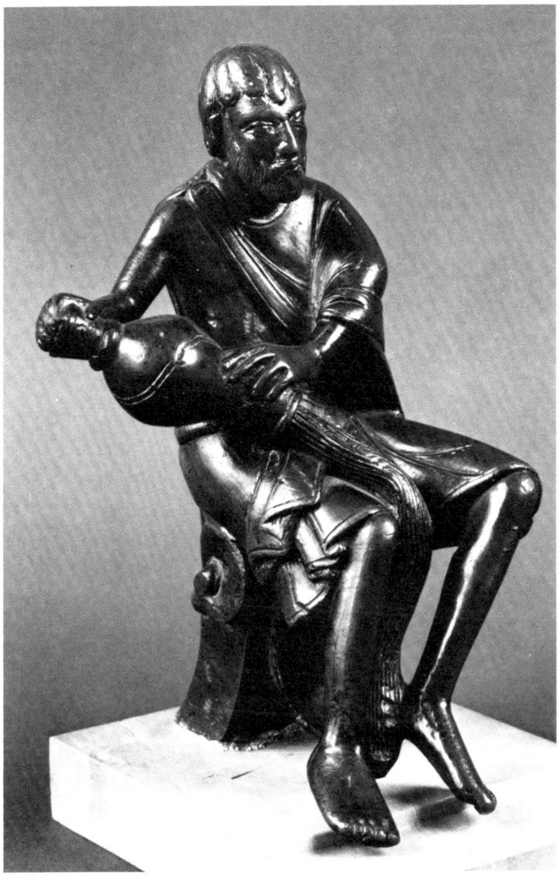

306

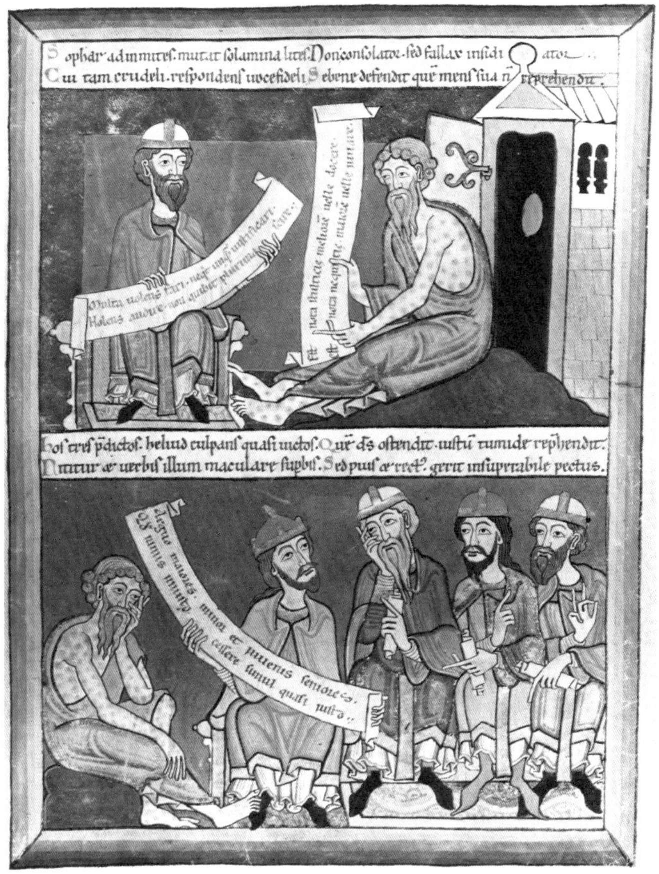

307

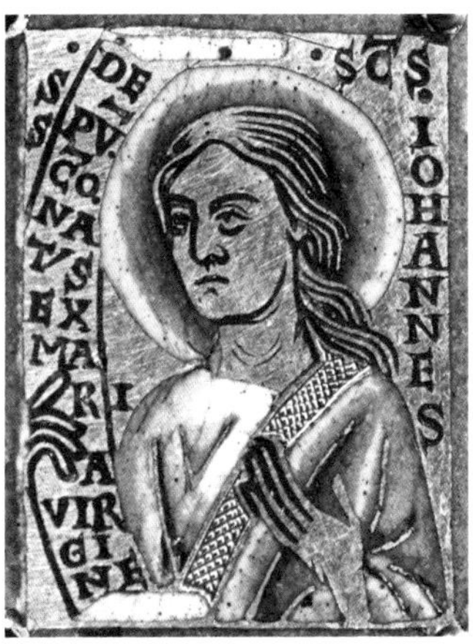

308

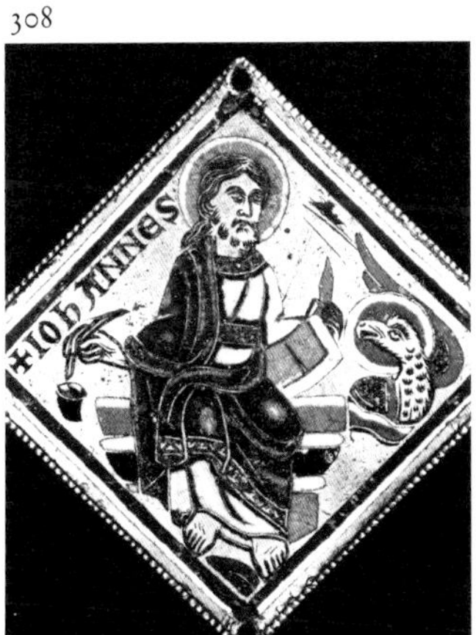

309

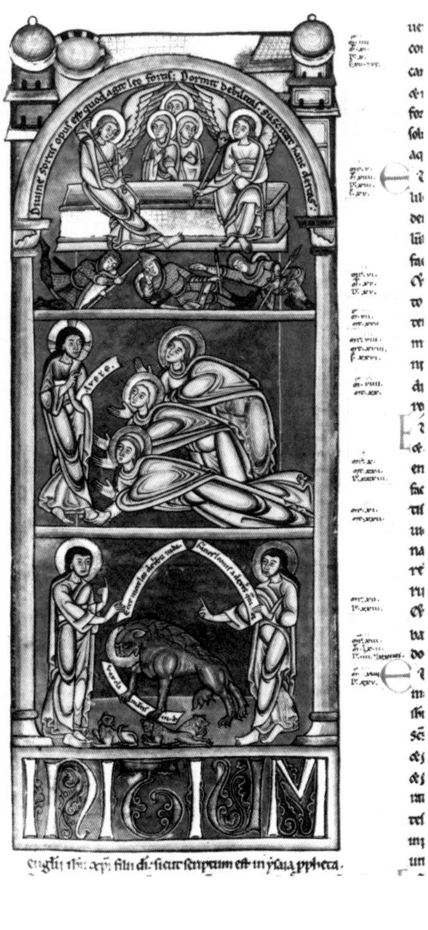

310

302 – *zu S. 21* – Lüttich – Saint-Barthélemy: Fassade mit zwei Türmen. 12. Jh.

303 – *zu S. 277* – Maas-Gebiet (?) – Einbanddeckel: Geburt und Taufe Christi, Kreuzigung. Um 1100 – *Elfenbein; Höhe 0,20 m* – Aachen, Domschatz

304 und 305 – *zu S. 227* – Reiner von Huy – Taufbekken. Gesamtansicht und Ausschnitt einer von rückwärts gesehenen Figur. 1107–1118 – *Bronze; Gesamthöhe 0,60 m* – Lüttich, Saint-Barthélemy

306 – *zu S. 308* – Maas-Gebiet – Statuette: Paradiesfluß. Um 1160–1170 – *Bronze; Höhe 0,13 m* – Besançon, Musée des Beaux-Arts et d'Archéologie

307 – *zu S. 202* – Abtei Afflighem – Papst Gregor, ‹Moralia in Iob›: Hiob und seine Freunde. Vor 1150 (?) – *Malerei auf Pergament; Höhe 0,26 m* – Paris, Bibliothèque Nationale

308 – *zu S. 301* – Maas-Gebiet – Platte: Heiliger Johannes. Um 1160 – *Vergoldetes Kupfer, Grubenschmelz* – Chicago, Art Institute

309 – *zu S. 306* – Champagne (?) – Platte aus Gault-la-Forêt: Heiliger Johannes. Um 1170–1180 – *Vergoldetes Kupfer, Grubenschmelz; Höhe 0,065 m* – Troyes, Domschatz

310 – *zu S. 205* – Maas-Gebiet – Bibel von Floreffe: Die Frauen am Grab, Christus erscheint den Frauen, eine Löwin erweckt ihre Jungen. Mitte 12. Jh. – *Malerei auf Pergament; Höhe 0,479 m* – London, British Library

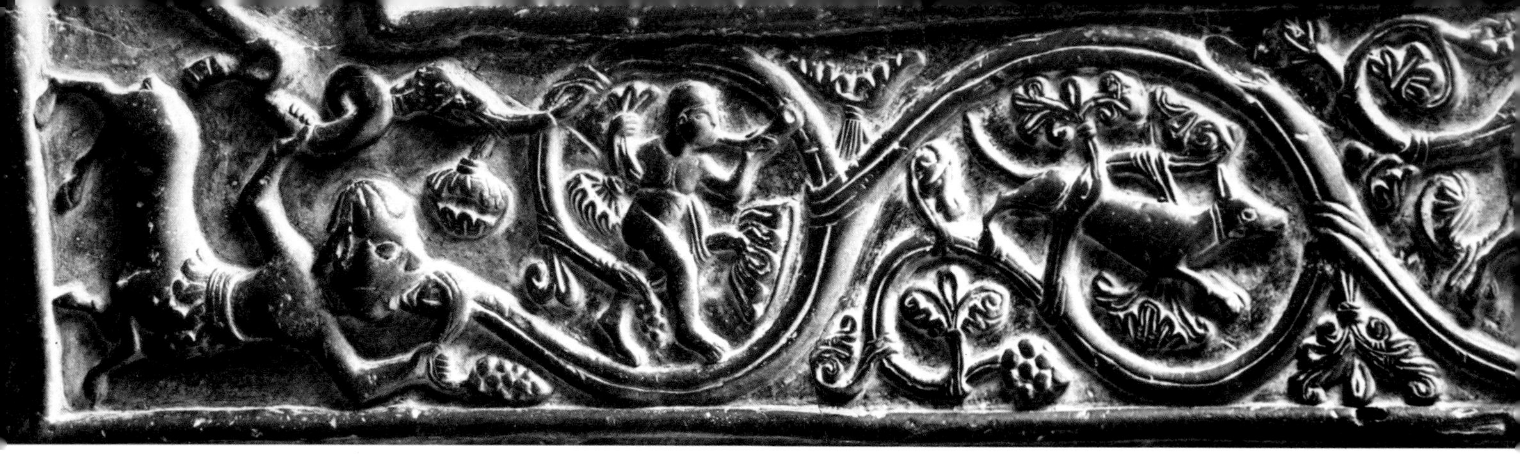

311

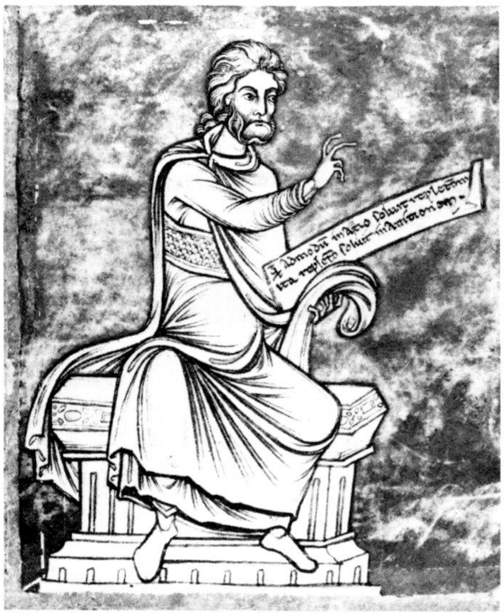

312

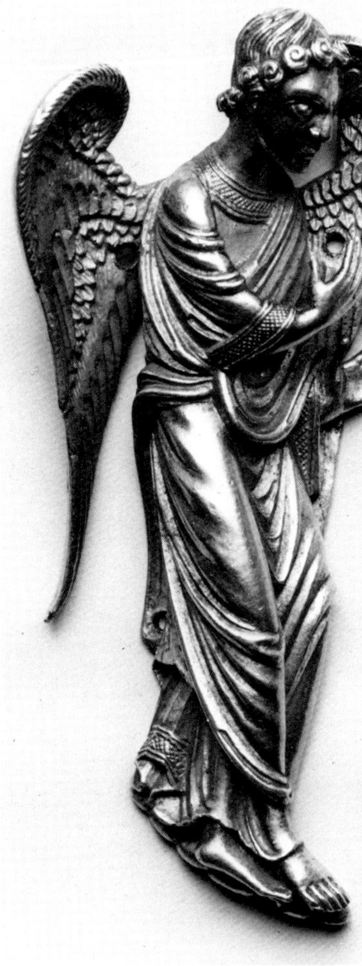

313

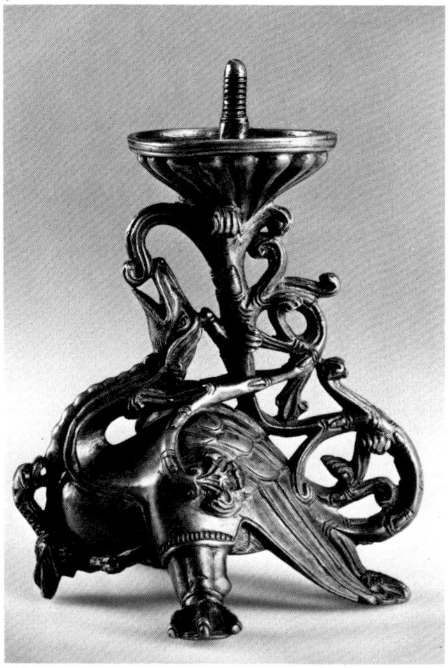

314

311 – *zu S. 238* – Maas-Gebiet – Türflügel. Ausschnitt: Bordüre mit Kentaur und bevölkertem Rankenwerk. Um 1160–1170 (?) – *Bronze; Höhe eines Flügels 3,28 m* – Gnesen, Dom

312 – *zu S. 211* – Lüttich oder Champagne – Sammlung medizinischer Traktate: Ein Arzt. Um 1170–1180 – *Malerei auf Pergament* – London, British Library

313 – *zu S. 309* – Maas-Gebiet – Engelstatuette. Um 1160–1170 – *Vergoldete Bronze; Höhe 0,099 m* – Florenz, Museo Nazionale del Bargello

314 – *zu S. 295* – Maas-Gebiet – Leuchter in Form eines Greifen. Zweite Hälfte 12. Jh. – *Bronze; Höhe 0,16 m* – Göttweig, Schatzkammer

315 – *zu S. 224* – Thüringen – Psalter der heiligen Elisabeth: Die Frauen am Grab, Abstieg Christi in die Vorhölle. Um 1210–1215 – *Malerei auf Pergament; Gesamthöhe 0,225 m* – Cividale del Friuli, Museo archeologico nazionale

316 – *zu S. 229* – Reliquienkreuz aus Sankt-Dionysius in Enger. Rückseite: Lamm und Evangelistensymbole. Um 1100 – *Nielliertes Silber; Höhe 0,22 m* – Berlin, Kunstgewerbemuseum

317 – *zu S. 294* – Niedersachsen – Kreuz-Pyxis. Drittes Viertel 12. Jh. – *Bronze; Höhe 0,368 m* – Hildesheim, Domschatz

318 – *zu S. 284* – Niedersachsen (?) – Kästchen des heiligen Andreas (Oberplatte). Letztes Viertel 12. Jh. – *Vergoldetes Kupfer, Grubenschmelz; Höhe der Platte 0,155 m* – Siegburg, Sankt Servatius

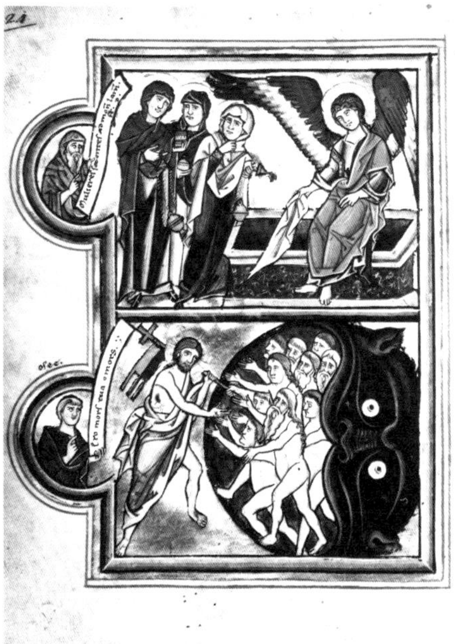

315

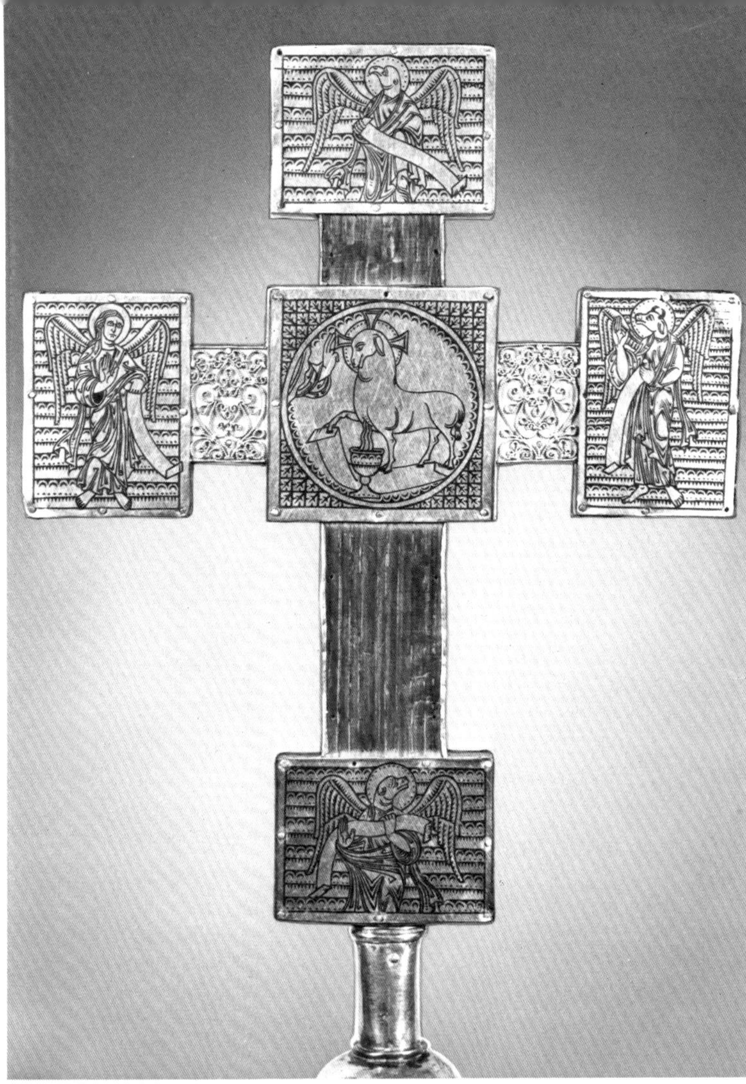

316

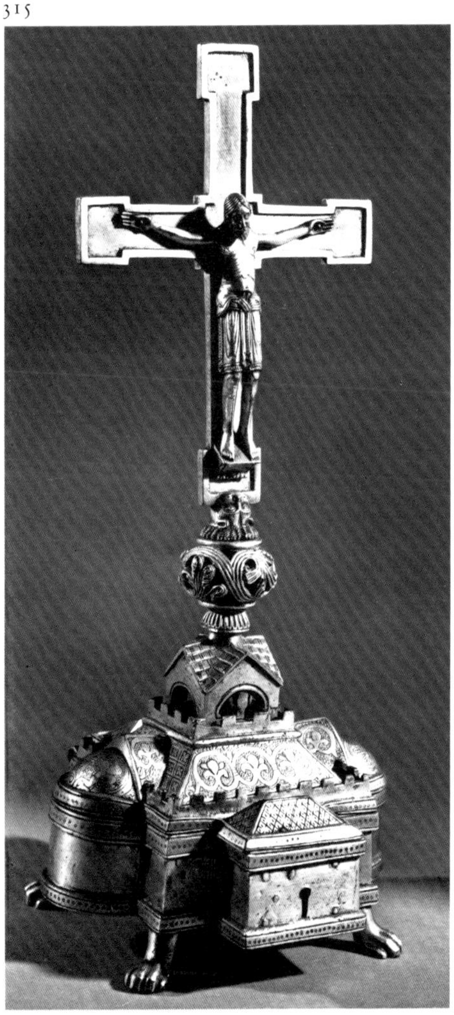

317

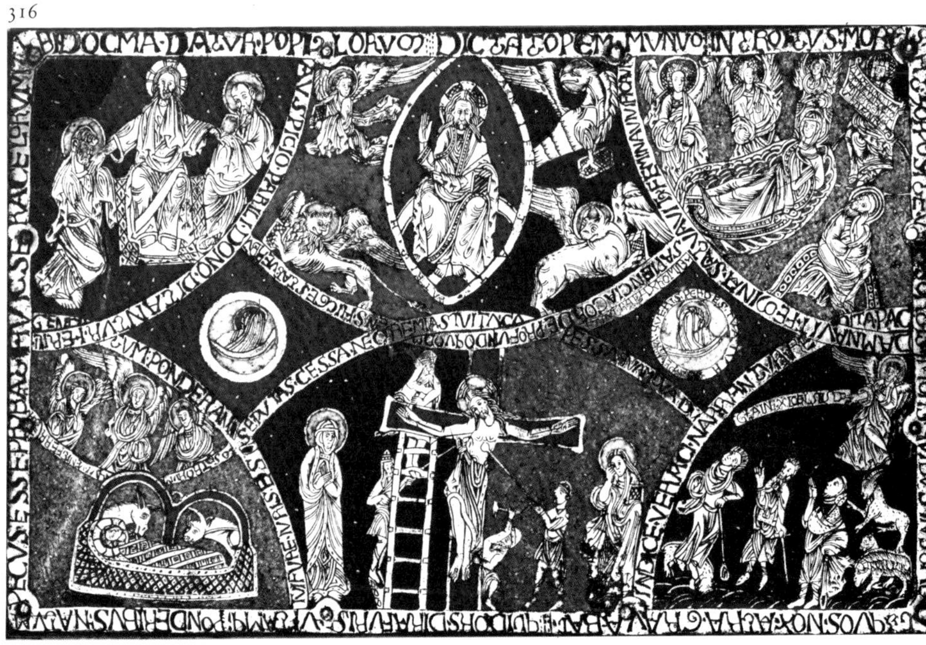

318

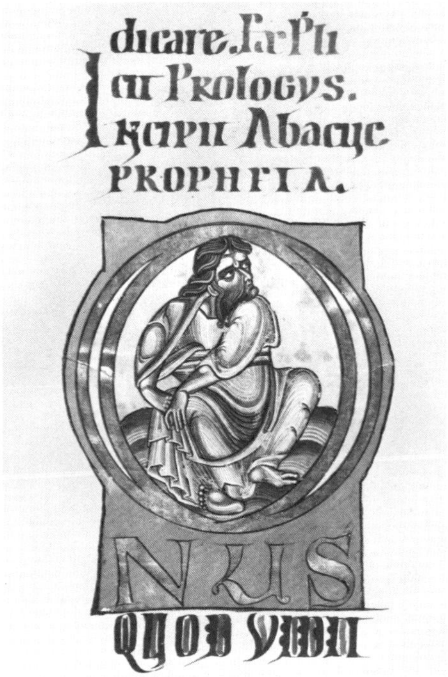

319

319 – *zu S. 219* – Weingarten – Matutinale: Initiale ‹O› mit dem Propheten Habakuk. Um 1220 – *Malerei auf Pergament; Gesamthöhe 0,432 m* – New York, Public Library, Spencer Collection

320 – *zu S. 19* – Bamberg – Dom: Ostapsis mit Arkadenschmuck, flankiert von zwei Türmen. Anfang 13. Jh.

321 – *zu S. 288* – Schwaben (?) – Kruzifix. Zweites Viertel 12. Jh. – *Bronze; Höhe 0,315 m* – Berlin, Staatliche Museen

322 – *zu S. 218* – Salzburg – Perikopenbuch der heiligen Erentrud von Nonnberg: Initiale ‹O›. Ende 12. Jh. – *Malerei auf Pergament; Gesamthöhe 0,30 m* – München, Bayerische Staatsbibliothek

323 – *zu S. 194* – Hirsau oder Zwiefalten – Passionale: Maria mit dem Kind. 1120–1130 – *Malerei auf Pergament; Höhe 0,443 m* – Stuttgart, Württembergische Landesbibliothek

324 – *zu S. 188* – Salzburg – Bibel von Sankt Florian: Initiale ‹P›: Der Tod des Josua. Erstes Viertel 12. Jh. – *Malerei auf Pergament* – Kloster Sankt Florian, Stiftsbibliothek

325 – *zu S. 184* – Lambach, Stiftskirche – Herodes versucht sich zu töten. Um 1089 – *Fresko*

326 – *zu S. 187* – Pürgg, Johanneskapelle – Die Katzen belagern die Mäuseburg. Mitte 12. Jh. – *Fresko*

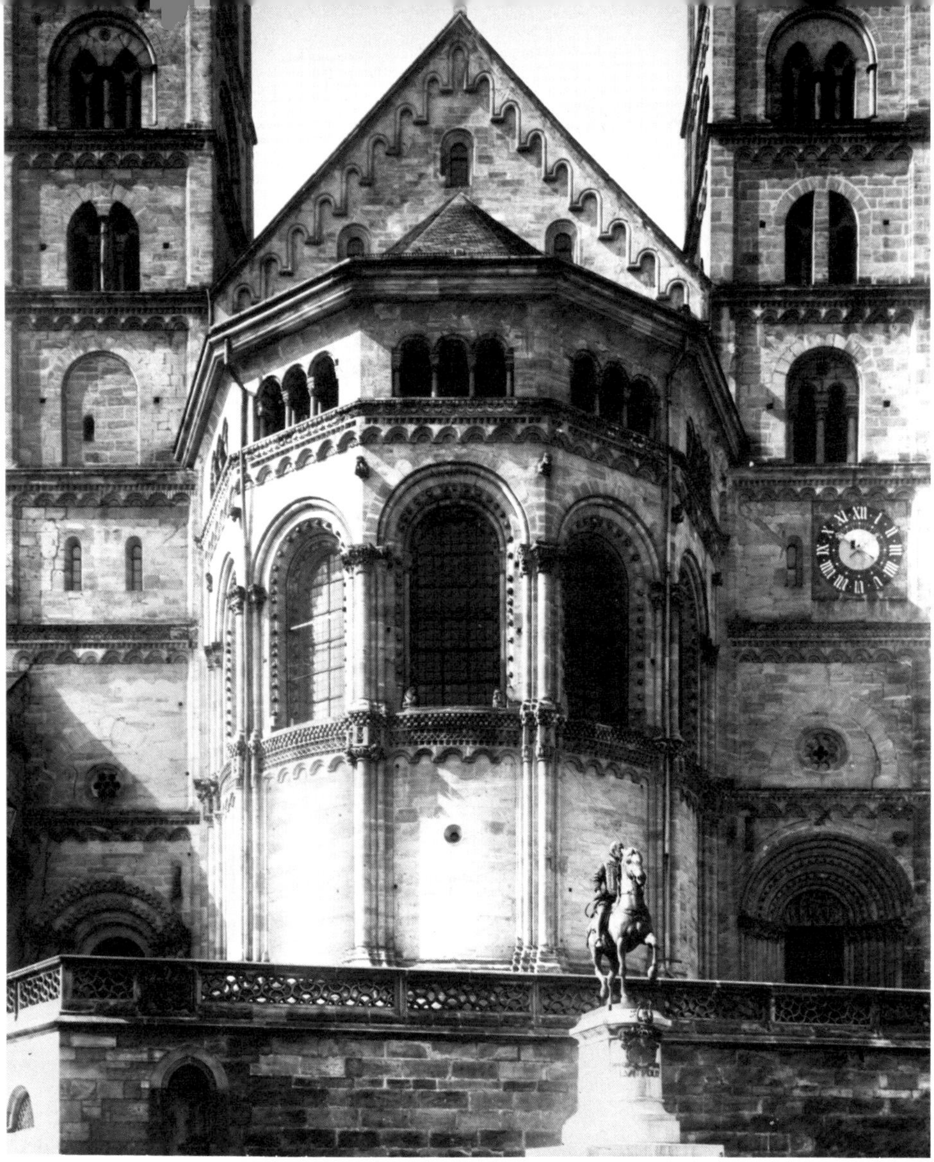

320

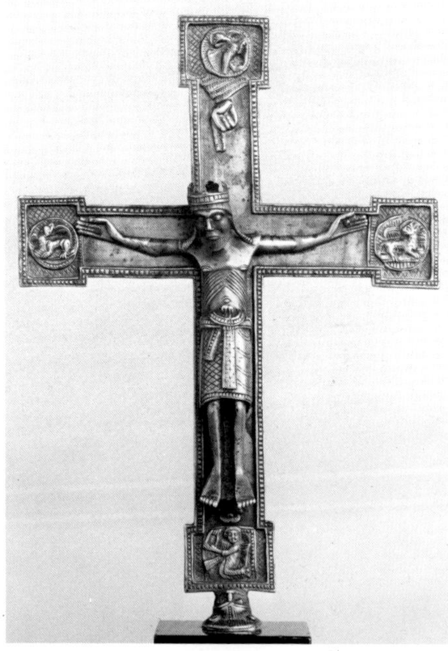

321

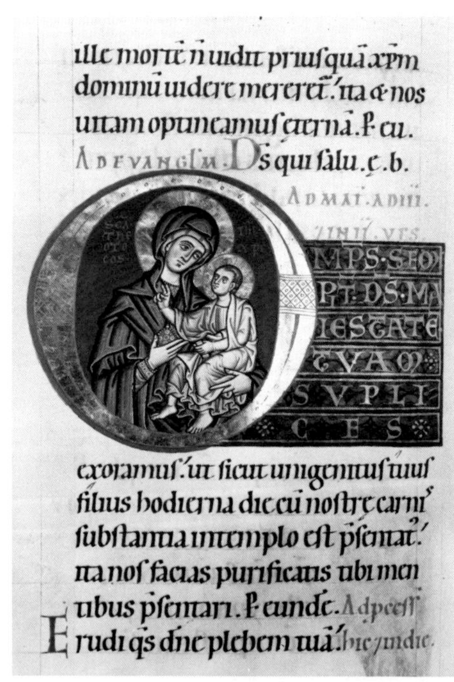

322

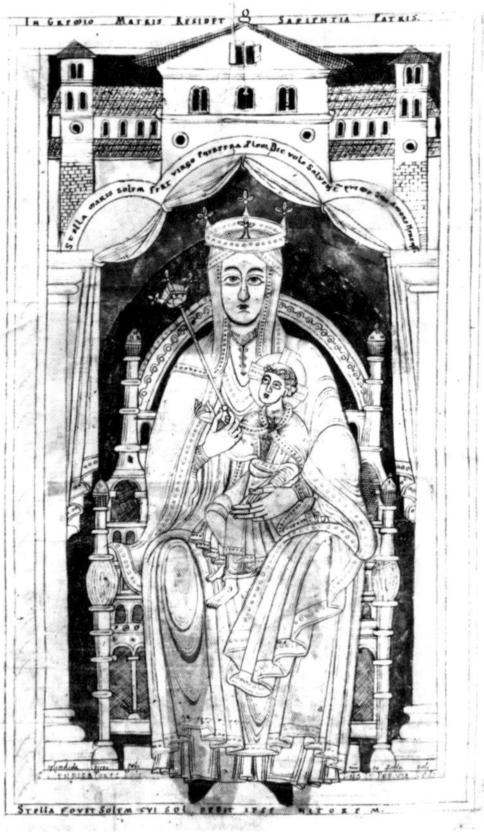

323

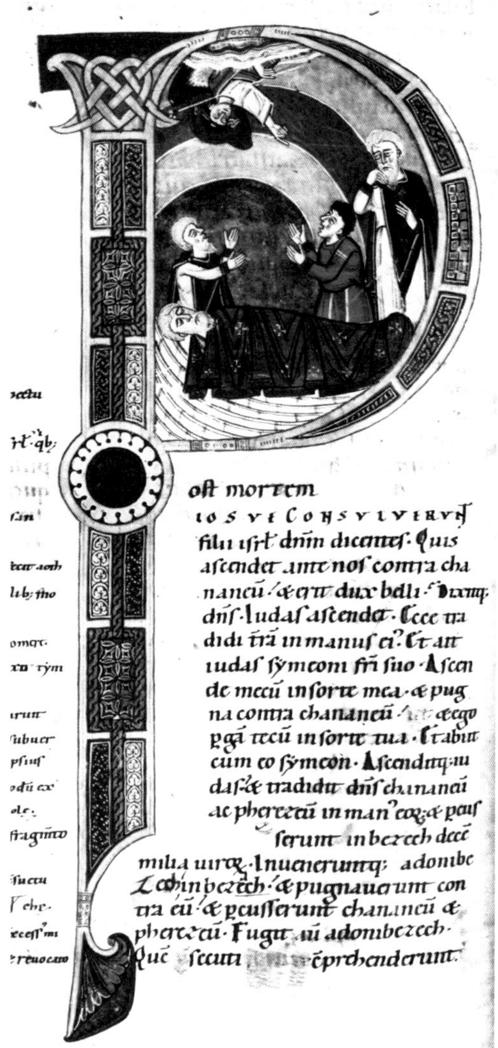

324

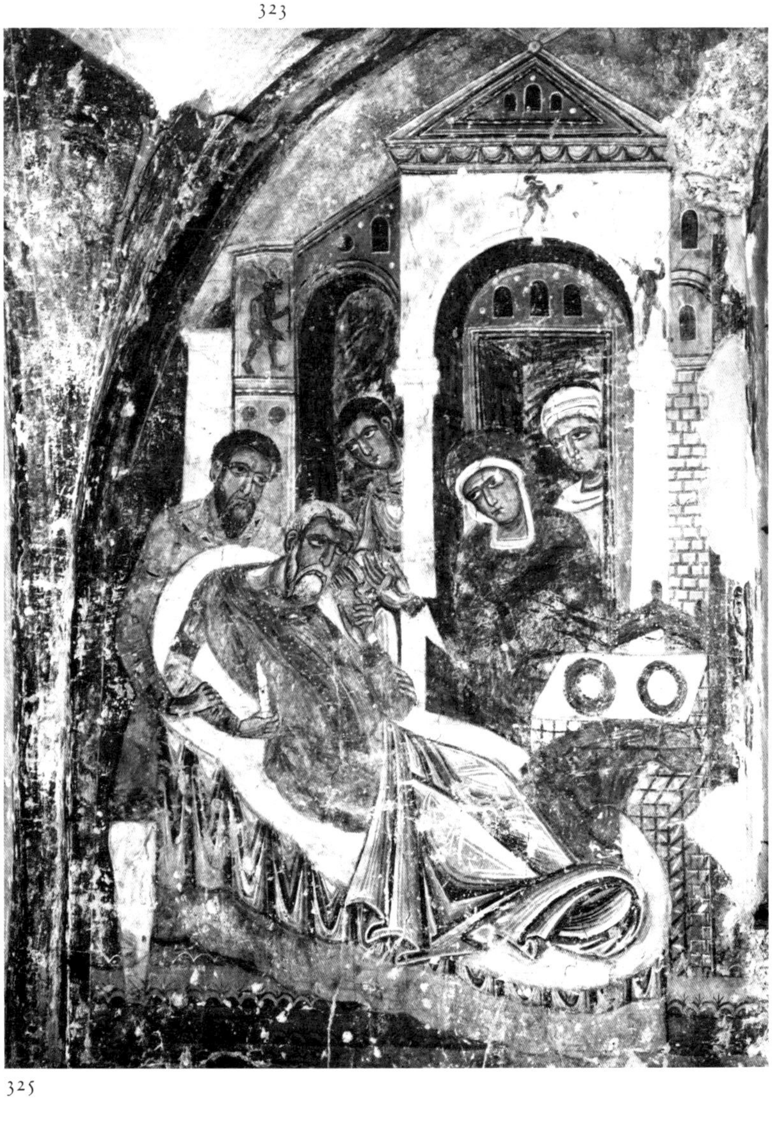

325

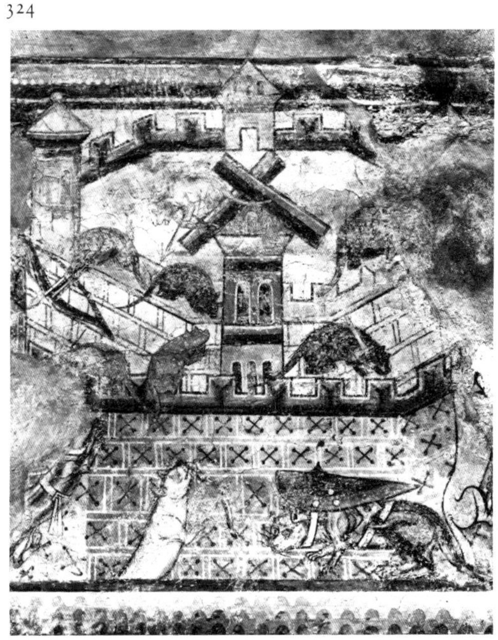

326

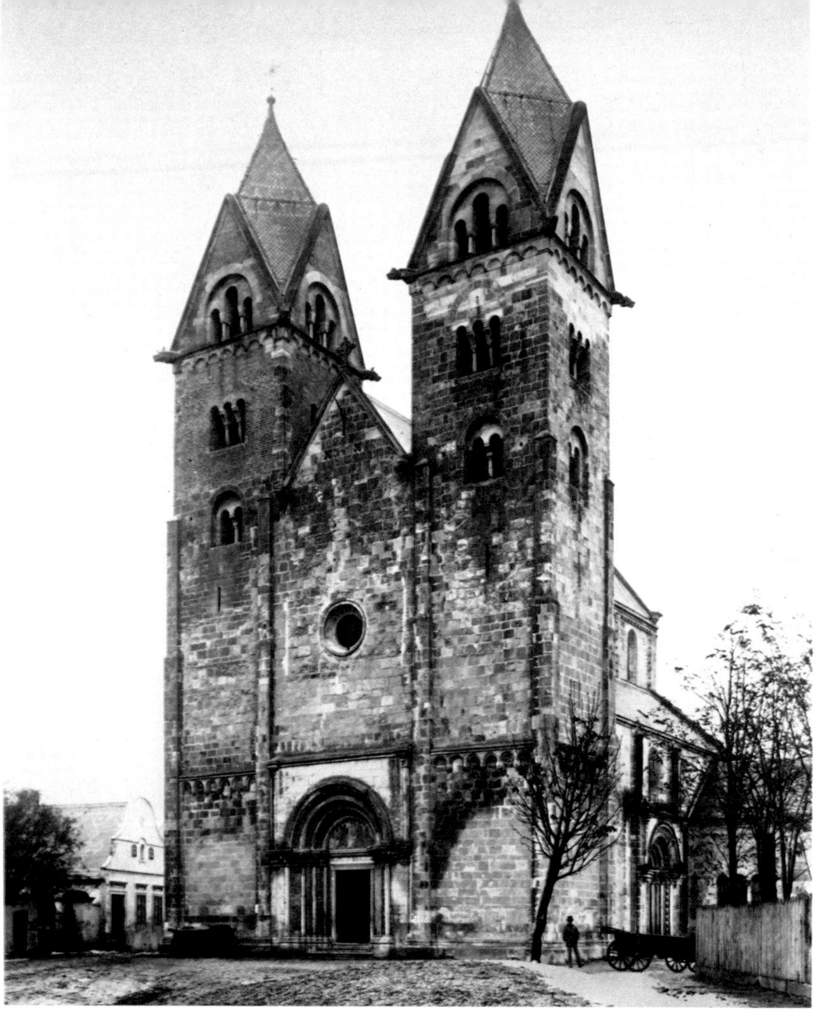

327

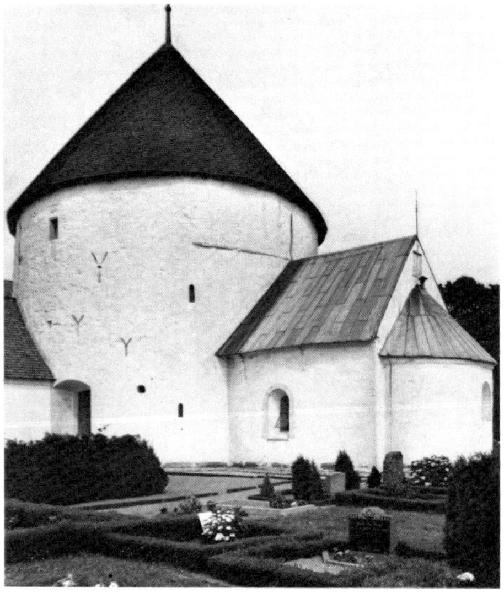

328

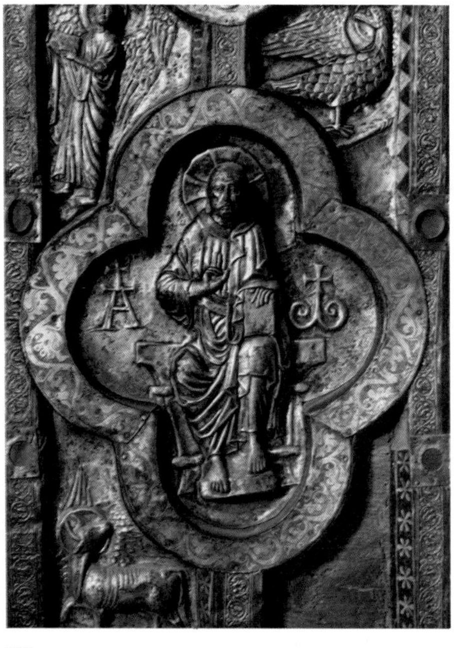

329

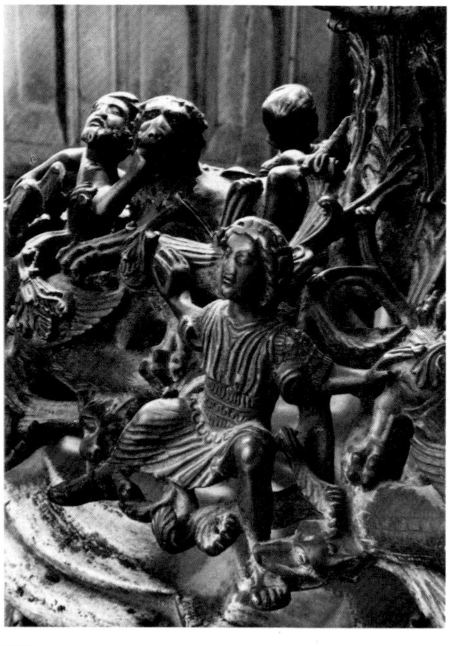

330

327 – *zu S. 39* – Lébény – Abteikirche: Westwerk mit zwei Türmen. Anfang 13. Jh.

328 – *zu S. 46* – Nylars – Nikolaus-Kirche: Gesamtansicht. 12. Jh.

329 – *zu S. 278* – Dänemark – ‹Frontale› aus Odder. Mittelpartie: Majestas Domini. Mitte 12. Jh. – *Vergoldetes Kupfer* – Kopenhagen, Nationalmuseet

330 – *zu S. 297* – Norditalien (?) – Monumentaler Leuchterfuß (Ausschnitt). Vor 1162 – *Bronze; Gesamthöhe 0,70 m* – Prag, Veitsdom

331 – *zu S. 32* – Maursmünster – Abteikirche: Zweistöckiges Westwerk. Mitte 12. Jh.

332 – *zu S. 34* – Marmoutier, Abteikirche – Fassadenrelief (Ausschnitt). Mitte 12. Jh.

333 – *zu S. 48* – Tingstad – Taufbecken: Szenen aus der Kindheit Jesu. Ausschnitt: Die Heiligen Drei Könige. Stockholm, Archäologisches Nationalmuseum

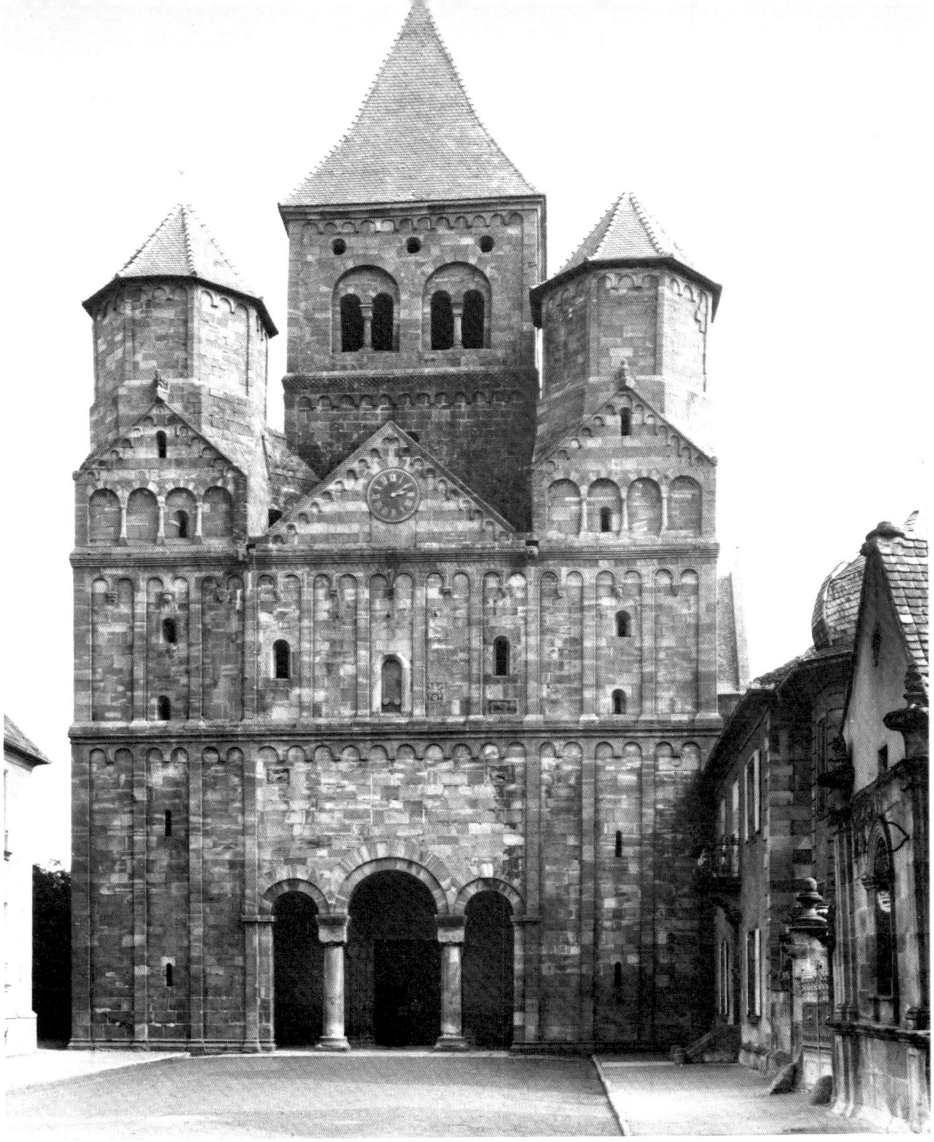

331

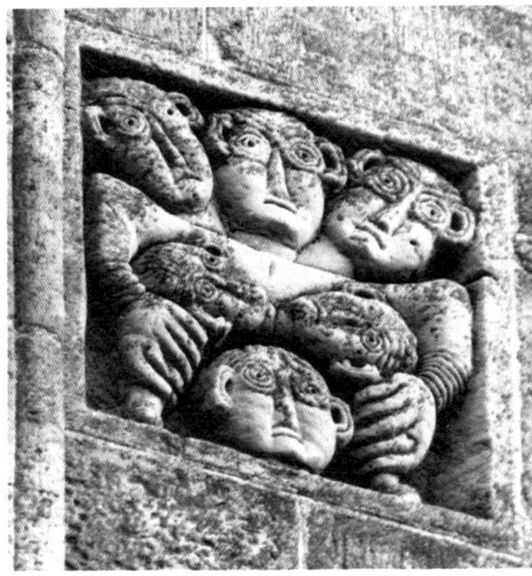

332

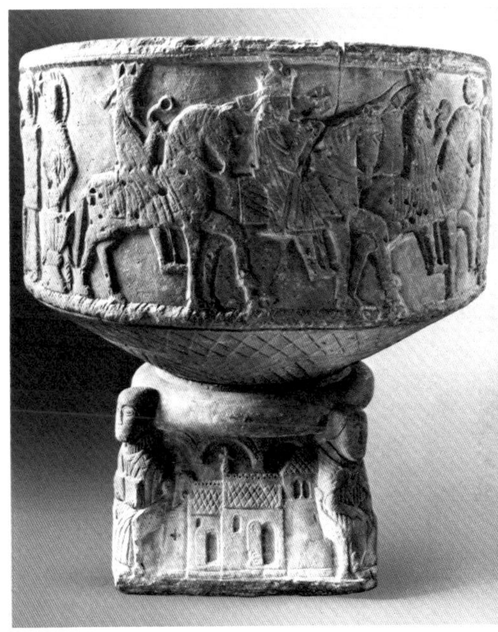

333

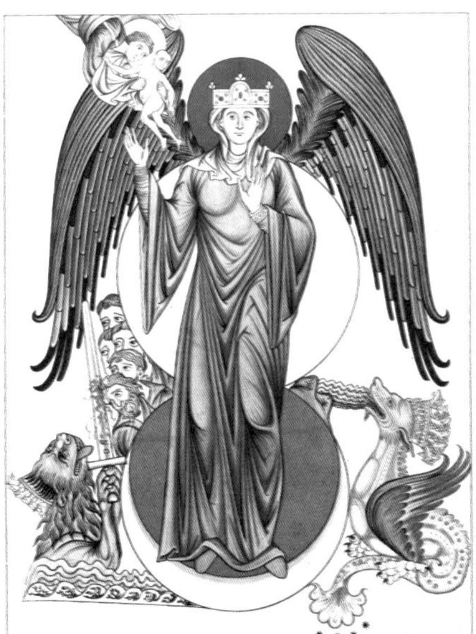

334

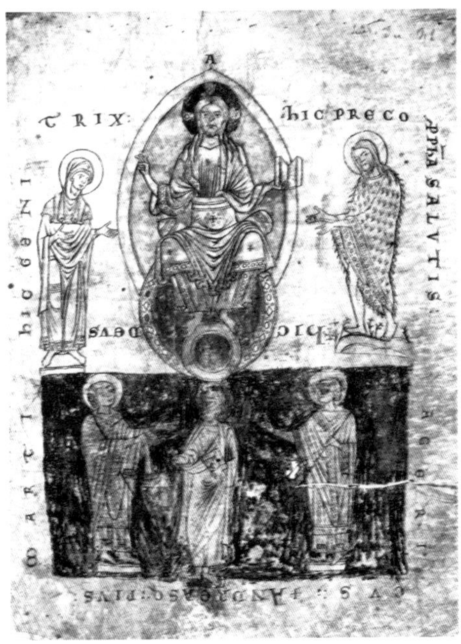

335

334 – *zu S. 216* – Sankt Odilien (Elsaß) – Herrad von Landsperg: ‚Hortus deliciarum': Das apokalyptische Weib. Um 1175–1185 (Faksimile, das Original ist verloren)

335 – *zu S. 203* – Verdun, Abtei Saint-Airy – Regel des heiligen Benedikt: Deesis mit den Heiligen Martin, Andreas und Agericus. Zweites Viertel 12. Jh. – *Malerei auf Pergament; Höhe 0,225 m* – Verdun, Bibliothèque Municipale

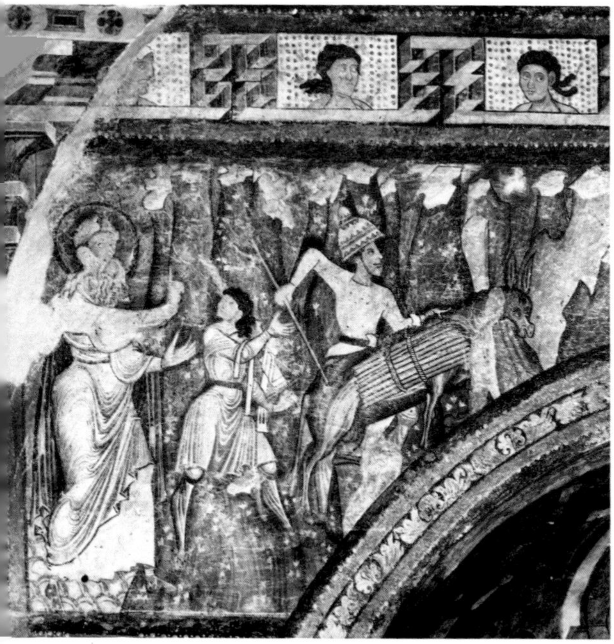

336

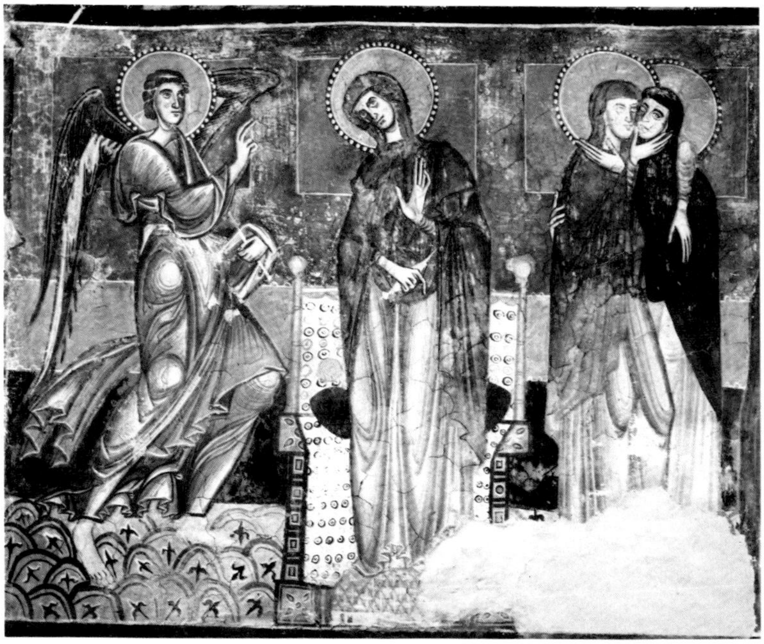

337

336 – *zu S. 170* – Grissiano, San Giacopo – Triumphbogen: Jakob führt Isaak zum Opferaltar. Anfang 13. Jh. – *Fresko*

337 – *zu S. 170* – Hoch-Eppan – Schloßkapelle: Verkündigung und Heimsuchung Mariae. Anfang 13. Jh. – *Fresko*

338 – *zu S. 51* – Verona – San Zeno: Blick durch das Schiff auf die Krypta und den erhöhten Chor. 12. Jh.

339 – *zu S. 272* – Norditalien – Haupt eines Kruzifixus. 12. Jh. – *Silber* – Pavia, San Michele

340 – *zu S. 272* – Norditalien – Haupt eines Kruzifixus. 12. Jh. – *Silber* – Vercelli, Kathedrale

341 – *zu S. 272* – Niedersachsen (?) – Reliquiar des heiligen Oswald. Ausschnitt: Kopf. Ende 12. Jh. – *Nielliertes und vergoldetes Silber; Gesamthöhe 0,44 m* – Hildesheim, Domschatz

342 – *zu S. 50* – Como – Sant'Abbondio: Seitenansicht. Ende 11. Jh.

343 – *zu S. 255* – Novara – Einbanddeckel: Christus zwischen den Aposteln Petrus und Paulus. 12. Jh. – *Silber; Höhe 0,28 m* – Paris, Musée de Cluny

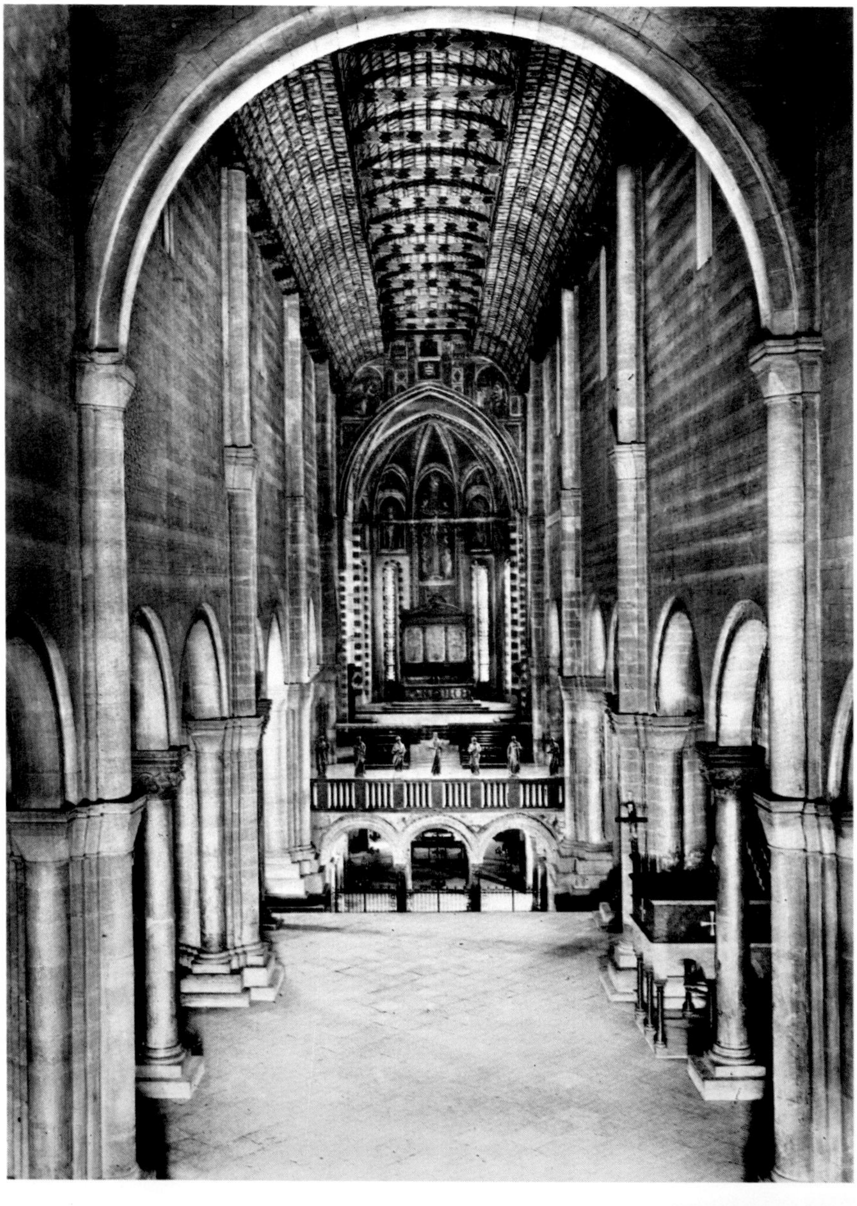

338

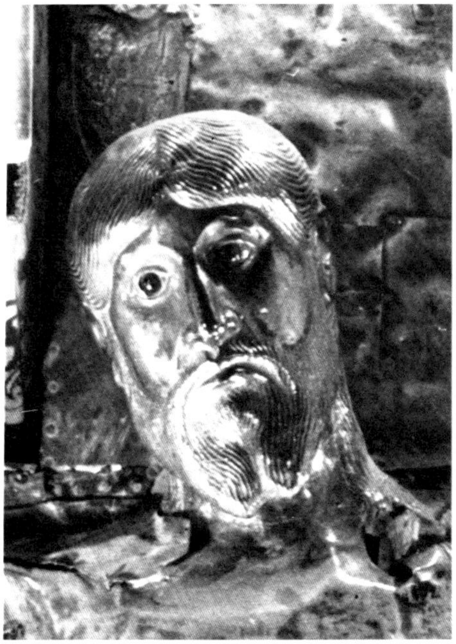

339

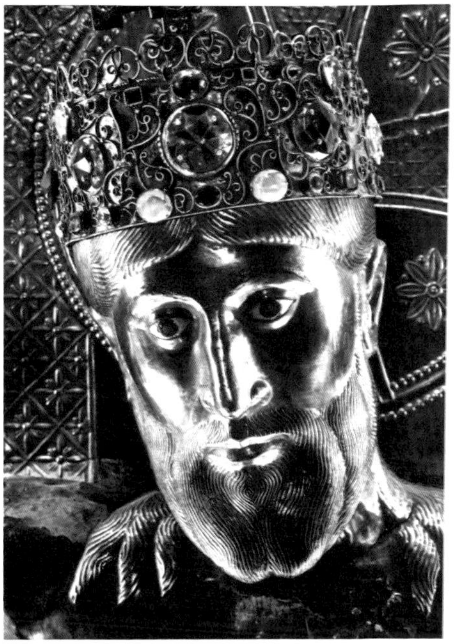

340

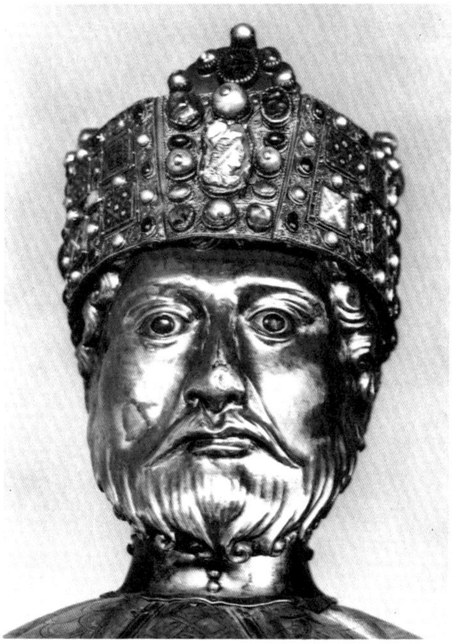

341

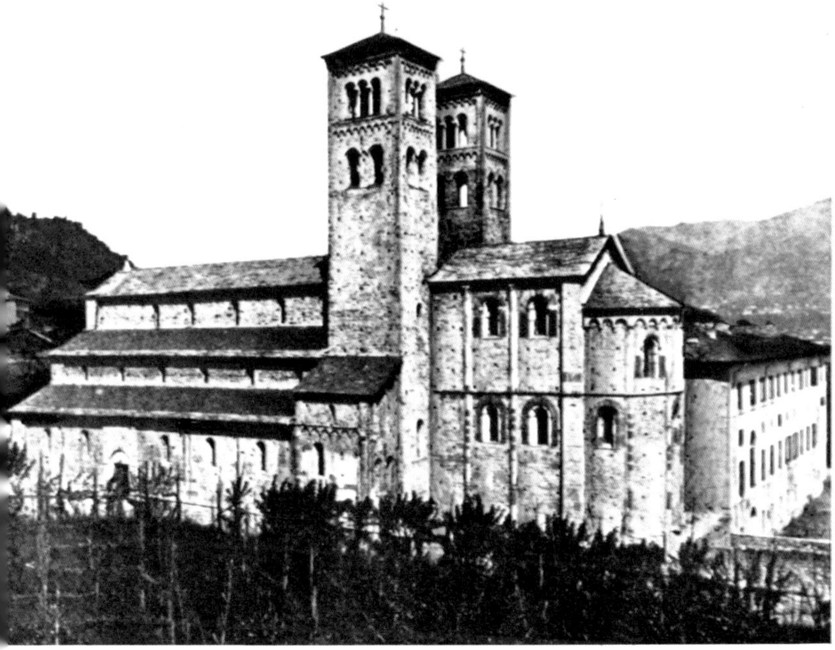

342

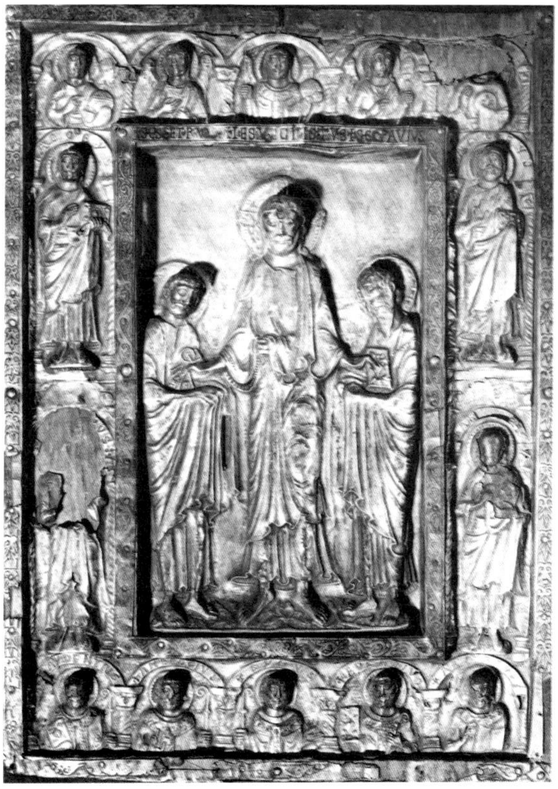

343

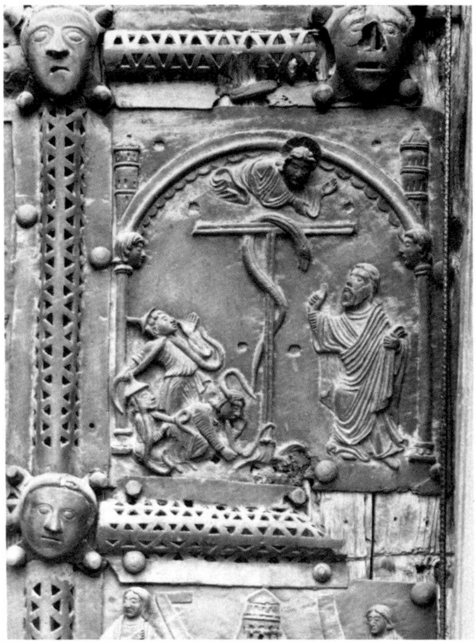

344

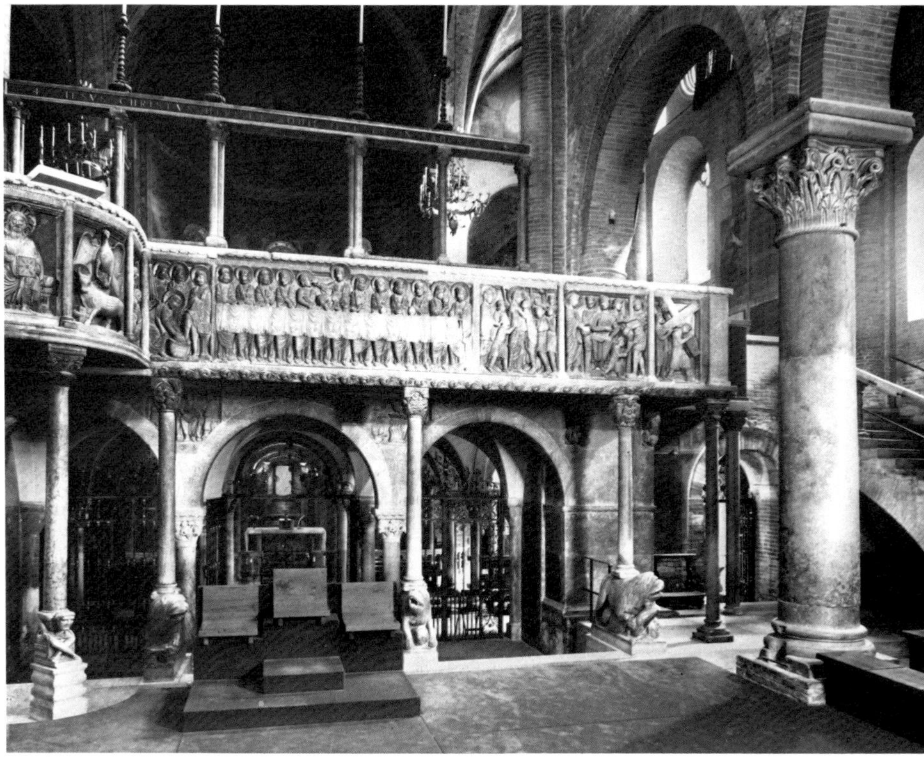

345

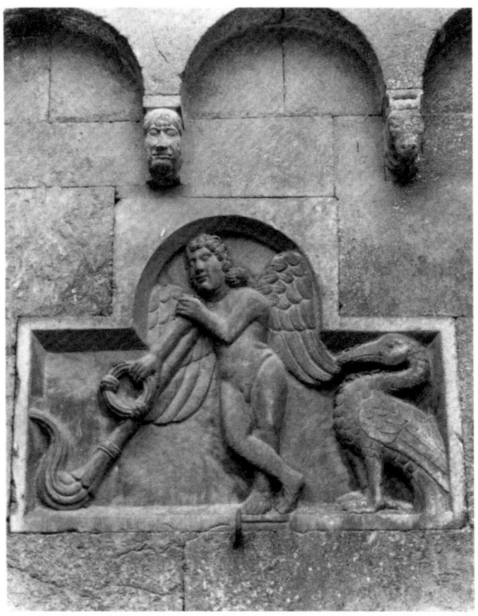

346

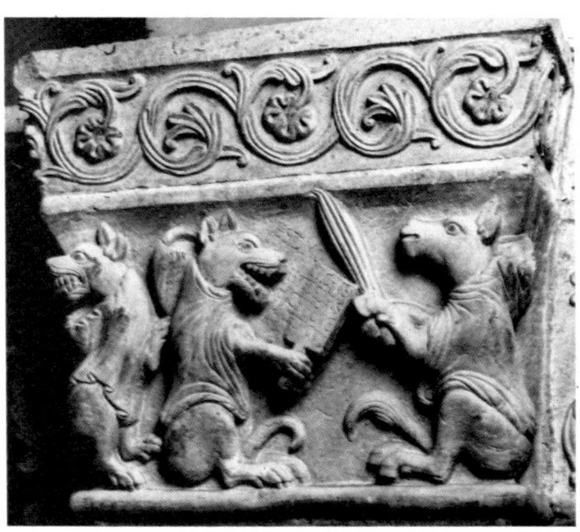

347

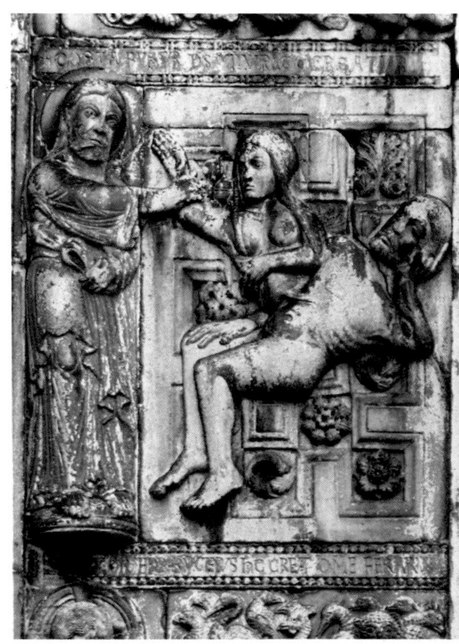

348

344 – *zu S. 289* – Norditalien – Türflügel. Ausschnitt: Die eherne Schlange. Mitte 12. Jh. – *Bronze* – Verona, San Zeno

345 – *zu S. 53* – Modena, Dom – Gesamtansicht des Pontile. Anfang 12. Jh. – *Marmor*

346 – *zu S. 53* – Modena, Dom – Fassadenrelief. Ausschnitt: Genius des Todes. Anfang 12. Jh.

347 – *zu S. 51* – Parma, Dom – Kapitell des Schiffes: Der zum Eremiten gewordene Wolf. 12. Jh.

348 – *zu S. 58* – Verona, San Zeno – Portal. Reliefausschnitt: Die Erschaffung Evas. 12. Jh.

349 – *zu S. 52* – Parma – Gesamtansicht des Doms mit Glockenturm und Baptisterium. 12.–13. Jh.

350 – *zu S. 51* – Parma – Dom: Das Mittelschiff mit dem erhöhten Chor. Anfang 12. Jh.

351 – *zu S. 162* – San Benedetto Po – Psalter: König David und vier Musikanten. Um 1125 – *Malerei auf Pergament; Höhe 0,32 m* – Mantua, Biblioteca comunale

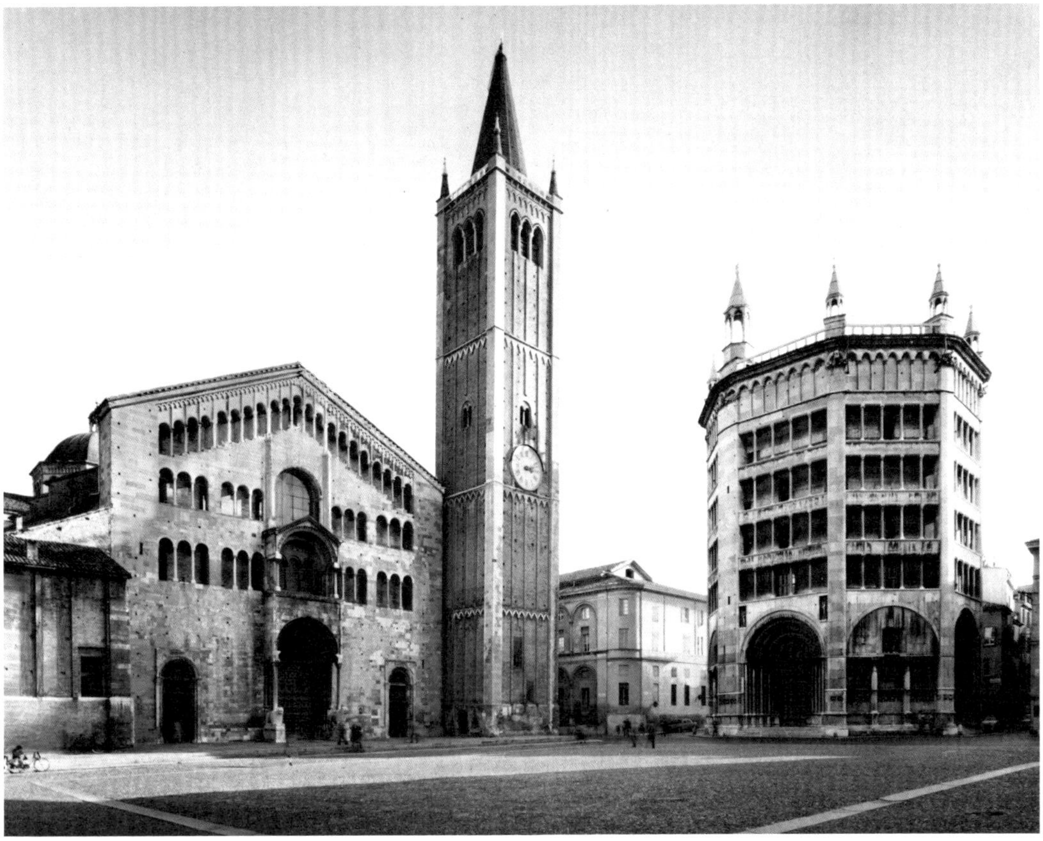

349

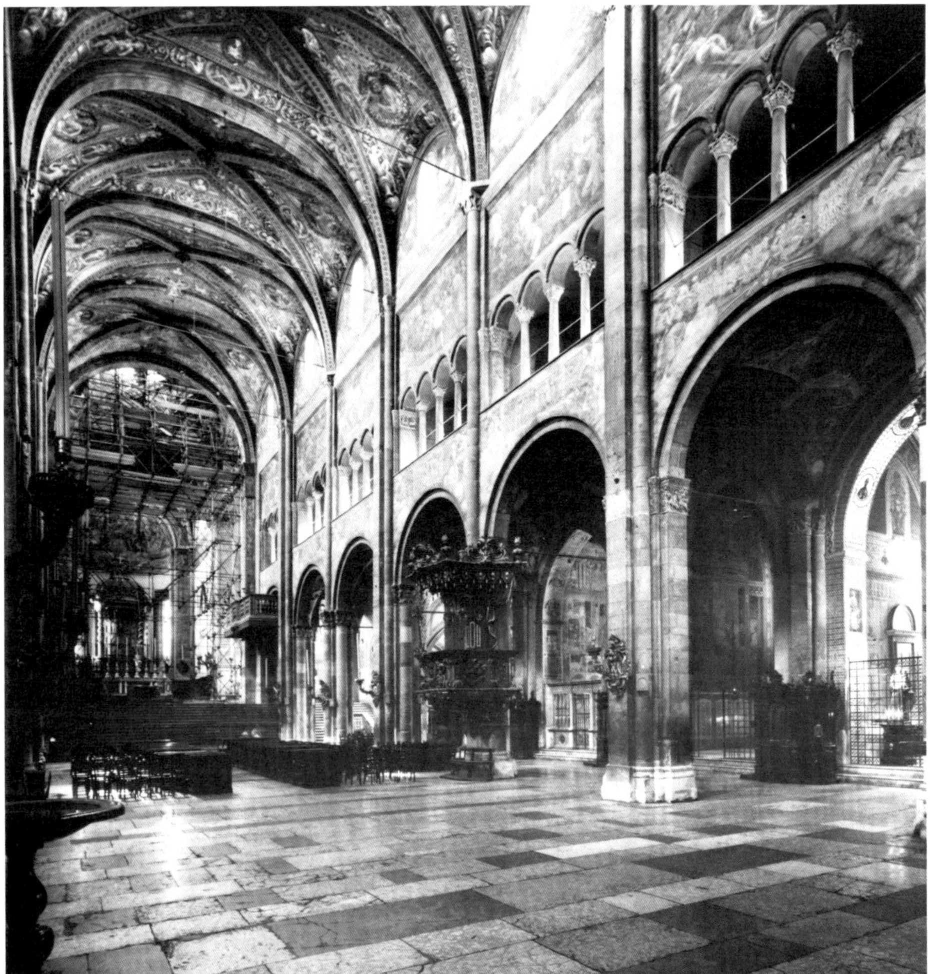

350

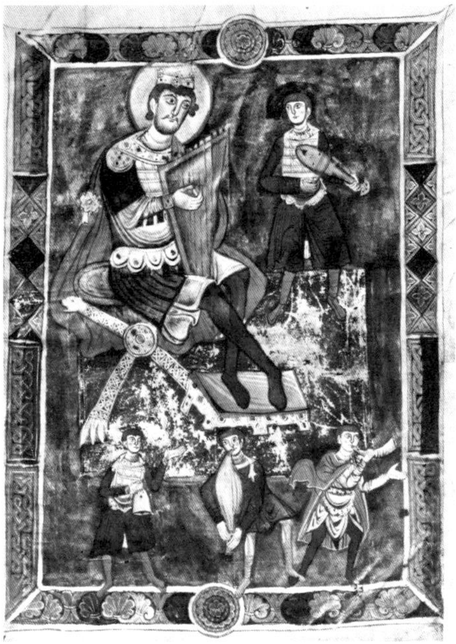

351

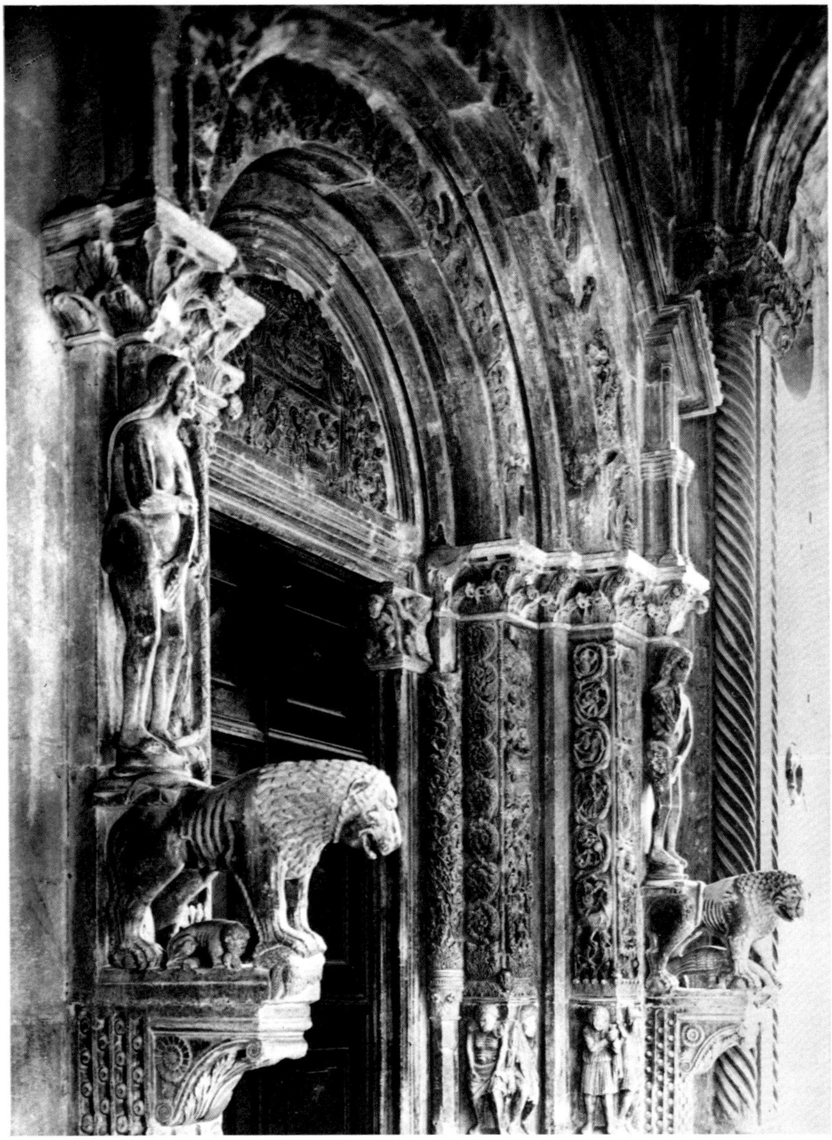

352

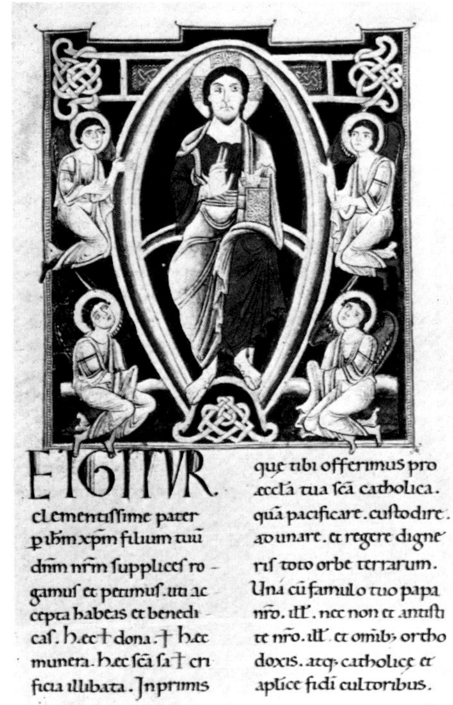

E IGITUR
clementissime pater
p ihm xpm filium tuu
dnm nrm supplices ro-
gamus et petimus. uti ac-
cepta habeas et benedi-
cas. h.ec + dona. + h.ec
munera. h.ec sca sa + cri-
ficia illibata. In primis
que tibi offerimus pro
eccla tua sca catholica.
qua pacificare. custodire.
adunare. et regere digne-
ris toto orbe terrarum.
Una cu famulo tuo papa
nro. ill. nec non et antisti-
te nro. ill. et omib; ortho-
doxis. atq; catholice et
aplice fidi cultoribus.

353

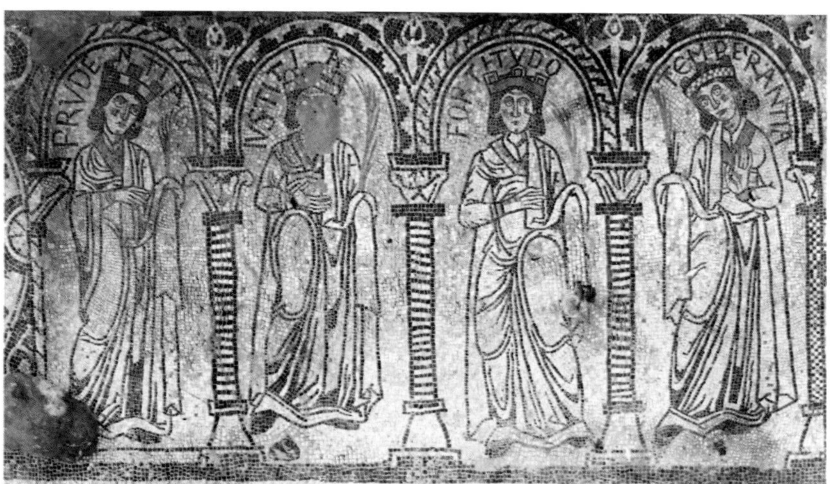

PRUDENTIA
IUSTITIA
FORTITUDO
TEMPERANTIA

354

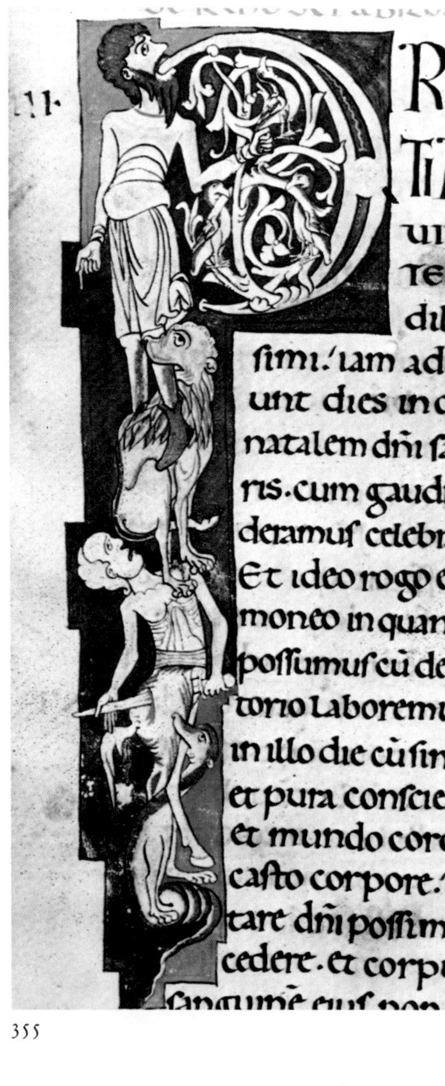

RO
TIA
un
te
dil
simi. iam adu
unt dies in q
natalem dni sa
ris. cum gaudio
deramus celebra
Et ideo rogo et
moneo in quam
possumus cu de
torio laboremu
in illo die cu sinc
et pura conscien
et mundo cord
casto corpore.
tare dni possim
cedere. et corpu

355

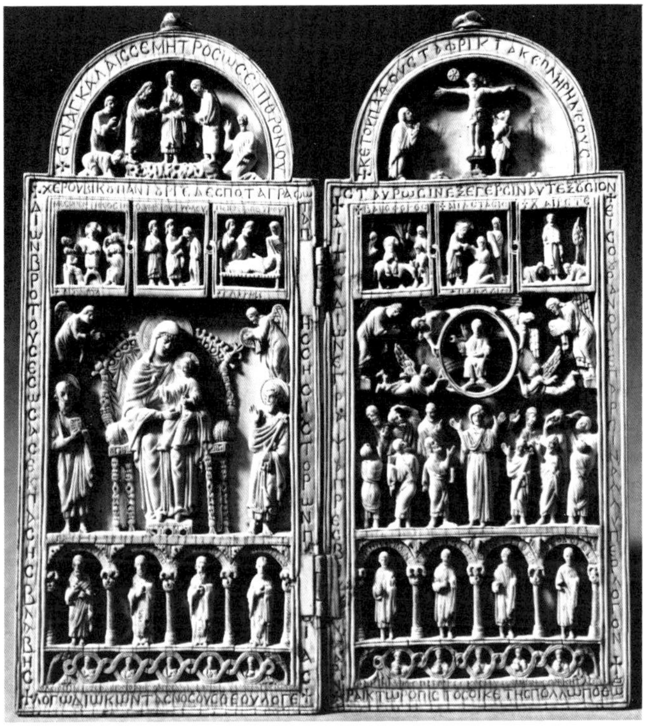

356

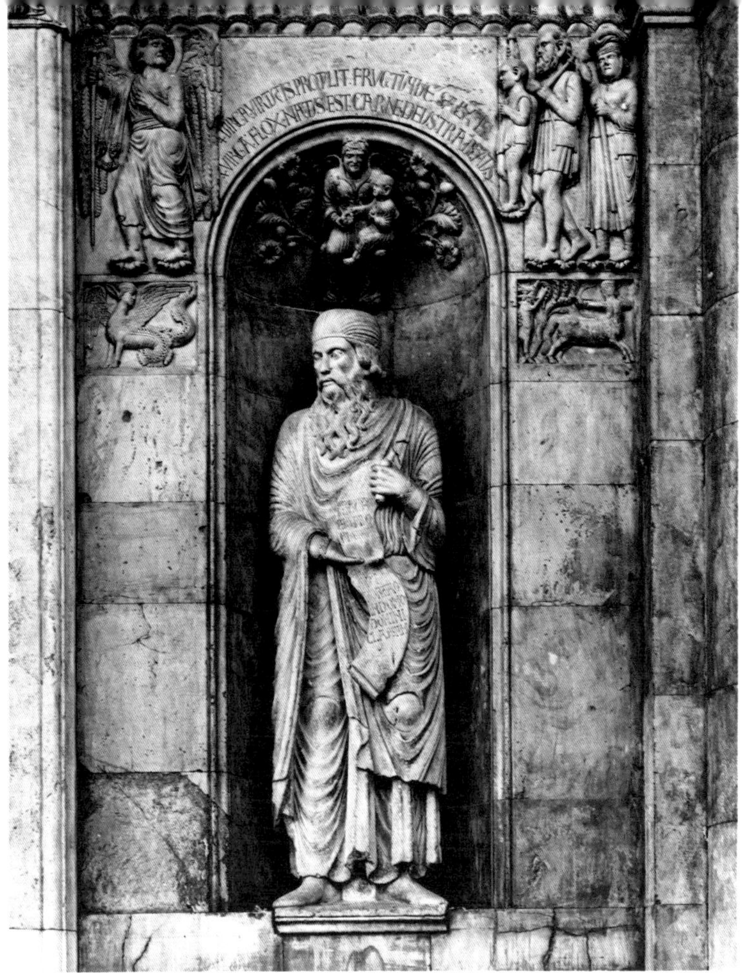

357

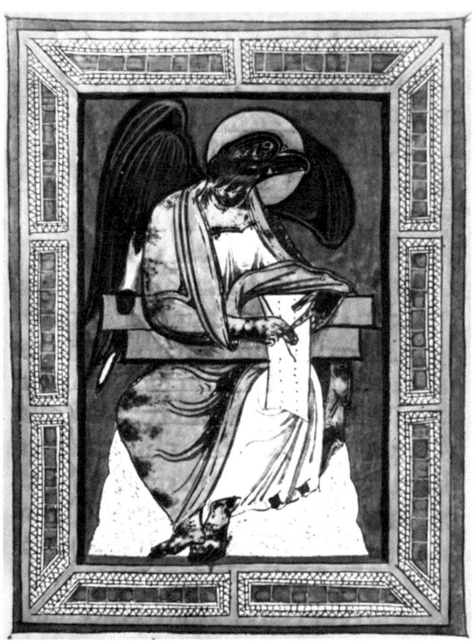

358

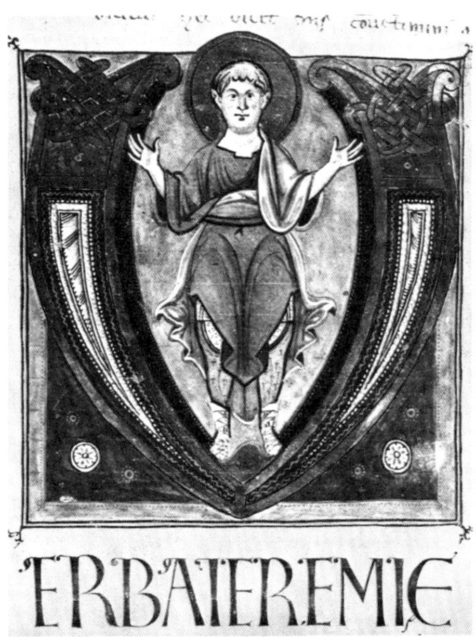

359

352 – *zu S. 82* – Trogir, Kathedrale – Portal mit den Gewändestatuen Adams und Evas. Um 1240

353 – *zu S. 163* – Florenz – Sakramentar: Initiale ‹T› mit der Majestas Domini. Nach 1150 – *Malerei auf Pergament; Gesamthöhe 0,37 m* – New York, Pierpont Morgan Library

354 – *zu S. 117* – San Benedetto Po, Abteikirche – Die vier Kardinaltugenden. 1150 – *Bodenmosaik*

355 – *zu S. 165* – Pistoia (?) – Homilienbuch: Initiale ‹P›. 1150–1175 – *Malerei auf Pergament; Gesamthöhe 0,52 m* – Paris, Bibliothèque Nationale

356 – *zu S. 246* – Venedig (?) – Diptychon: Thronende Maria und Himmelfahrt. Ende 12. – Anfang 13. Jh. – *Elfenbein; Höhe 0,28 m* – Chambéry, Domschatz

357 – Fidenza, Dom–Hauptportal. Ausschnitt: Der Prophet Hesekiel. Ende 12. Jh.

358 – *zu S. 163* – Florenz – Bibel: Der Evangelist Johannes. Drittes Viertel 12. Jh. – *Malerei auf Pergament; Gesamthöhe 0,525 m* – Rom, Biblioteca Casanatense

359 – *zu S. 163* – Pisa – Bibel: Der Prophet Jeremias. Letztes Viertel 12. Jh. – *Malerei auf Pergament; Höhe 0,55 m* – Madrid, Biblioteca nacional

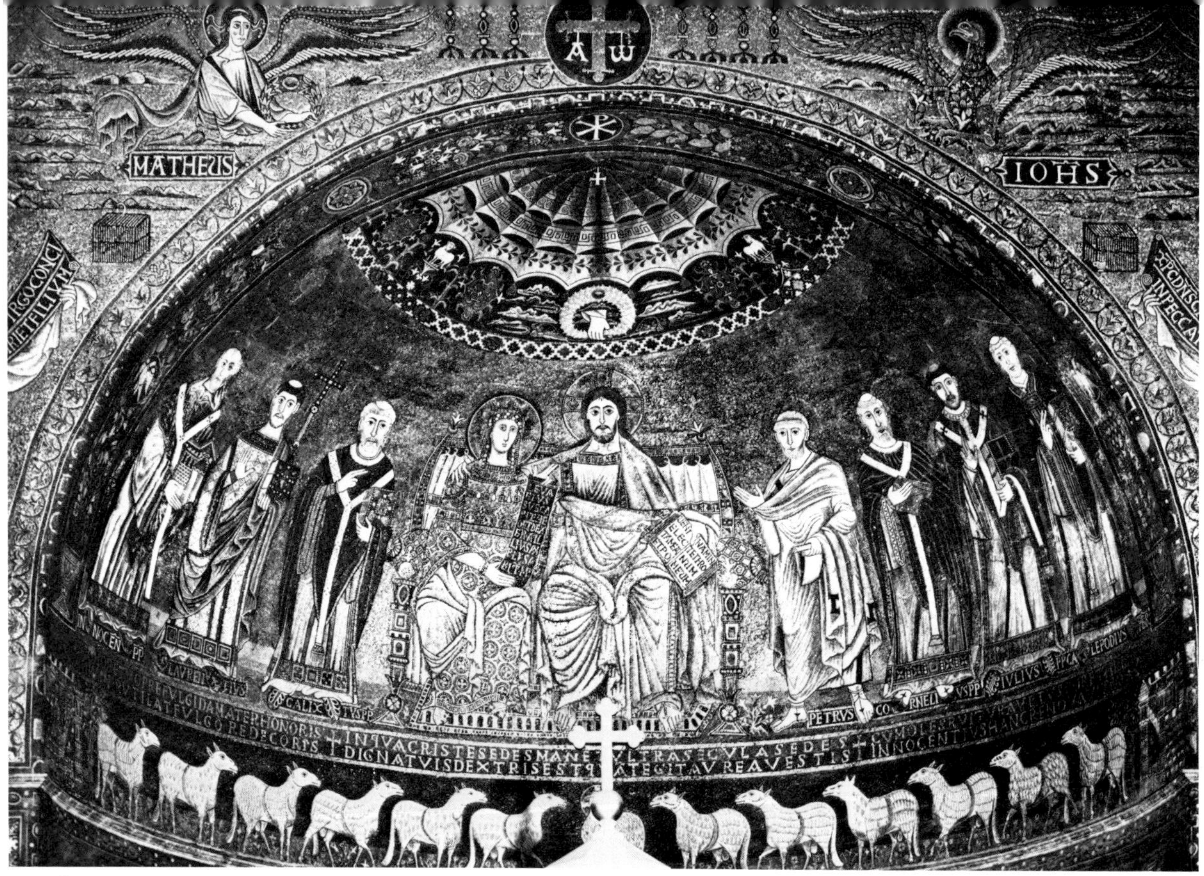

360

360 – *zu S. 122* – Rom, Santa Maria in Trastevere – Apsis: Christus und Maria thronend, umgeben von Heiligen. 1140–1143 – *Mosaik*

361 – *zu S. 122* – Rom, San Bartolomeo in Isola – Apsis: Segnender Christus. Mitte 12. Jh. – *Mosaik*

362 – *zu S. 245* – Süditalien – Fragment der Domtür zu Benevent: Die Hochzeit zu Kana. Ende 12. Jh. – *Bronze* – Benevent, Biblioteca capitulare

363 – *zu S. 81* – Bitonto, Kathedrale – Hauptportal. Anfang 12. Jh.

364 – *zu S. 14* – Lucera – Palastkastell mit Türmen und Wehrmauern. Um 1233

365 – *zu S. 123* – Salerno, Kathedrale – Triumphbogen: Adler, Symbol des Evangelisten Johannes. 1070–1085 – *Mosaik*

366 – *zu S. 142* – Sant'Angelo in Formis, Mittelschiff der Basilika – Die Heilung des Blinden. 1072–1087 – *Fresko*

367 – *zu S. 277* – Süditalien – Sogenanntes ‹Schachspiel Karls des Großen›: Zwei Elefanten. Ende 11. Jh. – *Elfenbein mit Goldeinlagen; Höhe 0,11 m* – Paris, Bibliothèque Nationale, Cabinet des Médailles

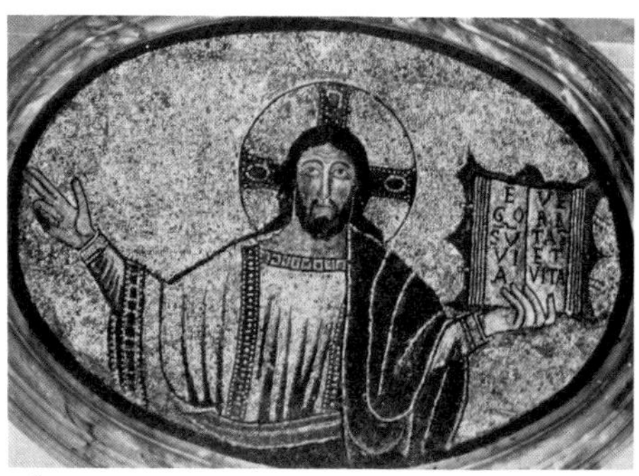

361

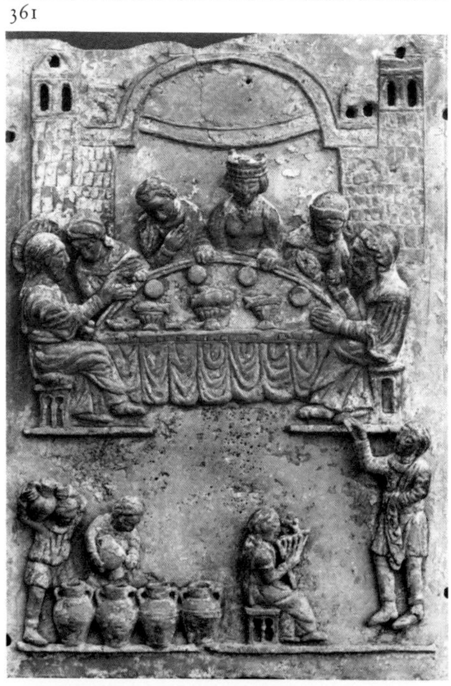

362

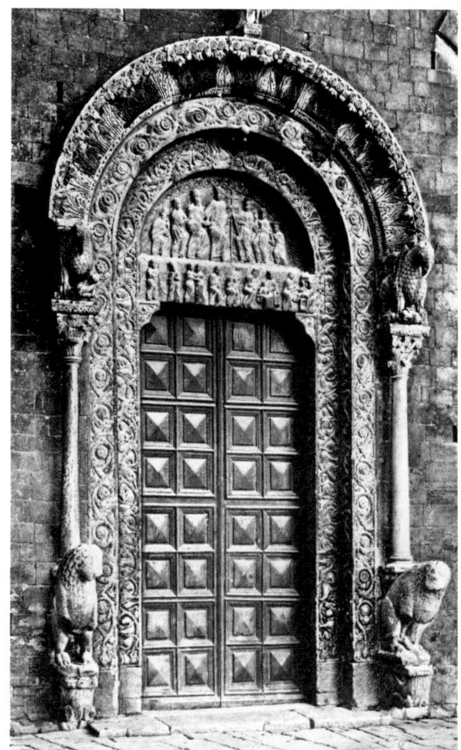

363

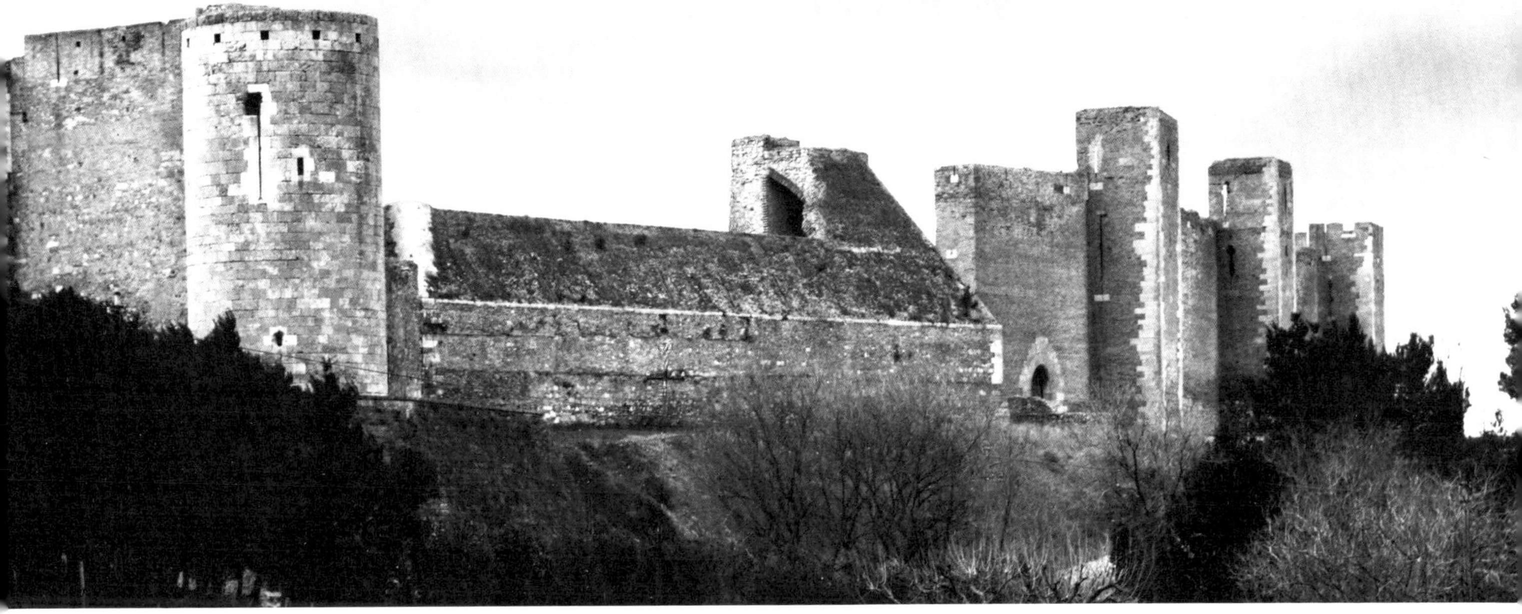

364

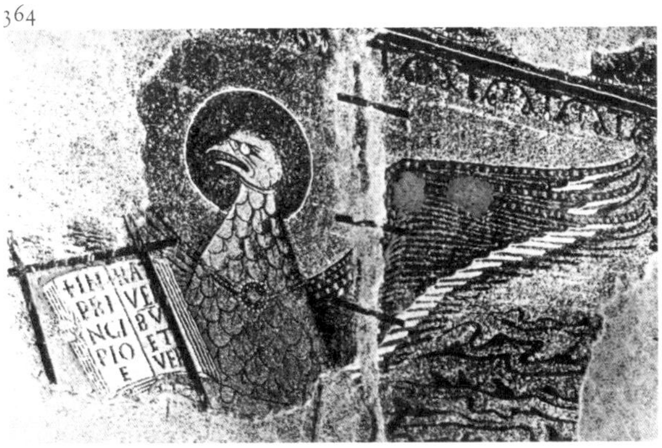

365

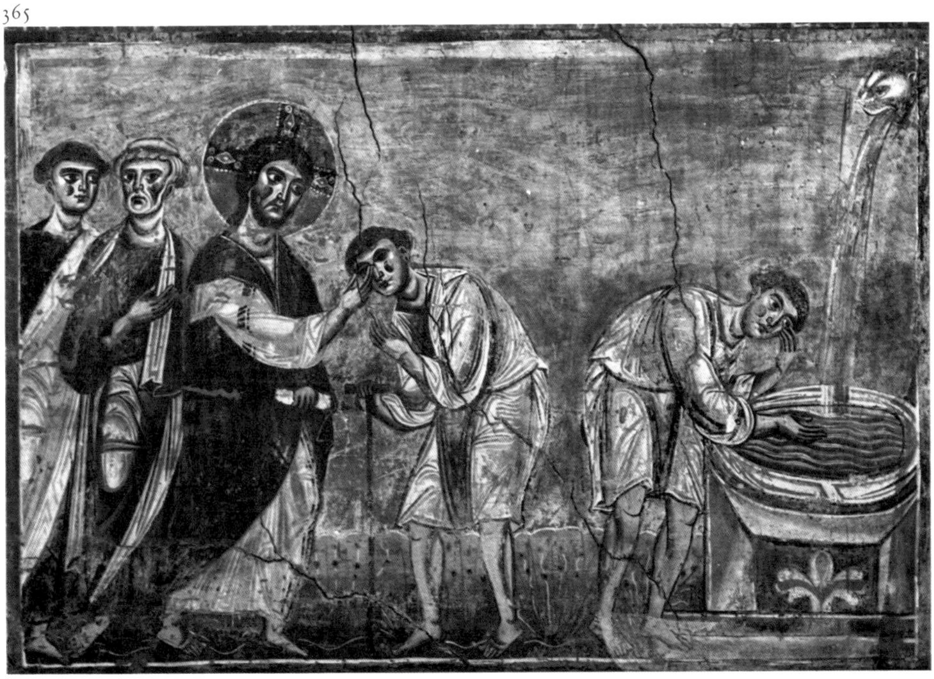

366

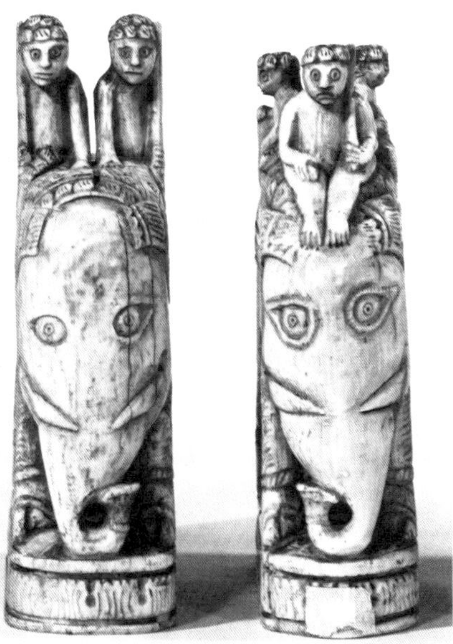

367

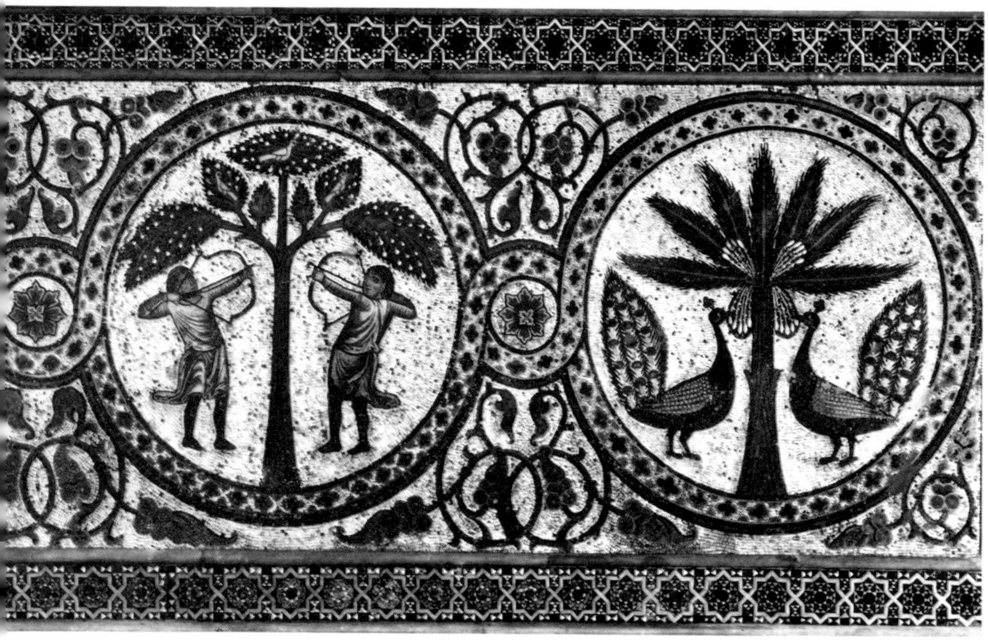

368

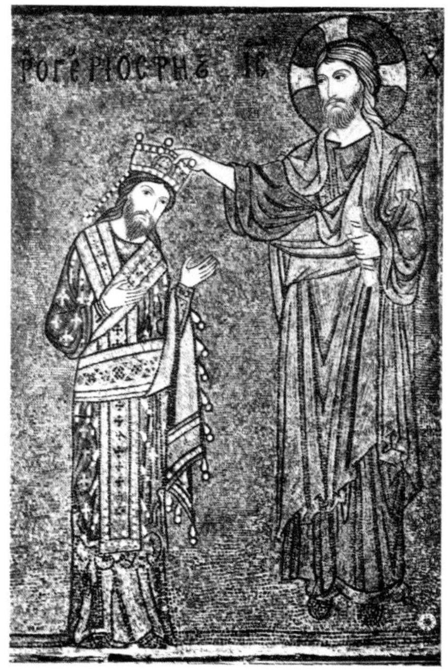

369

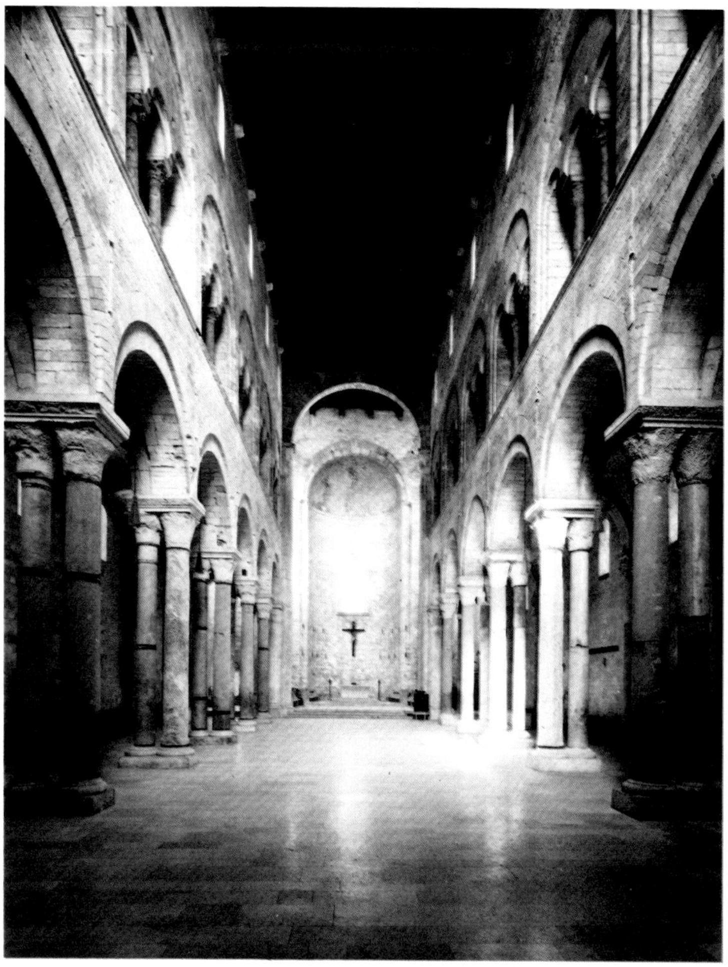

370

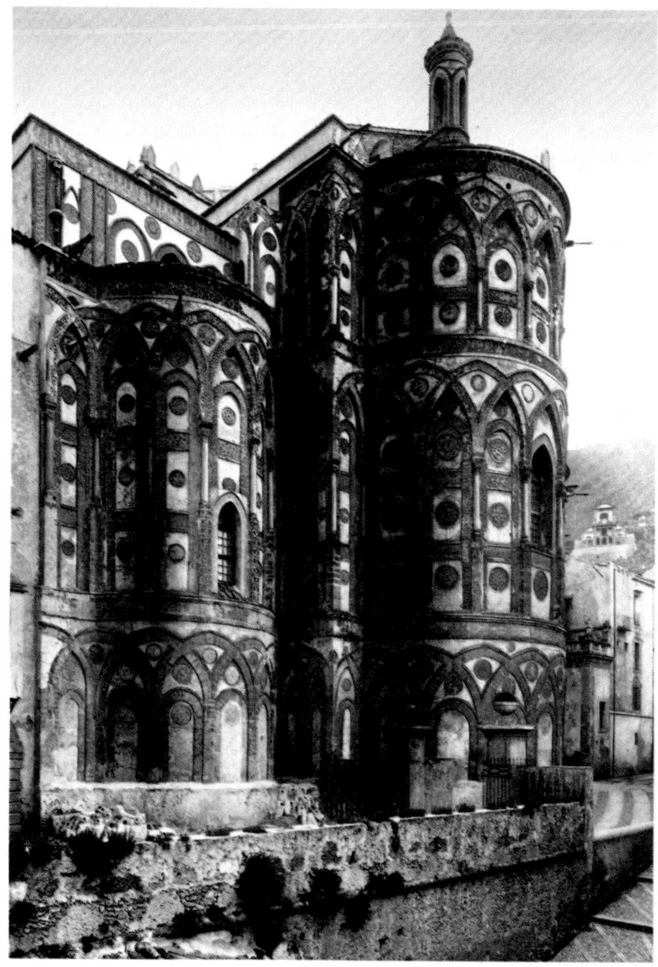

371

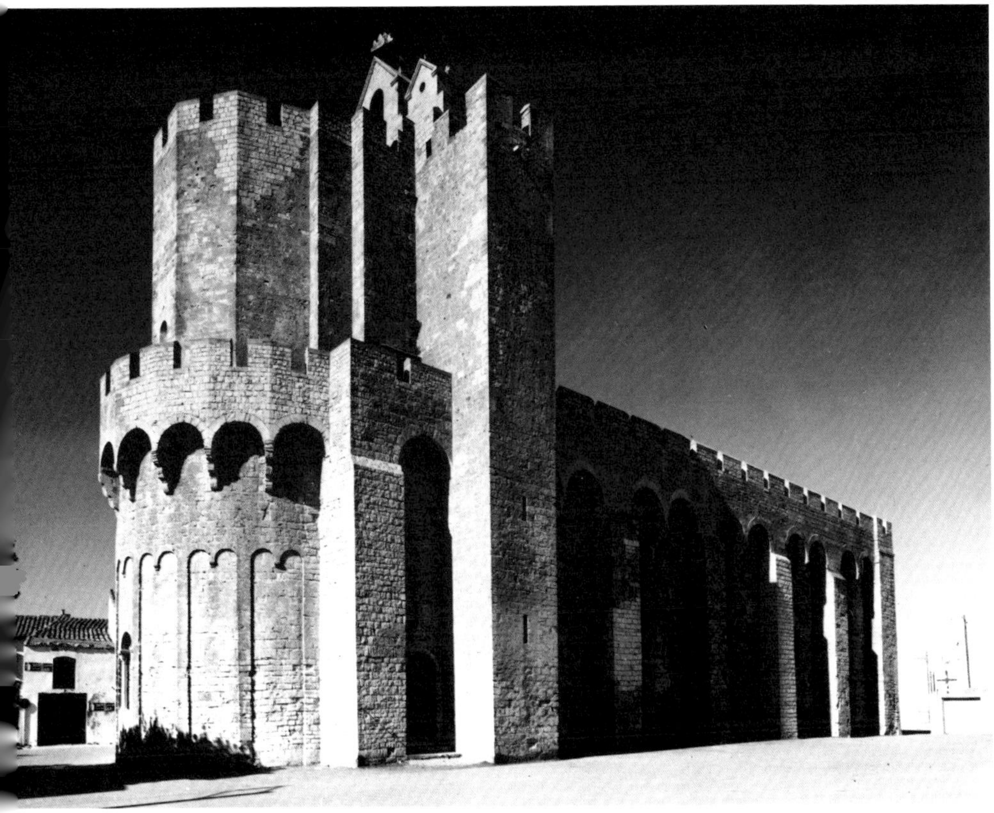

372

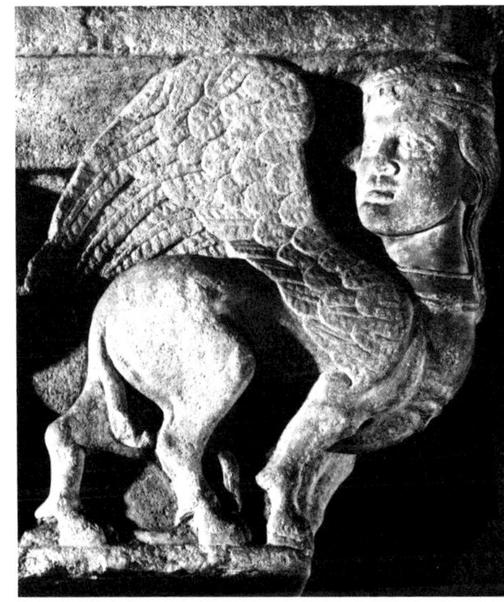

373

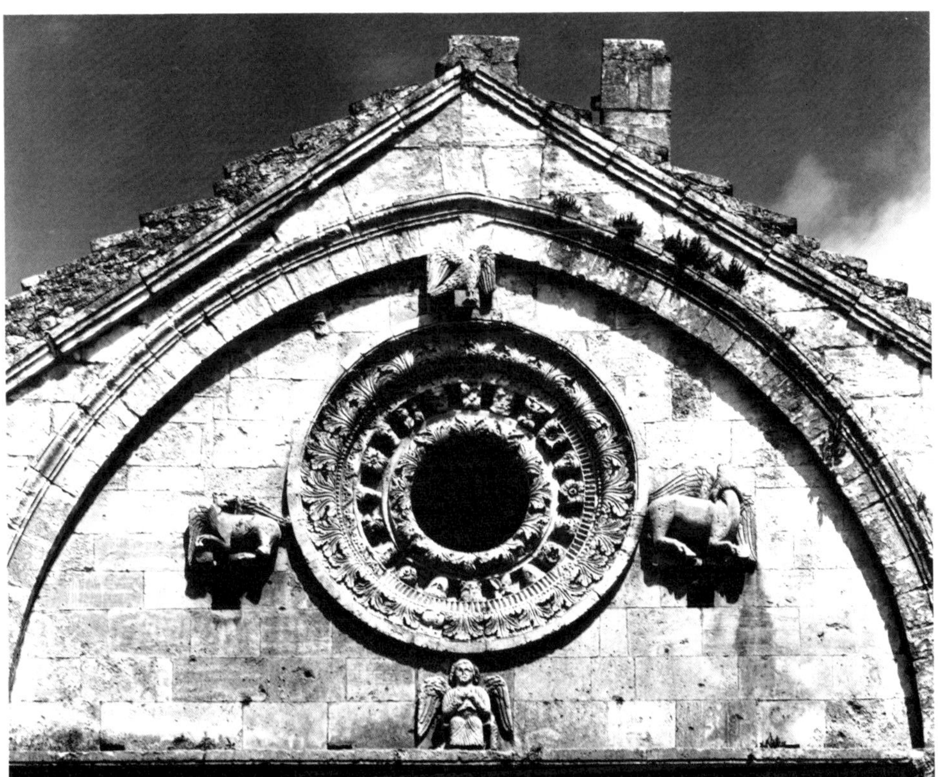

374

368 – *zu S. 125* – Palermo, Lustschloß la Zisa – Schmuckmedaillons: Gegenständige Bogenschützen und Pfauen. Zweite Hälfte 12. Jh. – *Wandmosaik*

369 – *zu S. 125* – Palermo, Santa Maria dell'Ammiraglio, ‹La Martorana› – Christus krönt König Roger II. Um 1140–1150 – *Mosaik*

370 – *zu S. 79* – Trani – Kathedrale: Mittelschiff. Ende 11. – Anfang 12. Jh.

371 – *zu S. 84* – Monreale – Dom: Apsiden mit Arkadenschmuck. Ende 12. Jh.

372 – *zu S. 91* – Saintes-Maries-de-la-Mer – Kirche: Gesamtansicht. Kirche vom 12. Jh. mit Befestigungen vom Ende des 13. – Anfang des 14. Jh.

373 – *zu S. 94* – Arles – Kapitell: Sphinx (Ausschnitt). Letztes Viertel 12. Jh. – *Stein; Höhe 0,48 m* – Arles, Musée lapidaire chrétien

374 – *zu S. 91* – Saint-Gabriel – Kirche: Rundfenster der Westfassade. 12. Jh.

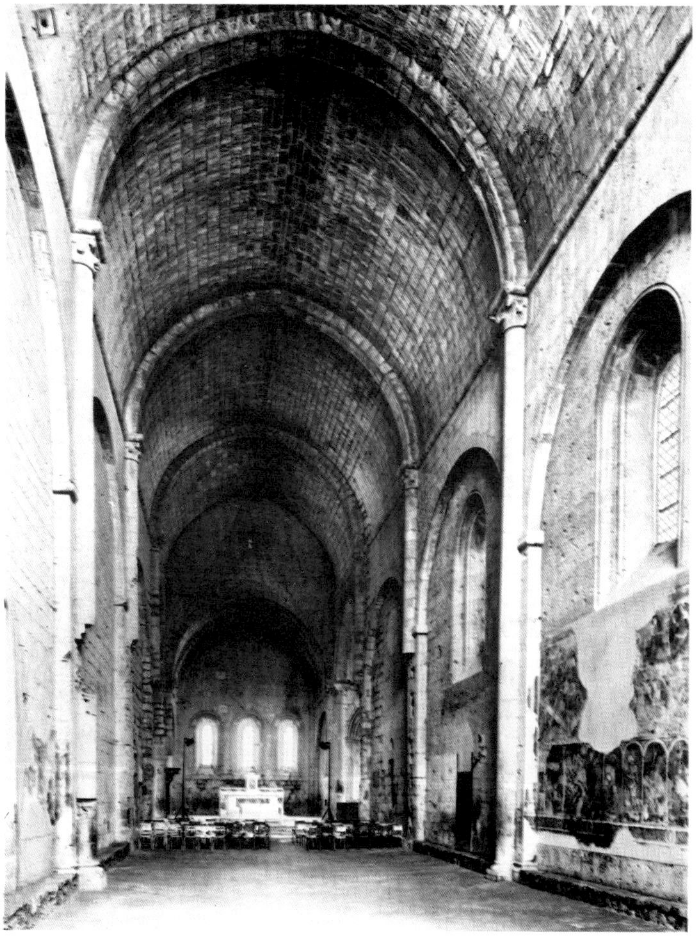

375

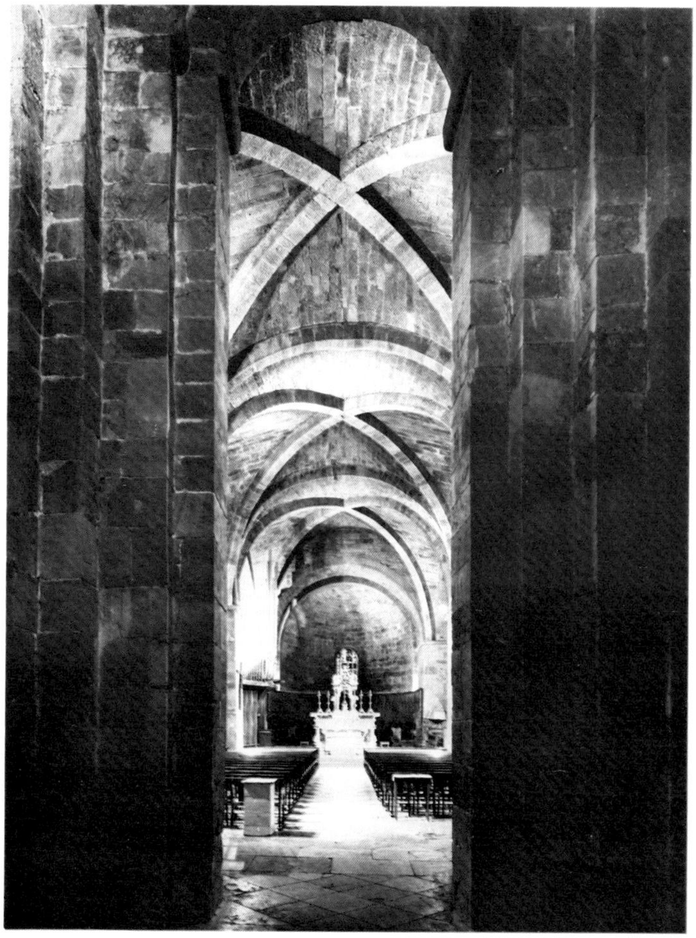

376

375 – *zu S. 59* – Digne – Kathedrale Notre-Dame du Bourg: Mittelschiff. Anfang 13. Jh.

376 – *zu S. 91* – Fréjus – Kathedrale: Mittelschiff. Anfang 13. Jh.

377 – *zu S. 36* – Genf, Kathedrale Saint-Pierre – Kapitell des Mittelschiffs: Das Opfer Abrahams. Ende 12. Jh.

378 – *zu S. 117* – Valence, ehemalige Kirche Saint-Étienne, Querschiff – Panther und Hirsch. Ende 11. oder Anfang 12. Jh. – *Bodenmosaik* – Valence Musée Municipal

379 – *zu S. 178* – Clermont-Ferrand – Sakramentar von Clermont: Die Kreuzigung. Ende 12. Jh. – *Malerei auf Pergament; Höhe 0,305 m* – Clermont-Ferrand, Bibliothèque municipale

380 – *zu S. 91* – Le Thor – Kirche: Polygonaler Chor mit Arkadenschmuck über kannelierten Pilastern. Ende 12. Jh.

381 – *zu S. 171* – Berzé-la-Ville, Apsis der Propsteikapelle – Majestas Domini. Anfang 12. Jh. – *Fresko*

382 – *zu S. 104* – Tortosa – Kathedrale Notre-Dame: Fassade. 12. Jh.

383 – *zu S. 88* – Lyon, Saint-Martin-d'Ainay – Oktogonale Vierungskuppel von Südosten. Erste Hälfte 12. Jh.

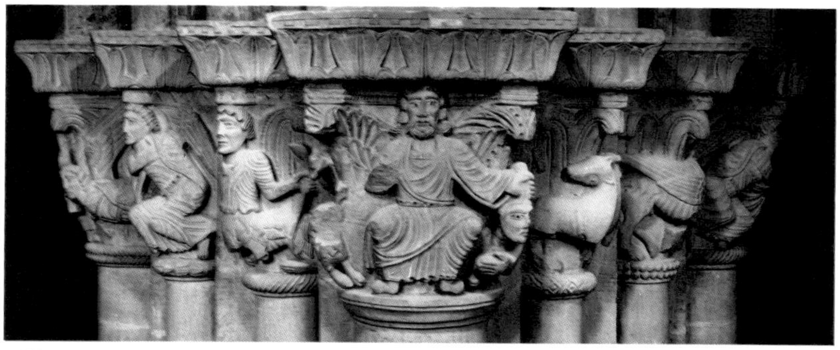

377

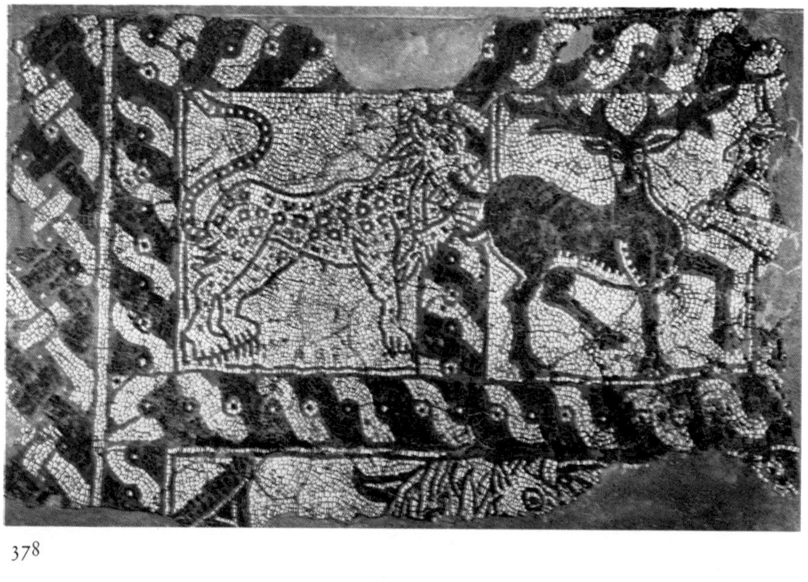

378

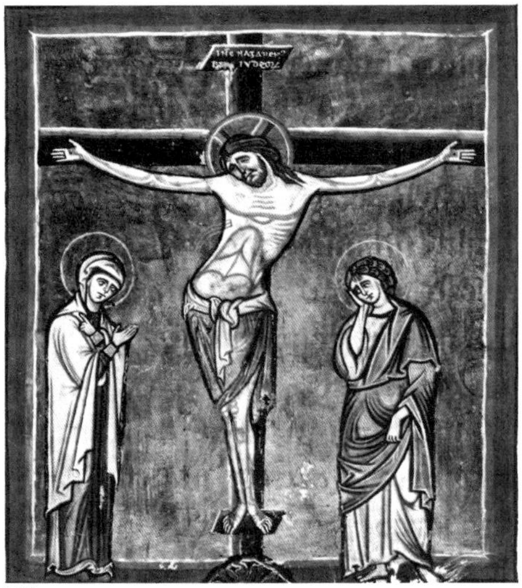

379

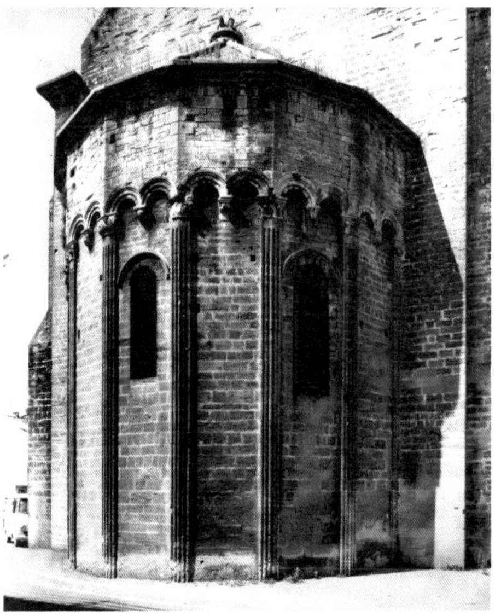

380

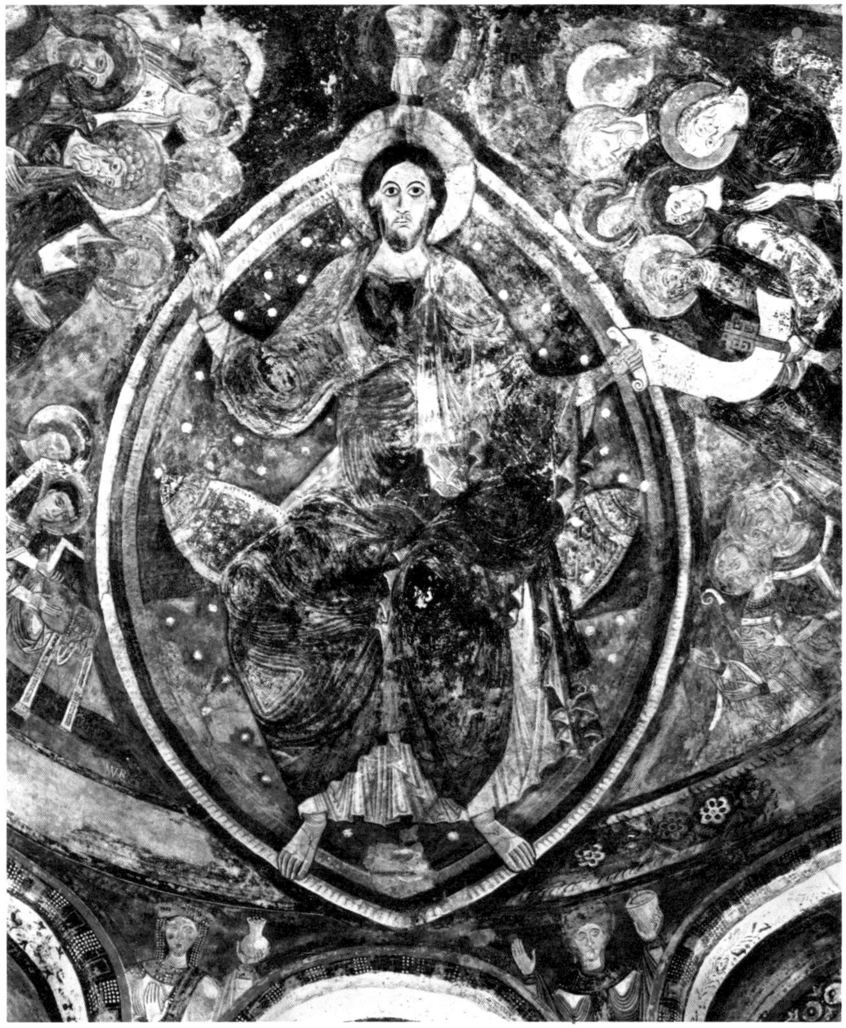

381

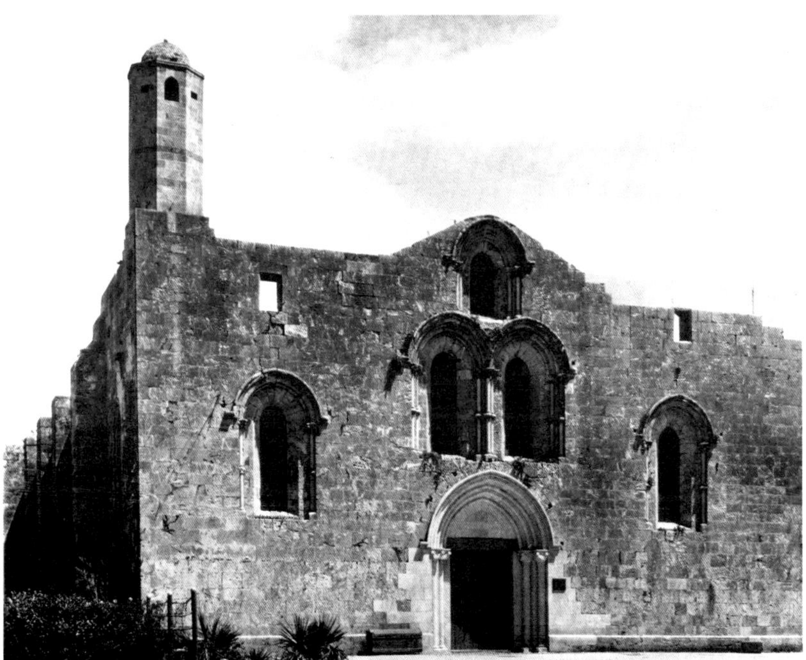

382

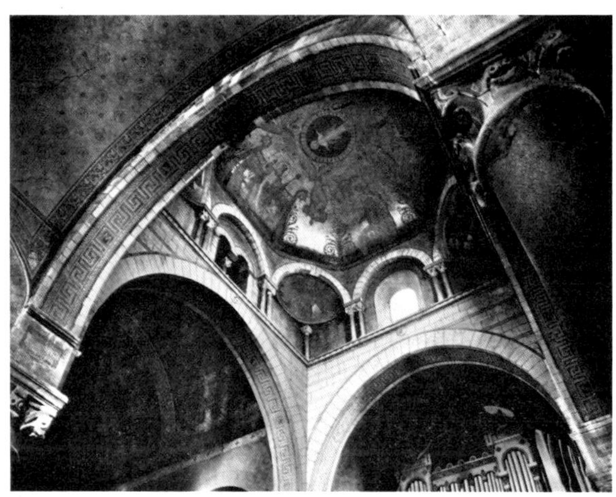

383

ANHANG

PLÄNE UND REKONSTRUKTIONSZEICHNUNGEN

von Xavier Barral i Altet

Erhaltene Bauwerke
Rekonstruierte Bauwerke
Vorromanische Bauten
Nachromanische Bauten

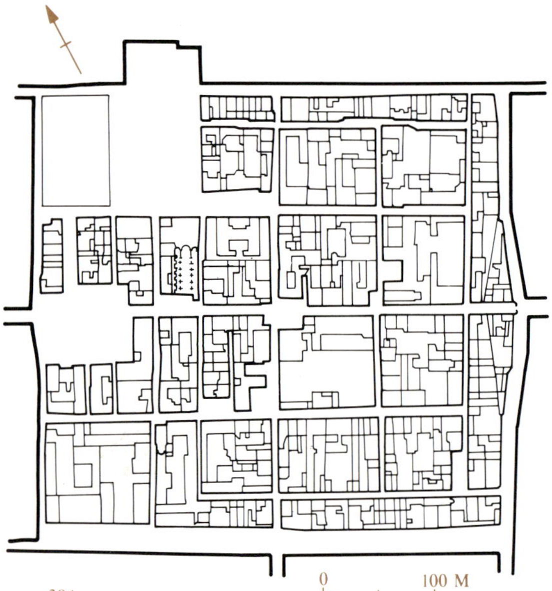

384

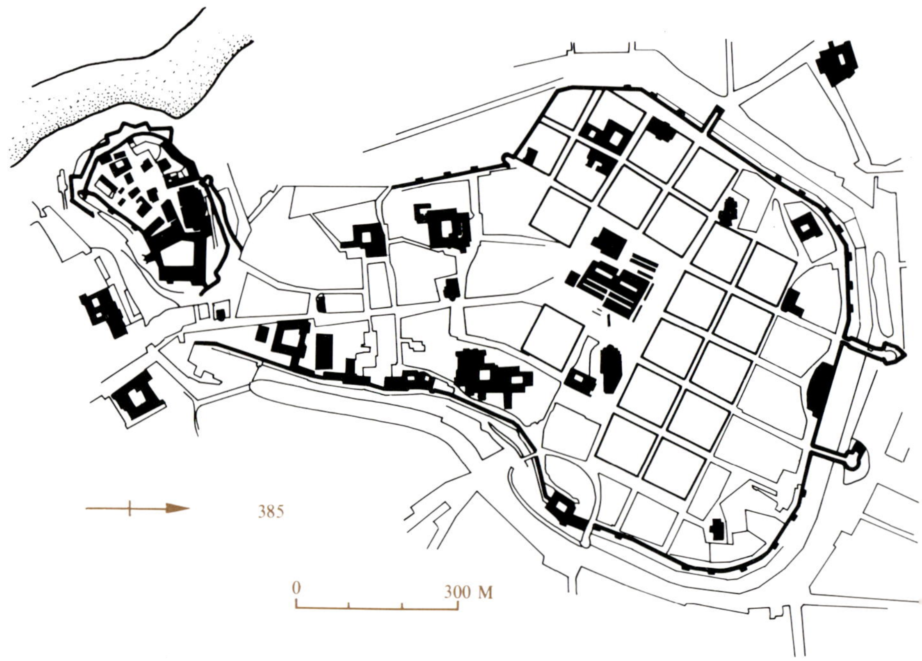

385

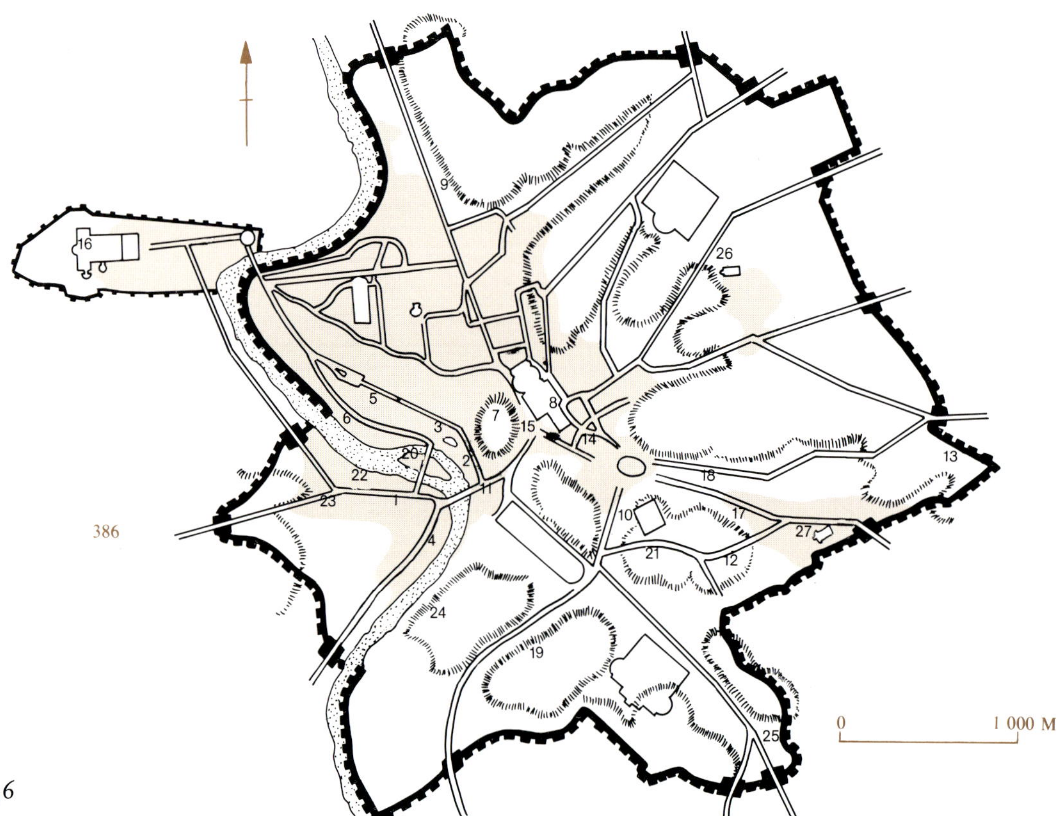

386

384 – Massa Lombarda – Stadtplan

Nach regelmäßigem Schachbrettmuster mit zwei sich kreuzenden Achsen 1251 entstandene Anlage, die den lombardischen Einfluß auf die Romagna bezeugt und eindeutig auf die römische Antike zurückgeht. Der Hauptplatz am Schnittpunkt zeigt die für Oberitalien typischen geschlossenen Ecken. Bei der späteren Ausdehnung der Stadt nach Westen konnte dann ein neuer, größerer Platz angelegt werden. Die *insulae* sind annähernd quadratisch und verleihen dem Gesamtbild Einheitlichkeit.

385 – Krakau – Stadtplan

Ursprünglich war die Stadt auf dem Wawel-Hügel über der Weichsel angelegt worden. Nach der Zerstörung durch die Mongolen 1241 ließ Herzog Boleslaw V. (1221–1279) die Stadt 1257 in der Ebene nördlich des Wawel wiederaufbauen. Die rechtwinklige Anlage der neuen Stadt ist von einem Quadrat mit abgerundeten Ecken umschlossen, das Mauer und Grüngürtel bilden. Auf dem Marktplatz (220 m Seitenlänge) im Zentrum liegen die Kathedrale, die Markthalle und das Rathaus. Die *insulae* mit den Wohnhäusern sind erstaunlich regelmäßig.

386 – Rom – Stadtplan

Eingezeichnet sind die Hauptstraßen und – in Braun – die Gebiete mit der größten Wohndichte (nach R. Krautheimer). Die Zahlen verweisen auf die etwa zwischen 1050 und 1227 gegründeten, umgestalteten oder wiederaufgebauten Kirchen.

Neugründungen:
1. San Benedetto in Piscinula
2. Santa Maria in Portico
3. San Nicola in Carcere
4. Santa Maria in Cappella
5. Santa Maria in Monticelli
6. San Salvatore in Onda
7. Santa Maria in Capitolio

Vorromanische, umgestaltete Kirchen:
8. Sant' Adriano
9. San Lorenzo in Lucina
10. Santi Giovanni e Paolo
11. Santa Maria in Cosmedin
12. Santo Stefano Rotondo
13. Santa Croce in Gerusalemme
14. Santa Maria Nova
15. Santi Sergio e Bacco
16. San Pietro

Vorromanische, wiederaufgebaute Kirchen:
17. Santi Quattro Coronati
18. San Clemente
19. San Saba
20. San Bartolomeo in Isola
21. Santi Andrea e Gregorio in Celiomonte
22. San Crisogno
23. Santa Maria in Trastevere
24. Santi Bonifacio e Alessio
25. San Giovanni a Porta Latina

Vorromanische, in späterer Zeit umgestaltete Kirchen:
26. Santa Maria Maggiore
27. San Giovanni in Laterano

387 – Bern – Stadtplan

Wie das etwas frühere Freiburg (1178) wurde Bern 1191 in einer Flußschleife errichtet. Die Geländeform spielte dabei eine wesentliche Rolle für die Errichtung der Befestigungen. Die ursprünglich von drei Längsachsen bestimmte Stadt konnte sich ohne weiteres durch die Verlängerung dieser Straßen ausdehnen. Die beiden Stadterweiterungen nach Westen (13.–14. Jahrhundert) sind auf dem Plan deutlich zu erkennen.

388 – Stammheim – Grundriß eines Hauses

Holzbau mit mittlerer Pfostenreihe und der im Mittelalter häufigen Palisadenwand. Er hatte ein Walmdach. Dieses Haus stammt aus der zweiten Hälfte des 13. Jahrhunderts; später ließ man nach Möglichkeit die Pfostenreihe in der Mitte weg, um den Innenraum zu erweitern.

389 – Hohenroda – Grundriß eines Mischbaus

In Hohenroda trennt eine Mauer den für das Vieh bestimmten Raum vom Bereich für die Menschen, in dem sich die Feuerstelle befindet. Der Bau gehört dem mitteldeutschen Typus eines Bauernhauses mit zwei Räumen an. Diese mittelalterliche Hausform hatte oft ein Obergeschoß.

390 – Ramm bei Lübtheen – Grundriß eines Stallhauses

Stallhäuser, die es vor allem in Friesland gab, sind dreischiffige Gebäude, die in Gebieten mit Viehzucht als Unterkunft für größere Herden entwickelt wurden. Sie kamen im ausgehenden 12. Jahrhundert auf und waren im 13. Jahrhundert weit verbreitet. Der Grundriß eines Hauses im verlassenen Dorf Ramm (13. Jahrhundert) entspricht dem sogenannten niedersächsischen Typus mit nur einer Tür und einem Mittelgang für die Fahrzeuge. Hier wie auch andernorts liegt der Bereich für die Menschen im rückwärtigen Teil.

1. Herd 3. Ställe
2. Wohnbereich 4. Mittelschiff

391 – Grundriß des niederländischen Typus eines Stallhauses

Bei diesem traditionellen Haus mit durchgehendem Mittelschiff sind die Wohnräume im rückwärtigen Bereich wesentlich stärker gegen die übrigen Räume abgegrenzt, und die Ställe haben eigene Zugänge. Dieser Haustypus hat sich in Westeuropa bis ins 19. Jahrhundert erhalten.

1. Herd 3. Ställe
2. Wohnräume 4. Mittelschiff

392 – Wilhelmshaven, Krummer Weg – Rekonstruierter Schnitt eines Stallhauses

Das nach den Grabungsbefunden rekonstruierte Haus stammt aus dem 11. bis 12. Jahrhundert. Es war eine dreischiffige Anlage mit Dachboden, Satteldach und Kehlbalken.

393 – Raum Hümmling – Schnitt eines Dachstuhls mit Kniestock

Der Kniestock (Drempel) wurde bei der Dachkonstruktion von mittelalterlichen Bauernhäusern häufig verwendet, weil dabei der Innenraum nicht durch Stützen unterteilt werden mußte. Ein Ende jeder beiden gegeneinander und quer verlegten Holzteile ruht auf dem Boden, die beiden anderen dagegen sind im First zusammengefaßt.

394 – Hagenau – Kirche: Dachstuhl mit Binderkonstruktion

Seit dem Aufkommen dieser Dachstuhlkonstruktion für Häuser und Kirchen erlebte die mittelalterliche Bautechnik rasche Fortschritte. Bei der Binderkonstruktion, die in der Grundform ein Dreieck bildet, werden die Sparren durch vertikale Stuhlsäulen gestützt, die ihrerseits mit den Sparren wieder ein Dreieck beziehungsweise ein Trapez bilden. Der Dachstuhl von Hagenau stammt vom Ende des 12. Jahrhunderts.

395 – Rougiers – Plan der bekannten Bauten des Dorfs

Beispiel einer Wohnniederlassung auf einem Hügel, die sich im Laufe des Mittelalters allmählich zur Ebene hin verlagerte. Die erste Befestigung wurde um die Mitte des 12. Jahrhunderts zerstört. Am Ende des Jahrhunderts wurde zum Schutz des Dorfes eine Burg (1) mit Mauer errichtet. Das Oberdorf wurde im frühen 15. Jahrhundert verlassen. In romanischer Zeit nahm das Dorf, dessen Struktur recht locker blieb, nur einen Teil der Anhöhe ein. Es hatte eine einzige Straße (2) mit schmalen Durchgängen zwischen den Häusern und entlang der Mauer, aber weder Plätze noch Gärten. Die Bauten wuchsen in die Höhe (6–8 m), als die Wohndichte zunahm. Im 12. Jahrhundert war die Burgkapelle die einzige Kirche.

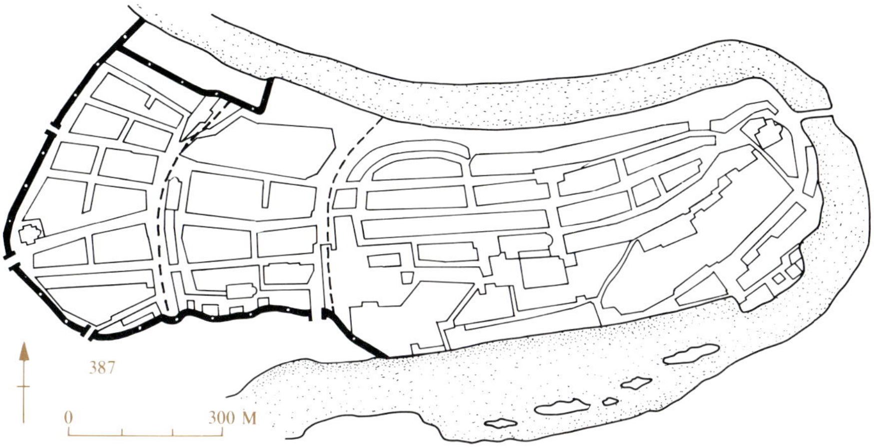

387

388

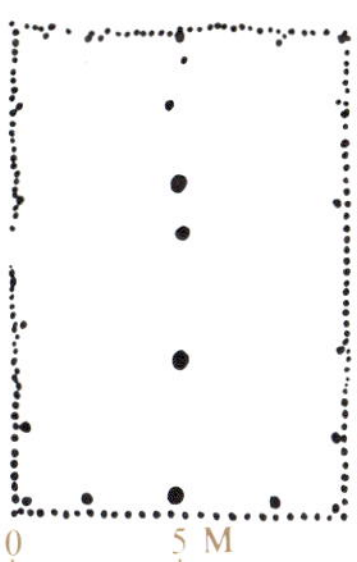

389

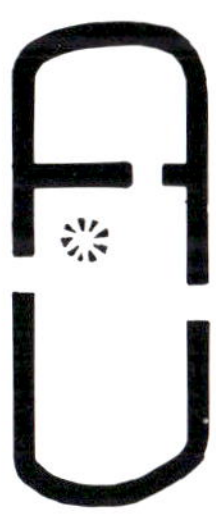

390

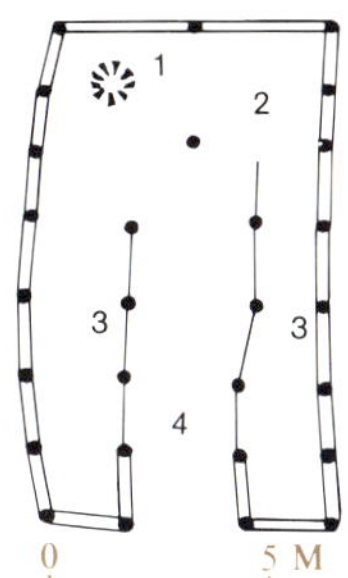

391

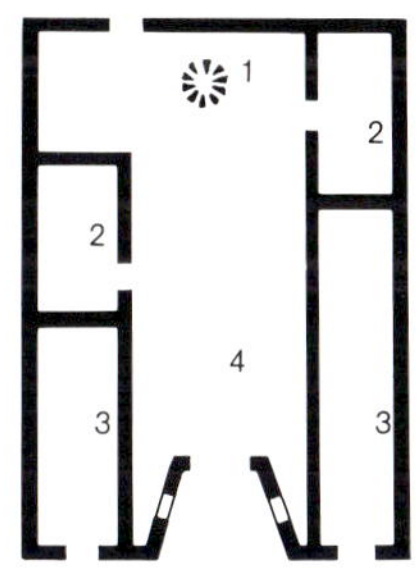

392

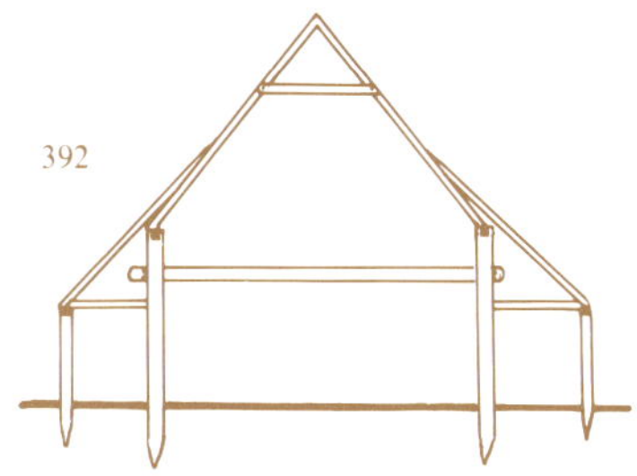

393

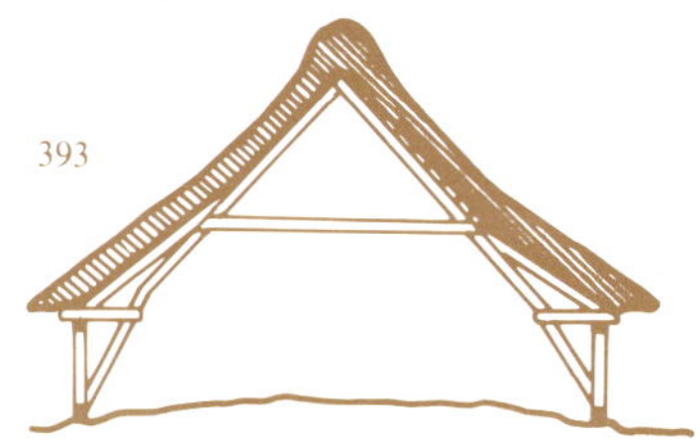

394

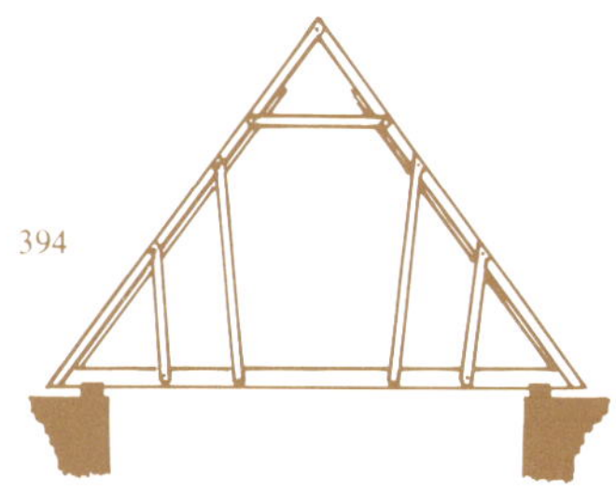

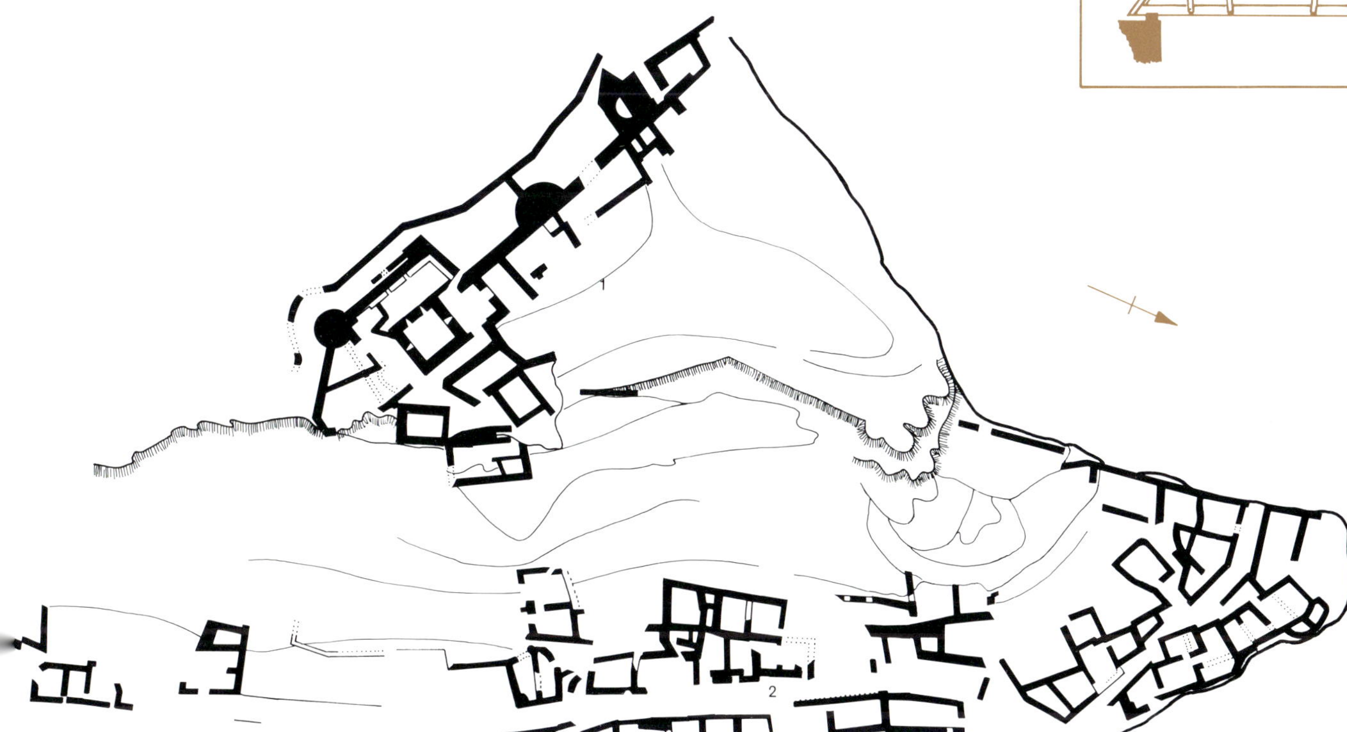

395

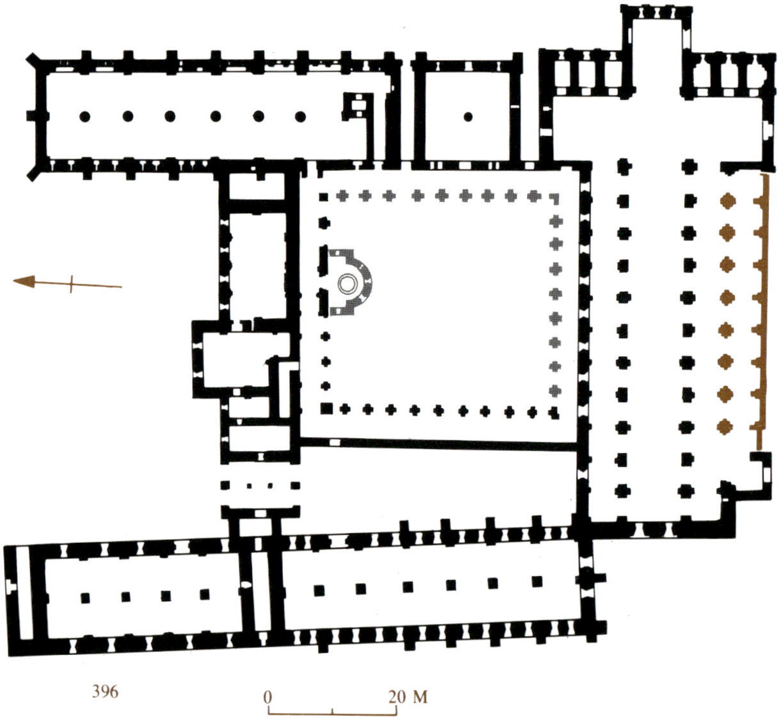

396

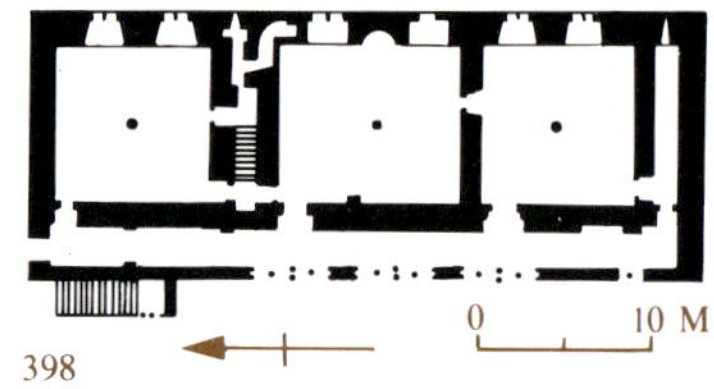

398

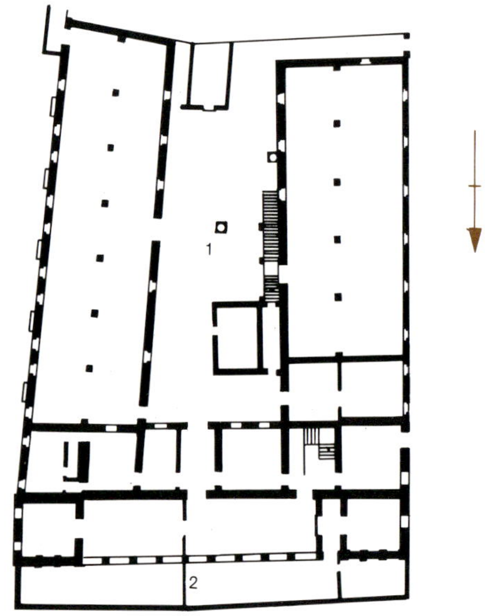

399

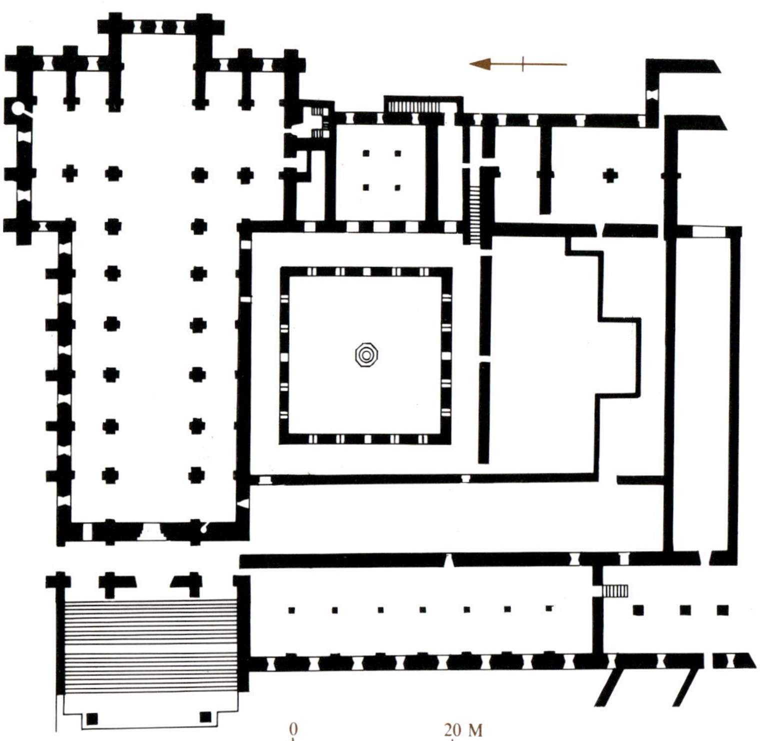

397

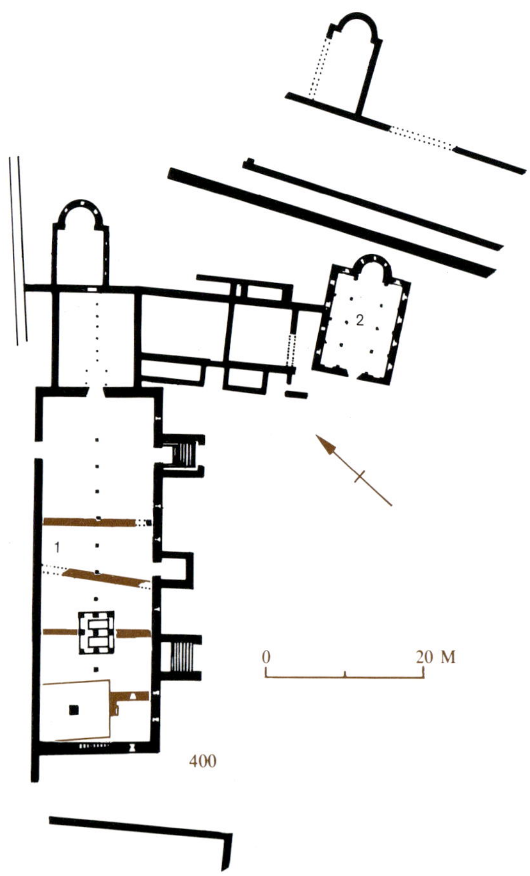

400

396 – Eberbach – Zisterzienserabtei: Grundriß

Das 1116 gegründete Stift ging 1135 an Zisterzienser aus Clairvaux über. Die zwischen 1145 und 1186 errichtete Kirche entspricht dem zisterziensischen Schema mit je drei Kapellen an den Querhausarmen und einer sehr tiefen, rechteckigen Hauptapsis. An der Nordseite schließt sich der Kreuzgang an, von dem nur zwei Flügel aus der Entstehungszeit stammen und um den sich der Kapitelsaal, der Wohntrakt der Mönche und der der Laienbrüder sowie das Refektorium gruppieren. Die Dormitorien befinden sich im Obergeschoß. Die meisten Bauteile dieses Plans sind erst nach dem 12. Jahrhundert entstanden, vermitteln aber trotzdem einen Gesamteindruck der ursprünglichen Zisterzienserabtei in Eberbach.

397 – Casamari – Zisterzienserabtei: Grundriß

Das Schema entspricht dem der Abtei Fossanova. Wie bei den meisten mittelalterlichen Klöstern sind die Gebäude rund um den Kreuzgang angeordnet: im Norden erhebt sich die 1203 begonnene und 1217 geweihte Kirche, im Osten der Kapitelsaal und im Westen der alte Vorratsraum. Wie in Eberbach stammen auch bei diesem Grundriß mehrere Bauten erst aus nachromanischer Zeit.

398 – Die Wartburg bei Eisenach – Palas: Grundriß

Die um die Mitte des 19. Jahrhunderts weitgehend restaurierte Wartburg ist seit K. M. Swobodas Untersuchungen eine der am besten bekannten romanischen Burgen. Drei große Säle mit zwei Obergeschossen nehmen fast die gesamte bebaute Fläche ein. Im Mittelteil des Erdgeschosses waren die Küchen untergebracht, darüber lag die Empfangshalle. Die monumentale Westfassade mit ihrer überaus eleganten, mehrgeschossigen Arkadengliederung ist ein typisches Beispiel für die sogenannte ‹Machtarchitektur›.

399 – Venedig – Fondaco dei Turchi: Grundriß

Der seit dem 17. Jahrhundert als Fondaco dei Turchi bezeichnete Palast wird von manchen ins 12. von anderen ins 13. Jahrhundert datiert. Dieser berühmte mittelalterliche venezianische Palazzo am Canal Grande hat eine klassische Gliederung mit zwei monumentalen Seitentrakten und Innenhof (1). Die stark restaurierte Schauseite (2) zum Kanal zeigt zwischen zwei turmartigen Seitenteilen eine zweigeschossige Säulenarkatur mit unten zehn, oben achtzehn Bögen.

400 – Paderborn – Kaiserpfalz: Grundriß

Wie aus neueren Grabungen hervorgeht, wurde über der karolingischen die ottonische und romanische Pfalz errichtet. Zwei Monumentaltreppen führten zum großen Empfangssaal (1) hinauf, wo ein Platz für den Kaiserthron besonders hervorgehoben ist. Diese Halle (44/42 m × 16/11 m) ist traditionellerweise Bestandteil der Kaiser- und Königspfalzen, ja sogar der Stadtpaläste der Reichen im 12. Jahrhundert. Dazu gehören außerdem eine Kapelle (2) und Nebengebäude. In Paderborn liegt die Kaiserpfalz neben dem Dom, an den sich auf der anderen Seite der Bischofspalast anschließt.

401 und 402 – Goslar – Kaiserpfalz: Rekonstruktion und Grundriß

Baubestand des Palastes, der in einigen Teilen auf das 11. Jahrhundert zurückgeht und mit dessen Wiederaufbau um 1132 begonnen wurde, um 1200. Diese Rekonstruktion vom Beginn des 20. Jahrhunderts zeigt die kraftvolle Struktur eines kaiserlichen Baukomplexes, bei dem die verschiedenen Palastteile blockhaft zusammengefaßt sind. Die Fassade der imposanten Audienzhalle (Palas) im Obergeschoß ist durch offene Arkaden gegliedert. Die Mittelachse ist durch einen Balkon betont, der den hervorgehobenen Platz für den Kaiserthron im Saal auch außen akzentuiert. Die kaiserlichen Gemächer liegen in der Südecke.

1. Marienkirche
2. Atrium
3. Wohnbauten des 11.–12. Jahrhunderts
4. Palas
5. Wohntrakt des 12. Jahrhunderts und Hof
6. Ulrichs-Kapelle
7. Wohnungen

403 und 404 – Prag – Bürgerhaus: Querschnitt und Grundriß

Am Schnitt dieses Stadthauses läßt sich ablesen, daß die Häuser wegen der steigenden Bodenpreise in der Stadt höher wurden. Er zeigt die Raumgliederung mit einem großen Mittelsaal zwischen zwei kleinen Seitenteilen, die Art der Eindeckung der drei Geschosse und die eher bescheidene Ausstattung der obersten Etage unter dem Dach. Seit dem 11.–12. Jahrhundert wurden die romanischen Bauten in der Stadt – zumindest die Häuser der Reichen – aus Stein errichtet.

405, 406 und 407 – Münstereifel – Wohnhaus: Fassade, Querschnitt und Grundriß

Der kompakte Grundriß des Erdgeschosses weist zwar mehrere Räume auf, die jedoch ohne Flur oder Zwischengänge unmittelbar ineinander übergehen. Die Einteilung der Obergeschosse entspricht hier wie häufig sonst der des Erdgeschosses. Das repräsentative erste Stockwerk enthält die Empfangs- und Wohnräume, das zweite die Schlafzimmer. Der Hauptakzent liegt auf der würdevoll-schlichten Fassade mit ihrer rhythmisch-ausgewogenen Fenstergliederung.

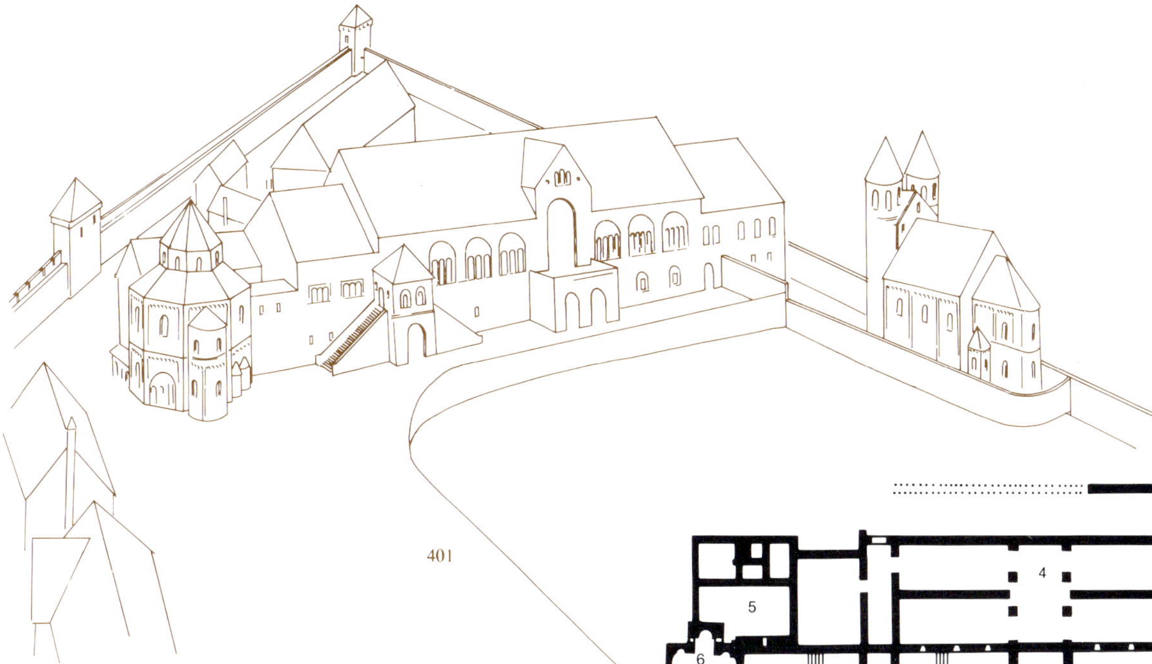

401

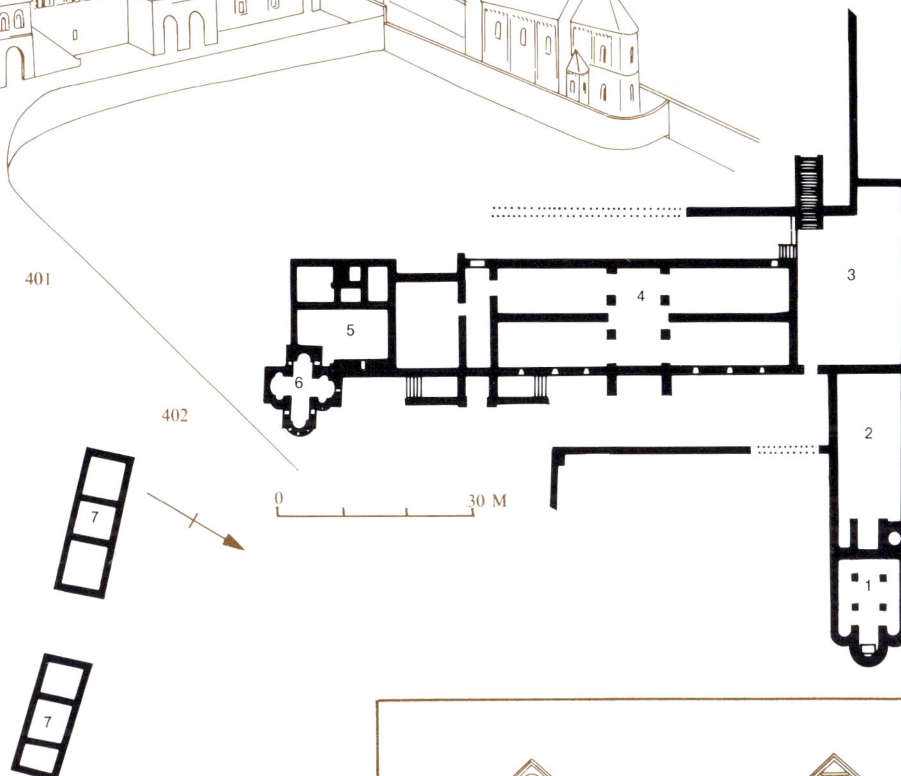

402

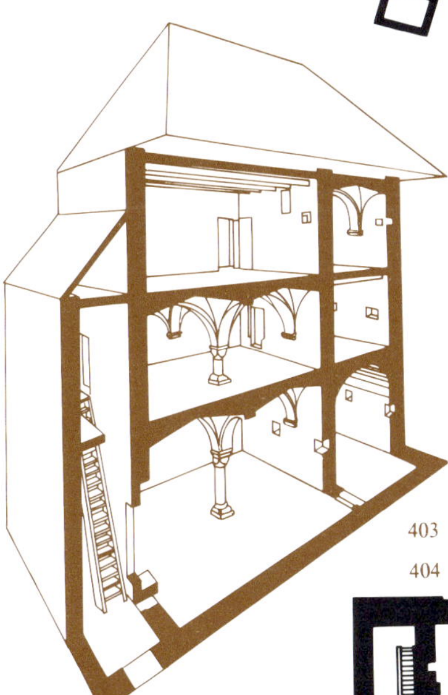

403

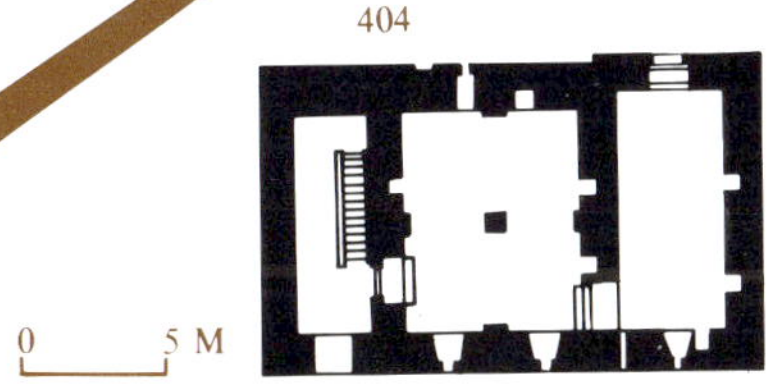

404

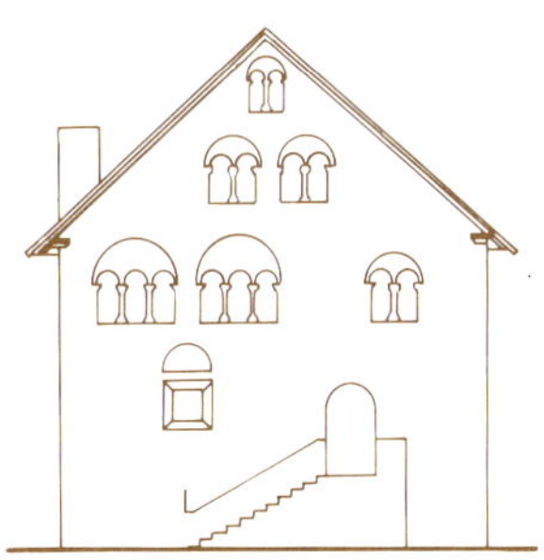

405

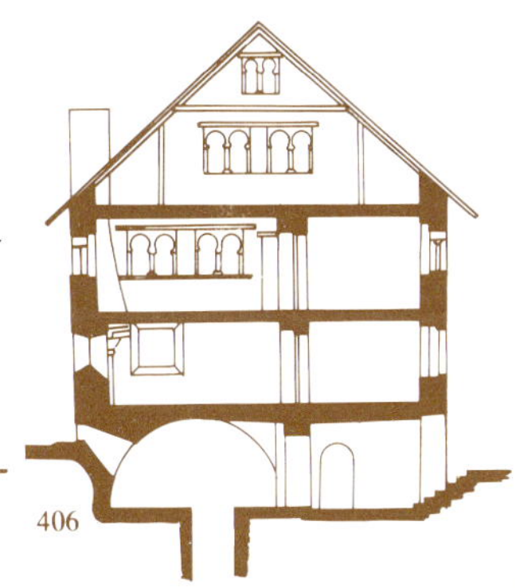

406

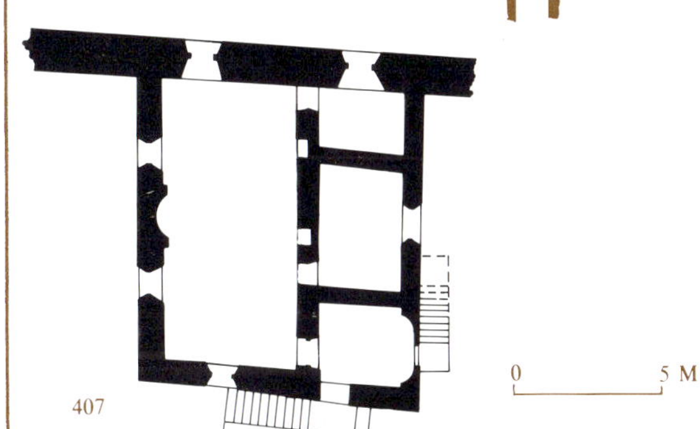

407

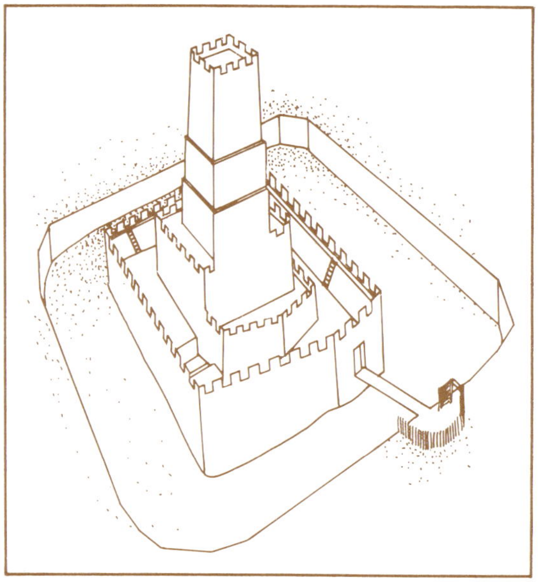

408

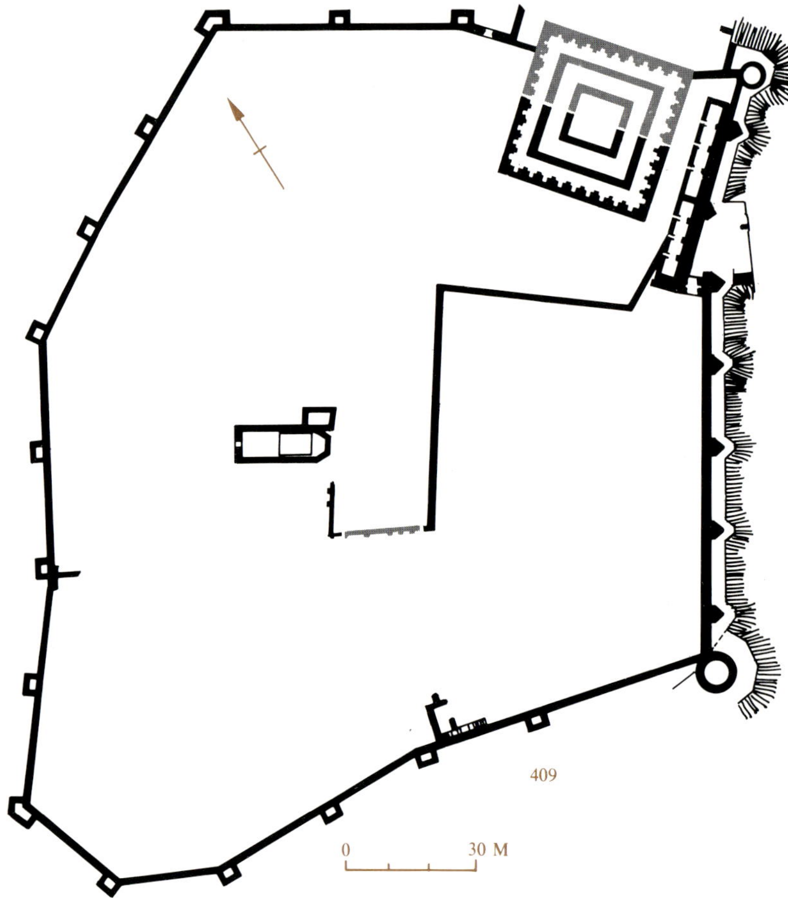

409

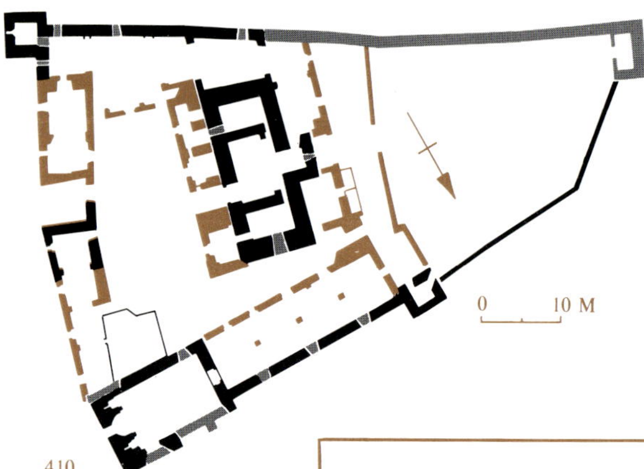

410

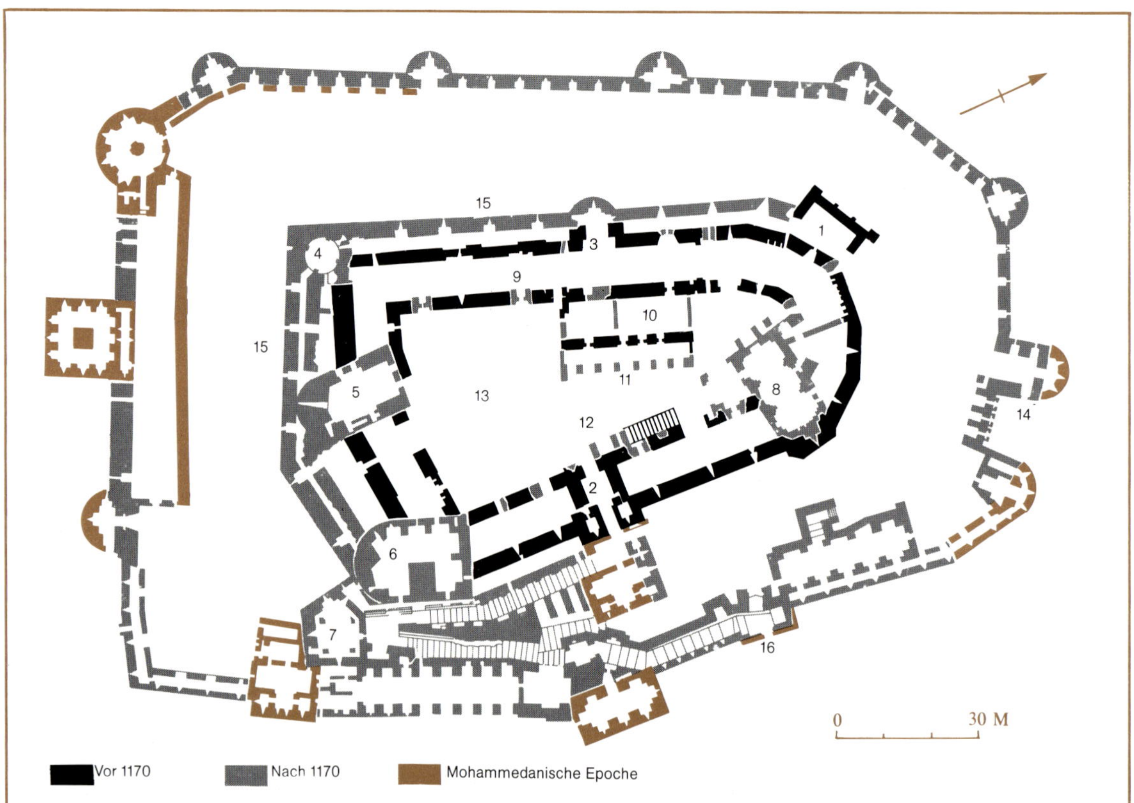

411

408 – Rüdesheim – Oberburg: Schematische Rekonstruktion

Der Terminus *burgus* bezeichnete ursprünglich eine befestigte Anhöhe. Im 12. Jahrhundert gab es ländliche, klösterliche und militärische *burgi*. Die Oberburg von Rüdesheim war eine militärische Anlage mit quadratischem Bergfried, Mauer und äußerer Umwallung. Die Geländeform spielte eine entscheidende Rolle bei der Errichtung der Burg.

409 – Lucera – Palastkastell: Grundriß

Lucera gehört zu den Burgen, mit denen Friedrich II. nach seiner Rückkehr vom 5. Kreuzzug (1228–1229) Apulien sicherte. Sie stehen alle in engem Zusammenhang und wurden in kurzer Zeit fertiggestellt. Die Bauformen wurden teilweise von den großen syrischen Festungen beeinflußt und durchwegs dem Gelände angepaßt. Die Kastelle Friedrichs II. lassen sich in zwei Gruppen einteilen: bei der einen war der Nutzeffekt vordringlich – dazu zählt Lucera –, die andere war mehr nach künstlerischen Aspekten konzipiert (Lagopesole).

410 – Caronia – Kastell: Grundriß

Dieses neuerdings untersuchte Kastell ist eine der am besten bekannten Normannenfestungen des 12. Jahrhunderts auf Sizilien. Der Plan – hier das Untergeschoß – zeigt die gesicherten wie die hypothetischen Teile der romanischen Anlage. Die Kapelle und die Ecktürme verstärken die Mauer. Den Mittelpunkt bildet der eigentliche Palast, um den sich ein großer Hof schließt. Damit entspricht Caronia dem funktionellen und repräsentativen Schema der großen Burgen auf deutschem Boden.

411 – Krak des Chevaliers: Grundriß

Mit seiner strategisch-beherrschenden Lage in etwa 650 m Höhe spielte Krak des Chevaliers für die Verteidigung der Grafschaft Tripolis eine entscheidende Rolle. Die ursprüngliche Anlage – vor 1170 – hatte nur eine Mauer mit rechteckigen Vorsprüngen, die gegen Ende des 12. und in der ersten Hälfte des 13. Jahrhunderts um eine zweite, weiter nach außen vorgeschobene Umwallung erweitert wurde. Diese beiden konzentrischen Mauerringe umschließen eine Reihe von Trakten, die sich wiederum um einen Innenhof gruppieren:

1. Eingang im Nordturm
2. Oberes Tor
3. Ursprünglich rechteckiger Turm, später durch einen runden ersetzt
4. Rundturm anstelle eines ursprünglichen Rechteckturms
4, 5, 6. Gewaltige Verteidigungstürme der Südflanke des Hügelrückens, deren Unterbauten in die an dieser Stelle bis zu 8 m dicken Mauern eingebunden sind
7. Sperrwerk der letzten Ausbauphase zur Sicherung der Zugangsrampe
8. Kapelle
9. Saal mit 120 m Länge
10. Großer Saalbau
11. Vorhalle
12. Hof
13. Vorplatz
14. Böschung
15. Vorwerk
16. Heutiger Eingang

412 und 413 – Schwarzrheindorf – Doppelkapelle Sankt Klemens: Querschnitt und Grundriß

Die Ursprünge dieses Typus der doppelgeschossigen Pfalzkapelle gehen auf frühere Epochen zurück. Die von Arnold von Wied – seit 1151 Erzbischof von Köln – erbaute und 1151 geweihte Kapelle wurde um 1170 erweitert. Der Grundriß bildet ein griechisches Kreuz, das nur im Osten durch eine Apsis verlängert ist. Der Außenbau ist eindrucksvoll abgestuft: auf das kompakte Untergeschoß folgt das durch einen Bogengang aufgelockerte Obergeschoß, und darüber erhebt sich der mehrfach gegliederte Turm.

414 – Mainz – Dom: Rekonstruktion der Südfassade nach Kautzsch

Der Dom, der im wesentlichen die Grundlinien des zur Zeit der Erzbischöfe Willigis und Bardo unter Kaiser Konrad II. 1036 geweihten, 1081 abgebrannten Vorgängerbaus behielt, wurde um 1100 unter Kaiser Heinrich IV. begonnen und unter Erzbischof Siegfried III. um 1143 (oder auch unter Erzbischof Konrad zwischen 1181 und 1239, wie andere meinen) weitgehend vollendet. Es ist eine Doppelchoranlage mit zwei Querschiffen: das dreischiffige Langhaus wird im Osten von einem halbrunden Chor begrenzt, im Westen von dem grandiosen Trikonchos mit dem bekrönenden Vierungsturm. Die Außengliederung wird beherrscht vom ruhigen Rhythmus der Bogengänge und Blendarkaden. Man hat den Mainzer Dom oft mit einem ins Monumentale gesteigerten Kleinod der Goldschmiedekunst verglichen.

415 – Worms – Dom: Längsschnitt

Mit dem Neubau, der weitgehend dem ursprünglichen Schema folgte, wurde 1171 unter Bischof Konrad II. begonnen. Bei der Weihe 1181 waren allerdings erst die Ostteile vollendet. Das gewaltige Langhaus mit Stützenwechsel im gebundenen System ist auf beiden Seiten von einem monumentalen Chor abgeschlossen. Der Ostchor besteht aus dem Querhaus, über dem der Vierungsturm mit Zeltdach aufragt, und dem Chorjoch mit zwei Seitentürmen und der innen halbrunden, außen flachen Apsis. Der Wormser Dom ist beispielhaft für die strenge plastische Gestaltung der Stauferarchitektur.

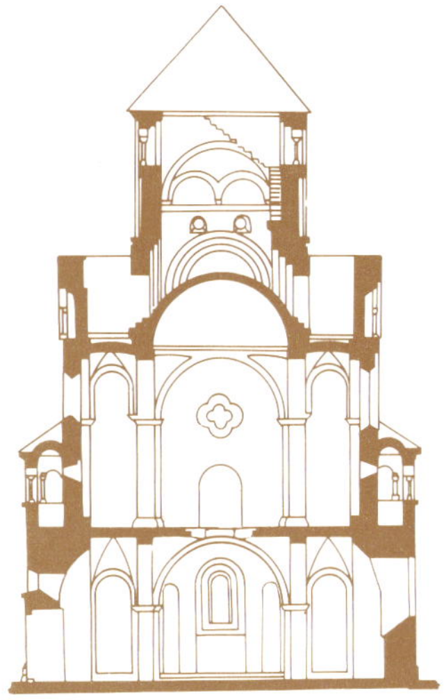

412

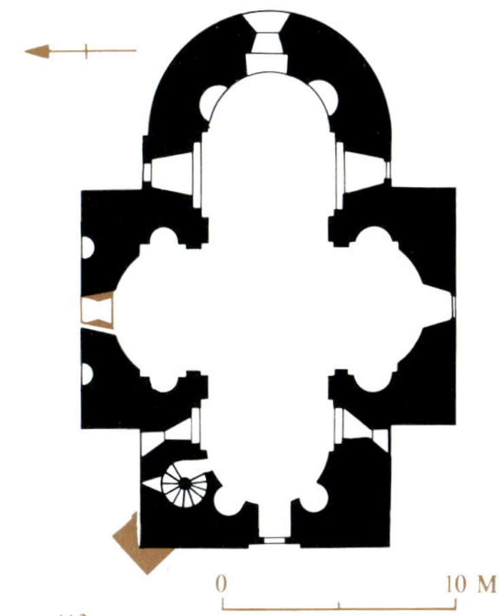

413

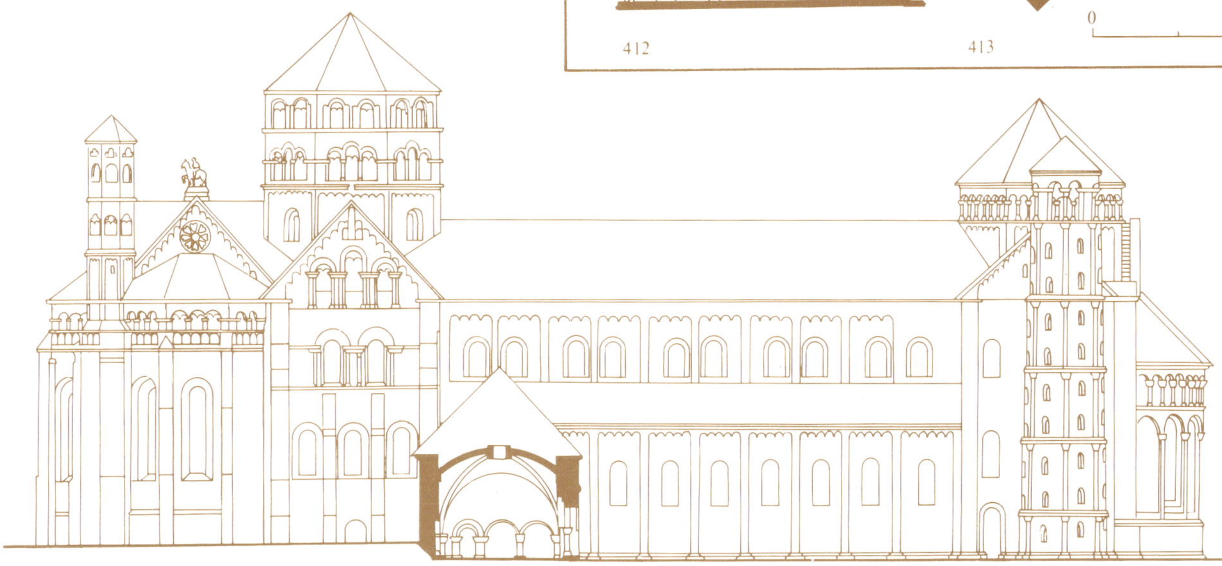

414

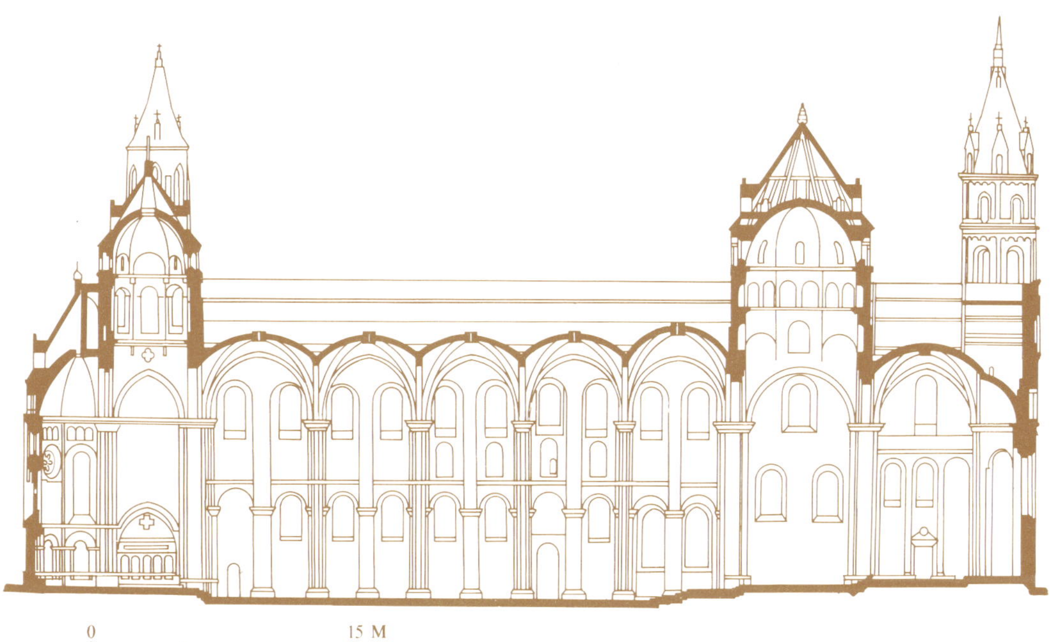

415

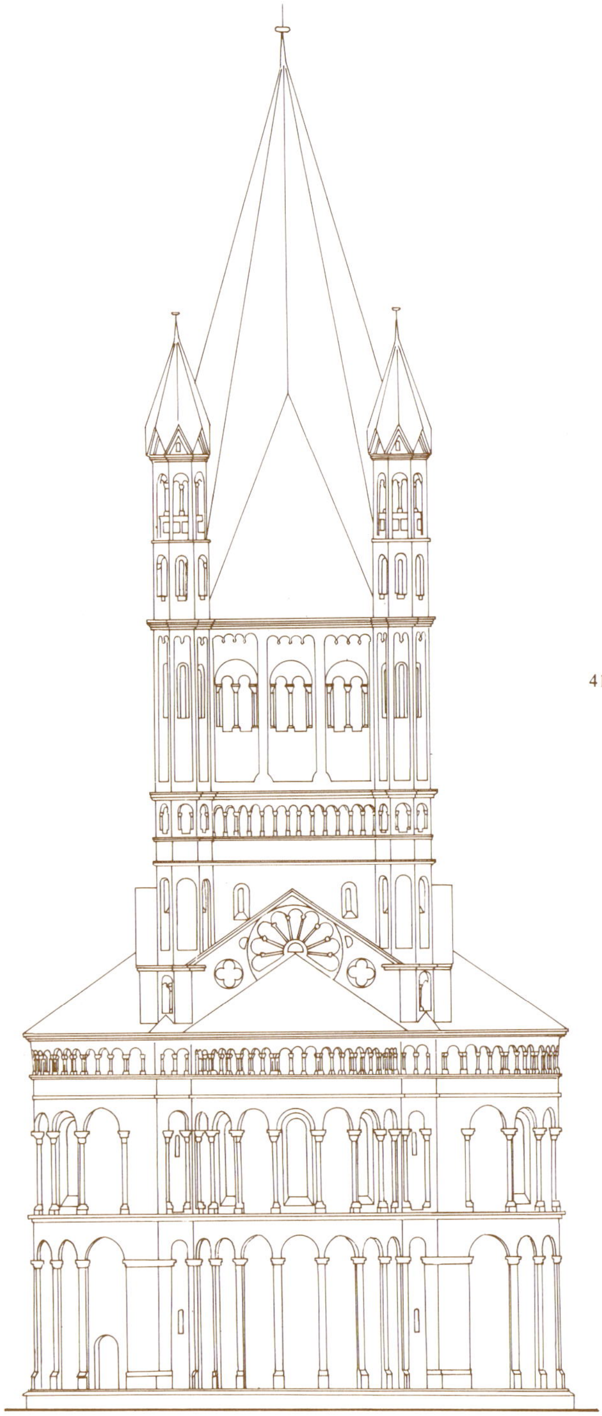

416

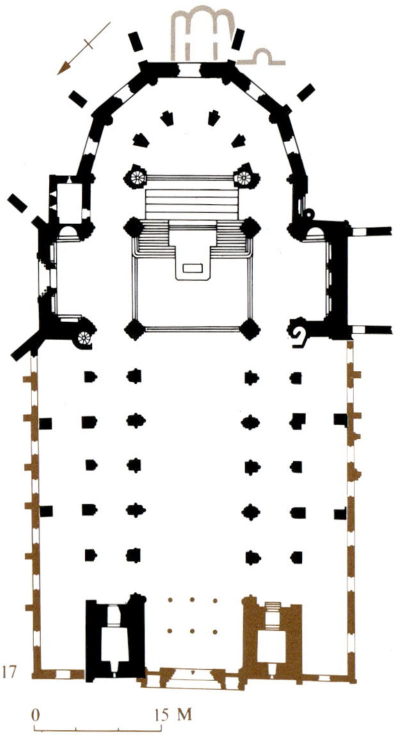

417

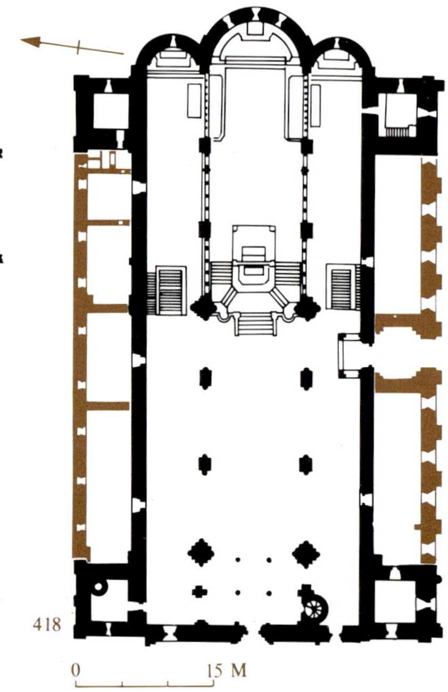

418

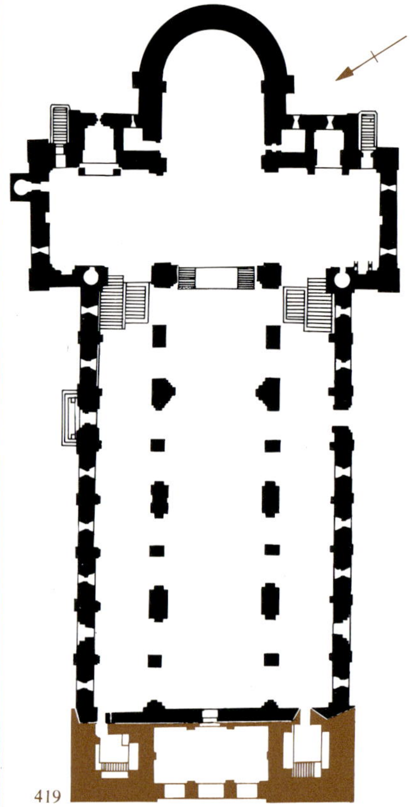

419

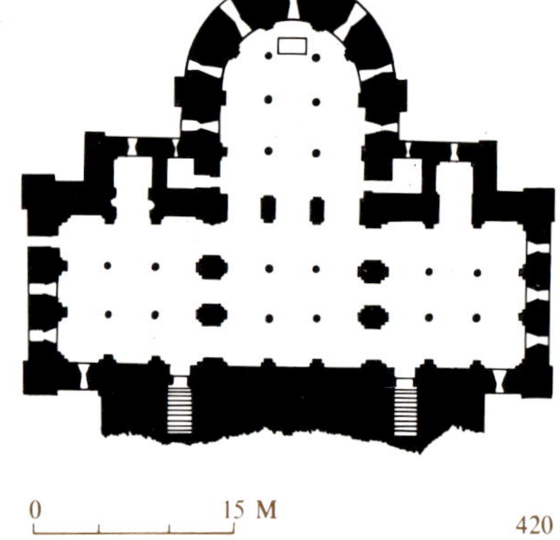

420

416 – Köln – Groß Sankt Martin: Aufriß der Ostpartie mit Vierungsturm

Der 1172 geweihte grandiose Trikonchos von Groß Sankt Martin hat eine geradezu vollkommene Außengliederung: die zweigeschossigen Blendarkaden und die Zwerggalerie der Apsiden gipfeln in dem plastisch belebten Vierungsturm. Statt der oberen Partie mit den vier Ecktürmchen war ursprünglich vielleicht eine weniger hohe Bekrönung durch ein Zeltdach vorgesehen. Die Dreikonchenanlage war in Köln durchaus beliebt, wie bereits Sankt Maria im Kapitol und später Sankt Gereon sowie Sankt Aposteln zeigen.

417 – Basel – Münster: Grundriß

Nach dem Brand von 1185 ließ Bischof Heinrich einen Neubau errichten, der weitgehend im 12. Jahrhundert fertiggestellt wurde. Das mit 20 m relativ niedrige, mit 13 m aber sehr breite Mittelschiff ist von Seitenschiffen mit Emporen flankiert. Die Erweiterung um zwei zusätzliche Seitenschiffe erfolgte erst im 14. Jahrhundert. Das Querhaus springt kaum vor, und der Chor besteht aus einer polygonal ummantelten Apsis mit Umgang. Man hat das Baseler Münster wegen seiner Emporen oft mit lombardischen Kirchen verglichen, die Verwendung des Spitzbogens verbindet es jedoch auch mit burgundischen Bauten.

418 – Pécs (Fünfkirchen) – Kathedrale: Grundriß

Der um 1150 begonnene Neubau mit drei Schiffen, drei Apsiden, Krypta und erhöhtem Chor scheint auf Beziehungen zu Oberitalien zu deuten. Auch das Fehlen eines Querschiffs entspricht italienischem Muster. Der Außenbau ist durch vier Ecktürme belebt. Die Fassade dürfte einen Portalvorbau gehabt haben.

419 und 420 – Lund – Dom: Grundriß von Kirche und Krypta

Der Bau, dessen Ostpartie der Gliederung der gewaltigen Krypta entspricht, wurde um 1120 begonnen und 1145 geweiht. Die dreischiffige Basilika hat ein stark vorspringendes Querhaus und eine halbrunde Mittelapsis, die von je zwei rechteckigen Nebenräumen flankiert ist. Die Doppelturmfassade im Westen wurde im 19. Jahrhundert in der alten romanischen Form wiederaufgebaut. Der Dom von Lund vereint anglo-normannisches und lombardisches Formengut in sich, aber auch viele Anregungen aus Deutschland.

421 und 422 – Kalundborg – Wehrkirche Vor Frue Kirk: Grundriß und Schnitt

Die Kirche hat vier gleich lange Kreuzarme, die in gewaltigen – den Heiligen Anna, Gertrud, Maria Magdalena und Katharina geweihten – Achtecktürmen enden. Über dem Kernbau erhebt sich, getragen von vier Granitsäulen, der quadratische, im 19. Jahrhundert erneuerte Mittelturm (Sankt Maria). Die vier äußeren Türme dagegen werden innen nur von den Tonnen der entsprechenden Kreuzarme getragen. Der einzige Zugang zu den Türmen ist die Treppe in der Südostecke (Ende 12. Jahrhundert).

423 – Pavia – San Michele: Grundriß

Der Bau (1100–1160) wirkt sehr kompakt: auf drei sehr breite, aber überaus kurze Schiffe folgt ein gewaltiges Querhaus. Die breite und tiefe Apsis erhebt sich stark erhöht über einer Krypta. Die zweigeschossige Wandgliederung und das Mittelschiffgewölbe entsprechen – weitgehend aus Stein – dem Konzept von Sant'Ambrogio in Mailand. Über der Vierung erhebt sich eine mächtige Kuppel.

424 – Mailand – Sant'Ambrogio: Grundriß

Am Ende des 11. und in der ersten Hälfte des 12. Jahrhunderts war Sant'Ambrogio einer der historisch bedeutendsten Bauten in Oberitalien. Der Typus wurzelt in der Spätantike, ist jedoch im romanischen Sinne abgewandelt. Vor der Basilika mit der Doppelturmfassade erstreckt sich ein gewaltiges Atrium. Die Datierung des wuchtigen Langhauses mit Emporen und Kreuzrippengewölben ist umstritten: es ist fraglich, ob es am Anfang oder Ende des 12. Jahrhunderts entstand.

425 und 426 – Modena – Dom: Grundriß und hypothetische Rekonstruktion der Südfassade

Der in den letzten Jahren des 11. Jahrhunderts begonnene Dom von Modena und vor allem seine Skulpturen gehören zu den umstrittensten Denkmälern Oberitaliens. Die dreischiffige Emporenbasilika mit drei halbrunden Apsiden, die ursprünglich kein Querschiff hatte, steht den gleichzeitigen lombardischen Kirchen nahe, weist dabei aber Eigenheiten auf, die mit Bauten anderer italienischer Städte (Pisa, Bari) in Beziehung gebracht werden sollten. Nach diesem hypothetischen, von A. O. Quintavalle vorgelegten Aufriß weist der Kirchenbau nur ein Südportal, die Porta Principe, und keine Türme auf.

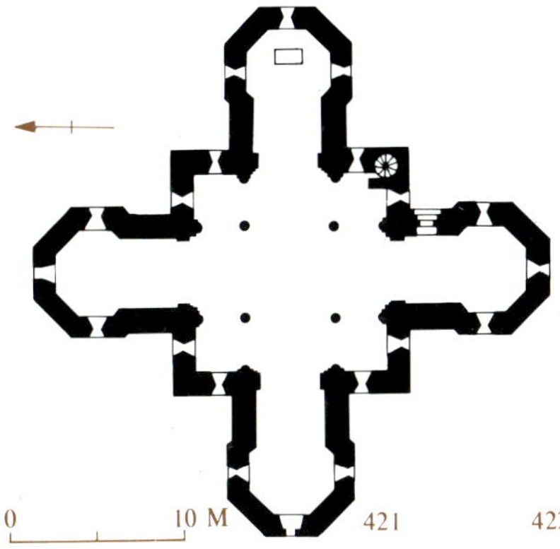

421

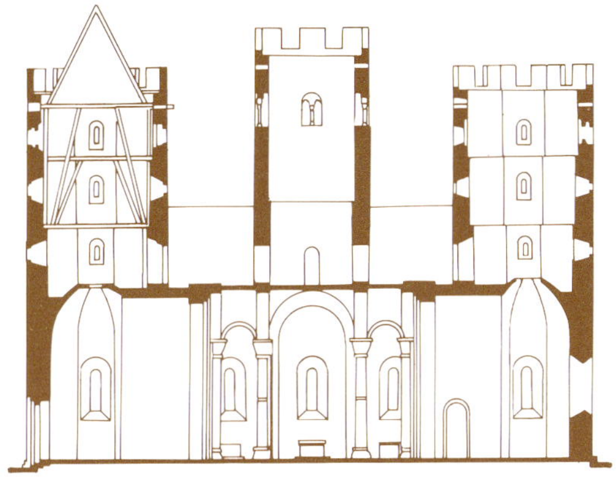
422

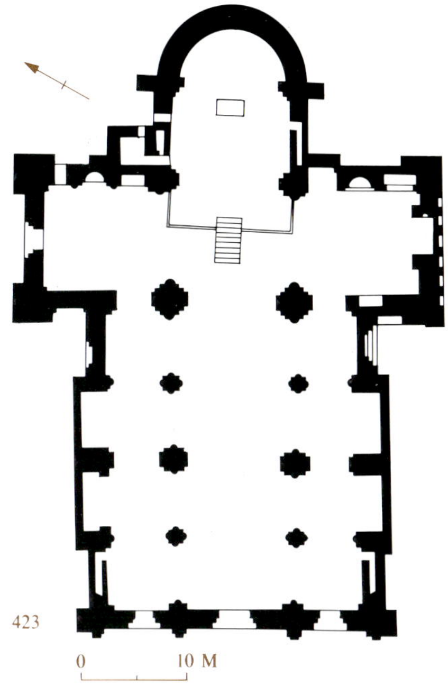

423

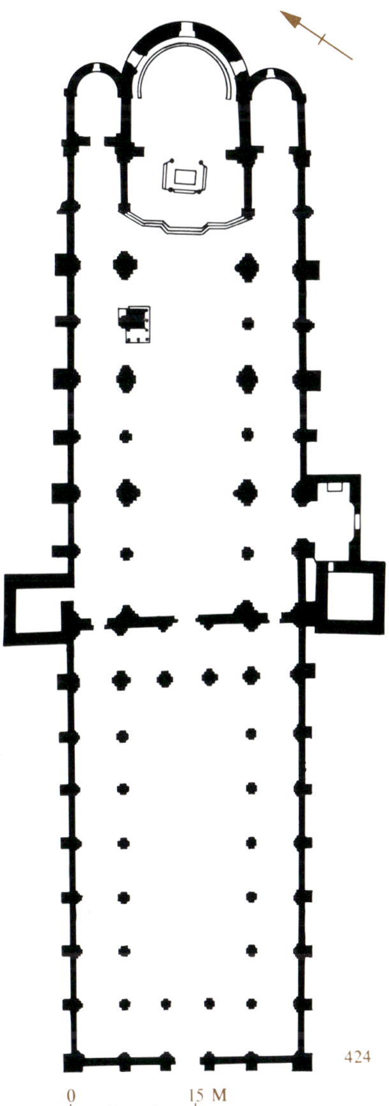

424

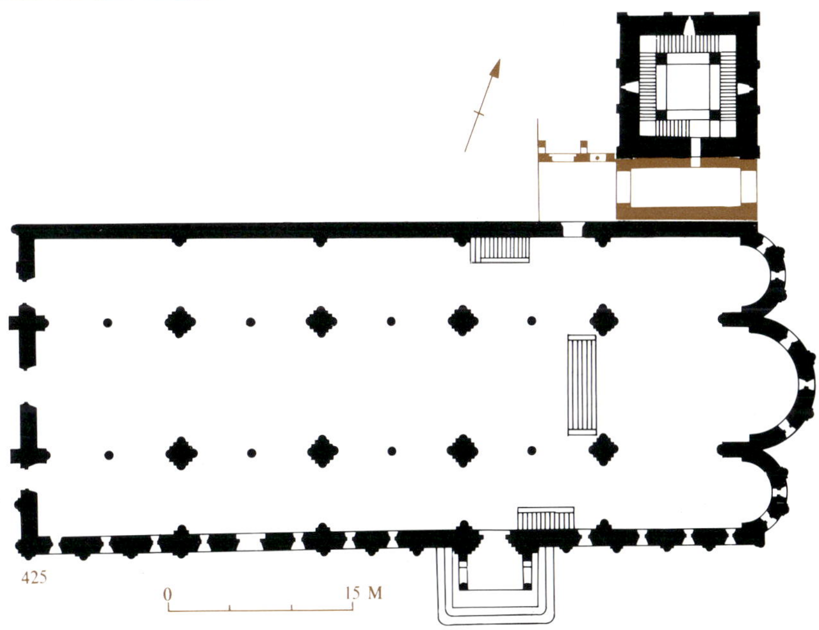

425

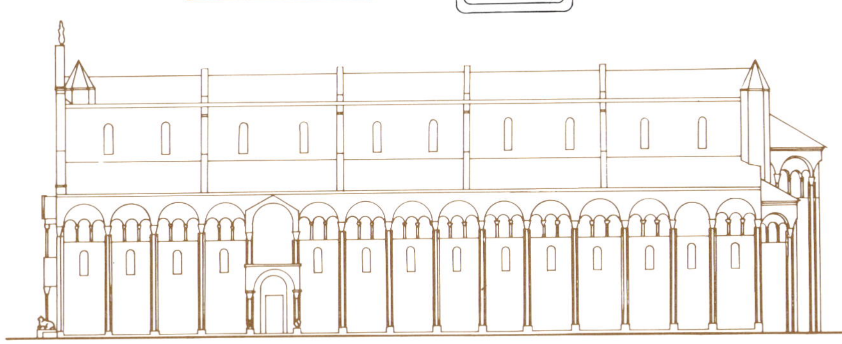
426

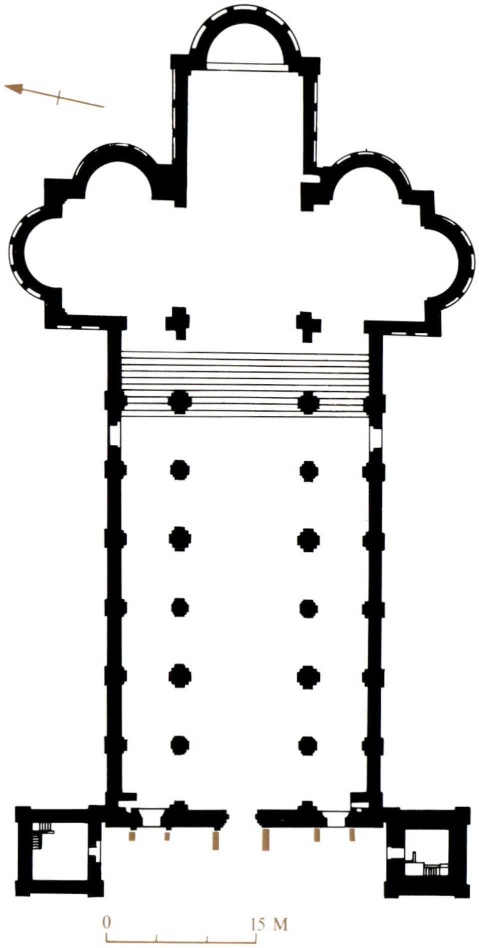

427

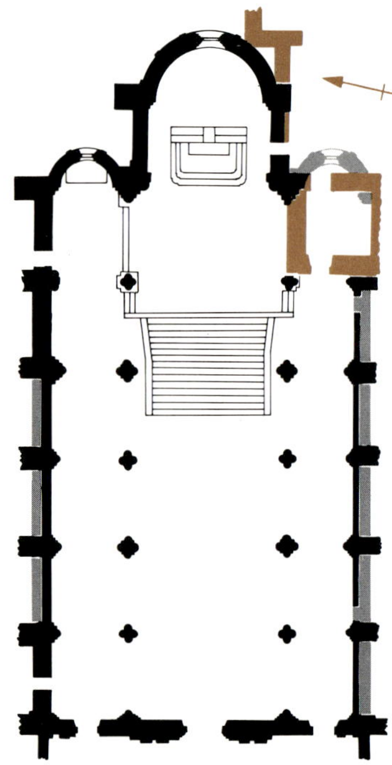

428

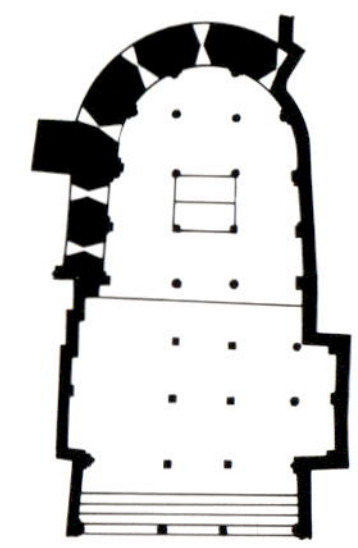

429

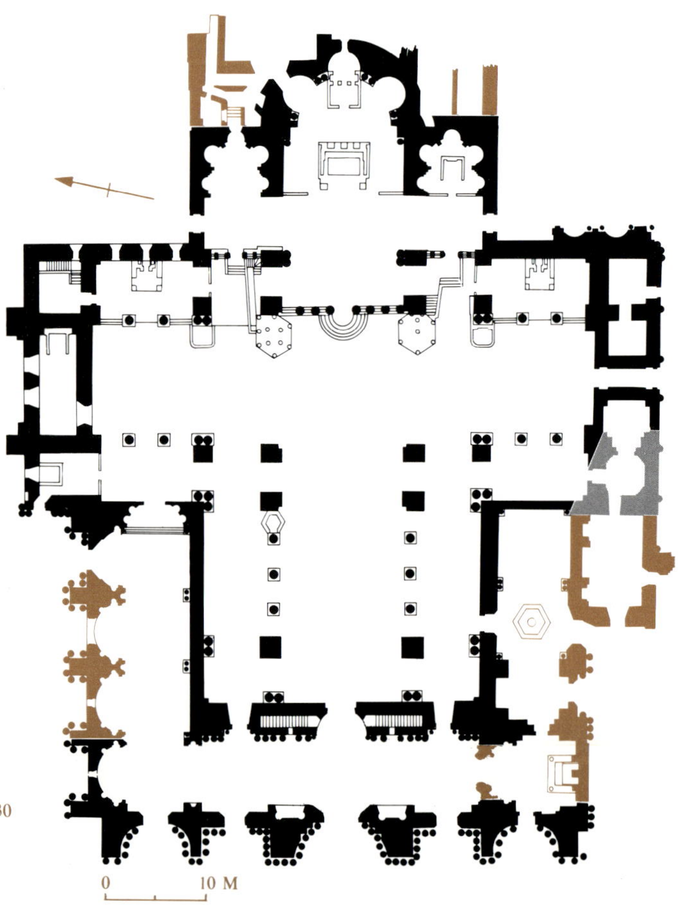

430

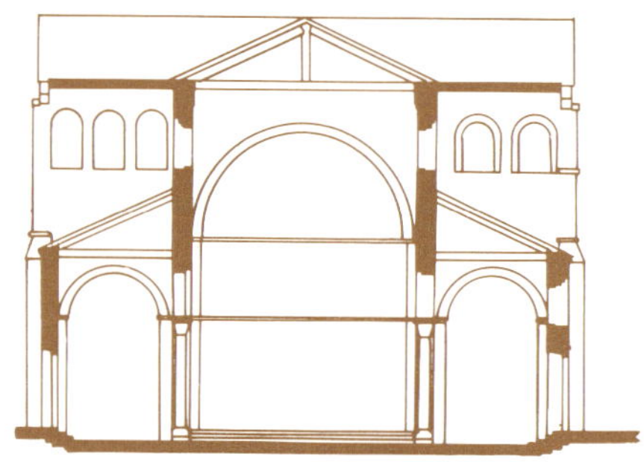

431

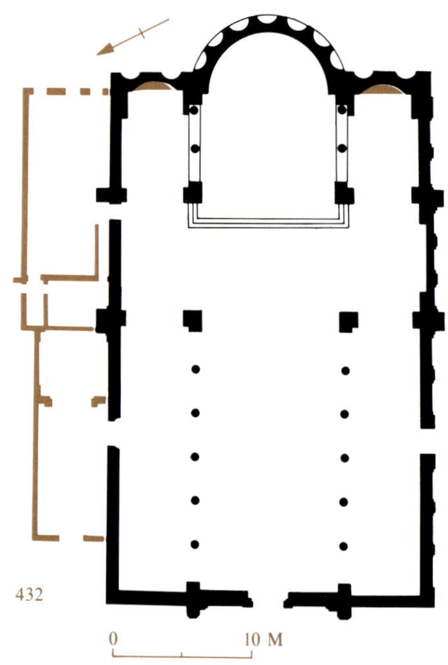

432

427 – Parma – Dom: Grundriß

Der etwa zwischen 1117 und 1162 errichtete Neubau ist sowohl in den Proportionen als auch in der Chorgestaltung ungewöhnlich: über einer nach demselben Schema angelegten Krypta besteht dieser Chor aus einem Querhaus, dessen Arme sowohl im Osten als auch im Norden und Süden durch Apsiden erweitert sind, und einer nur wenig größeren, aber um ein rechteckiges Vorjoch verlängerten Mittelapsis. Am Außenbau zeichnet sich diese Gliederung in der Staffelung kubischer und halbrunder Blöcke ab, über denen der Vierungsturm emporragt. Die Westfassade ist eingespannt zwischen die vorgesetzten Türme und bildet eine Art Giebelwand, hinter der die Langhausstruktur verborgen bleibt.

428 und 429 – Piacenza – San Gavino: Grundriß von Kirche und Krypta

San Gavino in Piacenza – eng verwandt mit dem dortigen Dom, wenn auch in den Maßen bescheidener – läßt erkennen, daß lombardisches Formengut die Emilia stark beeinflußte. Die Kirche, die 1107 geweiht wurde, hat einen erhöhten Chor über einer Krypta, die sich mit Arkaden zum Mittelschiff öffnet. Die dreischiffige Anordnung dieser hoch liegenden Krypta ist charakteristisch für Oberitalien.

430 – Venedig – San Marco: Grundriß

Der von dem Dogen Domenico Contarini (1042–1071) begonnene und im Kern aus dem Ende des 11. Jahrhunderts stammende Bau, der in sich östliche und abendländische Elemente vereint, bildet im Grundriß ein griechisches Kreuz mit drei kurzen Seitenschiffen, einem ebenfalls dreischiffigen Querhaus und einem Chor mit drei – innen durch Wandnischen gegliederten – Apsiden. Den Raumeindruck beherrschen die fünf gewaltigen Kuppeln, die auf den weitgespannten Bögen über den Emporen ruhen. Der Narthex im Westen endete ursprünglich auf beiden Seiten in einer Apsis und öffnet sich mit fünf Portalen zum Markusplatz hin. Die Vorhalle an der Nordfassade stammt aus späterer Zeit.

431 und 432 – Murano – Santi Maria e Donato: Querschnitt und Grundriß

Diese für die venezianischen Ziegelbauten des 12. Jahrhunderts typische Kirche war 1140 weitgehend vollendet. Das dreischiffige Langhaus endet in einem nicht vorspringenden Querschiff und einem dreiteiligen Chor mit außen hervortretender halbrunder Mittelapsis und ursprünglich innen ebenfalls halbrunden Seitenapsiden. Die große Spannweite des Mittelschiffs wurde durch Eindeckung mit einem Dachstuhl aus Holz ermöglicht.

433 und 434 – Pisa – Schiefer Turm: Schnitt und Grundriß

Dom, Baptisterium und Campanile in Pisa gehören zu den eindrucksvollsten romanischen Bautengruppen Italiens. Der schiefe Turm ist ein wegen seiner auffallenden Neigung allgemein bekanntes Beispiel für einen freistehenden Campanile neben der Kathedrale. Er ist wie manche frühen Glockentürme in Ravenna zylindrisch, innen hohl und von spiralförmig in acht Geschossen verlaufenden Arkadengängen umzogen. Begonnen wurde der Bau 1174, aber erst in gotischer Zeit – im 14. Jahrhundert – vollendet. Wegen unzureichender Fundamentierung hat sich der Turm seit dem Mittelalter durchschnittlich um etwa drei Millimeter pro Jahr zur Seite geneigt.

435 – Monte Cassino – Rekonstruktion der Abteigebäude

Der 1066 von Abt Desiderius begonnene Neubau der Abtei von Monte Cassino gehört zu den Hauptwerken der abendländischen Architektur. Obwohl die Anlage im Zweiten Weltkrieg völlig zerstört wurde, kann sie anhand alter Untersuchungen und neuerer Grabungen restauriert werden. Die monumentale dreischiffige Basilika mit Querschiff entsprach dem römischen Typus, und der Westfassade war ein gewaltiges Atrium vorgelegt. An der Südseite schloß sich der Kreuzgang an, um den sich die Klostergebäude gruppierten. Der Baukomplex von Monte Cassino diente etlichen westlichen Klöstern als Vorbild. Eine ungefähre Vorstellung der Basilika vermittelt die ebenfalls von Desiderius errichtete Kirche Sant'Angelo in Formis.

436 – La Canonica (das alte Mariana) – Ehemalige Kathedrale: Grundriß

Der schlichte, 1119 geweihte Bau – eine dreischiffige Pfeilerbasilika mit Balkendecke – ist den Kirchen in der Toskana und auf Sardinien verwandt. Auch die Ornamentik und der skulpierte Dekor am Außenbau verweisen auf das Gebiet um Florenz oder Pisa. Südöstlich der Kirche sind noch die Fundamente des romanischen Glockenturms zu sehen.

437 – Florenz – San Miniato al Monte: Grundriß

Dieses im ausgehenden 11. Jahrhundert vollendete Musterbeispiel der romanischen Architektur in Florenz ist ein schlichter dreischiffiger Bau mit offenem Dachstuhl über Schwibbögen. Die herrliche inkrustierte Fassade entstand erst im Laufe des 12. Jahrhunderts. Ein Drittel des Innenraums nimmt der stark erhöhte Chor über der Krypta ein, die durch Säulen in sieben Schiffe von fünf Jochen unterteilt ist.

438 – Rom – San Clemente: Grundriß

San Clemente wurde am Ende des 11. und zu Beginn des 12. Jahrhunderts in der spätantiken römischen Tradition völlig neu gebaut: die schlichte dreischiffige Kirche mit offenem Dachstuhl ist nach Westen orientiert und besitzt ein großes Atrium. Der Sängerchor, der, den liturgischen Bedürfnissen entsprechend, weit ins Mittelschiff hineinreicht, ist eines der besterhaltenen Beispiele dieser in romanischer Zeit in Rom üblichen Ausstattungen.

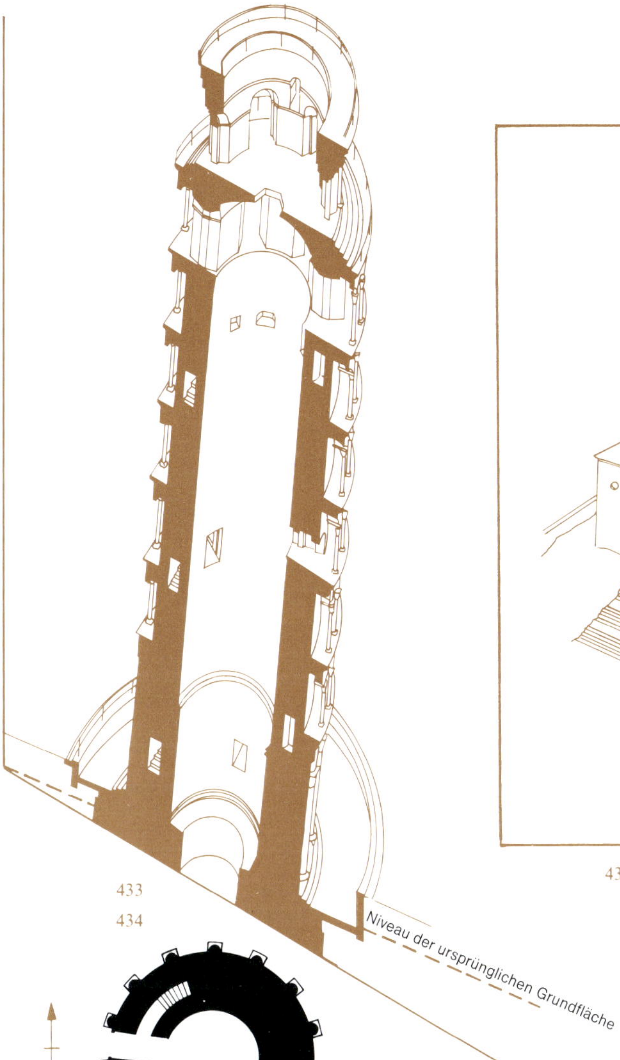

433

434

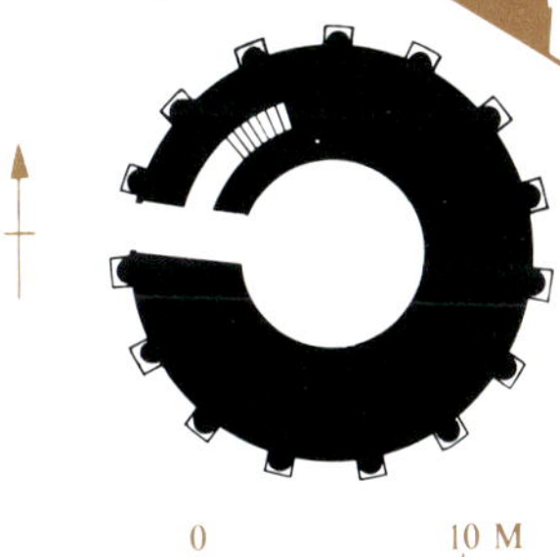

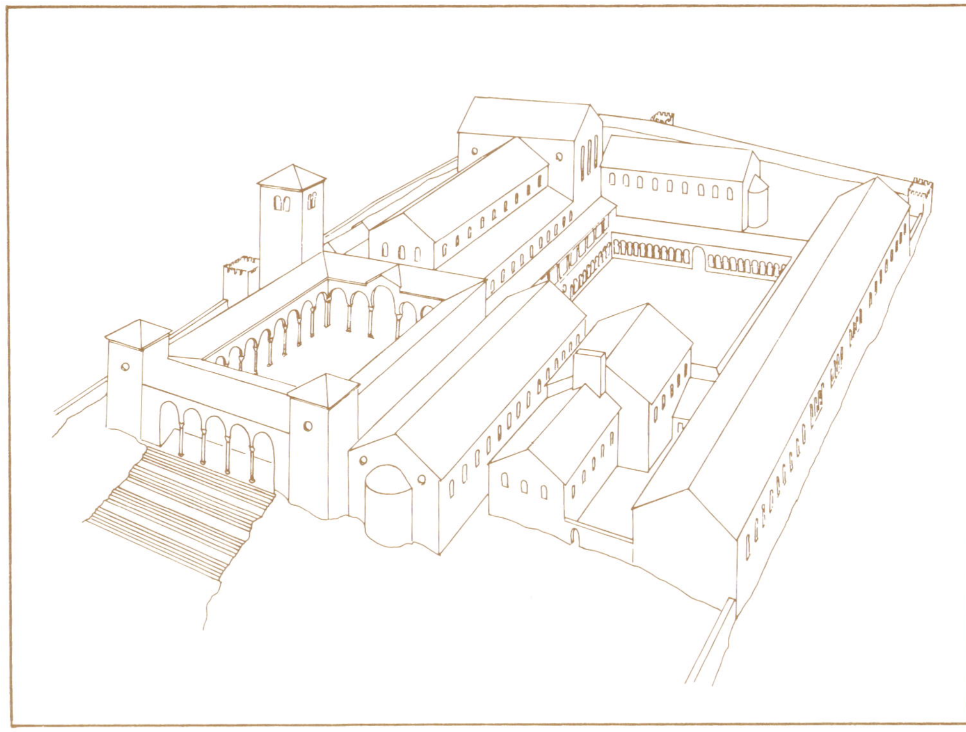

435

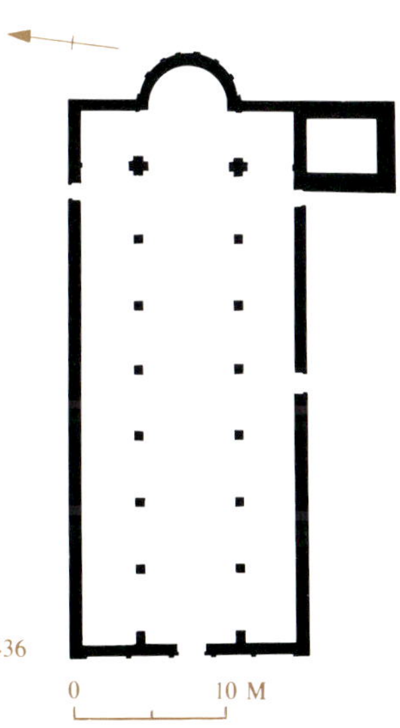

436

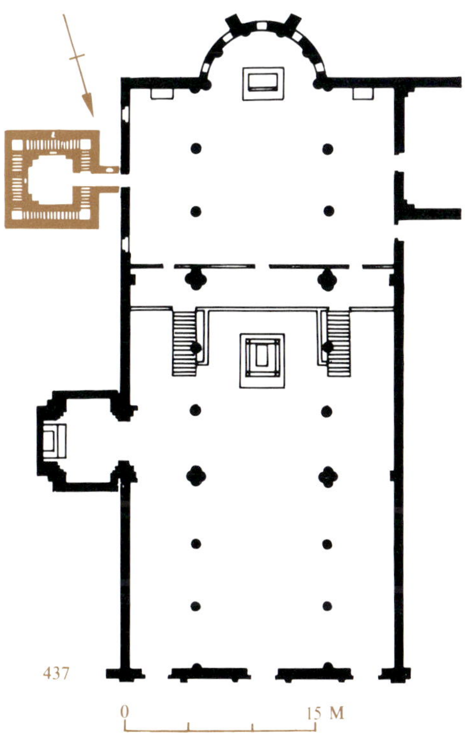

437

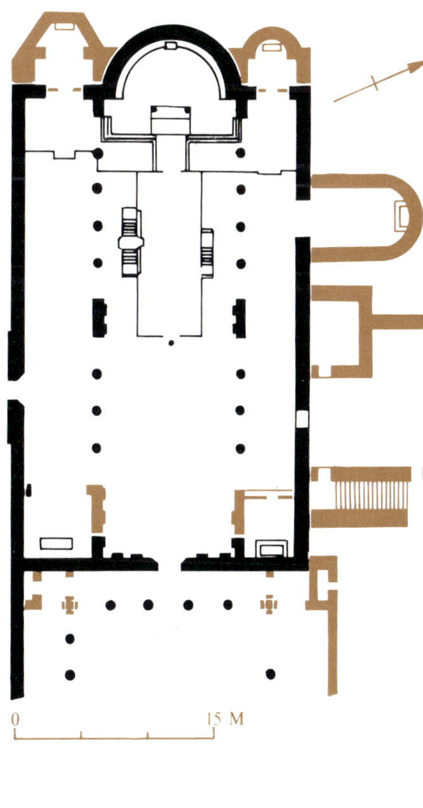

438

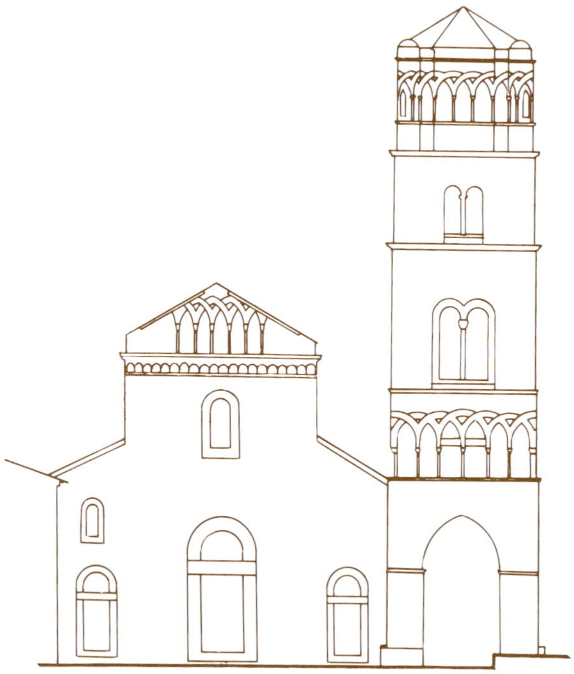

439

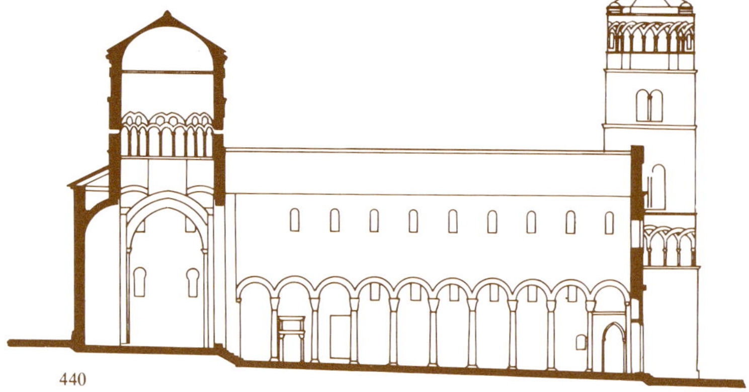

440

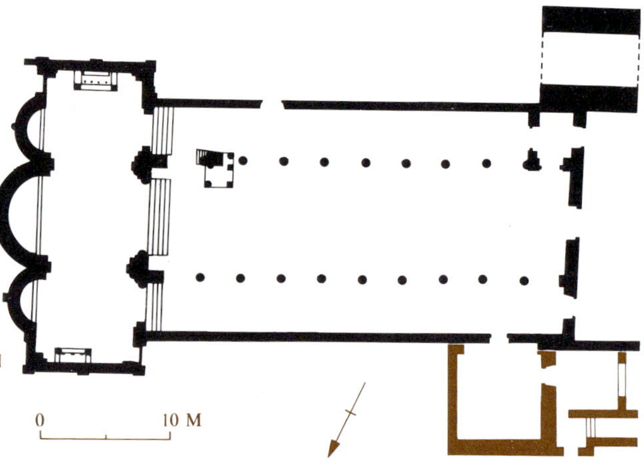

441

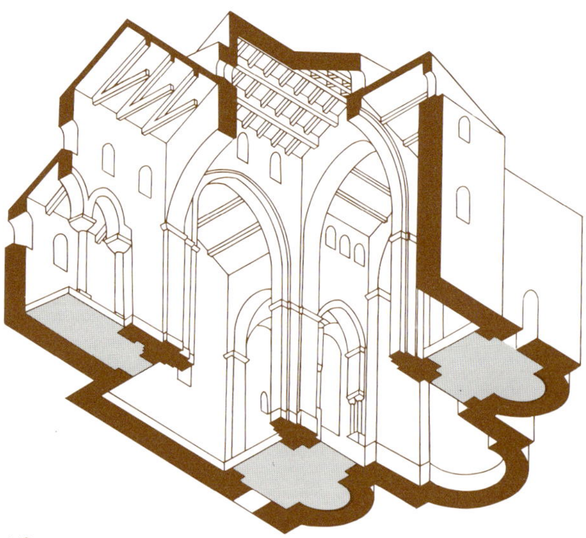

442

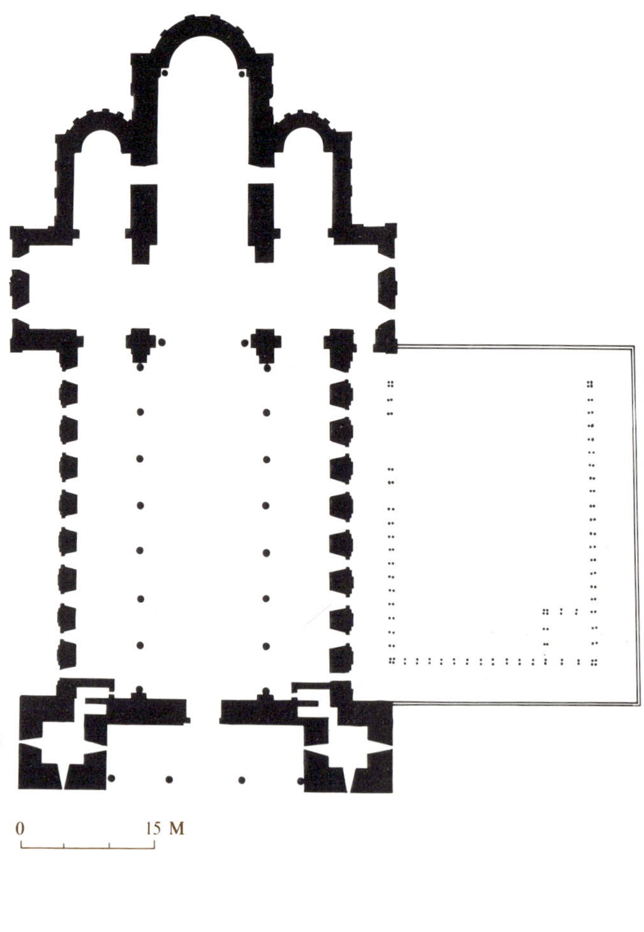

443

439, 440 und 441 – Caserta Vecchia – Kathedrale: Aufriß der Fassade, Längsschnitt und Grundriß

Dieser zwischen 1120 und 1153 entstandene Bau gehört zu den besterhaltenen Kirchen in Kampanien. Ursprünglich sollten die drei Schiffe unmittelbar in Apsiden enden, doch zu Beginn des 13. Jahrhunderts wurde in einer zweiten Bauphase der Chor um das gewaltige Querhaus erweitert. Die schlichte Wandgliederung erhielt an der Fassade einen besonderen Akzent in dem monumentalen Campanile, der sich mit den Glockentürmen anderer unteritalienischer Dome vergleichen läßt: Gaeta, Terracina, Amalfi und Trani.

442 – Monreale – Dom: Verkürzte axonometrische Ansicht

Der Bau wurde zwischen 1172 und 1174 begonnen und läßt im Entwurf – dreischiffige Basilika mit tiefem, vorspringendem Querhaus, drei Apsiden und Doppelturmfassade – Einflüsse aus den Gebieten nördlich der Alpen erkennen. Am deutlichsten spürbar ist das in der Verbindung von Querhaus und Chor. Der Dom von Cefalù scheint für das Konzept von Monreale wegweisend gewesen zu sein.

443 – Cefalù – Dom: Grundriß

Die Bauzeit des unter Roger II. 1131 begonnenen Doms zog sich mehr als ein Jahrhundert hin. Die Gliederung entspricht eher Bauten Mittel- als Südeuropas: die dreischiffige Basilika hat ein breites Mittelschiff, ein vorspringendes Querhaus und drei durch rechteckige Vorjoche verlängerte Apsiden. Die Westfassade mit ihrer zwischen die beiden Türme eingespannten Vorhalle stammt erst aus dem 13. Jahrhundert. Die Schmuckformen am Außenbau sind typisch romanisch. Die Anlage des Kreuzgangs ist hypothetisch.

444 – Gerace – Dom: Grundriß

Der Dom von Gerace wird oft für den bedeutendsten romanischen Bau in Kalabrien gehalten. Die dreischiffige Basilika mit vorspringendem Querhaus hat drei Apsiden; der mittleren ist ein längsrechteckiges Joch vorgelegt. Der in späterer Zeit veränderte Chor entspricht ganz dem üblichen romanischen Schema. Unter dem Querhaus und den Apsiden erstreckt sich eine gewaltige Krypta. Im Dom von Gerace überlagern sich Baugedanken sizilisch-apulischer Tradition einerseits und der Werkstätten von Kampanien und Latium andererseits.

445, 446 und 447 – Palermo – San Cataldo: Längsschnitt, Aufriß der Südfassade und Grundriß

Dieser Bau der ersten Hälfte des 12. Jahrhunderts war mit Sicherheit um die Jahrhundertmitte vollendet. Der rechteckige Grundriß zeigt drei Schiffe und drei Apsiden, im Raumeindruck wirkt San Cataldo mit seinen vier Mittelpfeilern jedoch eher wie ein Zentralbau. Das Hauptschiff ist von drei hintereinander gelegten Kuppeln überspannt. Man hat diese Architekturform mit einigen kleineren Bauten Apuliens in Zusammenhang gebracht, die auf die Kathedrale von Molfetta zurückgehen.

448 und 449 – Trani – Kathedrale: Längsschnitt und Grundriß

Die dem heiligen Pilger Nikolaus geweihte und 1098 begonnene Kathedrale ist typisch für die romanische Baukunst Apuliens und weist zahlreiche Stilelemente auf, wie sie auch in Mittel- und Oberitalien vorkommen. Die Krypta entspricht in den Maßen ganz der Oberkirche. Diese ist eine dreischiffige Emporenbasilika mit nur wenig vorspringendem, aber tiefem Querschiff, auf das drei Apsiden folgen, und trägt einen offenen Dachstuhl. Der Campanile an der Südwestecke erinnert an andere unteritalienische Glockentürme, vor allem im Untergeschoß mit dem spitzbogigen Durchgang und der Blendarkadengliederung. Der Gesamteindruck ist geprägt von der Ausgewogenheit der wuchtigen Baumassen und der gewaltigen Höhe, die im Querhaus die des Mittelschiffs noch übertrifft.

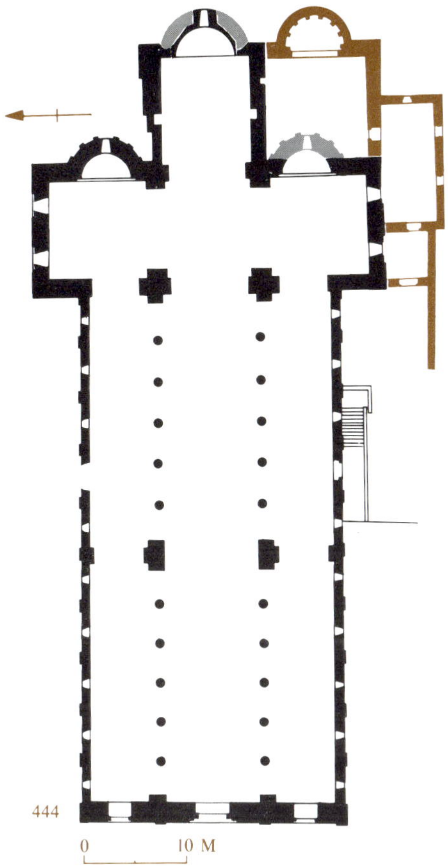

444

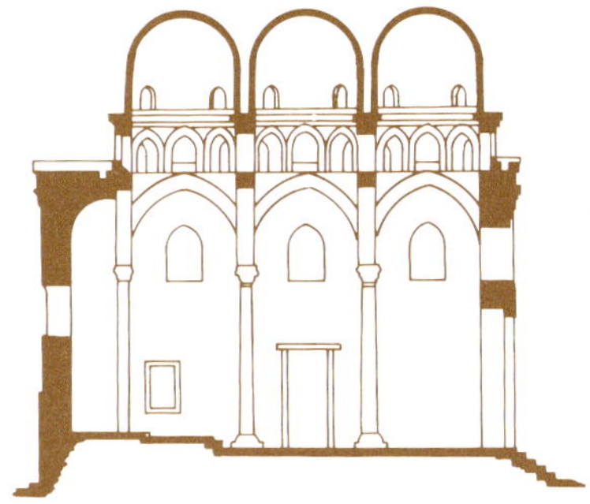

445

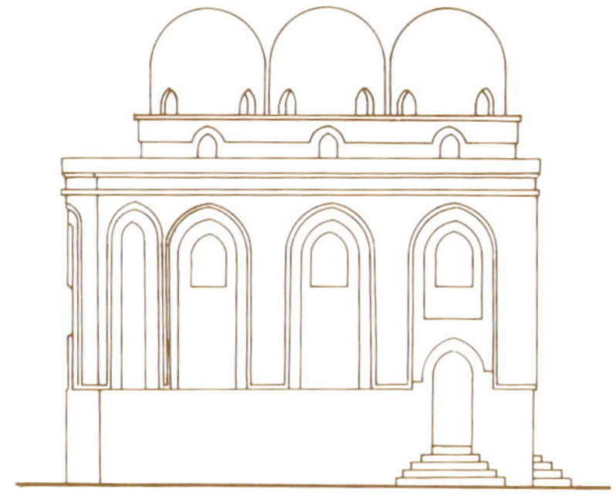

446

0 5 M

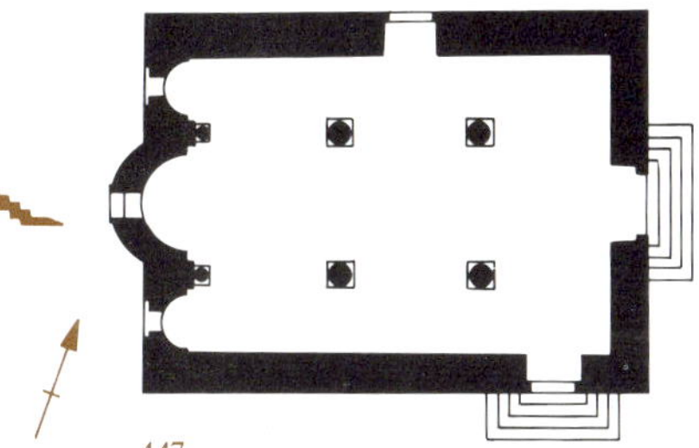

447

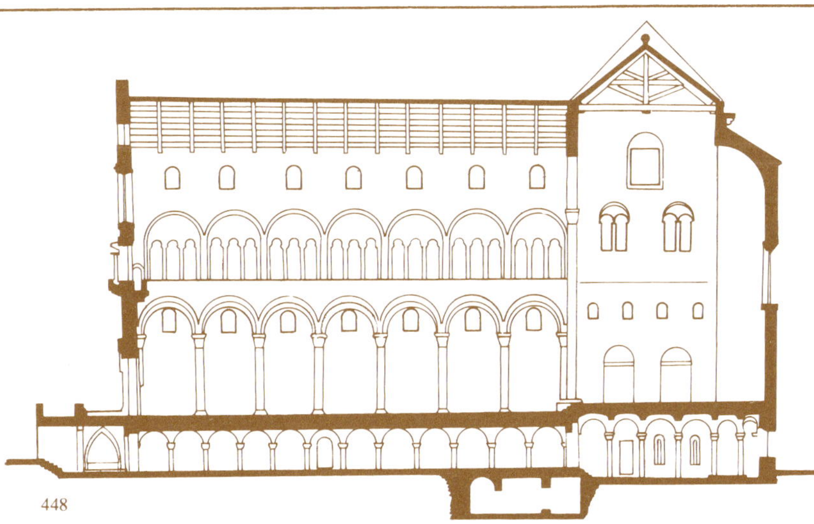

448

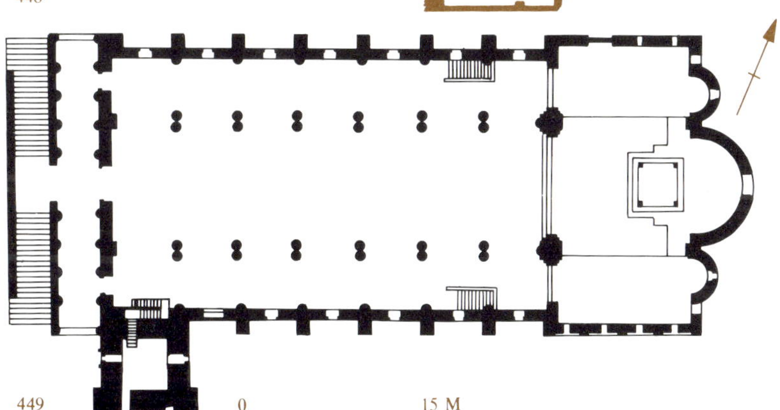

449

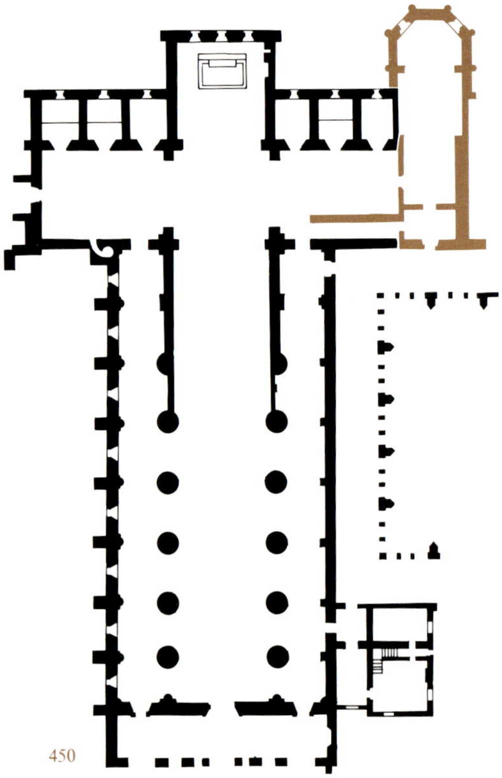

450

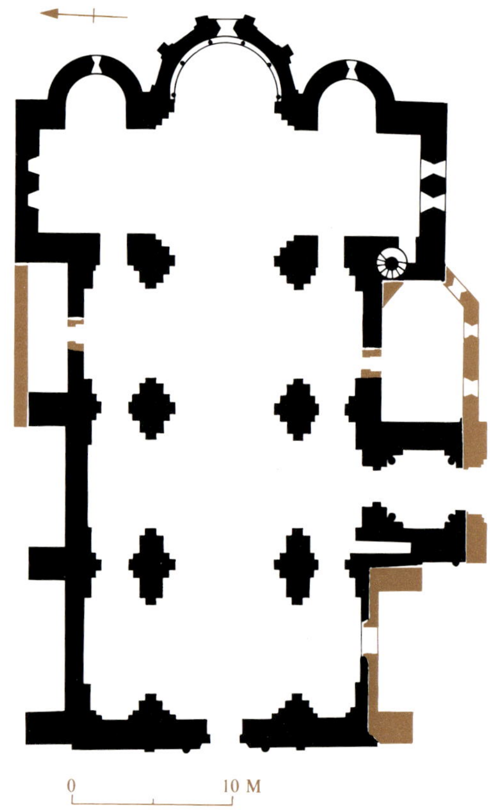

451

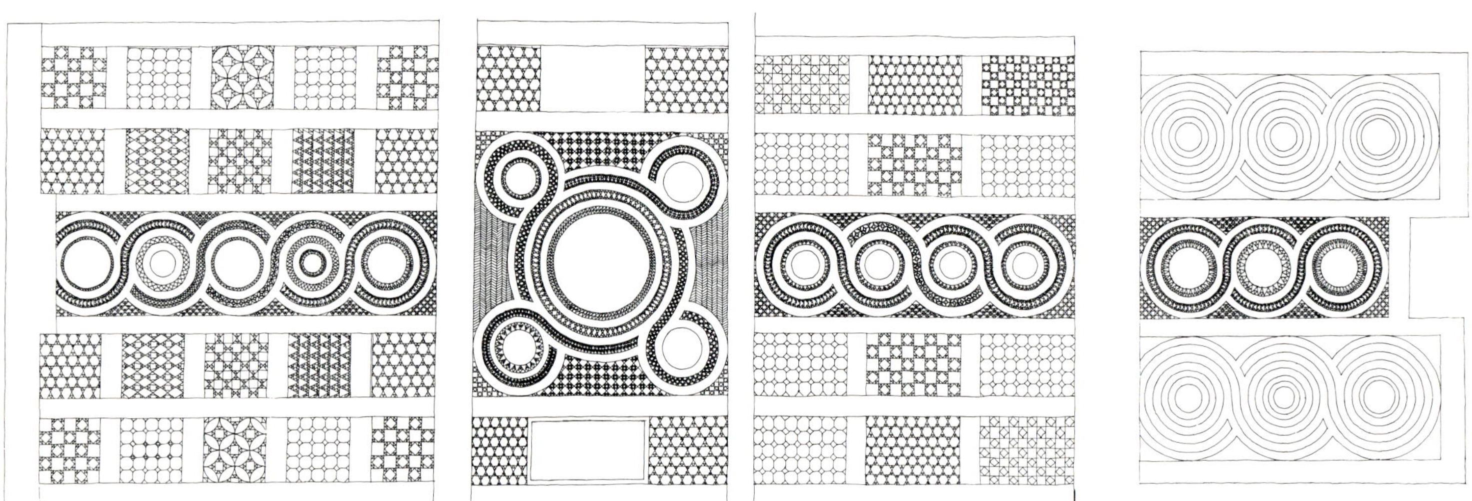

452

453

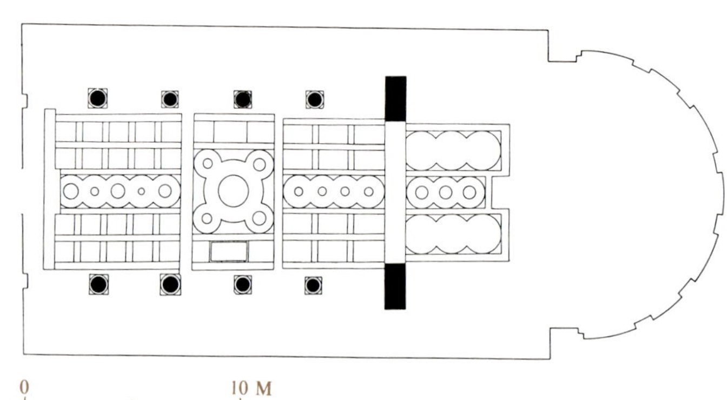

450 – Chiaravalle Milanese – Abteikirche: Grundriß

Die kurz nach 1136 begonnene – stark restaurierte – Kirche gehört dem in Oberitalien üblichen Typus der Zisterzienser-Architektur an. Sie hat das klassische dreischiffige Langhaus, ein breites, weit vorspringendes Querschiff und die typisch zisterziensische Reihung flach geschlossener Chorkapellen: je drei schließen sich links und rechts an den breiten Hauptchor an. Das Kreuzrippengewölbe und die Verwendung von Ziegeln sind für die Lombardei charakteristisch.

451 – Saint-Paul-Trois-Châteaux – Kathedrale: Grundriß

Die Chronologie ist noch umstritten: der Baubeginn wird zwischen 1120 und 1150 angesetzt, wobei man mit der Ostpartie begann. Der Bau – mit drei Schiffen einer der eindrucksvollsten der Provence – hat ein vorspringendes Querhaus und drei Apsiden. Die Gewölbe erreichen eine beachtliche Höhe und gipfeln über der Vierung in einer Trompenkuppel. Die Kathedrale von Saint-Paul-Trois-Châteaux steht Saint-Trophime in Arles nahe und zeugt von der Verbreitung der Arleser Kunst in der nördlichen Provence.

452 und 453 – Rom – Quattro Santi Coronati: Cosmatenboden des Mittelschiffs und schematischer Grundriß

Der Bodendekor des Mittelschiffs – hier in der von D. F. Glass vorgelegten Bestandsaufnahme und Verteilung im Raum – stammt aus den beiden ersten Jahrzehnten des 12. Jahrhunderts (Weihe 1116). Er ist einer der am wenigsten restaurierten Mosaikböden in Rom und ein charakteristisches Beispiel für Cosmatenarbeit. Die Reihung der Porphyrscheiben wie die Anordnung in vielen Einzelfeldern sind typisch für den Stil der mittelalterlichen römischen Fußböden.

454 – Ganagobie – Kloster: Grundriß

Die Kirche ist ein ungewöhnlicher Bau: auf das für die Provence typische einschiffige Langhaus folgt ein doppeltes Querhaus. Um den südlich an die Kirche anschließenden, nur wenig später errichteten Kreuzgang gruppieren sich die Klostergebäude – eng aneinander gebaut und aus Rücksicht auf einige ältere Bauten leicht aus der Achse verschoben. Zahlreiche Türen und Durchgänge verbinden die verschiedenen Trakte untereinander:

1. Kapitelsaal
2. Gang
3. Mönchssaal und Calefactorium (Wärmestube)
4. Refektorium
5. Küche
6. Gang
7. Backofen
8. Wirtschaftsräume
9. Vorratsraum
10. Ursprünglicher Turm; westlich davon, das heißt an der Nordseite der Kirche, erstreckt sich der Friedhof.

455 – Ganagobie – ehemalige Prioratskirche: Mosaikboden (Rekonstruktionsversuch)

Der seit dem 19. Jahrhundert bekannte Boden, der um 1135 entstanden ist, wurde in den letzten Jahren sorgfältig restauriert. Für die 70 m² große Fläche wurden nach den technischen Untersuchungen des Restaurators, C. Bossier, sechs bis sieben Tonnen Material für die etwa 240000 *tesserae* benötigt, aus denen das Mosaik zusammengesetzt war. Eine vierköpfige Werkstatt dürfte daran fünf bis sechs Monate gearbeitet haben. Das Mosaik von Ganagobie gehört wegen der Größe der erhaltenen Fläche und wegen seiner künstlerischen Qualität zu den bedeutendsten Mosaiken in Frankreich. Die Aufteilung in mehrere Felder, die teilweise ohne Bordüre nebeneinandergesetzt sind, erinnert an Bodenteppiche. Die Ikonographie ist typisch für manche mittelalterlichen Bodenausstattungen: Tiere und Fabelwesen, Ritter zu Pferde, Ungeheuer und eine Vielfalt vegetabilischer und geometrischer Muster.

456 – Jerusalem – Anna-Kirche: Grundriß

An der Nordostecke der Stadtmauer von Jerusalem, wo der Überlieferung nach die Überreste des Hauses von Joachim und Anna standen, erhebt sich die Anna-Kirche, die um die Mitte des 12. Jahrhunderts neu errichtet wurde. Der schlichte Bau besteht im wesentlichen aus einem mächtigen dreischiffigen Langhaus mit Kreuzgratgewölben, einem nach außen nicht vorspringenden Querschiff und drei Apsiden. Über dem ersten Joch des südlichen Seitenschiffs erhob sich ursprünglich ein Glockenturm.

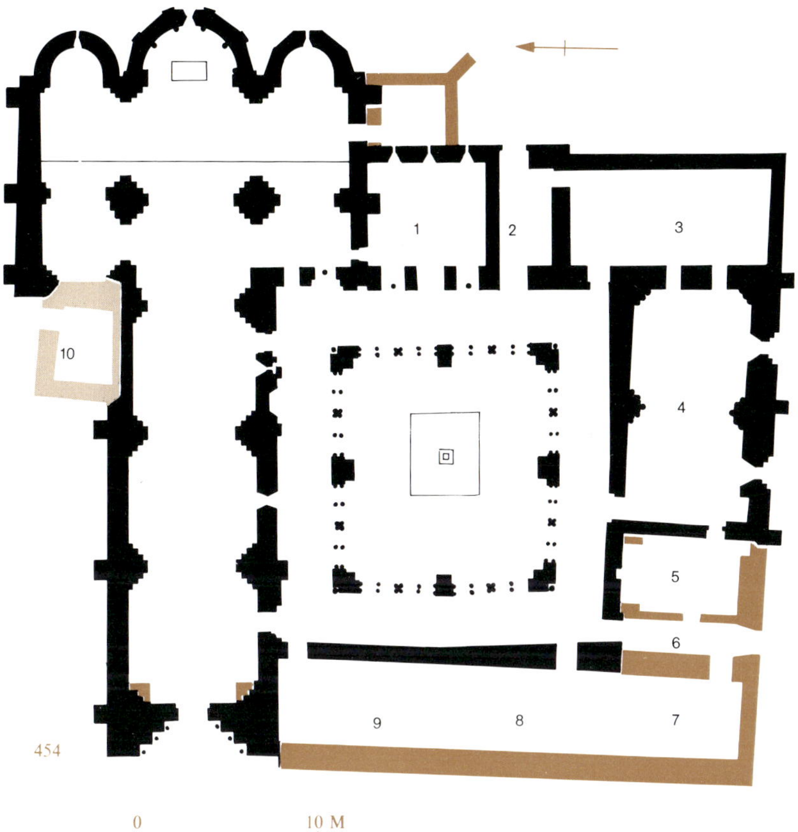

454

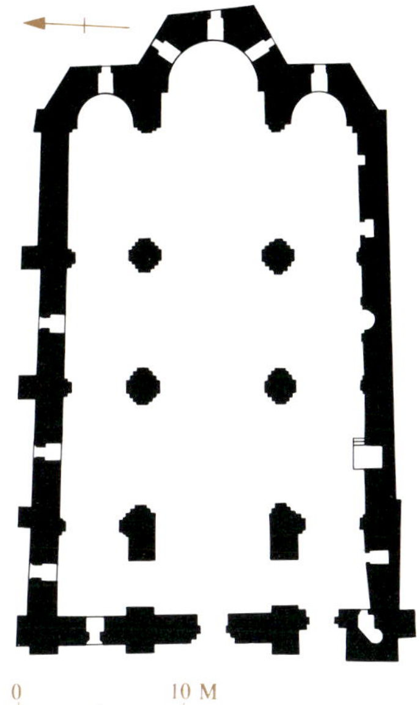

456

455

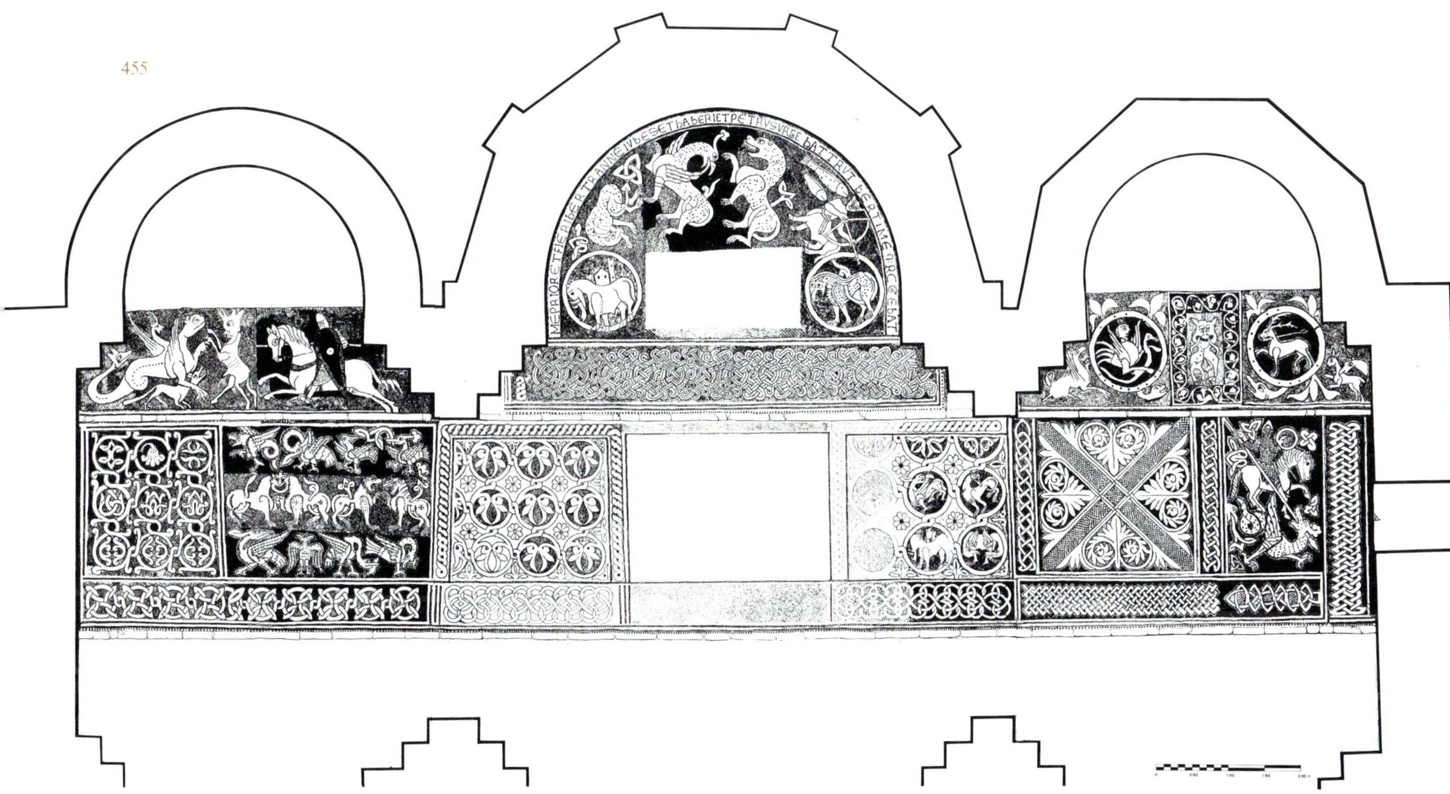

ZEITTAFEL

DIE EREIGNISSE

1050

1049-1109 Hugo I. Abt von Cluny

1051 Vermählung Heinrichs I. von Frankreich mit Anna Jaroslav (Anna von Kiew)

1054 Abtretung Schlesiens an Polen

1056-1106 Heinrich IV. deutscher Kaiser

1057 Erster Angriff der Seldschuken gegen das byzantinische Reich

1057-1059 Isaak I. Komnenos byzantinischer Kaiser

1058-1079 Boleslaw II. König von Polen

1058-1087 Desiderius Abt von Monte Cassino

1059 Robert Guiscard Herzog von Kalabrien und Apulien
Bündnis zwischen Robert Guiscard und Papst Nikolaus II.

1059-1082 Eroberung Marokkos und Algeriens durch die Almoraviden

1060

1060 Fall des Kalifats Córdoba

1060-1091 Eroberung Siziliens durch die Normannen

1060-1108 Philipp I. König von Frankreich

1061-1092 Wratislaw König von Böhmen

1066 Tod Eduards des Bekenners, Königs von England
Schlacht von Hastings und Eroberung Englands durch Wilhelm den Eroberer, Herzog der Normandie

1066-1087 Wilhelm I., der Eroberer, König von England, gekrönt in der Kathedrale von Westminster

1070

1071 Einnahme Baris durch Robert Guiscard
Schlacht von Mantzikert (Kleinasien)

1071-1127 Wilhelm IX. von Poitiers, einer der ersten Troubadoure

1073-1085 Pontifikat Gregors VII. Beginn der sogenannten gregorianischen Reform und des Investiturstreits zwischen Heinrich IV. und dem Papsttum

1075-1129/1130 Rupert von Deutz, Theologe und Mönch

1076 Exkommunikation Heinrichs IV.

1077 Gang nach Canossa: Demütigung des Kaisers vor dem Papst und Versöhnung
Einnahme von Salerno durch die Normannen

1077-1095 Ladislaus I., der Heilige, König von Ungarn

1079 Gründung des Klosters Komburg

1080

1080 Tod Rudolfs von Schwaben
Schlacht von Merseburg

1081-1083 Die Normannen unter Robert Guiscard fallen auf dem Balkan ein und dringen bis Thessalien vor

1081-1118 Rückkehr der Komnenen auf den Thron: Alexios I. Komnenos byzantinischer Kaiser

1084 Heinrich IV. nimmt Rom ein und läßt sich dort vom Gegenpapst Clemens III. zum Kaiser krönen
Heinrich von Werl Abt in Paderborn

1085 Tod Robert Guiscards
Wilhelm der Eroberer läßt das ‹Domesday Book› anlegen
Alfons VI. nimmt Toledo ein und betreibt die ‹Reconquista›

1086 Untertaneneid von Salisbury

1086-1087 Pontifikat des Desiderius, Abts von Monte Cassino, als Viktor III.

1088-1099 Pontifikat Urbans II.

1089 Vordringen der Petschenegen nach Thrakien

1090

1090-1097 Zweiter Italienzug Heinrichs IV.

1091 Geburt Bernhards von Clairvaux

1091 Unterwerfung der Petschenegen durch Alexios I. Komnenos

1093 Rückkehr Papst Urbans II. nach Rom

1094 Einnahme von Valencia durch den ‹Cid›

1095 Synode von Clermont: Aufruf zum Ersten Kreuzzug
Exkommunikation Philipps I., Königs von Frankreich

1096-1099 Erster Kreuzzug

ARCHITEKTUR SKULPTUR MOSAIKEN

1061 Vollendung des Doms von Hildesheim

1061-1065 Vollendung des Doms von Speyer (Speyer I)

1063-1095 Bau von San Marco in Venedig

1065 Weihe von Sankt Maria im Kapitol in Köln
Baubeginn des Doms von Pisa

1066-1071 Neubau der Abteikirche von Monte Cassino

1067 Fußboden der Kathedrale von Acqui

1067-1069 Bau von Sankt Gereon in Köln

1070-1085 Wandmosaiken des Doms von Salerno

Um 1070-1111 Bau von Sankt Jakob in Bamberg

Um 1070-1129 Bau von Sankt Servatius in Quedlinburg

1071 Baubeginn des Doms von Tarent

Um 1071 Wandmosaiken und Mosaikboden der Abteikirche von Monte Cassino

1076-1106 Baubeginn des Doms von Parma

1080-1099 Baubeginn von Langhaus und Atrium von Sant'Ambrogio in Mailand

1081-1243 Bau des Doms von Mainz

1084 Weihe des Doms von Salerno

Um 1085-1120 Neubau des Doms von Speyer (Speyer II)

1087-1089 Bau der Krypta von San Nicola in Bari

1088 Weihe der Kathedrale von Otranto

1088-1109 Baubeginn von Cluny III (Weihe 1121)

1093 Baubeginn der Abteikirche von Maria Laach in der Eifel (Weihe 1156)

1095 Weihe von Sant'Abbondio in Como

Um 1095-1099 Bau der Klosterkirche von Alpirsbach

1096 Baubeginn der Kathedrale von Trani

MALEREI

Zwischen 1072 und 1087	Fresken von Sant'Angelo in Formis
Vor 1075	Riesenbibel, Schenkung Kaiser Heinrichs IV. an das Kloster Hirsau
Um 1089-1105	Fresken von Lambach
Um 1090-1096	Fresken von Civate

METALL- UND ELFENBEINARBEITEN

1058-1087	Tätigkeit des Skriptoriums von Monte Cassino
Um 1065	Bronzetür des Augsburger Doms
1071	Bronzetür von Monte Cassino, Stiftung des Mauro
1081	Bronzenes Grabmal Rudolfs von Schwaben
Um 1084	Elfenbein-Paliotto des Doms von Salerno
1084-1127	Roger von Helmarshausen arbeitet für Heinrich von Werl

1050 1060 1070 1080 1090

DIE EREIGNISSE

1097	Bündnis und Konflikte zwischen Alexios I. Komnenos und den Kreuzrittern
	Einnahme von Nikaia durch die Kreuzfahrer
1098	Robert von Molesme gründet den Zisterzienserorden
	Einnahme Jerusalems durch die Fatimiden
1099	Einnahme Jerusalems durch die Kreuzfahrer unter Gottfried von Bouillon
	Tod des ‹Cid›
1099-1118	Pontifikat Paschalis' II.
1100	Tod Gottfrieds von Bouillon
1100-1118	Balduin I. erster König von Jerusalem (Bruder Gottfrieds von Bouillon)
1100-1135	Heinrich I. von England
1102-1138	Boleslaw III. (Schiefmund) König von Polen; er eroberte Pommern zurück und drang bis zur Elbe vor
1104	Gründung des Erzbistums Lund
1106	Einnahme von Sevilla durch die Almoraviden
1106-1126	Heinrich V. deutscher Kaiser
1107	Konkordat von Westminster
1108-1137	Ludwig VI., der Dicke, König von Frankreich
1111	Italienzug Kaiser Heinrichs V. und Einnahme von Rom (1117)
	Konkordat von Sutri zwischen Papst Paschalis II. und Kaiser Heinrich V.
	Einnahme von Saragossa durch die Almoraviden
1114	Belagerung von Barcelona durch die Almoraviden
1118	Einnahme von Saragossa durch Alfons I. von Aragon
	Gründung des Templerordens durch Hugo de Payens
1118-1131	Balduin II. König von Jerusalem
1118-1143	Johannes II. Komnenos byzantinischer Kaiser
1119-1124	Pontifikat Calixtus' II.
1120	Gründung des Prämonstratenserordens durch Norbert von Xanten (1080-1134)
1122	Taufe Friedrich Barbarossas
	Ende des Investiturstreits: Wormser Konkordat zwischen Calixtus II. und Heinrich V.
1122-1126	Krieg zwischen Byzanz und Venedig
1122-1151	Suger Abt von Saint-Denis
1125	Wahl Lothars von Sachsen
1125-1153	Bernhard Abt von Clairvaux
1128	Bernhard läßt den Templerorden anerkennen und verfaßt dessen Regeln
1129	Vermählung Mathildes mit Geoffrey Plantagenet, Graf von Anjou
1129-1156	Alexander Bischof von Plock
1130	Roger II. von Hauteville nimmt den Titel König von Sizilien an
	Wahl von Papst Innozenz II. (1130-1143), den Bernhard von Clairvaux unterstützt, und des Gegenpapstes Anaklet II. (1130-1138): Schisma
1130-1156	Sverker I., der Ältere, König von Schweden
1130-1158	Wibald Abt von Stavelot
1131-1143	Fulcher I. von Anjou König von Jerusalem
1133	Kaiserkrönung Lothars II. durch Papst Innozenz II.

ARCHITEKTUR SKULPTUR MOSAIKEN

	1098	Bischofsthron des Abtes Elias in San Nicola zu Bari
	1099-1184	Bau des Doms von Modena (für die 1106 geweihte Krypta ist der Baumeister Lanfranco nachweisbar)
1100	Um 1100	Bau der Rotunde San Lorenzo in Mantua
		Reliefs des Heiligen Grabes in der Stiftskirche von Gernrode
	1100-1110	Ambo von Sant'Ambrogio in Mailand
	1104-1146	Bau des Doms von Lund (Weihe der Krypta 1123; Weihe der Kirche 1145-1146)
	1107	Weihe von San Savino in Piacenza
	1108-1120	Errichtung der Burg Saone durch die Kreuzfahrer
1110	1110-1271	Errichtung der Kreuzfahrerfestung Krak des Chevaliers
	1112	Wandmosaiken der Basilica Ursiana in Ravenna
	1114	Baubeginn der Kirche von Klosterneuburg
	Um 1115-1125	Apsis- und Triumphbogenmosaik in San Clemente in Rom
	1117	Neubau von San Michele in Pavia
		Neubau des Doms von Parma
	1118	Weihe des unvollendeten Doms von Pisa
	Um 1118	Fußboden von Saint-Martin d'Ainay in Lyon
	1118-1147	Bau der Abtei Fontenay
	1119	Weihe der Kathedrale von La Canonica (Mariana)
	1119-1124	Umgestaltung von Santa Maria in Cosmedin in Rom
	Um 1119-1124	Fußboden von Santa Maria in Cosmedin in Rom
1120	1120-1125	Beginn des Neubaus von San Zeno in Verona
	Um 1120-1153	Bau der Kathedrale von Caserta Vecchia
	1122-1123	Bau des Doms von Piacenza
	1127	Gründung der Zisterzienserabtei Ebrach
	1129	Weihe der Kirche von Freckenhorst
1130	Um 1130	Fußboden von Santa Maria del Patir in Moscufo
		Grabplatten von Quedlinburg
	1131-1240	Bau des Doms von Cefalú
	1132	Weihe von San Pietro in Ciel d'Oro in Pavia
		Weihe der Dome von Novara und Vercelli
	Um 1132-1143	Bau der Cappella Palatina in Palermo
	1132-1175	Werkstatt von Saint-Gilles-du-Gard
	1133	Gründung der Zisterzienserabtei Altenberg
	1133-1172	Bau von Sankt Godehard in Hildesheim
	1135	Baubeginn der Kathedrale von Ferrara und bald danach Bau der Kirche von Chiaravalle Milanese
		Gründung der Zisterzienserabtei Eberbach
		Gründung der Abtei Königslutter
	Um 1135	Baubeginn der Abteikirche von Murbach
	Um 1135-1149	Bau der Kirche von Seligenstadt

MALEREI

1097 Bibel von Stavelot

Um 1100 Fresken der Unterkirche von San Clemente in Rom

Lektionar von Cluny
Fresken von Sankt Gereon in Köln
Bibel von Sankt Kastor in Koblenz

Nach 1100 Lektionar von Montmajour

Zwischen 1100 und 1150
Fresken von Novalese
Triptychon aus Tivoli
Weltgericht der Pinacoteca Vaticana
Fresken von Castel Sant'Elia und Tuscania
Pantheon-Bibel
Evangeliar von Santa Maria in Trastevere
Bibel von Santa Maria del Fiore, Florenz

Um 1125-1136 Handschrift Ruperts von Deutz, ‹De Victoria Verbi Dei›, für Abt Kuno von Siegburg

Zwischen 1125 und 1150 Für Martinus Corvus geschaffenes ‹Hexaemeron des heiligen Ambrosius›

Um 1129 Fresken von Idensen

METALL- UND ELFENBEINARBEITEN

Um 1100 Gozbertus: Großer Bronzebrunnen für Sankt Maximin in Trier 1100

1100 Roger von Helmarshausen: Tragaltar von Paderborn

1107-1118 Reiner von Huy: Bronze-Taufbecken im Auftrag von Hellin, Abt der Frauenkirche von Lüttich

1110

1119 Oderisius von Benevent: Bronzetüren der Kathedrale von Troia

1120

1122 Oderisius von Benevent: Bronzetüren von Capua

1127 In Gnesen aufgefundenes Kopfreliquiar des heiligen Adalbert

Um 1130-1150 Schrein des heiligen Hedelinus (unter Verwendung älterer Teile) 1130

Vor 1134 Azzo: Von Notpertus in Auftrag gegebener Fuß des Bronzekreuzes von Chur

DIE EREIGNISSE

1136 Italienzug Kaiser Lothars II.
1137 Vermählung Ludwigs VII. mit Eleonore von Aquitanien
Wahl Konrads III. von Hohenstaufen
Vereinigung von Aragon und Katalonien
Einnahme von Amalfi durch die Normannen
1137-1180 Ludwig VII. König von Frankreich
1138 Einführung des Seniorats in Polen
1139 Einnahme von Neapel durch die Normannen
1139-1178 Alfons I. König von Portugal
1140-1175 Wladislaw II. erblicher König von Böhmen
1142-1181 Heinrich der Löwe Herzog von Sachsen (1142) und Herzog von Bayern (1152-1181)
1143 Tod von Peter Abaelard
1143-1162 Balduin III. König von Jerusalem
1143-1180 Manuel I. Komnenos byzantinischer Kaiser
1144 Predigt Bernhards von Clairvaux: Aufruf zum Zweiten Kreuzzug
1146-1147 Beginn der Eroberung Spaniens durch die Almohaden
1147 Regentschaft Sugers
Einnahme von Córdoba und Lissabon durch die Christen
1147-1149 Zweiter Kreuzzug: Schwere Niederlagen
1150 Verstoßung Eleonores von Aquitanien durch Ludwig VII.
1152 Vermählung Heinrich Plantagenets, Grafs von Anjou und Herzogs der Normandie, mit Eleonore von Aquitanien
Heiligsprechung des deutschen Kaisers Heinrich II.
Gründung des Erzbistums Nidaros (Trondheim) in Norwegen
1152-1190 Friedrich I. Barbarossa deutscher Kaiser
1153 Tod Bernhards von Clairvaux
1154 Einnahme von Bône (Hippo Regius) durch Roger II.
Einnahme von Damaskus durch Nur ed-Din
1154-1189 Heinrich II. Plantagenet König von England
1155 Kaiserkrönung Friedrichs I. Barbarossa in Rom
1155-1156 Gesandtschaft Wibalds von Stavelot in Konstantinopel
1157 Reichstag zu Besançon
Unterwerfung Polens durch Friedrich I. Barbarossa
1157-1182 Waldemar I., der Große, König von Dänemark
1158 Reichstag auf den Ronkalischen Feldern
Unterwerfung von Antiochia durch Manuel I. Komnenos
1159 Wahl des von Friedrich I. Barbarossa unterstützten Gegenpapstes Viktor IV. und des Papstes Alexander III.: Schisma
1160-1190 Chrétien de Troyes verfaßt seine großen höfischen Romane: ‹Lancelot›, ‹Yvain› und ‹Perceval›
1162 Einnahme und Zerstörung von Mailand durch Friedrich I. Barbarossa
1162-1174 Amalrich I. König von Jerusalem
1164 Konstitutionen von Clarendon
Gründung des Erzbistums Uppsala (Schweden)
Reichstag zu Bergen (Norwegen)
1167 Einnahme Roms durch Friedrich I. Barbarossa
1170 Ermordung von Thomas Becket in Canterbury
1173 Krieg zwischen Ludwig VII., König von Frankreich, und Heinrich II. Plantagenet, König von England
Heiligsprechung von Thomas Becket

ARCHITEKTUR SKULPTUR MOSAIKEN

Nach 1135 Fußboden der Prioratskirche von Ganagobie

1140

Um 1140 Bau des Langhauses der Kathedrale von Tournai
1140-1143 Apsis- und Triumphbogenmosaiken von Santa Maria in Trastevere in Rom
Um 1140-1150 Mosaiken der Cappella Palatina in Palermo, der Apsis von Cefalú und der Martorana in Palermo
1141 Vollendung von Santi Maria e Donato in Murano (Inschrift des Fußbodens)
1147 Vollendung von San Frediano in Lucca
1149 Weihe der Grabeskirche in Jerusalem

1150

Um 1150 Bau der Kirche von Viborg
Bau des Langhauses von Pontigny
Um 1150-1200 Neubau von Sankt Jakob in Regensburg
1150-1250 Bau von Groß Sankt Martin in Köln
1151 Fußboden der Kirche von San Benedetto Po
1151-1156 Fußboden der Krypta von Sankt Gereon in Köln
1151-1170 Bau der Kirche von Schwarzrheindorf
1152 Mosaik-Grabplatte des Abtes Gilbert in der Abteikirche Maria Laach
Um 1152 Kapitelle von Saint-André-le-Bas in Vienne
1153 Baubeginn des Baptisteriums in Pisa
Um 1156 Bau der Klosterkirche in Stična

1160

1160-1171 Fußboden von San Prospero in Reggio nell 'Emilia
Um 1160-1226 Bau des Doms in Worms
Um 1161 Bau der Kollegiatskirche in Tum
1163-1165 Fußboden der Kathedrale von Otranto

1170

Um 1170 Bautätigkeit an Sainte-Gertrude in Nivelles
Fußboden der Kollegiatskirche in Wiślica
Um 1170-1180 Skulpturen des Kreuzgangs von Saint-Trophime in Arles
1170-1185 Bau der Kathedrale von Bari
1172-1185 Bau des Doms von Monreale

	MALEREI		METALL- UND ELFENBEINARBEITEN	
		Vor 1139	Leuchter und Email-Antependium von Großkomburg	
Um 1140	Bibel des Corbolinus Sogenanntes Perikopenbuch der heiligen Erentrud ‹Moralia in Job› aus Afflighem Tätigkeit von Hildebert und Everwin für die Prämonstratenserabtei Strahov in Prag			1140
		Vor 1144	Einband des Psalters der Melisende	
		1144	Paliotto aus vergoldetem Silber, Schenkung von Papst Cölestin II. an Città di Castello	
		Um 1145	In Stavelot entstandenes Kopfreliquiar des heiligen Alexander	
Um 1147-1167	Antiphonar von Sankt Peter in Salzburg	1148	Arbeiten des Goldschmieds ‹G› für Wibald von Stavelot	
		1149	Taufbecken aus Bronze in Tirlemont	
		Vor 1150	Reliquiar von Sankt Viktor in Xanten	
Um 1150	Fresken auf dem Nonnberg in Salzburg	Um 1150-1160	Eilbertus von Köln: Tragaltar aus dem Welfenschatz Tragaltar von Stavelot	1150
Um 1150-1160	Gerlachus: Glasfenster der Abtei Arnstein	Vor 1158	Retabel des heiligen Remaklus in Stavelot	
Zwischen 1150 und 1180	Fresken der Vorhalle von Sant'Angelo in Formis			
		1152	Grabplatte Friedrichs von Wettin in Magdeburg	
		1152-1154	Bronzetüren der Kathedrale von Plock	
		Nach 1152	Von Welandus in Auftrag gegebenes Reliquiar des heiligen Heinrich	
Um 1155	Bibel von Floreffe			
Um 1160	Missale des Heinrich von Midel in Hildesheim	Um 1160	Schrein des heiligen Servatius aus Maastricht Bronzetüren der Kathedrale von Gnesen	1160
Um 1160-1166	Glasfenster von Sankt Patroklus in Soest	Um 1160-1170	Schrein des heiligen Heribert von Deutz	
		Vor 1162	Leuchter aus Prag	
		Vor 1163	Elfenbeinkreuz der Sibylle, Königin von Jerusalem	
		Um 1165-1170	Von Friedrich Barbarossa in Auftrag gegebenes Armreliquiar Karls des Großen Radleuchter im Aachener Münster	
		Um 1170-1180	Armillae im Louvre und in Nürnberg	1170
1172	Bibel von Arnstein	1173	Urkundliche Erwähnung des Goldschmieds Godefroy in Huy-sur-Meuse	

DIE EREIGNISSE

1173-1174	Aufstand der Söhne Heinrichs II. Plantagenet
1173-1196	Bela III. König von Ungarn
1174	Frieden von Montlouis zwischen Heinrich II. Plantagenet und seinen Söhnen
1174	Einnahme von Damaskus durch Saladin
1177	Frieden von Venedig: Friedrich I. Barbarossa erkennt die Herrschaft von Papst Alexander III. an
1177-1186	Samson II. Abt von Saint-Omer
1179	Heinrich der Löwe wird geächtet und seiner Lehen enthoben
1180	Versammlung der polnischen Herzöge und Bischöfe in Lentschiza
1180-1223	Philipp II. August König von Frankreich
1181-1182	Verbannung Heinrichs des Löwen nach England
1182	Geburt von Franz von Assisi
1183	Frieden von Konstanz
1184-1202	Sverrir König von Norwegen
1185	Thronbesteigung Isaaks II. Angelos in Byzanz
1186-1192	Guido von Lusignan König von Jerusalem
1187	Einnahme von Jerusalem durch Saladin
1188	Reichstag zu Worms
1189	Tod Wilhelms II. von Sizilien
1189-1192	Dritter Kreuzzug
1189-1199	Richard I., Löwenherz, König von England
1190-1197	Heinrich VI. deutscher Kaiser
1191	Kaiserkrönung Heinrichs VI. Eroberung von Zypern durch Richard Löwenherz
1194	Schlacht von Fréteval: Richard Löwenherz besiegt Philipp II. August Heinrich VI. erobert Sizilien
1195	Tod Heinrichs des Löwen
1198	Doppelwahl Philipps I. von Schwaben und Ottos IV. von Braunschweig zum König
1198-1216	Pontifikat von Innozenz III.
1198-1230	Przemysl Ottokar I. König von Böhmen
1199	Christianisierung von Litauen
1199-1216	Johann Ohneland König von England
Um 1200	Eroberung von Lübeck, Holstein und Hamburg durch König Knut VI. von Dänemark Heiligsprechung von Kaiserin Kunigunde
1201	Vertrag von Neuß
1202-1204	Vierter Kreuzzug
1202-1241	Waldemar II., der Sieger, König von Dänemark
1204	Einnahme Konstantinopels durch die Kreuzfahrer Gründung des lateinischen Kaiserreichs in Konstantinopel
1205-1235	Andreas II. König von Ungarn
1209	Vertrag von Speyer: Preisgabe des Wormser Konkordats
1210	Wolfram von Eschenbach: ‹Parzifal›
1212	Kinderkreuzzug
1214	Schlacht bei Bouvines: Philipp II. August besiegt Kaiser Otto IV. und seine Verbündeten
1215	Viertes Ökumenisches Laterankonzil ‹Magna Charta libertatum›: Johann Ohneland muß die Rechte alten Brauchs verbriefen
1220-1250	Friedrich II. von Hohenstaufen deutscher Kaiser
1226-1236	Regentschaft von Blanka von Kastilien
1228-1229	Fünfter Kreuzzug unter Führung Friedrichs II., der sich zum König von Jerusalem krönen läßt
1245	Erstes Konzil von Lyon: Absetzung Friedrichs II.

1080

1190

1200

1210

1220

1230

ARCHITEKTUR SKULPTUR MOSAIKEN

Um 1175-1200	Bau der Wehrkirche in Kalundborg
1178	Fußboden des Doms von Brindisi
Um 1178	Antelami: Kreuzabnahme im Dom zu Parma
Um 1180	Portal des Großmünsters in Zürich Skulpturen der Verkündigungskirche in Nazareth Mosaiken des Doms von Monreale
1185	Brand des Basler Münsters und Neubau Weihe der Zisterzienserkirche Heiligenkreuz
Um 1187-1228	Bau der Abtei Fossanova
1196-1260	Bau und Ausstattung des Baptisteriums in Parma
1197	Weihe von San Nicola in Bari
Um 1200-1250	Bau der Stauferpfalzen im Harz und in Hessen
1203-1217	Bau der Abtei Casamari
1203-1227	Bau des Ostchors der Kirche von Heisterbach
Um 1203-1237	Bau des Doms in Bamberg
1205-1241	Bau und Ausstattung des Kreuzgangs von San Paolo fuori le mura in Rom
1207	Fußboden von San Miniato al Monte in Florenz
Um 1208	Vollendung von Sankt Jakob in Lebeny
Um 1213	Fußboden von San Giovanni Evangelista in Ravenna
Um 1215	Baubeginn des Doms von Magdeburg
Um 1220-1250	Bau der Kastelle Friedrichs II. in Apulien
1225-1236	Vassalletto, Vater und Sohn: Bau und Ausstattung des Kreuzgangs von San Giovanni in Laterano in Rom
Um 1233	Baubeginn der Kastelle von Trani und Bari nach der Rückkehr Friedrichs II. vom Fünften Kreuzzug (1228-1229)

MALEREI

Um 1175 Evangeliar Heinrichs des Löwen, Herzogs von Sachsen, aus Helmarshausen

Um 1180–1190 Sogenanntes Gebetbuch der heiligen Hildegard von Bingen 1180
Äbtissin Herrad von Landsperg: ‹Hortus deliciarum›
Glasfenster des Straßburger Münsters und des Klosters Alpirsbach

Um 1190–1200 Bibel von Souvigny 1190
Glasfenster mit Szenen aus der Kindheit Christi in der Kathedrale von Clermont-Ferrand

Um 1200 Sakramentar von Messina 1200
Fresken der Krypta des Doms von Aquileia
Fesko mit der Verklärung Christi in der Eingangshalle der Kathedrale von Puy
Evangelistar des Doms von Brandenburg
Evangelistar von Speyer

Nach 1200 Fresken von Grissiano und Hoch-Eppan
Fresko im Refektorium von Lavaudieu

Um 1210–1215 Psalter des Landgrafen Hermann von Thüringen 1210

Um 1220 Missale des Abtes Berthold von Weingarten 1220

Um 1220–1230 ‹Liber Matutinalis› des Abtes Konrad von Scheyern
Handschrift der ‹Carmina Burana›
Wolfenbütteler Musterbuch

Zwischen 1231 und 1255 Zyklus von Malereien in der Krypta der Kathedrale von Anagni 1230

Um 1246 Fresken der Kapelle San Silvestro im Kloster Quattro Santi Coronati in Rom

METALL- UND ELFENBEINARBEITEN

Um 1175 Kuppelreliquiar mit der Reliquie des heiligen Gregor von Nazianz, das für Heinrich den Löwen angefertigt wurde

1179 Barisanus von Trani: Bronzetüren von Ravello
1180 Bonanus von Pisa: Bronzetür des Doms zu Pisa
Um 1180 Kreuzfuß aus Saint-Omer
1181 Nikolaus von Verdun: Sogenannter Klosterneuburger Altar
Vor 1182 Buchdeckel von Capua für Bischof Alfanus
Vor 1184 Henkelkelch von Wilten

Um 1185 Bonanus von Pisa: Bronzetor der Westfassade des Doms von Monreale

Vor 1205 Goldkreuz von Saint-Vincent in Laon
1205 Nikolaus von Verdun: Marien-Schrein in Notre-Dame in Tournai

BIBLIOGRAPHIE

1. ADHÉMAR, Jean, Influences antiques dans l'art du moyen âge français. Recherches sur les sources et les thèmes d'inspiration = Studies of the Warburg Institute VII. – London, 1939.

2. Alle sorgenti del Romanico. Puglia XI secolo. – Bari, 1975.
Katalog einer Ausstellung in der Pinacoteca Provinciale in Bari, 1975

3. ANDERSSON, Aron, L'art scandinave = Zodiaque. La nuit des temps XXIX. – La Pierre-qui-Vire, 1968; englische Ausgabe: The Art of Scandinavia. – London und New York, [1970].

4. ANTHONY, Edgar W., Early Florentine Architecture and Decoration. – Cambridge, 1927; Neuaufl. New York, 1975.

5. ANTHONY, Edgar Waterman, Romanesque Frescoes. – Princeton, 1951.

6. ARSLAN, Edoardo, La pittura e la scultura veronese dal secolo VIII al secolo XIII = Pubblicazioni della Facoltà di lettere e filosofia della R. Università di Pavia II. – Mailand, 1943.

7. ARSLAN, Edoardo, L'architettura romanica milanese. In: Storia di Milano. III: Dagli albori del comune all'incoronazione di Federico Barbarossa (1002–1152), S. 395–521. – Mailand, 1954.

8. ARSLAN, Edoardo, La scultura romanica. In: Storia di Milano. III: Dagli albori del comune all'incoronazione di Federico Barbarossa (1002–1152), S. 523–600. – Mailand, 1954.

9. Art mosan et arts anciens du pays de Liège. – [Lüttich, 1951].
Katalog einer internationalen Ausstellung

10. AVERY, Myrtilla, The Exultet Rolls of South Italy II. Tafelbd. = Illuminated Manuscripts of the Middle Ages [IV, 2]. – Princeton, 1936.

11. BACHMANN, Erich (Hrsg.), Romanik in Böhmen. Geschichte, Architektur, Malerei, Plastik und Kunstgewerbe. – München, 1977.

12. BALDASS, Peter, Disegni della scuola cassinese des tempo di Desiderio. In: Bollettino d'arte XXXVII, 1952, S. 102–114.

13. BALDASS, Peter, Die Miniaturen zweier Exultet-Rollen. London Add. 30337; vat. barb. lat. 592. In: Scriptorium VIII, 1954, S. 75–88, 205–219.

14. BALTRUŠAITIS, Jurgis, Études sur l'art médiéval en Géorgie et en Arménie = Études d'art et d'archéologie [V]. – Paris, 1929.

15. BALTRUŠAITIS, Jurgis, La stylistique ornementale dans la sculpture romane = Études d'art et d'archéologie [VI]. – Paris, 1931.

16. BANDMANN, Günter, Mittelalterliche Architektur als Bedeutungsträger. – Berlin, 1951.

17. BARASCH, Moshe, Crusader Figural Sculpture in the Holy Land. Twelfth century examples from Acre, Nazareth and Belvoir Castle. – Ramat Gan und New Brunswick, 1971.

18. BARRUOL, Guy, Provence romane. [II]: La Haute-Provence = Zodiaque. La nuit des temps XLVI. – La Pierre-qui-Vire, 1977.
Mit französischem, englischem und deutschem Text. Vgl. Nr. 288

19. BEENKEN, Hermann, Romanische Skulptur in Deutschland (11. und 12. Jahrhundert) = Handbücher der Kunstgeschichte [I]. – Leipzig, 1924.

20. BÉKEFI, Remigius, Kirchen und Burgen in der Umgebung des Balaton im Mittelalter = Resultate der wissenschaftlichen Untersuchungen des Balaton, Bd. III, Teil I, Abt. III. – Wien, 1907.

21. BELTING, Hans, Zwischen Gotik und Byzanz. Gedanken zur Geschichte der sächsischen Buchmalerei im 13. Jahrhundert. In: Zeitschrift für Kunstgeschichte XLI, 1978, S. 217–257.

21a. BERG, Knut, Notes on the dates of some early giant Bibles. In: Institutum Romanum Norvegiae. Acta archaeologiam et artium historiam pertinentia II, 1965, S. 171 ff.

22. BERG, Knut, Studies in Tuscan Twelfth-Century Illumination. – Oslo, Bergen und Tromsö, 1968.

23. BERTAUX, Émile, L'art dans l'Italie méridionale. I: De la fin de l'Empire Romain à la Conquête de Charles d'Anjou. – Paris, 1904; Nachdruck 1968.

24. BERTELLI, Carlo, und CRELLEIUSCO, Anna, Sant'Angelo di Lauro. In: Paragone CCLV, 1971, S. 3–20.

25. BESSONE AURELJ, Antonietta Maria, I marmorari romani. – Mailand, Genua, Rom und Neapel, 1935.

26. BETTINI, Sergio, L'architettura di San Marco (origini e significato) = L'arte del dominio veneziano II. – Padua, 1946.

27. BIANCHI, Grazia, L'Evangeliario n. 22653 del Musée de Cluny à Parigi. Copertina e manoscritto eseguiti nella prima metà del XII sec. per una chiesa di Novara. In: Novarien II, 1968, S. 5–31.

28. BIEHL, Walther, Toskanische Plastik des frühen und hohen Mittelalters = Italienische Forschungen, neue Folge II. – Leipzig, 1926.

29. BŁASZCZYK, Włodzimierz, Die Anfänge der polnischen Städte im

Lichte der archäologischen Bodenforschung. – Köln, 1977.
Katalog einer Ausstellung des Archäologischen Museums in Posen und der Historischen Museen der Stadt Köln in der Kunsthalle Köln 1977

30. BLOCH, H., Monte Cassino. Byzantium and the West in the earlier Middle Ages. In: Dumbarton Oaks Papers III, 1946, S. 163–224.

31. BLOCH, Peter, Siebenarmige Leuchter in christlichen Kirchen. In: Wallraf-Richartz-Jahrbuch XXIII, 1961, S. 55–190.

32. BLOCH, Peter, Zur Deutung des sogenannten Koblenzer Retabels im Cluny-Museum. In: Das Münster. Zeitschrift für christliche Kunst und Kunstwissenschaft XIV, 1961, S. 256–261.

33. BOCK, Ernst, Das Zeitalter der romanischen Kunst. Mit besonderer Berücksichtigung der württembergischen Denkmäler. – Stuttgart, 1958.

34. BOECKLER, Albert, Das Stuttgarter Passionale. – Ausgburg, 1923.

35. BOECKLER, Albert, Die Regensburg-Prüfeninger Buchmalerei des XII. und XIII. Jahrhunderts = Miniaturen aus Handschriften der Bayerischen Staatsbibliothek in München VIII. – München, 1924.

36. BOECKLER, Albert, Abendländische Miniaturen bis zum Ausgang der romanischen Zeit = Tabulae in usum scholarum X. – Berlin und Leipzig, 1930.

37. BOECKLER, Albert, Die Bronzetür von Verona = Die frühmittelalterlichen Bronzetüren III. – Marburg a. L., 1931.

38. BOECKLER, Albert, Deutsche Buchmalerei vorgotischer Zeit = Die blauen Bücher. – Königstein im Taunus, 1942; Neuaufl. 1952 und 1959.

39. BOECKLER, Albert, Die Bronzetüren des Bonanus von Pisa und des Barisanus von Trani = Die frühmittelalterlichen Bronzetüren IV. – Berlin, 1953.

40. BOECKLER, Albert, Zur böhmischen Buchkunst des 12. Jahrhunderts. In: Konsthistorisk tidskrift XXII, 1953, S. 61–74.

41. BOLOGNA, Ferdinando, La pittura italiana delle origini. – Rom 1962; deutsche Ausgabe: Die Anfänge der italienischen Malerei. – Dresden, 1962, 2. Aufl. 1964; englische Ausgabe: Early Italian Painting; romanesque and early medieval art. – Princeton, 1964; französische Ausgabe: Les origines de la peinture italienne. – Paris, 1963.

42. BORG, Alan, Architectural Sculpture in Romanesque Provence = Oxford Studies in the History of Art and Architecture. – Oxford, 1972.

43. BOSKOVITS, M., Gli affreschi del Duomo di Anagni: un capitolo di pittura romana. In: Paragone Nr. 357, November 1979, S. 3–41.

44. BOUTEMY, A., La miniature (VIIIe–XIIe s.). In: MOREAU, E. de, Histoire de l'Église en Belgique II, S. 311–362. – Brüssel, 2. Aufl. 1947.

45. BOZZONI, Corrado, Calabria normanna. Ricerche sull'architettura dei secoli undicesimo e dodicesimo = Saggi di storia dell'architettura I. – Rom, 1974.

46. BRAUN, Joseph, Der christliche Altar in seiner geschichtlichen Entwicklung. I: Arten/Bestandteile/Altargrab/Weihe/Symbolik. II: Die Ausstattung des Altares/Antependien/Velen/Leuchterbank/Stufen/Ciborium und Baldachin/Retabel/Reliquien- und Sakramentsaltar/Alterschranken. – München, 1924.

47. BRAUN, Joseph, Das christliche Altargerät in seinem Sein und in seiner Entwicklung. – München, 1932.

48. BRAUN, Joseph, Die Reliquiare des christlichen Kultes und ihre Entwicklung. – Freiburg i. Br., 1940.

49. BRAUNFELS, Wolfgang, Mittelalterliche Stadtbaukunst in der Toskana. – Berlin, 1953; 4. korrig. und erweit. Aufl. 1979.

50. BRAUNFELS, Wolfgang, Abendländische Klosterbaukunst. – Köln, 1969; englische Ausgabe: Monasteries of Western Europe. The Architecture of the Orders. – London, 1972; Neuaufl. Princeton, 1980.

51. BRECK, Joseph, Notes on Some Mosan Enamels. In: Metropolitan Museum Studies I, 1928–1929, S. 81–94.

52. BRYKOWSKI, Ryszard, CHRZANOWSKI, Tadeusz, und KORNECKI, Marian, Sztuka Rumunii. – Breslau, Warschau, Krakau und Danzig, 1979.

53. BUCHTHAL, H., A School of Miniature Painting in Norman Sicily. In: Late Classical and Medieval Studies in honor of A. M. Friend Jr., S. 312–339. – Princeton, 1955.

54. BUCHTHAL, H., Miniature Painting in the Latin Kingdom of Jerusalem. – Oxford 1957.

55. BUCHTHAL, H., Das Wolfenbütteler Musterbuch und seine Verwandten. – Wien, 1980.

56. BUDDE, Rainer, Deutsche romanische Skulptur. 1050–1250. – München, 1979.

57. BUSCH, Harald, L'art roman du Saint Empire. – Paris, 1963.

58. BUSCHHAUSEN, Heide und Helmut, Die Marienkirche von Apollonia in Albanien. Byzantiner, Normannen und Serben im Kampf um die Via Egnatia = Byzantina Vindobonensia VIII. – Wien, 1976.

59. CAHN, W., The Souvigny Bible. A Study in Romanesque Manuscript Illumination. – Unveröffentlichte Dissertation der Universität New York, 1967.

60. CAHN, W., Autour de la Bible de Lyon. Problèmes du Roman tardif dans le centre de la France. In: Revue de l'Art XLVII, 1980, S. 11–20.

61. CAMES, Gérard, Byzance et le Peinture Romane de Germanie. Apports de l'Art Grec posticonoclaste à l'enluminure et à la fresque

ottoniennes et romanes de Germanie dans les thèmes de majesté et les Évangiles. – Paris, 1966.

62. CANALE, Cleofe Giovanni, La decorazione plastica nell'architettura tardo-romanica della Sicilia orientale = Collona di saggi e monografie, nuova serie XVI. – Palermo, 1964.

63. ČAREK, Jiří, Romańiská Praha = Horizont I. – Prag, 1947.

64. CAVALLO, Guglielmo, Rotoli di Exultet dell'Italia meridionale. Exultet 1, 2, Benedizionale dell'archivio della cattedrale di Bari. Exultet 1, 2, 3 dell'archivio capitolare di Troia. – Bari, 1973.

65. CHAPELOT, Jean, und FOSSIER, Robert, Le village et la maison au moyen âge = Bibliothèque d'archéologie. – Paris, 1980.

66. CHAPMAN, Gretel, The Bible of Floreffe: Redating of a Romanesque Manuscript. In: Gesta X, 1, 1971, S. 49–62.

67. CHIERICI, Gino, Die Skulpturen der Basilika von San Michele Maggiore in Pavia. – Basel, 1947; italienische Originalausgabe: Le sculture della Basilica di San Michele Maggiore a Pavia. – Mailand, 1942.

68. CHIERICI, Sandro, La Lombardia = Italia romanica I. – Mailand, 1978; deutsche Ausgabe: Romanische Lombardei. – Würzburg, [1979]; französische Ausgabe: Lombardie romane = Zodiaque. La nuit des temps XLVIII. – La Pierre-qui-Vire, 1978.

69. CHIERICI, Sandro, und CITI, Duilio, Il Piemonte, la Val d'Aosta, la Liguria = Italia romanica II. – Mailand, 1979; französische Ausgabe: Piémont – Ligurie roman = Zodiaque. La nuit des temps LI. – La Pierre-qui-Vire, 1979; spanische Ausgabe: Piamonte, Liguria y Valle de Aosta. – Madrid, 1979.

70. CLEMEN, Paul, Die romanische Monumentalmalerei in den Rheinlanden = Publikationen der Gesellschaft für Rheinische Geschichtskunde XXXII. – Düsseldorf, 1916.

71. COCHETTI PRATESI, Lorenza, Il lezionario di Cluny, Berzé-la-Ville ed il problema degli influssi italobizantini. In: Annali della scuola speciale per archivisti e bibliotecari dell'Università di Roma XVII–XVIII, 1977–1978, S. 172–193.

72. COCHETTI PRATESI, Lorenza, Il ‹Parma Ildephonsus›, Cluny e la pittura catalana. In: Arte Lombarda. Rivista di Storia dell'Arte, nuova serie LII, 1979, S. 21–30.

73. COLETTI, Luigi, I primitivi. Dall'arte benedettina a Giotto. I = Storia della pittura italiana [II]. – Novara, 1941.

74. COLLON-GEVAERT, Suzanne, Histoire des arts du métal en Belgique. Text- und Tafelbd. = Académie royale de Belgique. Classe des beaux-arts. Mémoires, ser. II, 7. – Brüssel, 1951.

75. COLLON-GEVAERT, Suzanne, LEJEUNE, Jean, und STIENNON, Jacques, Art mosan aux XIe et XIIe siècles. – Brüssel, 1961.

76. COLLON-GEVAERT, Suzanne, LEJEUNE, Jean, und STIENNON, Jacques, Art roman dans la vallée de la Meuse aux XIe et XIIe siècles. – Brüssel, 1962; 5. Aufl. 1969; deutsche Ausgabe: Romanische Kunst an der Maas im 11., 12. und 13. Jahrhundert. – Brüssel, 1967; englische Ausgabe: A treasury of romanesque art; metalwork, illuminations and sculpture from the valley of the Meuse. – New York, 1972; niederländische Ausgabe: Romaanse kunst van het Maasland in de 11de, 12de en 13de eeuw. – 2. Aufl. Brüssel, 1965.

77. CONANT, Kenneth John, Carolingian and Romanesque Architecture: 800–1200 = The Pelican History of Art XIII. – Harmondsworth und Baltimore, 1959; 2. Aufl. Baltimore, 1966; 3. Aufl. Harmondsworth, 1973; Taschenbuchausgabe Harmondsworth, 1974.

78. COURTENS, André, Belgique romane. Architecture, art monumental = Histoire de l'architecture en Belgique I. – Brüssel, 1969.

79. CROZET, René, L'art roman. – Paris, 1962; spanische Ausgabe: El arte románico. – Barcelona, 1969.

80. DALTON, O. M., Catalogue of the Ivory Carvings of the Christian Era with examples of Mohammedan Art and Carvings in Bone in the Department of British and Mediaeval Antiquities and Ethnography of the British Museum. – London, 1909.

81. DANEU LATTANZI, Angela, Lineamenti di storia della miniatura in Sicilia = Storia della miniatura. Studi e documenti II. – Florenz, 1966.

82. Danmarks Middelalder. – Kopenhagen, 1972.
Ausstellungskatalog

83. Das Antiphonar von St. Peter. Vollständige Faksimile-Ausgabe im Originalformat des Codex Vindobonensis series nova 2700 der Österreichischen Nationalbibliothek = Codices selecti phototypice impressi XXI. – Graz, 1974.
Kommentarbd. vgl. Nr. 92 und 357

84. DECKER, Heinrich, Italia romanica. Die hohe Kunst der romanischen Epoche in Italien. – Wien und München, 1958; 2. neubearb. Aufl. 1966; englische Ausgabe: Romanesque art in Italy. – London, 1958, und New York, 1959; französische Ausgabe: L'art roman en Italie. – Paris, 1958.

85. DEÉR, Josef, The Dynastic Porphyry Tombs of the Norman Period in Sicily = Dumbarton Oaks Studies V. – Cambridge, 1959.

86. DEÉR, Josef, Die Siegel Kaiser Friedrichs I. Barbarossa und Heinrichs VI. in der Kunst und Politik ihrer Zeit. In: Festschrift Hans R. Hahnloser zum 60. Geburtstag 1959, S. 47–102. – Basel und Stuttgart, 1961.

87. DELOGU, Raffaello, L'architettura del medioevo in Sardegna = Architetture delle regioni d'Italia I. – Rom, 1953.

88. DEMUS, Otto, The Mosaics of Norman Sicily. – London, 1949 [1950].

89. DEMUS, Otto, The Church of San Marco in Venice. History · Architecture · Sculpture = Dumbarton Oaks Studies VI. – Washington, 1960.

90. DEMUS, Otto, Romanische Wandmalerei. – München, 1968; englische Ausgabe: Romanesque mural painting. – London und New York, 1970; französische Ausgabe: La peinture murale romane. – Paris, 1970.

91. DEMUS, Otto, Byzantine Art and the West = The Wrightsman Lectures III. – New York, 1970.

92. DEMUS, Otto, Das Antiphonar von St. Peter. Kunstgeschichtliche Analyse. In: Das Antiphonar von St. Peter. Kommentarband, S. 191–304. – Graz, 1974.
Vgl. Nr. 83

93. DESCHAMPS, Paul, Les Châteaux des Croisés en Terre Sainte. [I]: Le Crac des Chevaliers. Étude historique et archéologique. Text- und Tafelbd. = Bibliothèque archéologique et historique XIX. – Paris, 1934. II: La défense du Royaume de Jérusalem. Étude historique, géographique et monumentale. Text- und Tafelbd. = Bibliothèque archéologique et historique XXXIV. – Paris, 1939. III: La défense du comté de Tripoli et de la principauté d'Antioche. Étude historique, géographique, toponymique et monumentale. Text- und Tafelbd. = Bibliothèque archéologique et historique XC. – Paris, 1973.

94. DESCHAMPS, Paul, Terre Sainte romane = Zodiaque. La nuit des temps XXI. – La Pierre-qui-Vire, 1964.

95. DESCHAMPS, Paul, und THIBOUT, Marc, La peinture murale en France. Le haut moyen âge et l'époque romane = Collection ars et historia [VIII]. – Paris, 1951.

96. DEUCHLER, Florens (Hrsg.), The Year 1200. II: A Background Survey = The Cloisters Studies in Medieval Art II. – New York, 1970.
Beiträge mehrerer Autoren zu Exponaten einer Ausstellung im Metropolitan Museum of Art in New York, 1970, Katalog vgl. Nr. 172

97. Die Sammlungen des Baron von Hüpsch. Ein Kölner Kunstkabinett um 1800. – Darmstadt, 1964.
Katalog einer Ausstellung des Hessischen Landesmuseums im Schnütgen-Museum in Köln 1964

98. Die Zeit der Staufer. Geschichte – Kunst – Kultur. I: Katalog. II: Abbildungen. III: Aufsätze. IV: Karten und Stammtafeln. – Stuttgart, 1977. V: Supplement: Vorträge und Forschungen. – Stuttgart, 1979.
Erschienen zu einer Ausstellung im Alten Schloß in Stuttgart 1977

99. DIMIER, M.-Anselme, Recueil de plans d'églises cisterciennes. 2 Bde. = Commission d'Histoire de l'Ordre de Citeaux. Études et documents I. – Grignan-Paris, 1949; Supplement. 2 Bde. = Études et documents VI. – Paris, 1967.

100. DIMIER, M.-Anselme, L'art cistercien. [II]: Hors de France = Zodiaque. La nuit des temps XXXIV. – La Pierre-qui-Vire, 1971.
Mit französischem, englischem und deutschem Text

101. DODWELL, Charles Reginald, Painting in Europe, 800 to 1200 = The Pelican History of Art. – Harmondsworth, 1971.

102. DUBY, Georges, Le Temps des cathédrales. L'art et la société 980–1420 = Bibliothèque des histoires. – Paris, 1976; deutsche Ausgabe: Die Zeit der Kathedralen. Kunst und Gesellschaft, 980–1420. – Frankfurt a. M., 1980.

103. DUBY, Georges, Saint Bernard. L'art cistercien = Les grands bâtisseurs [I]. – Paris, 1976; Neuaufl. 1979; deutsche Ausgabe: Sankt Bernhard, die Kunst der Zisterzienser. – Paris, 1977.

104. DURLIAT, Marcel, Introducción al arte medieval en Occidente. – Madrid, 1979.

105. El arte románico. Catálogo. – Barcelona und Santiago de Compostela, 1961.
Katalog einer Ausstellung der spanischen Regierung unter der Schirmherrschaft des Europarats in Barcelona und Santiago de Compostela 1961

106. ELBERN, Victor H., und REUTHER, Hans, Der Hildesheimer Domschatz = Alte und neue Kunst im Erzbistum Paderborn XVI, 1968. – Hildesheim, 1969 = Die Diözese Hildesheim in Vergangenheit und Gegenwart XXXVI, 1968. – Hildesheim, 1969.

107. ENLART, Camille, Les monuments des croisés dans le Royaume de Jérusalem. Architecture réligieuse et civile. 2 Text- und 2 Tafelbde. = Bibliothèque archéologique et historique VII–VIII. – Paris, 1925, 1926, 1928 und 1927.

108. EUW, A. von, Zur Buchmalerei im Maasgebiet von den Anfängen bis zum 12. Jahrhundert. In: Rhein und Maas II, S. 343–360. – Köln, 1973.
Vgl. Nr. 280

109. EYDOUX, Henri-Paul, L'architecture des églises cisterciennes d'Allemagne = Travaux et mémoires des Instituts français en Allemagne I. – Paris, 1952.

110. EYDOUX, Henri-Paul, Les Châteaux du soleil: forteresses et guerres des Croisés. – Paris, 1982.

111. Falke, Otto von, Deutsche Schmelzarbeiten des Mittelalters und andere Kunstwerke der kunsthistorischen Ausstellung zu Düsseldorf 1902. – Frankfurt a. M., 1904.

112. FALKE, Otto von, Aus der Fritzlarer Goldschmiedeschule des 12. Jahrhunderts. In: Pantheon. Monatsschrift für Freunde und Sammler der Kunst IV, 1929, S. 551–562.

113. FALKE, O. v., Hildesheimer Goldschmiedewerke des 12. Jahrhunderts im Welfenschatz. In: Pantheon. Monatsschrift für Freunde und Sammler der Kunst V, 1930, S. 266–274.

114. FALKE, Otto von, Romanische Leuchter und Gefäße. Gießgefäße der Gotik = Bronzegeräte des Mit-

telalters I = Denkmäler deutscher Kunst VIII. – Berlin, 1935.

115. FALKE, Otto von, SCHMIDT, Robert, und SWARZENSKI, Georg (Hrsg.), Der Welfenschatz. Der Reliquienschatz des Braunschweiger Domes aus dem Besitze des herzoglichen Hauses Braunschweig-Lüneburg. – Frankfurt a. M., 1930.

116. Federigo II e l'arte dell'duecento italiano. Atti della terza settimana di studi di storia d'arte medioevale dell'università di Roma 1978 = Collana di saggi e testi VI. Storia dell'arte 1–2. – Galatina, 1980.

117. FILLITZ, Hermann, Die Insignien und Kleinodien des Heiligen Römischen Reiches. – Wien und München, 1954.

118. FILLITZ, Hermann, Das Mittelalter I = Propyläen Kunstgeschichte V. – Berlin, 1969.

119. FOCILLON, Henri, L'art des sculpteurs romans. Recherches sur l'histoire des formes = Études d'art et d'archéologie [VII]. – Paris, 1931; Neuaufl. 1964.

120. FOCILLON, Henri, Art d'Occident. Le moyen âge roman et gothique. – Paris, 1938; Neuaufl. 1963 und 1965; Taschenbuchausgabe 1971; englische Ausgabe: The Art of the West in the Middle Ages. I: Romanesque Art. – London und New York, 1963; 2. Aufl. New York, 1969; italienische Ausgabe: L'arte dell'Occidente = Biblioteca di storia dell'arte III. – Turin, 1965.

121. FORSYTH, William H., Around Godefroid de Claire. In: The Metropolitan Museum of Art Bulletin, new series XXIV, 1965/1966, S. 304–315.

122. FRACCARO DE LONGHI, Lelia, L'architettura delle chiese cistercensi italiane. Con particolare riferimento ad un gruppo omogeneo dell'Italia settentrionale. – Mailand, 1958.

123. FRANCASTEL, Pierre, L'humanisme roman. Critique des Théories sur l'Art du XIe siècle en France. – Rodez, 1942; Nachdruck = Maison des sciences de l'homme. Rééditions VIII. – Paris, 1970.

124. Franconia sacra. Meisterwerke kirchlicher Kunst des Mittelalters in Franken. Jubiläums-Ausstellung zur 1200-Jahrfeier des Bistums und der Erhebung der Kiliansreliquien. – München, 1952.
Katalog einer Ausstellung im Mainfränkischen Museum Würzburg 1952

125. FRANCOVICH, Géza de, Wiligelmo da Modena e gli inizii della scultura romanica in Francia e in Spagna. In: Rivista del R. Istituto d'archeologia e storia dell'arte VII, 1940, S. 225–294.

126. FRANCOVICH, Geza de, Benedetto Antelami. Architetto e scultore e l'arte del suo tempo. Text- und Tafelbd. – Mailand und Florenz, 1952.

127. FRANCOVICH, Géza de, Problemi della pittura e della scultura preromanica. In: I problemi comuni dell'Europa post-carolingia = Settimane di studio del centro italiano di studi sull'alto medioevo II, S. 335–519. – Spoleto, 1955.

128. FROLOW, A., La reliquie de la Vraie Croix. Recherches sur le développement d'un culte = Archives de l'Orient chrétien VII. – Paris, 1961.

129. FROLOW, A., Les reliquaires de la Vraie Croix = Archives de l'Orient chrétien VIII. – Paris, 1965.

130. FUGLESANG, Signe Horn, Some Aspects of the Ringerike Style. A phase of 11th century Scandinavian art = Mediaeval Scandinavia. Supplements I. – Odense, 1980.

131. GABORIT-CHOPIN, Danielle, Ivoires du moyen âge. – Freiburg (Schweiz), 1978.

132. GABRIELLI, Noemi, Le pitture romaniche. Text- und Tafelbd. = Repertorio delle cose d'arte del Piemonte I. – Turin, 1944.

133. GÁL, Ladislas, L'architecture religieuse en Hongrie du XIe au XIIIe siècles = Études d'art et d'archéologie [I]. – Paris, 1929.

134. GANTNER, Joseph, Kunstgeschichte der Schweiz. I: Von den helvetisch-römischen Anfängen bis zum Ende des romanischen Stiles. – Frauenfeld und Leipzig, 1936; französische Ausgabe: Histoire de l'art en Suisse. I: Des origines à la fin de l'époque romane. – Neuenburg, 1941.

135. GANTNER, Joseph, Romanische Plastik. Inhalt und Form in der Kunst des 11. und 12. Jahrhunderts. – Wien, 1941; 2. durchges. Aufl. 1942; 3. Aufl. 1948.

136. GARDELLES, Jacques, Le palais dans l'Europe occidentale chrétienne du Xe au XIIe siècle. In: Cahiers de civilisation médiévale XIX, 1976, S. 115–134.

137. GARRISON, E. B., Studies in the History of Mediaeval Italian Painting. 4 Bde. – Florenz, 1953–1954, 1955–1956, 1957–1958 und 1960–1962.

138. GARRISON, Edward B., Dating the Vatican Last Judgment Panel: monument versus document. In: La bibliofilia LXXII, 1970, S. 121–160.

139. GAUTHIER, Marie-Madeleine, Émaux du moyen âge occidental. – Freiburg (Schweiz), 1972.

140. GEREVICH, László, The Art of Buda and Pest in the Middle Ages. – Budapest, 1971.

141. GEVAERT, Suzanne, L'origine du retable dit de Coblence au musée de Cluny. In: Bulletin de la Société royale d'archéologie 1934, S. 6–11.

142. GEVAERT, Suzanne, Le modèle de la Bible de Floreffe. Contribution à l'étude de la miniature mosane du XIIe siècle. In: Revue belge d'archéologie et d'histoire de l'art V, 1935, S. 17–24.

143. GINHART, Karl (Hrsg.), Die bildende Kunst in Österreich. II: Vorromanische und romanische Zeit. Von etwa 600 bis um 1250. – Wien, 1937.

144. GLASS, Dorothy F., Studies on Cosmatesque Pavements = B. A. R. [British Archaeological Reports].

International Series LXXXII. – Oxford, 1980.

145. GNOLI, Raniero, Marmora romana. – Rom, 1971.

146. GOLDSCHMIDT, Adolph, Die Elfenbeinskulpturen. Bd. I–II: Aus der Zeit der karolingischen und sächsischen Kaiser. VIII.–XI. Jahrhundert = Denkmäler der deutschen Kunst II, 4, 1–2. Bd. III–IV: Aus der romanischen Zeit. XI.–XIII. Jahrhundert = Denkmäler der deutschen Kunst II, 4, 3–4. – Berlin, 1914, 1918, 1923 und 1926.

147. GOLDSCHMIDT, Adolph, Die Bronzetüren von Nowgorod und Gnesen = Die frühmittelalterlichen Bronzetüren II. – Marburg a. L., 1932.

148. GOLDSCHMIDT, Adolph, und WEITZMANN, Kurt, Die byzantinischen Elfenbeinskulpturen des X.–XIII. Jahrhunderts. I: Kästen. II: Reliefs. – Berlin, 1930 und 1934.

149. GOLZIO, Vincenzo, und ZANDER, Giuseppe, Le chiese di Roma dall'XI al XVI secolo = Roma christiana IV. – Bologna, 1963.

150. GRABAR, André, Les voies de la création en iconographie chrétienne. – Paris, 1979.

151. GRABAR, André, und NORDENFALK, Carl, La peinture romane du onzième au treizième siècle. – Genf, 1958; deutsche Ausgabe: Die romanische Malerei vom elften bis zum dreizehnten Jahrhundert. – Genf, 1958; englische Ausgabe: Romanesque painting from the eleventh to the thirteenth century. – New York, 1958.

152. GRIMME, Ernst Günther, Aachener Goldschmiedekunst im Mittelalter. Von Karl dem Großen bis zu Karl V. – Köln, 1957.

153. GRODECKI, Louis, Problèmes de la peinture en Champagne pendant la seconde moitié du douzième siècle. In: Studies in Western Art. Acts of the Twenthieth International Congress of the History of Art. I: Romanesque and Gothic Art, S. 129–141. – Princeton, 1963.

154. GRODECKI, Louis, Le vitrail roman. – Freiburg (Schweiz), 1977.

155. Große Kunst aus tausend Jahren. Kirchenschätze aus dem Bistum Aachen = Aachener Kunstblätter XXXVI, 1968. – Düsseldorf, 1968.
Katalog einer Ausstellung der Stadt Aachen und des Museumsvereins im Rathaus in Aachen 1968

156. GRZIMEK, Waldemar, Deutsche Stuckplastik. 800 bis 1300. – Berlin, 1975.

157. HACKENBROCH, Yvonne, Italienisches Email des frühen Mittelalters = Ars docta II. – Basel und Leipzig, 1938.

158. HAGER, Helmut, Die Anfänge des italienischen Altarbildes. Untersuchungen zur Entstehungsgeschichte des toskanischen Hochaltarretabels = Römische Forschungen der Bibliotheca Hertziana XVII. – München, 1962.

159. HAHN, Hanno, Die frühe Kirchenbaukunst der Zisterzienser. Untersuchungen zur Baugeschichte von Kloster Eberbach im Rheingau und ihren europäischen Analogien im 12. Jahrhundert = Frankfurter Forschungen zur Architekturgeschichte I. – Berlin, 1957.

160. HAMANN, Richard, Die Abteikirche von St. Gilles und ihre künstlerische Nachfolge. Text- und 2 Tafelbde. – Berlin, 1955; 2. Aufl. 1956.

161. HASELOFF, Arthur, Eine thüringisch-sächsische Malerschule des 13. Jahrhunderts = Studien zur deutschen Kunstgeschichte IX. – Straßburg, 1897.

162. HAUG, Walter, Das Mosaik von Otranto. Darstellung, Deutung und Bilddokumentation. – Wiesbaden, 1977.

163. HAUSSHERR, R., Zur Datierung des Evangeliars Heinrichs des Löwen. In: Zeitschrift des deutschen Vereins für Kunstgeschichte XXXIV, 1980, S. 3–15.

164. HEARN, M. F., Romanesque Sculpture. The Revival of Monumental Stone Sculpture in the Eleventh and Twelfth Centuries. – New York, 1981.

165. HERMANIN, Federico, L'arte in Roma dal sec. VIII al XIV = Storia di Roma XXVII. – Bologna, 1945.

166. Herrad of Hohenburg. Hortus deliciarum. [I]: Commentary. [II]: Reconstruction = Studies of the Warburg Institute XXXVI. – London und Leiden, 1979.

167. HERTIG, Louis, Entwicklungsgeschichte der Krypta in der Schweiz. Studien zur Baugeschichte des frühen und hohen Mittelalters. – Biel, 1958.

168. HERZOG, Erich, Die ottonische Stadt. Die Anfänge der mittelalterlichen Stadtbaukunst in Deutschland = Frankfurter Forschungen zur Architekturgeschichte II. – Berlin, 1964.

169. Hildesia sacra. Ausstellung zum 79. Deutschen Katholikentag 19. August bis 14. Oktober 1962. – Hannover, [1962].
Katalog einer Ausstellung im Kestner-Museum in Hannover

170. HIRN, Yrjö, und andere, Die kirchliche Kunst Finnlands im Mittelalter. – Helsingfors, 1921; französische Ausgabe: L'art religieux finlandais au moyen âge. – Helsingfors, 1921.

171. HOEGGER, Peter, Die Fresken in der ehemaligen Abteikirche S. Elia bei Nepi. Ein Beitrag zur romanischen Wandmalerei Roms und seiner Umgebung. – Frauenfeld und Stuttgart, 1975.

172. HOFFMANN, Konrad, The Year 1200. A Centennial Exhibition at the Metropolitan Museum of Art. I: Catalogue = The Cloisters Studies in Medieval Art I. – New York, 1970.
Katalog einer Ausstellung im Metropolitan Museum of Art in New York 1970. Beiträge dazu vgl. Nr. 96

173. HUTTON, Edward, The Cosmati. The Roman Marble Workers of the XIIth and XIIIth Centuries. – London, 1950.

174. I Cistercensi e il Lazio. Atti delle giornate di studio dell'Istituto di Storia dell'Università di Roma. 17–21 Maggio 1977. – Rom, 1978.

175. IONESCO, Grigore, Histoire de l'architecture en Roumanie. De la préhistoire à nos jours = Bibliotheca historica Romaniae. Monographies XI. – Bukarest, 1972.

176. IVEKOVIĆ, C. M., Die Entwickelung der mittelalterlichen Baukunst in Dalmatien. – Wien, 1910.

177. JACOBS, Fritz, Die Kathedrale S. Maria Icona Vetere in Foggia. Studien zur Architektur und Plastik des 11.–13. Jh. in Süditalien. Text- und Tafelbd. – Diss. Hamburg, 1968.

178. JACOBY, Zehava, The Tomb of Baldwin V, King of Jerusalem (1185–1186), and the Workshop of the Temple Area. In: Gesta XVIII, 2, 1979, S. 3–14.

179. JANSEN, Ad., Art chrétien jusqu'à la fin du moyen âge. Catalogue. – Brüssel, 1964.
Katalog der Musées royaux d'art et d'histoire in Brüssel

180. JANSEN, Franz, Die Helmarshausener Buchmalerei zur Zeit Heinrichs des Löwen. – Hildesheim und Leipzig, 1933.

181. JULLIAN, René, L'éveil de la sculpture italienne. La sculpture romane dans l'Italie du nord. Text- und Tafelbd. – Paris, 1945 und 1949.

182. JULLIAN, René, Les sculpteurs romans de l'Italie septentrionale. – Paris, 1952.

183. KAHSNITZ, Rainer, Armillae aus dem Umkreis Friedrich Barbarossas. In: Anzeiger des Germanischen Nationalmuseums 1979, S. 7–46.

184. KAUTZSCH, Rudolf, Der Mainzer Dom und seine Denkmäler. Text- und Tafelbd. – Frankfurt a. M., 1925.

185. KAUTZSCH, Rudolf, Romanische Kirchen im Elsass. Ein Beitrag zur Geschichte der oberrheinischen Baukunst im 12. Jahrhundert. – Freiburg i. Br., 1927.

186. KAUTZSCH, Rudolf, Der romanische Kirchenbau im Elsaß. – Freiburg i. Br., 1944.

187. KIER, Hiltrud, Der mittelalterliche Schmuckfußboden unter besonderer Berücksichtigung des Rheinlandes = Die Kunstdenkmäler des Rheinlandes, Beiheft XIV. – Düsseldorf, 1970.

188. KITZINGER, Ernst, The Mosaics of Monreale. – Palermo, 1960; italienische Ausgabe: I mosaici di Monreale. – Palermo, 1960.

189. KITZINGER, Ernst, Norman Sicily as a Source of Byzantine Influence on Western Art in the Twelfth Century. In: Byzantine Art. An European Art. Lectures, S. 121–147. – Athen, 1966.

190. KITZINGER, Ernst, Byzantium and the West in the Second Half of the Twelfth Century: Problems of Stylistic Relationships. In: Gesta IX, 2, 1970, S. 49–56.

191. KITZINGER, Ernst, The Art of Byzantium and the Medieval West: Selected Studies. – Bloomington und London, 1976.

192. KITZINGER, Ernst, A Virgin's Face: Antiquarianism in Twelfth-Century Art. In: The Art Bulletin LXII, 1980, S. 6–19.

193. KLEMM, Elisabeth, Ein romanischer Miniaturenzyklus aus dem Maasgebiet = Wiener kunstgeschichtliche Forschungen II. – Wien, 1973.

194. KLEMM, Elisabeth, Artes liberales und antike Autoren in der Aldersbacher Sammelhandschrift Clm 2599. In: Zeitschrift für Kunstgeschichte XLI, 1978, S. 1–15.

195. KLEMM, Elisabeth, Das sogenannte Gebetbuch der Hildegard von Bingen. In: Jahrbuch der kunsthistorischen Sammlung in Wien LXXIV (Neue Folge XXXVIII), 1978, S. 29–78.

196. KNOEPFLI, Albert, Kunstgeschichte des Bodenseeraumes. I: Von der Karolingerzeit bis zur Mitte des 14. Jahrhunderts = Bodensee-Bibliothek VI. – Konstanz und Lindau, 1961.

197. KOEHLER, Wilhelm, Byzantine Art in the West. In: Dumbarton Oaks Papers I, 1941, S. 61–87.

198. KÖLLNER, Herbert, Ein Annalenfragment und die Datierung der Arnsteiner Bibel in London. In: Scriptorium XXVI, 1972, S. 34–50.

199. KÖLLNER, H., Zur Datierung der Bibel von Floreffe. Bibelhandschriften als Geschichtsbücher. In: Rhein und Maas II, S. 361–376. – Köln, 1973.
Vgl. Nr. 280

200. KÖTZSCHE, Dietrich, Der Welfenschatz im Berliner Kunstgewerbemuseum = Bilderheft der Staatlichen Museen Preußischer Kulturbesitz XX/XXI. – Berlin, 1973.

201. KOTTMANN Albrecht, Das Geheimnis romanischer Bauten. Maßverhältnisse in vorromanischen und romanischen Bauwerken. – Stuttgart, 1971.

202. KRAUTHEIMER, Richard, Rome. Profile of a City, 312–1308. – Princeton, 1980.

203. KREMPEL, Ulla, Das Remaclusretabel in Stavelot und seine künstlerische Nachfolge. In: Münchner Jahrbuch der bildenden Kunst, 3. Folge XXII, 1971, S. 23–45.

204. KREUSCH, Felix, Zur Planung des Aachener Barbarossaleuchters. In: Aachener Kunstblätter XXII, 1961, S. 21–36.

205. KRÖNIG, Wolfgang, The Cathedral of Monreale and Norman Architecture in Sicily. – Palermo, 1966; italienische Ausgabe: Il Duomo di Monreale e l'architettura normanna in Sicilia. – Palermo, 1965.

206. KRÖNIG, Wolfgang, Il Castello di Caronia in Sicilia. Un complesso normanno del XII secolo = Römische Forschungen der Bibliotheca Hertziana XXII. – Rom, 1977.

207. KROOS, Renate, Sächsische Buchmalerei 1200–1250. Ein Forschungsbericht. In: Zeitschrift für Kunstgeschichte XLI, 1978, S. 283–316.

208. KROOS, Renate, Die Bildhandschriften des Klosters Scheyern aus dem 13. Jahrhundert. In: Beiträge zur bayerischen Geschichte und Kunst. 1180–1350 = Wittelsbach und Bayern I, 1, S. 477–495. – München und Zürich, 1980.
Vgl. Nr. 383

209. KRÜGER, Ekkehard, Die Schreib- und Malwerkstatt der Abtei Helmarshausen bis in die Zeit Heinrichs des Löwen = Quellen und Forschungen zur hessischen Geschichte XXI. – Darmstadt und Marburg, 1972.

210. KUBACH, Hans Erich, Architektur der Romanik = Weltgeschichte der Architektur I. – Luzern, Stuttgart und Mailand, 1974; englische Ausgabe: Romanesque Architecture = History of World Architecture. – Venedig, [1972]; New York, 1974; italienische Ausgabe: Architettura romanica = Storia universale dell'architettura. – Venedig, [1972]; spanische Ausgabe: Arquitectura románica. – Madrid, 1974.

211. KUBACH, Erich, und BLOCH, Peter, Früh- und Hochromanik = Kunst der Welt. Ihre geschichtlichen, soziologischen und religiösen Grundlagen. Kulturen des Abendlandes [XXXIX]. – Baden-Baden, 1964; französische Ausgabe: L'art roman de ses débuts à son apogée = L'art dans le monde. Fondements historiques, sociologiques et religieux. Civilisations européennes. – Paris, 1966.

212. KUBACH, Hans Erich, und HAAS, Walter, Der Dom zu Speyer. 3 Bde. = Die Kunstdenkmäler von Rheinland-Pfalz V. – [München und Berlin], 1972.

213. KUBACH, Hans Erich, und VERBEEK, Albert, Romanische Baukunst an Rhein und Maas. Katalog der vorromanischen und romanischen Denkmäler. 3 Bde. = Denkmäler deutscher Kunst. – Berlin, 1976.

214. LADNER, Gerhart, Die italienische Malerei im 11. Jahrhundert. In: Jahrbuch der kunsthistorischen Sammlungen in Wien, neue Folge V, 1931, S. 33–160.

215. LANGÉ, Santino, Architettura delle crociate in Palestina. – Como, 1965.

216. LASKO, Peter, Ars sacra: 800–1200 = The Pelican History of Art [XXXVI]. – Harmondsworth, 1972.

217. LAVEDAN, Pierre, und HUGUENEY, Jeanne, L'urbanisme au moyen âge = Bibliothèque de la société française d'archéologie V. – Paris, 1974.

218. LEJEUNE, Jean, Genèse de l'Art mosan. In: Wallraf-Richartz-Jahrbuch XV, 1953, S. 47–73.

219. Les manuscrits à peintures en France du VIIe au XIIe siècle. – 1. und 2. durchges. und korr. Aufl. Paris, 1954
Katalog einer Ausstellung in der Bibliothèque nationale in Paris 1954

220. LIGTENBERG, Raphael, Die romanische Steinplastik in den nördlichen Niederlanden. I: Die Reliefplastik und der Bauornamentik erster Teil. – Den Haag, 1918.

221. LIPINSKY, Angelo, La Stauroteca di Cosenza e l'oreficeria siciliana nel secolo XII. In: Calabria nobilissima IX, 1955, S. 76–100.

222. LIPINSKY, Angelo, Le coperte d'evangeliario dell'archivescovo Alfano nel tesoro della Chiesa Metropolitana di Capua. In: Rassegna d'arte antica e moderna I, 1, 1972, S. 11–21 und I, 3–4, 1972, S. 41–46.

223. LÖFFLER, Karl, Schwäbische Buchmalerei in romanischer Zeit. – Augsburg, 1928.

224. LONGHURST, Margaret H., Catalogue of Carvings in Ivory. I: Up to the Thirteenth Century. – London, 1927.

225. MÂLE, Émile, L'art religieux du XIIe siècle en France. Étude sur les origines de l'iconographie du moyen âge. – Paris, 1922; 7. durchges. und korr. Aufl. 1966.

226. MASAI, François, Les manuscrits à peintures de Sambre et Meuse aux XIe et XIIe siècles. Pour une critique d'origine plus méthodique. In: Cahiers de civilisation médiévale III, 1960, S. 169–189.

227. MATTHIAE, Guglielmo, Gli affreschi di Castel Sant'Elia. In: Rivista dell'istituto nazionale d'archeologia e storia dell'arte XIX = Nuova serie X, 1961, S. 181–226.

228. MATTHIAE, Guglielmo, Pittura romana del medioevo. I: Secoli IV bis X. II: Secoli XI–XIV. – Rom, 1965 und 1966.

229. MATTHIAE, Guglielmo, Mosaici medioevali delle chiese di Roma. Text- und Tafelbd. – Rom, 1967.

230. MAURER-KUHN, François, Romanische Kapitellplastik in der Schweiz = Basler Studien zur Kunstgeschichte, neue Folge XI. – Bern, 1971.

231. Medieval Ivories in the Walters Art Gallery. – Baltimore, 1969.
Museumskatalog

232. MERCIER, Fernand, Les primitifs français. La peinture clunysienne en Bourgogne à l'époque romane. Son histoire et sa technique. – Paris, 1931.

233. MERHAUTOVÁ, Anežka, Raně středověká architektura v Čechách. – Prag, 1971.

234. MESSERER, Wilhelm, Der Bamberger Domschatz in seinem Bestande bis zum Ende der Hohenstaufen-Zeit. – München, 1952.

235. MEYER, Erich, Die Hildesheimer Rogerwerkstatt. In: Pantheon. Monatsschrift für Freunde und Sammler der Kunst XXXII, 1944, S. 1–11.

236. MITTLER, Mauritius, Das Siegburger Lektionar = Siegburger Studien XII. – Siegburg, 1979.

237. MONTESQUIOU-FEZENSAC, Blaise de (Hrsg.), Le trésor de Saint-Denis. [1]: Inventaire de 1634. [II]: Documents divers. [III]: Planches et notices. – Paris, 1973, 1977 und 1977.

238. Monumenta Annonis. Köln und Siegburg. Weltbild und Kunst im hohen Mittelalter. – Köln, 1975.
Katalog einer Ausstellung des

Schnütgen-Museums der Stadt Köln in der Cäcilienkirche 1975

239. MORACCHINI-MAZEL, Geneviève, Les Églises Romanes de Corse. 2 Bde. – Paris, 1967.

240. MORACCHINI-MAZEL, Geneviève, Corse romane = Zodiaque. La nuit des temps XXXVII. – La Pierre-qui-Vire, 1972.
Mit französischem, englischem und deutschem Text

241. MORETTI, Italo, und STOPANI, Renato, Toscane romane = Zodiaque. La nuit des temps LVII. – La Pierre-qui-Vire, 1982.

242. MORETTI, Mario, L'architettura romanica religiosa nel territorio dell'antica Repubblica senese. – Parma, 1962.

243. MORETTI, Mario, Architettura medioevale in Abruzzo (dal VI al XVI secolo). – Rom, [um 1971].

244. MORISANI, Ottavio, Gli affreschi di S. Angelo in Formis. – Neapel, 1962.

245. MORTARI, Luisa, Il Tesoro della Cattedrale di Anagni. – Rom, 1963.

246. Mosaner Psalter-Fragment. Vollständige Faksimile-Ausgabe im Originalformat des Codex 78 A 6 aus dem Kupferstichkabinett der Staatlichen Museen Preußischer Kulturbesitz – Berlin = Codices selecti phototypice impressi L. – Graz, 1974.
Kommentarbd. vgl. Nr. 333

247. Mostra storica nazionale della miniatura. – Florenz, 1954.
Katalog einer Ausstellung im Palazzo di Venezia in Rom

248. MRUSEK, Hans-Joachim, Gestalt und Entwicklung der feudalen Eigenbefestigung im Mittelalter = Abhandlungen der sächsischen Akademie der Wissenschaften zu Leipzig, phil.-hist. Klasse LX, 3. – Berlin, 1973.

249. MÜLLER-DIETRICH, Norbert, Die romanische Skulptur in Lothringen = Kunstwissenschaftliche Studien XLI. – München und Berlin, 1968.

250. MÜTHERICH, Florentine, Malerei im 12. Jahrhundert. In: FILLITZ, Hermann, Das Mittelalter I = Propyläen Kunstgeschichte V, S. 264–269. – Berlin, 1969.

251. NEWTON, Francis, Leo Marsicanus and the Dedicatory Text and Drawing in Monte Cassino 99. In: Scriptorium XXXIII, 1979, S. 181–205.

252. NORDENFALK, Carl, Miniature ottonienne et ateliers capétiens. In: Art de France IV, 1964, S. 44–59.

253. NØRLUND, Poul, Gyldne Altre. Jysk Metalkunst fra Valdemarstiden. Golden Altars. Danish Metalwork from the Romanesque Period. – Kopenhagen, 1926.

254. NOTHNAGEL, Karl, Staufische Architektur in Gelnhausen und Worms = Der Wormsgau, Beiheft XXV = Schriften zur staufischen Geschichte und Kunst I. – Göppingen, 1971.

255. ONOFRIO, Mario d', La cattedrale di Caserta Vecchia. – Rom, 1974.

256. ONOFRIO, Mario d', und PACE, Valentino, La Campania = Italia romanica IV. – Mailand, 1981; französische Ausgabe: Campanie romane = Zodiaque. La nuit des temps LVI. – La Pierre-qui-Vire, 1981.

257. OSWALD, Friedrich, Würzburger Kirchenbauten des 11. und 12. Jahrhunderts = Mainfränkische Hefte XLV. – Würzburg, 1966.

258. PACE, V., Untersuchungen zur sizilianischen Buchmalerei. In: Die Zeit der Staufer. Geschichte – Kunst – Kultur. V: Supplement: Vorträge und Forschungen, S. 431–476. – Stuttgart, 1979.
Vgl. Nr. 98

259. PANOFSKY, Erwin, Die deutsche Plastik des elften bis dreizehnten Jahrhunderts. Text- und Tafelbd. – München, 1924.

260. PANOFSKY, Erwin (Hrsg.), Abbot Suger on the abbey church of St.-Denis and its art treasures. – Princeton, 1946 [1948].

261. PANOFSKY, Erwin, Tomb Sculpture. Its Changing Aspects from Ancient Egypt to Bernini. – London, 1964.

262. PETKE, Wolfgang, Provenienz und Datierung des Evangeliars von Averbode. In: Scriptorium XXXIII, 1979, S. 206–218.

263. PIRANI, Emma, Miniatura romanica = Elite. Le arti e gli stili in ogni tempo e paese [LIV]. – Mailand, 1966.

264. PLOTZEK, J. M., Zu den neu aufgefundenen Fresken von St. Gereon in Köln. In: Rhein und Maas II, S. 297–304. – Köln, 1973.
Vgl. Nr. 280

265. PLOTZEK, J. M., Zur rheinischen Buchmalerei im 12. Jahrhundert. In: Rhein und Maas II, S. 305–332. – Köln, 1973.
Vgl. Nr. 280

266. PORCHER, Jean, La Bible de Souvigny. In: La revue française de l'élite européenne XIV, 1962, Nr. 147, S. 13–24.

267. PORTER, Arthur Kingsley, Medieval Architecture. Its Origins and Development. I: The Origins. II: Normandy and the Île de France. – New Haven, 1908; New York, 1909; 2. Aufl. New Haven, 1912; Nachdruck New York, 1966.

268. PORTER, Arthur Kingsley, Lombard Architecture. I [o. Untertit.]. II: Monuments. Abbazia di Albino – Milan. III: Monuments. Mizzole – Volterre. IV: Atlas. – New Haven, 1917, 1916, 1917 und 1915.

269. PORTER, A. Kingsley, Romanesque Sculpture of the Pilgrimage Roads. Bd. I: Text. Bde. II–X: Illustrations. II: Burgundy. III: Tuscany and Apulia. IV: Aquitaine. V: Catalonia and Aragon. VI: Castile. Asturias. Galicia. VII: Western France. VIIII: Auvergne and Dauphine. IX: Provence. X: Île-de-France. – Boston, 1923.

270. PRANDI, Adriano (Hrsg.), L'art dans l'Italie méridionale. Aggiornamento dell'opera di Émile Bertaux. Bd. IV. – Rom, 1978.

271. PRANDI, Adriano, L'Umbria = Italia romanica III. – Mailand,

1979; deutsche Ausgabe: Romanisches Umbrien. – Würzburg, 1981; französische Ausgabe: Ombrie romane = Zodiaque. La nuit des temps LIII. – La Pierre-qui-Vire, 1980; spanische Ausgabe: La Europa Románica. Umbria. – Madrid, 1980.

272. PRESSOUYRE, Léon, «Bertolomeus me fecit» ou les brouillons d'un orfèvre inconnu. Note préliminaire sur les émaux du Gault-la-Forêt. In: Bulletin archéologique du comité des travaux historiques et scientifiques, nouvelle série VII, 1971, S. 131–149.

273. QUINTAVALLE, Arturo Carlo, La cattedrale di Modena. Problemi di romanico emiliano. Text- und Tafelbd. = Arte medioevale in Emilia I–II. – Modena, 1964 und 1965.

274. QUINTAVALLE, Arturo Carlo, Wiligelmo e la sua scuola = Diamanti dell'arte XXVIII. – Florenz, 1967.

275. QUINTAVALLE, Arturo Carlo, Romanico padano civiltà d'Occidente = Raccolta Pisana di saggi e studi XXV. – Florenz, 1969.

276. QUINTAVALLE, Arturo Carlo, La cattedrale di Parma e il Romanico europeo = Il Romanico padano I. – Parma, 1974.

277. QUINTAVALLE, Arturo Carlo, La strada Romea. – Mailand, [1976].

278. RAGGHIANTI, Carlo Ludovico, L'arte in Italia. II: Dal secolo V al secolo XI. Da Roma ai Comuni. – Rom, 1968.

279. RECHT, Roland, Alsace. Bas-Rhin, Haut-Rhin, Territoire-de-Belfort = Dictionnaire des châteaux de France, série B: Volumes régionaux, Bd. III. – Paris, 1980.

280. Rhein und Maas. Kunst und Kultur 800–1400. [I: Katalog]. II: LEGNER, Anton (Hrsg.), Berichte, Beiträge und Forschungen zum Themenkreis der Ausstellung und des Katalogs. – Köln, 1972 und 1973; französische Ausgabe: Rhin-Meuse. Art et civilisation 800–1400. – Brüssel, 1972.
Zu einer Ausstellung des Schnütgen-Museums der Stadt Köln und der belgischen Ministerien für französische und niederländische Kultur in der Kunsthalle Köln und in den Königlichen Museen für Kunst und Geschichte in Brüssel 1972

281. RIVOIRA, G.T., Le origini della architettura lombarda e delle sue principali derivazioni nei paesi d'oltr'Alpe. 2 Bde. – Rom, 1901 und 1907; 2. bericht. und erweit. Aufl. Mailand, 1908; englische Ausgabe: Lombardic Architecture. Its Origin, Development and Derivatives. – London und New York, 1910; 2. Aufl. Oxford, 1933.

282. Romanico padano, romanico europeo. Atti del convegno internazionale, Modena-Parma, 1977. – Parma 1982.

283. Romanische Kunst in Österreich. – 1. und 2. verbesserte Aufl. Krems an der Donau, 1964.
Katalog einer Ausstellung der Stadtgemeinde Krems an der Donau in der Minoritenkirche in Krems-Stein 1964

284. RONIG, Franz, Godefridus von Huy in Verdun. Eine bisher unbeachtete Quelle zum Godefroid-Problem. In: Aachener Kunstblätter XXXII, 1966, S. 83–91.

285. RONIG, Franz, Die Buchmalerei des 11. und 12. Jahrhunderts in Verdun. In: Aachener Kunstblätter XXXVIII, 1969, S. 7–212.

286. ROOSVAL, Johnny, Die Kirchen Gotlands. Ein Beitrag zur mittelalterlichen Kunstgeschichte Schwedens. – Leipzig, 1912.

287. ROSENBERG, Marc, Geschichte der Goldschmiedekunst auf technischer Grundlage. [II]: Niello seit dem Jahre 1000 nach Chr. – Frankfurt a.M., 1925.

288. ROUQUETTE, Jean-Maurice, Provence romane. [I]: La Provence rhodanienne = Zodiaque. La nuit des temps XL. – La Pierre-qui-Vire, 1974.
Mit französischem, englischem und deutschem Text. Vgl. Nr. 18

289. RUMPLER, Marguerite, L'architecture religieuse en Alsace à l'époque romane dans le cadre du bassin rhénan. – Straßburg, 1958.

290. RUMPLER, Marguerite, Sculptures romanes en Alsace. – Straßburg, 1960.

291. RUPPRECHT, Bernhard, Romanische Skulptur in Frankreich. – München, 1975.

292. SALET, Francis, L'ancienne cathédrale Saint-Maurice de Vienne. In: Congrès archéologique de France. Dauphiné CXXX, 1972, S. 508–553. – Paris, 1974.

293. SALMI, Mario, L'architettura romanica in Toscana. – Mailand und Rom, [1927].

294. SALMI, Mario, La scultura romanica in Toscana = Studi d'arte medioevale e moderna (I). – Florenz, 1928.

295. SALMI, Mario, La miniatura italiana. – Mailand, 1954; Neuaufl. 1956; deutsche Ausgabe: Italienische Buchmalerei. – München, [1956]; englische Ausgabe: Italian Minitures. – New York, 1954; 2. durchges. und erweit. Aufl. 1956 und London, 1957; französische Ausgabe: L'enluminure italienne. – Teilw. durchges. und erweit. Aufl. Paris, 1956.

296. SALMI, Mario, Chiese Romaniche della Toscana. – Mailand, 1961; deutsche Ausgabe: Romanische Kirchen in der Toskana. – Nürnberg, 1961; französische Ausgabe: Églises romanes de Toscane. – Paris, 1961.

297. SALVINI, Roberto, Wiligelmo e le origini della scultura romanica. – Mailand, 1956.

298. SALVINI, Roberto, Il chiostro di Monreale e la scultura romanica in Sicilia. – Palermo, 1962.

299. SALVINI, Roberto, La scultura nel medioevo = I maestri della scultura CI. – Mailand, 1966; englische Ausgabe: Medieval Sculpture = A His-

tory of Western sculpture. – Greenwich (Connecticut), 1969.

300. SALVINI, Roberto, La basilica di San Savino e le origini del Romanico a Piacenza. – Modena, 1978.

301. SANPAOLESI, Piero, Il Campanile di Pisa. Text- und Tafelbd. – Pisa, 1956.

302. SANPAOLESI, Piero, Il duomo di Pisa e l'architettura romanica toscana delle origini = Cultura e storia pisana IV. – Pisa, 1975.

303. SAUER, Joseph, Symbolik des Kirchengebäudes und seiner Ausstattung in der Auffassung des Mittelalters. Mit Berücksichtigung von Honorius Augustodunensis, Sicardus und Durandus. – Freiburg i. Br., 1902; 2. vermehrte Aufl. 1924; Nachdruck Münster i. W., 1964.

304. SAUERLÄNDER, Willibald, Die Skulptur des Mittelalters = Ullstein Kunstgeschichte XI. – Frankfurt a. M., 1963.

305. SCAFF, Villy, La sculpture romane de la Cathédrale Notre-Dame de Tournai. – Paris, 1971.

306. SCHAPIRO, Meyer, The Parma Ildefonsus, a Romanesque Illuminated Manuscript from Cluny, and Related Works = Monographs on Archaeology and Fine Arts XI. – [New York], 1964.

307. SCHNITZLER, Hermann, Mittelalter und Antike. Über die Wiedergeburt der Antike in der Kunst des Mittelalters = Gestalten und Probleme III. – München, 1949.

308. SCHNITZLER, Hermann, Rheinische Schatzkammer. I: [Vorromanische Schatzkunst]. [Bd. II]: Die Romanik. – Düsseldorf, 1957 und 1959.
Tafelbände mit Erläuterungen

309. SCHNITZLER, Hermann, Der Schrein des Heiligen Heribert = Kleine Bücher rheinischer Kunst. – Mönchengladbach, 1962.

310. SCHRADE, Hubert, Die romanische Malerei. Ihre Maiestas = Malerei des Mittelalters. Gestalt. Bestimmung. Macht. Schicksal [II]. – Köln, 1963.

311. SCHRAMM, Percy Ernst, Die deutschen Kaiser und Könige in Bildern ihrer Zeit. I: Bis zur Mitte des 12. Jahrhunderts (751–1152). Text- und Tafelbd. = Die Entwicklung des menschlichen Bildnisses I. – Leipzig und Berlin, 1928.

312. SCHRAMM, Percy Ernst, und MÜTHERICH, Florentine, Denkmale der deutschen Könige und Kaiser. Ein Beitrag zur Herrschergeschichte von Karl dem Großen bis Friedrich II. 768–1250 = Veröffentlichungen des Zentralinstituts für Kunstgeschichte in München II. – München, 1962.

313. SCHULZ, Heinrich Wilhelm, Denkmaeler der Kunst des Mittelalters in Unteritalien. 4 Bde. und Atlas. – Dresden, 1860.

314. SCHWEDHELM, Sabine, Die Kathedrale San Nicola Pellegrino in Trani und ihre Vorgängerkirchen. Studien zur Geschichte des ‹Romanico Pugliese›. – Diss. Tübingen, 1972.

315. SCOTT, J. F., Saint-Gilles-du-Gard, the west façade figured frieze: irregularities and relative chronology = Kultstätten der gallisch-fränkischen Kirche I. – Frankfurt a. M., Bern und Cirencester, 1981.

316. SEGRE MONTEL, Costanza, Gli affreschi della cappella di S. Eldrado alla Novalesa. In: Bollettino d'arte XLIX, 1964, S. 21–40.

317. SENNHAUSER, Hans Rudolf, Romainmôtier und Payerne. Studien zur Cluniazenserarchitektur des 11. Jahrhunderts in der Westschweiz. – Basel, 1970.

318. SQUILBECK, Jean, Le chef-reliquaire de Stavelot. Étude sur les sources littéraires de l'iconographie religieuse du XIIme siècle. In: Revue belge d'archéologie et d'histoire de l'art XIII, 1943, S. 17–27.

319. STEENBOCK, Frauke, Der kirchliche Prachteinband im frühen Mittelalter. Von den Anfängen bis zum Beginn der Gotik = Jahresabgabe des Deutschen Vereins für Kunstwissenschaft [LVI], 1965. – Berlin, 1965.

320. STIENNON, Jacques, Du lectionnaire de Saint-Trond aux Évangiles d'Averbode. Contribution à l'étude de la miniature mosane au XIIe siècle. In: Scriptorium VII, 1953, S. 37–50.

321. STIENNON, J., La miniature dans le diocèse de Liège aux XIe et XIIe siècles. Bilan de la section des manuscrits aux expositions de Liège et de Paris. In: L'art mosan. Journées d'études, Paris, février 1952, S. 90–101. – Paris, 1953.

322. STODDARD, Whitney S., The Façade of Saint-Gilles-du-Gard. Its Influence on French sculpture. – Middletown, 1973.

323. Storia di Venezia. II: Dalle origini del ducato alla IV crociata. – Venedig, 1958.

324. STROBEL, Richard, Romanische Architektur in Regensburg. Kapitell · Säule · Raum = Erlanger Beiträge zur Sprach- und Kunstwissenschaft XX. – Nürnberg, 1965.

325. SUBOTIĆ, Gojko, Arhitektura i skulptura srednjeg veka u Primorju = Saznanja X. – Belgrad, 1963.

326. Suevia sacra. Frühe Kunst in Schwaben. – Augsburg, 1973.
Katalog einer Ausstellung im Rathaus in Augsburg 1973

327. Suisse romane = Zodiaque. La nuit des temps VIII. – La Pierre-qui-Vire, 1958.
Mit französischem, englischem und deutschem Text

328. SUPINO, I. B., Catalogo del R. Museo nazionale di Firenze. – Rom, [1898].
Museumskatalog

329. SWARZENSKI, Georg, Die Salzburger Malerei von den ersten Anfängen bis zur Blütezeit des romanischen Stils. Text- und Tafelbd. = Denkmäler der süddeutschen Malerei des frühen Mittelalters II. – Leipzig, 1908 und 1913; 2. Aufl. Stuttgart, 1969.

330. SWARZENSKI, Georg, Aus dem Kunstkreis Heinrichs des Löwen. In: Städel-Jahrbuch VII–VIII, 1932, S. 241–397.

331. SWARZENSKI, Hanns, The Berthold Missal. The Pierpont Morgan Library MS 710 and the Scriptorium of Weingarten Abbey. – New York, 1943.

332. SWARZENSKI, Hanns, Monuments of Romanesque Art. The Art of Church Treasures in North-Western Europe. – London, 1954; 2. Aufl. London und Chicago, 1967.

333. SWARZENSKI, Hanns, Mosaner Psalter-Fragment. [II]: Kommentar. – Graz, 1974.
Vgl. Nr. 246

334. ŚWIECHOWSKI, Zygmunt, Budownictwo romańskie w Polsce. Katalog zabytków = Źródła do historii kultury materialnej [o. Nr.]. – Breslau, 1963.

335. TAVANO, Sergio, La Biblia bizantina della Guarneriana. In: Antichità altoadriatiche. Studi su San Daniele del Friuli XIV, 1978, S. 53–80.

336. Tesori d'arte sacra di Roma e del Lazio dal Medioevo all'Ottocento. – Rom, [um 1976].
Katalog einer Ausstellung im Palazzo delle Esposizioni in Rom 1975

337. THIRION, Jacques, L'ancienne collégiale Saint-Barnard de Romans. In: Congrès archéologique de France. Dauphiné CXXX, 1972, S. 361–410. – Paris, 1974.

338. THIRION, Jacques, Saint-Trophime d'Arles. In: Congrès archéologique de France. Pays d'Arles CXXXIV, 1976, S. 360–479. – Paris, 1979.

339. THIRION, Jacques, Alpes romanes = Zodiaque. La nuit des temps LIV. – La Pierre-qui-Vire, 1980.

340. THIRION, Jacques, Gangobie et ses mosaïques. In: Revue de l'art XLIX, 1980, S. 50–69.

341. THÜMMLER, Hans, und BADENHEUER, Friedrich, Romanik in Westfalen. – Recklinghausen, 1964; 2. verbesserte Aufl. Münster i. W., 1973.

342. TOESCA, Ilaria, L'antica ‹Madonna› di Sant'Angelo in Peschiera a Roma. In: Paragone CCXXVII, 1969, S. 3–18.

343. TOESCA, Pietro, Gli affreschi della Cattedrale di Anagni. In: Le gallerie nazionali italiane. Notizie e documenti V, 1902, S. 116–187.

344. TOESCA, Pietro, La pittura e la miniatura nella Lombardia. Dai più antichi monumenti alla metà del Quattrocento. – Mailand, 1912; Neuaufl. = Biblioteca di storia dell'arte VI. – Turin, 1966.

345. TOESCA, Pietro, Storia dell'arte italiana. I: Il medioevo. 2 Bde. – Turin, 1927; Nachdruck 1965.

346. TOESCA, Pietro, Miniature romane dei secoli XI–XII – Bibbie miniate. In: Rivista del R. Istituto d'archeologia e storia dell'arte I, 1929, S. 69–96.

347. TOLLENAERE, Lisbeth, La sculpture sur pierre de l'ancien diocèse de Liège à l'époque romane = Recueil des travaux d'histoire et de philologie de l'Université de Louvain, série IV, 11. – Gembloux, 1957.

348. TOMASZEWSKI, Andrezej, Romańskie kościoły z emporami zachodnimi na obszarze Polski, Czech i Węgier = Studia z historii sztuki XIX. – Breslau, Warschau, Krakau und Danzig, 1974.
Mit deutscher Zusammenfassung: Romanische Kirchen mit Westemporen in Polen, Böhmen und Ungarn (S. 397–425)

349. TOUBERT, H., Peinture médiévale en Champanie. À propos de travaux récents. In: L'information d'histoire de l'art IX, 1964, S. 29–33.

350. TOUBERT, Hélène, Le renouveau paléochrétien à Rome au début du XIIe siècle. In: Cahiers archéologiques XX, 1970, S. 99–154.

351. TOUBERT, Hélène, Le bréviaire d'Oderisius (Paris, Bibliothèque Mazarine, MS 364) et les influences byzantines au Mont-Cassin. In: Mélanges de l'école française de Rome. Moyen âge – temps modernes LXXXIII, 1971, S. 187–261.

352. TOUBERT, Hélène, «Rome et le Mont-Cassin»: Nouvelles remarques sur les fresques de l'église inférieure de Saint-Clément de Rome. In: Dumbarton Oaks Papers XXX, 1976, S. 1–33.

353. TRAEGER, Jörg, Mittelalterliche Architekturfiktion. Die Allerheiligenkapelle am Regensburger Domkreuzgang. – München und Zürich, 1980.

354. Trésors d'art du moyen âge en Italie. – Paris, [1952].
Katalog einer Ausstellung im Petit Palais in Paris 1952

355. TURNER, D. H., The Siegburg Lectionary. In: Scriptorium XVI, 1962, S. 16–26.

356. TURNER, D. H., Romanesque Illuminated Manuscripts in the British Museum. – [London], 1966.

357. UNTERKIRCHER, Franz, Kodikologische und liturgiegeschichtliche Einleitung. In: Das Antiphonar von St. Peter. Kommentarband, S. 13–190. – Graz, 1974.
Vgl. Nr. 83

358. USENER, K. H., Sur le chef-reliquaire du pape saint Alexandre. In: Bulletin des musées royaux d'art et d'histoire, série III, 6, 1934, S. 57–63.

359. USENER, K. H., Zur Datierung des Kreuzfußes von St. Omer. In: Festschrift Richard Hamann zum sechzigsten Geburtstage, S. 163 bis 168. – Burg bei Magdeburg, 1939.

360. USENER, Karl Hermann, Das Breviar Clm. 23261 der Bayerischen Staatsbibliothek und die Anfänge der romanischen Buchmalerei in Lüttich. In: Münchner Jahrbuch der bildenden Kunst, 3. Folge I, 1950, S. 78–92.

361. VĂTĂŞIANU, Virgil, Istoria artei feudale în ţările romîne. I: Arta în perioada de dezvoltare a feudalismului. – Bukarest, 1959.

362. VĂTĂŞIANU, Virgil, Arhitectura si sculptura romanică in Panonia medievală. – Bukarest, 1966.

363. VENTURI, A., Storia dell'arte italiana. III: L'arte romanica. – Mailand, 1904.

364. VERDIER, Philippe, Les staurothèques mosanes et leur iconographie du Jugement dernier. In: Cahiers de civilisation médiévale XVI, 1973, S. 97–121, 199–213.

365. VERZÁR, Christine, Die romanischen Skulpturen der Abtei Sagra di San Michele. Studien zu Meister Nicolaus und zur ‹Scuola di Piacenza› = Basler Studien zur Kunstgeschichte, neue Folge X. – Bern, 1968.

366. VERZÁR BORNSTEIN, Christine, The Capitals of the Porch of Sant'Eufemia in Piacenza: Interacting Schools of Romanesque Sculpture in Northern Italy. In: Gesta XIII, 1, 1974, S. 15–26.

367. VERZÁR BORNSTEIN, C., und PARSONS SOUCEK, P., The Meeting of two Worlds: The Crusades and the Mediterranean Context. – Michigan, 1981.
Ausstellungskatalog

368. VERZONE, Paolo, L'architettura romanica nel Novarese. 2 Bde. – Novara, 1935 und 1936.

369. VITA, Raffaele de (Hrsg.), Castelli, torri ed opere fortificate di Puglia. – Bari, 1974.

370. VÖGE, Wilhelm, Bildhauer des Mittelalters. Gesammelte Studien. – Berlin, 1958.

371. WACKERNAGEL, Martin, Die Plastik des XI. und XII. Jahrhunderts in Apulien = Kunstgeschichtliche Forschungen II. – Leipzig, 1911.

372. WAETZOLDT, Stephan, Die Kopien des 17. Jahrhunderts nach Mosaiken und Wandmalereien in Rom = Römische Forschungen der Bibliotheca Hertziana XVIII. – Wien und München, 1964.

373. WALTER, Christopher, Papal Political Imagery in the Medieval Lateran Palace. In: Cahiers archéologiques XX, 1970, S. 155–176 und XXI, 1971, S. 109–136.

374. WEITZMANN, Kurt, Various Aspects of Byzantine Influence on the Latin Countries from the Sixth to the Twelfth Century. In: Dumbarton Oaks Papers XX, 1966, S. 1–24.

375. WEITZMANN, Kurt, Byzantium and the West around the Year 1200. In: The Year 1200: A Symposium, S. 53–93. – New York, 1975.

376. WESENBERG, Rudolf, Frühe mittelalterliche Bildwerke. Die Schulen rheinischer Skulptur und ihre Ausstrahlung. – Düsseldorf, 1972.

377. Westfalia sacra. – Münster i. W., [1951].
Katalog einer Ausstellung im Landesmuseum für Kunst und Kulturgeschichte in Münster 1951–1952

378. WETTSTEIN, Janine, Sant'Angelo in Formis et la peinture médiévale en Campanie = Travaux d'humanisme et renaissance XLII. – Genf, 1960.

379. WETTSTEIN, Janine, La fresque romane. Italie – France – Espagne. Études comparatives = Bibliothèque de la société française d'archéologie II. – Genf und Paris, 1971.

380. WILL, Robert, Alsace romane = Zodiaque. La nuit des Temps XXII. – La Pierre-qui-Vire 1965.

381. WILLEMSEN, Carl A., Apulien. Kathedralen und Kastelle. Ein Kunstführer durch das normannisch-staufische Apulien. – Köln, 1971.

382. WILPERT, Joseph, Die römischen Mosaiken und Malereien der kirchlichen Bauten vom IV. bis XIII. Jahrhundert. 2 Text- und 2 Tafelbde. – Freiburg i. Br., 1916; Neuausgabe (hrsg. von Walter N. SCHUMACHER) Freiburg, Basel und Wien, 1976.

383. Wittelsbach und Bayern. I: Die Zeit der frühen Herzöge. Von Otto I. zu Ludwig dem Bayern. Bd. 1: Beiträge zur bayerischen Geschichte und Kunst. 1180–1350. Bd. 2: Katalog der Ausstellung auf der Burg Trausnitz in Landshut 14. Juni – 5. Oktober 1980. – München und Zürich, 1980.

384. WOLTERS, Wolfgang (Hrsg.), Die Skulpturen von San Marco in Venedig. Die figürlichen Skulpturen der Außenfassaden bis zum 14. Jahrhundert = Centro Tedesco di Studi Veneziani. Deutsches Studienzentrum in Venedig. Studien III. – München und Berlin, 1979.

385. ZARNECKI, George, Romanik = Belser Stilgeschichte VI. – Stuttgart, 1970; Taschenbuchausgabe = Belser Stilgeschichte im dtv VI (dtv Nr. 3171). – München, 1978; englische Ausgabe: Romanesque Art = The universal history of art. – New York und London, 1971.

NAMEN- UND SACHREGISTER

C

D

E

F

G

H

K

L

tung aus dem 4. Jh.). Allein in Rom sind dem Heiligen fünf Kirchen geweiht, sein Haupt wird in San Lorenzo in Florenz aufbewahrt. Sein Kult war im ganzen Abendland verbreitet *S.* 171, 179, 270

LAVAUDIEU – französische Gemeinde (Haute-Loire). Ehemaliges Nonnenkloster Saint-André-de-Comps (gegründet 1066); es wurde im 15. Jh. zur Abtei Saint-André-de-Vallis-Dei (daher der Name Lavaudieu) *S.* 179 *Abb.* 164

LÉBÉNY – Abtei in Ungarn, nordwestlich von Raab. Romanische Abteikirche (das Innere im 18. und 19. Jh. verändert) *S.* 39 *Abb.* 327

LEBUIN VON DEVENTER (gest. um 775) – angelsächsischer Missionar, der gegen Ende des 8. Jh. Westfalen und Friesland zu bekehren suchte. Kult vor allem in Deventer und Gent *S.* 229 *Abb.* 300

LEO VON OSTIA, auch LEO MARSICANUS (um 1046 – um 1117) – Benediktinermönch, Chronikschreiber von Monte Cassino, Biograph des Abts Desiderius *S.* 109, 141, 146

LEIPZIG – Hauptstadt des gleichnamigen Bezirks (DDR). Auf dem Gelände einer ehemals slawischen Siedlung entstand im 10. Jh. eine als ‹urbs Libzi› (1015) erwähnte deutsche Burg (im 13. Jh. geschleift). In Burgnähe errichteten (spätestens erste Hälfte 12. Jh.) deutsche Kaufleute in planmäßiger gitterförmiger Anlage eine Marktsiedlung. Nikolaikirche (erster Bau 12. Jh.) *S.* 195

LEKTIONAR – Sammlung der Schriftlesungen für die Liturgie, geordnet nach dem Kirchenjahr *S.* 147, 174, 181, 195, 205 *Abb.* 136, 157, 189

LESEPULT – s. CHORPULT

LES-SAINTES-MARIES-DE-LA-MER – französischer Wallfahrtsort (Bouches-du-Rhône) in der Camargue. Die Kirche Notre-Dame-de-la-Mer wurde erstmals im 6. Jh. erwähnt. Die ursprünglich kleine Kapelle (Notre-Dame-du-Radeau) gehörte zum Frauenkloster Saint-Césaire und war ein Wallfahrtszentrum. 1078 Priorat der Benediktinerabtei von Montmajour. Die heutige Kirche wurde in der zweiten Hälfte des 12. Jh. errichtet *S.* 91 *Abb.* 372

LETTNER (lat. lectorium, ‹Lesepult›) – die anstelle der Chorschranken zwischen Chor und Mittelschiff eingezogene, reich ausgestaltete Abgrenzungswand. Sie ist oben zu einer durch Treppen zugänglichen Bühne mit Brüstung ausgebaut; von dort aus wurde das Evangelium verlesen, an einem Lesepult, das dann der ganzen Anlage den Namen gab. Seit dem 12. Jh. üblich, wurde der Lettner später oft wieder abgebrochen, da er durch die Kanzel ersetzt wurde *S.* 39 *Abb.* 59–61, 345

LEVIATHAN – der Fang des Leviathan an der Angelrute ist eine Allegorie der Überwindung der Kräfte des Bösen durch Gott. Entsprechend dem Kommentar des Rupert von Deutz zu einem Abschnitt des Buches Hiob (40, besonders 20–21) wird Leviathan oft als Meeresungeheuer dargestellt, das Christus mit der Angel fängt *S.* 251

LIBORIUS VON LE MANS, Heiliger (gest. um 397) – Bischof von Le Mans. Seine Gebeine wurden 836 von Le Mans nach Paderborn überführt. Patron des Erzbistums Paderborn *S.* 279

LINAS, Charles de – *S.* 200

LIVINUS, auch LEVANGIUS VON SENLIS – Bischof von Senlis (511–513) *S.* 163

LIMBURG AN DER LAHN – deutsche Stadt (Hessen), seit 1821 Bischofssitz (seit 1827 besetzt). Das Stadtbild wird völlig beherrscht vom Limburger Dom (ehemalige Stifts- und Pfarrkirche Sankt Georg und Nikolaus), 1235 geweiht. Er ist eine großartige Bauschöpfung spätstaufischer Zeit, in einzigartiger landschaftlicher Lage über dem felsigen Steilufer der Lahn. Aus der selben Zeit stammt die benachbarte Burg, mit dem Dom zu einer Baugruppe verbunden *S.* 128

LIMOGES – französische Stadt (Haute-Vienne), Bischofssitz. Im Mittelalter Zentrum der Goldschmiedekunst des Limousin. Von der ursprünglich romanischen Kathedrale sind nur die Krypta und die drei unteren Etagen des Glockenturms erhalten *S.* 163, 176

LISBJERG – Stadtteil von Århus (Dänemark). Berühmter romanischer Altar in einer Kirche des 12. Jh. *S.* 278

LISENE (von franz. lisière, ‹Rand›) – schwach vortretende, vertikale Mauerverstärkungen ohne Basis und Kapitell zur Gliederung von Fassaden. Häufig bilden die Lisenen ein ganzes Gliederungssystem, indem sie durch Rundbogenfriese oder Blendbogen miteinander verbunden sind. Ein charakteristisches Element der romanischen Baukunst *S.* 74

LOBBES – Gemeinde in Belgien, an der Sambre. Das Dorf entwickelte sich 640 um die dort vom heiligen Landelin gegründete Abtei, die 1793 abbrannte. Romanische Kollegiatskirche *S.* 201

LODI – italienische Stadt (Lombardei). 1110 und 1158 von den Mailändern zerstört, wurde die Stadt durch Kaiser Friedrich I. Barbarossa am rechten Adda-Ufer neuerbaut. Der Dom stammt aus dem 12. Jh. *S.* 58 *Abb.* 57, 58

LONGINUS – in den apokryphen Pilatus-Akten Name des Soldaten, der die Seite Jesu mit einer Lanze (‹Heilige Lanze›) durchstach, sowie des Hauptmanns, der die Kreuzigung überwachte. Die spätere Legende faßte beide oft zusammen. Longinus wird als erster heidnischer Bekenner des Christentums und als Märtyrer verehrt. In der Kunst erscheint Longinus bei der Kreuzigung, oft zusammen mit Stephaton *S.* 247

LOTHAR III. (um 1060–1137) – deutscher Kaiser. Graf von Supplinburg, 1106 Herzog von Sachsen, 1125 gegen den Staufer Friedrich II. von Schwaben zum König gewählt; danach Kampf mit den Staufern. Er erklärte sich im Schisma von 1130 für Papst Innozenz II., der ihn 1133 zum Kaiser krönte. Förderer der Ostkolonisation. Er starb auf der Rückkehr von einem ergebnislosen Kriegszug gegen Roger II. von Sizilien *S.* 298

LUCCA – italienische Stadt (Toskana), Erzbischofssitz. Wirtschaftlich und politisch bedeutende Stadt im Mittelalter (ab 12. Jh.). Der Dom stammt aus dem 6. Jh., wurde 1060 (sowie im 12. und 15. Jh.) erneuert. Romanische Gruppe des heiligen Martin am Außenbau (heute das Original im Innern) *S.* 68, 70, 164 *Abb.* 68

LUCERA – italienische Stadt (Apulien), Bischofssitz. Das antike Luceria war

N

O

P

Q

R

STAUFER, Die – Dynastie deutscher Kaiser (1138–1254) und Könige von Sizilien (1194–1268) *S.* 10, 12, 14, 19, 23, 24 *Abb.* 415

STAVELOT – belgische Stadt (Lüttich) mit Resten der 651 vom heiligen Remaklus gegründeten Benediktinerabtei. Sie war unter Abt Poppo Mittelpunkt der lothringischen Klosterreform, erfuhr unter Abt Wibald (1130–1158) ihren kulturellen Höhepunkt und wurde 1796 aufgehoben *S.* 201, 211, 212, 232, 236, 249, 253, 256, 261, 298, 299, 301, 302, 304, 307, 308, 309 *Abb.* 185–187, 282, 283

STEPHAN, Heiliger – Erzmartyrer. Einer der sieben von den Aposteln in Jerusalem geweihten Diakone. Er erlitt den Tod durch Steinigung *S.* 179, 240

STEFANO – römischer Maler, der zusammen mit Giovanni und Nicolò die Fresken in Castel Sant'Elia ausführte *S.* 149, 154

STEPHANUS LAGER(INUS) – Bronzegießer, Schöpfer einer kleinen Bronzestatue (früher Sammlung Hirsch), die mit diesem Namen gezeichnet ist *S.* 289

STEPHATON – Soldat, der Christus bei der Kreuzigung den Essigschwamm gereicht haben soll; er gehörte zusammen mit Longinus, der die Lanze trug, zum Bildprogramm der Kreuzigung Christi im Mittelalter *S.* 247

STIČNA (deutsch SITTICH) – jugoslawischer Ort (Krain). Benediktinerkloster (1135–1136 gegründet), 1784 von Joseph II. aufgelöst, 1898 wieder besetzt (heute Zisterzienser). Romanische Abteikirche (1156–1181, dann 1200) mit plastischem Dekor *S.* 42

STODDARD, Whitney S. – amerikanischer Kunsthistoriker *S.* 91, 92, 94

STRAHOV – s. PRAG

STRASSBURG – französische Stadt (Bas-Rhin), kultureller und wirtschaftlicher Mittelpunkt des Elsaß, Bischofssitz. Vom frühromanischen Bau des Münsters (1015) sind nur die Fundamente und ein Teil der Krypta erhalten; um 1200 entstanden der hochromanische Chor und das Querhaus; das breite gotische Langhaus besitzt kostbare gotische Glasfenster, die Westfassade (seit 1276) ist berühmt wegen der reichen Portalplastiken. Ein weiteres Meisterwerk der Plastik ist der ‹Engelpfeiler› im südlichen Querschiff *S.* 216, 217

STRZELNO – Kleinstadt im Nordwesten Polens, Wojewodschaft Posen, mit zwei benachbarten romanischen Kirchen: die Dreifaltigkeitskirche (ehemalige Abteikirche des Prämonstratenserinnenklosters), mit Reliefschmuck; die Rundkirche Sankt Prokop (um 1160 als Burgkapelle einer nicht mehr vorhandenen Burg errichtet), deren von 1180 stammendes Tympanon 1945 zerstört wurde *S.* 43 *Abb.* 39

STUCK – ein mit Leimwasser angerührter Gipsmörtel, mit verschiedenen Zusätzen (Kalk, Marmor). Stuck ist beliebig formbar und wurde besonders zur Herstellung von Relieffiguren (bereits im Orient) oder zur Verzierung von Decken benutzt. Da Stuck nicht wetterfest ist, kann er nur in Innenräumen verwendet werden; er wird meist vor dem Trocknen bemalt *S.* 26, 27, 37, 81, 135 *Abb.* 23, 24, 83

STURZ – der waagerechte Abschluß einer Tür- oder Fensteröffnung (Türsturz, Fenstersturz) durch einen über die Öffnung gelegten Steinblock oder Balken aus Holz oder Metall, der mit beiden Enden auf den Tür- oder Fensterpfosten ruht. In der mittelalterlichen Baukunst ist der Türsturz oft Träger plastischen Schmucks *S.* 36, 81, 92, 104 *Abb.* 95, 98

STUTTGART – Hauptstadt von Baden-Württemberg. Um 1160 wurde die Stadt erstmals urkundlich bezeugt. Evangelische gotische Stiftskirche zum Heiligen Kreuz (1327–1347 und 1433–1495 auf romanischen Resten des Vorgängerbaus errichtet) *S.* 133, 191, 194, 224, 250, 288

SUBIACO – italienische Stadt (Latium), östlich von Rom; hier legte der heilige Benedikt von Nursia vor der Gründung von Monte Cassino die Ordensregel der Benediktiner fest *S.* 7, 76, 159 *Abb.* 78

SUGER (1081–1151) – französischer Staatsmann und Abt von Saint-Denis (1122–1151); seit 1107 Berater König Ludwigs VI., unter Ludwig VII. von großem Einfluß (Reichsverweser während des Kreuzzugs von 1147 bis 1149); unter ihm entstand der Neubau der Klosterkirche von Saint-Denis *S.* 250, 304, 309

SUTRI – italienische Stadt (Latium), Bischofssitz. Im Mittelalter bedeutende Stadt; 1046 wurden auf der Synode von Sutri auf Veranlassung Kaiser Heinrichs III. die Päpste Silvester III. und Gregor VI., drei Tage später in Rom Papst Benedikt IX. abgesetzt; danach auf kaiserliche Veranlassung Wahl Klemens' II. zum Papst: Höhepunkt kaiserlicher Macht gegenüber der Kurie *S.* 157

SWOBODA, Karl Maria – österreichischer Kunsthistoriker *Abb.* 398

SYRAKUS – italienische Stadt in der Provinz Syrakus (Sizilien), Hafen an der Ostküste Siziliens, zum Teil auf der Insel Ortygia gelegen; Erzbischofssitz. Der in einen dorischen Minervatempel (5. Jh. v. Chr.) hineingebaute Dom wurde nach 1693 erneuert *S.* 14

T

TARENT – süditalienische Stadt (Apulien), wichtiger Handelshafen am Golf von Tarent, Erzbischofssitz. Die Altstadt liegt auf einer Insel. Der Dom San Cataldo, im Kern ein normannischer Bau (11. Jh.), wurde mehrfach umgebaut; im Innern antike Säulen mit romanischen Kapitellen *S.* 81, 114

TAU – Buchstabe des hebräischen und griechischen Alphabets, mit dem Moses bei Ausbruch der zehnten Ägyptischen Plage die Häuser der Israeliten bezeichnen ließ (Exodus XII, 22). Nach der Vision des Ezechiel wurde dieser Buchstabe von einem Engel Gottes auf die Stirn der Gerechten gezeichnet, bevor die Bewohner Jerusalems vernichtet wurden (Ezechiel IX, 4). Auf Grund seiner Form wurde das Zeichen Tau als Präfiguration des Kreuzes angesehen *S.* 250

TEMPLERORDEN – dieser ehemalige geistliche Ritterorden (auch Tempelherren, Tempelritter, Templer genannt) wurde 1119 von Hugo des Payens (gest. 1136) gegründet und nach dem ersten Ordenssitz neben dem Salomonischen Tempel in Jerusalem benannt. 1128 wurde vom Konzil von Troyes die von Bernhard von Clairvaux redigierte Regel bestätigt. Der

U

W

X

FOTO- UND BILDQUELLEN

I. Fotografen

Bannayan, Nazar, Jerusalem: Abb. 104
Bassier, Claude, Périgeux: Abb. 455
Böhm, Osvaldo, Venedig: Abb. 7, 63, 109, 120, 354
Busch, Harald, Frankfurt a. M./Griesheim: Abb. 295
Chaitanya, Sraj B., Ljubljana: Abb. 352
Ciol, Elio, Casarsa (Pordenone): Abb. 153, 315
Edelmann, Ursula, Frankfurt a. M.: Abb. 284, 292
Ficarelli, Bari: Abb. 79
Genovese, Isodoro, Rom: Abb. 119
Grégoire, Robert, Paris: Abb. 293
Manouchine, Moskau: Abb. 239
Niffle, François, Lüttich: Abb. 22
Prokop, Paul, Prag: Abb. 330
Robinov, V. V., Moskau: Abb. 271
Stüsser, Winfrid, Overath: Abb. 301
Trimboli, Pescara: Abb. 107

II. Institute, Universitäten, Museen, Sammlungen, Archive

AOSTA, Soprintendenza delle antichità della Vale d'Aosta: Abb. 108
BALTIMORE, Walters Art Gallery: Abb. 260
BARI, Archivio fotografico della Soprintendenza ai Monumenti e alle Gallerie: Abb. 370
BASEL, Colorphoto – Hans Hinz: Abb. 280
BERLIN (Bundesrepublik Deutschland), Bildarchiv Preußischer Kulturbesitz: Abb. 242, 244
Bildarchiv Preußischer Kulturbesitz – Jörg P. Anders: Abb. 188
Staatliche Museen Preußischer Kulturbesitz, Kunstgewerbemuseum: Abb. 214, 245, 247, 316
Staatliche Museen PreußischerKulturbesitz, Skulpturengalerie – Hilda Deecke: Abb. 321
BERLIN (DDR), Allgemeiner Deutscher Nachrichtendienst: Abb. 206
BONN, Rheinisches Landesmuseum: Abb. 208, 296
BRAUNSCHWEIG, Herzog-Anton-Ulrich-Museum: Abb. 253, 256
BRÜSSEL, Musées royaux d'Art et d'Histoire: Abb. 216, 279, 282, 283
BUDAPEST, Interfoto MTI – György Lajos: Abb. 228
CHICAGO, Art Institute (mit freundlicher Genehmigung des Art Institute) (Stiftung Kate S. Buckingham): Abb. 308
CLERMONT-FERRAND, Centre régional de documentation pédagogique – Photothèque régionale: Abb. 379
CLEVELAND, Cleveland Museum of Art (J. H. Wade Fund): Abb. 158
Cleveland Museum of Art (Stiftung des John Huntington Art and Polytechnic Trust): Abb. 254, 255
DARMSTADT, Hessisches Landesmuseum: Abb. 243
DRESDEN, Deutsche Fotothek – Möbius: Abb. 23, 24, 220
FERRARA, Ente provinciale per il turismo di Ferrara: Abb. 48
FLORENZ, Alinari: Abb. 8, 64, 75, 82, 86, 118, 338, 360, 371
Anderson – Alinari: Abb. 83, 84, 363
Biblioteca Medicea Laurenziana: Abb. 149–151
FRANKFURT A. M., Museum für Kunsthandwerk: Abb. 11, 278
GENF, Musée du Vieux Genève: Abb. 377
GÖTTWEIG, Kunstsammlungen und Graphisches Kabinett: Abb. 314
HAMBURG, Museum für Kunst und Gewerbe: Abb. 275
KARLSRUHE, Badische Landesbibliothek: Abb. 207
KÖLN, Rheinisches Bildarchiv: Abb. 115
KOPENHAGEN, Nationalmuseet: Abb. 329
KRAKAU, Denkmalpflegeamt: Abb. 116
LONDON, British Library (veröffentlicht mit freundlicher Genehmigung der British Library): Abb. 134, 185–187, 191, 194, 232, 297, 310, 312
Victoria and Albert Museum: Abb. 246
Victoria and Albert Museum – John R. Freeman: Abb. 267
Victoria and Albert Museum – Christopher Ridley: Abb. 236
Warburg Institute: Abb. 199
LYON, Bibliothèque Municipale: Abb. 161
MADRID, Biblioteca nacional: Abb. 154, 359
MAILAND, Biblioteca Ambrosiana: Abb. 127
MARBURG, Lahn, Bildarchiv Foto Marburg: Abb. 9, 36, 248, 320, 323, 327, 341
MÜNCHEN, Bayerische Staatsbibliothek: Abb. 146, 171, 172, 174, 178, 179, 184, 203, 209, 210, 322
Bayerische Verwaltung der Staatlichen Schlösser, Gärten und Seen: Abb. 169
Bayerisches Nationalmuseum: Abb. 291
MÜNSTER, Westfälisches Landesmuseum für Kunst und Kulturgeschichte: Abb. 183
NEW YORK, The Metropolitan Museum of Art (alle Rechte beim Metropolitan Museum of Art) (Sammlung Robin B. Martin, Leihgabe an das Metropolitan Museum of Art): Abb. 197
The Metropolitan Museum of Art (Stiftung J. Pierpont Morgan, 1917): Abb. 281
Pierpont Morgan Library: Abb. 189, 204, 205, 353
Public Library (Spencer collection – Astor, Lenox and Tilden Foundations): Abb. 319
NÜRNBERG, Germanisches Nationalmuseum: Abb. 299
ORLÉANS, Centre Augustin Thierry – François Granier: Abb. 159, 160
PARIS, Alinari – Giraudon: Abb. 121, 368
Anderson – Giraudon: Abb. 6
Archives photographiques. Caisse nationale des Monuments historiques: Abb. 372
Bibliothèque Nationale: Abb. 157, 165, 166, 182, 238, 307, 334, 355, 367
Documentation photographique de la Réunion des musées nationaux: Abb. 257, 286, 287, 343

Gallimard – Pierre Belzeaux/Rapho: Abb. 10, 15–20, 25, 27–30, 33, 37, 88–102, 112, 122, 156, 162–164, 167, 168, 170, 175–177, 190, 192, 193, 195, 196, 198, 200–202, 212, 213, 215, 218, 219, 226, 230, 233, 235, 237, 249–252, 258, 261–264, 266, 268, 269, 272–274, 285, 288–290, 294, 298, 303–306, 309, 317, 318, 324–326, 335, 356, 373, 374, 378, 381
Gallimard – Pierre Berger/Rapho: Abb. 302
Gallimard – Robert Emmet Bright/Rapho: I, 4 (Herkunft: Rom, Istituto nazionale per la Grafica), 11, 46, 47, 49, 52–56, 59–61, 65–67, 71–74, 76–78, 80, 81, 85, 87, 117, 123–126, 128–132, 137–139, 141–145, 147, 152, 155, 224, 227, 229, 231, 241, 259, 270, 313, 336, 337, 344, 345, 347–351, 357, 358, 362, 364, 366
Gallimard – Robert G. Everts/Rapho: Abb. 110, 111, 339, 340
Gallimard – Tadeusz Rolke/Rapho: Abb. 223, 311
Gallimard – Marc Tulane/Rapho: Abb. 5, 62, 375, 380
Gallimard – Daniel Bouquignaud/Top: Abb. 135, 221, 222, 225, 234, 240, 265, 376
Privatsammlungen: Abb. 276
PÉRIGUEUX, S. O. C. R. A.: Abb. 113, 114
PIERRE-QUI-VIRE, La, Zodiaque: Abb. 12–14, 21, 41–45, 50, 69, 70, 103, 105, 106, 328, 331–333, 382
Zodiaque – Yan: Abb. 31, 32, 34, 35
PRAG, Kapitelbibliothek des Veits-Doms: Abb. 181
ROM, Anderson: Abb. 68
Biblioteca apostolica vaticana: Abb. 3, 133, 136, 148
Istituto centrale per il Catalogo e la Documentazione – Francesco Miani: Abb. 51, 346
STOCKHOLM, Königliche Bibliothek: Abb. 180
Skand Bild: Abb. 40
STUTTGART, Württembergisches Landesmuseum: Abb. 26
UTRECHT, Stichting het Catharijne-convent: Abb. 300
VATIKAN, Pinacoteca vaticana: Abb. 140
WARSCHAU, Krajowa Agencja Wydawnicza: Abb. 2, 38, 39
WIEN, Kunsthistorisches Museum – Meyer: Abb. 277
Österreichische Nationalbibliothek: Abb. 173
WOLFENBÜTTEL, Herzog August Bibliothek: Abb. 211
ZÜRICH, Schweizerisches Landesmuseum: Abb. 1, 217

III. Veröffentlichungen in Buchform und Zeitschriften

Andersson, A., vgl. Bibliographie Nr. 3: Abb. 419, 420
Barral i Altet, X., Les Mosaiques de pavement médiévales de Venise, Torcello et Murano, Paris, 1982: Abb. 432
Barruol, G., vgl. Bibliographie Nr. 18: Abb. 454
Borowiejska-Birkenmajerowa, M., Ksztalt średniswiecznego Krakowa, Krakau, 1975: Abb. 385
Bozzoni, C., vgl. Bibliographie Nr. 45: Abb. 444
Chapelot, J., und Fossier, R., vgl. Bibliographie Nr. 65: Abb. 388–394
Conant, K. J., vgl. Bibliographie Nr. 77: Abb. 342, 398, 424, 427, 435
Cristiani Testi, M. L., in: Bertaux, E., L'Art dans l'Italie méridionale V, Rom, 1978: Abb. 409
Decker, H., vgl. Bibliographie Nr. 84: Abb. 57, 58
Demians d'Archimbaud, G., Laboratoire d'archéologie médiévale, Université de Provence, Aix-en-Provence: Abb. 395
Demus, O., vgl. Bibliographie Nr. 89: Abb. 430
Deschamps, P., vgl. Bibliographie Nr. 94: Abb. 411, 456
Dimier, M. A., vgl. Bibliographie Nr. 100: Abb. 396, 397
Durliat, M., Les Coupoles de la cathédrale du Puy et leurs origines, in: Comptes rendus des séances de l'année 1976, Académie des Inscriptions et Belles-Lettres, Juli–Oktober, Paris, 1976: Abb. 383
Gál, L., vgl. Bibliographie Nr. 133: Abb. 418
Gardelles, J., vgl. Bibliographie Nr. 136: Abb. 400–402
Glass, D. F., vgl. Bibliographie Nr. 144: Abb. 452, 453
Junyent, E., Il titolo di San Clemente in Roma, Rom, 1932: Abb. 438
Kitzinger, E., vgl. Bibliographie Nr. 191: Abb. 369
Krautheimer, R., vgl. Bibliographie Nr. 202: Abb. 386
Krautheimer, R., Corpus Basilicarum Christianarum Romae I, Rom, 1937: Abb. 438
Krönig, W., vgl. Bibliographie Nr. 205: Abb. 443
Krönig, W., vgl. Bibliographie Nr. 206: Abb. 410
Kubach, H. E., vgl. Bibliographie Nr. 210: Abb. 403–408, 412–416, 421, 422, 442
Lapaire, C., Suisse romance, La Pierre-qui-Vire, 1967: Abb. 417
Lavedan, P., und Hugueney, J., vgl. Bibliographie Nr. 217: Abb. 384, 385, 387
Matthiae, G., vgl. Bibliographie Nr. 228: Abb. 361
Moracchini-Mazel, G., vgl. Bibliographie Nr. 240: Abb. 436
Onofrio, M. d', vgl. Bibliographie Nr. 255: Abb. 439–441
Pace, V., L'Art dans l'Italie méridionale, Aggiornamento dell'opera di Émile Bertaux sotto la direzione di Adriano Prondi, II, Teil II, Rom, 1978: Abb. 365
Peroni, A., San Michele di Pavia, Mailand, 1967: Abb. 423
Quintavalle, A. C., vgl. Bibliographie Nr. 273: Abb. 425, 426
Rathgens, H., S. Donato zu Murano und ähnliche venezianische Bauten, Berlin, 1903: Abb. 431
Rouquette, J. M., vgl. Bibliographie Nr. 288: Abb. 451
Salvini, R., vgl. Bibliographie Nr. 300: Abb. 428, 429
Sanpaolesi, P., vgl. Bibliographie Nr. 301: Abb. 433, 434
Santi, B., San Miniato, Florenz, 1976: Abb. 437
Schwedhelm, S., vgl. Bibliographie Nr. 314: Abb. 448, 449
Stephano, G. di, Monumenti della Sicilia normanna, Palermo, 2. Aufl.: Abb. 445–447
Swoboda, K. M., Römische und romanische Paläste, Wien, 1969: Abb. 399

VERZEICHNIS DER ABGEBILDETEN HANDSCHRIFTEN

Die Rekonstruktionszeichnungen und Pläne wurden von Marie-Patricia Raynaud,
die Karten von Jacques Person angefertigt.
Deutsche Kartographie: Alfred Beron

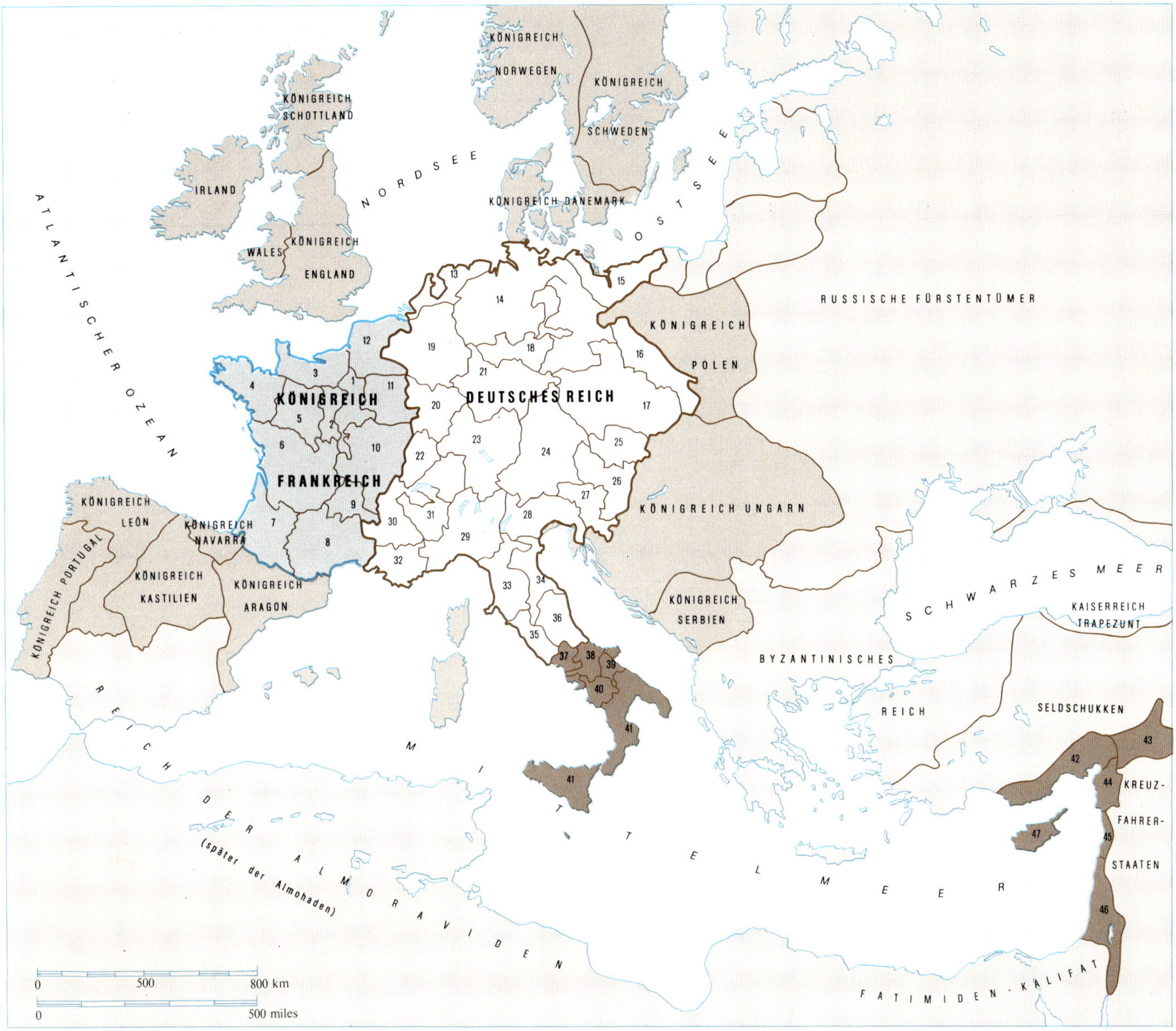

457 – Politische Karte Europas zur Zeit der Romanik

KÖNIGREICH FRANKREICH

1 Königliche Domäne
2 Grafschaft Blois
3 Herzogtum Normandie
4 Herzogtum Bretagne
5 Grafschaft Maine, Grafschaft Anjou, Grafschaft Touraine
6 Grafschaft Poitou, Herzogtum Aquitanien
7 Herzogtum Gascogne
8 Grafschaft Toulouse
9 Grafschaft Auvergne
10 Herzogtum Burgund
11 Grafschaft Champagne, Grafschaft Vermandois
12 Grafschaft Artois, Grafschaft Flandern

DEUTSCHES REICH

13 Grafschaft Holland
14 Herzogtum Sachsen
15 Herzogtum Pommern
16 Herzogtum Schlesien
17 Königreich Böhmen
18 Landgrafschaft Thüringen
19 Herzogtum Niederlothringen
20 Herzogtum Oberlothringen
21 Herzogtum Franken
22 Pfalzgrafschaft Burgund
23 Herzogtum Schwaben
24 Herzogtum Bayern
25 Herzogtum Österreich
26 Herzogtum Steiermark
27 Herzogtum Kärnten
28 Mark Verona und Aquileia
29 Lombardei
30 Königreich Arles
31 Grafschaft Savoyen
32 Grafschaft Provence
33 Markgrafschaft Tuscien
34 Romagna und Pentapolis
35 Kirchenstaat
36 Herzogtum Spoleto

37 Fürstentum Capua
38 Fürstentum Benevent
39 Grafschaft Apulien
40 Fürstentum Salerno
41 Königreich Sizilien
42 Königreich Armenien
43 Grafschaft Edessa
44 Fürstentum Antiochia
45 Grafschaft Tripolis
46 Königreich Jerusalem
47 Königreich Zypern

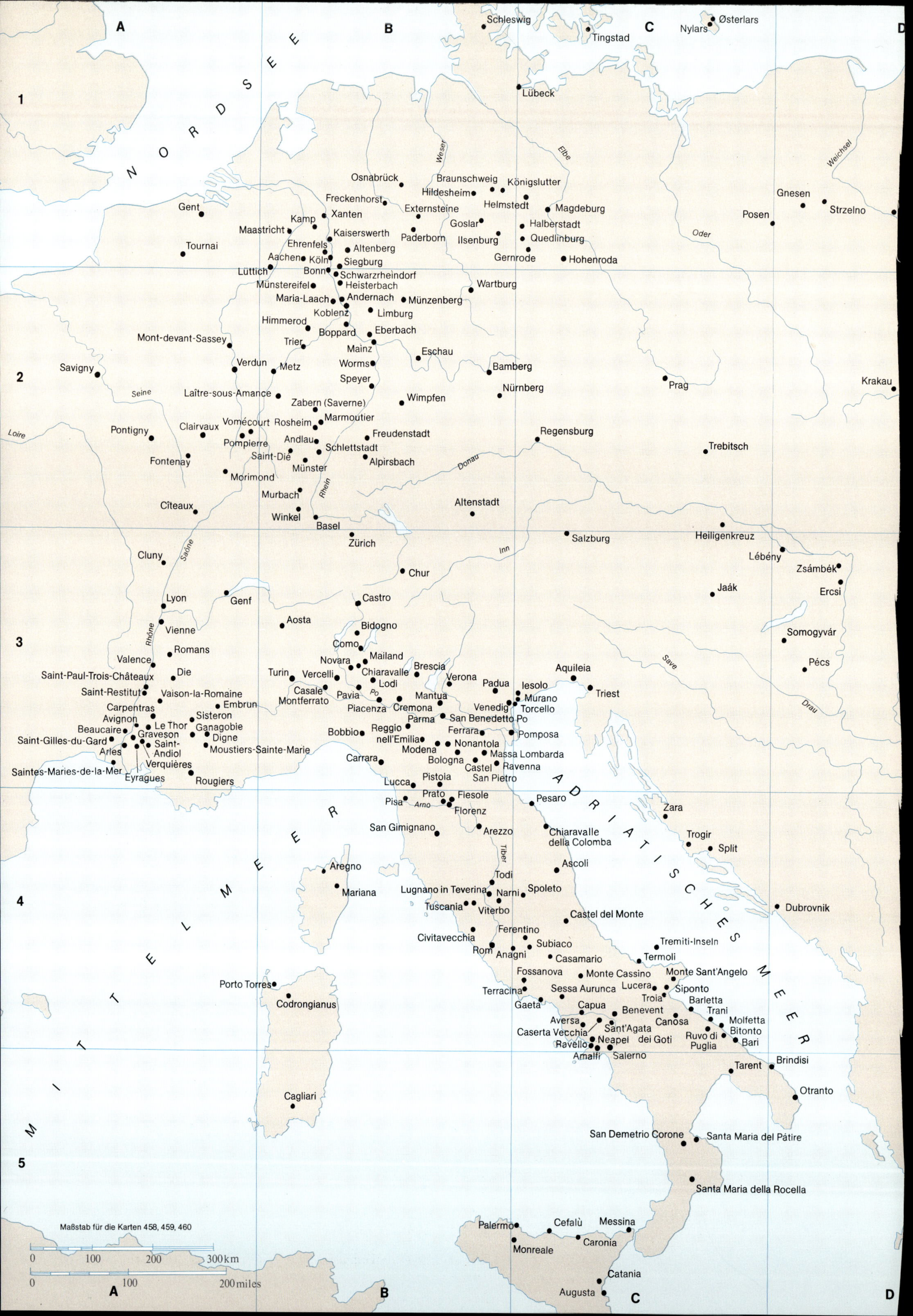
A
B
C
D
1
2
3
4
5
NORDSEE
Schleswig
Tingstad
Nylars
Østerlars
Lübeck
Elbe
Weser
Weichsel
Osnabrück
Braunschweig
Königslutter
Hildesheim
Freckenhorst
Helmstedt
Externsteine
Magdeburg
Gent
Kamp
Xanten
Goslar
Halberstadt
Maastricht
Kaiserswerth
Paderborn
Ilsenburg
Quedlinburg
Tournai
Ehrenfels
Altenberg
Aachen
Köln
Siegburg
Gernrode
Hohenroda
Lüttich
Bonn
Schwarzrheindorf
Heisterbach
Münstereifel
Wartburg
Maria-Laach
Andernach
Münzenberg
Koblenz
Limburg
Himmerod
Boppard
Eberbach
Mont-devant-Sassey
Trier
Mainz
Eschau
Verdun
Metz
Worms
Bamberg
Savigny
Speyer
Nürnberg
Seine
Laître-sous-Amance
Zabern (Saverne)
Wimpfen
Loire
Vomécourt
Rosheim
Marmoutier
Pontigny
Clairvaux
Pompierre
Andlau
Freudenstadt
Regensburg
Saint-Dié
Schlettstadt
Fontenay
Münster
Alpirsbach
Donau
Morimond
Rhein
Murbach
Cîteaux
Altenstadt
Winkel
Basel
Zürich
Salzburg
Cluny
Saône
Inn
Chur
Lyon
Genf
Castro
Aosta
Bidogno
Vienne
Rhône
Como
Romans
Mailand
Novara
Valence
Brescia
Saint-Paul-Trois-Châteaux
Die
Turin
Vercelli
Chiaravalle
Verona
Lodi
Padua
Saint-Restitut
Vaison-la-Romaine
Casale Montferrato
Pavia
Po
Mantua
Carpentras
Embrun
Piacenza
Cremona
Sisteron
Avignon
Le Thor
Ganagobie
Parma
Beaucaire
Graveson
Digne
Bobbio
Reggio nell'Emilia
Saint-Gilles-du-Gard
Saint-Andiol
Moustiers-Sainte-Marie
Modena
Arles
Verquières
Carrara
Bologna
Saintes-Maries-de-la-Mer
Eyragues
Rougiers
Lucca
Pistoia
Prato
Fiesole
Pisa
Arno
Florenz
San Gimignano
Arezzo
Aregno
Mariana
MITTELMEER
Porto Torres
Codrongianus
Cagliari
Iesolo
Murano
Venedig
Torcello
San Benedetto Po
Ferrara
Pomposa
Nonantola
Massa Lombarda
Castel San Pietro
Ravenna
Aquileia
Triest
ADRIATISCHES MEER
Pesaro
Chiaravalle della Colomba
Tiber
Ascoli
Todi
Spoleto
Lugnano in Teverina
Narni
Tuscania
Viterbo
Castel del Monte
Ferentino
Civitavecchia
Subiaco
Rom
Anagni
Casamario
Fossanova
Monte Cassino
Terracina
Sessa Aurunca
Gaeta
Capua
Aversa
Caserta Vecchia
Benevent
Sant'Agata dei Goti
Ravello
Neapel
Amalfi
Salerno
Tremiti-Inseln
Termoli
Monte Sant'Angelo
Lucera
Siponto
Troia
Barletta
Trani
Canosa
Molfetta
Bitonto
Ruvo di Puglia
Bari
Tarent
Brindisi
Otranto
San Demetrio Corone
Santa Maria del Pátire
Santa Maria della Rocella
Palermo
Cefalù
Messina
Monreale
Caronia
Catania
Augusta
Zara
Trogir
Split
Dubrovnik
Oder
Gnesen
Strzelno
Posen
Prag
Krakau
Trebitsch
Heiligenkreuz
Lébény
Zsámbék
Ercsi
Jaák
Somogyvár
Save
Pécs
Drau
Maßstab für die Karten 458, 459, 460
0
100
200
300 km
0
100
200 miles

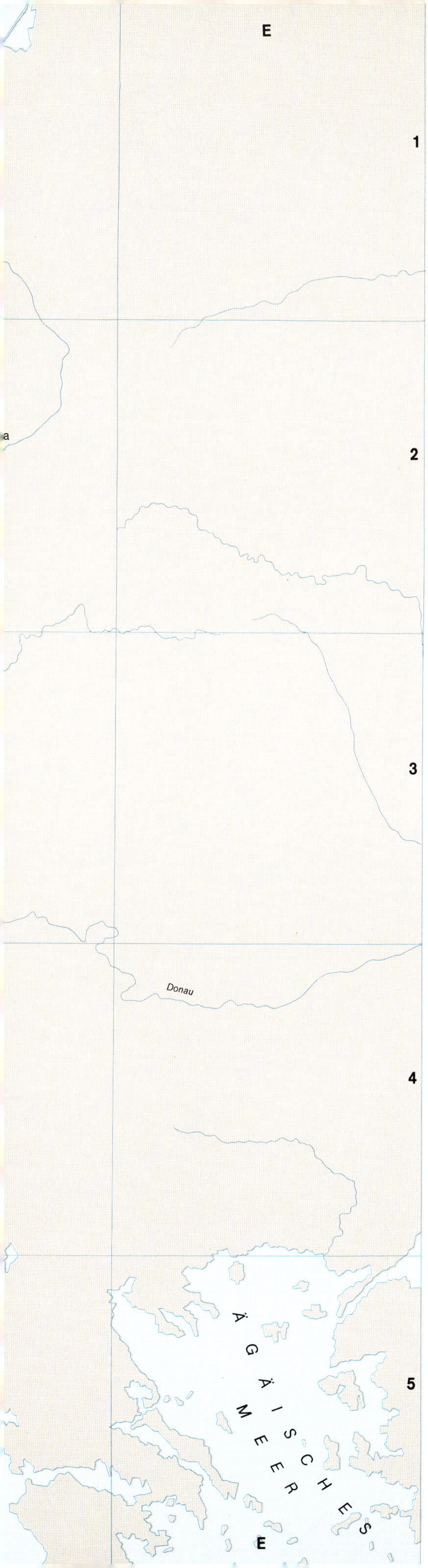

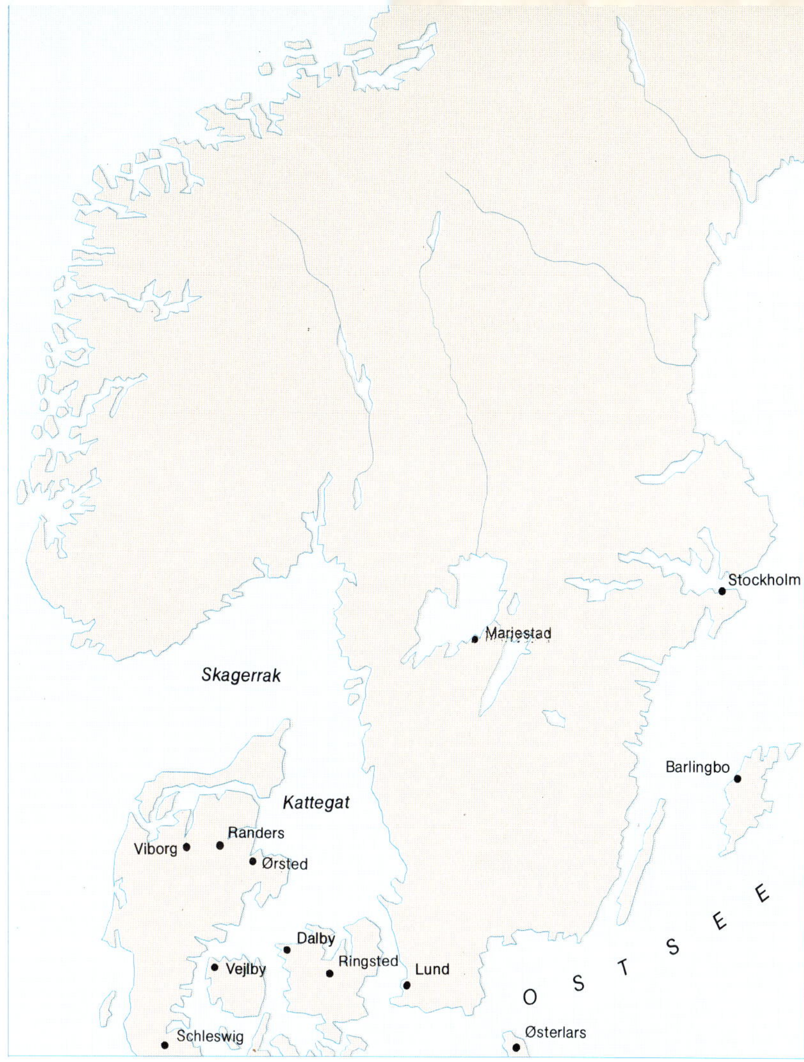

459

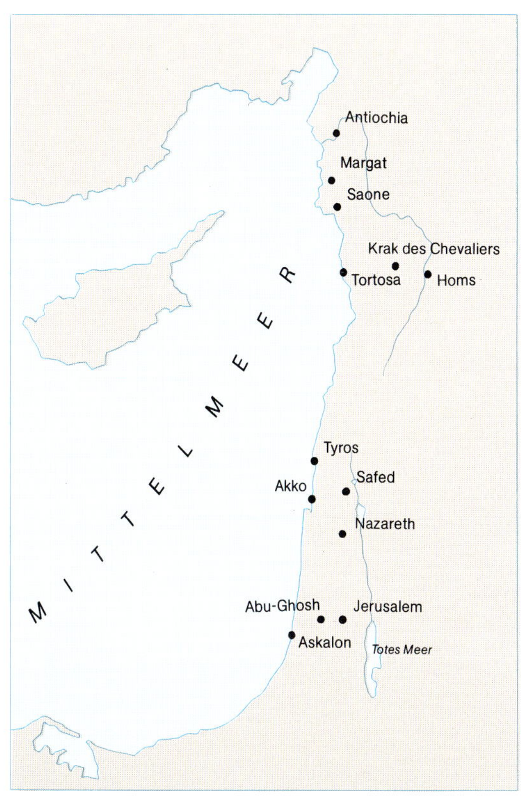

460

458, 459 und 460 – Die Techniken: Architektur, Skulptur, Mosaiken

KARTEN

□ Architektur, Skulptur
• Mosaiken

Karte 458

B1	Aachen	□	
B2	Alpirsbach	□	
B1	Altenberg	□	
B3	Altenstadt	□	
C45	Amalfi	□	
BC4	Anagni	□	
B2	Andernach	□	
B2	Andlau	□	
B3	Aosta		•
C3	Aquileia	□	•
B4	Aregno	□	
B4	Arezzo		•
A3	Arles	□	
C4	Ascoli	□	
C5	Augusta	□	
C4	Aversa	□	
A3	Avignon	□	
B2	Bamberg	□	
C4	Bari	□	•
C4	Barletta	□	
B2	Basel	□	
A3	Beaucaire	□	
C4	Benevent	□	
B3	Bidogno	□	
C4	Bitonto	□	
B3	Bobbio		•
B3	Bologna	□	
B2	Bonn	□	
B2	Boppard	□	
B1	Braunschweig	□	
B3	Brescia	□	
D5	Brindisi		•
B5	Cagliari	□	
C4	Canosa	□	
C4	Capua	□	
C5	Caronia	□	
A3	Carpentras	□	
B3	Carrara	□	
B3	Casale Montferrato		•
C4	Casamario	□	
C4	Caserta Vecchia	□	•
C4	Castel del Monte	□	
B3	Castel San Pietro	□	
B3	Castro	□	
C5	Catania	□	
C5	Cefalù	□	•
C4	Chiaravalle della Colomba	□	
B3	Chiaravalle Milanese	□	
B3	Chur	□	
A2	Cîteaux	□	
B4	Civitavecchia	□	
A2	Clairvaux	□	
A3	Cluny	□	
B4	Codrongianus	□	
B3	Como	□	
B3	Cremona	□	•
A3	Die		•
A3	Digne	□	
D4	Dubrovnik	□	
B2	Eberbach	□	
B1	Ehrenfels	□	
A3	Embrun	□	
D3	Ercsi	□	
B2	Eschau	□	
B1	Externsteine	□	
A3	Eyragues	□	
C4	Ferentino	□	•
B3	Ferrara	□	
B4	Fiesole	□	
B4	Florenz	□	•
A2	Fontenay	□	
C4	Fossanova	□	
B1	Freckenhorst	□	
B2	Freudenstadt	□	
C4	Gaeta	□	
A3	Ganagobie	□	•
A3	Genf	□	
A1	Gent	□	
C1	Gernrode	□	
D1	Gnesen	□	•
B1	Goslar	□	
A3	Graveson	□	
C1	Halberstadt	□	
C2	Heiligenkreuz	□	
B2	Heisterbach	□	
C1	Helmstedt	□	
B1	Hildesheim	□	•
B2	Himmerod	□	
C1	Hohenroda	□	
C3	Iesolo	□	•
B1	Ilsenburg	□	
C3	Jaák	□	
B1	Kaiserswerth	□	
B1	Kamp	□	
B2	Koblenz	□	
B1	Köln	□	
B1	Königslutter	□	
D2	Krakau	□	
B2	Laître-sous-Amance	□	
D3	Lébény	□	
A3	Le Thor	□	
B2	Limburg	□	
B3	Lodi	□	
B3	Lucca	□	
C4	Lucera	□	
BC1	Lübeck	□	
B2	Lüttich	□	
B4	Lugnano in Teverina	□	
A3	Lyon	□	•
B1	Maastricht	□	
C1	Magdeburg	□	
B3	Mailand	□	
B2	Mainz	□	
B3	Mantua	□	
B2	Maria-Laach	□	•
B4	Mariana	□	
B2	Marmoutier	□	
B3	Massa Lombarda	□	
C5	Messina	□	
B2	Metz	□	
B3	Modena	□	
C4	Molfetta	□	
C5	Monreale	□	•
A2	Mont-devant-Sassey	□	
C4	Monte Cassino	□	•
C4	Monte Sant'Angelo	□	•
A2	Morimond	□	
A3	Moustiers-Sainte-Marie	□	
B2	Münster	□	
B2	Münstereifel	□	
B2	Münzenberg	□	
C3	Murano	□	•
B2	Murbach	□	
B4	Narni	□	
C4	Neapel	□	
B3	Nonantola	□	
B3	Novara		•
B2	Nürnberg	□	
C1	Nylars	□	
C1	Østerlars	□	
B1	Osnabrück	□	
D5	Otranto	□	•
B1	Paderborn	□	
B3	Padua	□	
C5	Palermo	□	•
B3	Parma	□	
B3	Pavia	□	•
D3	Pécs	□	
C4	Pesaro		•
B3	Piacenza	□	•
B4	Pisa	□	
B3	Pistoia	□	
D1	Plock	□	
A2	Pompierre	□	
B3	Pomposa	□	•
A2	Pontigny	□	
B4	Porto Torres	□	
C1	Posen	□	
C2	Prag	□	
B4	Prato		•
C1	Quedlinburg	□	
C4	Ravello	□	•
B3	Ravenna	□	•
C2	Regensburg	□	
B3	Reggio Emilia		•
B4	Rom	□	•
A3	Romans	□	
B2	Rosheim	□	
A3	Rougiers	□	
C4	Ruvo di Puglia	□	
A3	Saint-Andiol	□	
B2	Saint-Dié	□	
A3	Saint-Gilles-du-Gard	□	
A3	Saint-Paul-Trois-Châteaux	□	•
A3	Saint-Restitut	□	
A3	Saintes-Maries-de-la-Mer	□	
C45	Salerno		•
C3	Salzburg	□	
B3	San Benedetto Po		•
C5	San Demetrio Corone		•
B4	San Gimignano	□	
C4	Sant'Agata dei Goti	□	•
C5	Santa Maria del Pátire	□	•
C5	Santa Maria della Roccella	□	
B2	Saverne	□	
A2	Savigny	□	
B1	Schleswig	□	
B2	Schlettstadt	□	
B2	Schwarzrheindorf	□	
C4	Sessa Aurunca	□	•
B12	Siegburg	□	
C4	Siponto	□	
A3	Sisteron	□	
D3	Somogyvár	□	
B2	Speyer	□	
C4	Split	□	
C4	Spoleto	□	
D1	Strzelno	□	
C4	Subiaco	□	
C5	Tarent		•
C4	Termoli		•
C4	Terracina	□	•
C1	Tingstad	□	
B4	Todi	□	
C3	Torcello	□	•
A1	Tournai	□	
C4	Trani	□	•
C2	Trebitsch	□	
C4	Tremiti-Inseln	□	•
B2	Trier	□	
C3	Triest	□	
C4	Trogir	□	
C4	Troia	□	
B3	Turin		•
B4	Tuscania	□	
A3	Vaison-la-Romaine	□	
A3	Valence		•
B3	Venedig	□	•
B3	Vercelli		•
A2	Verdun	□	
B3	Verona	□	
A3	Verquières	□	
A3	Vienne	□	
B4	Viterbo	□	
A2	Vomécourt	□	
B2	Wartburg	□	
B2	Wimpfen	□	
B2	Winkel	□	
D2	Wiślica		•
B2	Worms	□	
B1	Xanten	□	
C4	Zara	□	
D3	Zsámbék	□	
B3	Zürich	□	

Karte 459

Barlingbo	□	
Dalby	□	
Lund	□	
Mariestad	□	
Ørsted	□	
Randers	□	
Ringsted	□	
Stockholm	□	
Vejlby	□	
Viborg	□	

Karte 460

Abu-Gosh	□	
Akko	□	
Antiochia	□	
Askalon	□	
Homs	□	
Jerusalem	□	
Margat	□	
Nazareth	□	
Safed	□	
Saone	□	
Tortosa	□	
Tyros	□	

- ▼ Fresken
- ○ Scriptoria
- ■ Glasfenster

Karte 461

C3	Admont		○	
A2	Afflighem		○	
B2	Aix-en-Provence		○	
C3	Aldersbach		○	
B3	Alpirsbach			■
C4	Anagni	▼		
B3	Aosta	▼		
C3	Aquileia	▼		
C4	Arezzo		○	
B2	Arnstein		○	■
A3	Autun		○	
B2	Averbode		○	
D4	Bari		○	
C4	Benevent		○	
A3	Berzé-la-Ville	▼		
A3	Bourges		○	
B2	Brauweiler	▼		
C4	Castel Sant'Elia	▼		
C5	Cefalù	▼		
A3	Châlons-sur-Marne			■
A3	Charlieu	▼		
B3	Civate	▼		
A3	Clermont-Ferrand		○	■
A3	Cluny	▼		
B2	Corvey		○	
C4	Farfa		○	
C4	Ferentillo	▼		
A2	Floreffe		○	
C4	Florenz		○	
C4	Foroclaudio	▼		
C3	Frauenwörth	▼		
C3	Friesach	▼		
D2	Gnesen		○	
C3	Grissiano	▼		
C4	Grotta Ferrata	▼		
B2	Helmarshausen		○	
C2	Hildesheim		○	
B3	Hirsau		○	
C3	Hoch-Eppan	▼		
B2	Idensen	▼		
B3	Ivrea		○	
B2	Koblenz		○	
B2	Köln	▼		
C3	Lambach	▼		
A3	Lavaudieu	▼		
A3	Le Puy	▼		
C4	Lucca		○	
B2	Lüttich		○	
C1	Lund		○	
A3	Lyon		○	
C2	Magdeburg		○	
B3	Mailand		○	
D5	Messina		○	
C5	Monreale	▼		
C4	Monte Cassino	▼		
A4	Montmajour		○	
B3	Mont Saint-Odile		○	
B3	Monza		○	
B3	Murbach		○	
B3	Novalese	▼		
B3	Novara		○	
C5	Palermo	▼	○	
A3	Paris		○	
C3	Passau		○	
C4	Pisa	▼		
C4	Pistoia		○	
C2	Prag		○	
C3	Pürgg	▼		
C3	Regensburg		○	
C4	Rom	▼		
A2	Saint-Omer		○	
C3	Salzburg	▼	○	
C4	San Benedetto Po		○	
C3	Sankt Florian		○	
C4	Sant'Angelo in Formis	▼		
C3	Scheyern		○	
B2	Schwarzrheindorf	▼		
B2	Siegburg		○	
C4	Siena		○	
B2	Sint Truiden		○	
B2	Soest			■
A3	Souvigny		○	
B3	Speyer		○	
C4	Spoleto	▼		
B2	Stavelot		○	
B3	Straßburg			■
C4	Tivoli	▼		
C4	Torcello	▼		
B3	Trier		○	
A3	Troyes			■
C4	Tuscania	▼		
C3	Venedig	▼		
B3	Vercelli		○	
B3	Verdun		○	
B3	Weingarten		○	
B3	Zwiefalten		○	

- ◆ Wichtige Goldschmiede- und Emailwerkstätten
- ▽ Wichtige Bronzewerkstätten
- ⊖ Wichtige Schatzkammern

Karte 462

B2	Aachen	◆	▽	⊖
C1	Århus			⊖
C4	Anagni			⊖
A4	Arles			⊖
C3	Augsburg		▽	
A3	Beauvais		▽	
C4	Benevent		▽	
C2	Braunschweig	◆	▽	⊖
C4	Capua	◆	▽	⊖
B3	Chur			⊖
C4	Città di Castello			⊖
A3	Cluny			⊖
D5	Cosenza			⊖
B2	Enger			⊖
C2	Erfurt		▽	⊖
C4	Farfa			⊖
B3	Freudenstadt			⊖
B2	Fritzlar			⊖
B2	Fulda	◆		⊖
C4	Gaeta			⊖
C2	Gandersheim			⊖
D2	Gnesen		▽	
C2	Goslar		▽	⊖
B2	Großkomburg	◆		⊖
C2	Halle			⊖
B2	Helmarshausen	◆		⊖
BC2	Hildesheim	◆	▽	⊖
B2	Hochelten			⊖
D3	Klosterneuburg	◆		⊖
B2	Köln	◆	▽	⊖
C3	Kremsmünster			⊖
A3	Laon			⊖
C1	Lisbjerg	◆		⊖
C2	Lüneburg			⊖
B2	Lüttich	◆	▽	
B2	Maastricht			⊖
C2	Magdeburg		▽	
B3	Mainz			⊖
B2	Marburg			⊖
C2	Merseburg		▽	
C5	Monreale		▽	
C4	Monte Cassino	◆	▽	⊖
C4	Monte Sant'Angelo	◆	▽	⊖
C4	Neapel			⊖
C4	Nonantola			⊖
B3	Novara			⊖
B2	Paderborn	◆		⊖
B3	Pavia			⊖
C4	Pisa		▽	
C2	Prag			⊖
C4	Ravello		▽	
A3	Reims		▽	⊖
C4	Rom	◆	▽	⊖
A3	Saint-Denis	◆		⊖
A2	Saint-Omer			⊖
C4	Salerno		▽	⊖
C3	Salzburg			⊖
A3	Sens			⊖
B2	Siegburg			⊖
C4	Siena			⊖
B2	Stavelot			⊖
D4	Trani		▽	
B3	Trier	◆	▽	⊖
D4	Troia		▽	
A3	Troyes	◆		⊖
D2	Trzemeszno			⊖
B2	Utrecht			⊖
C4	Velletri			⊖
C3	Venedig	◆	▽	⊖
B3	Vercelli			⊖
B3	Verdun			⊖
C3	Verona		▽	
D3	Wien			⊖
C3	Wilten			⊖
C3	Würzburg			⊖
B2	Xanten	◆		⊖

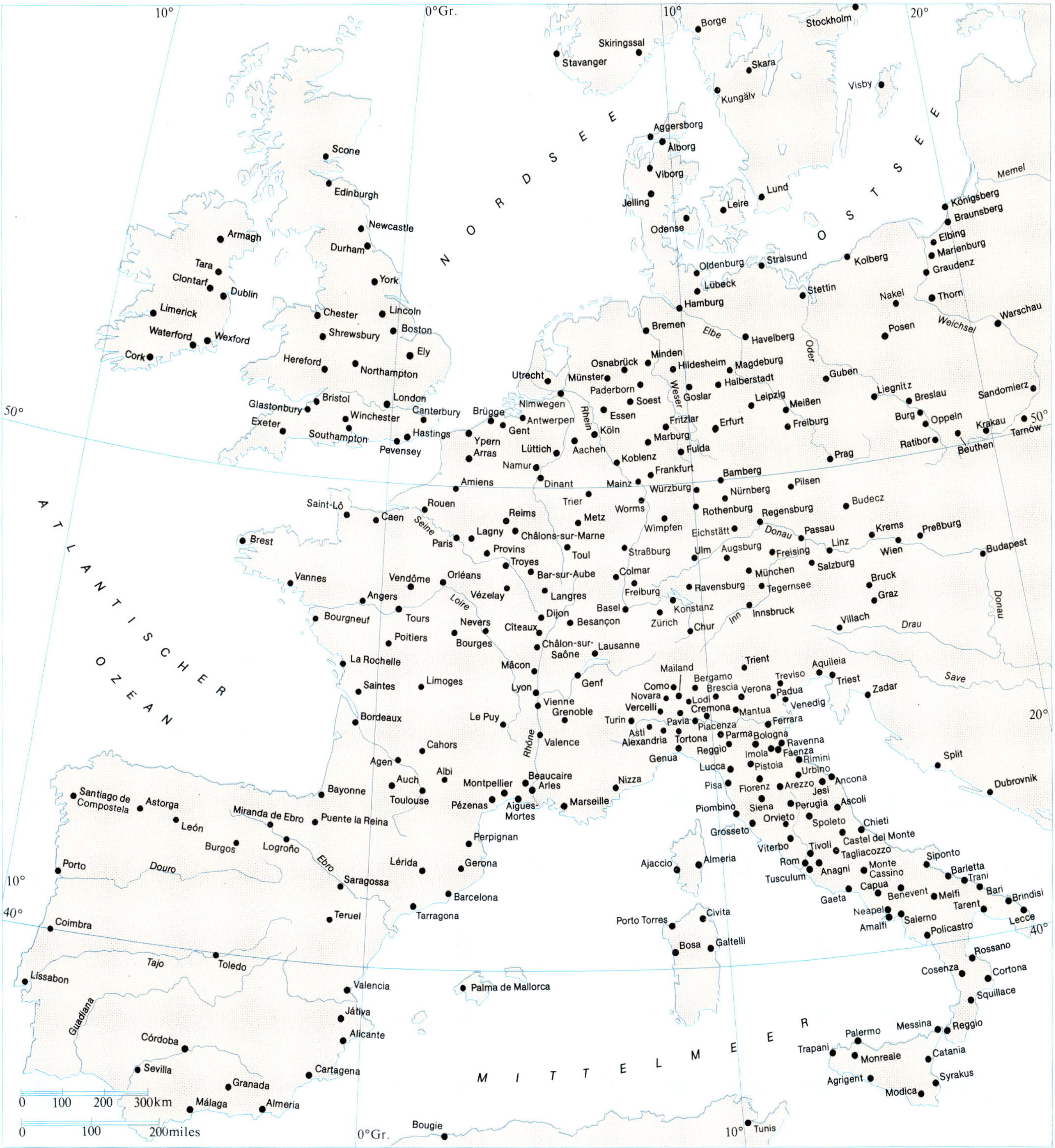

463 – Wichtige Stadtzentren zur Zeit der Romanik

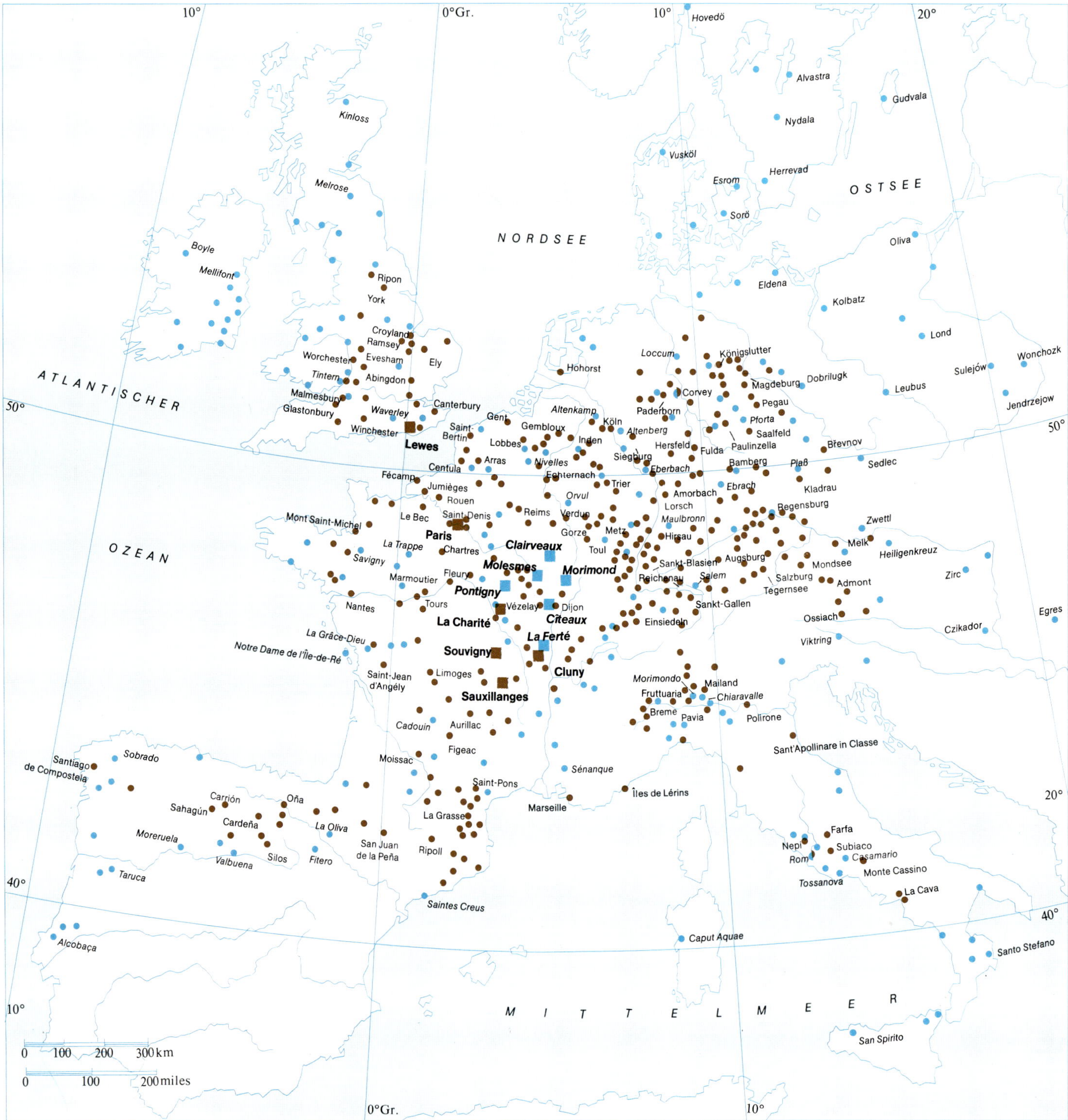

464 – Die Verbreitung des Zisterzienser- und des Cluniazenserordens zur Zeit der Romanik

Die wichtigsten Zisterzienserabteien

Die wichtigsten Cluniazenserabteien